肛肠疾病中西医治疗
进展与实践

卞瑞祺　主编

云南出版集团公司
云南科技出版社

图书在版编目（CIP）数据

肛肠疾病中西医治疗进展与实践 / 卞瑞祺主编. --
昆明 ： 云南科技出版社，2018.4
ISBN 978-7-5587-1313-2

Ⅰ．①肛… Ⅱ．①卞… Ⅲ．①肛门疾病－中西医结合疗法②肠疾病－中西医结合疗法 Ⅳ．①R574

中国版本图书馆CIP数据核字(2018)第098111号

肛肠疾病中西医治疗进展与实践
卞瑞祺　主编

责任编辑：王建明　蒋朋美
责任校对：张舒园
责任印制：蒋丽芬

书　　号：978-7-5587-1313-2
印　　刷：廊坊市海涛印刷有限公司
开　　本：889mm×1194mm　　1/16
印　　张：29.5
字　　数：944千字
版　　次：2020年7月第1版　2020年7月第1次印刷
定　　价：148.00元

出版发行：云南出版集团公司云南科技出版社
地址：昆明市环城西路609号
网址：http://www.ynkjph.com/
电话：0871-64190889

前　言

　　近年来,随着科学技术的不断进步,肛肠疾病诊治的各种新观点、新方法也层出不穷,呈现出百家争鸣的局面。为了使大家更全面地了解肛肠疾病中西医治疗的进展,我们特组织了多位肛肠科专家在总结自身临床经验并参考国内外相关文献的基础上编纂了此书。

　　《肛肠疾病中西医治疗进展与实践》内容以临床实用为特点,对肛肠科及其相关专业的常见病、多发病的发病原理、临床表现及诊治手段进行了系统的阐述,重点介绍了中西医结合治疗肛肠疾病的方法。本书语言简练,条理清晰,内容丰富,适用于中医院校师生、肛肠科临床医生阅读参考。

　　在此,特别感谢编者们做出的巨大努力,但由于本书编写时间仓促,对书中存在的疏漏之处,恳请各位专家、医学界同仁批评指正,以便今后再版时修正完善。

目　　录

第一章 总 论

第一节 肛肠的解剖生理

一、肛肠的解剖

【结直肠和肛管的发生】

人胚发育至第 3 周末,胚胎出现头褶和尾褶,使人胚弯曲成圆筒形,其中卵黄囊顶部的内胚层被卷入体内形成一直管,称为原肠管。原肠管的头端称前肠,尾端称后肠,与卵黄囊连接的中段称中肠。前肠发育为自口腔至十二指肠的头侧 2/3 部分;中肠发育为十二指肠的尾侧 1/3 部分和空肠、回肠、盲肠、阑尾、升结肠以及横结肠的头侧 2/3 部分(肠系膜上动脉供血);后肠发育为横结肠尾侧 1/3 部分以及降结肠、乙状结肠、直肠和肛管的上段(肠系膜下动脉供血)。

(一)直肠肛管的发生

在胚胎的早期,后肠尾段的腹侧形成尿囊或叫脐尿囊,此囊与后肠相连的部分出现一个膨大,称为泄殖腔,末端细长成为暂时性的尾肠。泄殖腔起初为一膨大的腔,人胚发育至第 7 周时,后肠和尿囊交界处的中胚层皱襞形成并向尾侧方向生长称 Tourneux 皱襞,同时其间质从两侧壁向腔内生长称 Rathke 皱襞,两者于腔中央部融合成尿直肠隔,使肠管与尿生殖道完全分开,将泄殖腔分隔成前后两腔,前者称为尿生殖窦,后者即为直肠和肛管上部。在泄殖腔分隔过程中,泄殖腔膜亦被分为前部的尿生殖膜和后部的肛膜两部分,两膜之间的部分成为将来的会阴。在人胚第 8 周时,原肛部出现凹陷并不断向头侧发展,逐渐接近直肠后肛膜破裂,原肛遂与直肠相通,原肛的开口为肛门。随会阴体发育增长,至胚胎第 16 周时,肛门即后移至正常位置。会阴部肌肉发育起源于局部间质组织,至胚胎第 12 周时分化为肛门内括约肌、提肛肌和尿生殖窦括约肌。肛门外括约肌则在正常会阴肛门结节处独自发育而成。以齿线为标志,齿线以下肛管上皮属于外胚层来源,而齿线以上直肠末端部分的上皮属于内胚层来源。若胚胎发育过程中发生障碍,即可形成肛直肠畸形。

(二)结肠的发生

在人胚第 4 周末(5mm)时,自胃幽门至泄殖腔仍为一简单的直管,由背系膜固定于腹后壁的正中线上,略向前凹。肠系膜上动脉(SMA)自腹主动脉发出后位于脐部中央的上方。此时,由于消化道的生长速度比腹腔迅速,腹腔容纳不下中肠而被挤入脐带底部,形成暂时性脐疝。胚胎 10 周(40mm)时,腹腔容积增大,中肠逐渐回到腹腔,这时中肠以 SMA 为轴心逆时钟向旋转,分别形成十二指肠空肠襻与回盲襻,从而建立了小肠和结直肠在腹腔中的基本位置。十二指肠空肠襻先于回盲襻启动旋转,旋转 270° 后借

Treitzs韧带附着在腹后壁,小肠系膜自 Treitzs 韧带至右下腹第三腰椎平面,呈扇形排列。中肠末端的盲肠、升结肠和横结肠最初位于腹腔的右下方(图 1-1-1a),也以 SMA 为轴心,逆时钟向从左向右共旋转270°,至盲肠转到右髂窝内为止(图 1-1-1b、c、d),依次形成结肠的肝曲、升结肠和横结肠。在降结肠以下的部分向腹后壁正中线处移行并增长形成乙状结肠。由于原始系膜与腹后壁的腹膜融合,致使升结肠系膜消失,横结肠系膜一直保留,降结肠及结肠盆腔部分,除部分成为乙状结肠系膜外,余均因与腹后壁融合而消失。

　　在中肠旋转阶段,如果旋转停留在某一阶段,即发生中肠旋转不良。盲肠和升结肠附着异常游离或扭转即属于中肠旋转不良的一种类型。

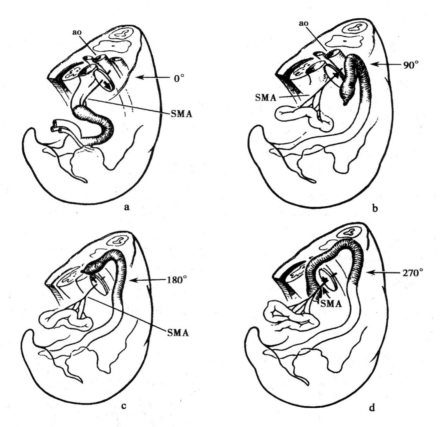

图 1-1-1　结肠的发生

　　a、b、c、d 分别为以肠系膜上动脉(SMA)为轴心,逆时钟向从左向右共旋转 270°,至盲肠转到右髂窝内为止,依次形成结肠的肝曲、升结肠和横结肠

【结肠解剖】

　　结肠包括盲肠、升结肠、横结肠、降结肠和乙状结肠。结肠长度存在一定的差异,平均长度 150cm(范围 120～200cm),结肠肠腔盲肠最大,向尾侧逐渐变小,至直肠部位扩大成直肠壶腹。

　　(一)结肠的形态结构

　　盲肠长约 6cm,直径约 7cm,是结肠壁最薄、位置最浅的部分。正常位于右髂窝,中肠旋转不良者盲肠可位于左上腹、胃前或右上腹。回肠进入盲肠的开口处为回盲瓣,其功能为防止结肠内容物反流入小肠。由于回盲瓣的功能存在,结肠梗阻常为闭襻性梗阻,容易导致盲肠过度扩张、坏死及穿孔。阑尾一般长 5～7cm,最长可达 15cm,短者仅 0.2cm,也有双阑尾畸形。阑尾为腹膜内位器官,腹膜沿着管壁的一侧构成扇形或三角形系膜,称阑尾系膜。阑尾常见位置有回肠下位(约占 41.3%)、盲肠后位(约占 29.4%)、盲肠下位(约占 17.4%)和回盲前位(约占 7.4%)。由于阑尾各种异常位置的出现,致使急性阑尾炎患者出现不典型的临床表现,造成诊断困难。但如能了解或注意到阑尾异位的可能,并结合其临床表现的规律,这为作出正确诊断和切口部位的选择具有重要意义。

升结肠是盲肠的延续,一般长约 15cm,升结肠与横结肠移行部位称为结肠右曲或结肠肝曲。升结肠为腹膜间位器官,肠壁的前面及两侧面均被腹膜覆盖,后面借疏松结缔组织连于腹后壁。其右髂腰筋膜和右肾筋膜前层形成 toldt 筋膜,该筋膜内无血管经过,在升结肠癌手术中沿此筋膜分离可以减少出血。升结肠内面与肠襻相邻,前面及外面与腹前壁、腹外侧壁或大网膜右缘及部分小肠襻相邻。结肠右曲位于右肾与肝叶之间,因直接与肝叶相接,故在肝右叶下面常形成压迹;其前内侧与十二指肠降部及胆囊底相接。

横结肠长约 50cm,在右季肋区起自结肠右曲,起初向左下前方延伸,逐渐转向左后方,直至左季肋区,构成一向下的弓形弯曲。在脾门的下侧,横结肠由后向前转向下,形成结肠左曲或称脾曲。其位置较肝曲略高,并且更贴近腹后壁,弯曲的角度一般大于肝曲。横结肠自脾曲向下移行于降结肠。横结肠的起始端为腹膜间位,前面由腹膜覆盖,后面则借结缔组织连于十二指肠降部和胰头的前面,而其余部分直至脾曲,均为腹膜内位,完全被腹膜包裹,并且沿着系膜带,两层腹膜构成宽阔的横结肠系膜,悬系在胰体的前面。

降结肠长约 23cm,于左季肋区结肠脾曲开始,沿左肾外侧缘和腰方肌的前面下行,达髂嵴平面,移行为乙状结肠。降结肠位于左腹外侧区,较升结肠距中线稍远,位置深,管径相对稍小。前面完全被小肠襻遮盖。降结肠亦属腹膜间位器官,腹膜覆盖肠管的前面及两侧,后面借结缔组织连于腹后壁,故位置较固定。

乙状结肠是位于降结肠和直肠之间的一段肠管。长度差异较大,成人一般为 40cm 左右。乙状结肠始端在左髂嵴处与降结肠相移行。起初向下方延至盆腔入口,于腰大肌的内缘再转向内上,形成此段肠管的第 1 个弯曲,肠管向内上方越过髂总动脉分叉处,急转向下,形成第 2 个弯曲,至第 3 骶椎平面续为直肠。乙状结肠亦为腹膜内位器官,因此,腹膜包裹肠管后,形成幅度较宽的乙状结肠系膜,将乙状结肠固定于左髂窝和小骨盆后壁,系膜根的附着线常呈"人"字形。乙状结肠系膜在肠管的中段幅度较宽,向上、下两端系膜幅度逐渐变短而消失,故乙状结肠与降结肠和直肠相移行处均被固定而不能移动;而中段活动范围较大。乙状结肠系膜幅度的长短并不十分恒定,一般小儿时期相对较长,是造成乙状结肠扭转的因素之一。直肠和乙状结肠交界处称为直肠乙状结肠部,距齿线在 13~18cm,为肿瘤的好发部位。

(二)结肠的血管

右半结肠的动脉来自肠系膜上动脉分出的结肠中动脉右侧支、结肠右动脉和回结肠动脉。横结肠的血液供应来自肠系膜上动脉的结肠中动脉。左半结肠动脉来自肠系膜下动脉分出的结肠左动脉和乙状结肠动脉。此处还有边缘动脉和终末动脉。

1.肠系膜上动脉 起自腹主动脉,从十二指肠水平部与胰体下缘间穿出,在小肠系膜根部的两层腹膜中向右下方走行。其下行的过程呈轻度弯曲,弯曲的凸侧朝向左下方,弯曲的凹侧朝向右侧,肠系膜上静脉在其右侧伴行。弯曲的凸侧发出肠动脉 12~16 支供应小肠。而其凹侧则发出结中肠动脉、右结肠动脉及回结肠动脉供应结肠。

2.结肠中动脉 在胰腺下缘起于肠系膜上动脉,自胃左后方进入横结肠系膜,向下向前向右,分成左右两支。右支在肝曲附近与结肠右动脉的升支吻合,供应横结肠右 1/3,左支主要与结肠左动脉的外支吻合,供给左 2/3 横结肠。因其他干位于中线右侧,在横结肠系膜的左半有一无血管区,常在此区穿过横结肠系膜进行手术。约 25%的人无结肠中动脉,由结肠右动脉的一支代替,少数人有两支结肠中动脉。

3.结肠右动脉 在结肠中动脉起点下 1~3cm 处起于肠系膜上动脉,在腹膜后,右肾下方处向右横过下腔静脉、右侧精索或卵巢血管和右输尿管,分成升降两支。升支主要与结肠中动脉的右支吻合,降支与回结肠动脉升支吻合。结肠右动脉供给升结肠和肝曲结肠血液。

4.回结肠动脉　在结肠右动脉起点下方起于肠系膜上动脉,有时与结肠动脉合成一条主干,在十二指肠水平部下方分成升降两支。升支与结肠右动脉降支吻合;降支到回盲部分成前后两支,与肠系膜上动脉的回肠支吻合,此动脉供应升结肠下段、回盲部和回肠末段。

5.结肠左动脉　在十二指肠下方由肠系膜下动脉左侧分出,在腹膜后向上向外横过精索或卵巢血管、左输尿管及肠系膜下静脉,行向脾曲,分成升降两支。升支向上横过左肾下端,主要与结肠中动脉的左支吻合,供给降结肠上段、脾曲和左1/3横结肠;降支向左,又分成升降两支与乙状结肠吻合,供给降结肠下段。

6.乙状结肠动脉　一般为1～3支,但也可多达7支,直接起自肠系膜下动脉,或与左结肠动脉共干发出。乙状结肠动脉行于乙状结肠系膜内,每支又又分为升支与降支,它们彼此呈弓状吻合外。最上一支乙状结肠动脉的升支与左结肠动脉的降支吻合,最下一支乙状结肠动脉的降支与直肠上动脉的分支吻合。

7.肠系膜下动脉　距腹主动脉分叉上方3～4cm,对十二指肠降段下缘,起于腹主动脉前面,向下向左,横过左髂总动脉,成为直肠上动脉,其分支有结肠左动脉和乙状结肠动脉。

8.边缘动脉　各结肠动脉间互相吻合形成的连续动脉弓称为边缘动脉,由回盲部到直肠乙状结肠接连处,与肠系膜边缘平行。这种吻合可由单一动脉接连,或由一二级动脉弓接连,对结肠切除有重要关系。如边缘动脉完好,在肠系膜下动脉起点结扎切断,仍能维持左半结肠血液供应。但边缘动脉保持侧支循环距离不同,有的结肠中动脉与结肠左动脉之间缺乏吻合;有的结肠右动脉与回结肠动脉之间缺乏吻合。因此,结肠切除前应注意检查边缘动脉分布情况,如果结肠断端血供不良则容易造成肠段缺血导致吻合口漏或肠坏死。

9.终末动脉　由边缘动脉分出长短不同的小动脉,与结肠成垂直方向到结肠壁内。其短支由边缘动脉或由其长支分出,分布于近肠系膜侧的肠壁。长支由边缘动脉而来,在浆膜与肌层之间,到结肠带下方,穿过肌层。与对侧的分支吻合,分布于黏膜下层。肠脂垂根部常有终末动脉,切除肠脂垂时不可牵拉动脉以免损伤。在行结肠与结肠吻合时,需切除两端肠的终末支及系膜约1cm,保证吻合口浆膜层对合,防止吻合口漏;如终末支结扎切断过多也会发生吻合口漏。

10.结肠的静脉　结肠壁内静脉丛汇集成小静脉,在肠系膜缘汇合成较大静脉,与结肠动脉并行,成为与结肠动脉相应的静脉。结肠中静脉、结肠右静脉和回结肠静脉合成肠系膜上静脉入门静脉。左半结肠静脉经过乙状结肠静脉和结肠左静脉,成为肠系膜下静脉,在肠系腹下动脉外侧向上到十二指肠空肠由外侧转向右,经过胰腺后方入脾静脉,最后入门静脉。

（三）结肠的淋巴引流

结肠淋巴组织以回盲部最多,乙状结肠次之,肝曲和脾曲较少,降结肠最少,分为壁内丛、中间丛和壁外丛。

1.壁内丛　包括结肠黏膜、黏膜下层、肌间和浆膜下淋巴丛。由小淋巴管互相交通,并与上方和下方的淋巴网相连,以围绕肠壁的交通丰富,因此结肠癌易围绕肠壁环行蔓延而形成梗阻。

2.中间丛　为连接壁内丛和壁外丛的淋巴管。

3.壁外丛　包括肠壁外的淋巴管和淋巴丛。这些淋巴结分为4组:①结肠上淋巴结:位于肠壁肠脂垂内,沿结肠带最多,在乙状结肠最为显著;②结肠旁淋巴结:位于边缘动脉附近及动脉和肠壁之间;③中间淋巴结:位于结肠动脉周围;④中央淋巴结:位于肠系膜上、下动脉周围。肿瘤转移可沿淋巴网转移至不同的淋巴结,转移至不同组淋巴结其预后差异较大。

（四）结肠的神经支配

右半结肠和左半结肠的神经供应有所不同。右半结肠由迷走神经发出的副交感神经纤维和由肠系膜上神经丛发出的交感神经纤维供应。由肠系膜上神经丛发出的神经纤维，随结肠动脉及其分支分布于右半结肠的平滑肌和肠腺。左半结肠由盆神经发出的副交感神经纤维和肠系膜下神经丛发出的交感神经纤维供应。交感神经有抑制肠蠕动和使肛门内括约肌收缩的作用。副交感神经有增加肠蠕动、促进分泌、使肛门内括约肌松弛作用。肠感受器很多是副交感神经，有牵张、触觉、化学和渗透压感受器。

【直肠肛管解剖】

（一）直肠肛管形态

直肠为结肠的延续，为结直肠的终末部分，长12～15cm，上端在第3骶椎平面与乙状结肠相接，下端在齿状线处与肛管相连。直肠无结肠带、肠脂垂、结肠袋和完整肠系膜，在矢状位有骶曲和会阴曲。

1.直肠壶腹部　乙状结肠向下移行逐渐扩大形成，直肠壶腹部有上、中、下三个半月形皱襞，内含环形肌纤维，称直肠瓣，又称Houston瓣。其位置排列大致为左-右-左（图1-1-2）。中瓣多与腹膜反折平面对应。男性的前腹膜反折距离肛外缘7～9cm，女性的前腹膜反折距离肛外缘5.0～7.5cm。直肠扩张时直肠瓣可消失。直肠瓣有阻止粪便排出的作用，直肠壶腹的最下端变细与肛管相接。

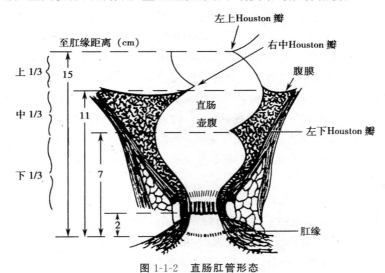

图1-1-2　直肠肛管形态

2.肛直角　直肠末段绕过尾骨尖转向后下方，形成一个向前的弓形弯曲，称会阴曲，形成肛直角，其在静息状态下为90～100°，在控便中起重要作用。

3.肛管　习惯上有两种提法：①解剖学肛管：上自齿线，下至肛缘，长约1.2～1.5cm，是根据组织的来源（来自外胚层）和形态学来定的，即肛管上段的表层是柱状上皮和移行上皮，下段为移行上皮和鳞状上皮。解剖学肛管外只有部分括约肌包绕。②外科学肛管：上自肛管直肠环上缘（齿线上方约1.5cm），下至肛缘，长约4cm。世界解剖名词委员会将肛管直肠环上缘定为肛管上界。外科学肛管是从临床角度提出来的，其范围较大，包括了直肠末端，肛门括约肌环绕着外科学肛管，故外科学肛管分法对肛肠外科手术有重要意义，便于术中保留括约肌，防止术后肛门失禁。

4.齿状线　是直肠与肛管的交界线，又称梳状线，由肛瓣和肛柱下端组成，呈锯齿状。由齿状线向下延伸约1.5cm，围绕肛管表面形成一环形隆起，称肛梳或痔环。此区由未角化的复层扁平上皮覆盖，其深部含有痔外静脉丛，故在活体，痔环表面呈微蓝色，光滑而有光泽，此部皮肤借致密结缔组织与肌层紧密附着，有时在齿状线以下，沿着肛门内括约肌内面遗留一层灰白色环形的肛直带，为导致低位直肠颈狭窄和痔发生的解剖学基础。由于齿状线上下的组织胚胎来源不同,故齿状线上下的血液供应、神经支配的来源、淋巴引流的方向均不同。

5.肛白线　在肛梳的下缘有一环状的白线或称 Hilton 线,为肛门内、外括约肌的分界处。直肠指检时,沿着白线可触知一条环形浅沟。白线以下移行于肛门,是后肠与原肛相连接的标志线,即内、外胚层的交界处。

6.肛柱　又称直肠柱。齿线以上直肠黏膜纵行的条状皱襞,长 1～2cm,有 6～14 个,是肛门括约肌收缩的结果,当直肠扩张时肛柱可以消失。肛柱内有直肠上动脉的终末支和齿状线上静脉丛汇集成的同名静脉,内痔即由此静脉丛曲张、扩大而成。各肛柱下端之间借半月形的膜皱襞相连,这些半月形的膜皱襞称肛瓣。

7.肛窦　两直肠柱下端与肛瓣相连形成的许多袋状小隐窝,有 6～8 个,肛窦开口向上,深 0.3～0.5cm,其底部有肛腺的开口。肛窦有储存黏液润滑大便的作用。肛窦发育畸形是婴儿肛旁感染和肛瘘的原因之一。

8.肛腺　开口于肛窦底部,有 4～8 个,多集中在肛管后壁。肛腺在黏膜下有一管状部分,称肛腺管。肛腺管多数呈葡萄状,少数呈单腺管,2/3 的肛腺向下向外伸展到内括约肌层,少数可伸展到联合纵肌,极少数可到外括约肌或肛旁间隙。肛腺感染是肛旁感染和肛瘘形成的重要原因。

9.肛乳头　为三角形的上皮突起,在直肠柱下端,沿齿状线排列,约 2～6 个。肛乳突基底呈淡红色,尖端呈灰白色,直径 0.1～0.3cm。肛乳突在感染、外伤等因素的影响下可发生肥大。

10.肛垫　1975 年 Thomoson 在解剖学和放射学研究的基础上首次提出肛垫概念,位于直肠下端,由上皮、黏膜下层的血管、平滑肌(Treitz 肌)和弹力纤维组成,称之为"肛管血管垫",简称"肛垫"。三个主要的肛垫分别位于肛管左侧、右前、右后三个位置,是人人均有的正常结构,类似于人体的勃起组织,可以根据需要收缩和扩张。肛垫上皮含有丰富的神经感受器,可维持肛管压力及其黏膜分泌功能,与人类的精细控便有密切关系。当黏膜下层的血管因调节障碍发生瘀血或肛垫的支撑组织 Parks 韧带和 Treitzs 肌发生变性断裂时,肛垫下移即形成痔。

(二)肛管直肠的毗邻

1.肠系膜及直肠周围结构　①直肠系膜:直肠为腹膜间位器官,没有传统意义的系膜。盆筋膜脏层所包裹的直肠背侧脂肪及其结缔组织、血管和淋巴组织,由于骨盆的特殊形状,只在直肠的上 1/3 形成膜状结构;而中下 1/3 是从直肠的后方及两侧包裹着直肠,形成半圈 1.5～2.0cm 厚的结缔组织,肛肠外科称之为直肠系膜,后方与骶前间隙有明显的分界,侧方由于侧韧带与盆腔侧壁相连,无明显分界,上自第 3 骶椎前方,下达盆膈,所以直肠癌的全直肠系膜切除,是指切除从第 3 骶椎前方至盆膈直肠后方及双侧联系直肠的疏松结缔组织。②直肠侧韧带:由直肠侧方直肠中动静脉、骶神经、脂肪和结缔组织构成,为基底位于盆腔侧壁、顶端进入直肠的三角结构,当直肠被牵拉时可显出。近年研究表明,骨盆内脏神经在直肠侧韧带内有许多细小分支,手术时应注意保护。③直肠筋膜:直肠前方为直肠膀胱膈或直肠阴道隔,又称为Denonvilleriers筋膜。这层筋膜是腹膜反折的延伸,是直肠与男性精囊腺、前列腺以及女性阴道之间的间隙,与盆膈上筋膜融合,是直肠腹膜反折以下的前间隙。行直肠癌手术时,直肠前方分离必须通过此间隙。直肠后面无 Denonvilleriers 筋膜,其脏层筋膜即直肠固有筋膜,系结肠带延伸形成的结缔组织,包绕直肠中段。壁层盆筋膜覆盖骶尾骨腹侧面,正中变厚,形成 Waldeyer 筋膜(图 1-1-3),向下延伸至肛管直肠连接部,形成直肠悬韧带。

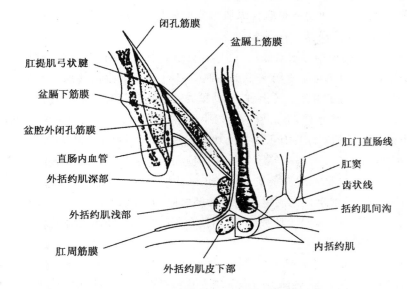

图 1-1-3　各筋膜与肛提肌和闭孔内肌的关系（冠状面）

闭孔筋膜
盆膈上筋膜
肛提肌弓状腱
盆膈下筋膜
盆腔外闭孔筋膜
直肠内血管
外括约肌深部
外括约肌浅部
肛周筋膜
外括约肌皮下部
肛门直肠线
肛窦
齿状线
括约肌间沟
内括约肌

2.肛管直肠周围的间隙　在直肠和肛管周围有数个充满脂肪的间隙,又称为外科解剖间隙。分肛提肌上下两组。在肛提肌上的有:①骨盆直肠间隙:位于肛提肌上盆腔腹膜下,在直肠两侧,左右各一个,因位置深,顶部和两侧为软组织,发生感染后会大量积脓,不易发现;②直肠后间隙:位于直肠和骶骨之间,与两侧骨盆直肠间隙相通,直肠后间隙脓肿易穿破直肠或向下穿破肛提肌;在肛提肌下的有:a.坐骨直肠间隙:位于肛管两侧,左右各一个,在肛管后相通;b.肛门周围间隙:位于坐骨肛管横隔及肛门周围的皮肤之间,在肛管后相通。该间隙脓肿局部症状明显,易于发现。直肠肛管周围间隙相互交通,因此当一个间隙的感染不能有效控制常引起其他间隙的感染。

（三）肛管直肠和盆底肌肉

直肠和肛管肌肉分为随意肌和非随意肌。随意肌位于肛管之外即肛管外括约肌和肛提肌,非随意肌位于肛门壁内,即肛管内括约肌,中间肌为联合纵肌,既有随意肌纤维也有非随意肌纤维。上述肌肉能保持肛管的闭合和开放。

1.肛管内括约肌　由直肠环肌层在直肠下端延续增厚形成,属平滑肌,齿状线下约 0.7cm,齿状线上约 1.5cm,上界在肛直环平面,下界达肛管内外括约肌间沟,其下缘与肛管外括约肌隔以联合纵肌形成肌间隔。肛管内括约肌与排便自制关系密切。未排粪时,内括约肌呈持续性不自主的收缩状态,闭合肛管。排粪时充分松弛,保证肛管足够扩张。

2.肛管外括约肌　MRI 三维成像显示其不是以往我们认为的皮下部、浅部和深部三部分,而是呈上、下(或浅、深)两部的复合体。肛管外括约肌下部呈环状,在该平面组织学证实为内外括约肌纤维、联合纵肌纤维交织混合的肌肉复合体。肛管外括约肌上部是耻骨直肠肌向下延续而成,在此平面肛管外括约肌不是一个完整的肌环,其前正中线常缺如,此种形态学模式不能起到环状括约肌的作用,仅能改变肛直角和实现肛内闭合。肛管外括约肌平时闭合肛管,排粪时舒张,帮助排粪,排粪后又立即使肛管闭合。

3.联合纵肌　由 3 层肌纤维组成,内层是直肠纵肌的延伸,中层是肛提肌悬带,外层是外括约肌深部纤维的延伸。3 层在括约肌下方形成很多纤维隔,其功能主要有:①固定肛管:联合纵肌层属肛管各部的中轴,似肛管的骨架,借其丰富的放射状纤维,将肛管各部包括内、外括约肌联系在一起,形成一个功能整体。这些纵肌纤维不仅固定括约肌,还通过肛周脂肪,附着于骨盆壁和皮肤,穿过内括约肌止于齿状线附近的黏膜,因而对预防直肠黏膜脱垂及内痔脱出起一定作用。②协助括约功能:联合纵肌在括约肌内部呈网状,与肌纤维相黏着。肛管括约的功能是联合纵肌形成的弹性网与括约肌共同活动的结果。联合纵肌层组织疏松,也为肛周感染的蔓延提供了有利条件。

4.肛提肌　肛提肌是直肠周围形成盆底的一层肌肉,由耻骨直肠肌、耻骨尾骨肌及髂骨尾骨肌三部分组成,起自骨盆两侧壁,斜行向下止于直肠壁下部两侧。MRI动态观察活体状态下的肛提肌为穹隆状,不像尸体解剖所见的漏斗形。对于承托盆腔内脏、帮助排粪及括约肛管有重要作用。

5.肛管直肠环　在肛管直肠连接部,肛管内括约肌、联合纵肌纤维、肛管外括约肌深部和耻骨直肠肌形成一个肌环,直肠指诊时可触到。此环有重要括约功能,如手术时不慎完全切除,可致肛门失禁。

6.括约肌复合体　随着MRI和超声等影像技术的应用,Fritsch提出此概念,指肛管内、外括约肌、耻骨直肠肌和联合纵肌共同组成的形态-功能统一体。正确认识此概念对于肛门部重建手术具有重要意义。

7.会阴体　为尿生殖膈后缘肛门与阴道或阴囊根部之间的区域,其中心点附着有肛管外括约肌、球海绵体肌和会阴浅肌。此处入路可修补会阴撕裂、陈旧性会阴缺损和直肠阴道瘘等。

(四)肛管直肠神经支配

直肠由交感神经和副交感神经支配。交感神经主要来自腹下神经丛。该丛位于腹主动脉分叉下方,在直肠固有筋膜之外分成左右两支,各向下与骶部副交感神经会合,在直肠侧韧带两旁组成坐骨神经丛。

肛管周围主要由阴部神经的分支痔下神经、前括约肌神经、肛尾神经和第1骶神经会阴支所支配。故肛门周围局部浸润麻醉,应注射一圈,特别是两侧及后方要浸润完全。

盆腔自主神经损伤可使精囊、前列腺失去收缩能力则不能射精。骶部副交感神经由第2～4骶神经分出,为支配排尿和阴茎勃起的主要神经,在直肠癌手术时保留盆腔自主神经可以减少术后男性性功能障碍和排尿功能障碍。

(五)肛管直肠血液供应和淋巴回流

1.动脉　肛管直肠动脉来自直肠上动脉、直肠下动脉、肛门动脉和骶中动脉4支。①直肠上动脉:是肠系膜下动脉的末支。②直肠下动脉:由髂内动脉前干或阴部内动脉分出,左右各一支通过直肠侧韧带进入直肠,与直肠上动脉在齿状线上下相吻合。③肛门动脉:由两侧阴部内动脉分出,通过坐骨直肠间隙,供应肛管和括约肌,并与直肠上下动脉相吻合。④骶中动脉:由腹主动脉分叉处的后壁分出,紧靠骶骨前面下行,供应直肠下端的后壁。

2.静脉　肛管直肠周围静脉有两个静脉丛。①痔内静脉丛:位于齿状线上方的黏膜下层,汇集成数支小静脉,穿过直肠肌层成为直肠上静脉,经肠系膜下静脉回流入门静脉。②痔外静脉丛:位于齿状线下方,汇集肛管及其周围的静脉,经肛管直肠外方形成肛门静脉和直肠下静脉,它们分别通过阴部内静脉和髂内静脉回流到下腔静脉。

3.淋巴引流　肛管直肠的淋巴引流以齿状线为界,分上、下两组。上组在齿状线以上,引流途径向上、向两侧和向下。向上沿直肠上血管到肠系膜下血管根部淋巴结,这是直肠最主要的淋巴引流途径;向两侧者先引流至直肠侧韧带的直肠下血管淋巴结,再到盆腔侧壁的髂内淋巴结;向下穿透肛提肌至坐骨直肠间隙,伴随肛管血管到达髂内淋巴结。下组在齿状线以下,向外经会阴部到达腹股沟淋巴结,然后到髂外淋巴结,也可经坐骨直肠间隙汇入髂内淋巴结。上下两组淋巴结有时有吻合支互相交通,因此,直肠癌有时也可转移到腹股沟淋巴结。

肛管直肠血液供应和淋巴回流见图1-1-4。

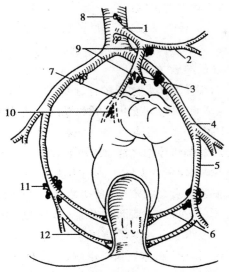

图 1-1-4　肛管直肠的血供和淋巴引流

1.肠系膜下动脉；2.左结肠动脉；3.乙状结肠动脉；4.髂总动脉；5.髂内动脉；6.直肠下动脉；7.直肠上动脉；8.腰下淋巴结；9.直肠乙状结肠淋巴结；10.直肠后淋巴结；11.髂内淋巴结；12.肛门动脉

二、中医肛肠生理

【大肠肛门的功能】

中医学认为，人是一个有机的整体，整体统一性的形成，是以五脏为中心，通过经络"内属于脏腑，外络于肢节"的作用而实现的。大肠、肛门是机体的重要组成部分，在生理上不但有其独自的功能特点，而且与五脏等器官的功能也有密切的关系。

大肠上连阑门，与小肠相接，下极为肛门。大肠具有传导排泄水谷糟粕等作用，肛门具有调节和控制排便的功能。故《素问·灵兰秘典论》曰："大肠者，传导之官，变化出焉。"

（一）肠以通为用

大肠属六腑之一，六腑以通为用。故《素问·五脏别论》云："夫胃、大肠、小肠、三焦、膀胱，此五者，天气之所生也，其气象天，故泻而不藏。此受五脏浊气，名曰传化之府，此不能久留，输泻者也。"传导排泄糟粕，这一功能活动，主要体现在以通为用，以降为顺这一生理特性上。从形态上来看，大肠为一管状结构，内腔较小肠大而广，回运环曲亦少。这一形态结构，是与大肠排泄功能相一致的。如由于某种原因致肠腔形态改变，就会产生传导障碍。《疡医大全》谓："经曰：大肠者传导之官，变化出焉，上受胃家之糟粕，下输于广肠，旧谷出而新谷可进，故字从肉从易又畅也，通畅水谷之道也。"这一精辟的论述，从六腑的动态观角度，说明了大肠传导变化，以通为用的生理特性。

大肠以通为用，以降为顺的这一生理特性，对维持人体饮食物的消化吸收和水液代谢起到了重要的作用。故《灵枢·平人绝谷》云："平人则不然，胃满则肠虚，肠满则胃虚，更虚更满，故气得上下，五脏安定，血脉和利，精神乃居，故神者，水谷精气也。"

当然，大肠传导功能的实现，还有赖于气血的推动和濡养。只有气血旺盛，血脉调和，大肠才能传导有序，排泄正常。其传导，主要靠肺气之下达，才能承小肠之传物，故在生理上与肺、小肠的关系更为密切。肺气宜降，肺气不降大肠易滞。《易经精义》说："大肠之所以能传导者，以其为肺之腑，肺气下达，故能传导。"肺的生理功能正常,肺气充足大肠传导能顺利进行。若肺气虚弱或宣降失常,可导致大肠传导功能失常。承小肠下传之物,如不受则逆。大肠传导功能失常,可影响小肠之传导,亦可影响胃之功能,可使胃实肠虚、肠实胃虚的生理现象不能实现。

(二)"变化出焉"是小肠泌别清浊的继续

大肠变化靠小肠余气,太过则实,不及则虚。大肠的变化功能与小肠变化密切相关,是小肠泌别清浊功能的延续。所以小肠之余气,直接影响大肠的"变化"功能。

小肠通过泌别清浊,清者上输于脾,浊者下输于大肠,其中还有部分未被小肠吸收利用的水液和精微物质,则要靠大肠的"变化"作用来完成,即将浊中之清重新吸收,浊中之浊由魄门排出。

大肠主津,靠肺肾气化。《灵枢·经脉》云:"大肠……是主津液所生病者"。张景岳注:"大肠与肺为表里,肺主气而津液由于气化,故凡大肠之泄或秘,皆津液所生之病。"《脾胃论》说:"大肠主津,小肠主液,大肠小肠受胃之营养乃能行津液于上焦。"大肠参与津液之代谢,并分泌产生某些物质,有的可濡润大肠,有的参与机体其他生理活动。

由于小肠与大肠相连,生理上相互联系,病理上相互影响。如大肠传导功能失调,不能承受小肠的下传之物,则可能出现腹痛呕吐等梗阻不通之症;反之,小肠泌别清浊功能失常,使水谷停滞,清浊不分,混杂而下,超越了大肠变化功能的承受能力,同样会发生腹泻。

【肛门的生理特点】

正常生理状态下,成人排便规律,主要取决于大肠的传导变化和肛门的正常启闭。肛门的舒缩启闭因生理的需要而有节律。根据子午流注的原理及时辰与脏腑的配属关系,大肠的功能在一昼夜中有两个生理功能旺盛时期,一是卯时,因十二经脉流注次序从寅时手太阴肺经开始,流注到手阳明大肠经属卯时(早晨),此时大肠气血充盈,有利于排便;另一是申酉(日入),与肺大肠金气相配。在这两个旺盛时期,大肠的传导功能最强,魄门随之开启而排便。有学者曾作过调查,发现晨起及早饭后排便者占75%,午饭及晚饭后排便者占12.8%。根据大肠、肛门的这一生理节律,以生物钟的规律指导患者择时排便,对预防便秘有一定的意义。

【大肠肛门与脏腑经络的关系】

《素问·五脏别论》云:"魄门亦为五脏使,水谷不得久藏。"人体脏腑之间在功能上既有明确分工,又有密切联系,既能相互促进,又能相互制约,从而保持着机体内外环境的统一,维持着人体的正常生命活动。

(一)肺主气,主宣发肃降,有助于大肠的传导

肺的生理功能正常,肺气充足,则大肠传导能顺利进行。若肺气虚弱或宣降失常,可导致大肠传导失常。如肺气虚弱之气虚便秘,肺热下迫大肠之脱肛等。而大肠传导失司,腑气不通,魄门不能输泻浊气,则影响肺的肃降,产生咳喘胸闷,故古人用"泻肺大黄煎"治疗肺脏气实,心胸烦壅,咳嗽喘促,大肠气滞之证。

此外,肺与大肠共应于皮毛。《灵枢·本藏》云:"肺合大肠,大肠者,皮其应。"这说明皮毛与大肠肛门也有着密切的联系。临床上,外感泄泻就是在外邪侵入皮毛后,内应于大肠而发病。如胃肠型感冒,既可见到发热、恶寒、咳嗽、舌淡脉浮之表证,又可见到腹泻、腹痛之里证。治疗则可采用宣肺发表,清泄里热的表里双解法。而有些大肠、肛门病也可外现于皮毛,即"有诸内必形诸外"。如痔瘘疾患可在眼球巩膜、唇系带和背部找到相应的指征等。

(二)脾主运化升清,关联大肠之传导

脾为后天之本,气血生化之源,脾气主升,胃气主降。为气机升降的枢纽。气机升降有序,则肛门启闭正常。另外,脾具有升清固脱作用,肛门位置低下,之所以能正常舒缩活动而不致脱垂,全赖脾之升举固脱。若脾气虚弱,升清固脱失常,一方面可出现水谷精微不化等大肠传导功能的障碍,产生腹泻;另一方面

则因中气下陷,摄纳无权而发生脱肛。中气下陷,脾虚运化失职,大肠传导无力,肛门开启迟缓,也会出现气虚便秘。反之,若久泻、久痢则可伤脾,出现神疲倦怠,形体消瘦,纳食呆滞等脾气虚损之象;浊气不降也可影响脾胃气机,出现腹胀、腹痛、脘闷嗳气、食欲减退,甚则呕吐。

此外,脾主统血,有统摄血液在经脉中运行,防止溢出脉外的功能。沈月南在《金匮要略注》中说:"五脏六腑之血,全赖脾气统摄。"即是此意。若脾的功能失常,则可出现便血。

(三)肾开窍于二阴,主司魄门之启闭

肾开窍于前后二阴,司二便。二阴的开阖与肾的气化功能有关。肾中精气充足,气化功能正常,则肛门启闭有度。若肾阳虚损,不能温煦下元,常可致五更泻;肾阴亏虚可致肠液枯涸,魄门不利,出现便秘;肾的封藏失司,关门不利,可出现久泻滑脱。故《素问·脉要精微论》说:"五脏者,中之守也,……仓廪不藏者,是门户不要也……"《薛氏医案·脱肛》云:"肾主大便,故肾虚者多患此证。"反之,如肛门受损,泄泻日久,又可损伤肾阴、肾阳,出现腰膝酸痛,畏寒肢冷等。

(四)肝主疏泄,调畅气机

肝功能正常,则人体气机升降出入疏通畅达,魄门功能正常。肝气不和,气机壅滞,魄门启闭不利,则腹满胀闷,大便涩滞;肝气郁结,疏泄失常,可致肝脾不和。

(五)心藏神,魄门亦为心使

心为"五脏六腑之大主"。心神主宰魄门的启闭,"主明则下安",心神正常则魄门启闭有序,排便有时有节。心神不明,则魄门启闭无序,大便失禁。

三、西医学肛肠生理

【结直肠的分泌与吸收】

结直肠的主要功能之一是吸收水分和电解质。其吸收能力从近端至远端逐渐递减,主要吸收水、钠离子等电解质、短链脂肪酸、氨和其他细菌代谢产物,但不能吸收蛋白质和脂肪。结直肠对水、电解质,特别是钠的吸收和分泌是其复杂功能的核心过程。正常情况下,机体90%的水分和电解质在小肠吸收,由结直肠吸收500～1000ml水分后由粪便排出100～150ml水分。水分的吸收是一被动过程,受肠腔内容物体积和流量的影响。各种溶质特别是NaCl在肠腔和组织间所产生的渗透梯度是吸收水分的主要动力。结直肠主要通过调节钠的吸收和保留来实现对水分吸收的调节。钠的吸收靠钠泵主动转运,可逆浓度梯度和电位梯度将钠离子主动回吸收入血液,并通过结直肠黏膜的屏障来限制吸收的钠离子返流到肠腔。结直肠的吸收功能有很大潜力,能部分代偿小肠的吸收障碍。

进入结直肠的粪便被细菌酵解成短链脂肪酸(SCFA),SCFA可直接被结直肠黏膜吸收入血,提供热量,被称为"结直肠黏膜的特异性营养物质",是重要的能量物质。结直肠也是产生和吸收氨的重要部位,其主要来源于血液中的尿素,经细菌分解产生氨进入肝脏,再合成尿素和氨基酸。氨的吸收主要受结直肠腔内pH的影响(pH降低时氨的吸收就下降)。氨吸收后被血液运至肝脏,通过鸟氨酸循环合成尿素,一部分由肾脏排出或合成蛋白质,小部分随粪便排出体外。胆汁酸在结直肠吸收量很少,只占5%～10%,但它对结直肠吸收水、电解质的功能却有很大影响。如结直肠吸收胆汁酸的功能障碍,或进入结直肠的胆汁酸过多时,滞留在结直肠内的胆汁酸受细菌的分解和代谢,产生胆酸和去氧胆酸等物质,能抑制结直肠对水和电解质的吸收,造成胆汁性腹泻。氯离子、钾离子的转运机制尚未完全阐明。此外,结直肠中的细菌分解粪便产生吲哚、胺素、氨、酚、硫化氢等毒性产物,在结直肠吸收或肝脏代谢。肝病患者肝脏解毒功能低下,或有毒物质产生过多时,可能产生如肝昏迷一类的自身中毒症状。

结直肠黏膜无绒毛,但有许多杯状细胞,近端结直肠的杯状细胞比远端多,它可分泌浓稠的碱性黏液,结直肠黏液中的黏液蛋白能保护直肠黏膜和润滑粪便,使粪便易于下行,并保护肠壁防止机械性损伤,免遭细菌侵入。直接刺激黏膜的杯状细胞或刺激副交感神经,可使肠壁黏液分泌增加,因此炎症刺激或(和)情绪紊乱时,可引起黏液便和排便次数增加。

结直肠的 Cajal 间质细胞能分泌数种内分泌激素,主要有血管活性肠肽、5-羟色胺、P 物质、胰高血糖素、生长抑素、脑啡肽等。这些因子也影响结直肠的吸收和分泌功能。

影响结直肠吸收和分泌的因素有:醛固酮、生长抑素和血管活性肠肽等胃肠激素、自主神经、肠神经系统以及胆酸和脂肪酸。

【结直肠微生态】

肠道中含有大量的细菌,正常健康人的粪便细菌数为 10^{13} 个左右,常见菌种有数十种,有厌氧菌和需氧菌,专性厌氧菌占总数的 99.9%。

1.分类　①有益菌:亦称共生菌,如双歧杆菌、乳杆菌、优杆菌等。②中间菌:如肠球菌、大肠杆菌、拟杆菌等。这些细菌对人体既有益也有害,两者兼而有之。③有害菌:如绿脓杆菌、葡萄球菌、梭状芽孢杆菌等。这些细菌可对机体产生一些有益作用,但主要是有害作用。特别是肠道菌群失调的情况下,其有害或致病作用尤为明显。

2.肠道菌群的形成与演化　新生儿出生时及出生后一天左右,肠道及胎粪几乎没有细菌,24 小时后,细菌开始在肠道内定植、生长。新生儿肠道菌群开始增殖的主要为大肠杆菌、肠球菌和葡萄球菌等。这些菌生长后,消耗了生活环境内的氧气,降低了肠道 pH,为厌氧菌生长创造了条件。出生 3 至 4 天后,乳杆菌、双歧杆菌开始迅速繁殖,出生第 8 天时,双歧杆菌的数量已据绝对优势。出生 8 天后,肠道菌群开始了第一次新的变化——大肠杆菌、肠球菌数量下降,而双歧杆菌数量升高。到婴儿离乳期,肠道菌群又发生第二次变化——双歧杆菌数量下降,而拟杆菌、优杆菌与消化链球菌等细菌数量占优。至离乳期后,婴儿的肠道菌群逐渐与成人肠道菌群接近。青少年、成年、壮年期,肠道菌群种类及数量相当稳定,基本没有大的变化。但当人进入老年期后,肠道菌群进入第三次变化——有益菌双歧杆菌的数量减少,而有害性和腐败性的细菌如大肠杆菌、肠球菌、乳杆菌与梭状芽孢杆菌等菌的数量增多。因此临床合理使用益生菌、益生元等微生态制剂调整肠道菌群失调引起的便秘和腹泻是很必要的。

【结直肠的动力学】

结直肠的运动功能主要表现为:对肠内容物进行混合、搅拌,使其附着于黏膜表面;向结直肠远端推送粪便;贮存粪便以及激发排便反射后迅速将肠内容物排出体外。

(一)结直肠的运动形式

根据结直肠的电生理特性和 X 线及核素显像研究,结直肠有两大运动形式:非推进性运动和推进性运动。

1.非推进性运动(袋状往返运动)　结直肠环肌收缩使黏膜折叠成袋状,这种收缩在不同部位交替反复发生,使袋内的肠内容物向相反两个方向作短距离往返移动。这种缓慢揉搓作用使肠内容物混合,并与肠黏膜接触,有利于水、电解质和短链脂肪酸的吸收,使粪流变稠、干燥。乙状结肠的袋状往返运动与形成卵圆形粪块有关。

2.推进性运动　①集团运动:结肠的推进性运动有两型,超过或等于 75mmHg 的高幅推进式收缩(HAPC)和低于 40~50mmHg 的低幅推进式收缩(LAPC)。HAPC 又称集团运动,使粪便以较快的速度向乙状结肠甚至直肠推进,一般在餐后,尤其早餐后容易出现,是一种进行较快、推进较远、收缩强烈的蠕动。24 小时约 6 次。进食后发生者又称为"胃-结肠反射"。如果此反射过分敏感,则每餐之后均有排便活动,此多见于儿童。②分节推进运动:一个结肠袋的肌肉收缩,将袋内的肠内容物推进到远端相邻的结肠袋内,使其在混合和研磨的同时缓慢向结直肠远端推进。③蠕动:由一些稳定向前的收缩波所组成,使结直肠内容物以 1～2cm/min 速度较规律、稳定地向远端缓慢移行。

(二)结直肠运动的调节

正常结直肠的协同收缩主要由肠神经系统(ENS)和 Cajal 间质细胞(ICC)控制。分为肌源性调节和神经调节两方面。

1.肌源性调节　研究表明,胃肠道 Cajal 间质细胞是一种特殊的间质细胞,是胃肠道平滑肌活动的起搏点,并通过其网格状结构推进电活动的传播,还作为肠神经系统参与胃肠道神经递质的传递。ICC 在胃肠道的正常运动中扮演了重要角色。ICC 发育缺陷、缺氧、炎症介质、氧化应激等外源性因素可诱导 ICC 发生表型转化,导致胃肠动力障碍。结肠慢传输性便秘患者所有各区段结肠中的 ICC 数量减少可能涉及其发生。

2.神经调节　目前对参与结直肠运动的神经及其作用机制并没有完全了解。主要由三个层次来调节。①第一层次中枢神经系统的大脑皮质、延髓和脊髓:其通过甲状腺素释放激素(TRH)激活或通过降钙素调节基因相关肽(CGRP)抑制迷走神经功能而调节肠道运动。下丘脑通过肾上腺素能神经引起结肠运动亢进,同时可能为诸如阿片肽、P 物质、蛙皮素、CGRP 等中枢肽类递质发挥作用的主要部位。②第二层次外源性神经包括副交感神经、交感神经和非胆碱能非肾上腺素能神经系统:副交感神经对肠道起兴奋作用,交感神经对肠道起抑制作用。非胆碱能非肾上腺素能神经是肠道舒张的强有力神经系统,并与肠蠕动的下行性抑制有关。③第三层次肠神经系统(图 1-1-5):又称肠道壁内神经丛,它由黏膜下神经丛和肠肌神经丛组成。壁内神经丛是结直肠蠕动运动的神经基础。刺激肠黏膜引起神经冲动→黏膜下神经丛→肠肌神经丛,使被刺激处近端肠管收缩,远端肠管舒张。如此一缩一张,变成向下传送的蠕动波,驱使肠内容物向肛侧移动。当结直肠壁内神经丛缺乏节细胞时,如先天性巨结肠症、无神经节细胞段病肠就不能出现节律性舒张,而是出现持续性收缩,引起便秘。肠神经系统接受中枢和外源性神经的支配,同时又具有独立性,能单独调节肠道运动。神经调节主要通过兴奋性和抑制性两类胃肠激素(肽类激素)来实现。兴奋性肽类激素主要有乙酰胆碱(Ach)、P 物质(SP)、脑啡肽(ENK)等,抑制性肽类激素主要有:血管活性肠肽(VIP)、降钙素基因相关肽(CGPR)和一氧化氮(NO)等。

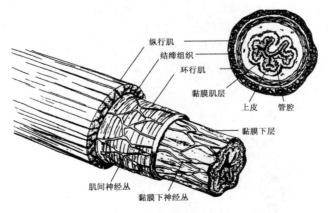

图 1-1-5　结肠壁内神经丛

(三)影响结肠运动的因素

1.进餐　一般餐后不久即产生很强的便意,表现为结肠的集团运动频率增加,婴儿和儿童较成人明显,称为胃-结肠反射。

2.活动　早晨起床和活动可使结直肠运动明显加强,而长期不活动或卧床者容易便秘。

3.外科手术　由于手术刺激抑制胃肠运动的儿茶酚胺的释放和肠肌神经丛抑制性神经元,使肠肌不能产生有效收缩而出现术后肠麻痹。

4.睡眠　睡眠状态下结肠缺乏高幅推进式收缩,唤醒后结肠运动功能明显增强。

【排便的生理】

排便是一种非常复杂而协调的动作,是由多个系统参与的生理反射功能。排便不仅是非意识性反射活动,而且还受大脑高级中枢的意识性控制。餐后由于结肠的运动,乙状结肠收缩增加并推动粪便进入直肠,产生一定压力,使直肠扩张,肛门内括约肌随之舒张,于是粪便进入肛管与感觉灵敏的上段内壁接触,感受到直肠扩张和接触粪便的复合感觉就会产生便意。这种冲动向上传达到大脑皮质。如果这时候没有排便条件,腹下神经和阴部神经发出冲动,盆膈的横纹肌及肛门外括约肌都强烈地收缩,同时整个结肠运动也受到抑制,制止粪便排出。坐位或蹲位准备排便时,深吸气,关闭声门,胸腹部及直肠肌肉收缩,肛提肌收缩,肛门外括约肌向外上方牵拉,肛管变短,肛管直肠角度加大,这个过程激发了脊髓的排便反射,使肛门内括约肌抑制,肛管放松,粪便排出。上述复杂机制使排便能够正常进行,其余时间则保持自制。

粪便的排出依靠健全的盆底横纹肌、敏感的排便感受器、协调的排便-自制反射综合作用。下面就此作简要的叙述。

1.盆底横纹肌　从矢状面看,肛提肌、耻骨直肠肌和外括约肌从上、中、下三个平面包绕肛管全长。肛提肌和外括约肌的肌束均呈"8"字形,分别环绕肛管上口和下口。耻骨直肠肌在直肠的后壁呈"U"形环绕,此种特殊的解剖学排列模式提示,盆底横纹肌是一组强大的括约肌群,除控便作用外,尚有抗腹压和承托盆内内脏重量的作用。如果腹压增加,盆底下降(妊娠、分娩),神经牵拉受损,可能导致肛提肌功能不全。耻骨直肠肌肥厚或痉挛、外括约肌反常收缩等动力紊乱,引起排便通道受阻而导致便秘。

2.排便感受器　研究证实,耻骨直肠肌的前 2/3 段和肛门外括约肌的两侧段内有丰富的牵张感受器(肌梭),刺激该区可产生便意,因此排便反射是充胀的直肠间接刺激这些感受器而获得的。直肠感觉功能测定,成人直肠容量达 50ml 时可引起直肠充胀感,大约 100ml 可产生便意,120～220ml 可引起持续便意或紧迫排便感。

3.排便-自制反射　主要依靠直肠肛门抑制反射、直肠肛门收缩反射、随意性抑制反射等完成。①直肠肛门抑制反射(RAIR)(图 1-1-6):表现为直肠扩张时,内括约肌反射性松弛,其发生机制尚不十分清楚。多数学者认为该反射通过肠神经系统(ENS)完成。肠壁肌间神经节细胞是该反射的关键环节,神经节细胞缺乏时,反射通路中断。先天性巨结肠症患儿,由于病变肠段神经节细胞缺如,因而不能引出该反射。②直肠肛门收缩反射(RACR):直肠扩张、肛门内括约肌松弛时可伴有肛门外括约肌及耻骨直肠肌的反射性收缩,持续约 2～3 秒。如肛门外括约肌对刺激无反应时,表明存在肛门外括约肌及支配神经的损伤。③随意性抑制反射:当环境不允许排便,耻骨直肠肌和外括约肌主动收缩时,引起直肠反射性扩张,该反射间接地通过内括约肌作中介来实现。

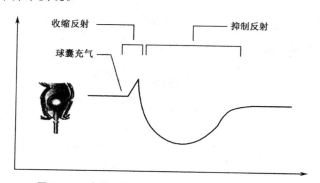

图 1-1-6　直肠肛门反射(包括收缩反射和抑制反射)

(张承红)

第二节　肛肠病的病因

中医病因包括内伤七情、外感六淫以及脏腑功能失调、饮食不节、劳逸失度等。这同样适用于肛肠病。七情变化影响脏腑正常生理功能,可以诱发肛肠病。例如,怒伤肝,肝气郁滞易引发大肠肿瘤;喜伤心,心经火盛易引发肛痛(肛周脓肿);忧思伤脾,脾失运化,易生肛门湿疹;悲伤肺,腠理不固,易受风邪而致肛门瘙痒。七情变化影响脏腑功能失调,是诱发肛肠病的内在因素。对于肛肠病来说,在一定条件下外邪也是很重要的致病因素。举例如下。

【火毒】

火热郁久而生毒,其势凶猛,易引发肛门直肠周围脓肿等化脓性疾病,并可伴有全身性的发热、恶寒、头痛、便秘、尿赤等症状。

【湿热】

湿与热结,蕴久亦可生毒引发肛肠病。湿热下注,蕴于谷道则见泄泻、便血等症;湿热久蕴可发为直肠炎、结肠炎、痔瘘、肛裂等疾病;湿热蕴久成痰则为锁肛痔(肛管或直肠癌)。

【风火】

风为百病之长,常与热邪、火邪结合而为病。风热所引起的病症,则见有局部宣肿,如肛门突发的外痔水肿、炎性痔等;若风热化火,则局部红、肿、热、痛,如外感之后引发的肛周脓肿;风多挟热,风热伤及肠络,则血不循经而下血鲜红。

【寒湿】

寒邪其性凝滞,易阻隔经络气血,引起气血运行障碍或剧烈疼痛。若寒邪入于皮肤,易发肛门湿疹、肛裂,见于久坐寒湿之地者;若寒邪入于经脉,日久气血凝滞易发内痔、外痔、直肠息肉;若寒邪入于胃肠,多由过食生冷所致,易发急性肠梗阻、急慢性结肠炎等。

【燥热】

燥为阳邪,燥胜则干,易伤津液,无以润滑大肠,便秘努挣,则易致肛裂、便血、内痔、外痔及出口梗阻综合征。

【气】

以气滞、气结、气虚为主,气滞多表现为肛门直肠疼痛,气结多表现为肛门直肠痰核凝聚,气虚多表现为肛门直肠脱出性疾病。

【血】

以血瘀、血虚为主,多表现为气滞血瘀,毒热壅阻,外伤血溢或长期便血,失血量大。

【饮食不节】

恣饮烈酒,过食辛辣食品,致湿热下注,血气郁滞,则见肛痛、肛痒、便秘、便血,引发肛肠多种疾病。

【劳倦过度】

正气不足,外邪乘虚而入,即可以发为肛肠病,多见于年老体虚、消耗性疾病患者,孕妇或差旅劳碌者。

【虫积】

虫积过多可致肠梗阻,蛲虫骚扰可引发肛门湿疹、肛裂、肛窦炎等疾病,临床上还可见到瘘道蛔虫的病例。

(夏爱华)

第三节　肛肠病四季发病特点及疗法选择

一、肛肠病四季发病特点

春夏季肛肠病的特点,首先表现在一个"急"字。这与春起阳发、宿疾易动、夏暑多湿、湿浊重坠的季节气候特点有关。例如,春夏季常因饮食不洁,恣食生冷,贪凉卧湿而引发急性肠炎、痢疾;泻痢频数,久蹲下坠,易发肛门静脉曲张,痔核水肿脱出,急性嵌顿;湿浊下降,热伤血络,引发急性便血、肛周脓肿等。

春夏季肛肠病的另一特点,则是易留下后患。例如,肠炎、痢疾治疗不彻底,易导致慢性肠炎或非特异性溃疡性结肠炎;肛周脓肿余毒未尽,蕴结不散,日久瘢痕增生,形成肛瘘;嵌顿痔日久余留混合痔;便血量多造成贫血,抵抗力下降引发多种疾病等。

秋冬季肛肠病亦具有两个特点,一是易感性强,二是求治心切。所谓"易感性强",就是说引发这类疾病的因素多,主要包括气候和饮食两大因素。从气候因素来讲,秋季主燥,燥伤肠液,大便秘结,引起肛裂、肛窦炎、肛周脓肿及痔疮出血等一系列疾患;冬季主寒,易伤阳气,毛孔闭塞,气血失于宣畅,易发血栓痔、炎性外痔、肛裂等;秋冬季易患感冒发热,营卫不和,内热引发肛周脓肿、肛瘘等。从饮食因素来看,秋季常因饮水少,菜蔬纳入量不足,而造成便秘,引发上述诸疾;冬季人们喜食辣椒、涮羊肉,饮烈酒,最易引发上述各种肛肠病;还有些人讲究"冬季进补""秋开口禁",加之秋冬季有重阳节、国庆节、元旦、春节,不少人暴饮暴食,导致肠炎泄泻,这又是前述各类肛肠病加重的原因。

二、肛肠病疗法选择

凡一切有形之疾,如痔、瘘、肛周脓肿、脱肛、息肉、癌肿等,最好选用手术方法根除。因为到目前为止,并无一种可根治所有上述疾病的药物。凡一切无形之疾,诸如肠炎、痢疾、溃疡性结肠炎,直肠癌术后、慢传输型便秘等,则强调使用中药辨证保守治疗;凡欲缓解便血、肿、痛、坠、胀、潮湿、瘙痒、流水等症状,可用内服、外治药以及理疗法。若久用无效,不宜固执下去。在手术疗法中,也有选择的余地。比如内痔便后脱出、痔疮大量出血、直肠脱垂、轻度直肠前突引起的便秘等,可使用无痛的注射法(消痔灵、枯痔液、痔息液等);较小的内痔、外痔皮赘、肛门湿疣、肛裂等,可以使用冷冻、激光术;大的痔疮(混合痔、环状痔)、直肠息肉、重度直肠前突等,宜使用结扎术、套扎术(COOK)、HCPT、PPH等方法;各类肛瘘、陈旧性肛裂、迁延日久的肛窦炎、耻骨直肠肌痉挛综合征等,以挂线术为宜。

(代立明)

第四节　肛门直肠疾病常见症状及辨证

一、常见症状

直肠肛管疾病常见的症状有便血、疼痛、脱垂、流脓、便秘、分泌物等,由于病因及疾病不同,具体的表现及轻重程度亦不一致。

1.便血　便血是直肠肛管疾病最常见的症状,可见于内痔、肛裂、直肠息肉、直肠癌等病。血不与大便相混,附于大便表面,出血呈点滴状或喷射状,无疼痛者常是内痔;便血少而有肛门撕裂样疼痛者,应为肛裂;儿童大便带血,大便次数和性质无明显改变者,多为直肠息肉;血与黏液相混,其色晦暗,大便习惯改变者,应考虑直肠癌。

2.疼痛　常见于肛裂、肛周脓肿、内痔嵌顿、外痔水肿、血栓性外痔等。便时即发,痛如撕裂样,有周期性者,常为肛裂;肛周持续性疼痛,肿胀结块,伴有发热、寒战者,可能是肛周脓肿;既往有内痔,肛门剧痛,肿物脱出者,多为内痔嵌顿;用力排便,突发刺痛,肛缘有青紫色肿块者,应是血栓性外痔;肛门疼痛,肿胀发亮,有异物感者,常为外痔水肿。

3.脱垂　常见于内痔、直肠息肉及直肠脱垂等病。内痔脱出呈颗粒状,色紫红;直肠息肉脱出时,肿物呈圆形带蒂;直肠脱垂则脱出物呈圆锥形或圆柱形。

4.流脓　常见于肛周脓肿和肛瘘。临床应注意观察脓液的量、性状与色味。脓液黄稠量多者,多是金黄色葡萄球菌感染;脓液稀薄,夹有干酪样组织,常是结核杆菌感染。

5.便秘　是肛裂、痔、肛周脓肿等病的常见症状。因惧怕大便引发疼痛者,见于肛裂;惧怕大便引起便血者,常为内痔。

6.分泌物　常见于内痔脱出、直肠脱垂、肛窦炎等。分泌物清稀,伴有肛门松弛及肿物脱出者,多见于内痔与直肠脱垂;分泌物常在粪便前流出,肛门疼痛,且于便时加重,多为肛窦炎。

二、辨证

针对常见的症状,中医学又可结合不同的兼症,辨为不同的证型。

便血鲜红,血出如箭,伴口渴,便秘,溲赤,舌红,脉数等症者,多属风热肠燥;便血色淡,伴有面色无华,神疲乏力,舌淡,脉沉细等症者,则属血虚肠燥;便血夹黏液,伴口干不欲饮,大便溏薄,舌红苔黄腻,脉濡数者,常为大肠湿热。

肛门坠胀疼痛,伴胸闷腹胀,身重体倦,苔黄腻,脉濡数等症状,多为湿热下注;肛周疼痛,伴发热,寒战,便秘,溲赤,舌红苔黄,脉滑数,属热毒蕴结。

脱垂而不易回纳,肛门松弛,伴面色无华,神疲乏力,舌淡,脉沉细弱,为气虚下陷;内痔脱出嵌顿,坠胀疼痛,常为湿热下迫。

脓出黄稠而伴有发热等症状者,多为湿热壅盛,属实证;脓出稀薄,淋漓不尽,或夹败絮样物,疮口凹陷,不易愈合者,常为阴虚湿热,属虚实夹杂证。

腹满胀痛拒按,大便秘结,伴面赤口臭,心烦溲赤,舌红苔黄,脉数等,多为燥热内结;腹满作胀喜按,大便燥结,伴面色㿠白,神疲乏力,舌质淡,脉细弱,多为血虚肠燥。

分泌物多为湿热下注或热毒蕴结所致,常伴有局部肿痛,口干,食欲不振,胸闷不舒,便溏或结,溲赤,舌红,苔黄或腻,脉弦滑或数等;分泌物清稀不臭多属气虚或气阴两虚。

(代立明)

第五节　肛门直肠疾病检查

术前检查非常重要,检查结果必须牢记和记录,作为手术的依据。这是因为术中所见是在麻醉下取得的,和术前检查结果不完全一样。麻醉后,括约肌松弛,肛周组织充血及变位或下移,病灶也随之淤血增大和移位。局麻时注药过多,位置过高,突出肠腔误认为内痔而将正常黏膜结扎。所以,必须将术中所见和术前检查所见,互相对照,综合分析,进行病变定位,决定结扎或切除多少,只有这样才能做到保护健康组织,结扎或切除病变组织,减少术后并发症和后遗症。

一、检查和手术体位

体位应根据检查和手术操作需要及患者身体状况而定。常见体位有以下几种:

(一)侧卧位

是常用的检查和治疗体位,对患者和检查者都比较方便,特别适合于病重、年老体弱、下肢活动不便、纤维结肠镜检查者或女性患者。一般取左侧卧位,臀部靠近床边,两腿向腹部屈曲,左腿稍伸,头部略前曲,身体呈卷曲状,使臀部充分突出暴露肛门。这种体位适用于检查、换药和简单手术,患者颇为舒适。

(二)膝胸位(KC位)

是最常用的检查、换药体位。患者双膝跪于检查床上,肘关节和胸部紧贴着床,头部着床并转向一侧,腰部放松,抬高臀部。这种体位适用于肛门直肠指诊、肛镜、乙状结肠检查及术后换药。但长时间检查,患者不能耐受,故病重和年老或体弱者不宜使用,最好改用其他体位。

(三)截石位

是肛门手术最常用的体位。患者仰卧于手术台边缘,双腿抬起分开放于支架上,臀部移至手术台,使肛门和臀部充分突出和暴露。有人主张为了达到充分暴露的目的,将双脚固定于支腿架上,再将支架向左右加宽,这样不仅暴露好,而且术者和助手操作更方便。这种体位特别适用于肛门直肠手术,一般不作为检查体位。

(四)折刀位(倒置位)

患者俯卧于手术台上,髋关节弯曲于床端,两大腿下垂,两膝跪在横板上,降低床头,使臀部垫高,头部位置较低。用宽胶布贴在肛门两侧,另一端固定在手术床边,将臀部向两侧拉开,充分暴露肛门。这种体位适用于肛门直肠检查、骶尾部及肛门部手术,但上下台不方便。

(五)蹲位

患者下蹲,向下努力增大腹压,作大便状,尽量使肛门外挺。这种体位适合于直肠脱垂,特别是小儿直肠脱垂,有蒂息肉脱出,晚期内痔脱肛的直视检查及高位直肠肿瘤的检查。日本三枝纯郎特别推荐蹲位下摒便时诊断方法,他特制的"厕所镜"可使医师和患者都可看见病变,这种体位可使高位息肉肿瘤等病变下降而触到,有其优点。

（六）俯卧位

患者俯卧于手术台上，将枕头或其他物品垫在髂前上方，使臀部垫高，两腿下垂分开，头部和双下肢较低，肛门暴露充分。双手放在颌下，或双臂放于头前。用两条宽胶布贴在肛门两侧，另一端固定在手术床边，将臀部向两侧拉开，从而更加充分暴露肛门。这种体位适用于体弱或手术时间较长者。

（七）弯腰扶椅位（站立躬身位）

患者向前弯腰，双手扶于椅凳上，暴露臀部，医者双手将患者臀部向左右分开，这种体位适合于肛门周围疾病的普查，不需特殊设备，简单易行，但暴露不充分。

二、肛门局部检查

肛门局部检查法是肛肠专科医师的一项基本功，必须训练有素。检查包括肛门视诊、直肠指诊及肛门镜检查，应作为常规检查，缺一不可。

（一）肛门视诊

肛门视诊应用单手和双手牵拉法。取膝胸位或左侧卧位，充分暴露肛管进行观察。对内痔、直肠息肉和直肠脱垂患者还应采取蹲位排便法进行观察。应仔细查看肛门外形是否完整，肛门周围皮肤是否改变，肛周有无瘘管外口、外痔、湿疹、肿块、脓血和黏液，肛门有无裂口、溃疡、脱出物和脓血。对蹲位脱出内痔、息肉、乳头瘤，要观察清楚位置，色泽，大小和有无出血等。观察结果要及时进行记录并绘出形态图，作为治疗的参考。

（二）直肠指诊

直肠指诊是临床常用的一种既简便易行而又最有效的检查方法，不能省略，是肛肠科医师的"指眼"。许多肛管直肠疾病仅靠指诊即可早期发现，特别是对发现早期直肠癌有重要价值。约80%的直肠癌可在指诊时被发现。值得注意的是直肠癌的漏诊者中，85%的病例往往是由于未及时做指诊检查而造成的，甚至因此丧失手术时机，这是值得注意的。

术者戴好手套，外涂凡士林油（附着力大于凝聚力可弥散整个指头，滑润效果最好，而液状石蜡的特性是凝聚力大于附着力，涂后凝聚成油珠状而未散开，故滑润效果较差）。指腹紧贴肛口轻轻按摩后，示指向后滑入肛内，切不可突然将示指直插入内，使括约肌受到刺激而产生痉挛疼痛。在男性可扪及前列腺及膀胱，在女性可扪及子宫颈。也可用双合诊法，即一指在直肠内，一指在肛门周围或阴道内，检查有无肿块、异物、阴道直肠瘘。先做指诊便于肛镜插入，是镜检前的必要步骤。有效指诊"十八字口诀"：示指全部插入，顺逆往返两周，膝蹲两种体位。

1.注意了解肛管收缩力强弱、有无狭窄、肛括约肌是否紧张，作为是否松解括约肌的依据。

2.如有肿块，应区别肿块性质、大小，如肿物较小，活动范围大，多为直肠息肉，可一并结扎，如肿块较硬，呈菜花样，基底固定，手套带血及黏液，多为直肠癌。应暂停手术，进一步做病理检查，确诊后行直肠癌切除术。

3.直肠前壁有无向前突出，如为直肠前突可在阴道内见到指头活动，一并手术治疗。前列腺是否肥大，以便调整术后排尿。

4.如有肛裂和直肠高位脓肿、肛门紧缩，插入时剧痛，则应停止指诊，麻醉下再检查。

三、内镜检查

（一）肛门镜检查

肛门镜是检查和治疗肛门直肠疾病的重要工具。

操作方法：检查前应先作直肠指诊，然后右手持肛门镜并用拇指顶住芯子，肛门镜尖端涂上润滑剂，用左手拇指、示指将两臀拉开，显露肛门口，用肛门镜头部按摩肛缘，使括约肌放松。再朝脐部方向缓慢插入，当通过肛管后改向骶凹进入直肠壶腹部将芯子取出，注意芯子上有无血渍及黏液，灯光对准直肠腔若直肠内有分泌物，可用镊子夹上棉花球擦净，然后再详细检查；查看黏膜颜色，有无下垂、水肿、肥厚、糜烂和溃疡出血等。有无肿瘤和息肉。缓慢退镜到齿状线检查有无内痔、肛窦炎、肛乳头肥大及肛瘘内口，确定病变部位、性状、大小、数目和颜色，作为手术的根据。这是因为麻醉后括约肌松弛、下移，病变组织也随之变形和移位而不准确。所有肛门镜长度都不超过 8cm，插入时都在腹膜反折部以下，不会引起肠穿孔。

经肛门镜活检或手术时，术者左手固定肛镜，右手操作活检钳取活组织，如有出血，用长钳蘸止血粉按压创面数分钟即可停止，再留察，如无出血方可离开。如在肛门镜下注射或射钉时要固定好肛门镜，再注射或射钉。用斜口式喇叭镜如需转动时，将芯子插入后再转动到另一痔体。以免斜口损伤肛管直肠黏膜。

（二）电子直肠镜检查

杭州大力神医疗器械有限公司生产的内镜电子视频影像诊断系统，采用独特的数字影像技术，冷光源发光，光缆传输为观察提供照明，鞘套及闭孔器插入肛门，为内镜、操作器及手术器械提供工作通道和支架，为临床诊断引进全新的检查仪器，是目前市场上功能齐全、图像清晰的全方位的肛肠外科检查系统。其具有动态范围宽、图像直接数字化传输、分辨率高、清晰细腻等优点。借助于高标准化的长焦距，可以准确诊断内痔、外痔、混合痔、肛裂、直肠肿瘤、炎症等肛门直肠疾病，实现医患交流，改善医疗服务质量。可配一次性塑料制光学直肠镜（斜口式，长约 15cm），有效地杜绝了交叉感染的机会。

1.检查前的准备　不需要特殊的肠道准备，检查前排净大小便即可。

2.操作方法　检查前作直肠指诊，将一次性塑料制光学直肠镜缓慢插入肛门，进入直肠壶腹部，取出芯子，接通冷光源，安接肛肠镜适配器，利用手柄探针上的旋钮调整方向及清晰度，在内镜直视下采集病例，可清晰观察肛管直肠有无病变如肿瘤和息肉及钳取组织、异物等。缓慢退镜到齿状线检查有无内痔、肛窦炎、肛乳头肥大及肛瘘内口，确定病变部位、性状、大小、数目和颜色，作为手术的根据。

3.优点

（1）方便直观，图像清晰，定位准确。

（2）图文并茂，提高了诊断率，便于患者保存。

（3）帮助患者了解和选择治疗方案，防止医疗纠纷。

（4）无痛苦，无损伤，乐于接受。

4.注意事项　若转动方向或重新进入直肠镜时，一定将芯子插入后再转动另一方向，否则镜口损伤直肠黏膜，引起出血或穿孔。

（三）乙状结肠镜检查

1895 年 Kelley 研制成带光源的乙状结肠镜，给临床提供了一个非常得力的检查工具。是一种简便易行的检查方法，可发现直肠指诊无法摸到的位置较高的肿块，同时对可疑病变取组织活检，可明确诊断。还可通过乙状结肠镜进行结肠、直肠息肉的电灼术。故乙状结肠镜既可用于诊断，又可作为治疗仪器，对预防及早期发现直肠和乙状结肠癌有着重要的意义。约 75％的肿瘤通过乙状镜检可以发现。普通型乙状结肠镜长 25～35cm,直径 1.5～2.0cm。

1.适应证

(1)原因不明的便血、黏液便、脓血便。

(2)大便次数增多或形状的改变。

(3)慢性腹泻、习惯性便秘或大便习惯不规则者。

(4)肛门、直肠内疑有肿块或需取组织标本做病理性检查。

(5)会阴部、骶尾部长时间原因不明的疼痛。

(6)需要套扎电灼息肉。

2.禁忌证　直肠、乙状结肠有慢性感染,肛管有疼痛性疾病,妇女月经期,心力衰竭或体质极度衰弱,肛门狭窄,精神病及活动性疾病患者。

3.检查前的准备　检查前一天下午 3～4 点钟,用开水冲泡番泻叶 3～6g,代茶饮服,检查当天早晨用温盐水或肥皂水清洁灌肠一次,或在检查前用开塞露一只,排空肠腔内的粪便,相隔 1 小时后,肠腔内清晰,以便利于检查。必要时嘱患者排便后,也可进行检查。

4.操作步骤　患者取胸膝位,先做肛门直肠指诊检查,再将涂润滑剂的镜筒及芯子用右手握住,并用手掌顶住镜芯,将镜管上的刻度向上,借以了解插入深度。

五步插入法:①向前:将肛镜头端朝向脐部缓慢插入 5cm,左右旋转逐渐插入直肠腔,取出镜芯,开亮光源,安上接目镜和橡皮球;②向后:在直视下将镜管改向骶部插入 8cm 处可看到三个直肠瓣,中间一个常在右侧、上下两个常在左侧;③向左:镜管插入至直肠腔顶端;④向右:用镜管拨开肠腔,在 15cm 处,可看到肠腔缩窄,有较多黏膜皱襞,即直肠与乙状结肠交界部;⑤向前:将镜管转向脐部缓慢插入乙状结肠至 30cm。如肠镜进入盲袋或黏膜窝内,看不到肠腔、肠镜较难推进,绝不可盲目强行插入,以免肠穿孔。可将肠镜退回几个厘米,从多方向寻找肠腔后,方可继续插入乙状结肠,此时患者常有下腹不适感或微痛。非常熟练时,亦可按操作口诀:前、后、左、右、前,插入乙状结肠。

退镜观察:左右上下旋转镜头,边退边察肠腔全部,注意黏膜颜色,有无充血、溃疡、息肉、结节、肿瘤、出血点及分泌物等改变。疑有溃疡、息肉和肿瘤时,用病理钳在其边缘钳取组织送检。钳取创面若有出血,用棉球蘸肾上腺素、吸收性明胶海绵或止血散压迫止血。

5.注意事项

(1)操作应轻柔,一定要在直视下见腔进镜,切忌盲目用暴力插入,以免肠穿孔。特别是乙、直肠处,由于检查时间过长而引起急性弯曲时,或先天、手术所致的解剖变异等,还有检查时由于患者配合不当使体位改变等原因,使肠镜不能顺利全部插入乙状结肠,此时应稍等片刻,再缓慢插入。若因其他原因不能向前伸入时,不要勉强插入,应停止操作分析原因。

(2)切忌注入过多空气,注入过多空气使肠内张力增大,特别是直、结肠有病变时,如癌、憩室、溃疡性结肠炎、息肉等,更容易穿孔。所以,目前有人不主张在检查时注入空气。

(3)切忌在活检时咬取过深,若钳取肠壁组织过深,组织撕拉过多,也可造成穿孔或出血。

(4)凡是当天作过乙状结肠镜检查的患者,如出现下腹部持续性疼痛,逐渐加重,下床活动时腹痛加重,肩背部有放射性疼痛,有时甚至出现休克症状,腹部检查时出现腹膜刺激征。X 线腹部透视可见膈下游离气体。首先考虑肠穿孔,必须立即手术修补。

(5)经验教训:乙状结肠镜是早期发现癌症的手段之一,但往往由于对此检查不慎重,操作不熟练或粗暴,对解剖不熟悉而造成直、乙状结肠穿孔,给患者增加不必要的痛苦。

(四)纤维结肠镜检查

1969 年日本松永滕友研制成光导纤维结肠镜,诊治结肠疾病,得到广泛应用和迅速发展。在较大医院都成立腔镜检查室,由专门医师施行。由于高科技手段的不断介入,相继出现了电子结肠镜(20世纪90年代)、超声纤维结肠镜、磁共振内镜、色素内镜等。纤维结肠镜和电子结肠镜均属于可曲式内镜。可曲式内镜的基本结构分成操作部、可弯曲的镜身以及可调节角度的镜前端。电子计算机已广泛应用于内镜,不仅能摄影、取活检、作诊断,而且还能在腔镜内进行多种手术,如摘除结肠息肉和小肿瘤,进行止血、肠梗阻减压、吻合口狭窄的扩张、肠扭转复位等。对带蒂息肉可在镜下应用高频电源装置进行切除,在手术台上可帮助术者检查肠腔内的病变,避免遗漏和过多切除肠管。

1.适应证

(1)有便血或暗红色血便,考虑病变位置在结肠或直肠时。

(2)反复交替出现腹泻、便秘和大便带脓血时,排便习惯有改变或排便困难时。

(3)不明原因的腹痛、贫血或身体消瘦时。

(4)气钡灌肠或胃肠造影发现异常,需进一步检查结肠或明确病变性质时。

(5)已发现结肠病变,考虑经结肠镜治疗时。

(6)大肠息肉或肿瘤术后复查。

(7)假性结肠梗阻需经纤维镜解除梗阻。

(8)肠套叠、肠扭转,需明确诊断及复位。

(9)对大肠癌高发区、老年人、有大肠肿瘤家族史者进行普查时。

(10)高度怀疑血吸虫病,而多次大便检查均为阴性者。

2.禁忌证

(1)严重心肺功能不全。

(2)严重高血压、脑供血不足、冠状动脉硬化、明显心律失常。

(3)腹膜炎和中毒性急性消化道炎症(中毒性痢疾、暴发型溃疡性结肠炎、急性胃肠炎等)。

(4)急性消化道大出血、肠道积血或积血过多妨碍观察时。

(5)近期胃肠道或盆腔作大手术及放射治疗时。

(6)因手术及炎症使腹腔内粘连或形成硬化扭曲时。

(7)肛门狭窄及肛门急性炎症时。

(8)肠道有狭窄,对狭窄以上的肠道不能勉强进镜。

(9)精神病患者或不能配合者。

(10)女性妊娠及月经期。

3.检查前准备　检查前应向患者做好解释工作,消除顾虑和紧张情绪,取得配合。目前肠道准备方法很多,常用的有四种:

(1)大肠水疗法:清洁肠道,效果良好,有仪器者可常用。

(2)甘露醇法:20%甘露醇250ml加温开水至750~1000ml检查前4小时口服,服药后注意水及电解质情况,但息肉电切时禁用,以防产生气体爆炸。

(3)硫酸镁法:检查当日晨4:30分服硫酸镁粉一包(50g)加温开水200ml,再喝开水1500ml(约一热水瓶),腹泻数次后便出清水样便即可。肾功能不全、心肌受累、心脏传导阻滞者慎用。

(4)番泻叶法:术前一天进半流质,下午3~4点钟用开水冲泡番泻叶3~6g代茶饮,或临睡前服蓖麻油30ml。

4.操作方法　正确持镜法:应将操作部、镜身前端部以及连接装置三个部位同时握在手中。左手握住操作部,拇指控制上下角度钮,示指负责吸引钮,中指负责送气/送水钮;右手拇指、示指控制左右角度钮。

检查一般由术者和助手共同来完成。术者主施肠镜操作,指挥助手缓慢进镜身及实施操作方法。

患者去厕排净粪水。取左侧卧位,直肠指诊后。于肛门口及肠镜前端涂些润滑剂,助手用左手分开肛周皮肤暴露肛门,右手握住肠镜弯曲部用示指将镜头压入肛门,缓慢插入直肠。术者左手握住肠镜操作部,左手拇指控制上、下角度钮,示指负责按压送气、送水和吸引按钮,右手负责左、右角度钮。结肠镜通过肛门插入直肠过程中,必定出现视野一片红色现象,并且看不到肠腔,此时可少量注气使肠腔张开,即可窥视肠腔。当肠镜插入直肠后,指挥助手进镜或退镜,直视下可见三处交错的直肠瓣,使之抵达直乙移行部,然后循腔进镜通过直乙交界处,见不规则肠腔,即已达乙状结肠。镜头通过乙状结肠时,利用角度钮的配合,采用循腔进镜或勾拉取直法,使肠腔保持在视野内,循腔进入,到达降结肠。降结肠位于腹膜后,三面包以腹膜,比较固定,移动范围小,多呈较直的肠腔如隧道样,除少数异常走向者外,肠镜一旦通过乙降结肠移行部就比较容易地通过降结肠送达脾曲。通过脾曲是一个操作难点。通常是,N 型通过者循腔进镜通过脾曲;P 型、α 型通过者先顺时针方向旋镜,同时后退镜身以拉直乙状结肠,如不能解圈或解圈中镜头退回乙状结肠者,则应带圈进镜通过脾曲,操作时应注意先旋后拉,然后边旋边拉,到达横结肠。横结肠系膜较长,始段及末段于肝曲、脾曲部固定,多呈 M 型走向,从而肝、脾曲均形成锐角。一般在横结肠过长并有下垂时采用取直手法,缓慢退镜并抽气,有时需助手顶推下垂的横结肠,使镜身拉平,取直,再缓慢地循腔进镜,达肝曲,进入升结肠。肝曲是最难通过的部位,通过横结肠,多取循腔进镜,结合拉镜法、旋镜法,可通过肝曲,必要时变换体位,进入升结肠。通过升结肠,应反复抽气,退镜找腔,变换体位大都能通过而抵达盲肠,于升结肠、盲肠交界处的环形皱襞上可见到回盲瓣及阑尾窝。只要能通过肝曲,除个别病例外几乎都能通过升结肠抵达回盲部,最后进入回肠末端。如遇到阻力时,绝对不能勉强进镜。其操作原则是:少充气,细找腔,钩拉取直,解圈防祥,变换体位,循腔进镜,退镜观察。

5.注意事项

(1)有腹水及出血性疾病检查时,应谨慎操作。

(2)需做息肉切除者应查出凝血时间及血小板。

(3)曾作过盆腔手术或患过盆腔炎又确需检查应十分小心。

(4)月经期间最好不检查以免产生疼痛。

(5)溃疡性结肠炎及痢疾急性期,不要勉强向纵深插入。

(6)进镜一定要在直视下进行。

(7)少注气,因注气过多会引起腹胀、腹痛。

(8)进镜时要慢,边退镜边仔细地观看上、下、左、右四壁,发现问题应该记清楚病变性质、范围及部位。

四、肛肠动力学检查

肛肠动力学检查,是近 40 年来新兴起来的检查技术。是一门融力学、应用解剖学、神经生理学、生态学等多门学科为一体的研究肛肠功能及其相关疾病的一门学科。亦即所谓的肛管直肠功能检查法。是在运动状态下的功能进行定性、定量观察。能指导临床诊断、治疗以及评价手术前后肛管直肠功能。常用的检测手段有肛管直肠压力测定、结肠运输试验检查、排粪造影、盆底肌电图、肛管腔内超声检查。有些检测仪器价值昂贵,一般医院没有这种设备,不能常规应用。但了解这些检查的机制、方法、注意事项及其临床意义,对肛肠动力学改变性疾病的诊断有着重要的参考价值。

(一)肛管直肠压力测定

1.机制　肛管内外括约肌是构成肛管压力的基础。在静息状态下,80%的肛管压力是由内括约肌张力形成的,20%是由外括约肌张力形成的。在主动收缩肛门括约肌的情况下,肛管压力显著提高,其压力主要由外括约肌收缩所形成的。因此在静息及收缩状态下测定肛管压力,可了解内外括约肌的功能。

肛管直肠压力测定仪器很多,但原理相同,均由测压导管、压力换能器、前置放大器及记录仪四部分组成。测压导管分充液式和充气式,以小直径、充液式、多导、单气囊导管为常用。压力换能器是把测得的压力信号转换为电信号。因换能器输出的电信号较小,要通过前置放大器进行放大,并通过计算机显示数字及分析处理。

2.检查前准备 排净大小便,以免肠中有便影响检查。不要进行指诊、镜检及灌肠,以免干扰括约肌功能及直肠黏膜影响检查结果。事先调试好仪器、准备消毒手套、注射器、石蜡油、卫生纸等。

3.操作方法

(1)肛管静息压、肛管收缩压及肛管高压区长度测定:患者左侧卧位,将带气体的测压导管用石蜡油滑润后,从肛管测压孔进入达6cm,采用控制法测定,每隔1cm分别测定距肛缘6～1cm各点压力。肛管静息压为受检者在安静状态下测得的肛管内各点压力的最大值。肛管收缩压为尽力收缩肛门时所测得的肛管内各点压力。静息下的各点压力中,与邻近数值相比、压力增加达50%以上的区域为肛管高压区,其长度即为肛管高压区长度。

(2)直肠肛管抑制反射(RAIR):指扩张直肠时,内括约肌反射性松弛,导致内压力迅速下降。正常情况下,向连接气体的导管快速注入空气50～60ml,出现短暂的压力升高后,肛管压力明显下降,呈陡峭状,然后缓慢回升至原水平。出现上述变化,则称为直肠肛管抑制反射存在。

(3)直肠感觉容量、最大容量及顺应性测定:向气体内缓慢注入生理盐水,当患者出现直肠内有异样感觉时,注入液体量即为直肠感觉容量(V_s),同时记录下此时直肠内压(P_1)。继续向气体内缓慢注入液体,当患者出现便意急迫不能耐受时,注入液体量即为直肠最大容量(V_{max}),同样记录下此时的直肠内压(P_2)。直肠顺应性是指在单位压力作用下直肠顺应扩张的能力,故直肠顺应性(C)可按以下公式计算:

$$C = \frac{\Delta V}{\Delta P} = \frac{V_{max} - V_s}{P_2 - P_1}$$

4.肛管直肠压力测定的正常参考值及临床意义

(1)正常参考值,由于目前国际上尚缺乏统一肛管直肠测压仪器设备及方法,故各单位参考值有所不同,同时还应根据患者具体情况综合分析,不能孤立地根据数值去判断,肛管直肠压各正常参考值见表1-5-1。

表 1-5-1　肛管直肠测压正常参考值

检查指标	正常参考值
肛管静息压	6.7～9.3kPa
肛管收缩压	13.3～24.0kPa
直肠肛管抑制反射	存在
直肠顺应性	2～6ml/cmH$_2$O
直肠感觉容量	10～30ml
直肠最大容量	100～300ml
肛管高压区长度	女性 2.0～3.0cm,男性 2.5～3.5cm

(2)肛管直肠测压的临床意义

1)先天性巨结肠症:测量时直肠肛管抑制反射消失,据此可诊断该病。

2)肛门失禁:肛管静息压和收缩压显著下降,肛管高压区长度变短或消失。直肠肛管抑制反射消失者,可致大便失禁。若仍有直肠肛管抑制反射者,不会引起失禁。对肛门失禁者行括约肌修补术或成形术者,手术前后作肛管测压,可观察术后肛管压力回升及高压区恢复情况,为判定疗效提供客观依据。

3)习惯性便秘:可见直肠肛管抑制反射的阈值增大,敏感性降低。引起肛管及直肠静息压增高,肛管变长,耻骨直肠肌紧张。

4)痔:桥本等报道Ⅰ期、Ⅱ期内痔肛管静息压与正常人无明显差别,Ⅲ期内痔肛管静息压明显下降,可平均下降 22.4cmH$_2$O,手术后可基本恢复正常。

5)肛裂:Hancock 报道肛裂患者肛管静息压明显高于正常人,肛裂为(130±43)cmH$_2$O,正常人为(88±34)cmH$_2$O,高差 42cmH$_2$O,同时肛管收缩波可有明显增强,治愈后可恢复正常。如术前肛管测压、对静息压明显升高者行内括约肌切断术,疗效较好,否则效果不佳。

6)肛瘘:肛瘘术前压力与正常人无明显差别,手术切断内、外括约肌及耻骨直肠肌后,可见肛管收缩压降低,直肠肛管抑制反射减弱,肛门失禁。

7)其他:肛管直肠周围有刺激性病变,如括约肌间脓肿等可引起肛管静息压升高;直肠脱垂者该反射可缺乏或迟钝,巨直肠者直肠感觉容量、最大容量及顺应性显著增加;直肠炎症、放疗后的组织纤维化均可引起直肠顺应性下降。肛管直肠测压还可以对术前病情及术后肛管直肠括约肌功能评价提供客观指标。

(二)结肠运输试验

结肠运输试验是目前诊断结肠慢运输型便秘的重要方法,测定结肠运输功能的方法有:不透光标志物追踪法及放射性核素闪烁扫描法。后者因需特殊设备,患者暴露于核素等,使用受到一定的限制。而前者以其简单、易行、廉价、无创性、安全、可靠,不需要特殊设备等优点,得到广泛的应用,现作一介绍。

1.机制　正常成人结肠顺行推进速度约为 8cm/h,逆行速度约为 3cm/h,每小时净推进距离约 5cm。结肠推进速度可受诸多因素影响。如进餐后进行速度可高达 14cm/h,但逆行速度不变;肌注某些拟副交感药物后,净推进速度可高达 20cm/h,而一些便秘者其净推进速度可慢至 1cm/h。不透光标志物追踪法,就是通过口服不透 X 线的标志物,使其混合于肠内容物中,在比较接近生理的条件下,摄片观察结肠运动情况。尽管结肠运输时间反映的是结肠壁神经肌肉功能状态,但一次日服 20 粒不透光标志物后不是 20 粒同时到达盲肠,标志物在结肠内的运动不是以集团式推进,这是由于标志物从口到盲肠的运行时间受进餐时间、食物成分、胃排空功能及小肠运输功能等因素影响,只能了解结肠运动总体轮廓,不能完全反映结肠各段的功能状态。为保证结果的准确可靠,标志物不能过重、应与食糜或粪便比重相似,且显示清楚,不吸收、无毒、无刺激。目前国内外已有商品化标志物供应。

2.检查方法　从检查前 3 天起,停用一切可能影响消化道功能的药物,按一定标准给予饮食(每日含 14g 左右纤维),保持正常生活习惯不作特殊改变。因检查期间不能用泻药,也不能灌肠,对那些已有多日未能排便,估计难以继续坚持完成检查者,待便后再按要求准备。因黄体期肠道转运变慢,故育龄妇女应避开黄体期检查。当日早餐后,吞服装有 20 个不透 X 线标志物胶体,于服后第 5 天和第 7 天各拍腹部平片 1 张。读片法从胸椎棘突至第 5 腰椎棘突作连线,再从第 5 腰椎棘突向骨盆出口两侧作切线,将大肠分为右侧结肠区,左侧结肠区、直肠乙状结肠区 3 个区域,通过这 3 个区域来描述标志物位置。标志物影易与脊柱、髂骨重叠,须仔细寻找,有时结肠、肝、脾曲位置较高,未能全部显示在 X 线片上,应予注意!

3.正常参考值　正常成人在口服标志物后,8 小时内所有标志物即可进入右半结肠,然后潴留于右半结肠达 38 小时,左半结肠 37 小时,直乙状结肠 34 小时,正常参考值是口服标志物后第 5 天至少排出标志物的 80%(16 粒)第 7 天全部排出。

4.临床意义　结肠运输试验是诊断结肠慢运输型(结肠无力型)便秘的首选检查方法。可鉴别结肠慢运输型和出口梗阻型便秘。前者不能轻易手术,严格掌握手术适应证,后者应根据排粪造影结果选择适宜的手术方式。除标志物通过时间延长外,根据标志物分布特点便秘可分 4 型:①结肠慢运输型:标志物弥漫性分布于全结肠;②出口梗阻型:标志物聚集在直肠乙状结肠交界处。此型多见,常见于巨结肠、直肠感觉功能下降及盆底失弛缓综合征;③左结肠缓慢型:标志物聚集在左结肠乙状结肠区,可能为左结肠推进无力或继发于出口梗阻;④右结肠缓慢型,标志物聚集于右结肠,此型少见。

(三)排粪造影

是通过向患者直肠内注入造影剂,对患者"排便"时肛管直肠进行动、静态结合观察的检查方法。能显示肛管直肠的功能性和器质性病变,为便秘的诊断、治疗提供依据。此法先由 Broden 用于小儿巨结肠和直肠脱垂的研究。20 世纪 70 年代后期才应用于临床。我国于 20 世纪 80 年代中期由卢任华等开展临床应用研究,并制订了相应的标准。

1.机制   向直肠注入造影剂,观察静坐、提肛、力排,排空后直肠肛管形态及黏膜像变化,借以了解排粪过程中直肠肛管等排便出口处有无功能和器质性病变。

2.检查设备

(1)专用坐桶:排粪造影用坐桶很重要,是取得优质影像的关键因素之一。桶壁要求与臀部组织的透 X 线性相近,否则拍摄的 X 线片中盆底组织结构与盆腔中的结构由于厚度相差太大而不能同时显示(盆底肛管部分太黑,曝光过度而不能分辨;或者盆腔部分肠管太白,曝光不足而显示不清),从而大部分测量无法进行;桶身须能升降旋转以便从不同角度观察和完成不同高度患者的拍摄,能够解决排出物的收集和卫生等问题。国内应用的主要是由上海长海医院卢仁华研制的 DS-Ⅰ型坐桶。桶的上口适应臀形,后部中线壁内垂直矢状嵌装有暗比例尺。

(2)机器设备:对排粪造影用机器的要求:X 线管焦点 0.6～1.2mm,电压 90～115kV,胶片 25cm×30cm 或 20cm×25cm。在透视下选择性点片,有条件的可加摄缩影片,录像更佳;用国产 200mA 机亦可。

3.检查方法   检查前夜 8 时冲服番泻叶 9～15g 清除积粪。检查时,先将导管在透视下插入肛门,注入钡液约 50ml,使之进入乙状结肠及降结肠远端,拔出导管,向肛门探入注射枪,注入糊状造影剂约 500g。嘱患者坐在坐桶上,调整高度使左右股骨重合并显示耻骨联合。分别摄取静坐、提肛、力排、排空后直肠侧位片,必要时摄正位片,同时将整个过程录制下来。

测量项目:①肛直角:肛管轴线与近似直肠轴线的夹角。②肛上距:耻尾线为耻骨联合与尾骨尖的连线,它基本相当于盆底位置。肛上距为肛管、直肠轴线交点至耻尾线的垂直距离。③耻骨直肠肌长度:耻骨直肠肌于肛直交界处后方压迹至耻骨距离。④直肠前突深度:前突顶端至开口上下缘连线的垂直距离。

4.测量项目正常参考值   测量用具为上海长海医院放射科特制含角度仪、米尺、放大、缩小尺的四合一测量尺。该测量尺是根据坐桶后部中线壁内垂直矢状方向嵌放的暗比例尺在靶片距为 100cm 时所摄取照片的放大(大点片)、缩小(100mm 缩影片)率而制成的 25cm×10cm 的薄透明胶片。其放大、缩小率应与盆腔中线器官在照片上的放大、缩小率一致。用该尺的角度仪量肛直角,用放大、缩小尺分别测量大点片和缩影片上所示的各长度距离,如肛上距、乙(小)耻距、肛管长度、骶直间距、直肠前突的深度长度、盲肠内套叠的深度、厚度和套叠肛门距以及其他需测量的指标。该尺是经纬线互相垂直的坐标式的,测量时只需定点,不需要划线和换算即可得出实际数值,既快、又准,用途广,使排粪造影诊断达到计量化标准,使临床治疗和疗效观察判定有计量依据。测量正常参考值见表 1-5-2。值得注意的是排粪造影是一个动态检查过程,前后对比分析有时比孤立参照所谓"正常值"更重要。

表 1-5-2 排粪造影测量数据正常参考值

测量项目	正常参考值
肛直角	
静态	70°～140°
力排	110°～180°
提肛	75°～80°
肛上距	＜3～4cm
耻骨直肠肌长度	
静态	14～16cm
力排	15～18cm
提肛	12～15cm
直肠前突	＜3cm,排空造影剂

5.临床意义　排粪造影是诊断出口梗阻型便秘的重要检查方法,几种常见功能性出口梗阻便秘的造影如下:

(1)直肠前突(RC):为直肠壶腹部远端呈囊袋状向前(阴道)突出。该征象可出现在无症状的志愿者中,因此,只有膨出大于3cm才有意义。其实并不尽然,口部巨大且开口向下的重症直肠前突也未必粪便嵌塞。真正有病理意义的直肠前突必须开口小,纵深,排粪终末钡滞留三大特征并指压阴道后壁方能排便的病史为重要的参考依据。

(2)耻骨直肠肌肥厚症:肛直角小,肛管变长,排钡很少或不排,且出现"搁架征"。该征是指肛管直肠结合部后上方在静坐、力排时均平直不变或少变,状如搁板。它对耻骨直肠肌肥厚症有重要诊断价值。同时可作为与耻骨直肠肌失弛缓症的鉴别要点。

(3)直肠前壁黏膜脱垂及内套叠:增粗而松弛的直肠黏膜脱垂于肛管上部、造影时该部呈凹陷状,而直肠肛管结合部的后缘光滑连接。当增粗松弛的直肠黏膜脱垂在直肠内形成大于3mm深的环状套叠时,即为直肠内套叠。

(4)耻骨直肠肌失弛缓症:正常排便时耻骨直肌松弛肛直角变大,此病力排时肛直角增大不明显,仍保持90°左右或更小;耻骨直肠肌长度无明显增加,且多出现耻骨直肠肌压迹。

(5)盆底痉挛综合征(SPFS):为用力排粪时盆底肌肉收缩而不松弛的功能性疾病。力排时肛直角不增大,仍保持在90°左右或更小,且多出现耻骨直肠肌痉挛压迹,即可诊断SPFS。PRMI的深度和长度的测量方法:画一直肠壶腹远段后缘向前上凹入起点至肛管上部压迹缘处的连线,该线即为其长度;PRMI顶部至该线的垂直距离即为深度。

本症常合并其他异常。如合并RC时,则100%出现"鹅征",即将力排片竖摆显示:前突为鹅头,肛管为鹅嘴,痉挛变细的直肠远段似鹅颈,直肠近段和乙状结肠为鹅身尾,宛如一正在游泳中的鹅。鹅征对SPFS＋RC有确诊价值。

(四)球囊逼出试验

将球囊置于受检者的直肠壶腹部,注入37℃温水50ml,嘱受检者取习惯排便姿势尽快将球囊排出。正常在5分钟内排出。有助于判断直肠及盆底肌的功能有无异常。

(五)盆底肌电图检查

肌电图是通过检测肌肉自发或诱发的生物电活动,借以了解神经肌肉系统功能的一种方法。1930年

Beck 首先记录了狗和人的肛门括约肌电活动。Floyd 和 Walls 于 1953 年首次应用于临床诊断。对于研究和诊断盆底的神经肌肉病变十分重要。可精确地反映盆底肌的功能活动,尤其是运动中的功能活动情况,能清楚地显示有些在形态学检查中无法发现的异常表现,如耻骨直肠肌失弛缓症的反常电活动。对先天性或创伤性盆底肌肉缺损有着重要的诊断价值。其另一重要用途是检查盆底支配神经受损情况,如通过诱发肌电图检查运动潜伏期的长短,来判断是否有神经损害,是肛肠动力学研究必要的手段。继 1953 年 Hoyd 采用表面电极研究正常男性外括约肌的电活动变化后,Kawakari(1957)采用针电极比较详细地观察肛肠肌电图以来,有了迅速的发展。目前,临床上采用不同电极进行肛肠肌电图检查。

1.针电极检查法　能较详细地记录到每一个刺激点的肌肉电活动情况,可分别记录肛门外括约肌、内括约肌及耻骨直肠肌的肌电图变化。但针电极较痛苦,患者不易接受。

2.表面电极描记法　表面电极有两种。一是肛周皮肤电极,一是哑铃形肛塞电极,塞形电极环与肛管接触处直径为 0.8cm,此法主要引导电极下肌肉的整合电位,可较大面积地观察肛周肌肉的动作电位变化,尤其对肛门失禁能较全面地反映出肛周肌肉的功能状态。此法操作方便,无痛苦、易掌握,属无创性检查,患者易接受,尤其适于儿童。

此外,还有单纤维肌电图描记法、会阴肛管反射检查法、阴部神经终末电位潜伏期测定法,前三种主要判断肌肉失神经支配的客观指标,后两种主要判定阴部神经的传导功能状况,临床检查时最好用两种方法来全面判断括约肌的神经肌肉功能情况。凡造成括约肌功能障碍的各种原因,均可进行检查。包括:①肛管、直肠先天性异常;②创伤性:肛管直肠撕裂伤、肛裂、肛瘘、痔及直肠切除保留括约肌等手术损伤;③功能性:大便嵌塞、老年人和身体衰弱者多见;④神经性:脊髓瘤、马尾部病变,智力发育不全;⑤直肠肛管疾病:直肠脱垂、内痔脱垂、肛管直肠癌等。

五、实验室检查

血、尿、便常规、出血及凝血时间测定,可判定术终止血机制、出血多少,血红蛋白确定有无贫血,便潜血可了解肠道有无溃疡和出血。如为黏液脓血便可查阿米巴原虫、虫卵、癌细胞,作细菌培养及药物敏感试验。除外肠道传染病寄生虫及肿瘤,以防交叉感染。尿糖阳性时,应再测定血糖多少,判定有无糖尿病。根据特殊需要,可有针对性地测定肝肾功能、血清酶及无机离子等。如有必要也可作免疫球蛋白、补体测定,作细胞免疫功能和肿瘤免疫学检查、梅毒检查等。具体项目及正常值详见专著。

六、病理检查

病理检查是肛肠科常用的检查,在术前、术中或在内镜下发现黏液血样分泌物和肿物时,可钳取组织标本或术后切除标本送检。痔、肛瘘、肛裂等研究病例切除标本送检,由病理科医师进行检查和判定。但取活组织要由临床医师进行,取材时要靠近病变组织边缘钳取。肿瘤中心往往坏死看不到病理改变。所以取材部位正确与否,对确诊非常重要,必要时二次取材送检。黏液血样分泌物可取样送检,查有无癌细胞。采取活组织法,具体如下:

(一)钳取法

适于高位病变,通过乙状镜、纤维结肠镜,用活检钳在病变组织内或与健康组织交界部钳取,如肿瘤、息肉、溃疡等。

(二)切取法

适于肛管及肛周病变,直接用刀切取病变组织,如瘘管壁、脓肿壁、痔、肛乳头、肿瘤和息肉,亦可全部切除后送检。

（三）刮匙法

适于指诊所及范围内的溃疡肿物,用锐匙随示指进入病变部位刮取组织送检。

七、肛肠影像学检查

（一）肛管直肠超声检查

超声诊断学是研究和应用超声的物理特性,以某种方式扫查人体,诊断疾病的科学。超声诊断学主要是研究人体对超声的反作用规律,以了解人体内部情况,其工作原理与声呐有一定的相似性,即将超声波发射到人体内,当它在体内遇到界面时会发生反射及折射,并且在人体组织中可能被吸收而衰减。因为人体各种组织的形态与结构是不相同的,因此其反射与折射以及吸收超声波的程度也就不同,医师们正是通过仪器所反映出的波型、曲线,或影像的特征来辨别它们。此外再结合解剖学知识、正常与病理的改变,便可诊断所检查的器官是否有病。它以强度低、频率高、对人体无损伤、无痛苦、显示方法多样而著称,尤其对人体软组织的探测和心血管脏器的血流动力学观察有其独到之处。由于目前科技的不断发展,超声的性能也不断提高,有的日益专门化,显示的空间由一维、二维向三维发展。三维彩超属于彩超的一种,三维彩超是立体动态显示的。三维重建包括表面成像、透明成像及多平面成像模式。

超声在临床应用方面,可以清晰地显示各脏器及周围器官的各种断面像,由于图像富于实体感,接近于解剖的真实结构,所以应用超声可以早期明确诊断。超声在肛肠方面也有较多的应用,突出表现在诊断肛周脓肿、肛瘘、直肠肿瘤方面。

1.肛周超声　目前,在临床超声广泛应用于对肝、胆、胰、脾等实质性脏器的检查,而在肠道检查方面由于内容物与气体的原因受到一定程度的限制,因此误诊率很高。而肛周的体表超声则主要用于鉴别肛周肿块的囊实性以及肛周脓肿的穿刺引导,同时还可确定瘘管走向以及后续的手术方案等。

2.直肠腔内超声　直肠腔内超声检查是检查肛门直肠疾病的影像技术,直肠腔内B超检查对肛周脓肿的定位、脓腔的大小及手术计划方面有非常实用的价值;对肛瘘管道的走向及其内口的定位、直肠癌的浸润深度及其范围方面有指导意义。直肠腔内超声检查能够对肛括约肌进行详细的解剖分析,其与排粪造影和肛直肠生理一起可有效地检查肛直肠功能障碍疾病,在确定大便失禁患者括约肌缺损的存在及范围方面起着重要作用。

3.三维超声　目前三维超声技术通过多平面观察,获得比二维超声更多的诊断信息。三维超声和超声造影的结合,开拓新的临床应用研究范围,在肛肠科主要应用于复杂性肛瘘的诊断。复杂性肛瘘仍然是肛肠科面临的一大难题,瘘管三维超声结合瘘管造影是一种精确的对肛瘘进行定位诊断的检查方法,可以为手术提供有效依据。但该技术还需要不断地完善,才能更加广泛地应用于临床的诊断中。

4.临床意义　各种原因造成括约肌损伤致肛门失禁者,在肛管的中、下平面B超图像中,可表现为回声不一的缺损区。括约肌间小脓肿、瘘管亦可在B超下得到显示。对内括约肌、耻骨直肠肌肥厚所致的便秘,肛管腔内超声检查也有一定的参考价值。特别是通常方法难以确诊,而一次手术失败率较高的高位脓肿诊断尤为准确。超声显像脓肿多表现为肛周软组织内低回声或液性暗区,呈圆形或椭圆形,亦有不规则形,边界模糊不清、后壁回声较强。其中不均匀低回声型为脓肿早期,软组织充血水肿。尚未形成脓肿;显示不均匀液性暗区,为脓肿中期;软组织为蜂窝织炎伴部分液化,显示均匀性液性暗区,为脓肿晚期。软组织坏死明显,大量脓液形成,显示强回声与低回声混合型,因脓肿迁延时间长,部分软组织机化,纤维组织增生多是瘘管形成所致。杨光等根据手术记录与超声检查对照,结果显示对肛周脓肿位置、范围、深度及与肛管直肠、括约肌之关系判断准确率为100%,对低位脓肿内口准确率93.9%,高位脓肿内口位置准确率

95.8%。

随着 B 超技术的不断进步,高频探头也不断成熟,目前应用于临床的高频探头,使得更小的病灶能够被超声检出,而实时的三维超声成像也能够显示病变的三维立体结构,进一步加深了人们对病变的认识。

(二)放射线检查

1.腹部透视　腹部透视适用于消化道穿孔、肠梗阻、肠扭转、肠腔异物等可引起脏器发生异常改变的疾病的辅助诊断,如肠穿孔,肠腔内气体立即漏入腹腔并集中于膈下,透视可见游离气体的透亮影。

2.X 线平片　胸部 X 线平片可发现与肛肠疾病相关的病变,如肺部的结核病病灶或结直肠肿瘤的转移病灶等,腹部立位平片可显示肠梗阻征象,肠腔内游离气体及血(液)腹征象。骶尾部坠胀,疼痛或可疑病变累及骶尾部者,骶尾部平片可排除骶尾骨的损伤、关节炎、骨髓炎等。

3.瘘管造影　瘘管造影是一种借助 X 线摄片以了解瘘管的走向、范围、分支情况及内口位置及邻近脏器关系的方法。主要用于复杂性肛瘘的诊断。常用的造影剂有 40% 碘化钠或 76% 泛影葡胺,前者质地黏稠,对比度强,影响清晰,但对细的瘘管注入费力。后者质地清稀,易于注入,但显影较碘化钠淡。目前尚未有瘘管造影引发碘过敏的报道。一般检查前不需要行碘过敏试验。

4.结肠造影　结肠造影是指向结肠内灌入高密度或低密度造影剂,使之在 X 线下显影的检查方法。高密度物质如硫酸钡悬液、泛影葡胺等阳性造影剂。低密度物质如空气称阴性造影剂。根据造影剂不同又分为钡灌肠、气-钡对比双重造影。

(1)钡剂灌肠:是结肠疾病常用的检查方法,可了解大肠器质性病变,特别是梗死性病变,但对于单发小于 1cm 的病灶易于漏诊,因此钡灌肠对既往无息肉、癌症病史的无症状人群进行肿瘤筛查是不合适的。

(2)气-钡双重对比造影:是结肠疾病的常用检查方法之一,对显示大肠细小病变如小息肉、早期癌变、小溃疡等以及溃疡性结肠炎、克罗恩病等效果很好。优质的气钡双重对比造影片可以显示结直肠黏膜的微细结构,可显示单发 2~3mm 的微小病灶,已接近纤维结肠镜。美国肿瘤学会已将其列为结肠癌的筛选方法之一,建议 40 岁起每 5 年检查一次。

(3)检查前准备:为便于钡剂均匀,完全覆盖在结肠黏膜面上,肠道要求清洁、干燥,尤其对气钡双重造影检查更重要。一般检查前一天吃少渣饭食,晚餐流质。检查前一天开始肠道准备,检查日早晨禁食。

(4)检查方法:检查前先做腹部透视以了解情况,然后将钡剂与适量气体灌入大肠,由于结肠的扩张和气体的推进,就可以使全结肠的轮廓显示相对清楚。

(三)凹检查

计算机体层扫描(CT)是利用 X 射线对人体选定的断层层面进行穿透摄影,通过测定透过的 X 线量获得断层图像的一种成像装置。它可以清楚地显示人体的断层影像,准确描述病变(如肿瘤)的大小、位置、形态等解剖学特征;但仅靠病变的解剖学特征诊断疾病有一定的局限性,有些病灶性质 CT 难以作出准确的判断。CT 能独特地显示肠道层面,能将肠壁内、肠壁外以及邻近组织器官显现的一清二楚,对于肠道肿瘤能显示腔内形态、肠壁的浸润程度、肠外邻近组织、器官受累范围,局部淋巴结有无肿大以及有无远处转移等。

1.多层螺旋 CT(MSCT)　1998 年多层螺旋 CT(MSCT)的开发成功,标志着 CT 历史的又一次重大革新。2007 年北美放射学年会展出了 320 层螺旋 CT,2008 年 RSNA 西门子公司展出了第二代双源 CT——SOMATOM Definition Flash,但目前临床上用得较成熟的是 64 层螺旋 CT。MSCT 与普通 CT 相比,具有扫描速度快、照射量较低、X 线管损耗小、空间分辨率高、采集信息量大及强大的图像后处理功能等优点。随着螺旋 CT、多排 CT 甚至电子束 CT 的开发应用,与计算机和相应软件结合,能够对结肠薄层扫描后的数据资料进行复杂的二维和三维重建,使 CT 结肠造影技术(CTC)获得迅速发展。其成像技术主要有多平面重建(MPR)、曲面重组法(CPR)、最大密度投影(MIP)、表面覆盖法(SSD)、容积积分技术(VRT)、CT仿真内镜(CTVE)、CT血管造影(CTA)等。MPR技术有利于诊断肠梗阻,CTA是诊断肠缺血的首选方法,VRT对显示缺血肠系膜血管的改变有重要价值。

(1)Ray Sum:是一种三维透明显示生物体的计算机图像处理技术,应用在含气脏器如气道、肺、胃肠道等的三维CT成像效果非常好,其图像类似X射线双重造影。主要用于观察黏膜的整体情况,有利于测量病变的长度。

(2)SSD:又称为表面遮盖重建法,制作结肠内气体-肠壁界面的三维图像,类似于钡灌肠充盈相,立体感强,直观效果好。主要用于观察结肠的整体形态、侵及范围、病变部位,通过SSD旋转图像,从各个角度观察病变。也可单独提取感兴趣区进行研究,同时适合病变大小的测量。

(3)MPR:是以结直肠病变为中心,任意行横断面、冠状面或矢状面的MPR重建,必要时行局部肠腔的MPR曲面重建,以显示病变段肠腔壁和邻近结构。

(4)CTV:应用平滑成像模式获得CTVC图像,移动导航光标,沿中线向各个方向观察病变,获得类似纤维内镜的肠腔内影像。对于结肠梗阻性病变可越过梗阻部位,了解近侧肠管的腔内情况,避免多发病变的漏诊,有利于外科手术的完整切除。

64排螺旋CT三维成像在结直肠疾病的诊断中有着独特的优越性。扫描速度快,时间分辨率高,能够清晰地显示病变及周围脏器的情况,因此有利于判断结直肠疾病的良、恶性和恶性病变的分型分期、有无局部及远处转移以及选择手术切口及手术方式。为临床医师提供了准确、立体、直观的信息,对治疗方案的选择和患者愈后的判断具有重要的指导作用。同时64排螺旋CT三维成像克服了以往常规检查方法的各种局限性,在结直肠疾病的检出、诊治方面有较好的敏感性、特异性、安全性和耐受性。随着计算机辅助诊断(CAD)系统在结直肠疾病筛查方面的应用研究进一步展开,64排螺旋CT三维成像在结直肠病变的诊断方面会有更大的提高和新的突破,是结直肠疾病普查的理想手段。

2.CT仿真结肠镜(CTVC)　CT仿真结肠镜(CTVC)是近年来迅速发展的一门新的影像学技术,它是一种无创、快速、有效的结直肠病变检查方法。国内有研究报道其对结直肠疾病总的敏感性为82.7%,特异性为100%,准确性为84.5%,阳性预测值87.8%,阴性预测值40.0%,Kappa值为0.497;CTVC对溃疡性结肠炎诊断的敏感性为70.0%,特异性为100%,准确性为76.9%,阳性预测值70.0%,阴性预测值50.0%,Kappa值为0.519。CTVC是一种无创的检查方法,具有一定优势,但仍存在一些弊端,尚不能完全替代常规结肠镜检查。

CTVC自从20世纪90年代中期开始使用,在结肠肿瘤及其他大肠疾病的诊断方面皆有良好表现。

(1)结肠炎性病变的检出:CTVC通过描述结肠壁增厚来诊断Crohn病,它可以对肠腔内的病变或跨壁病变进行描述、分级。

(2)憩室病变的诊断价值:一般憩室周围存在一个印戒样结构,息肉无此表现。若憩室为粪便残渣填塞时,表现为息肉样的隆起结构,此时需借助二维重建图像来区分。

(3)结肠外病变的诊断价值:CTVC还可评估结肠外表面和邻近的腹腔、盆腔器官,这是其他结肠检查方法不具有的优点,例如腹主动脉瘤、肾上腺癌等。

(4)在梗阻性结肠癌中,当无法行结肠镜时可以勾勒出受累结肠的长度以及显示梗阻近端的情况。对于不能耐受或不愿进行结肠镜检查的患者,CTVC也是一项良好的诊断技术。

(5)结肠息肉及结肠癌的治疗:CTVC对肿瘤的定位比结肠镜提供的信息全面,有利于后续治疗。

(四)磁共振成像(MRI)

MRI正在成为结直肠疾病的重要诊断工具,特别是在盆腔的影像学检查上可明确显示直肠肛门的正常或异常解剖学结构。如同内镜超声技术一样，MRI 在诊断直肠肛门疾病方面有特殊的应用价值。直肠内线圈 MRI 能够很好地对直肠肛管肿瘤进行分期(包括淋巴结转移)。对瘘管、积液、脓肿和肛门括约肌的缺陷也有很好的诊断价值。

1.MRI 在直肠癌诊断上的应用　　MRI 除可提供直肠横断面图像信息外，还可提供直肠矢状面图像。较 CT 优越的是可检测到软组织内的细微变化。由于脂肪与软组织 MRI 信号不同，故能较易检测到肿瘤的局部扩展。同样可以从没有增大淋巴结中 MRI 信号的改变诊断淋巴结的瘤转移。故 MRI 是术前评估直肠癌的理想检查。

迄今为止，多数直肠癌磁共振成像的临床经验是采用整体线圈自旋回波技术。原发肿瘤可呈局部肠壁增厚，在静注钆-DTPA 后增强。良好的肠道准备和利用造影剂或球囊的膨胀以扩张肠腔有利于原发肿瘤的检测。

由于采用变更体表线圈技术，在评估肿瘤局部扩展方面已取得长足进步。应用双重体表线圈之后，肿瘤的分期已有相当大的改善；对研讨诊断直肠癌的进一步改进措施可在应用直肠腔内线圈而得以实现。在 T_2 图像上浸润性癌肿肠壁内浸润呈低强度信号局限性肠壁增厚和完整肌肉层，而肌层内的浸润则表现为肌层的不连续或被等强度或较高强度信号肿瘤所阻断。

2.MRI 对排粪功能障碍者的应用　　排粪造影在揭示肛直肠功能障碍的功能与形态的异常方面已发挥了很好作用，但其投影性能和不能显示直肠周围软组织，它的应用价值常受到限制。而 MRI 却具有多层面显像能力，没有电离辐射，高度软组织分辨率能使盆腔组织器官完整成像来弥补排粪造影的不足。

MRI 能清晰地显示盆腔软组织在矢状面和冠状面图像上，并以梯度回波快速扫描技术获得患者静态、盆底收缩以及用力排便图像。MRI 还可分析组织对另一组织的相对移动性，特别在有标记的部位如直肠瓣，故可用以评估直肠后壁固定在骶骨上的情况以利规划手术方案。MRI 在测定肛直角与盆底位置的观察者间误差方面比排粪造影为少。但 MRI 必须采取平躺位置进行不能反映真实的排粪功能，常常遗漏排粪过程的许多形态和功能变化。

随着敞开型 MR 系统的诞生，在能取得患者直立的 MR 图像之后，MR 与排粪造影相结合的 MR-排粪造影才可能变为现实。

应用 MR 排粪造影可评估直肠邻近结构与间隙而不必再引入造影剂于阴道、小肠或腹腔内。直肠与周围结构如前列腺、阴道、膀胱、小肠或耻骨直肠骨均能区分得开。

多相位矢状面梯度回波照相能完整地分析排粪时的肛直肠角、肛管的开放、耻骨直肠肌功能、盆底位置以及会阴下降程度等。此外还可观察直肠前后壁的细微情况，MRI 空间分辨能力足可描绘有关形态上的变化如直肠内套叠与直肠膨出等。提高照相的时间分辨率也足以显示排粪过程的动态改变。同时显示肛、直肠周围软组织可协助评价由耻骨直肠肌反常收缩引起的盆底痉挛综合征以及由盆底软弱引起的会阴下降综合征。显示位置低下的小肠可协助诊断小肠疝。

3.MRI 对大便失禁患者的应用　　应用高分辨率的肛门内线圈检查肛门括约肌，St. Mark 医院证实肛门外括约肌损伤可容易地用超声内镜检查来评估，但是内线圈 MRI 能特异性地帮助判断是否有萎缩。

（刘　永）

第六节 肛肠病的常用药

肛肠病看似为局部病证,但它与全身脏腑经络互为影响。全身脏腑与肛肠的联系以及用药规律如下。

一、大肠

大肠本腑常见病证如:感受湿热邪气,湿热下注大肠则下痢、泄泻;大肠腑实则便硬如羊屎;大肠燥热则便秘难下;大肠虫积则腹痛肛痒;大肠湿热凝聚则为增生性疾病如息肉、乳头肥大;大肠郁热成痰则为肠癌;大肠瘀血成毒则成溃疡性结肠炎;大肠气虚则为脱垂性疾病如直肠内脱垂、直肠黏膜松弛、直肠前突等。常用药如下。

清肠热药:黄连、黄柏、黄芩、白头翁、败酱草、马齿苋、连翘、蒲公英、地丁、马尾连等。

泻肠实药:槟榔、厚朴、大腹皮、枳壳、大黄、芒硝、黑白丑、番泻叶、芦荟、巴豆。

润肠燥药:火麻仁、桃仁、杏仁、瓜蒌仁、肉苁蓉、郁李仁、当归、元参、麦冬、生地、松子仁。

杀肠虫药:使君子、苦楝皮、雷丸、南瓜子、槟榔、鹤虱、榧子肉、芜荑。

涩肠药:赤石脂、诃子、乌梅、秦皮、肉豆蔻、莲子肉、芡实、煅龙骨、煅牡蛎、伏龙肝、米壳、禹余粮、明矾、补骨脂、石榴皮、生薏苡仁、五倍子、儿茶。

温肠寒药:人参、党参、黄芪、白术、扁豆、炙甘草、升麻、葛根、薏苡仁、莲子肉、沉香、陈皮、荜茇、红豆蔻。

止肠风药:仙鹤草、白及、三七、血余炭、棕榈炭、地榆(炭)、槐花(炭)、藕节(炭)、侧柏炭、茜草、蒲黄、卷柏、地锦草、凤眼草、鸡冠花、瓦楞、土大黄、翻白草、白蔹、刘寄奴。

散肠结药:麝香、白花蛇舌草、半枝莲、石见穿、浙贝母、夏枯草、牡蛎、猫爪草、黄药子、蜀羊泉、山豆根、土茯苓、土贝母、干蟾、白英、龙葵、山慈菇、草河车、苦参、木鳖子、铁树叶。

燥肠湿药:苍术、黄柏、黄连、黄芩、栀子、白术、云苓、肉蔻、吴萸、白蔻、附子。

二、肛肠与肺

肺与大肠相表里,大肠的传导功能有赖于肺气肃降。临床上常见因肺失肃降,影响大肠传导失职,而致大便异常,出现便血、痔、瘘诸症。

清肺热药:桑叶、黄芩、知母、栀子、瓜蒌皮、桑白皮、地骨皮、生石膏、芦根、白茅根、枇杷叶。

温肺寒药:麻黄、苏叶、细辛、干姜、生姜、紫菀、款冬花。

宣肺气药:杏仁、桔梗、前胡、射干、牛蒡子、桑叶、蝉蜕、百部。

降肺气药:前胡、枇杷叶、马兜铃、白前、莱菔子、苏子、款冬花、旋覆花。

清痰热药:贝母、瓜蒌、天竺黄、竹沥水、胆南星、射干、白前、黄芩、芦根。

温肺寒药:白芥子、法半夏、细辛、陈皮等。

滋肺阴药:沙参、麦冬、天冬、山药、阿胶、百合、川贝、石斛、天花粉、黄精、玉竹。

三、肛肠与脾、胃

胃主受纳,脾主运化,大肠主传导,三者是饮食的消化、吸收、排泄"一条龙"程序中的主部件。脾胃功能的不足与过盛,必然导致大肠功能的不足与过盛,从而导致肛肠病。

温脾阳药:干姜、苍术、吴茱萸、肉豆蔻、法半夏、砂仁、白蔻、草豆蔻、益智仁。

养脾阴药:山药、黄精、芡实、白芍、蜂蜜、大枣。

燥脾湿药:苍术、白术、薏苡仁、半夏、厚朴、茯苓。

理脾气药:陈皮、砂仁、白蔻、香橼皮、木香、藿香、佩兰、厚朴、枳实、大腹皮、苏梗、藿梗、白檀香。

益胃阴药:石斛、麦冬、天花粉、玉竹、芦根、乌梅、沙参、生地。

散胃寒药:高良姜、生姜、丁香、草豆蔻、荜澄茄、肉桂心。

消食积药:山楂、神曲、麦芽、鸡内金、莱菔子。

泻胃实药:大黄、芒硝、枳实、厚朴、槟榔、黑白丑。

降胃气药:沉香、丁香、柿蒂、枇杷叶、半夏、竹茹、乌药。

四、肛肠与肝胆

肝胆主疏泄条达及输出胆汁,与情志的变化关系密切,临床上常见肝气郁滞,或胆热下移,导致肛肠病的发生或发展。因此,在肛肠病的治疗中,常离不开疏理肝胆之品。

滋肝阴药:山萸肉、生地、熟地、枸杞子、女贞子、杜仲、阿胶、沙蒺藜、鳖甲、白芍、乌梅。

泻肝胆火药:龙胆草、胡黄连、黄连、黄芩、白芍、青黛、青蒿、茵陈、金钱草、栀子、丹皮、夏枯草、羚羊角。

息肝风药:羚羊角、钩藤、天麻、白蒺藜、僵蚕、全蝎、蜈蚣、地龙、蝉蜕。

理肝气药:柴胡、香附、郁金、青皮、枳实、川楝、橘叶、木香、元胡、沉香、薄荷、白蒺藜、旋覆花、苏梗、橘络。

化肝瘀药:川芎、桃仁、红花、三棱、莪术、乳香、没药、五灵脂、泽泻。

清肝胆热药:桑叶、菊花、青葙子、决明子、竹叶、连翘、柴胡、青皮、郁金、香附、川芎、金钱草、苦参、栀子、茵陈、竹茹。

五、肛肠与心、小肠

心主血脉,又主神明,心火亢盛可致血不循经之便血或结肠溃疡加重出血。反之,也常见肛肠病久而不愈,导致心神不定者。小肠主受盛化物,分泌清浊,即把饮食物进一步消化,吸收营养部分,传注糟粕于大肠。故直接与大肠肛门有关,临床常见小肠移热于大肠引起肛肠病者。

养心安神药:柏子仁、酸枣仁、地黄、龙眼肉、丹参、麦冬、当归、白芍、龟板、浮小麦、阿胶、紫河车、百合、首乌藤、合欢花、朱砂、琥珀、珍珠。

泻心火药:犀角、牛黄、黄连、木通、黄芩、栀子、生地、大黄、丹皮、天竺黄、连翘、竹叶、莲子心、朱砂、郁金、麦冬、灯心草。

清小肠热药:木通、泽泻、栀子、黄芩、灯心草、瞿麦、滑石、苦参、小蓟、蒲黄、车前子、茅根、赤茯苓、猪苓。

六、肛肠与肾、膀胱

中医认为,肾系先天之本,主水液代谢的平衡,通于二阴(大小便);膀胱主化气行水,贮尿排尿。一些肛肠病,如溃疡性结肠炎、脱肛、老年性便秘、混合痔脱出不能回纳等,多责之于肾;而痔水肿、术后尿潴留等疾病,又多赖膀胱渗利而化解。

滋肾阴药:熟地、龟板、阿胶、女贞子、旱莲草、元参、天冬、枸杞子、黄精、紫河车、山萸肉、怀牛膝、制首乌、桑寄生、淡菜、牛骨髓、猪脊髓、鱼鳔胶、黑桑葚。

温肾阳药:鹿茸、附子、肉桂、仙茅、仙灵脾、补骨脂、巴戟天、肉苁蓉、狗脊、续断、沉香、胡芦巴。

固肾精药:金樱子、桑螵蛸、菟丝子、芡实、莲须、五味子、龙骨、牡蛎、益智仁。

泻相火药:知母、黄柏、泽泻、丹皮、地骨皮、元参。

利水湿药:茯苓、猪苓、泽泻、木通、滑石、防己、地肤子、车前子、冬瓜皮、通草、抽葫芦、蟋蟀。

利湿热药:茵陈、栀子、地肤子、知母、黄柏、龙胆草、金钱草。

通淋药:萹蓄、瞿麦、海金沙、土茯苓、金钱草、木通、滑石、甘草梢、芒硝。

(代立明)

第七节　肛肠科常用方剂

一、肛肠病中成药应用经验

(一)清热解毒类

1.化毒散

【组成】　乳香、没药、川贝、黄连、赤芍、天花粉、大黄、牛黄、甘草、冰片、雄黄。

【功用】　清热解毒,止痛消肿。

【主治】　痈肿疔毒,小儿肛周疮疡。

2.犀角化毒丹

【组成】　连翘、大黄、龙胆草、赤茯苓、青黛、甘草、桔梗、黄连、元参、天花粉、菊花、朱砂、犀角、冰片。

【功用】　清热解毒,滋阴消肿。

【主治】　肛痈,痔疮肿痛,肛窦炎等。

3.小败毒膏

【组成】　大黄、陈皮、黄柏、乳香、甘草、赤芍、蒲公英、木鳖子、金银花、白芷、天花粉、当归。

【功用】　清热解毒,止痛消肿。

【主治】　肛痈,肛裂,肛瘘,肛窦炎等感染性疾病。

4.连翘败毒丸

【组成】　连翘、防风、白芷、黄连、苦参、薄荷、当归、芥穗、天花粉、甘草、黄芩、赤芍、柴胡、羌活、麻黄、黄柏、地丁、大黄、金银花。

【功用】　清热解毒、泻火、散风消肿

【主治】 风热积滞便秘、毒热下注成痈。

5.栀子金花丸

【组成】 栀子、黄柏、黄连、黄芩、天花粉、大黄、知母。

【功用】 清热解毒,泻火润燥。

【主治】 肺胃热盛,头面痈疖,脏毒便结。

6.痔瘘丸(天津达仁堂制药厂)

【组成】 大黄、槐花、桃仁、象牙屑、地榆、刺猬皮。

【功用】 消肿解毒,化痔散结,通便止血。

【主治】 痔疮肿痛,痔瘘黏液淋漓不净。

7.痔疮内消丸(上海中药制药一厂)

【组成】 槐角、槐花、地榆、胡黄连、象牙屑、荆芥、生地、丹皮、当归、大黄、茯苓、刺猬皮、枳实、黄芩、乳香、甘草。

【功用】 清热解毒,活血化瘀。

【主治】 肛门肿痛,脱肛下坠,便秘出血。

8.黄连闭管丸(《医宗金鉴》)

【组成】 胡黄连、山甲、煅石决明、槐花、僵蚕,炼蜜为丸。

【功用】 清热解毒,活血软坚。

【主治】 肛瘘。

9.胡黄连追风丸(《医宗金鉴》)

【组成】 胡黄连、刺猬皮、麝香,水丸如麻子大。

【功用】 清热解毒,活血破痈。

【主治】 肛痈。

10.安宫牛黄丸(散)

【组成】 郁金、雄黄、黄连、栀子、冰片、黄芩、牛黄、犀角、麝香、珍珠、朱砂。

【功用】 清热解毒,开窍安神。

【主治】 疔毒走黄,痈毒内陷,热入心包,神昏谵语,痰浊壅塞,小儿急惊风等。

11.紫雪散

【组成】 羚羊角、犀角、滑石、生磁石、朱砂、升麻、青木香、玄参、沉香、生石膏、丁香、甘草、元明粉、火硝、麝香、生寒水石。

【功用】 清热解毒,镇惊开窍。

【主治】 肛痈毒热炽盛,高热便结,神昏谵语。

(二)活血化瘀类

1.大黄䗪虫丸

【组成】 大黄、䗪虫、黄芩、甘草、桃仁、杏仁、赤芍、干漆、虻虫、生地、水蛭、蛴螬。

【功用】 活血化瘀,通络散结。

【主治】 气血瘀滞,脉络阻遏,积聚肿块,血瘀腹痛,瘢痕疙瘩,阻塞性血管疾病。

2.活血消炎丸(北京中医医院)

【组成】 菖蒲膏、牛黄、没药。

【功用】 解毒消痈,活血散结。

【主治】　脏毒下注,血栓性外痔等。

3.口服消痔片(贵阳中医学院)

【组成】　山豆根、马勃、朱砂莲、牡蛎。

【功用】　清热凉血,软坚散结。

【主治】　各期内痔。

4.痔特佳(营口市中医院)

【组成】　槐角丸、脏连丸合方,提取有效成分制成糖衣片。

【功用】　清热解毒,活血化瘀。

【主治】　痔疮肿痛,肛裂等。

5.活血主力丸(北京中医医院)

【组成】　麻黄、防风、没药、续断、红花、儿茶、天南星、苏木、白芷、三七、元胡等。

【功用】　活血化瘀,舒筋止痛。

【主治】　肛痈初期疼痛,血栓痔,肛窦炎疼痛等。

6.活血解毒丸

【组成】　菖蒲膏、乳香、雄黄。

【功用】　解毒消肿,活血止痛。

【主治】　脏腑毒热,肛痈初起,直肠炎症。

7.西黄丸

【组成】　牛黄、麝香、乳香、没药。

【功用】　活血消肿,软坚散结,清热解毒。

【主治】　肛痈脓毒肿块,肛瘘、直肠癌痰核流注。

(三)温阳散寒类

1.附子理中丸

【组成】　附子、干姜、人参、白术。

【功用】　温脾散寒,止泻止痛。

【主治】　溃疡性结肠炎等,症见脾胃虚寒,阳气下陷,腹痛肠鸣,呕吐便泻,手足厥冷,脾虚久泻。

2.茴香橘核丸

【组成】　小茴香、橘核、昆布、元胡、木香、川楝子。

【功用】　散寒软坚,行气止痛。

【主治】　肛门直肠疾病术后,排尿不利,或肾寒气滞之小肠疝气,睾丸肿胀,少腹抽痛。

3.阳和丸

【组成】　肉桂、附子、干姜、麻黄、白芥子、炙甘草。

【功用】　回阳散寒,温经通络。

【主治】　寒凝络阻之结核性瘘,痈疽痰核,附骨流注,冻伤脱疽等。

(四)养阴类

1.清热养阴丸

【组成】　生地、元参、麦冬、贝母、白芍、生石膏、栀子、黄连、山豆根、丹皮、甘草。

【功用】　养阴清热,润肠通便。

【主治】　肺胃积热,大便秘结。

2.大补阴丸

【组成】　熟地黄、龟板、盐黄柏、盐知母。

【功用】　滋肾水,降虚火。

【主治】　结核性肛肠病,症见阴虚盗汗、骨蒸潮热、体倦心烦者。

(五)清热利湿类

1.龙胆泻肝丸

【组成】　龙胆草、泽泻、当归、黄芩。

【功用】　清热利湿,泻火通便。

【主治】　肛周湿疹、肛周脓肿急性期,便秘尿赤属肝胆湿热者。

2.二妙散

【组成】　黄柏、苍术。

【功用】　清热燥湿。

【主治】　湿热下注之肛门湿疹、痔、瘘水肿疼痛。

3.除湿丸

【组成】　威灵仙、猪苓、栀子、黄芩、丹皮、连翘、归尾、泽泻、紫草、茜草、赤苓皮、白鲜皮、生地。

【功用】　清热除湿,祛风止痒。

【主治】　湿热内蕴,肛周湿疹、瘙痒、溃疡等。

4.五苓散

【组成】　茯苓、泽泻、猪苓、肉桂。

【功用】　清热利湿,和胃消肿。

【主治】　痔瘘术后,保留组织水肿疼痛,伴有纳差、尿少、心烦口渴。

(六)疏肝理气类

1.沉香舒气丸

【组成】　厚朴、槟榔、青皮、延胡索、沉香、砂仁。

【功用】　疏肝理气,开胃止痛。

【主治】　慢性结肠炎、出口梗阻型便秘属肝郁气滞,症见胃脘刺痛,两胁胀满,饮食无味,倒饱嘈杂,呕吐吞酸。

2.逍遥丸

【组成】　柴胡、当归、白芍、白术、茯苓、甘草、薄荷、丹皮、栀子。

【功用】　疏肝理气,解郁调经。

【主治】　肛肠病伴有肝气郁结,症见心烦急躁,胁痛腹胀,月经不调。

3.木香槟榔丸

【组成】　木香、槟榔、香附、牵牛子。

【功用】　舒肝解郁,通便化滞。

【主治】　肝郁积滞,胸胁胀满,二便不利,腹痛泄泻,里急后重,相当于慢性结肠炎、溃疡性结肠炎急性发作期者。

4.开胸顺气丸

【组成】　牵牛子、焦槟榔、厚朴、陈皮、莪术。

【功用】　开胸顺气,消积化滞。

【主治】　功能性便秘,症见气滞不舒,胸闷痞满者。

5.木香顺气丸

【组成】　木香、牵牛子、大黄、厚朴、乌药、青皮。

【功用】　开胸顺气,通便化滞。

【主治】　气滞不舒,食积停滞,胸闷痞满,大便不畅。

(七)健脾和胃类

1.加味保和丸

【组成】　白术、茯苓、陈皮、厚朴。

【功用】　健胃理气,利湿止呕。

【主治】　脾胃不和,湿滞伤食,胸膈满闷,嗳腐吞酸,胃脘疼痛,饮食不消,脾虚作泻。

2.参苓白术丸

【组成】　人参、茯苓、白术、莲子肉。

【功用】　健胃补脾,和中止泻。

【主治】　脾胃虚弱之新久泄泻,症见胸腹胀满,食欲不振,呕吐恶心。

3.香砂养胃丸

【组成】　木香、砂仁、白术、陈皮、厚朴。

【功用】　和胃止呕,宽胸顺气。

【主治】　脾胃虚弱,消化不良,两胁胀满,胃脘作痛,倒饱嘈杂,呕吐酸水。

4.小儿香橘丹

【组成】　木香、陈皮、白术、茯苓、山楂、法半夏。

【功用】　理脾止泻,健胃消食。

【主治】　小儿脾胃不和,症见食滞腹胀,虫积肛痒,不思饮食,面黄肌瘦。

5.补脾益肠丸

【组成】　黄芪、党参、当归、白芍、木香。

【功用】　补中益气,健脾和胃,涩肠止泻。

【主治】　各种慢性泄泻症。

(八)润肠通便类

1.麻仁滋脾丸

【组成】　火麻仁、大黄、厚朴、枳实、苦杏仁。

【功用】　润肠通便。

【主治】　肠胃积热,胸腹胀满,津液不足,肠液失调,大便秘结。

2.地榆槐角丸

【组成】　地榆炭、槐角、黄芩、当归、生地黄、大黄。

【功用】　疏风凉血,泻热润燥。

【主治】　脏腑实热,大肠火盛,肠风便血,痔疮,漏疮,滞热便秘,肛门痛痒。

3.脏连丸

【组成】　黄连、槐角、阿胶、赤芍、生地黄、当归。

【功用】　润肠通便,清热止血。

【主治】　脏腑毒热,肠风便血,肛门肿痛,痔瘘下血,便后作痛,大便秘结。

4.麻仁润肠丸

【组成】　火麻仁、郁李仁、阿胶仁、熟大黄、广陈皮、枳壳。

【功用】　润肠通便,和血疏风。

【主治】　大肠滞热,肛门肿痛,便秘肠风,大便带血。

5.清肺抑火丸

【组成】　黄芩、大黄、贝母、天花粉。

【功用】　清热通便,清肺化痰。

【主治】　肺经实热,咳嗽痰盛,咽干喉痛,大便秘结。

(九)滋补肝肾类

1.六味地黄丸

【组成】　熟地、山茱萸、山药、泽泻、丹皮、茯苓。

【功用】　滋补肾水。

【主治】　慢性肛肠病疾病,如慢性瘘管、慢性直结肠炎、习惯性便秘属肝肾阴虚者。

2.知柏地黄丸

【组成】　熟地、砂仁、山茱萸、山药、泽泻、丹皮、茯苓、知母、黄柏。

【功用】　滋阴降火,除烦。

【主治】　肾气亏损,相火妄动,阴疽瘰疬,附骨流注,头晕耳鸣,虚烦口渴,阴虚盗汗,骨蒸潮热。

3.金匮肾气丸

【组成】　车前子、茯苓、山药、山茱萸、丹皮、泽泻、怀牛膝、肉桂、熟地、附片。

【功用】　滋补肝肾,散寒利水。

【主治】　慢性肛肠病,症见腰酸腹胀、足膝浮肿、湿寒喘急、头晕耳鸣、精神倦怠、小便不利、泄泻频作。

4.健身宁片

【组成】　首乌、黄精、女贞子、鹿茸。

【功用】　补肾安神。

【主治】　慢性肛肠病伴有精神衰弱、气短盗汗、失眠健忘,如肛门直肠神经官能症、肛窦炎等。

5.参茸卫生丸

【组成】　人参、鹿茸、肉苁蓉、桂圆肉、锁阳、何首乌、琥珀、酸枣仁、当归、杜仲。

【功用】　壮阳补肾,益气填精。

【主治】　慢性消耗性肛肠病,如溃疡性结肠炎、直结肠癌、直肠脱垂等,症见形体羸瘦,四肢无力,腰沉腿软,失眠健忘。

(十)驱虫化积类

1.蛲虫粉

【组成】　百部草、苦楝皮、南鹤虱。

【功用】　杀虫。

【主治】　蛲虫病。

2.杀虫丸

【组成】　使君子、槟榔、苦楝皮、雷丸。

【功用】　杀虫,消积。

【主治】　虫积腹痛,食积腹胀,偏食面黄。

3.乌梅丸

【组成】 乌梅、人参、桂枝、青花椒、黄连。

【功用】 和胃散寒,温脾止痢。

【主治】 脾虚肝热,脘胀胁满,呕吐蛔虫,久痢久泻。

(十一)宁心安神类

1.朱砂安神丸

【组成】 朱砂、龙齿、当归、黄连、酸枣仁、熟地黄。

【功用】 补气养血,安神。

【主治】 肛门直肠神经症或肛肠病术前、术后精神紧张,症见肛门及肛管直肠内不适,伴思虑过度、气血消耗、体倦心烦、精神恍惚、怔忡健忘、夜多怪梦、心神不安。

2.泻肝安神丸

【组成】 生石决明、生龙骨、生牡蛎、黄芩、白蒺藜、大生地、龙胆草、炒栀子、全当归、麦冬、茯神、柏子仁、远志、甘草、炒枣仁、泽泻、车前子、珍珠母。

【功用】 泻肝潜阳,养血安神。

【主治】 肛门直肠神经症或肛肠病术前、术后精神紧张,症见血虚肝旺,肝胆湿热,心血不足,失眠多梦,口苦咽干,胁肋胀满,怔忡心烦。

3.养血安神丸

【组成】 仙鹤草、旱莲草、夜交藤、鸡血藤、熟地黄。

【功用】 益气养血,宁心安神。

【主治】 肛门直肠神经症或肛肠病术前、术后精神紧张,症见气血不足,失眠多梦,精神抑郁,头晕乏力。

(十二)益气养血类

1.人参养荣丸

【组成】 人参、熟地黄、茯苓、白术、当归、白芍。

【功用】 补中益气,调养营卫。

【主治】 肛肠消耗性疾病,如慢性非特异性溃疡性结肠炎、克罗恩病、痔长期便血、结核性瘘、直结肠癌及手术前后体质虚弱,症见气血两亏,五脏失养,精神不振,发热盗汗,惊悸健忘,体消瘦,发脱落,面色萎黄,小便赤涩。

2.人参归脾丸

【组成】 人参、白术、桂圆肉、酸枣仁、黄芪。

【功用】 补养气血,健脾安神。

【主治】 肛肠消耗性疾病,如慢性非特异性溃疡性结肠炎、克罗恩病、痔长期便血、结核性瘘、直结肠癌及手术前后体质虚弱,偏于心血不足,症见思虑过度,劳伤心脾,脾虚气弱,健忘失眠,惊悸盗汗,嗜卧少食,大便不调。

3.八珍丸

【组成】 人参、白术、当归、熟地黄、茯苓、甘草、白芍、川芎。

【功用】 补气养血,健脾和胃。

【主治】 肛肠消耗性疾病,如慢性非特异性溃疡性结肠炎、克罗恩病、痔长期便血、结核性瘘、直结肠癌及手术前后体质虚弱,偏于脾胃虚弱,症见气血两亏,不思饮食,精神疲倦,身体弱,四肢无力。

4.补中益气丸

【组成】 人参、黄芪、升麻、白术、甘草、陈皮。

【功用】 补气养血。

【主治】 气血虚弱,中气不足,寒疝脱疝,内脏下垂,气短烦闷,咳嗽喘息,潮热自汗,畏风怕寒,头晕耳鸣,脾虚作泻。

5.十全大补丸

【组成】 人参、黄芪、当归、熟地、肉桂、白术。

【功用】 补气养血。

【主治】 肛肠消耗性疾病,如慢性溃疡非特异性结肠炎、克罗恩病、痔长期便血、结核性瘘、直结肠癌及手术前后体质虚弱,症见气血虚损,五脏失养,午后发热,头晕耳鸣,梦遗滑精,脾虚作泻,腰膝无力,身体瘦弱,面色萎黄,阴虚咳嗽,口渴心烦。

(十三)散风止痒类

1.防风通圣丸

【组成】 防风、当归、白芍、大黄、麻黄、玄明粉、白术、桔梗等。

【功用】 清热祛湿,散风止痒。

【主治】 肛门瘙痒性疾病,如肛周湿疹,肛门瘙痒症,肛门用药过敏性皮疹,皮肤瘙痒,大便燥结等。

2.秦艽丸

【组成】 秦艽、苦参、大黄、黄芪、防风、漏芦、黄连、乌梢蛇。

【功用】 调和气血,清热解毒,散风止痒。

【主治】 各种肛门慢性皮肤病,各种胶原性疾病。

3.润肤丸

【组成】 桃仁、红花、熟地、独活、防风、防己、川芎、当归、丹皮、羌活、生地、白鲜皮。

【功用】 活血润肤,散风止痒。

【主治】 肛门皲裂性湿疹、肛门术后瘢痕或创面作痒。

(十四)止血类

1.止红肠辟丸(天津达仁堂制药厂)

【组成】 当归、地黄、白芍、槐花、荆芥穗、黄连、升麻、阿胶、乌梅。

【功用】 清热,凉血,止血。

【主治】 肠风便血,痔疮下血。

2.脏连丸(天津达仁堂制药厂)

【组成】 鲜猪大肠、槐角、地榆、当归、阿胶、黄连。

【功用】 清热止血。

【主治】 用于肠热便血,肛门灼热坠痛,痔疮坠肿。

3.痔疮丸(河北安国制药厂)

【组成】 地榆炭、紫草、槐花炭、陈皮、火麻仁。

【功用】 清热解毒,生肌止血。

【主治】 痔疮、肛裂等出血疼痛。

4.化痔丸(广州中药一厂)

【组成】 盐霜柏、苋菜、白茅根、九里明。

【功用】 清热解毒,止血止痛。

【主治】 内外痔出血,脱肛。

5.化痔片(沈阳制药厂)

【组成】 槐米、三七、茜草。

【功用】 清热凉血,止血散瘀。

【主治】 内痔,混合痔,血栓痔。

6.消痔丸(甘肃兰州制药厂)

【组成】 地榆、白及、三颗针、丹皮、大黄、黄芪、当归、防己、火麻仁、猪大肠。

【功用】 清热润肠,止血止痛。

【主治】 痔疾便秘出血、脱肛不收及肠风下血。

7.痔根断(德国汉堡爱活大药厂)

【组成】 巴拉菲苯、芦丁、番泻叶。

【功用】 止痒止痛,止血消肿。

【主治】 静脉曲张性痔。

二、肛肠病外用药应用经验

(一)洗剂

1.祛毒汤

【组成】 马齿苋 15g、明矾 6g、甘草 15g、五倍子 10g、川椒 10g、苍术 10g、防风 10g、生侧柏 10g、皮硝 30g。

【制作】 上药共为粗末,装纱布袋,每袋 90g,用时加葱白 10cm 左右。

【功用】 疏风解毒,祛湿消肿,化瘀止痛。

【主治】 肛肠病见有水肿、脓肿、血肿等炎性疾患,如炎性痔、血栓痔、嵌顿痔、肛裂、肛周脓肿、肛窦炎、肛瘘感染、肛门尖锐湿疣、肛门术后保留组织肿痛等。

【用法】 每袋加水 1500ml 煮沸,坐浴,先熏后洗,每日 1～2 次,每次 30min 左右,每袋可连用 3 天。

【禁忌】 新鲜伤口不宜用。

2.痔科浴液

【组成】 苍术、黄柏、皮硝、马齿苋等。

【制作】 水煎浓缩,防腐处理,装瓶备用。

【功用】 杀菌消炎,消肿止痛,活血化瘀,除湿止痒。

【主治】 肛肠病见局部潮湿、瘙痒、水肿、溃疡等症,如炎性痔、血栓痔、嵌顿痔、肛裂、肛周脓肿、肛窦炎、肛瘘感染、肛门尖锐湿疣、肛门湿疹等,或肛肠术后换药前清洗伤口,便后清洁伤口。

【用法】 每 30～50ml 加水 500ml 洗患处。

3.生皮硝液

【组成】 生皮硝 10g。

【制作】 上药加开水 500ml 溶化。

【功用】 清洁消炎,消肿软坚,活血止痛。

【主治】 肛肠术后换药前清洗伤口,便后清洁伤口,或肛肠病见有水肿、溃疡、血肿、脓肿等炎性疾患,如炎性痔、血栓痔、嵌顿痔、肛裂、肛周脓肿、肛窦炎、肛瘘感染、肛门尖锐湿疣。

【用法】 根据病情采取坐浴、熏洗、冲洗、湿敷等方法。

4.明矾液

【组成】 明矾 10g。

【制作】 上药加水 500ml 溶化。

【功用】 清洁消炎,除湿止痒。

【主治】 肛肠术后换药前清洗伤口,便后清洁伤口,或肛肠病见局部潮湿、瘙痒、水肿、溃疡等症,如炎性痔、血栓痔、嵌顿痔、肛裂、肛周脓肿、肛窦炎、肛瘘感染、肛门尖锐湿疣、肛门湿疹等。

【用法】 冲洗或湿敷。

5.苍肤洗剂

【组成】 苍耳子 15g、地肤子 15g、蛇床子 15g、皂角 10g、苦参 15g、百部 15g、明矾 6g。

【制作】 上药共碾成粗末,装纱布袋,每袋 90g 备用。

【功用】 除湿润燥,杀虫止痒。

【主治】 肛门慢性湿疹、霉菌性湿疹等,症见局部皮肤肥厚、角化、干燥、皲裂、抓痕等。

【用法】 上药加水 1500ml 煮沸,熏洗或湿敷局部,每日 1～2 次,每次 30min 左右,每袋可连用 3 天。

【禁忌】 有抓破出血者慎用。

6.马齿苋洗剂

【组成】 马齿苋 30g(鲜马齿苋加倍)。

【制作】 加水 1000ml,煎煮 20min,过滤去渣冷却待用。

【功用】 清热解毒,除湿止痒。

【主治】 肛门急性湿疹,过敏性皮炎,接触性皮炎,亦可用于直结肠炎保留灌肠。

【用法】 用纱布或毛巾沾透药水湿敷患处,每天 1～2 次,每次 20～30min。保留灌肠则取 100～200ml 温热灌入。

【禁忌】 新鲜伤口不宜。

7.干葛洗剂

【组成】 葛根 30g、明矾 10g。

【制作】 加水 1000ml,煎煮 20min。

【功用】 除湿止痒,收敛止汗。

【主治】 肛门湿疹及渗液性失禁,症见局部潮湿、渗出、瘙痒。

【用法】 温洗或湿敷患处。

(二)粉剂(散剂)

1.提毒散

【组成】 煅石膏 60g、煅炉甘石 30g、轻粉 15g、红粉 3g、樟丹 3g、冰片 3g。

【制作】 上药共研极细末。

【功用】 提毒化腐,生肌敛疮。

【主治】 肛瘘破溃流脓水,久不收口,或肛肠病手术后创面腐肉未尽、肉芽不鲜者,及溃疡性结肠炎、肛窦炎、肛管癌、肛门尖锐湿疣、陈旧性肛裂等病灶。

【用法】 直接撒于患处,或根据需要配成软膏、纱条、药捻使用。

【禁忌】 新鲜创面禁用。

2.化毒散(《赵炳南临床经验集》)

【组成】　黄连 20g、乳香 20g、没药 20g、川贝 20g、天花粉 40g、大黄 40g、赤芍 40g、雄黄 20g、甘草 15g、牛黄 4g、冰片 5g。

【制作】　上药共研极细末。

【功用】　清热解毒,活血消肿。

【主治】　肛周感染化脓性疾病,如肛周脓肿、肛瘘感染、骶尾窦道及囊肿、肛门术后保留组织水肿、血肿,及有继发感染的肛周湿疹、皮炎等。

【用法】　可外用,亦可内服。外用以药粉扑撒,亦可制成软膏外敷。内服每次 0.6g,日服 2 次。

3.珍珠散

【组成】　煅珍珠 3g、藏红花 1.5g、净轻粉 30g、煅龙骨 30g。

【制作】　上药共研极细末。

【功用】　解毒消肿,生肌长肉。

【主治】　肛肠慢性非特异性溃疡性疾病,如陈旧性肛裂、肛瘘原发病灶、肛腺感染、骶尾窦道、溃疡性直肠炎、溃疡性结肠炎,肛肠病术后创面有轻度炎症、糜烂渗出者。

【用法】　撒于患处,或撒于油纱条上贴敷伤口。

【禁忌】　创面新鲜、肉芽红活者禁用。

4.生肌散

【组成】　象皮面 3g、炙乳香、炙没药 3g、血竭 3g、煅龙骨 3g、儿茶 3g、赤石脂 3g、冰片 1g。

【制作】　前 7 味共研极细末,再兑入冰片研细。

【功用】　生肌长肉,消炎止痛。

【主治】　肛肠创伤性疾病或手术伤口后期腐肉已尽。

【用法】　撒于患处,或撒于油纱条上贴敷。

【禁忌】　创口脓毒未尽者禁用。

5.回阳生肌散

【组成】　鹿茸 15g、人参 15g、雄黄 1.5g、乳香 30g、琥珀 10g、京红粉 3g。

【制作】　上药共研极细末。

【功用】　回阳生肌,益气敛疮。

【主治】　肛肠结核性溃疡、创面或阴疮久不收口。

【用法】　撒于患处、撒于油纱条上贴敷或制成药捻纳入疮孔。

【禁忌】　阳证禁用,汞过敏者禁用。

6.京红粉(红升丹)

【组成】　朱砂 15g、水银 30g、火硝 120g、明矾 30g、雄黄 15g、皂矾 18g。

【制作】　先将明矾、皂矾捣碎、炖化,加入水银、朱砂、雄黄研细,再入火硝置罐内,泥纸封固罐口,炭火烧炼成丹,研细备用。

【功用】　提毒化腐,祛瘀生肌,破皮软坚,杀虫止痒。

【主治】　肛痈溃后或肛肠病术后腐肉未尽。

【用法】　撒于患处、撒于油纱条贴敷、制成软膏外敷或制成药捻纳入疮孔。

【禁忌】　汞过敏者禁用。

7.白降丹

【组成】　朱砂 6g、雄黄 6g、水银 30g、硼砂 15g、火硝 45g、食盐 45g、白矾 45g、皂矾 45g。

【制作】　先将朱砂、硼砂、雄黄研细,入食盐、明矾、火硝、皂矾、水银研匀,用阳城罐置炭穴中,徐徐将药粉入罐,化尽,用微火焙干。再用一阳城罐合上,盐泥纸封固,炭火烧炼,刮下研细备用。

【功用】　提毒化腐,拔瘘蚀疣,破皮软坚。

【主治】　肛瘘、骶尾窦道、肛门尖锐湿疣或肛周脓肿成脓未溃。

【用法】　撒于油纱条上贴敷、制成药捻纳入疮孔或以水调少许涂点脓头破溃引流。因刺激疼痛较重,应薄敷少用。

【禁忌】　汞过敏者禁用。

8.甲字提毒粉

【组成】　京红粉 30g、轻粉 30g、朱砂 10g、血竭 12g、琥珀 10g、麝香 1g、冰片 6g。

【制作】　上药各研极细末,再混合研极细末,以不见金星为度。

【功用】　提毒排脓,化腐生肌。

【主治】　肛周脓肿已溃、肛周窦道、瘘管、大汗腺炎、创口流脓水或引流不畅。

【用法】　撒于患处、撒于油纱条上贴敷或制成药捻纳入疮孔。

【禁忌】　汞过敏者禁用。

9.祛湿散(《赵炳南临床经验集》)

【组成】　黄连 24g、黄柏 240g、黄芩 120g、槟榔 90g。

【制作】　上药共研极细末。

【功用】　清热解毒,除湿止痒。

【主治】　肛周急性湿疹(风湿疡)、接触性皮炎(湿毒疡)、肛门蛲虫作痒、渗液性失禁潮湿作痒及肛窦炎肛内隐痛渗液。

【用法】　局部潮湿渗出者直接撒扑,流水或脓汁多者以油调外用,干燥作痒者配制成药膏外敷,肛窦炎可兑入煎剂灌肠。

【禁忌】　阴证禁用。

10.锡类散

【组成】　西瓜霜 6g、生硼砂 6g、寒水石 10g、青黛 18g、珍珠(豆腐制)10g、硇砂(炙)6g、牛黄 2.4g、冰片 1.5g。

【制作】　上药共研极细末。

【功用】　清热解毒,消肿止痛。

【主治】　原方用于利咽,肛肠科借用治疗溃疡性结肠炎。

【用法】　兑入灌肠药使用。

【附注】　古方锡类散含象牙屑 9g、牛黄 15g、人指甲 15g、壁壁巢 200 个。西瓜霜含芒硝、火硝、冰片、西瓜。

11.止血粉(《中华肛肠病学图谱》)

【组成】　煅龙骨 24g、煅花蕊石 24g、海螵蛸 30g、象皮 24g、冰片 6g、朱砂 6g、煅炉甘石 18g、樟丹 12g、普鲁卡因粉 20g。

【制作】　上药共研极细末,经紫外线消毒后备用。

【功用】　收敛止血,化瘀止痛。

【主治】 肛门术后渗血或各种局部出血性病灶。

【用法】 撒布于干棉球上,包敷创面。

12.脱管散

【组成】 轻粉 6g、雄黄 15g、血竭 30g、明矾 30g、朱砂 10g。

【制作】 上药共研极细末。

【功用】 提毒化腐,软坚脱管。

【主治】 纤维组织未脱尽的瘘管或窦道。

【用法】 外敷或制成药捻纳入。

【禁忌】 新鲜肉芽、正常上皮勿用。

(三)油剂

1.甘草油

【组成】 甘草 30g、植物油 300g。

【制作】 将甘草入植物油内浸泡 24 小时,以文火加热,见甘草呈焦黄色,停火去渣备用。

【功用】 解毒除垢,滋润肌肤。

【主治】 用于清洁肛门部创面,润泽新生上皮及瘢痕,或用于调制散剂。

【用法】 直接外涂、浸制纱条外敷,或与散剂调成糊状外用。

2.蛋黄油

【组成】 熟鸡蛋黄、冰片。

【制作】 将鸡蛋黄置锅内干炸炼油,每 30g 蛋黄油加冰片 2g,密闭储存备用。

【功用】 消肿止痛,长皮生肌。

【主治】 肛肠术后伤口生长慢、肛裂及其他慢性溃疡病灶、各种瘘管或窦道。

【用法】 直接外涂,浸制纱条外敷,或滴入瘘管内。

【禁忌】 脓性创面及腐肉较多的创面勿用。

3.烧伤一号油

【组成】 地榆 10g、大黄 10g、胆草 10g、五倍子 3g、白及 3g。

【制作】 上药共研极细末,用香油 120ml 浸泡 7 天,去渣后高压消毒备用。

【功用】 清热解毒,收敛生皮。

【主治】 原用于浅Ⅱ度烧伤,现用于肛门直肠部手术伤口后期生肌长肉、伤口愈合后感觉局部干燥、瘙痒、不适等症。

【用法】 浸制纱条外敷。

【禁忌】 脓性创面及腐肉较多的创面勿用。

(四)软膏剂

1.黄连膏

【组成】 黄连面 10g、凡士林 90g。

【制作】 上药混匀成膏。

【功用】 清热解毒,消肿止痛。

【主治】 肛门炎性疾病,如湿疹、皮炎、疖肿、肛痈等,亦可用于肛门术后换药。

【用法】 直接外用或摊在纱布上贴敷。

2.普连膏

【组成】　黄芩面 10g、黄柏面 10g、凡士林 80g。

【制作】　上药混匀成膏。

【功用】　清热除湿,消肿止痛。

【主治】　肛门湿疹、皮炎、痔疮肿痛、肛裂疼痛等,亦可作软膏基质。

【用法】　直接外敷,亦可摊在纱布上贴敷,还可制成油纱条填塞。

3.化毒散软膏

【组成】　化毒散 20g、凡士林 80g。

【制作】　上药混匀成膏。

【功用】　清热解毒,消肿止痛。

【主治】　肛周感染化脓性疾病,如化脓性汗腺炎、毛囊炎、肛痈、肛瘘继发感染、骶尾窦道及囊肿感染、肛门术后保留组织肿痛,及肛周湿疹、皮炎继发感染等。

【用法】　直接外敷,亦可摊在纱布上贴敷,还可制成油纱条填塞。

4.红粉膏

【组成】　京红粉 15g、利马锥 5g(或朱砂面 5g)、凡士林 80g。

【制作】　上药混匀成膏。

【功用】　提毒化腐,祛瘀生肌。

【主治】　肛痈等化脓性疾病溃后腐肉未尽或肛肠各病术后早期换药。

【用法】　直接外敷,或摊在纱布上贴敷,或制成油纱条填塞。

【禁忌】　汞过敏者禁用。

5.止痒药膏

【组成】　止痒药粉 10g、凡士林 90g。

【制作】　上药混匀成膏。

【功用】　祛湿收敛,杀虫止痒。

【主治】　肛门及全身性皮肤瘙痒症、痒疹、慢性湿疹、神经性皮炎及其他瘙痒性疾病。

【用法】　外敷患处。

【禁忌】　本药有一定刺激性,对急性炎性疾病和黏膜病损慎用,汞过敏者禁用。

6.芙蓉膏

【组成】　芙蓉散 20g、凡士林 80g。

【制作】　上药混匀成膏。

【功用】　清热解毒,活血消肿。

【主治】　肛痈初起,痔疮脱出嵌顿肿痛、血栓痔青紫肿痛、肛瘘外口暂时闭合红肿疼痛,或术后创面周围肿硬炎症未消,及其他肛周炎症表现为局部红、肿、热、痛症状者。

【用法】　外敷患处。

7.紫色消肿膏(《中华肛肠病学图谱》)

【组成】　紫草 15g、升麻 30g、贯众 6g、赤芍 30g、紫荆皮 15g、当归 60g、防风 15g、白芷 60g、草红花 15g、羌活 15g、芥穗 15g、儿茶 15g、神曲 15g。

【制作】　上药共研细面过重箩,每 30g 药面加血竭面 3g、山柰面 6g、没药 12g、凡士林 120g 调匀备用。

【功用】　活血化瘀,消肿止痛。

【主治】 血栓性外痔、炎性外痔、静脉曲张性外痔、混合痔脱出嵌顿、肛痈初起等明显肿痛者。

【用法】 外敷患处。

8.铁箍散膏

【组成】 铁箍散 30g、蜂蜜 60g。

【制作】 调匀成膏,密封保存备用。

【功用】 破瘀消肿,活血软坚。

【主治】 各种痈、肿、疮、疖,脓未成可促消散,脓已成可促溃破,脓溃后可促消炎。

【用法】 常与化毒散膏或紫色消肿膏等份混匀外敷患处。本品久置易变干稠,加温开水即可调软。

9.雄黄膏

【组成】 雄黄散一料、凡士林 5760g。

【制作】 调匀成膏备用。

【功用】 解毒杀虫,消肿止痛。

【主治】 肛门尖锐湿疣、肛裂疼痛、炎性外痔、肛周慢性湿疹、肛周瘙痒症、肛门术后保留组织发炎等病变。

【用法】 外敷患处。

【禁忌】 急性渗出病灶勿用。

10.甘乳膏

【组成】 乳香 4g、水飞甘石粉 4g、龙骨 4g、赤石脂 4g、海螵蛸 4g、凡士林 80g。

【制作】 上药共研极细末,与凡士林调匀备用。

【功用】 生肌长肉,生皮收敛。

【主治】 肛肠手术后期换药用,见腐肉已尽、上皮未固者。

【用法】 外敷患处,或制成油纱条填患处。

11.痔瘘定痛膏

【组成】 归尾 480g、草红花 960g、土鳖虫 480g、紫草 480g、大黄 480g、乳香 480g、没药 480g、白芷 480g、防风 480g、冰片 60g、凡士林 4800g。

【制作】 上药共研极细末,与凡士林调匀备用。

【功用】 活血通络,化瘀定痛。

【主治】 瘀血损伤性肛肠病如血栓痔、嵌顿痔、直肠癌等疾病。

【用法】 外敷患处。

12.九华膏

【组成】 净硼砂 45g、滑石粉 300g、川贝面 10g、银朱 10g、煅龙骨面 60g、冰片 10g、凡士林 1700g。

【制作】 上药共研极细末,兑入凡士林调匀成膏。

【功用】 解毒消肿,去腐止痛。

【主治】 痔疮脱出肿痛、肛肠各病术后腐肉不脱者。

【用法】 外敷患处。

【禁忌】 汞过敏者禁用。

13.玉红膏

【组成】 当归 60g、白芷 16g、紫草 6g、甘草 36g、香油 480g、血竭面 12g、白蜡 60g、铅粉面 12g。

【制作】 前 4 味入香油内浸泡 5 天,再用火加热煎炸诸药,以药枯为度,去净药渣,继加热熬油,至滴油成珠,再将血竭、白蜡放入锅内,完全熔化后离火,微凉后再加轻粉面,调匀成膏备用。

【功用】　消炎止痛,生肌长肉。

【主治】　一切正常创面,坏死组织已脱尽者。

【用法】　外敷创面,或制成纱条填入创面。

【禁忌】　有坏死组织的创面勿用。

(五)纱条

1.红粉纱条

【组成】　红粉膏。

【制作】　见上。

【功用】　提毒化腐,祛瘀生肌。

【主治】　肛痈等化脓性疾病溃后腐肉未尽或肛肠病术后早期换药。

【用法】　直接纳入创口,或撒上提毒散纳入创口。

【禁忌】　汞过敏者禁用。

2.甘乳纱条

【组成】　甘乳膏。

【制作】　见上。

【功用】　生肌长肉,生皮收敛。

【主治】　肛肠手术后期换药用,见腐肉已尽,上皮未固者。

【用法】　直接纳入创口,或撒上生肌散纳入创口。

3.烧伤一号纱条

【组成】　烧伤一号油。

【制作】　见上。

【功用】　清热解毒,收敛生皮。

【主治】　原用于浅Ⅱ度烧伤,现用于肛门直肠部手术伤口后期生肌长肉、伤口愈合后感觉局部干燥、瘙痒、不适等症。

【用法】　直接外敷,或撒上珍珠散外敷。

【禁忌】　脓性创面及腐肉较多的创面勿用。

4.烧伤二号纱条

【组成】　轻粉、红粉、琥珀、血竭、乳香、炉甘石、冰片、蜂蜡、香油。

【制作】　上方共研细末,先以香油浸泡,文火炸至焦枯,过滤去渣,加入蜂蜡,将药粉对入,搅匀后再下冰片,冷却成膏,制成纱条。

【功用】　化腐生肌,煨脓长肉。

【主治】　原用于烧伤,现用于肛门直肠部手术伤口后期生肌长肉、伤口腐肉未脱尽者。

【用法】　撒上提毒散外敷。

【禁忌】　新鲜创面及腐肉已尽的创面勿用。

5.玉红纱条

【组成】　玉红膏。

【制作】　见上。

【功用】　消炎止痛,生肌长肉。

【主治】　一切正常创面,坏死组织已脱尽者。

【用法】　直接填入创面,或撒上生肌散或珍珠散填入创面。

【禁忌】　有坏死组织的创面勿用。

(六)药捻

1.甲字提毒药捻

【组成】　甲字提毒粉(见散剂)。

【制作】　将药粉撒于绵纸卷成纸捻。

【功用】　化腐提毒,生肌敛创。

【主治】　肛痈溃后、肛瘘、窦道等口小、道细、引流不畅者。

【用法】　用镊子夹持药捻插入伤口,至底部稍提出约 0.5cm,伤口外留 1cm 左右,剪除多余药捻,可配合相同作用的药膏外敷。

【禁忌】　汞过敏及新鲜肉芽创面禁用。

2.甘乳药捻

【组成】　甘乳粉剂(见甘乳膏)。

【制作】　用绵纸卷成纸捻(方法见上)。

【功用】　收敛创口,生肌长肉。

【主治】　久治难愈的细长弯曲的瘘管、窦道。

【用法】　用镊子夹持药捻插入伤口,至底部稍提出约 0.5cm,伤口外留 1cm 左右,剪除多余药捻。

3.回阳生肌药捻

【组成】　人参 15.g、鹿茸 15g、乳香 30g、红升丹 6g、琥珀 9g、雄精 1.5g。

【制作】　用绵纸卷成纸捻(方法见上)。

【功用】　祛寒回阳,化腐生肌。

【主治】　经久不愈的虚寒瘘管、窦道。

【用法】　用镊子夹持药捻插入伤口,至底部稍提出约 0.5cm,伤口外留 1cm 左右,剪除多余药捻。

【禁忌】　阳证、实证勿用。

4.京红粉药捻

【组成】　京红粉。

【制作】　用绵纸卷成纸捻(方法见上)。

【功用】　化腐提毒,祛瘀杀虫。

【主治】　窦道、瘘管细长,肛痈、脓肿口小,创面、切口深在引流不畅者。

【用法】　用镊子夹持药捻插入伤口,至底部稍提出约 0.5cm,伤口外留 1cm 左右,剪除多余药捻。

【禁忌】　汞过敏者禁用。

5.白降丹药捻

【组成】　白降丹粉剂。

【制作】　用绵纸卷成纸捻(方法见上)。

【功用】　提毒排脓,化腐生肌。

【主治】　管壁较厚的陈旧性瘘管,或伤口腐肉较多者。

【用法】　用镊子夹持药捻插入伤口,至底部稍提出约 0.5cm,伤口外留 1cm 左右,剪除多余药捻。

【禁忌】　汞过敏者禁用。

6.收干药捻

【组成】　银粉散 30g、甘石粉 30g、雄精 3g。

【制作】　用绵纸卷成纸捻(方法见上)。

【功用】　收口解毒,生肌长肉。

【主治】　各种瘘管、窦道治疗后期,疮口清洁,肉芽组织新鲜,尚未痊愈者。

【用法】　用镊子夹持药捻插入伤口,至底部稍提出约 0.5cm,伤口外留 1cm 左右,剪除多余药捻。

【禁忌】　汞过敏者勿用。

(七)熏剂

1.癣症熏药

【组成】　苍术 10g、黄柏 10g、苦参 10g、防风 10g、大枫子 30g、白鲜皮 30g、松香 12g、苦楝皮 12g、五倍子 15g。

【制作】　上药共碾粗末,用较厚的草纸卷成粗卷,或碾成细面做成药香。

【功用】　祛风除湿,软坚润燥,杀虫止痒。

【主治】　肛周慢性肥厚性皮肤疾患,如顽固性肛门瘙痒症,慢性肛门湿疹、霉菌性肛门湿疹、阴囊及外阴瘙痒症等。

【用法】　将药卷固定于坐浴架下,患者坐于架上,调适好患处与药卷距离,温度以可耐受为宜。每日 1～2 次,每次 15～30min。

【禁忌】　严重高血压、孕妇、体衰者禁用或慎用,对急性、亚急性病灶禁用。

2.回阳熏药

【组成】　肉桂 10g、炮姜 10g、人参 10g、川芎 10g、当归 10g、白芥子 30g、蕲艾 30g、白蔹 15g、黄芪 15g。

【制作】　同癣症熏药。

【功用】　回阳生肌,助气养血。

【主治】　慢性溃疡,窦道、瘘管久不收口、脱肛,属阴寒证者。

【用法】　同癣症熏药。

【禁忌】　实热证禁用。

3.三方熏药

【组成】　苍术 30g、松香 40g、大枫子 100g、五倍子 50g、白鲜皮 100g、黄柏 30g、鹤虱 40g、防风 30g、苦参 30g。

【制作】　同癣症熏药。

【功用】　除湿消肿,祛风止痒。

【主治】　慢性瘘管、窦道、肉芽水肿、脱肛,经久不愈者。

【用法】　同癣症熏药。

【禁忌】　同癣症熏药。

(八)药线

1.芫花线

【组成】　芫花 30g、雷丸 3g、蟾酥 30g、草乌 90g、10 号丝线 30g、水 2000ml。

【制作】　先将前四味装入布袋内扎口,再用砂锅盛药袋放水,药袋上放丝线,慢火煎,勿使药袋和丝线着锅底,待水煎至 500ml,去药袋,以汤继续煮丝线,直至水将尽,取出丝线阴干备用。

【功用】　解毒、杀虫、止痛。

【主治】 用于肛瘘挂线或痔核结扎。

【用法】 将药线绕在皮筋上可行肛瘘挂线术,痔核可用药线直接结扎。

【禁忌】 用前只可高压或紫外线消毒,不可水煮或酒精浸泡。

2.京红粉药线

【组成】 京红粉。

【制作】 用糯米汤调药粉涂于丝线上,放置阴干备用。

【功用】 化腐提毒,祛瘀生肌。

【主治】 窦道、瘘管细长,肛痈、脓肿口小,创面、切口深在引流不畅者。

【用法】 用镊子夹持药捻插入伤口,至底部稍提出约 0.5cm,伤口外留 1cm 左右,剪除多余药捻。

【禁忌】 汞过敏者禁用。

(九)灌肠剂

1.二黄汤

【组成】 黄芩 10g、黄连 10g、白及 15g、三七面 3g、鱼腥草 15g、诃子 10g。

【制作】 加水煎取 20ml。

【功用】 清热解毒,化瘀止血,固涩止泻。

【主治】 直肠炎、直肠溃疡,症见泄泻、腹痛、便脓血、直肠黏膜溃疡、出血。

【用法】 保留灌肠,每日 1 剂,1 日为 1 个疗程。

2.三黄汤

【组成】 黄连 15g、黄柏 15g、黄芩 30g、紫花地丁 30g、忍冬花 30g、青连翘 30g。

【制作】 加水 1000ml,煎至 400ml。

【功用】 清热解毒,燥湿疗创。

【主治】 溃疡性结肠炎、放射性直肠炎、肛窦炎、内痔术后黏膜下感染、内盲瘘。

【用法】 清洁灌肠或保留灌肠,每次 200ml,每日 2 次。

【禁忌】 禁药液过烫,忌暴力灌肠。

3.四黄汤

【组成】 黄芩 10g、黄连 10g、黄柏 10g、大黄炭 6g、荆芥炭 10g、桔梗 10g。

【制作】 浓煎 100～200ml。

【功用】 清热解毒,宣肺燥湿。

【主治】 溃疡性结肠炎表热明显者。

【用法】 每晚保留灌肠。

4.通灌汤

【组成】 白及 10g、地榆炭 10g、白矾 20g、苦参 15g、黄柏 10g、血余炭 10g。

【制作】 加水浓煎 100～200ml。

【功用】 清热解毒,收敛止血。

【主治】 溃疡性结肠炎,症见腹痛便血,带黏液或脓血便。内窥镜检见肠黏膜水肿、溃疡、渗血。

【用法】 保留灌肠。

5.白头翁汤加减方

【组成】 白头翁 30g、黄连 10g、黄柏 10g、马齿苋 30g、鱼腥草 30g。

【制作】 加水浓煎 100～200ml。

【功用】　清热解毒,燥湿止泻。

【主治】　放射性直肠炎,症见腹痛、腹胀、里急后重、便脓血及黏液,内窥镜检见黏膜充血、水肿、溃疡、易出血。

【用法】　保留灌肠。

6.黄柏液

【组成】　黄柏 10g。

【制作】　加水 500ml,煎至 100ml。

【功用】　清热解毒燥湿。

【主治】　肛窦炎证见肛门下坠、疼痛,肛门镜检见肛窦充血、压痛,或痔瘘术后创面炎性分泌物多。

【用法】　早晚灌肠,每次 50ml。

7.百部液

【组成】　百部 50g。

【制作】　加水浓煎 30ml,成人 50ml。

【功用】　解毒杀虫。

【主治】　蛲虫。

【用法】　晚间灌肠。

8.五倍子灌肠方

【组成】　五倍子粉 10g、轻粉 1g、冰片 1g。

【制作】　以接近体温的热水 100~200ml 冲匀。

【功用】　清热解毒,收敛止痛。

【主治】　肛乳头炎、肛窦炎。

【用法】　每晚睡前保留灌肠。

9.溃结一号

【组成】　黄柏 10g、苦参 10g、半枝莲 30g、金银花 30g、五倍子 15g、大黄炭 6g、白及 30g、三七面 3g(兑入)。

【制作】　浓煎 100ml。

【功用】　清热利湿,收敛止血。

【主治】　结肠炎急性期,以实证为主者。

【用法】　早晚两次灌肠,每次 50ml,15 天为 1 个疗程。

10.溃结二号

【组成】　党参 15g、生地 30g、黄芪 15g、五倍子 15g、明矾 10g、鳖甲 15g、龟板 15g、阿胶 10g。

【制作】　浓煎 100ml,纱布过滤。

【功用】　益气健脾,养阴固脱。

【主治】　结肠炎慢性缓解期,以虚证为主者。

【用法】　分早晚两次灌肠,每次 50ml,15 天为 1 个疗程。

11.灌肠一号

【组成】　黄连 10g、五倍子 30g、明矾 10g、伏龙肝 30g。

【制作】　浓煎 100ml。

【功用】　清热解毒,收敛止泻。

【主治】　溃疡性结肠炎泻下为重者。

【用法】　分早晚两次灌肠,每次50ml。

12.灌肠二号

【组成】　苍术10g、白术10g、黄柏10g、黄连10g、炒薏米30g、虎杖30g、白花蛇舌草30g。

【制作】　浓煎100ml。

【功用】　清热燥湿解毒。

【主治】　溃疡性结肠炎寒湿为重者。

【用法】　每晚保留灌肠。

（十）栓剂

1.痔疮宁栓

【组成】　冰片30mg、呋喃唑酮100mg、红古豆醇脂5mg、颠茄膏30mg、消炎痛75mg。

【功用】　消炎止痛。

【主治】　直肠炎、痔疮肿痛、痔核术后。

【用法】　纳肛内。

2.麝香痔疮栓

【组成】　冰片、麝香。

【功用】　凉血止痛。

【主治】　痔疮疼痛出血。

【用法】　纳肛内。

3.消痔锭

【组成】　五倍子、田螺壳、橄榄核、冰片、大黄、半合成脂肪酸。每个栓剂含散剂0.3g,半合成脂肪酸1.6g。

【功用】　收敛除湿,通便止痛。

【主治】　各期内痔。

【用法】　纳肛内。

4.痔疮栓

【组成】　地榆粉20g、黄柏粉10g、次没食子酸铋10g、仙鹤草素6片、丁卡因0.7g、冰片0.7g、栓剂基质100g,制栓剂70枚。

【功用】　消炎止痛止血。

【主治】　内痔、肛窦炎、肛裂。

【用法】　纳肛内。

5.九华栓

【组成】　大黄、紫草、浙贝、侧柏叶、厚朴、白及、冰片、麝香。

【功用】　清热解毒,凉血止痛。

【主治】　痔出血、疼痛。

【用法】　纳肛内。

6.野菊花栓

【组成】　野菊花。

【功用】　清热解毒。

【主治】　肛窦炎、肛乳头炎。

【用法】　每日早晚各一枚纳肛内,10～15 天为 1 个疗程。

7.二黄栓

【组成】　黄连、黄柏、紫草、白芷、冰片。

【功用】　消炎生肌止痛。

【主治】　用于肛肠术后换药。

【用法】　纳肛内。

8.蜜煎导栓

【组成】　蜂蜜,微熬如饴糖状,捻作小指大锭子。

【功用】　润肠导便。

【主治】　便秘。

【用法】　纳入肛内。

9.椒矾栓

【组成】　花椒 150g 焙干,与枯矾 150g 共研极细末,加入熔化的黄蜡内,制成栓剂。

【功用】　杀虫止痒。

【主治】　蛲虫。

【用法】　晚间纳肛内。

(十一)枯痔剂

1.含砒枯痔散

【组成】　红砒 30g、明矾 60g、黄柏 15g、黄连 15g、黄芩 15g、甘草 7.5g、绿豆 7.5g(后五味装纱布袋)煅乌梅粉 6g、枯矾面 3g、飞净朱砂 1g、普鲁卡因、生理盐水、红糖少许。

【制作】　①砒矾净末制法。先以煮砒法炮制:将红砒打成黄豆大小碎块,与药袋一起放入锅内,加水 2000ml,微火煮至水将尽为度,取出砒块放阴凉处待干。再以炼砒法炮制:将煮过之红砒研为细末,放砂锅内,再将明矾研细盖于砒上,先用微火加热,半小时后火力逐渐增强(不可太过),待砒矾融化,清烟将尽,明矾不起泡后,离火待药凉透,置冰箱内两周,取出研极细末装瓶备用。②枯药制法。临用时取砒矾净末 3g,加煅乌梅粉 3g、枯矾面 3g、飞净朱砂 5g、普鲁卡因、生理盐水、红糖少许,搅成糊状枯药待用。

【功用】　枯痔。

【主治】　用于Ⅱ～Ⅲ期内痔。

【用法】　待痔核脱出后,周围先涂护痔膏,再涂枯药于痔核上,以内侧面为重点。每次枯药用量为 0.2～0.4g,每天涂 2～3 次,即可逐渐使痔核坏死脱落。

【禁忌】　砒过敏、肝肾功能不全、肛门有急性炎症者禁用。

【附注】　护痔膏:白及、大黄、黄柏、苦参、寒水石、绿豆粉各等量,共为细末,用时用水调成糊状。

2.含砒枯痔钉

【组成】　主剂:白砒 30g、明矾 60g。佐剂:雄黄、琥珀、辰砂、槐角、黄连、黄柏各 4.5g,三七、炉甘石各 6g,乳香、没药、冰片各 2g,麝香 0.3g。

【制作】　将白砒打碎,加水煮后待干,研成细末放入砂锅内,次将明矾研碎盖砒上,将砂锅置火上加热,火力由小渐大,待白砒、明矾融化,清烟将尽,明矾不起泡后,离火待药凉透,置冰箱内两周,取出研极细末,再加佐剂,共同研匀。最后用江米面调和成泥状,搓成长 1cm,两端尖,中间直径 0.2cm 的药条,再由中间切断,阴干备用。佐剂各研极细末,再混合研匀待用。

【功用】 枯痔。

【主治】 各期内痔。

【用法】 插入痔核,一次最大量不能超过 15 条。

【禁忌】 砒过敏、肝肾功能不全、高血压、活动性肺结核、肛门有急性炎症、年老体弱、孕妇禁用。

3.无砒枯痔钉

【组成】 黄柏 10g、枯矾 5g、白及 5g、五倍子 10g、糯米粉 70g。

【制作】 共研细粉,用温水调匀,制成药钉,阴干灭菌备用。

【功用】 枯痔。

【主治】 各期内痔,混合痔的内痔部分。

【用法】 插入痔核。

【禁忌】 肛门直肠急性炎症,腹泻,恶性肿瘤。

4.二黄枯痔钉

【组成】 大黄 30g、黄柏 30g、白及 10g。

【制作】 共研细粉,水调制成钉剂。

【功用】 枯痔。

【主治】 各期内痔。

【用法】 插入痔核。

【禁忌】 肛门直肠急性炎症,腹泻,恶性肿瘤。

5.异物枯痔钉

【组成】 粳米或白及、牛筋线或羊肠线。

【制作】 分别制成条状。

【功用】 枯痔,创道引流。

【主治】 各期内痔,肛瘘、窦道引流。

【用法】 插入痔核或瘘道。

6.脱管锭

【组成】 白矾、白砒、雄黄、乳香、没药、血竭。

【制作】 制成条状。

【功用】 腐蚀脱管。

【主治】 用于肛瘘。

【用法】 插入瘘管。

【禁忌】 砒过敏者禁用。

(十二)注射剂

1.明矾甘油注射液(北京中医医院)

【组成】 明矾 2.5g、普鲁卡因 4g,甘油加至 100ml。

【制作】 取纯品明矾捣碎置烧瓶中,入甘油放火上加热(不宜高热),时时搅动至明矾完全溶解离火,稍凉,取普鲁卡因溶于少量蒸馏水中加入摇匀,抽气过滤,溶液透明,成品消毒(10 磅 30min 高压灭菌)。

【功用】 使痔组织坏死或硬化。

【主治】 各期内痔。

【用法】 注射于内痔黏膜下。

【禁忌】　腹泻者勿用。

2.消痔灵注射液(中国中医科学院广安门医院)

【组成】　明矾、五倍子(鞣酸)等。

【制作】　灭菌制备。

【功用】　使痔组织硬化萎缩。

【主治】　内痔,静脉曲张型混合痔。

【用法】　黏膜下或四步注射法。

【禁忌】　肝肾功能不全、腹泻者禁用,高血压、心脏病者慎用。

3.痔全息注射液(山西临汾地区人民医院)

【组成】　水化硫磺 80g、冰片 10g、薄荷冰 1g、苯甲醇 7mg、氯仿 1.5g、麻醉乙醚 5ml、甘油 5ml、90%乙醇 30ml、注射用水 100ml 等。

【制作】　灭菌制备。

【功用】　使痔组织坏死脱落。

【主治】　内痔、外痔、混合痔、肛裂等。

【用法】　本品行部位注射,宜浅刺,缓慢注射,药量适当,宜少不宜多,可补注。

4.母痔基底注射液(山西稷山县痔瘘医院)

【组成】　明矾 4g、甘油 26ml、黄连素 5mg、盐酸普鲁卡因 250mg、苯甲醇 2ml、枸橼酸钠 1g,注射用水加至 100ml,调 pH 值至中性(明矾浓度不可超过 4%)。

【制作】　灭菌制备。

【功用】　收敛,消炎,止血,止痛。

【主治】　各期内痔。

【用法】　局部注入母痔基底或内痔部。痔核呈灰暗色为足量。基底硬化 10ml 左右,内痔 2ml 左右。

5.新六号枯痔液(重庆市中医研究所)

【组成】　石灰(氢氧化钙)12g、硇砂(氯化铵)3g、盐酸普鲁卡因 250mg,注射用水加至 100ml。

【制作】　灭菌制备。

【功用】　腐蚀坏死。

【主治】　Ⅱ、Ⅲ期内痔,嵌顿痔。

【用法】　局麻或腰麻后,从齿线上 0.5cm 进针,柱状或扇状注入,至痔核肿大呈淡白色为度。

【禁忌】　内痔嵌顿已溃烂、外痔、高血压、心肝肾病患者。

6.矾黄注射液(南京中医院)

【组成】　明矾 1.8g、黄连 2g、鞣酸 0.02g、普鲁卡因 0.5g、甘油 10ml,注射用水加至 100ml。

【制作】　灭菌制备。

【功用】　硬化萎缩。

【主治】　各期内痔,混合痔内痔部分。

【用法】　同上。

【禁忌】　同上。

7.中药消痔液(山西省中医学校附院)

【组成】　明矾 4g、黄连、元胡、三七。

【制作】　制成 100ml 注射液。

【功用】 硬化萎缩。

【主治】 Ⅱ、Ⅲ期内痔，嵌顿痔。

【用法】 局麻或腰麻后，从齿线上 0.5cm 进针，柱状或扇状注入，至痔核肿大呈淡白色为度。

【禁忌】 内痔嵌顿已溃烂、外痔、高血压、心肝肾病患者。

8.中药复方注射液（成都军区机关第一门诊部）

【组成】 黄连、仙鹤草、血竭各 15g、乌梅 9g、枯矾 18g、苯甲醇 6g。

【制作】 将前四味捣碎加入蒸馏水 500ml，文火煎两次，得过滤液 300ml，把滤液煮沸加入枯矾，溶解后过滤，高压灭菌，置冰箱冷藏 24～48 小时，再反复过滤至澄清液，加入苯甲醇，并加蒸馏水至总量 300ml，调节 pH 值到 6.5，过滤后分装成 2ml 的安瓿，用流通蒸汽灭菌 30min 即成。经动物急性毒性实验、热源实验、病理检查合格。

【功用】 硬化萎缩。

【主治】 各期内痔，Ⅰ度直肠黏膜脱垂。

【用法】 每个痔核注射 1～1.5ml，每次注射 2～3 个痔核，总量不超过 4～6ml。

9.黄连脱肛液

【组成】 明矾 6g、枸橼酸钠 1.5g、黄连 20g、普鲁卡因 1～2g、甘油 20ml，加水至 100ml。

【制作】 灭菌制备。

【功用】 组织粘连固定。

【主治】 脱肛。

【用法】 黏膜下点状和柱状注射，直肠周围组织间隙注射。用量 5～20ml。

10.枯痔液（沈阳市痔瘘医院）

【组成】 明矾 10g、胆矾 3g、氯化钙 2g、食盐 2g、普鲁卡因 2g，加水至 100ml。

【制作】 灭菌制备。

【功用】 组织坏死。

【主治】 内痔结扎术后注射用。

【用法】 注射于结扎痔核内。

（十三）长效麻醉剂

1.高浓度亚甲蓝长效麻醉剂

【组成】 按 1% 亚甲蓝 2ml，1% 利多卡因 4ml 的比例配置。（0.5% 亚甲蓝）

【制作】 混匀备用。

【功用】 肛门术后止痛。

【用法】 点状封闭创面，每次用量 3～5ml。

【维时】 15～20 天。

【反应】 灼疼剧烈。

【禁忌】 勿注入骨膜组织，因易发生顽固性坏死溃疡。

2.中浓度亚甲蓝长效麻醉剂

【组成】 按 1% 亚甲蓝 2ml，1% 利多卡因 10ml 的比例配置。（0.2% 亚甲蓝）

【制作】 混匀备用。

【功用】 肛门手术麻醉，或术后止痛。

【用法】 局部浸润麻醉，或点状封闭创面，用量每次 20～30ml。

【维时】　15～20 天。

【反应】　灼疼明显。

3.低浓度亚甲蓝长效麻醉剂

【组成】　按 1％亚甲蓝 1ml,1％利多卡因 20ml 的比例配比。(0.05％亚甲蓝)

【制作】　混匀备用。

【用法】　局部浸润麻醉及术后止痛,用量每次 20～30ml。

【维时】　15～20 天。

【反应】　灼疼轻。

4.美利肾长效麻醉剂

【组成】　按 1％亚甲蓝 1ml,1％利多卡因 20ml,0.1％肾上腺素 1 滴(1∶100000)的比例配比。(0.05％亚甲蓝)

【制作】　混匀备用。

【用法】　局部浸润麻醉,及术后止痛,用量每次 20～30ml。

【维时】　15～20 天。

【反应】　无灼疼。

5.长麻Ⅱ号

【组成】　米壳、普鲁卡因、五倍子、甘油等。

【制作】　按针剂要求灭菌制备。

【功用】　肛门浸润麻醉止痛。

【主治】　局部手术局部麻醉及术后镇痛。

【用法】　肛门浸润麻醉,创面点状封闭。

【维时】　10 天左右。

6.痛痒灵

【组成】　薄荷冰、乙醇、苯甲醇。

【制作】　按针剂要求配置成含 0.4％的注射液。

【功用】　肛门浸润麻醉止痛。

【主治】　肛门术后疼痛,神经性皮炎、肛周湿疹、肛周瘙痒症等皮肤病。

【用法】　局部浸润或点状皮内封闭。

【维时】　可维持肛门术后至痊愈不疼。

7.7311 注射液(山西稷山县卫生院)

【组成】　亚甲蓝 0.2g、丁卡因 0.2g、祖师麻 4g,蒸馏水加至 100ml。

【制作】　祖师麻水煎提数次,醇沉,精滤,加余药,再精滤,封装,灭菌。

【用法】　皮内、皮下、肌内注射。

（余寿明）

第二章　痔　疮

第一节　痔的治疗经验

痔是一种常见多发病,俗话说:"十人九痔"。据我国一些省市的普查报告,成人中的发病率占 60%～70%,其中有间歇性便血、肛门坠胀、疼痛等症状的占 20%,有脱出症状的内痔或混合痔并影响劳动的占 5%。

一、病因病机

祖国医学早在两千年前《黄帝内经》里已经有了关于痔的记载,如《素问·生气通天论》说"因而饱食,筋脉横解,肠澼为痔",指出饮食和排便异常是痔的发病原因。以后历代医书均有记述,如"大肠积热,久忍大便""久泻久痢""过食辛辣,过量饮酒""伤风积湿""风湿下冲""妇人妊娠,关格壅塞,经脉流肠间""气血亏损,气虚下陷"等,指出便秘、腹泻、饮食不慎、局部炎症、妇女妊娠、老年体弱等因素均可导致痔的发生。

(一)便秘

便秘时排便需用力。如蹲厕时间长,腹压增加,习惯性便秘,久忍大便,均易造成肛门直肠静脉瘀血。干硬的粪便摩擦、黏膜下肌层和肛管黏膜肌被牵拉而发生黏膜下肌层和直肠肌层的松解而加重静脉瘀血现象。

(二)喜食辛辣刺激性食物

据普查统计,长期进食辣椒,在消化道不易吸收。因而痔的发生率较高(在当地人饮食中,辣椒占很大比重,而青菜很少)。另外,辣椒对肛隐窝(肛窦)的刺激而导致肛窦炎,造成局部充血和静脉瘀血,肛窦炎也是肛旁感染从而导致肛瘘的重要原因。再就是,长期饮酒之人易造成肛门直肠血管扩张。

(三)其他因素

慢性胃肠炎,肝硬化门脉高压,高血压,下腹部肿瘤,慢性菌痢,前列腺肥大,肺心病,肛门直肠炎症等,妇女多次妊娠,老年体弱气虚下陷,腹压增高,炎症充血,血管扩张,肌肉松弛,都可造成局部静脉丛压力增高,久坐压迫,负重远行,久坐湿热之地,此外还有遗传因素。

二、诊断分型

痔分内痔、外痔、混合痔(内外痔)等类型。

（一）内痔

位于齿线以上，表面覆盖黏膜，黏膜下静脉迂回形成痔结节，质柔软，可单发，多发形成环状，由直肠静脉丛曲张而成，发展大时可看到痔间沟。痔间沟以上覆盖黏膜，以下覆盖肛管皮肤，病久时齿线上下静脉曲张严重可形成混合痔。

内痔的感觉不很灵敏，大型内痔脱出嵌顿或血栓形成时痛觉则明显，常见发生部位为肛管左侧，右前侧和右后侧（相当于截石位 3、7、11 点位）三个部位。

内痔，国外有三度分类法、四度分类法、五度分类法。我国根据全国肛肠会议（衡水会议）制定的标准分为三期。

1.一期内痔　无明显症状，仅在大便干时带血或滴血，血色鲜红或紫红，肛门镜检查齿线上有结节性突起（血管肿型）表面覆盖以黏膜，呈朱红色质软。中医古文献称为"血痔"或"脉痔"，如《三因极一病证方论》中说"脉痔者，无头脉中，逆小窍，注下清血"。

2.二期内痔　直肠静脉丛更加扩张，核体增大，排便时受粪块推动，痔核与肌层逐渐分离，因痔核增大，排便时痔核脱出肛外，便后因括约肌收缩可自行复位，故为此期的主要症状。由于黏膜悬韧带受直肠静脉丛的部分血液的影响，而逐渐松弛，反复脱出，痔核表面黏膜逐渐增厚，呈暗红色，便血较前减少，或间歇性便血，有时肛门下坠不适，这期内痔中医称为"肠痔"，如《千金方》中说"肠痔更衣挺出方乃缩"。

3.三期内痔　由于直肠静脉丛及肛门静脉丛之间血量增加，排便时肛门静脉也逐渐扩张，因痔黏膜悬韧带的继续伸展，内痔脱出后不能自行复位，有的肛门静脉丛亦扩张成外痔，这时内外痔相互通连是形成混合痔的原因。在内外痔之间可清楚地看到一沟状凹陷，即痔间沟。沟之远端为外痔，表面复以暗红色的肛管皮肤。沟之近端为内痔，为暗红色黏膜。内痔黏膜因反复脱出，摩擦刺激，久则结缔组织增生变厚，质软不易出血，此期中医称"翻花痔"，如《外科启玄》中说"痔一名翻花痔登厕则现形"。

（二）外痔

可分为以下四种。

1.静脉曲张外痔　由肛门静脉丛曲张而成，在痔间沟以下，肛门周围间隙内复以肛管及肛缘皮肤，神经很敏感，多由于黏膜悬韧松弛，直肠黏膜血液受腹压增加流入肛门静脉丛所致。其好发部位多与内痔相同，蹲位排便时或用力努责时肛缘有圆形突起，质软，便后逐渐复原，故中医称"气痔"。

2.血栓外痔　肛门静脉丛在大便时用力过猛，或持续剧烈活动，或疲劳所致，或酒后致使静脉凝成栓子，阻塞不通，或血管破裂，血液外渗至结缔组织内凝聚，在肛缘皮下形成血栓，单个或多发，中医称"血攻痔"。初起肿块质硬，疼痛剧烈，坐立不安，如栓塞之血管较深或多发者，则肛缘皮肤可见水肿，其原因与肛门剧痛致括约肌收缩、静脉血液及淋巴液回流受阻有关，血栓距皮肤较浅者，柔和并感染，皮肤易破溃，常伴有皮下脓肿。

3.炎性外痔　中医称"沿肛痔"，因肛缘皮肤很敏感，常因轻微损伤，感染后既可使肛门皱襞发炎水肿，形成卧蚕样，痒灼热痛，并有少量分泌物。

4.结缔组织外痔　中医称"重叠痔"或称"坠皮痔"，因肛门局部炎症，或皮下静脉、淋巴液回流障碍引起肛管皮下肿胀发炎、纤维组织增生，形成皮赘，无明显静脉曲张，以多次妊娠或肛裂（陈旧性）患者多见。

（三）混合痔

混合痔亦称内外痔，位于齿线上下，内痔和外痔连成一整体者，具有内痔和外痔两种体征，单发或多发，先长的大，后长的小或呈环状，以环状静脉曲张性混合痔症状为重（此时直肠和肛门静脉丛在痔间沟处虽有黏膜悬韧节相隔，但也有小静脉相连）。

（四）痔嵌顿

由于生活不规律，中气下陷，大便时痔脱出不能及时复位，或便时用力过猛，久蹲强努等原因，往往引起内痔或混合痔嵌顿;其痔核突然肿胀,疼痛灼热,有时有搏动及里急后重感,如不及时治疗则水肿合并感染,溃烂甚至坏死,常伴有发热恶寒全身症状,或静脉丛瘀血凝聚,或静脉破裂,血栓形成(血栓有孤立或多发),也有合并肛周脓肿者。

三、治疗方法

目前,常用的治疗方法可分为内治法和外治法两大类。

(一)内治法

内治法用汤剂、丸剂、散剂,以达到活血通络、清热解毒、利湿消肿、润肠通便、缓痛止血等目的。

(二)外治法

外治法是通过药物熏洗、敷药、注射、结扎、手术等方法,以达益气、活血、通络、缓痛、止血、消肿或使痔核硬化萎缩、脱落等,根据不同病情,采用以下几种具体的治疗方法。总之,各种治疗方法都有它的适应证。

1.一期内痔 大便时不脱出,唯一症状是便秘时滴血或带血,有时感到轻度下坠感,可以用药物润便止血,如能注意保持软便,纠正排便时的不良习惯,如久忍大便以致便秘、排便时强努久蹲,不大量饮酒、吸烟、进食辛辣等,这样可以治愈或病情不发展,有条件时注射硬化剂治疗效果更好。

2.二期内痔 痔核因增大,排便时脱出肛外,便后可自行回纳,便秘时或生活不规律时会发生便血,或喷射状便血,中医亦称"血前痔"。此期按一期内痔服药止血,应配合枯痔注射法,以达硬化萎缩(即纤维化粘连),也可以采用结扎手术,使痔核脱落愈合。

药物治疗对一、二期内痔止血有一定的疗效,值得提出的是,凡是便血者均伴有不同程度的便秘或燥结。排便时摩擦痔核黏膜血管而破裂出血,因此,在止血同时,必须调理患者的大便,如遇慢性腹泻频便者,应佐以健脾利湿,以使患者每日排便一次为佳,并强调勿久蹲强努,始可达到事半功倍的效果,只单纯予止血药往往效果不理想。

3.三期内痔 排便时痔核脱出,有流水样分泌物,便后需用手托回,有的痔核大,便后托不回去,要卧床休息,腹压减轻时才逐渐复位,所以患者常说"索性睡前排便,便后洗洗入睡,睡着后慢慢复位"。大型痔核如行走过久、久立、咳嗽、喷嚏均可脱出,并易嵌顿,合并感染,水肿疼痛,苦不堪言。此期如身体条件允许可以行结扎手术,远期疗效好。

4.混合痔 临床比较多见,外痔占 2/3 以上者,排便时易脱出,便后需托回,间歇性便血,嵌顿掀肿者,可行外剥内扎术,并以长效止痛剂封闭结扎基底部及创面,术后疼痛可大大缓解。

5.嵌顿痔 三期内痔或混合痔发生嵌顿前来就诊,如果嵌顿时间仅数小时,可以托回复位,并以纱布加压包扎丁字带固定。若不易托回者,是因肛门括约肌痉挛所致,可以在截石位 3、9 点位距肛缘 1cm 皮下及深部各注射 1% 普鲁卡因 3~5ml。肛门松弛后进行复位。若脱出时间较长,并伴有水肿,黏膜糜烂,痔核表浅坏死或合并血栓者,不能强力勉强托回,可内服连翘败毒丸加减,外用祛毒汤熏洗,外敷九华膏或氯己定霜,待肿消复位后再考虑根治。

(梁桃军)

第二节　内痔手术技巧

一、内痔插钉术

【概述】

早在宋代《太平圣惠方》(982 年)中就记有将砒霜溶于黄蜡中,捻为条子,纳入痔疮窍中。到明代《外科正宗》说是三品一条枪,19 世纪中叶在福建推广应用,并传播到东南亚各国华侨。所以是我国中医传统的手术方法。1950 年后又经福建肛肠专家改进而成。因原来的枯痔钉都含有白砒,容易中毒。经邓正明等研究改为无砒枯痔钉,由福建中药厂制成两头带尖的条状制剂(与两头带尖的牙签相同)。并提出其作用机制是异物炎症反应和创道引流作用。将钉尖插入痔内,并留存在痔静脉丛及其间质中间,引起异物炎症反应,内痔组织开始液化,2 天后全部溶化,并通过钉道引流。3 天后痔块肿大,伤口轻度坏死,组织产生无菌性炎症,血管内形成血栓,出血停止。4 天后组织溶解液化,由钉口排出。炎症反应逐渐消散,间质纤维组织收缩,使痔块皱缩或消失,部分内痔坏死脱落后,伤口逐渐愈合。

【适应证】

适用于Ⅱ期、Ⅲ期内痔或混合痔内痔部分。

【禁忌证】

1.任何外痔或肛管直肠有急性炎症时不能插入。

2.伴有严重的心、肝、肾、血液系统等疾病患者。

【术前准备】

1.查血常规、出血和凝血时间。

2.排净大小便或开塞露注肛排便。

【麻醉】

不需要麻醉或局麻。

【体位】

左侧卧位。

【手术技巧】

(一)徒手插钉术

1.术区常规消毒,铺洞巾。观察内痔的大小、位置、形态及数目。对单发且能脱出的内痔,可直接插入枯痔钉,对不脱出的内痔,先行扩肛再用手压住内痔根部,将其翻出肛外再插入钉。

2.术者左手固定内痔,右手捏住钉尾,在距齿状线上 0.2cm,钉尖对准痔体与表面呈 15°,用力快速插入痔黏膜后,再缓慢插入痔内,每钉之间距离为 0.2～0.3cm,每个内痔根据大小插入 3～5 枚,一次总量可插入 10～20 枚。

3.插入后,将痔面多余部分剪掉,仅留 1～2mm 即可。因痔黏膜收缩则将钉全部埋入痔内,再逐个送回肛内,包扎固定。

(二)器械射钉术

用特制的射入器,通过斜面喇叭镜将半条枯痔钉射入内痔。即将枯痔钉安放在枪筒内,对准痔体呈

15°角,扣动扳机射入痔内。

插射完后送回肛内,可塞入止痛、解痉栓剂,压迫内痔,使之回位。

【术中要点】

1.不论痔体大小,尽量一次插完。

2.插钉不宜过深、过浅、穿透或低于齿状线,否则易致健康组织坏死、疼痛和感染。

3.先在齿状线上 0.2cm 处,插入一排较大内痔,然后再往上方插入两排。

4.麻醉下括约肌松弛,内痔在扩肛后多能翻出。用手插入比较准确。如不能自动翻出,可用吸肛器吸出,即用杯口样后带玻璃管,套上胶皮管,接上空针管,用负压吸出内痔。射入器只适用于不能吸出的小内痔。

【术后处理】

插药后反应较轻,但在数小时内仍有疼痛,肛门灼热,坠胀感和尿意频数,有时全身乏力、头晕和吸收热。1～2 天后可自行恢复,勿需处理。

【述评】

插钉术简便易行,术后无严重并发症,无肛门狭窄后遗症,近期疗效较好,但远期疗效不太理想,可再行插钉或多次插钉也能治愈。

二、内痔注射术

1869 年英国都柏林医师 Morgan 首先应用硫酸铁溶液行内痔注射,至今已有 100 多年的历史,因此药腐蚀作用太强。1988 年 Swinford Edwards 首先应用 10％～20％苯酚甘油水溶液。1928 年 Blanchard 又用酚(苯酚)杏仁油注射内痔。

我国从 1950 年开始在枯痔法的基础上,将枯痔散、钉改成注射液,研制成许多中药注射液。常用的有:①消痔灵注射液(中国中医研究院广安门医院史兆歧研制);②芍倍注射液;③母痔基底硬化剂(山西稷山痔瘘医院任全保研制);④矾黄消痔液(南京市中医院研制);⑤复方诃子液(湖南中医学院附院贺执茂研制);⑥603 消痔液(江苏省中医院和研究院研制);⑦痔全息液(山西省杨里颖研制);⑧新 6 号枯痔液(重庆市中医研究所李雨农研制)。其中前六种属于硬化剂,后两种属于坏死剂,作用不完全相同。

(一)硬化萎缩注射术

1.消痔灵注射液　这是中国中医研究院广安门医院学者根据中医酸可收敛,涩可固脱的理论,于 1977 年 5 月研制成的,原名称 775,后经药厂生产改称消痔灵,经实验研究证实能使内痔硬化萎缩,是最常用的内痔注射术。

【适应证】

(1)适用于无并发症的各期内痔,特别是Ⅰ期、Ⅱ期内痔。

(2)年老体弱、严重高血压、有心、肝、肾等内痔患者均可适用。

【禁忌证】

(1)任何外痔及有并发症的内痔(如栓塞、感染或溃疡等)或嵌顿痔。

(2)合并肛缘炎症感染,肛周湿疹患者。

【术前准备】

(1)器械:喇叭式肛镜 1 套、5ml 注射器 1 支、5 号长针头 1 支、内有刻度 40ml 搪瓷杯 3 个。

(2)药物:1∶1 液(1％普鲁卡因与消痔灵等量)、2∶1 液(1％普鲁卡因 2 份＋消痔灵 1 份)和消痔灵原液。注射前作普鲁卡因过敏试验。笔者常用1∶1液(1份0.5％利多卡因＋1份消痔灵),因利多卡因不需要试敏。

(3)查血常规、出血和凝血时间。排净大小便,不必禁食。

(4)另备血管钳、凡士林纱条和纱布块等。

【麻醉】

不需要麻醉或局麻。

【体位】

左侧卧位或截石位。

【手术技巧】

(1)一步注射法:适于孤立性内痔。

1)用喇叭镜插入肛内检查内痔部位、大小、数目。如纤维化型则不宜注射。

2)用带5号头的注射器抽取2∶1药液直接注入痔内,使痔体黏膜表面颜色变浅或呈水疱状为度,根据痔体大小注入1～3ml。

3)用同样方法注射其他内痔,一般每次可同时注射3～5个痔核。

(2)四步注射法适于Ⅰ～Ⅲ期内痔。

1)用喇叭镜插入肛内检查内痔部位、大小、数目,再以示指触摸原发痔区有无动脉搏动。

2)将消痔灵原液配1∶1溶液(1份消痔灵加1份0.5％ xylocaine),按四步注射法依次注射。

第一步:直肠上动脉右前、右后和左侧分支注射。于母痔上极0.2cm进针,相当于直肠上动脉右前分支进入痔核搏动点处,进针至黏膜下层深部,边退针,边注药。3个母痔上极分别注射4ml,共12ml。

第二步:母痔的黏膜下层注射。先在母痔中心进针,入黏膜、黏膜固有层、黏膜肌层、黏膜下层深部,针尖接触肌层有抵抗感,不要刺入肌层,稍退针尖开始注药,药量稍大于痔体以痔核呈弥漫性肿胀为宜,每个内痔分别注射4～6ml,即完成第二步。

第三步:黏膜固有层注射。当第二步注射完毕,再缓慢退针往往有一落空感即到黏膜固有层,注药,药量为第二步的1/3,以痔黏膜呈水疱状,血管网清晰为度,即完成第三步,退针出来,每个母痔2～3ml。

第四步:右前、右后和左侧的窦状静脉下极注射。在母痔下极齿状线上0.1cm处进针,至黏膜下层深部的窦状静脉区,每痔注4ml,三个共注药12ml。

3)注射完毕,用指腹反复揉压注药部位,使药液均匀散开。总药量50～70ml,送回肛内,外敷纱布固定。

【术中要点】

(1)注射药量视痔核大小不同,注射药量也不同。

(2)黏膜固有层注射药量不宜过大,以免发生黏膜坏死。

(3)进针深浅度要适宜,过深则伤及括约肌,引起肌肉坏死,过浅注在黏膜表层,易引起浅表坏死出血。

(4)注药前应抽取无回血。

(5)窦状静脉区注药勿多,以免药液渗入齿状线以下引起疼痛。

(6)边注药边退针头,待退出黏膜表面前稍停顿片刻,可避免针眼出血。

(7)切勿将药液注入肛管皮肤下及外痔部位,否则发生水肿和疼痛。

【术后处理】

(1)患者当日休息,不排大便。

(2)少渣饮食2天。

（3）便后坐浴熏洗,痔疮栓纳肛。

（4）口服抗生素 3 天,预防感染。

（5）术后肛门坠胀和微痛,个别病例有微热、排尿不畅,对症处理即可。

2.芍倍注射液　原名为安氏化痔液,是安阿玥根据中医"酸可收敛"的理论于 1990 年研制的软化萎缩剂。2003 年 6 月获得新药证书,批准名曰芍倍注射液。

【适应证】

内痔静脉曲张性混合痔。

【麻醉】

不需要麻醉或局麻。

【体位】

左侧卧位或截石位。

【手术技巧】

局麻下插入肛门镜检查内痔分布和大小,将芍倍注射液与 0.5％利多卡因,按 2：1 稀释后,按先小后大,先上后下顺序见痔进针,推注给药,饱满为度,痔面颜色变浅。同一部位可重复注射,一处用量 1～5ml 总量视痔大小而定在 10～40ml,注后不需要包扎和换药,正常进食和排便,对混合痔只注射内痔部分。

【术中要点】

同消痔灵注射液。

【术后处理】

同消痔灵注射液。

【述评】

内痔注射法的并发症,如肛门肿痛,排尿不畅、便血、低热等,主要与药物性能、剂量、浓度、操作技巧和部位有关。如对男性前侧注射时引起排尿不畅,注射过深刺入前列腺可能有血尿。特别是继发感染,大出血,肛门狭窄和失禁。多数与药液性能和操作不当有关。如注射坏死剂内痔脱落时,就有潜在出血的危险。如注射硬化剂浓度高、总量大、注射到括约肌内使括约肌硬化,失去弹性导致肛门既狭窄又失禁,后果严重无法纠治。任何注射液浓度剂量大时,都会产生组织坏死;浓度剂量小都会产生使组织硬化萎缩作用。因此,注者必须熟悉药物性能、浓度剂量与组织所起的反应关系(详见所用中药组成)。选择用药,尽量减少并发症。

3.5％苯酚植物油注射液　这是西医传统注射法。我国喻德洪于 1968 年开始用 5％碳酸植物油注射液注射痔核,疗效满意。

【适应证】

（1）内痔最适宜,内痔可消除或减轻脱垂。

（2）内痔切除术后复发者,年老体弱,合并其他疾病不太严重者。

【禁忌证】

内痔感染、溃烂并发血栓者。

【术前准备】

排净大小便。

【麻醉】

不需要麻醉或局麻。

【手术技巧】

（1）低位注射:在齿状线上 0.5cm 处进针,过低至齿状线则疼痛。

（2）高位注射：在内痔上方进针。

（3）高低位都要注射在黏膜下层 0.5cm 左右,进针后针尖能左右摆动即达黏膜下层,如刺入肌层针尖不易移动,应退出少许,抽吸无血,即可注药。每个内痔注药 2～4ml,痔黏膜松弛者可注 6ml。注后黏膜内微血管清晰可见,如黏膜苍白即刺入过浅,再刺入少许注药,刺入过深至肌层会产生疼痛,坏死和出血。每次可注射 3 个内痔,量要足,总量 10～15ml。

【术后处理】

注药后一天内不宜排便,以免内痔脱出嵌顿。

4.其他硬化剂注射液　药液多种,各自制剂自家应用,注射技术基本相同,故不一一赘述。只作疗效分析,参考应用。

（1）山西任全保 1971 年创用母痔基底硬化疗法。2 年间治疗 6543 例,仅 1 例发生术后大出血。

（2）南京中医院用矾黄消痔液注射治疗 200 例内痔,除坠胀疼痛、排便带血少量、排尿不畅、全身偶有微热外无严重并发症。经动物实验,切取标本做病理检查认为有硬化萎缩作用。

（3）湖南贺执茂创用复方诃子液,疗效满意。

（4）江苏朱秉宜创用 603 消痔液,经实验研究结果有扩张血管,增加血流量,抗凝血及松弛肛管平滑肌作用,从而达到血流通畅,改善局部血液循环,消除痔疮的效果。多单位协作治疗内痔等 332 例,近期治愈率 92.2%。无严重并发症。

（二）坏死脱落注射术

1.痔全息注射液　山西杨里颖研制的药液。经实验研究有使痔快速坏死、止血、杀菌、局部止痛作用。

【适应证】

内痔、外痔、混合痔。

【禁忌证】

伴有血液病、糖尿病、心脑血管病者。

【术前准备】

（1）查血常规、出血及凝血时间。

（2）少渣食物,排净大小便,或用开塞露 40ml 加压灌肠。

【麻醉】

局部麻醉。

【手术技巧】

（1）扩肛后令患者努臀使内痔脱出肛外,取出 5 号小针头和 5ml 针管,吸适量痔全息液。

（2）从痔突出点进针,针头斜面朝上,刺入黏膜下层,轻轻挑起黏膜,缓缓注药,药浸部分即刻变为紫黑色且硬。待药浸面距痔基底部正常黏膜 3mm 时,停注拔针,干棉球按压针眼片刻,无出血即送回肛内。

（3）一次不超过 4 个,每个内痔注药 0.5～1.0ml,总量不超过 4ml。

（4）外痔进针至皮下,轻挑缓注,使痔胀满,如为血栓外痔,以痔体全变黑为足量。

（5）混合痔从外痔进针至皮下,穿过齿状线至内痔黏膜下层开始注药,使内痔变黑,退针至齿状线下继续注药,使外痔变黑。

（6）多发混合痔先注母痔,外痔发炎时先注外痔。注药后快速结痂、外用软膏纱布包扎。

【术后处理】

术后 2 天内可有局部水肿和微痛,偶有排尿不畅,对症处理。7～12 天脱痂时偶有便后带血。

2.新 6 号枯痔液　是重庆李雨农研制的坏死剂。经动物实验证实,受药局部血管内很快形成血栓,使远端组织缺血发生凝固性坏死,继而脱落创面修复而愈,是渐进性坏死剂。

【适应证】

内痔和混合痔,嵌顿性内痔未溃烂者,继发性贫血、高血压、心脏病亦可用。

【禁忌证】

并发糖尿病者。

【手术技巧】

(1)腰俞麻醉下使痔翻出肛外,钳夹向外牵拉。

(2)在齿状线上 0.5cm 刺入痔黏膜下层缓缓注药,扩散全痔而肿大,表面有小白点为度,边注边退,退至针眼时再注药少量,以免渗血。送回肛内。

【术后处理】

术后微痛,一天内不排便,偶有排尿不畅。

三、内痔结扎术

【概述】

最早在宋《太平圣惠方》中记载:"用蜘蛛丝缠系痔鼠乳头"故称系痔术。至明代已普遍应用,但因蜘蛛丝取材不便,后改用药线。又因制作药线烦琐,现已改用丝线。

【适应证】

各期内痔。

【禁忌证】

外痔。

【术前准备】

1.查血常规,出血及凝血时间。

2.排净大小便,必要时灌肠排便。

【麻醉】

长效局麻或简化骶管麻醉。

【体位】

左侧卧位或截石位。

【手术技巧】

1.单纯结扎术

(1)肛周皮肤消毒,麻醉后扩肛,分叶镜下,暴露内痔查清内痔部位、大小、数目。

(2)以血管钳夹住内痔牵出肛外,再以全牙血管钳夹住内痔基底部,在钳下齿状线处剪开 0.5cm 减压切口,以防术后水肿或水肿。再以 7 号丝线在钳下绕减压切口单纯结扎,打一紧张结。若不紧可行双重结扎。

(3)被结扎痔块较大,可用多把血管钳排列钳夹压缩成片状后剪除,以免过大术后堵塞肛门产生坠胀感。笔者称为结扎压缩术。

(4)处理 3 个以上痔块时,可在肛后部延长减压切口内挑出部分内括约肌和外括约肌皮下部并予以切断,如此形成一个 V 形顺直坡状创口,以利术后引流。松解括约肌可避免术后肛门疼痛和狭窄。如有出血即结扎止血或嵌入止血纱布。

(5)重新消毒肛门和直肠,并在每个痔结扎线下和创口下注射亚甲蓝长效止痛剂,再以止血纱布嵌入切开 V 形创腔,以凡士林纱条填入直肠内,外用塔形纱布压迫,丁字带固定。

2.8 字贯穿结扎术

(1)肛周皮肤消毒,麻醉后扩肛,暴露内痔部位、大小、数目。

(2)以止血钳夹住内痔基底部牵出肛外,用圆针 7 号丝线在止血钳下方贯穿基底中部缝合 1 针,接着绕钳尖于钳下再贯穿缝合 1 针。注意,不宜在同一针眼出针,更不能穿入肌层。收紧缝线,松开止血钳,8 字结扎,以免结扎线滑脱而出血,剪去多余丝线。

(3)同法贯穿结扎其余痔核,各结扎点间至少保留 1cm 以上的正常黏膜。

(4)同内痔结扎术第四步~第五步。

3.结扎压缩术 这是笔者在学习内痔结扎法和明矾压缩法后发现内痔太多太长,患者坠胀疼痛明显,发现明矾压缩法不结扎内痔脱落后出血,因此改为内痔结扎后不注射明矾,直接压缩使痔呈扁片状,既不出血,也不坠痛。

在内痔结扎后以血管钳排列压挤被结扎的痔块 2 分钟使之变成扁平状,送回肛内。

本术式中医研究院广安门医院称为压扎疗法(压缩结扎术),操作相同,只是先压缩后结扎和先结扎后压缩而名称不同,故在 1966 年 4 月全国中西医结合治疗痔瘘科研成果卫生部级鉴定会上以协作单位名义通过技术鉴定。共治疗 49 例,近期全部治愈。随访 5 年间有结果 30 例 25 例治愈,5 例有时便血等不同症状。未见肛门狭窄和失禁等后遗症。

【术中要点】

(1)所有内痔可一次全部结扎,钳夹痔核时一定要钳夹在基底部,不能遗留痔组织。

(2)结扎务必牢固,否则有脱线或坏死不全之虞。

(3)因注射麻药较多,在齿状线上出现苍白色水疱样突出者,并非内痔,不需结扎。

(4)贯穿结扎时,缝针不宜过深,以免脱核后引起出血。

(5)同时结扎三个以上内痔时,一定要松解肛门括约肌,防止术后疼痛和狭窄。同时结扎残端压缩后剪除,以减轻患者术后堵塞感。

【术后处理】

(1)吃半流食 2~3 天,术后口服抗生素防止感染。

(2)保持大便通畅,适当口服润肠通便药,必要时开塞露注肛排便。

(3)每便后熏洗坐浴,换药或塞入痔疮栓。

(4)术后排便困难便条变细,肛门变窄定期扩肛,每周 1~2 次至正常为止。

四、内痔套扎术

【概述】

1954 年 Blaisdell 制成世界上最早的小巧结扎器,用丝线或肠线套扎内痔。但因过早松脱,偶有出血,他又改用胶圈套扎。1963 年 Barron 将上述套扎器应用 Graylee 脐带结扎器的原理,改进用扩圆锥将胶圈套在结扎器上,首先用来套扎内痔。我国 1964 年黄乃健,1974 年陆琦,1977 年喻德洪等先后制成牵拉式和吸引式套扎器套扎内痔。李润庭创用血管钳胶圈套扎内痔,更加简易,不需套扎器。

【适应证】

单发或多发Ⅱ~Ⅲ期内痔。

【禁忌证】

混合痔、外痔和环痔。

【术前准备】

同内痔注射术。

【麻醉】

长效局麻。

【手术技巧】

1.钳夹套扎术

(1)先将胶圈套在一把血管钳上转轴部,再用另一把血管钳夹住胶圈的侧壁上。

(2)在两叶肛镜扩张直视下,牵出内痔,张开带有胶圈的血管钳,夹住内痔基底部,并在钳下近齿状线处剪一0.3cm小切口,便于胶圈嵌入不致滑脱,并有减压作用。

(3)再经夹持胶圈侧壁的血管钳,拉长胶圈,绕过夹持内痔血管钳尖端,套在痔基底部嵌入小切口内,随即松开卸下夹持内痔基底部的血管钳,胶圈弹性收缩而起勒割作用。

2.器械套扎术　套扎器有牵拉式和吸引式两种,操作方法略有不同。

(1)牵拉式套扎术

1)先将胶圈套在扩圈圆锥尖上,逐渐撑开推到套扎器筒管上,卸掉扩圈圆锥。

2)全痔脱出:筒口对准内痔,再用钳牵引入筒中,扣动扳机,将胶圈推出套在内痔基底部,取下套扎器,如内痔不脱出,也可在肛镜下操作。

(2)吸引式套扎术:筒口对准内痔,不用钳牵拉。用负压吸引内痔至密闭的筒内,扣动扳机,将胶圈吸引内痔至密闭的筒内,扣动扳机,将胶圈推出套在内痔基底部,取下套扎器,肛内填以油纱条或塞入痔疮栓。

【术中要点】

(1)先套扎子痔,后套扎母痔,以免遗漏小痔。

(2)痔体较大应用牵引式套扎,因吸引式套扎器筒中较小,不能全部吸入,故套扎不彻底。

(3)可在套扎内痔中注射硬化剂,可防止脱落出血。

(4)套扎时不能将齿状线以下组织套入胶圈内,以免引起剧痛。

(5)一般每个痔核套两个胶圈,以增强胶圈的紧勒作用。

【术后处理】

不需要每便后换药,熏洗坐浴后塞入痔疮栓即可。术后应口服甲硝唑预防感染。

【术后并发症】

术后偶有肛门坠胀及微痛,少量便血及排尿困难,不需要特殊处理,皆可自行恢复。个别病例有继发性出血。据山东中医学院附属医院系统观察1970~1973年694例,最短5天脱落,最长19天。4例继发大出血。国外报道:术后不适行动不便者2%可持续两天,7~16天继发出血1%,可能因感染溃疡所致短时疼痛4%,可能套扎过低接近齿状线所致。并发血栓外痔2%~3%,1978年Murphy、1985年Rusell相继报道因破伤风或梭状芽孢杆菌感染致死的病例,感染原因尚不清楚。

【述评】

套扎术主要靠胶圈的弹性收缩力勒割内痔,阻断其血运而产生缺血性坏死,内痔脱落创面修复而治愈。故选择胶圈时乳胶圈最好,即使痔体较小因勒割较紧亦未见自行滑脱。国外多用分次套扎,每次只套扎一个内痔,有的套扎三次,疗程较长,国内多行一次套扎全部内痔。有人套扎后向内痔注射坏死剂促进早期脱落,但脱落时易出血。这是因为健康组织与坏死组织分界线尚未完全形成,过早脱落而致。

五、内痔扩肛术

【概述】

1885 年 Verneuil 首先提出扩肛术能治内痔,他认为强力扩张肛门会使无纤维结缔组织的"肌肉纽扣孔"扩张,有利于直肠上部血管的回流。1960 年英国 Lord 认为内痔的发生,是肛门括约肌不能正常完全松弛而致肛门狭窄,粪便只好在过高的压力下挤出,使痔静脉丛淤血而形成的。痔块在排便时又阻塞肛管,形成"充血—梗阻—充血"的恶性循环。他用扩肛术扩张狭窄环(与内括约肌松解术相似),可打破这个恶性循环,使肛管恢复到正常而内痔自愈。

【适应证】

内痔、嵌顿或绞窄性内痔剧痛者。

【禁忌证】

反复脱出肛门内痔,甚或失禁者,合并慢性结肠炎,年老体弱,注射过硬化剂者。

【术前准备】

排净大小便,无需特殊准备。

【麻醉】

国外多用全麻,国内则用局麻。

【体位】

截石位。

【手术技巧】

1.手指扩肛术　术者以示指涂满润滑剂,先伸入左手示指进入肛内按摩,患者适应后再伸入右手示指,呈背向交叉后向左右两侧均匀用力扩张(因肛门前后纤维组织较多,血液供应差,容易撕裂,形成溃疡)。患者适应后再插入两中指继续扩张,要求扩至四指为度,持续 5 分钟。每周扩肛 1 次,连续扩肛 2 周到 3 周。

2.肛镜扩肛术　用两叶肛镜插入肛内向左右两侧扩张,持续 5 分钟,每周 1 次,共 3 周。

3.器械扩肛术　用扩肛器(直径 3cm)插入肛内扩肛,每日 1 次,每次五分钟,逐渐增加 4～5cm 共 2 周。

【术中要点】

1.严禁暴力扩肛,要轻柔缓慢进行,防止损伤。

2.要防止撕裂肛管致出血,如有出血应立即停止扩肛。

【术后处理】

每便后熏洗坐浴,换药或塞入痔疮栓。

【术后并发症】

如无并发症则无需特殊处理。1972 年 Macintyre 报道扩肛后一过性失禁者 21.8%,失禁者 3%。国内喻德洪报道 156 例,未见并发症。Chant 扩肛术与切除术对比,排气失禁 22%,排便失禁 36%。

【述评】

国外用全麻扩肛,有些小题大做。Lord 报道要扩张到 8 指,半年内连续扩肛。但可产生血肿,排便排气暂时或较长时间不能自控,故不宜应用。所以国外有人不采用扩肛术,但国人尚未发现失禁、血肿、肛门和撕裂。故宜用局麻、4 指扩肛为好,操作简便可以采用。

六、内痔切除术（闭式手术）

【适应证】

Ⅱ～Ⅲ期内痔。

【禁忌证】

Ⅰ期内痔。

【术前准备】

1.查血常规,出、凝血时间。

2.排净大小便,必要时灌肠排便。

3.术晨禁食。

【麻醉】

局部麻醉或简化骶管麻醉。

【体位】

截石位。

【手术技巧】

1.消毒后,肛镜下暴露内痔,查看数目,大小和范围。

2.用止血钳在齿状线上 0.2cm 钳夹痔根部,钳下贯穿缝合 2～3 针,保留缝线。

3.在钳上切除内痔,松开痔钳,结扎缝线。依据同法切除内痔 3～5 个,检查创面,止血。

4.检查无出血,无肛门狭窄,肛内填以凡士林纱布引流,外敷纱布,包扎固定。

【术中要点】

1.先结扎缝合,再切除内痔,可避免切除后黏膜缝合不全,导致术后出血和感染。

2.缝合黏膜时可包括一部分内括约肌,起固定肛垫作用。

3.要保证切除后 2 个内痔间黏膜无张力。

【术后处理】

术后 1～2 天进流食,以后改为普食。

1.术后控制排便 1～2 天,第二天起服麻仁滋脾丸,通便秘等通便药物,避免用力排便引起疼痛、出血。

2.第二天起熏洗,坐浴,每日 2 次,换药或塞入痔疮栓。

3.酌情应用抗生素,止痛剂。

【并发症及其处理】

1.出血　早期出血多因缝合不全,止血不彻底,结扎线脱落所致。晚期术后 7～10 天多因结扎处感染所致但因括约肌收缩,出血可逆流而上,并无便血,只觉肛门下坠,小腹隐痛,心慌等症状。先用油纱布,气囊压迫,必要时手术止血。

2.尿潴留　因术后疼痛,内括约肌痉挛可引起反射性尿道括约肌痉挛而致。或因麻醉作用,膀胱无力和前列腺肥大而致。先用冷热敷交替,术后 8 小时膀胱充盈仍不排尿,可肌注新的明 1mg,待 45 分钟排尿,不须留置导尿。

【述评】

这是西医传统手术,切除范围在齿状线以上损伤小,但因血管丰富易遗漏出血点引起术后出血。国内现已很少应用,报道不多。

七、痔上黏膜结扎悬吊术

【概述】

吻合器痔上黏膜环切术(PPH)治疗脱出性Ⅲ～Ⅳ期内痔、混合痔、环形痔,操作简便,手术时间短,痛苦小,出血少,近期疗效较好。但手术使用一次性吻合器,价值昂贵,普通群众难以承受,不易推广。为此,笔者根据 PPH 手术的原理,借鉴直肠黏膜排列结扎治疗直肠脱垂的经验,参考内痔手术结扎直肠上动脉和消痔灵四步注射术第一步注射直肠上动脉分支的方法,设计成痔上黏膜结扎悬吊术。其手术机制为:结扎痔上黏膜,可使松弛的黏膜缩紧,将内痔向上悬吊回位,同时结扎直肠上动脉的各分支,阻断内痔曲张静脉的血液供给,使内痔逐渐萎缩。结扎线上下注射芍倍注射液可使黏膜与肌层黏膜固定,防止直肠黏膜再松弛下移。

【适应证】

Ⅲ～Ⅳ期内痔、环形内痔。

【禁忌证】

混合痔血栓形成、嵌顿痔。

【术前准备】

排净大小便或灌肠排便。

【麻醉】

首选简化骶管麻醉,使括约肌充分松弛,内痔上黏膜尽量脱出,便于手术操作,长效局麻也可。

【体位】

左侧卧位或截石位。

【手术技巧】

1.直肠腔内及黏膜严密消毒。麻醉后扩肛,使内痔及痔上黏膜尽量脱出。

2.用二叶肛镜撑开肛门,在母痔上黏膜以止血钳夹起,另一把在钳下再钳夹。用 7 号丝线在钳下行单纯双重结扎或贯穿缝扎,切除钳夹起的黏膜。

3.结扎后能通过两横指为度。

4.在结扎线上下注射 1∶1 消痔灵至发白为度,将内痔送回肛内。

5.外痔部分行单纯切除。肛内填以痔疮栓术毕。

【术中要点】

1.不需要卧床,可自由活动,避免重体力劳动。

2.照常进食,多吃红薯和水果,防止大便干燥。

3.照常排便,但不要努臀。

4.每便后熏洗坐浴,填以痔疮栓。

5.排便困难,必要时开塞露 2 支注入肛内。

6.直肠轻度狭窄可定期扩肛,直到排便通畅为止。

7.术后 1 周结扎黏膜脱落。

8.黏膜脱落后观察痔块有无萎缩。

【述评】

此手术操作均在齿状线以上无痛区进行,故微创无痛,术后并发症少,值得临床推广,但远期效果,尚待确定。

八、嵌顿性内痔手术

嵌顿性内痔手术是内痔的急症手术。

【适应证】

嵌顿或绞窄性内痔,用手法不能复位;剧痛难忍,水肿严重,血栓形成者。

【禁忌证】

合并血液病。

【术前准备】

可排净大小便,不能排出也可。

【麻醉】

长效局麻或腰俞麻醉。

【体位】

截石位。

【手术技巧】

1.在水肿或疑有血栓部位可触到硬结,作一放射状切口减压后,摘除全部血栓,水肿逐渐皱缩而至消失,内痔有时随之回缩复位。

2.根据复位后内痔部位、大小和数目施行内痔结扎术或8字贯穿结扎术。

【术后处理】

同内痔结扎术。

【述评】

1. Ⅰ期内痔无明显症状者,不用手术,只有便血,不适等症状,经药物治疗无效时,方可选用内痔扩肛术、套扎术、注射术、红外线凝结术和冷冻术。注射药物很多可随意选用,如无制剂可选购消痔灵行一步注射法即可,止血效果较好。

2.对内痔可选用徒手插钉术、注射术、结扎术和套扎术。其中以内痔结扎术效果可靠,复发较少,简便易行。

3.对嵌顿性内痔手术则有分歧。过去认为嵌顿性内痔较大并常多发,严重水肿易感染。(实际上是嵌顿后,淋巴还流障碍而引起水肿,并非炎症)。手术难度大,容易损伤肛缘皮肤,术后容易化脓,故不主张急症手术,先用保守疗法,扩肛复位,外用消肿药物,全身应用广谱抗生素控制感染,待消肿复位后,再择期手术。但因复位困难又容易形成血栓,使症状加重甚至坏死。笔者曾用高野简易复位法,即用长钳夹持干纱布,从肛门向直肠内插入,利用纱布与痔块的摩擦力把脱出痔块带回肛内而复位,并将长钳和纱布留在肛内,待完全复位,再缓慢抽出长钳,纱布留置,T字形带固定。这仅是权宜之计,再排便又脱出嵌顿。故有人主张急症状手术,而且是可行的。国内外已普遍采用。1979年Bamos报道365例,认为术后并发症与其他痔手术对比,效果相同,术后创面愈合日数并无延长,术后疼痛,出血等并发症比对照组反而减少。他认为担心术后感染化脓,在理论上是可能的,而在实际上可能性极小,是一种"假设"的并发症。国内任全保报道107例,全部治愈术后仅有轻充坠胀,疼痛并无感染,出血和尿潴留等并发症状。随诊两年均无复发。笔者行急症手术75例,全部治愈。术后与其他痔手术无异,未见感染、出血等并发症。为了验证急症手术的可行性,1962年Elanrene对嵌顿内痔切除标本,作组织学观察,痔表面黏膜完整时,虽有血栓但炎症较轻。痔表面黏膜破溃糜烂时虽有炎症,但深部组织黏膜及外括约肌皮下部均无显著的炎症改变。因而被临床医师所认同,逐步普及开来。特别是近年来,高效广谱抗生素不断问世,无菌技术进一步发展和提高,极大地提高了嵌顿内痔急症手术的安全性,故不宜再保守治疗,急行手术解除患者难以忍受的痛苦。

（梁桃军）

第三节　外痔手术技巧

一、血栓外痔摘除术

血栓性外痔有手指挤压摘除术和分离摘除术两种方法。

【适应证】

血栓性外痔须保守治疗一周,尚未吸收,而且症状加剧者,或血栓太大不易吸收者。

【禁忌证】

血栓小症状不重可自行吸收者。

【术前准备】

1.查血常规,出血和凝血时间。肛门周围剃毛。

2.排净大小便即可,不需要灌肠。

【麻醉】

局麻。

【体位】

患侧卧位或截石位。

【手术技巧】

1.手指挤压摘除术　适用于血栓单纯孤立与周围无粘连者,局麻成功后,在血栓痔体正中作一梭形小切口,用剪刀切开血栓顶部皮肤,即可见暗紫色的血栓,用手指由切口两侧挤压血栓使其排出。切口用凡士林纱条覆盖,无菌纱布压迫,包扎。

2.分离摘除术　适用于血栓较大且与周围粘连者或多个血栓者。常规消毒后,局麻成功后,在痔体正中部作梭形切口,剪开血栓表面皮肤,用组织钳提起创缘皮肤,用尖剪刀或小弯钳沿皮下和血栓外包膜四周分离血栓,完整游离出血栓,摘除血栓后,修剪创缘皮肤成梭形创口,以免术后遗留皮垂。油纱条嵌入创口,外敷纱布包扎。也可缝合1～2针,一期愈合。

【术中要点】

1.注意不要将血栓外包膜剥破。

2.分离血栓时勿夹持栓体,以免包膜破裂,剥出不全。

3.若血栓大,皮赘多,可切除部分皮肤,以免术后遗留皮赘。

4.术中必须仔细操作,特别对小血栓更不能遗漏,以防止复发。

【术后处理】

1.口服抗生素预防感染。

2.每便后熏洗坐浴,换药。

3.如果缝合后无感染能Ⅰ期愈合,7天拆线。

二、外痔切除术

【适应证】

结缔组织性外痔,炎性外痔,无合并内痔的静脉曲张性外痔。

【禁忌证】

合并感染的血栓性外痔。

【术前准备】

同血栓外痔摘除术。

【麻醉】

长效局麻。

【体位】

患侧卧位或截石位。

【手术技巧】

1.如为结缔组织性外痔、单发炎性外痔,钳夹提起外痔皮肤做一V形切口,用剪刀沿外痔基底部连同增生的结缔组织于钳下一并剪除。撤钳观察有无出血,创面开放。对小外痔可直接剪除。

2.如为静脉曲张性外痔,则用血管钳夹住外痔外侧皮肤做一V形切口,提起痔块沿两侧切口向上剥离曲张静脉丛,至肛管时则缩小切口,尽量保留肛管移行皮肤。剥离至齿状线附近,钳夹后于钳下以丝线结扎,防止出血。修整皮缘,整个创口呈V形,以利引流。油纱条嵌入创腔,敷纱布包扎固定。

【术中要点】

1.多发性外痔,在切口之间要保留足够皮桥,宽约3mm,使切口不在同一平面上,以免形成环状瘢痕而致肛门狭窄。

2.用剪刀分离痔组织时,不要分离过深,以免损伤括约肌。

【术后处理】

1.每便后熏洗坐浴换药而愈合。

2.预防便秘。

三、外痔切除缝合术

【适应证】

静脉曲张性外痔,结缔组织性外痔。

【禁忌证】

合并感染的血栓性外痔、炎性外痔。

【术前准备】

1.查血尿常规,出血和凝血时间,肛周剃毛。

2.术晨温盐水灌肠、清洁肠道、排净大小便。

3.术晨禁食。

【麻醉】

长效局麻或腰俞麻醉。

【体位】

患侧卧位或截石位。

【手术技巧】

1.对静脉曲张性外痔,指法扩肛,使肛门松弛,仔细检查外痔的大小,范围和数量,设计切口部位,沿静脉曲张的外缘作弧形切口至皮下,用尖剪刀沿切口向肛管方向潜行剥离曲张的痔静脉丛,并全部剔除,电凝、钳夹或结扎止血。修剪切口皮肤,用 4 号丝线间断缝合切口,同样方法处理另一侧静脉曲张性外痔。局部用乙醇消毒,无菌敷料加压包扎。

2.对结缔组织外痔,钳夹痔组织轻轻提起用剪刀沿皮赘基底平行剪除之。修剪两侧创缘使呈梭形,用丝线全层间断缝合。乙醇消毒,加压包扎。

【术中要点】

1.术中操作要仔细,要剥净痔静脉丛,防止术后复发。

2.止血要彻底,防止血肿形成。

3.注意缝合切口时应将皮肤和皮下组织一起缝合,不留无效腔。

4.尽量保护正常皮肤,勿切除过多。

5.皮赘宜于基底平行剪除,勿剪除过深。

【术后处理】

1.流质一天,少渣饮食一天,以后改普食。

2.控制大便两天,必要时服复方樟脑酊每次 10ml。1 日 3 次,连服 2 天。以后要保持大便通畅,便后熏洗坐浴。

3.常规换药,保持创面干燥,5～7 天拆线。

4.口服抗生素 3 天。

【述评】

外痔手术比较简便,小的外痔切除后创面无炎症改变可缝合,争取一期愈合。如系多发性或环绕肛门 1 周者,切除后保留皮桥外,不宜缝合,以防感染。

（梁桃军）

第四节　混合痔手术技巧

混合痔是内痔和外痔互相融合为一体而形成的。有的以内痔为主,有的以外痔为主,也有的内外痔均等。有单发的,有多发的,也有绕肛门一周呈环形混合痔。内痔和外痔在不同部位孤立存在的称为内外痔,不是混合痔,可参照内痔和外痔手术方法进行。

一、外剥内扎术

【概述】

目前临床上最常用的术式,是在 Milligan-Morgan 外切内扎术和中医内痔结扎术基础上发展演变而成,简称外剥内扎术。既是混合痔的经典术式,又是典型的中西医结合手术。

【适应证】

单发或多发性混合痔。

【禁忌证】

内外痔。

【术前准备】

1.查血尿常规,出血和凝血时间,肛周剃毛。

2.排净大小便。

3.术晨禁食。

【麻醉】

腰俞麻醉。

【体位】

截石位。

【手术技巧】

1.常规消毒,铺巾,指法或分叶肛镜扩肛后,将混合痔的内痔部分翻出肛外。

2.外痔边缘处做 V 形皮肤切口,在皮下静脉丛与括约肌之间剥离曲张的静脉团和增生的结缔组织至齿状线下 0.3cm;如外痔部分为结缔组织性,不需要剥离,直接切开至齿状线处,称为外切内扎术。

3.用弯止血钳夹住内痔基底部,在钳下 7 号丝线双重结扎或 8 字贯穿结扎。

4.将外痔连同已被结扎的内痔残端切除。依同法处理其他 2～3 个痔块。

5.如为多发混合痔,将两外痔切口间皮桥下方用止血钳钝性分离,使之相通,并摘除曲张的痔静脉丛,防止术后水肿。

6.处理 3 个以上痔块时,可在肛后部的外痔切口内挑出部分括约肌和外括约肌皮下部并予以切断图,如有出血即结扎止血或嵌入止血纱布。

7.在内痔结扎线下及切口边缘注射亚甲蓝长效止痛剂。切口开放,外敷塔形纱布压迫,丁字带固定。

【术中要点】

1.在每个外剥内扎的切口中间要保留健康黏膜和皮肤桥 0.5～1.0cm,以防肛门狭窄。

2.结扎后痔核残端不要在同一个平面上。

3.勿结扎过多黏膜,勿切除健康皮肤。

4.外痔剪切剥离时,勿超过齿状线以上,最好在齿状线下 0.3cm 处,否则残端容易出血。同时也勿结扎过多肛管皮肤,否则术后引起剧烈疼痛。

【术后处理】

1.进半流食 2～3 天。

2.口服广谱抗生素或甲硝唑预防感染。

3.每便后熏洗坐浴,换药至愈合。

4.保持大便通畅,口服润肠通便药物,如麻仁丸等。

【述评】

本术式是目前治疗混合痔最经典的术式,现已在国内外普遍应用。关于切断括约肌的问题,一直是临床学家争论的课题。反对者考虑术后可能发生肛门失禁和不全失禁的后遗症,所以不切断括约肌,但易肛门狭窄。同意切断者认为可减轻术后疼痛,防止肛门狭窄,不易复发。临床研究表明,凡有 3 个以上内痔或混合痔手术时,均应切断括约肌,主要指切断部分内括约肌和外括约肌皮下部,其作用是防止术后切口疼痛、肛缘水肿和肛门狭窄三大并发症的发生。但对老年体弱,或重症内痔反复脱出患者,术前检查肛门已松弛者,不应松解括约肌。

二、混合痔切除术

【概述】

此术有开放式和封闭式两个术式。前者是 Solmoa 于 1988 年在前人的基础上发展而成的,1919 年由 Miles,1937 年又由 Milttgan 和 Morgan 加以改良。切口开放不易感染,操作简便手术时间短,效果良好并发症少,但需靠肉芽充填二期愈合时间长。因此,Bacon(1949)Turell(1952)相继提出封闭式切除术。1959 年 Ferguson 报道 25 年封闭式切除术的经验。其优点是愈合时间短,术后瘢痕较小。以后又有大量报道证明是一种可靠的手术式。但操作复杂,容易感染并发症较多。因为封闭连续缝合,术后疼痛比开放式重。有时部分伤口裂开,由肉芽生长二期愈合。另外 Stone(1916)和 Parks(1956)的半封闭术式,齿状线以下皮肤创口开放。1955 年 Morgan 提出在每个痔结扎之间必须保留 0.5cm 以上皮肤黏膜桥的原则,可防止术后肛门狭窄,这就是英国著名圣·马克肛肠医院的标准式式。这些术式国外还在继续应用,国内采用和报道的较少,但保留皮肤黏膜桥这一原则,受到我国肛肠界的重视,也运用到中西医结合手术中来。

【适应证】

同外剥内扎术。

【术前准备】

封闭式须肠道准备。

【麻醉】

长效局麻或腰俞麻醉。

【体位】

患侧卧位或截石位。

【手术技巧】

1.开放式切除术

(1)用肛镜撑开肛管,血管钳夹住痔块,向下牵出肛门,显露脱出痔块上部直肠黏膜,由肛周皮肤向上至肛管内切开一 2.5～3.0cm 的 V 形切口。

(2)以剪刀将外痔和脱出的痔组织与其下方的外括约肌皮下部和内括约肌分离,向上至痔块根部。

(3)用能吸收的铬肠线贯穿结扎痔蒂切除痔组织,留有 0.5～1.0cm 残端。余痔以同法切除。最后将各结扎的痔蒂推入肛管上部。

2.封闭式切除术

(1)以肛镜撑开肛管,钳夹痔块不应向下或向外牵拉,以免改变肛管解剖位置。

(2)行 V 形切口,切口长度与痔块宽度为 3∶1。即痔块越宽,切口越长,有利于缝合伤口,减少损伤。

(3)由切口下端剥离痔块,显露外括约肌,再向上剥离,推开内括约肌,至痔根部。

(4)钳夹痔根部以铬肠线贯穿结扎后切除。

(5)摘除皮下多余的痔丛,有利于肛管内外皮肤复位,平滑。以结扎痔根部缝线连续缝合全部伤口。

(6)其余痔块同法切除和缝合。一般切除 3～4 处。

3.半闭式切除术

(1)以肛镜撑开肛管,显露痔块。牵起肛管皮肤,在肛周和肛管皮肤切开一倒置球拍形切口、圆形部分包括肛管和肛周皮肤,柄部在肛管皮肤黏膜约长 1cm。

(2)牵起两侧皮肤黏膜片,并以剪刀与痔组织分离,向上分离到黏膜与皮肤连接处上方约 4cm。

（3）向上牵拉痔块与其下方的内括约肌分离至痔根部并以2-0肠线贯穿结扎后切除。

（4）复位皮肤黏膜片可覆盖大部伤口，以肠线连续缝合黏膜片并固定于内括约肌，皮肤伤口开放不缝合。其他痔块同法切除。此术式是在黏膜皮肤下切除痔块，缝合黏膜，不损伤上皮，伤口愈合较快。

【术中要点】

1.外痔剥离宜将静脉丛及血栓清理干净，以免术后保留组织水肿、疼痛。

2.黏膜缝合宜紧密不留空腔，以免肠内容物流入切口造成感染。

【术后处理】

1.术后3天进半流食，后改普食。

2.控制排便3天，第3天起服润肠通便药，软化大便。

3.为预防伤口感染，可服用抗生素3～5天。

4.术后7天拆线，若有感染迹象时及时拆线，按开放创口处理。

【述评】

关于痔手术后切口开放还是闭合问题尚有争议。我国在20世纪50年代，多采用西医闭合或半闭合的痔手术。但因肛门是污染的有菌手术，多数闭合式失败，故采用半闭合式。20世纪50年代末期中西医结合后几乎都采用开放术，如外剥内扎术，外痔切除术等，沿用至今。近年又有人采用闭合式，虽有许多高效广谱抗生素问世，严格无菌操作，但仍有少数患者感染而未能一期愈合。故作者仍主张开放术式。因其无菌条件要求不高，术前和术后不需要特殊处置，只口服广谱抗生素，饮食和排便照常，可不住院，有的不影响工作，费用低廉，患者容易接受。而闭合术式必须住院，做好术前准备和术后处理。饮食和排便需要适当控制，注射抗生素，严格要求无菌条件，一旦感染，闭合失败，中途还要开放，经换药二期愈合。目前国内皆行中西结合术式、极少作西医手术，几乎均为开放术式。

三、混合痔保留齿状线术

1991年温州金定国设计保留齿状线的术式治疗混合痔，避免了肛门狭窄及大便困难等后遗症的发生。

【适应证】

混合痔，特别静脉曲张性混合痔。

【禁忌证】

肛门急性感染。

【术前准备】

1.查血尿常规，出血和凝血时间，肛周剃毛。

2.术晨开塞露注肛，排净大小便。

3.术晨禁食。

【麻醉】

腰俞麻醉。

【体位】

截石位。

【手术技巧】

1.肛周常规消毒，铺巾。用大弯止血钳沿直肠纵轴，夹住内痔基底部。

2.将大弯止血钳稍向外拉，在痔上动脉区用2-0肠线贯穿缝合2针，其距离约0.5cm。

3.用 7 号丝线将内痔部分于钳下行 8 字贯穿结扎。注意勿损伤齿状线,结扎线下缘宜在齿状线上 0.5cm。

4.以止血钳夹持外痔部分皮肤,用剪刀做成一长约 1.5cm,宽约 0.5cm 的放射状切口,切口上端距齿状线约 0.5cm。

5.牵开两侧皮缘,潜行剥离外痔组织,并切除之。修剪皮缘,使保留的皮肤平整。

6.用 1 号丝线在齿状线下 1cm 处以缝合针对准内括约肌下缘贯穿缝扎 1 针,重建括约肌间沟,最后间断缝合下方切口。同法处理其他痔核。

7.术后切口注射亚甲蓝长效止痛剂,肛内填以凡士林纱条,外敷塔形纱布,丁字带固定。

【术中要点】

1.内痔的缝扎线和剥离外痔的切口均应距齿状线 0.5cm 为宜,注意勿伤及齿状线,尽量保留肛管皮肤。

2.缝合外痔切口时不留无效腔,进针和出针尽量靠近皮缘,结要扎紧。

【术后处理】

1.进半流食 2～3 天。

2.口服广谱抗生素,预防感染。

3.每便后熏洗坐浴,换药至愈合。

4.保持大便通畅,口服润肠通便药物,如麻仁丸等。

5.术后 7 天拆除缝线。

(梁桃军)

第五节　环形痔手术技巧

环形痔手术较为复杂,长期以来是一个难题。早在 1882 年 Whitehead 设计了环切术,但切除肛管 2～3cm 黏膜皮肤和全部痔组织,然后环形缝合黏膜和皮肤。操作复杂,损伤过大,出血较多,术后并发症和后遗症也多。如切口裂开,肛管狭窄,黏膜外翻和肛门功能不佳等。为了减少这些并发症和后遗症,许多医师加以改进。如 Bamos 改良环切术。1940 年后 Saresola-Klose 软木塞环切术,1963 年 Wolffn 改良皮片环切术以及切断成形术,但并未完全避免环切术的缺点,即操作烦琐手术时间长将近 2 小时,损伤仍大,出血较多达 100ml 左右。术后并发症和后遗症仍时有发生。Barrios 报道 41 例,并发尿潴留 32%,出血 5%。狭窄、黏膜外翻和肛门失禁 10%。1984 年 Khabchandari 报道 84 例,并发症占 13%,3 例失禁,3 例狭窄。1988 年 Nolff 报道 484 例,并发症占 2、2%,共有 10 种。导尿 22%。出血 2.6%。并发脓肿和瘘管 0.2%、肛裂 0.8%、狭窄 0.2%、失禁 0.2%、皮赘外痔 0.6%,伤口久不愈合 0.4%,皮片坏死 2%。因此国内外早已废弃不用,故不重复赘述。国内有用外剥内扎术,切口多,其间保留肛管皮肤黏膜桥,术后易致肛门水肿和残留皮赘,对环痔效果欠佳。辽宁张有生在总结环切术和外剥内扎术后,于 1960 年学习西安医院报道的环痔分段切除术。即先分段后切除,用肠线连续缝合。缝合不紧易出血,缝合过紧肛门狭窄。因此笔者在分段后不切除,改用中医结扎法扎紧,待其自行脱落。试用于临床效果良好。自 1970 年进行临床研究,共治疗 283 例,全部治愈。随访,171 例无复发,未见黏膜外翻、皮肤缺损和肛门功能不良等后遗症。认为分段结扎术可行。

一、分段结扎术

【概述】

1970 年辽宁张有生采用分段结扎术治疗环形混合痔,收到较好效果。

【适应证】

环形内痔、环形外痔、环形混合痔、嵌顿性混合痔。

【禁忌证】

孤立性、多发性混合痔。

【术前准备】

1.血尿常规,出血和凝血时间,肛周剃毛。

2.排净大小便或灌肠排便。

3.术晨禁食。

【麻醉】

简化骶管麻醉或长效局麻。

【体位】

截石位或左侧卧位。

【手术技巧】

1.显露 常规消毒,铺巾。令患者努臀增加腹压使痔全部脱出肛外,如不能脱出,以肛镜扩肛使括约肌松弛,再以四把组织钳夹住肛缘使痔外翻,暴露出母痔、子痔部位、大小及数目,以便设计分段。

2.分段 以右后位母痔为中心按自然段,共分 3～4 段。在各段之间的皮肤和黏膜以两把血管钳夹住,内臂夹到健康黏膜,外臂夹到健康皮肤,在两钳间切开皮肤和黏膜至钳尖再将黏膜和皮肤缝合一针。在另一段间同法切开和缝合一针则完成分段,使痔块游离。

3.结扎 左手将游离段痔核及两侧血管钳牵起并向外翻,内痔较大时用血管钳夹住内痔向外牵出。右手用大弯血管钳,横行钳夹内外痔基底部,卸下两侧血管钳。于大弯血管钳下行 8 字贯穿缝合结扎,必要时再加双重结扎。其他各段同法缝扎,残端压缩后多余部分于钳上剪除,残端不能过短呈半球状,以免结扎线滑脱而致出血。

4.松解括约肌 在肛门后部偏一侧的分段处延长切开皮肤长约 2cm,经此切口挑出内括约肌和外括约肌皮下部,以手术治疗机针刀烧灼割断,以免断端回缩出血。

5.注射止痛剂 重新消毒后,牵起残端,在各段痔结扎线下黏膜,注射亚甲蓝长效止痛剂,创腔填以止血纱布,肛内填以凡士林纱条,外敷塔形纱布,丁字带勒紧固定。

【术中要点】

1.横行钳夹时,血管钳多夹内痔,少夹外痔下健康皮肤,血管钳外翻,使内向外翻夹住内痔基底部,以免术后黏膜外翻。

2.结扎各段痔块应在同一水平面上,避免肛门外形不整。

3.松解括约肌要充分,以肛门能容纳两横指为度,以防术后瘢痕挛缩而致肛门绞窄。

4.结扎痔核保留残端不应过短,且于全部结扎后再行剪除,否则结扎线易滑脱。

【术后处理】

1.进半流食 3 天。

2.口服抗生素或甲硝唑,预防术后感染。

3.多吃蔬菜和水果,适当选用润肠通便药物,以利排便。

4.每便后熏洗坐浴,换药,10天左右结扎痔核逐个脱落。

5.术后7~10天应避免剧烈活动,防止大便干燥,以防痔核脱落而造成继发性大出血。

6.术后10天左右指诊如有肛管狭窄、定期扩肛。

7.分段处皮肤黏膜缝线不能自脱可拆掉。

【述评】

本术式操作简便,手术时间短仅30分钟,只结扎痔块不损伤正常皮肤和黏膜,出血量极少。术后并发症和后遗症较少且轻。这是因为不切除痔块,不用肠线连续缝合,只结扎混合痔的基底部,不损伤联合纵肌纤维,故不致黏膜外翻和脱垂。因不完全破坏诱发排便感觉中心扳机带ATZ上皮故不致肛门失禁。因松解部分括约肌,肛门狭窄较少。但严重病例,脱落后创面较大,愈合较慢,瘢痕较大且硬。经随诊5~7年瘢痕吸收软化,术后时间越长恢复越好。肛门如常,功能良好,结扎彻底,复发极少。越做越熟,效果越好。有人提出齿状线和肛垫全部扎掉不符合生理要求。本术式来自西医分段切除术,仅将切除改为结扎。比环切术破坏性较小。这两个术式也都将齿状线一起切除,所以分段结扎将齿状线一并结扎也是完全可行的。混合痔全周脱出,齿状线上下都是痔组织,齿状线已脱离原位下移,已失去原来功能,从解剖和生理上看都已成为病变组织,保留病态齿状线又有何意义?外科手术的基本原则切除病变组织、保护健康组织。切除和结扎基本一致,所以分段结扎术并不违背生理和外科原则。

二、分段齿形结扎术

1982年南京丁泽民采用分段齿形结扎术治疗环形混合痔,收到较好效果。

【适应证、禁忌证、术前准备、麻醉与体位】

同分段结扎术。

【手术技巧】

1.分段　根据痔核的形态,设计好痔核分段以及保留黏膜桥和肛管皮桥的部位与数量,一般保留3~4条黏膜桥和皮桥,每个痔段间,应保留0.2~0.5cm宽的黏膜桥和皮桥。黏膜桥和皮桥尽可能保留在痔核自然凹陷处,并呈分布均匀。

2.结扎　将设计中的一个痔核,在内痔基底部的直肠上动脉区用圆针丝线贯穿结扎。再在相应的外痔部分做放射状梭形切口至肛缘,肛管内切口应平行于肛管。若外痔部分为静脉曲张,可做潜行剥离外痔静脉丛至齿状线上0.5cm,尽量减少对肛管皮肤的损伤。用弯钳夹住内痔基底部,再用贯穿结扎直肠上动脉的丝线,在钳下结扎内痔。使痔块下端分离处与内痔上端结扎顶点的连线呈曲线状,以保证内痔脱落后创面呈齿形。结扎后剪去大部分痔块。依同法处理其他痔块。修整创缘,适当延长切口。

3.松解括约肌　对肛管紧缩的病例,可于肛管后正中切开,并切断内括约肌下缘。切口填以凡士林纱条,外敷纱布,丁字带固定。

【术后处理】

同分段结扎术。

三、改良分段结扎术

这是杭州李省吾在学习环痔分段结扎术和齿形分段结扎术后加以改进的术式于1991年用于临床。

【适应证】

分段结扎术。

【术前准备】

控制饮食、番泻叶通便，术前灌肠排便。

【麻醉】

简化骶管麻醉。

【体位】

俯卧折刀位。

【手术技巧】

1.扩肛将各痔核牵开，充分暴露，观察痔核分叶分布情况，设计分段计划。将相邻两痔体分叶间用剪刀向齿状线方向剪入至正常皮肤黏膜处，4号丝线对合缝一针，再向两侧弧形边切边缝各一针，其他痔核按同法处理完成分段。

2.选择左、右前、右后的母痔，按通常的外剥内扎法处理，结扎蒂略高于子痔，齿状线下肛管皮肤作V形减压切口。子痔采用弧形结扎，用尖头刀片将外痔皮赘与正常皮肤交界处稍加切开。用弯血管钳弧形钳夹子痔基底部，尽量将内痔黏膜外翻夹入，不使残留，7号丝线结扎、结扎平面略低于母痔，形成齿状结扎。

3.以示中指伸入肛内，探测肛管松紧度，以容纳两指为度。如肛管紧窄，可在侧方或后方切断部分括约肌。

4.创缘皮内点状注射亚甲蓝利多卡因长效止痛剂。肛内塞入痔疮栓或凡士林纱条，创面盖以吸收性明胶海绵。外敷纱布包扎。

【术后处理】

1.半流食、抗生素。

2.术后7～10天根据肛管变窄程度以指扩肛。

（梁桃军）

第六节　PPH手术技巧

【概述】

吻合器痔上黏膜环切术（PPH），其中文含义即治疗脱垂和痔的方法，故称吻合器痔上黏膜环切术，亦称吻合器痔固定术，痔上黏膜环切钉合术。

1998年意大利学者Longo，根据肛垫下移学说，首先提出采用吻合器经肛门环形切除直肠下端黏膜及黏膜下层组织再将其对端吻合，而不切除内痔、肛管皮肤及齿状线等组织，治疗三、四期环形内痔脱垂的新术式。国内李春雨于2001年开展此手术，用于重度痔的治疗。其手术机制：是使用特制的手术器械和吻合器，环形切除齿状线上方宽约2cm的直肠黏膜及黏膜下层组织后，再将直肠黏膜吻合，使脱垂的肛垫向上悬吊回缩原位，恢复肛管黏膜与肛门括约肌之间的局部解剖关系，消除痔核脱垂的症状，起到"悬吊"的作用；同时切断直肠上动静脉的终末支，减少痔核供血量，使痔核逐渐萎缩，解除痔核出血，起到"断流"的作用。由于此手术在肛周皮肤无切口、保留肛垫，故术后疼痛较轻、住院时间短、控排能力不受影响，无肛门狭窄和大便失禁等并发症，在国内外得到推广。

【适应证】

1.Ⅱ～Ⅳ期环形内痔、多发混合痔、嵌顿痔、以内痔为主的环形混合痔。

2.直肠黏膜脱垂、直肠内套叠、Ⅰ～Ⅱ度直肠前突。

【禁忌证】

一般不用于孤立的脱垂性内痔。

【术前准备】

1.查血常规、出血和凝血时间、心电图。

2.手术当天禁食。

3.术晨清洁灌肠或行大肠水疗。

4.器械肛肠吻合器种类

(1)进口:美国强生公司;

(2)合资:苏州波兰克曼医疗有限公司;

(3)国产:常州市智业医疗仪器研究所、常州奥尔医疗器械有限公司、常州市海达医疗器械有限公司、常州市康迪医用吻合器有限公司。

5.PPH圆形痔吻合器组成包括33mm吻合器(HCS33)、肛管扩张器(CAD33)、肛镜缝扎器(PSA33)和带线器(ST100),亚克或薇乔2-0可吸收肠线,都是为PPH手术而特制的。

【麻醉】

骶管麻醉或双阻滞麻醉。

【体位】

截石位或俯卧位。

【手术技巧】

1.常规用碘附消毒会阴部皮肤和肠腔(女性患者同时做阴道消毒),铺巾。判断内痔的位置、大小、脱出程度。以肛管扩张器内栓充分扩肛。

2.肛管内置入特制肛管扩张器(CAD33),取出内栓并加以固定,使脱垂的内痔落入肛管扩张器后面。寻找齿状线的位置,用纱布将外痔尽量向肛内推送,减少术后残留皮赘。

3.通过CAD33将肛镜缝扎器(PAS33)置入,缝针高度在齿状线上方约2～3cm处用薇乔2/0可吸收肠线自3点处开始顺时针沿黏膜下层缝合一周,共5～6针,接着在第一荷包线下方1cm处,自9点处顺时针做第二个荷包缝合,女性患者应注意勿将阴道后壁黏膜缝入。荷包缝线保持在同一水平面,可根据脱垂实际程度行单荷包或双荷包缝合。

4.将特制的PPH吻合器(HCS33)张开到最大限度,将其头端插入到两个荷包缝线的上方,逐一收紧缝线并打结,用带线器(ST100)经吻合器侧孔将缝线拉出肛外。

5.缝线末端引出后用钳夹住,向手柄方向用力牵拉结扎线,使被缝合结扎的黏膜及黏膜下组织置入HSC33头部的套管内,同时顺时针方向旋转收紧吻合器,打开保险装置(女性患者一定要做阴道指诊,防止阴道直肠瘘)后击发,关闭HCS33状态30秒左右,可加强止血作用。

6.将吻合器反方向旋转180°,轻轻拔出,认真检查吻合口部位是否有出血,对于活动性出血,局部用2/0肠线或4号丝线缝合止血。

7.外痔的处理:对于合并血栓者,可先摘除血栓,再行吻合。对于较大皮赘者,吻合后再单纯切除皮赘即可。肛内放置引流管,以利引流。

【术中要点】

1.尽量不用指法扩肛,最好选用特制的环形肛管扩张器内栓进行扩肛,避免损伤肛门括约肌,同时有利于肛管扩张器置入,可减少术后反应性水肿和疼痛。

2.荷包缝合的高度应在齿状线上 3～4cm,以确保吻合口在齿状线上 1.5～2cm。若缝合过高,则对肛垫向上的牵拉和悬吊作用减弱,痔块回缩不全,影响手术效果;反之,缝合过低,易引起术后疼痛和出血,严重者会出现感觉性大便失禁。

3.荷包缝合的深度在黏膜下层,有时可达浅肌层。太浅易引起黏膜撕脱,吻合圈不完整,影响手术效果;过深则易损伤括约肌,引起吻合口狭窄或大便失禁。

4.荷包缝合时缝线一定要选择光滑的可吸收肠线或丝线,否则容易导致黏膜下血肿,引起术后感染。

5.包缝线保持在同一水平面,可根据脱垂实际程度行单荷包或双荷包缝合。

6.女性患者,缝合直肠前壁、关闭吻合器及吻合器击发前应做阴道指诊,检查阴道后壁是否被牵拉至吻合器内,防止阴道后壁一并切除,引起直肠阴道瘘。

7.取出吻合器后,检查吻合口,看是否完整、有无出血点。若有活动性出血点,一定要缝扎止血。对于渗血,可局部压迫止血。

8.术后吻合处放置塑料引流管一枚,可有效降低肛管直肠内压,防止吻合口瘘,减轻腹胀,同时便于术后出血的观察。

【术后处理】

1.术后当日禁食或给流食,次日半流食 2 天,以后逐渐恢复普食。

2.术后适当应用抗菌、止血药物及静脉输液,预防感染、出血。

3.老年人或前列腺肥大者可留置导尿 48 小时。

4.术后第 2 天口服润肠通便药物。

5.注意观察术后出血。手术创面若有出血,应及时处理。

6.术后 24 小时拔除引流管。

7.一般观察 3～7 天,定期随访。术后 15 天指法扩肛。

【术后并发症】

我国自 2000 年 7～8 月相继开展此手术,文献报道并发症较少,临床疗效确切。常见有:

1.疼痛 一般术后疼痛轻微,但术中扩肛或钳夹皮肤,引起撕裂和损伤可于当晚轻痛,次日缓解。

2.下腹痛 术后当日有 20% 下腹痛,个别人伴有腹泻和呕吐,可能与吻合时肠道牵拉反射有关,不需处理。

3.尿潴留 有 40%～80% 发生尿潴留,男多于女。与骶麻和疼痛刺激,引起反射性尿道括约肌收缩有关。

4.出血 术后出血常见于吻合口渗血、量少,但也有搏动出血,约占 30%,多在 3、11 点,因吻合口感染或与齿状线太近有关,出血较多,甚至发生失血性休克。

5.感染 较少,但也有因术后盆腔感染而死亡的报道。

6.直肠阴道瘘 罕见,因前壁荷包缝合过深,损伤直肠阴道壁,并发感染所致。

【述评】

本术式根据肛垫病理性肥大、移位而成痔——肛垫下移学说而设计出来的。手术操作简便,住院时间短,痛苦小,并发症少,中远期效果良好,备受医师和患者欢迎,效果确切,故可替代传统手术操作。

(梁桃军)

第七节　CRH手术技巧

CRH技术是利用特制的CRH痔治疗器,将L角的直肠黏膜吸住,然后用一个橡皮圈把它套住,使下移的肛垫不再下移,达到彻底治愈的目的。CRH其含义是痔动脉闭合术(CRH),既保护了肛垫,又不损伤肛门括约肌,不需要麻醉,门诊治疗。

CRH技术是根据痔是以肛垫病理性肥大,移位及肛周皮下血管丛血流淤滞形成的团块的基础理论为指导。肛垫组织位于肛管和直肠交界处。由于内括约肌收缩,肛垫借Y形沟分割为右前、右后及左侧3块,此即通常所谓"母痔"及其好发部位。婴儿和儿童时期肛垫组织与直肠关系是斜角,成年后由于长期粪便的堆积,肛垫组织和直肠关系逐渐形成L角,各种病理因素可逐渐导致L角肛垫组织松弛,松弛的肛垫回缩障碍,肛垫充血性肥大、肛门阻力增加、静息压增大,组织内静脉回流减慢,充盈过度,逐渐成为痔核并向肛管脱坠,形成Ⅰ~Ⅳ期痔。利用CRH治疗器可终止痔静脉丛血供,向上提升肛垫组织,使松弛组织收紧,同时减少痔的动脉血供,最终使肛垫组织的L角成为斜角。使下移的肛垫再不下移,达到彻底治愈的目的。

【适应证】

Ⅰ~Ⅲ内痔、混合痔、肛裂。

【禁忌证】

妊娠妇女、肝硬化、肛管直肠感染、应用抗凝剂者。

【术前准备】

硝酸甘油液1支或0.125%硝酸甘油凡士林,不需要特殊准备,不需要灌肠,不需要备皮。器械:研制的CRH痔治疗器1套。

【麻醉】

不需要麻醉。

【体位】

左侧位。

【手术技巧】

以11点内痔为例:

1.常规用碘附消毒肛周会阴部皮肤和直肠腔,铺巾。

2.嘱患者增加腹压,检查患者肛门外形是否完整,有无外痔。

3.左手示指外涂甘油少许做直肠指诊,检查直肠内有无肿块、狭窄,指套退出有无染血等。反复润滑肛管,使肛门括约肌完全放松。右手示指深入肛内仔细检查并测量肛管直肠角距肛缘的距离。

4.肛镜下检查判断内痔的位置、大小、程度,于3点、7点、11点三个内痔中选择较重的一个内痔作为治疗对象。

5.打开研制的CRH痔治疗器,检查调试治疗器,安装胶圈。

6.左手示指顶住前位内括约肌,右手握住带有胶圈的CRH治疗器,在肛内左手示指的引导下,并与左手示指垂直方向向肛内缓慢滑入约10cm,抵达左手示指指尖处,逐渐使治疗器与肛管纵轴方向一致。再向外退出治疗器3cm至指定刻度,找到L角(治疗器上有一个刻度标志,此标志与肛缘齐平即可)。

7.将治疗器的顶端稍向11点倾斜在L角上方,调整治疗器方向使其顶端对准11点处直肠黏膜,左手固定治疗器,右手反复慢慢抽吸治疗器内芯 4～5 次后锁住内芯,观察 20 秒,左右旋转治疗器柄部两次即可,使其充分吸住。此时患者感觉肛内坠胀感明显,但无疼痛感。

8.慢慢向外抽治疗器柄部,可听到"啪"的一声,向外拔除治疗器内芯少许,把胶圈套在被吸住的组织上,然后一并取出治疗器。

9.进行肛内指诊或肛镜下检查,了解套扎组织的情况,注意套扎的组织必须基底部小,活动度灵活。若基底部较大,可在套圈周围用手挤压周围组织,使基底部变小。

10.隔 1 周后再治疗 3 点或 7 点内痔。每人平均治疗 3～4 次为宜。

【术中要点】

1.甘油反复润滑肛管,使肛门括约肌完全放松。

2.准确寻找 L 角的位置。

3.放置 CRH 治疗器时一定要与左手示指呈垂直方向缓慢滑入肛内,逐渐使治疗器与肛管纵轴方向一致。

4.治疗器上有一个刻度标志,此标志与肛缘齐平即可。

5.每次只能治疗一处,间隔 7～10 天,需 3～4 次治疗,防止术后感染、出血。

【术后处理】

1.正常饮食。

2.注意保持大便通畅。

3.排便后用痔疾洗液清洗肛门,口服甲硝唑片预防局部感染。

4.治疗后每隔 7～10 天行第二次(右后)、第三次(左下)治疗。疗程 3～4 周。

【述评】

CRH 在甘油润滑下使肛门括约肌松弛后,局部无强烈刺激,可在无麻醉状态下进行治疗。是目前治疗痔安全可靠、使用方便、无痛快速、不需要住院、根治的好方法,值得推广和应用。特别是在门诊的推广和应用。

(梁桃军)

第八节　TST 手术技巧

【概述】

选择性痔上黏膜切除术(TST)是利用开环式微创痔吻合器进行治疗的一种手术方式,也是利用吻合器代替传统手工切除治疗肛肠疾病的技术,是在 PPH 术式基础上发展起来的一种改良技术,又称选择性吻合器痔切闭术。

TST 技术遵循了人体痔的形成机制,依照痔的生理病理结构设计而成。旨在纠正痔的病理生理性改变,而非将肛垫全部切除,保留正常的肛垫及黏膜桥。TST 微创术利用了特制的肛肠镜形成不同的开环式窗口,利用吻合探头,锁定痔核,针对痔核的大小和多少来调节痔黏膜的切除范围。

【适应证】

适用于 Ⅱ～Ⅳ 度内痔、混合痔、环状痔、严重脱垂痔。直肠前突、直肠黏膜脱垂,以及各种肛管、直肠脱垂性疾病等。

【禁忌证】

顽固性便秘、盆腔肿瘤、门静脉高压症、布-卡综合征、妊娠妇女、儿童及不能接受手术者均不推荐使用。

【术前准备】

常用器械：单开式肛门镜、双开式肛门镜和三开式肛门镜，余同 PPH 手术技巧。

【麻醉】

腰麻或骶管麻醉。

【体位】

截石位或俯卧式折刀位。

【手术技巧】

1.会阴部常规消毒铺巾。

2.根据痔核的数目和大小选择适合的肛门镜单个痔核的用单开口肛门镜；2 个痔核用两开口肛门镜；3 个痔核选用三开口肛门镜。

3.适度扩肛，插入肛门镜，拔除内筒后，旋转肛门镜，使拟切除的痔上黏膜位于开环式的窗口内。

4.单个痔核在痔上 3～4cm 行黏膜下缝合引线牵引，2 个痔核可分别进行两处黏膜缝合引线牵引或可用单线一次缝合两处，3 个则可作分段性荷包缝合，如痔核较大脱出严重时可行双荷包引线牵引。缝合时注意仅在黏膜及黏膜下层进行，避免伤及肌层；女性患者应注意勿将阴道后壁黏膜缝入。

5.将特制的 TST 吻合器张开到最大限度，将其头端插入到荷包缝线的上方，收紧缝线并打结，用带线器经吻合器侧孔将缝线拉出肛外持续牵引，顺时针旋紧吻合器，脱垂的直肠黏膜通过肛门镜的窗口牵进吻合器的钉槽内。

6.旋钮有阻力，吻合器指示窗的指针显示进入安全范围，打开保险装置（女性患者一定要做阴道指诊，防止阴道直肠瘘）后击发，完成切割和吻合。关闭 30 秒左右，可加强止血作用。

7.逆时针旋松尾翼至最大程度，将吻合器轻轻拔出。

8.检查吻合口部位是否有出血，对于活动性出血，局部用 2/0 肠线或 4 号丝线缝合止血。对于两个吻合口之间存在缝合线搭桥，则可以直接剪断；两端凸起部分分别用止血钳夹住后，再用 7 号丝线双重结扎。

9.检查手术切除标本并送检病理。肛内放置引流管，以利引流。

【术后并发症】

术后伴有疼痛、出血、水肿、残留痔、血栓形成、吻合口狭窄、肛门坠胀等。

【述评】

TST 微创术是在 PPH 技术的基础上研发而成，治疗时精确切除脱垂部分的痔上黏膜，保留正常黏膜桥，减少了手术创伤。最大限度地维护了肛门的精细感觉和收缩功能。由于应用时间较短，长期疗效还有待进一步观察与评价。

（梁桃军）

第三章　肛　瘘

第一节　肛瘘的诊断

我国是认识"瘘"最早的国家。其病名最早见于《山海经》，如"食者不痛，可以为瘘"，以后《庄子》《淮南子》《周易》《黄帝内经》中均有"瘘"的记载，都是形容本病脓水渗溢的症状。《神农本草经》首次将本病命名为痔瘘。肛瘘之名则见于清《外证医案汇编》，近百年来采用此名称。现代医学称之为 fistula，来源于拉丁文，意为芦管、水管，以形态作为命名，这是形容两端有空的管子。通常外科对瘘的解释是连接两个开口于上皮组织的肉芽管道。如果管道的一端不是开口于上皮组织，或只有一端开口者，称为"窦道"。肛瘘一端开口于肛窦、一端开口于肛门周围皮肤，中间是纤维组织形成的肉芽组织管道。这是一种典型的瘘，因为是位于肛管和肛门周围，所以"肛瘘"是非常贴切的名称。其实它与直肠并无牵连。有时因为内口过于宽大，瘘管内积蓄的脓液压力过大，可以冲破内口，排出脓液并因内口部皮化的关系形成难以闭合的排脓出口，因而始终未穿破肛周皮肤。这种形式原则上应该属于窦道之列，但是由于发病原因和治疗都与典型肛瘘相同，所以习惯上仍然列入肛瘘的范畴。

肛瘘是肛门周围脓肿的慢性化阶段，是由于肛腺感染引起的一种特定的疾患，所以称之为"腺源性肛瘘"。如果原发病灶不是因为肛腺感染而是继发于其他病因的肛门部瘘管，则不能算作是真正的"肛瘘"。尽管在一些教科书或是其他专著上常常把这些不同原因引起的肛门部瘘管列入肛瘘的分类当中，但是诊断和治疗上二者不能混为一谈。在那些非腺源性感染者使用瘘这一名称时，应与肛瘘一词之前加限定词，以示区别。

一、肛瘘的病因病理

【肛瘘的病因】

（一）肛瘘的中医学病因

中医认为肛瘘的形成为湿热余毒不尽，蕴结不散，血行不畅所致。具体如下：

1.外感六淫　如《河间六书》记载："盖以风热不散，谷气流溢，传于下部，故令肛门肿满，结如梅李核，甚至乃变而为瘘也"。元代朱震亨《脉因证治》中说："因虫就燥也。乃木乘火势而侮燥金，归于大肠为病，皆风、热、燥、湿为之也。盖肠风、痔漏总辞也……是风、燥、湿、热四气而合。"李东垣曰："饱食、用力、房劳、脾胃湿热之气下迫……赘于肛门而成痔。盖为病者，皆是湿、热、风、燥四气所伤，而热为最多也。"故明代徐春甫在《古今医统大全》中总结前人所论，得出"痔漏总为湿热风燥四气所成"之结论，即肛门直肠疾病常见的发病因素有风、热、燥、湿。

风:风邪可引起下血。

热:凡热积肠道,耗伤津液,热与湿结,蕴于肛门导致肛痈肛瘘。

燥:导致肛门直肠疾病者多为内燥。常因过食辛辣、炙煿之品,燥热内生,耗伤津液,肠失濡润。

湿:湿有内外之分。外湿多因久居潮湿之地;内湿多因饮食不节,损伤脾胃,运化失司所致。湿性重着,常先伤于下,故肛门病中因湿而发病者较多。湿与热结,蕴于肛门,经络阻塞,气血凝滞,热胜肉腐,易形成肛瘘。

2.劳逸失当 正常的劳动和休息有助于气血疏通,增强体力,不会致病,只有在过劳、过逸的情况下,才能成为致病因素。

若长期负重远行,或久站、久坐、久蹲,均可诱发痔疾的产生。《医门补要》说:"盖劳碌忍饥,或负重远行,及病后辛苦太早,皆伤元气,气伤则湿聚,湿聚则生热,热性上炎,湿邪下注,渗入大肠而成漏,时流脓水。"

若过度安逸,缺乏活动,也可使气血不畅,脾胃功能呆滞,机体抵抗力下降而产生肛肠疾病。如恣情纵欲,房劳过度,每易耗伤肾精,除了可产生腰膝酸软、眩晕耳鸣、遗精滑浊、月经不调等病外,也可出现痔疮下血、大便秘结、肛门疼痛等肛肠疾病。《外科启玄》说:"夫痔病,滞也,盖男女皆有之。富贵者因于酒色,贫贱者劳碌饥饱,僧道者食饱而久坐。"

3.饮食不节 主要指饥饱失常和饮食偏嗜。

(1)饥饱失常:饮食以适量为宜,过饥过饱都会发生疾病。过饥则由摄食不足而致气血生化之源不足,气血得不到足够的补充,久则亏损而为病。目前,人们的生活水平普遍偏高,这种现象已极少存在。但因其他疾病而致脾胃虚弱、饮食减少、气血不足的病证,可导致腹泻、脱肛、痔疮等肛肠疾病的发生,临床上还屡见不鲜。

过饱即饮食过量,超过机体的消化能力,也会导致脾胃的损伤,产生肛肠疾病。《素问·生气通天论》说:"因而饱食,筋脉横解,肠澼为痔。"《素问·痹论》说:"饮食自倍,肠胃乃伤。"过饱以后,易致静脉壅滞,久则扩张成痔。故《东医宝鉴》说:"盖饱食则脾不能运,食积停滞大肠,脾土一虚,肺金失养,则肝木寡畏,风邪乘虚下注,轻则肠风下血,重则发为痔瘘"。

(2)饮食偏嗜:饮食要适当调配,才能起到全面营养人体的作用。若任其偏嗜,则易引起部分营养物质缺乏或机体阴阳的偏盛偏衰,从而发生疾病。如过食生冷,则易损伤脾阳,寒湿内生,发生腹痛、泄泻等证;若过食肥甘厚味,以致湿热痰浊内生,气血壅滞,常可发生痔疮下血、肛痈等病证。《素问·生气通天论》说:"膏粱之变,足生大丁"。若过食辛辣刺激性食物如葱、蒜、辣椒,或嗜酒无度,易产生便秘、肛门疼痛。

4.内伤七情 七情,即喜、怒、忧、思、悲、恐、惊七种情志变化,属于精神致病因素。在一般情况下,七情是人体对客观外界食物的不同反应,属正常的精神活动范围,并不致病。只有突然强烈或长期持久的情志刺激,才能影响人体的生理,使脏腑气血功能紊乱,导致疾病的发生。人的情志活动与内脏有着密切的关系,因为情志活动必须以五脏精气作为物质基础,才能表现出情志的变化。故《素问·阴阳应象大论》说:"人有五藏化五气,以生喜怒悲忧恐。"不同情志变化,对内脏有不同的影响,继而产生各不相同的肛肠疾病。

5.体质虚弱

(1)禀赋不足:先天发育不全、气血虚弱之患儿,常可发生腹泻、脱肛。另外,痔疾可能还与遗传因素有关。《疮疡经验全书》说:"人生素不能饮酒也患者,脏虚故也。也有父子相传者。"即指出痔疾可能还与脏腑本虚(先天不足)和遗传因素有关。

(2)后天不调:后天失调因素所致的气虚、血虚、气血两虚、血瘀均可产生肛肠疾病。

6.痔久不愈成瘘　《诸病源候论》有云:痔久不瘥,变为瘘也。又如《疡科选粹》:痔疮绵延不愈湿热痰久,乃穿肠透穴,败坏肌肉,销损骨髓,而为之漏焉。《仁斋直指》云:痔久不愈,必至穿穴,疮口不台,漏无已时,此则变而为瘘矣。虽然朱丹溪认为:痔与漏治法不同。但"久痔成瘘"的说法仍长期为古代医家所认同。

7.由肛痈发展　《医宗金鉴·外科心法要诀》说:"漏,大多由肛门痈发展而来。患部破溃,流脓血,黄水,日久患部形成孔窍,转而结成瘘管,不易痊愈。"

以上病因既可单独致病,亦可合并致病,或互为因果,使病情复杂化,因此,审证求因时要全面分析。

(二)肛瘘的西医学病因

1.肛瘘与感染

(1)肛腺感染:肛腺开口于肛窦,肛窦的开口又向上呈漏斗状,发生腹泻时,粪便擦伤肛瓣也可引起肛窦炎,肛腺继发感染,特别是肛腺囊肿更易因阻塞而感染。正常肛隐窝较浅(1～2mm),异常肛隐窝可深达3～10mm,容易潜伏细菌而引起隐窝炎,形成肛周脓肿溃破成瘘。约95%的肛瘘由肛腺感染引起,80%的肛瘘内口在肛管后侧肛窦内。由此可见,人类后侧肛窦易因便秘、腹泻等导致肛窦损伤,异物、粪便潴留而引起肛窦炎,继发肛腺感染。1981年Adams D等研究总结了133例肛瘘病人,其中大部分肛瘘是由隐窝感染引起,肛瘘内口在隐窝处者117例。他们对其中80例进行手术治疗,53例保守治疗,结果保守治疗患者很快复发。Snefer观察了52例肛瘘患者,发现其隐窝异常加深,并形成肥厚的不规则齿状线。而Ponson AE等检查了5例肛瘘患者,通过组织学和病原学的检查证实与肛腺上皮样化有关,因此而形成的肛瘘称为原发性肛瘘。

(2)中央间隙感染:中央间隙感染学说认为肛周脓肿和肛瘘形成的第一阶段是在中央间隙先形成脓肿,然后沿纤维隔蔓延,向下至皮下间隙形成皮下脓肿,向内形成瘘管入肛管,向外至坐骨直肠窝形成坐骨直肠窝脓肿,向上经括约肌间隙形成括约肌间脓肿,再沿此间隙向上可达骨盆直肠间隙,形成骨盆直肠脓肿。Shafik(1980)据肛门解剖和排便机制的研究提出病菌侵入肛周组织的门户不是肛隐窝,而是破损了肛管上皮;不是肛门腺感染形成括约肌间脓肿,而是在中央间隙内最先形成中央脓肿,继而向四周蔓延形成肛瘘。目前已研究证实:大约10%的正常人的黏膜深层发现有上皮细胞,该细胞被认为是胚胎期肛直窦的遗迹。肛直窦是由原肛和后肠套叠而成,若出生后继续保留或部分闭合,可在肛区黏膜下出现上皮样管状物,即所谓"肛腺"。由于肛直窦最终会闭合而消失,故肛腺不是人人皆有。当黏膜区皮肤受损后,病源菌即可与这些细胞结合进而沿括约肌间隙,侵入中央间隙。因此,Shafik认为中央间隙是肛管、直肠脓肿的原发部位,而黏膜区上皮细胞的存在是肛瘘的致病因素。

(3)损伤性肛门感染

1)外伤原因:Ⅰ.机械性损伤,如枪弹贯通伤、刀伤、骑跨伤、坠落贯通伤等;Ⅱ.肠道异物损伤,如异物吞人嵌顿入肠壁及肛管所致的局部感染、肛门镜检查等;Ⅲ.食物刺激,摄入大量刺激性食物而损伤肠壁等。

2)肛管手术后并发症:Ⅰ.痔结扎术;Ⅱ.肛裂切缝术;Ⅲ.激光或冷冻术;Ⅳ.痔核冷冻术;Ⅴ.各种吻合口炎症感染,如直肠癌、先天性巨结肠术后形成吻合口瘘;Ⅵ.会阴部的手术,例如内痔注射过深或手术后感染,产后会阴缝合后感染,前列腺、尿道手术后感染等,均可波及肛门直肠引起脓肿及瘘,肛管疾病手术后可能形成慢性感染灶,在内括约肌切断或闭合性痔手术后可能形成肛瘘。

3)肛缘疾病合并感染:Ⅰ.肛裂是临床上的常见病,反复发生感染的肛裂可以合并皮下瘘,但是肛裂合并的肛瘘一般位于前后正中,不涉及肌肉,比较表浅,容易处理;Ⅱ.痔一般不会继发肛瘘,但是血栓性痔溃烂感染后可形成皮下或黏膜下瘘管。

(4)皮源性感染:肛门周围皮肤的疾患,如化脓性汗腺炎、毛囊炎、皮脂腺囊肿合并感染等,均可引起肛瘘。人体解剖学上,凡眼裂、口、鼻、尿道及肛门等开口部位附近,脂腺组织非常发达,除了有毛囊的脂腺外,还有一部分是无毛囊脂腺。无毛囊脂腺多集中发生在人类内外胚层的分界线处及其移行区,如肛管齿线区的肛腺即其中的一种。除肛腺外还有许多类型的脂腺以及胚胎上皮残留的囊状物,如 Bartholdy 小管、Meised 憩室、pHysik 小囊等。这些脂腺和小囊有时也与肛隐窝相连,一旦感染会发生肛瘘,极易与真正的肛腺感染相混淆。此外,尿道、阴道及前列腺周围腺体与肛门周围腺体同一胚胎来源,一旦这些腺体感染,也会引起肛周腺炎性反应。

(5)邻近器官疾病:如骶骨结核、骨髓炎、骶前囊肿感染切开排脓或破溃后形成肛瘘。

(6)血行感染:糖尿病、白血病、再生障碍性贫血等病,因机体抵抗能力降低,常由血行感染形成肛瘘。

(7)炎症性肠病:典型的克罗恩病的肛周表现包括复发性肛周脓肿、肛瘘、皮肤增生突起、肛管溃疡及狭窄。肛瘘常开口于肛周的皮肤,多有数个高位盲瘘和在肛管直肠环以上的瘘管。克罗恩病肛瘘在克罗恩病直肠侵犯中较为常见;溃疡性结肠炎的患者可以并发肛门周围疾病,如肛瘘、肛裂、肛周脓肿等。

(8)其他:如特殊感染(梅毒、艾滋病等)、结核杆菌感染、放射菌感染、直肠癌、多发性直肠息肉、淋巴肉芽肿等感染引起的肛瘘。

2.肛瘘与胚胎学　肛瘘的发生与肛腺的先天性发育有关,即先天性因素是肛瘘发生的诱因。先天性肛瘘可能继发于胚胎的残余组织,在出生后就可以有临床表现,甚至流出脑脊液。在临床上也可以发现一些患者的肛瘘继发于先天性无肛、直肠阴道瘘、先天性肛管直肠发育不全等。在成人的肛瘘也有继发于胚胎组织。早在 1961 年 Parks 发现部分肛瘘患者在肛腺呈囊状扩大即怀疑有先天性因素存在的可能,后来 Firzagid(1985)观察 21 例肛瘘患儿有 20 例发病年龄小于 18 个月;Shafer(1987)观察 52 例肛瘘患者,发现其肛隐窝异常加深,形成肥厚的不规则的齿状线。后来有研究者对上述情况进行了胚胎学解释,因此目前多数学者认为肛瘘的发生与肛腺的先天发育异常有关。

3.肛瘘与免疫学　临床上发现小儿肛瘘的发病特点:①出生后 3 个月以内发病率最高;②幼儿期多自然痊愈,但青春期易复发;③发病前有腹泻史;④大多数(89.2%)发生于肛门两侧(3 点、9 点);⑤94%瘘管数为 1～2 个,呈单管状、浅在性、直行开口于肛隐窝;⑥男婴多见,小儿肛瘘的高发病率(72%)与早期直肠黏膜屏障功能不全有关。出生后 2 周黏膜分泌 sIgA 缺如,3～4 周肠绒毛形成,IgA 出现,一岁达正常状态,故小儿肛瘘的好发月龄(出生后 1～2 个月)恰是黏膜免疫功能最薄弱期,一岁后发病锐减或能自行痊愈。免疫学研究发现,IgM 可以防御大肠杆菌感染,可是新生儿 IgM 的含量很低,仅为成人的 1/7,因而粪便中的大肠杆菌易经黏膜侵入肛周引起肛周组织感染。另外从解剖学角度讲,肛隐窝呈漏斗状,其底部有肛腺分管开口。肛腺属顶浆分泌腺,其分泌物中含有丰富的多糖体,肛隐窝内除肛腺分泌物外,还有来自肠道的 IgA。IgA 是黏膜屏障的第一道防线,正常情况下肛隐窝内的黏液可防止异物侵入,起到抗菌作用,当人体抵抗力下降的时候,病菌即可侵入引起炎症。谷口(1985)从组织角度发现肛管自移行上皮至肛腺内有分泌 IgA 细胞,若肛管区发生炎症,则 IgA 分泌亢进,起防御作用。一旦由于炎性损害造成上皮化生,破坏了 IgA 细胞,则已入侵的细菌向纵深发展,给炎症广泛蔓延提供了条件。由此可见,肛瘘与免疫因素有关,而肛瘘的复杂性、长期性和自然愈合率低等特点,本身就说明全身或局部免疫机能低下是肛瘘发病或痊愈后复发的重要因素。

4.肛瘘与性激素　1976 年 Takatsuki 提出,雄激素分泌过量可能与男性好发肛瘘有关。据临床资料统计,肛瘘以青壮年(20～40 岁)最多,儿童及老年人极少。新生儿肛瘘多在 1 岁以前发病,主要原因是与新生儿母体雄性激素和新生儿副肾雄激素较强有关。青春期人体自身性激素开始活跃,随即一部分皮脂腺,尤其是肛腺开始发育增殖,男性较女性明显。而老年人雄性激素水平下降,肛腺萎缩,肛腺感染机会减少。另外有统计还发现,肛瘘患者男性多于女性,新生儿男女之比为(8～9):1,成人为(5～6):1,但是长期以来,临床上对肛瘘在发病年龄和性别分布上出现差异的原因还未阐明。根据肛瘘发病年龄和性别的差异,有学者曾设想性激素是肛瘘发生的主要原因,认为肛腺与皮脂腺一样是性激素的靶器官,其发育和分泌功能主要受人体性激素的调节。随着年龄的增长,性激素水平变化,直接影响肛腺的增生和萎缩,因此由于肛腺感染而发生肛瘘的发病率也随之升高或降低。但是,肛瘘与性激素的关系目前仅属推测,尚没有证据表明肛腺分泌活动受性激素的支配,也没有肛瘘患者雄激素水平的测定报告。

近期研究资料表明,在成人男性,标志 T 淋巴细胞的免疫功能及补体系统功能的免疫学指标(E 玫瑰总花瓣形成试验、总补体、C3)均明显低于女性($P<0.01$)。老年男性,其活性 E 玫瑰花试验(Ea)及总玫瑰花试验(Et)绝对值均较老年女性为低。因此,可以认为男性的机体免疫功能要较女性弱。除此以外,男性的肛门部卫生状况要较女性为差,因男性较少有清洗肛门部的习惯,加之男性较女性生活无规律、饮酒或饮酒过度,使免疫力更易受到损害。因此肛瘘发病率的性别差异可能与免疫有关,而不是与性激素相关。

肛瘘一旦形成,之所以反复发作、经久不愈的原因主要有:①内口与原发感染灶继续存在,脓肿虽然破溃或切开排脓,但原发感染病灶肛隐窝炎、肛腺感染仍存在,肠内容物也可以从内口继续进入;②因肠腔中粪便、肠液和气体继续进入瘘管,形成长期慢性炎症及反复感染,使管壁结缔组织增生变厚,形成纤维性管壁,管壁难以愈合,且管道常弯曲狭窄,导致引流不畅;③瘘管多在不同程度穿过括约肌,局部炎症刺激可造成括约肌痉挛,妨碍管腔中脓液的引流,从而对瘘管的愈合产生了不利影响;④外口窄小,时闭时溃,脓腔引流不畅,脓液蓄积可导致脓肿再发,并穿破皮肤形成新的支管。

5.肛瘘与细菌学　众多的研究表明,肛瘘的发生与肠源性细菌感染密切相关。Grace(1982)等分析了165 例肛管、直肠周围脓肿脓液的细菌组成,结果发现 34 例皮肤源细菌性(包括化脓性金黄色葡萄球菌、类白喉杆菌、凝血酶阳性葡萄球菌)脓肿无 1 例继发肛瘘,而 114 例肠源细菌性(链球菌属、类杆菌属、梭状芽孢杆菌属、假单胞菌属、大肠杆菌属及其他革兰阴性厌氧菌)脓肿中,62 例(54.4%)形成肛瘘,其余 52 例中有 3 例以后形成肛瘘;10 例在同一部位再次形成脓肿,其中 5 例继发肛瘘。以上说明肠源性脓肿形成肛瘘的可能性较大。Whitehead(1982)也认为分离出肠源菌可提示肛瘘存在,同时发现有瘘的脓肿,肠源菌的检出率为 81%,无瘘的脓肿则为 43%。Frank(1985)对正常肛腺隐窝细菌进行了分析,发现 78.6% 为大肠杆菌。

肛瘘肉芽肿中细菌并不多,毒力也不强。Seow-Ghoen(1992)研究了 25 例肛瘘的细菌学,从 18 例病人的肛瘘管道取出 0.1ml 肉芽组织,分析其中的菌株,结果确实找到与肛管周围脓肿同样的肠源性细菌,但数量不多,其中 3/4 的细菌生长见于营养丰富的培养基,仅 1 例细菌生长见于稀释 108 倍的培养基,而在稀释106 倍的培养基中均未有细菌生长。25 例的分枝杆菌培养仅见 1 例结核杆菌生长,细菌培养并未见其他特异毒力的细菌。肛瘘肉芽组织中细菌生长少于脓肿中,而脓肿中大量微生物却很少保留于瘘管中,提示慢性肛瘘的发生可能是由于各种粪便菌混入的结果。

综上所述,肛瘘的发病机制是多方面的,有成瘘性脓肿和非成瘘性脓肿,有肛腺源性肛瘘和非肛腺源性肛瘘。肛腺作为细菌侵入肛周的门户不是唯一的,尚有直肠黏膜(M 细胞、肠绒毛)和肛管栉膜上皮(括约肌间沟)。肛腺致瘘论者断言:肛瘘应全部继发于肛周脓肿。非肛腺源性肛瘘不能认为是真正的肛瘘;只有感染肛腺的开口部才能称内口,肛瘘的原发内口从不在肛隐窝之外,发生于肛腺之外的瘘口,不论是内口、外口,只能是继发口等。这些说法值得商榷。

【肛瘘的病理】

肛瘘形成过程有三个阶段:肛窦、肛腺感染→炎症扩散,肛门直肠周围脓肿→破溃排脓,肛瘘。约 95% 的肛瘘起源于肛窦感染,即肛窦炎。肛窦的解剖特点是底部向下,向上开口于直肠盲袋。直肠内的粪便和异物容易积存于其中,因而阻塞肛门窦口,导致肛腺分泌的黏液排出不畅,此时细菌入侵、繁殖,引起肛窦感染。肛窦和肛瓣受到感染而容易产生炎症刺激,使大便次数增多,感染就不容易控制,故久之形成恶性循环。肛窦与肛瓣的炎症常刺激肛门括约肌,引起肛门括约肌痉挛,使肛门局部缺血,这又影响了炎症的吸收、消散。

当肛窦炎症继续发展,细菌经肛腺导管进入肛腺体,引起肛腺导管及肛腺体感染发炎,肛腺体内黏液排出障碍、淤积,加之细菌在其中大量生长繁殖,使之感染加剧。此时炎症直接向外扩散或经淋巴管向周围播散,引起肛门直肠周围结缔组织炎症,进而形成肛门直肠周围脓肿。

肛周脓肿经皮肤自行破溃排脓或手术切开引流后,大部分脓液排出,脓腔内压力减小,周围结缔组织增生,使脓腔缩小变细,但内口(感染肛窦)继续存在感染因素,脓性分泌物不断由外口(皮肤破溃口或切开引流口)排出,外口经久不愈,形成肛瘘。现代医学认为:肛窦是细菌入侵的门户,而引起肛周脓肿和肛瘘的真正感染灶是肛腺。因此在肛瘘手术时,不应把切开内口看作是彻底清除感染灶的方法,而应在切开内口的同时,对其周围的结缔组织进行清创、搔刮,防止遗留肛腺导管及肛腺分支,致使肛瘘复发。

肛瘘一般有内口、瘘管的主管和支管和外口三部分组成,但少数患者无外口。

(一)内口

内口即感染源的起始部位,又称为原发性内口,多位于齿线附近及肛门直肠环上下缘,但也可在直肠或肛管的任何部位。位于肛管直肠环上缘内口的肛瘘,在数量上仅属少数,但治疗上颇为棘手。内口一般只有一个,也有两个及两个以上者,但较少见。治愈肛瘘的关键在于能否正确处理内口。

(二)瘘管

瘘管有直有弯、有长有短,Nesselrod认为这与会阴部淋巴回流有关。如肛门后方的感染肛窦形成的瘘管,因感染沿淋巴循肛缘弯向前方较长,故瘘管多弯曲;若肛门前方所形成的瘘管多在前方,较短而直。短的仅1～2cm,长的10cm以上,可到臀部的外侧。肛瘘内口如引流通畅,可呈盲管。肛瘘的瘘管有主管及支管之分。

1.主管　即原发性内口、继发性外口之间的主要管道。其形态、口径、走行的角度各有不同。临床上常根据其走行部位(如位于皮下或括约肌间隙等)作为临床肛瘘分型的重要指标。肛管前方肛腺感染所形成的瘘道通常在肛门前方的同侧,管道短浅且直;肛门后方的肛腺感染形成的瘘道,管道多弯向前方,较长,或浅或深。

2.支管　多因主管引流不畅,或外口闭合,再次形成脓肿时脓液向周围其他部位扩散,穿透皮肤和黏膜形成空腔和盲管。如屡次复发,可形成多个支管或盲管。它的存在提示肛瘘始属单纯性,但因主管弯曲,腔内感染物质引流不畅、阻塞、重新感染,形成新的支管,使肛瘘复杂化。多个支管潜行汇合成一主管,开口于皮肤,增加手术难度,这亦是为何瘘管需多次手术却难以根治的因素之一。

3.管腔管壁　瘘管腔内为感染性分泌物(即脓液、坏死组织、血性分泌物或干酪样物质等)。瘘管壁主要是增生的纤维组织,管内壁为非特异性炎性肉芽组织构成,外部包绕着大量的纤维组织。当瘘管引流不畅、急性感染时,显微镜检查管壁有较多的巨噬细胞、单核细胞、淋巴细胞和嗜酸性细胞浸润,急性炎症时还可见较多的中性粒细胞和浆细胞浸润。如为结核性肛瘘,可见类上皮细胞、郎罕氏巨细胞和干酪样坏死物质。瘘管组织由异物反应所形成的异物性肉芽肿,异物性多核巨细胞的内外往往可见异物存在、单核细胞散在,不但组成结节状,还出现干酪样坏死。

(三)外口

外口系肛周脓肿后遗所致,是瘘管通向肛周皮肤的开口,多位于肛管周围皮肤。它距肛缘的距离、数目、形态及大小等情况有差异。可分为有原发性外口和继发性外口。原发性外口是脓肿首次破溃或切开引流后形成;继发性外口是由原发性外口暂时封闭、引流不畅,再次形成脓肿穿透其他部位皮肤形成。继发性外口亦与内口相通,可有数个。但一般肛瘘只有一个外口和一个内口。有人将有多个外口者称为复杂性肛瘘,但多数学者认为复杂性肛屡不应以外口的多少来分,而是指主管累及肛管直肠环以上,虽然这种肛瘘只有一个外口,但治疗复杂,也称为复杂性肛瘘。相反,外口虽多,但治疗并不复杂,也不应称为复杂性肛瘘。还可根据外口的形状、大小、距肛缘的远近、数目的多少来预测肛瘘的大致情况。如果外口收缩很小、距肛缘不超过 3cm,表示瘘管的部位较浅;外口内有较多肉芽组织,则瘘管可能埋藏较深;如外口内长出毛发,可能是骶前或坐骨结节等囊肿感染后形成的瘘道;外口较大、边缘不整齐,外口内有肉芽突起者,可考虑结核性肛瘘,同时需防止癌变的可能。

二、肛瘘的临床表现

【肛瘘的临床特征】

1.男性发病率明显高于女性(男女发病率之比为 5∶1)。

2.好发于青壮年(21～40 岁者多见)。

3.好发于肛门后中线对称的点上。

4.反复发作的复杂性肛瘘较多。

5.病程多长达 1～5 年。

6.复发率偏高。

7.自然愈合率低。

8.发病前多有肛周脓肿病史。

9.可伴有如肠炎、糖尿病等使机体抵抗力降低的疾病。

【肛瘘的症状】

1.早期症状　肛瘘是肛门直肠周围脓肿的后遗症,因此,一般有肛管直肠周围感染或脓肿病史。初期症状由引起脓肿的原因的不同而有不同的特点,但多数都存在怕冷发热,肛门周围发红、肿胀、跳痛,食欲差,大便秘结,坐卧不宁等。

2.流脓　不断排出脓血性分泌物是肛瘘最常见的症状。排出脓性分泌物的多少是根据瘘管形成的时间、瘘管的长短以及内口大小不同而异。新生成的瘘管排出的分泌物较多,脓液黏稠,黄色,色臭,用力排便时,有时可有气体甚至是粪便从外口排出。时间久的肛瘘,分泌物较少,或时有时无,分泌物白色,稀淡如水。如忽然脓液增多,表示有新生血管生成。有时瘘管暂时封闭,不排脓液,可出现局部肿痛,体温上升,以后封闭之瘘口破溃,又排出脓性分泌物。如此反复,将延长病程,加重病变。内外瘘有时由外口流出气体和粪便,单口内瘘脓液与血混合,常由肛门流出,有时在粪便表面可见几条血丝。全"内瘘"脓性分泌物较少,粪便常混有脓血。瘘管与膀胱、尿道、子宫、阴道相通时,都有其特殊表现。例如直肠膀胱瘘时,有部分尿液从肛门外流。如果属于结核性肛瘘,脓液多而清晰,色淡黄。

3.疼痛　若瘘管引流通畅,肛瘘平时一般不疼痛,仅感觉在外口部位发胀不适,行走时加重。如脓液存积于管腔内引流不畅时,则局部胀痛,并有明显压痛,脓肿穿破或切开引流后,症状缓解。上述症状的反复发作是瘘管的临床特点。若内口较大,粪便进入瘘管,则有疼痛,排便时疼痛加重。单口内瘘常见直肠下部和肛门部灼热不适,排便时感觉疼痛。

4.肿块　肛缘索条状硬块,常为患者的主诉之一。炎症急性发作时,外口若封闭,引流不畅则肿块增大。

5.瘙痒　由于肛瘘外口长时间分泌物的刺激,使肛门部潮湿、瘙痒,有时形成湿疹,出现皮肤丘疹,或表皮脱落,长期刺激可致皮肤增厚呈苔藓样变。

6.排便不畅　部分复杂性肛瘘,包括马蹄形肛瘘,因慢性炎症刺激引起肛管直肠环纤维化,或瘘管围绕肛管形成半环状或环状纤维组织增生,影响肛门括约肌舒缩而排便不畅。

7.全身症状　肛瘘一般无全身性症状。复杂而病程较长的肛瘘,常伴有排便困难、贫血、身体消瘦、精神不振等症状;继发感染者,有不同程度的发热、寒战、乏力等全身性感染症状。如为结核性肛瘘,可有低热、盗汗等症状。如为炎症性肠病引起的肛瘘,可伴发腹痛、腹泻、发热等症状。

【肛瘘的体征】

肛门周围一般有外口,局部肉芽增生或其他异常,有渗出物溢出。指诊可扪及皮下向肛管或直肠内延伸的索状物,尚可在肛管或直肠壁扪及硬结(凹陷或凸起)。通过肛门镜、探针、染色等检查方法可明确内口的位置。肛腺感染引起的肛瘘,内口多在齿线肛窦处;若炎症性肠病或损伤所致的肛瘘,则内口可发生在肛管、直肠的任何部位。

三、肛瘘的检查方法

【肛瘘的一般检查方法】

(一)视诊

肛瘘的外口在肛门周围或臀部的任何部位,它是皮肤上的小凹陷或是小隆起,中央有过度生长的肉芽外翻,外口周围皮肤常因受到刺激有颜色改变和脱皮。病期长、瘢痕大的管道,在肛门周围及臀部皮下可触及索条状改变,有的则不清楚。

1.观察脓液情况　如脓汁稠厚而多,表明有急性炎症;血性分泌物,表明脓肿破溃不久。脓水清稀或呈米泔水样分泌物,伴有瘘口凹陷,可能有结核杆菌感染;脓液色黄而臭,多属大肠杆菌感染;混有绿色脓汁,表示有绿脓杆菌混合感染;分泌物黏白如胶冻样,或呈咖啡样血性分泌物,可能有恶性改变。

2.观察外口形状、多少和部位　新生瘘管,外口常无增生结节;时间久后外口可有肉芽组织的突起,或纤维化的结节;一般炎症性外口有结节形成,结核性瘘口出现不规则的凹陷。只有一个外口并距肛门边缘近,表明瘘管简单;外口数多且距肛缘较远,说明瘘管复杂。如外口在肛外左后或右后,其内口多在肛管后正中齿线上;如外口在左前或右后距肛缘较近,其内口多在相应的齿线附近,距肛缘较远,超过5cm以上的,其内口可能在后正中齿线处;如在肛门左右均有外口,应考虑为马蹄形肛瘘。前方阴囊底下的瘘道内口多在相应的齿线部位。

3.肛瘘病变区的皮色变化　复杂性肛瘘尤其是结核性者,外口周围常有褐色圆晕。如管道区皮肤呈现弥漫的暗褐色,或变化的皮色间有正常皮色,具有明显或暗淡的褐色圆晕时,其皮下常有空腔,腔隙可为单个或几个,呈蜂窝样。

帮助寻找内外口的规律有著名的索罗门定律,1900年由Goodsall首先提出,故称Goodsall定律。即患者取截石位,在肛门中点划一横线,若肛瘘外口在该横线的前方,瘘管通常是直型,内口位于与外口相对应的齿线处;若外口位于该横线的后方,瘘管常自外口弯曲走行至位于肛管后正中的内口。临床研究显示,绝大多数肛瘘的内口、瘘管和外口的分布符合Goodsall规律,但有两种情况除外:一种是虽然外口位于横线后方,但位置靠近肛缘,瘘管多为直型,肛瘘表浅;另一种是极少数位于前方的蹄铁形肛瘘。

其实Goodsall定律只适用于那些真正由肛腺感染发展而来的肛瘘,其他非腺源性的瘘管不一定符合这一定律。例如,表浅的肛门周围皮下瘘,即使外口在中心线的后方,也常常是内外口相对的直瘘。而克罗恩病引起的肛瘘,内口往往不在齿线附近,而外口又常常距肛门较远,甚至扩展到很远的部位。另外,据观察,有少数病例的外口在肛门前一侧或两侧,这种肛瘘的管道并不是按照 Goodsall 定律的规律呈放射状直入肛门,而是在肛门前方沿会阴横肌横走,在前正中线处呈直角进入肛门与内口相通,甚至是两侧有外口呈 T 字形前蹄铁形肛瘘。还有一种情况 Goodsall 定律不曾提到:一些后部弯曲形瘘或后蹄铁形瘘的内口虽然位于肛门后正中齿线处,但外口却越过肛门中线连接,远远地位于阴囊根部附近或大阴唇下外侧。上述表明,肛瘘内外口的关系、瘘管的走行规律绝非初始的 Goodsall 定律所能包容的。改良的方案为:以肛门为中心,画出一个以肛门皮肤皱褶外端为界的同心圆。外口在内圈的,符合 Goodsall 定律。外口在圈外的,往往是位置较深、内口在后正中的齿线处的弯曲瘘。

(二)触诊

触诊对肛瘘的诊断至关重要,肛瘘的走行、深浅、内口的部位以及管道与括约肌的关系均靠指诊获得。根据局部视诊的发现进行触摸,注意局部组织有无不对称的热度增高。若局部温度上升,表示深部有炎症的存在。用手指详细触摸肛门周围,可扪到一条索状物将内外口连接起来。若肛周触诊未发现条索状物,术者可将示指插入肛门,拇指在肛外,用拇指和食指夹住外口附近皮肤及深层组织,即可发现较深的条索状物。若尚未找到外口,按压条索状物,有少量水样分泌物挤出即可发现。但需注意后部弯曲瘘或蹄铁形瘘在坐骨直肠窝的深部,通常只能触知局部大片肿硬区,肛门后部压痛、肛管直肠环处较硬韧,甚至在后部有硬结,而很难摸到条索状物。

1.首先触摸肛门外瘘管走向和深浅 从外口开始向肛缘检查,轻摸可触到明显条索状瘘管,说明瘘管较浅;重压才能感到条索状物或不甚明显,表明瘘管较深。如瘘管走向弯曲,内外口不在对应部位,是弯曲瘘;索条较直,内外口在相对部位,为直瘘。

2.肛门内指诊 将示指循瘘管走向伸入肛门触摸内口,如在齿线触到硬结或凹陷,应疑是内口。初步确定内口后,再从内口向直肠黏膜触摸,按压管道观察是否有脓液从外口流出。如直肠壁附近有分支瘘管,应检查其长短和部位。肛门触诊还应检查括约肌的松弛及功能并注意内口与肛管括约肌的关系。

3.双合诊法 即一手示指伸入直肠,另一手四指置于下腹部或阴道,亦可用一手拇示指进行双合诊。此法对于确定瘘管走形及与括约肌、内口的关系有一定的优势,并可提高深部管道的诊出率。

(三)探针检查

探针检查不仅能够帮助医者确定内口的准确或大致位置,同时对帮助判断瘘管的走向、长短、深浅、与肛门括约肌的关系均有重要意义。探针检查多与肛门直肠指检合用,术中若探针进入受阻,可能是方向不对,可调试后再进入。动作应尽可能轻柔,切忌强行探查,以尽量避免造成人为假道或人工内口

1.探针的分类 探针可分为棒状探针和有槽探针两大类。棒状探针的两端有的呈球状,有的为圆形,有的则一端略粗,有的探针体上镌有刻度,其制作材料有银质、铜质和合金等不同。棒状探针既可用于检查,也可用于治疗。有槽探针一般为直形,也有镰形者,两种多用于治疗。南京市中医院、全国中医肛肠专科医疗中心临床使用的是棒状银质探针。

2.探针检查方法 探针检查时,将戴有指套的示指蘸润滑油伸入肛道,触于内口处,一般用粗细合适的探针,将其弯成一定的弧度,从瘘外口伸入瘘管,缓慢探入,多数探针可在齿线处的内口穿出。对瘘道弯曲者,探针多不能顺利穿过,切忌用力过猛,使探针穿破瘘管壁,造成新的感染。探针探查时,肛内手指应与探针互应,探查管道行径及有无贯通。如内口闭锁或管道平行、近平行肛管时,探针与手指的呼应检查亦可测瘘管与肛管间的厚度距离,并于内口处与管道顶端感触探针的冲撞。有时亦可通过内口置入探针,确认瘘管。也有在内口、外口同时放入探针,若两针头相触及,便可确定瘘管的位置。有的时候,从外口探入部分探针,会遭遇阻力,此时移动并牵引一小部分瘘管,在肛隐窝水平的内口部位会出现凹陷,此时进行指诊对肛瘘的诊断会有帮助。

探针检查对于肛瘘的诊断极其重要,该方法简单易行,准确便捷,一般在术中使用较为常见。建议临床行探针检查时,予以麻醉下进行,同时操作时切记要谨慎轻柔,以免造成人为损伤。

(四)肛门镜检查

肛门镜是检查肛门、直肠的内窥镜,也叫肛门直肠镜。长度一般为 7cm,由金属、塑料、有机玻璃等不同材料铸成,内径有大、中、小三型。肛门镜适用于检查内痔、直肠息肉、直肠溃疡、直肠肿瘤、肛乳头肥大及肛瘘等。

1.肛门镜的分类 由于检查时的要求不同,临床上常用的肛门镜有筒式、喇叭式、二叶式或三叶式数种,还有自带光源的肛门镜。

(1)筒式肛门镜:呈圆筒状,全长 7～10cm,由金属、塑料、有机玻璃等不同材料铸成。筒式肛门镜分大小两种型号,小号适用于婴幼儿。筒式肛门镜适用于检查内痔、直肠息肉、直肠溃疡、直肠肿瘤、肛乳头肥大等,操作方便,暴露清楚。

(2)喇叭式肛门镜:顶端小,底大,呈喇叭状,有圆口、斜口两种。

(3)二叶式肛门镜:该镜做肛门直肠检查时,两叶可张开,将肛管直肠扩大。适用于检查肛瘘内口,常和探针检查配合使用。

(4)三叶式肛门镜:做检查时,三叶可张开,肛门直肠腔视野清楚。适用于肛管直肠手术,一般不用于常规检查。

2.肛门镜检查方法

(1)体位:一般采取膝胸位,但对年老或下肢活动不便者则采用左侧卧位。

(2)操作方法:用肛门镜检查时应先做直肠指诊,了解肛管、直肠是否正常,便于肛门镜插入,避免不必要的损伤。检查者将手指轻轻退出肛门外,观察指套上有无血迹、黏液、脓液等,然后按下列步骤行肛门镜检查。

1)右手持肛门镜并用拇指顶住芯子,肛门镜顶端应先涂足够的润滑剂。左手拇指将臀部向外推开显露肛门,用肛门镜按摩肛缘,使肛管括约肌松弛。

2)朝脐孔方向缓慢插入,当通过肛管后改变骶凹,进入直肠壶腹。

3)拔出芯子,并注意芯子上有无黏液及血迹。对准灯光,观察直肠黏膜颜色、有否充血、出血,齿状线上下缘病灶、痔的位置、颗数、色泽,瘘口内有否脓液排出及形态上的变化,肛乳头有无肥大,有无痔静脉曲张,有无直肠黏膜脱垂,重度的令患者努挣,可见黏膜呈环状套叠,观察有无溃疡、息肉、肿瘤等存在。在使用斜口形喇叭式肛门镜时如需转动镜身,在转动前应将芯子插入后再转动,以防肛门镜的斜口损伤肛管及直肠黏膜。

(五)隐窝钩检查

隐窝钩检查是检查内口的重要方法。

1.适应证 无外口的内盲瘘;瘘管壁到达内口时模糊不清;内口与管道成角,不能直接找到内口;内口附近有坏死腔,从外口找内口的途径终止;早期脓肿脓液从隐窝处流出者;肛裂感染后形成的皮下盲瘘;梳状结;探查感染的隐窝。

2.操作方法 以二叶式肛镜扩开肛门,先取钩短者(约 0.5cm)钩探所窥见的明显病变区,再沿齿线慢慢检查。如遇内口则一钩即入,必要时可取钩长者(约 1cm)予以鉴别。如为隐窝,仅可钩入一定长度;如为内口,常可顺利吞没全钩,且钩得的方向与肛外触得的瘘管方向一致。低位肛瘘再以探针自外口插入,二者相遇时即有碰触之感。

(六)管道液体注入法

1.注入染色剂检查法 将染色剂从肛瘘外口注入瘘管,以使瘘管管壁着色,显示内口位置,确定瘘管范围、走行、形态和数量。临床上常用的染色剂为 2％的亚甲蓝、2％的亚甲蓝与 1％过氧化氢混合液、甲紫药液等。具体检查方法如下:①纱卷填塞:取肛镜涂润滑剂插入肛道,抽取镜芯,再把卷好的纱卷放入肛内,或用二叶肛镜扩开肛门,将纱卷放入,然后取出肛镜,使纱卷留于肛内。②染色剂注入:取空针吸 1％～5％亚甲蓝溶液适量,由瘘管外口慢慢注入,当患者感觉肿痛时,迅速将空针取出,用手堵紧管口,按揉 2 分钟再将纱卷取走。③着色区的观察:内口着色区的观察可分为直接观察和间接观察。于注射药液的同时,可于肛门直接窥视着色点的部位,称直接观察;而纱卷着色区的辨识则为间接观察。由肛内取走纱卷后,首先观察有无着色,如发现蓝色圆形或不规则的着色区时,则证明有内口存在。同时可借助着色区的部位及与纱卷外端的距离,测知内口的位置。如内口锁闭、管道迂曲或括约肌痉挛时,染色剂常不能通过内口染及纱卷,故纱卷没有着色并不能否定内口的存在。

2.甲基丙烯酸树脂注入法　还有人主张在瘘管冲洗干净后将牙科用的甲基丙烯酸树脂粉末和液体按 1：1 比例混合成药液注入瘘管内,一般常温下 3～5 分钟后药液变硬,可以摸到或看到,便于手术时寻找、清除瘘管和内口。

【肛瘘的影像学检查】

(一)X 线检查

对复杂性肛瘘反复多次手术者,病因不明,瘘管走行分支或内口位置不清者,可疑为骶前囊肿、畸胎瘤、骨结核、克罗恩病、溃疡性结肠炎、骨盆性骨髓炎等并发的肛瘘,可做 X 线检查。

1.胸部检查　可以确定胸部有无炎症、结核病变、胸水积液、癌症转移等,作为肛肠病治疗的参考依据。

2.腹部平片　对观察肠梗阻、巨结肠、肠气囊肿、胃肠道穿孔、肾结石、胆结石以及其他腹部疾病的钙化等很有帮助。在不明原因的腹部胀痛时可先行此项检查。

3.钡餐检查　用于观察功能性与伴有功能性改变的疾病,如回盲部病变、阑尾炎等。

4.钡双重造影　对显示大肠细小疾病如小息肉、溃疡性结肠炎、Crohn 病等,能做出较好的检查。

5.骶前 X 线片　一般用于不明原因的骶前窦道检查,用以鉴别是否为骶前囊肿或先天性畸胎瘤,根据各自特征进行鉴别诊断。

6.瘘管 X 线造影　在 MRI 问世以前,瘘管造影是诊断肛瘘的标准常规检查方法,主要用于复杂性肛门直肠瘘的检查诊断。瘘管 X 线造影检查造影剂常选用 30％～40％碘化油,或 12.5％碘化钠,60％泛影葡胺,亦可用 13％稀钡。造影前,在直肠腔内插入金属管以作直肠肛门的标记。用细导尿管或硅胶管从外口缓慢插入瘘管内,直到有阻力为止。在外口处放一金属环以作标记,然后注入 40％碘油或其他含碘油造影剂,边注药边观察,满意时摄片。它是一种具有轻度损伤的方法。

对于造影检查,不同的人持有不同的观点。Weisman 等在其进行的临床实验中发现,造影能观察到常规检查所未查出的病变,其中包括大的皮下脓腔、多个或想象不到的长管道,因此他们认为这项研究给肛瘘的治疗提供了有用的信息。但 Kuijpers 和 Sehulpen 发现,瘘管造影与术中探查相比较,一致率仅有16％。瘘管造影对于管道较通畅、易于造影剂注入的瘘管有较好的诊断价值,但是由于临床上复杂性瘘管管道多数较狭窄,内有纤维及肉芽组织填充,使得造影剂通过困难,对于观察瘘管的形态及与周围括约肌的关系有一定的局限性。因此,多数学者认为对于肛瘘的诊断意义不大,目前应用很少。

(二)电子计算机体层摄影(CT)

CT 是利用 X 射线对人体选定的断层层面进行穿透摄影,通过测定透过的 X 线量获得断层图像的一种成像装置。CT 能独特地显示肠道层面,能将肠壁内、肠壁外以及邻近组织器官显示得一清二楚,具有诊断效果好、无痛苦、无危险,现已在我国广泛应用。但仅靠病变的解剖学特征诊断疾病有一定的局限性,对有些病灶性质,CT 难以作出准确的判断。

附:多层螺旋 CT(MSCT)

国外从 20 世纪 80 年代开始将普通 CT 瘘管造影应用于肛瘘的诊断,取得了一些成果,但是限于当时的科技发展水平,普通 CT 无法进行三维重建,对肛瘘微小内口和细小支管的检出率低,所以仍然无法获得临床医师满意的影像学资料。无论是 X 线造影还是非容积扫描 CT 成像或彩超,都不能显示立体的三维图像,它通常需要临床医师边看图像边想象,由于个人的思维方式和空间想象能力不同,对病变的理解就可能产生一些偏差和分歧。而 CT 三维重建可以客观逼真地反映瘘管的类似于树枝状的立体结构,其技术的最大优点是能提供目前为止最为全面的术前影像学资料供外科手术参考。通过直接扫描获得的断层 CT 图像可判断瘘道附近结构受侵犯的程度,通常用于判断炎症侵及的范围,在极特殊的情况下,也能判断慢性肛瘘是否有癌变。通过三维重建,可以清晰地显示瘘道形态、长度、边缘及走行,通过图像后处理工作站软件提供的旋转技术,可以提供瘘道本身丰富的立体信息,在拟行外科手术治疗的病例中能提供给外科医师最直观的资料,对临床制定手术计划、减少复发有重要的指导作用。

1.操作方法　常规使用开塞露排空大便,并在检查前 1 小时用 0.9% 的 NaCl 灌肠,检查时先嘱患者侧卧于 CT 机上,将黏稠度较高的 40% 的碘化油或 76% 泛影葡胺稀释成 10% 左右,取 10~15ml,用圆头注射针头由外口注入,擦干外溢的造影剂,并用稀碘或碘棉球在外口处作标记。将 10ml 注射器针筒涂上润滑剂后轻轻插入肛门并固定,然后嘱患者俯卧,操作者使用螺旋 CT 机行常规轴面扫描,后进行多平面重建(MPR)及 3D 重建。

2.优点　与普通 CT 相比,多层螺旋 CT 时间分辨力和空间分辨力都大为提高,并可采用更薄的层厚真正意义上达到了各向同性采集,从而提高了长轴方向的空间分辨力,改善了重建图像质量,增加了肛瘘微小内口和细小支管的检出率。

由于高位或复杂性肛瘘走行多、较曲折并可能出现多个支管,外科医生常难以完整判断瘘管的形态及走向,无法对瘘管定位,从而给手术造成困难。容积重建(VR)可根据组织内各种成分的比例进行像素分类并以不同的色彩显示,可完全三维再现瘘管的形态,特别是对马蹄形肛瘘的显示具有独到的优势。由于肌肉等软组织的 CT 值偏低,故 VR 不能准确显示瘘管与肛管内外括约肌和肛提肌的关系,使其在肛瘘的应用中受到限制。与 VR 相比,MPR 包括 CPR(曲面重组)可从多个角度直接观察瘘管的位置及其肛管内、外括约肌和肛提肌的关系,但其三维空间感相对较差。因此,结合两种重建技术有利于肛瘘术前分型和肛瘘的瘘管定位诊断。

3.注意事项及需改进的问题

(1)扫描前及扫描期间病人的准备和配合。

(2)扫描参数的设定:3D 重建成功与否,与扫描技术参数的设定直接相关。实际工作中应根据扫描范围和临床要求合理选择参数,使其匹配,达到最佳化。

(3)注意仔细清洗肛周溢出的造影剂,且造影剂的浓度不宜过高,否则易产生伪影。

(4)对 3D 图像最好是临床医生和放射科医生一起读片沟通,因为 3D 图像不可避免地受到人为因素的影响以及机器、软件功能的制约,临床应用时应注意结合轴位和多平面重组(MPR)图像。

(5)外口的标记以及直肠腔内空气的密度对比,对于多个外口的复杂瘘管,有必要在外口处作不同的标记,以提高图像的直观性。另外,利用注射器针筒插入直肠可造成直肠腔内的空气与直肠周围组织和瘘管的密度对比,有利于图片的可阅读性,但它是否对瘘管产生挤压,影响图像的结论有待于进一步观察。

(6)部分病例内口显示欠佳,可能与瘘管壁的纤维化、造影剂不通畅有关,而非无内口,因此 CT 检查存在 24.9% 的漏诊率。

(三)磁共振检查

磁共振检查(MRI)是一种快速、无损伤及具有相当高准确性的肛瘘检查方法,能为医生提供外科手术所需的解剖图像资料。因其对软组织具有良好的分辨率而被广泛应用于全身器官的检查。国外应用 MRI 对肛瘘进行检查及诊断,取得了较好的效果。MRI 能多平面、多角度和高分辨率显示病变,准确描述肛门内外括约肌、肛提肌的解剖结构,显示肛瘘与肛门周围肌肉的关系,并对术后疗效作出正确评估,不仅能准确地对肛瘘作出分类,而且可以发现对治疗方式和预后都有重要影响的潜在病变的存在,因此成为诊断肛瘘新的主要手段。近年来,磁共振成像已经发展成为肛瘘的影像学检查中的领先技术。Spencer 等对 37 例患者同时进行 MRI 及腔内超声检查,发现 MRI 的阳性预测值及阴性预测值分别为 73%、87%,而相应的腔内超声的阳性预测值及阴性预测值分别为 57%、64%,以上研究表明术前 MRI 对肛瘘的诊断具有很好的相关性。Beets-TanRG 等对 56 例进行过腔内超声检查的患者在术前进行了 MRI 检查,结果 MRI 对其中 12 例(21%)患者提供了更多的重要信息,其中这些病人主要是复发性肛瘘及克罗恩病的患者。

1.MRI 检查的线圈

(1)直肠腔内线圈:MRI 直肠线圈是一种表面线圈,因它贴近受检组织,能接受到较弱的磁共振信号,提高空间分辨率,能数倍提高肛管括约肌群的信号比。Desouza 等报导 MRI 直肠腔内线圈检查能提供清楚的瘘管位置、走向、括约肌缺损和原发肿瘤。Desouza 等报道 MRI'直肠腔内线圈具有很高的空间分辨率,能清楚显示肛管直肠肌肉和周围脂肪,其对肛瘘和直肠周围脓肿的诊断准确率为 100%。Stoker 等研究表明,MRI 腔内线圈对腺源性感染引起的早期肛瘘的检查优于体线圈(准确率为 86% 和 43%)。但是 Halligan 和 Bartram 报道检查结果与外科手术结果的一致性上,体线圈优于腔内线圈,但是 MRI 直肠腔内线圈检查如同腔内超声检查一样,受到视野的限制,不能提供远处脓腔和高位直肠感染灶的影像。因它只能显示肛门括约肌及肛管附近的瘘管,其检查价值受限。插入的直肠线圈可能压迫瘘管,影响瘘管的显示,导致产生假阴性结果,有时因为线圈贴近受检区形成过强辐射,信号过高而形成一种瘘管假象。作为一种“侵入性”检查方法,病人有一定痛苦,约 1/6 的患者难以耐受此检查。相对于体线圈而言,腔内线圈过于昂贵。

(2)体线圈:体外相位阵列线圈的高分辨 MRI 扫描不仅可在患者无任何不适的情况下清楚显示肛管及肛周结构,而且可清楚显示膀胱、输尿管、前列腺、子宫、阴道、直肠等结构,这对肛门直肠区域的病变如括约肌的损伤、肿瘤及直肠膨出、子宫脱垂等的诊断、恶性肿瘤分期及治疗方案的确定有重要的意义。体外相位阵列线圈空间分辨率高,信号比好,若能获得肛管区域的高分辨 MR 影像,则可克服腔内线圈 MRI 和腔内超声检查的不足。体线圈具体在复杂性肛瘘的检查中,可很好地显示以下几个方面:①瘘管是否存在;②内口的位置;③瘘管的走向及分支;④感染灶的位置及范围。

Hussain SM 等应用腔内线圈、Beets-TanRG 等应用体外相位阵列线圈和 VanBeers BE 等对尸体标本的研究结果一致,表明在图像上肛管可分为 5 层结构,在肛管上部由内向外分别是黏膜层、黏膜下层、内括约肌、联合纵肌和耻骨直肠肌,在肛管下部由内向外分别为黏膜层、黏膜下层、内括约肌、联合纵肌和外括约肌。自旋回波 T_1 加权、T_2 加权序列:T_1 加权序列能显示外括约肌、肛提肌,肛瘘管呈低信号,但不能显示肛管黏膜、黏膜下层及内括约肌。内括约肌在相位阵列线圈 T_2WI 上显示为比联合纵肌和外括约肌略高的信号,但它在肛内线圈 T_2WI 上呈明显的高信号。

2.MRI 检查的序列

(1)自旋回波 T_1 加权、T_2 加权序列:T_1 加权序列能显示外括约肌、肛提肌,肛瘘管呈低信号,但不能显示肛管黏膜、黏膜下层及内括约肌。因肛瘘瘘管及肛周各结构均为低信号,有时两者 T_1 加权平扫很难鉴别,所以 T_1 加权序列对诊断肛瘘帮助不大。T_1 加权 GdDTPA 增强扫描能使富血管的炎性瘘管边缘增强,明显改善肛瘘及脓肿的显示。T_2 加权显示瘘管亦较好,呈高信号。

(2)短期翻转恢复序列(STIR):软组织病理性改变,如水肿在 STIR 序列呈高信号,而脂肪组织呈低信号,与 T$_2$ 加权相比,STIR 明显提高瘘管的检出率,特别是肛瘘的瘘管分支检出率得到提高。STIR 序列的扫描时间明显短于 SE-T$_1$ 加权参数,但 STIR 序列在肛瘘的显示上也存在一些不足之处,因 STIR 序列是一种对水较敏感的序列,对分泌物少的非活动性瘘及术后瘢痕形成的瘘道不敏感。

(3)快速小角度激发成像(3D-FLASH):此序列是一梯度回波序列,它采取层块采集,信号无丢失,扫描时间比 SE-T$_1$ 加权、STIR 要短,图像分辨率高,应用 T$_2$ 加权 3D-FLASH 序列平扫加增强图像减影技术可提高瘘管信号强度,降低周围软组织信号,使瘘管的显示更为突出。此序列结合 STIR 序列可作为肛瘘检查的常规方法,它既可提高肛瘘检出率,又明显缩短了检查时间。

3.MRI 各成像平面肛管区域结构的形态学特点

(1)冠状位:肛提肌呈"倒八字"形或"漏斗状"附于两侧盆侧壁。耻骨直肠肌呈块状或椭圆状低信号,位于肛门外括约肌上方,与外括约肌深部之间有明显的线样高信号脂肪分隔。肛门外括约肌并非全程包裹肛门内括约肌,其下缘位置比内括约肌低,二者之间由于内外括约肌间隙内脂肪信号的存在,分界清晰。外括约肌皮下部呈向内上转折的"鱼钩状"。两侧坐骨肛门窝呈尖向上方的锥形间隙,窝的外侧壁为闭孔内肌及闭孔筋膜,内侧壁为肛提肌和盆膈下筋膜。

(2)矢状位:在肛管正中矢状层面,肛提肌呈线样连于尾骨,其稍下部层面可见块状耻骨直肠肌,借肛尾韧带连于尾骨。肛门外括约肌各部分别呈小块状或长条形,各部之间可见线样高信号分隔。

(3)轴位:肛提肌呈"V"形,尖端指向尾骨。耻骨直肠肌呈"U"形,环绕肛管后方。肛门外括约肌于肛管上部层面呈"O"形,环绕肛门内括约肌和肛管,沿尾侧方向,肛门外括约肌在中线位置逐渐分开,至最下部层面,肛门外括约肌皮下部呈两相对的线形肌束。两侧坐骨肛门窝呈尖向前方的三角形,外侧壁为闭孔内肌或坐骨支,两侧坐骨肛门窝与肛管后方相连通。

4.读片　MRI 对瘘管管道和脓肿敏感,高清晰度解剖结构,以及显示手术相关解剖平面的能力直接决定了 MRI 对肛瘘术前诊断分类的成功率。准确的术前分类应包括相关瘘管及括约肌的影像。肛瘘的图像分型根据 1976 年 Parks 分型,并参考 Morris 等肛瘘 MRI 分级系统,分为 5 级:Ⅰ级单纯线形括约肌内肛瘘;Ⅱ级括约肌内肛瘘伴脓肿或分支;Ⅲ级经括约肌肛瘘;Ⅳ级经括约肌肛瘘伴脓肿或分支;Ⅴ级肛提肌上和经肛提肌肛瘘。

(1)原发管道:活动性瘘管内充满脓液和肉芽组织,在 T$_2$ 加权 STIR 序列中显示为长高信号结构。在一些反复发作或多次手术的患者,瘘管壁会相应增厚,表现为活动性瘘道被低信号的纤维组织壁所包裹。偶尔,在这些纤维组织中看到一些高信号影,这主要是由组织水肿所致。同样,高信号影可能出现在瘘管或纤维管壁之外,代表邻近组织炎症反应。

MRI 能够清晰显示外括约肌,在 T$_2$ 加权或 STIR 序列中为低信号结构,外侧方为高信号的坐骨直肠窝脂肪,因此很容易分析瘘管是穿过外括约肌或跨过外括约肌。如果原发主管完全限制在外括约肌内侧,这应当是括约肌间瘘。反之,任何在坐骨直肠窝中出现的瘘管证据,均提示为非括约肌间瘘。但是,经括约肌肛瘘、括约肌上方瘘和括约肌外侧瘘 MRI 影像类似,都突破外括约肌。这三者之间只能依靠内口的位置以及原发瘘管的行径来区别。

(2)内口:不管影像学形态如何,内口的正确定位都是比较困难的。如何确定内口在真正部位及其高度,依据腺源性肛瘘学说,绝大多数内口位于肛管后正中齿线处,并且多数位于后正中截石位 6 点。高分辨 MRI 对内口显示的敏感度和特异度分别达 91.7% 和 85.7%,说明高分辨 MRI 对内口判定的准确度很高。然而,即使应用 MRI 腔内线圈,齿线也不能作为一个独立的解剖实体在 MRI 影像学上确定,只能应用其他的影像学标志评估。齿线大约位于肛管的中部,通常是耻骨直肠肌上缘与外括约肌皮下部中间。

括约肌上方瘘和括约肌外侧瘘都可能穿过耻骨直肠肌进入盆底,然而两者内口所处的部位却完全不同。通常括约肌上方瘘内口位于肛管部位,而括约肌外侧瘘位于直肠。因为括约肌肛瘘穿过外括约肌,在横截面有典型特征。但是,对一些患者而言,MRI不能沿瘘管追踪到肛管,在这种情况下,只能根据瘘管的形态推测内口可能的部位。

(3)支管和脓腔:MRI的另一重要意义在于它能准确发现和定位肛瘘的支管和残余脓腔。支管和残腔在 T_2 加权和STIR序列中变现为原发主管周边存在的高信号结构,静脉应用对照剂会导致局部信号增强。最常见的支管形态是经括约肌肛瘘,主管穿过外括约肌进入肛管,支管进入坐骨直肠窝顶端。MRI对肛提肌上方的支管更加重要,这些支管不仅难以发现,处理也极为困难。对于复发性肛瘘和克罗恩病性肛瘘而言,运用MRI诊断复杂性支管和残留脓腔就更为重要。国内杨柏林等对28例临床诊断为复杂性肛瘘的患者进行MRI检查,MRI显示肛瘘主管和支管准确率为100%和94.7%。

(四)肛管腔内超声

超声诊断是在解剖形态特别是病理解剖的基础上,结合各组织脏器的声学物理性,对回声图经综合分析,确定是否正常。肛管腔内超声(EAUS)是诊断肛门括约肌复合体解剖缺陷的重要工具。其转换器发射出特定频率的脉冲声波,当声波横穿界面时,部分被反射回转换器,反射的量取决于不同组织密度的声阻抗。以发射声波和接受回声的时间差为基础,连续数字化处理,产生图像。早在20世纪50年代初,美国的Wild首次将小型的超声探头插入直肠,试图探查直肠病变的情况。后经不断改进,制成棒式直肠腔内探头。自1986年,Cammarota首次报道腔内超声用于肛旁脓肿的病理学研究,历经20多年的发展。肛管腔内B超是近年来用于肛肠科的新技术,传统的直肠腔内超声能清晰地显示直肠壁的各层结构,主要用于直肠恶性肿瘤的诊断,而肛管腔内超声能清晰地显示肛管周围复杂的解剖结构,具有无创伤、操作简单、价格低廉的优点,对肛肠动力学改变的疾病,特别是肛周脓肿、肛门失禁的诊断有着重要的参考价值。

超声检查是安全的,没有反射学检查的危险,因此,针对儿童和孕妇来说,它是理想的检查。肛门直肠超声检查的限制很少,可用于肛管或直肠的梗阻性病变(限制了直肠镜和转换器的插入)以及肛裂、肛门脓肿等疼痛性肛管疾病。肛门腔内彩超诊断主要瘘管准确范围为63%～94%,精确的预测内口的准确率高达93%。当肛瘘有外口时,可以用塑料输液导管注入过氧化氢,瘘管在超声影像中回声变成白色的气体回声区。

1.检查前的准备

(1)将双平面或是端扫式直肠腔内超声探头用干净薄乳胶套(或避孕套)套上,底部可用橡皮筋扎紧。

(2)患者准备:了解患者的病情、病史以及既往相关检查资料;检查前应向患者做好解释工作,说明检查目的及检查方法,消除患者紧张情绪,以得到患者的配合;检查前嘱患者排空大便,或在检查前2小时行清洁灌肠。

2.体位

(1)左侧卧位:两腿屈起弯曲身体,使两膝尽量靠近脐部。左侧卧位是最常用的经直肠腔内超声检查的体位。

(2)膝胸位:患者俯卧,双膝屈起跪扶在床上,臀部抬高,脊柱与床呈近45°角。身体短小或肥胖者可采用此体位进行检查。

(3)截石位:需使用专用检查台,过度肥胖者,因侧卧位不易暴露肛门,可采用此体位。目前已很少使用。

3.检查技术　患者取左侧卧位,双腿紧贴胸前,充分暴露臀部和肛门,在肛门松弛状态下,检查前常规行肛门指检,了解病变部位和范围,有无肿块、出血、狭窄等情况。将涂有耦合剂的探头缓缓插入肛门,插入时嘱患者张口深呼吸,降低腹肌紧张以放松肛门。做肛管的探查时要嘱患者收紧肛门,以达到肛管与腔内探头紧密接触的目的,最大限度地避免二者接触不良时空气造成的混响回声。开始插入肛门时将探头指向脐部,进入肛门并通过肛管后,再将探头方向指向骶骨岬,顺利到达直肠壶腹部后再略指向脐部,此时可边观察边平直向前推进,直到直肠上段,此时探头伸入约 12～15cm。而行肛管以上的直肠部位的腔内探查,需先行准备水囊,在保证水囊与肠壁紧密接触的同时,借助水作为透声窗进行所需的探查。不同的仪器可能会有不同的设计或配件,以满足临床的需要。

检查时可自动由内向外或由外向内沿直肠纵轴方向逐层扫描直肠及其周围组织情况,检查中常以患者的前列腺(男)、子宫(女)作为探头、病灶的定位标志。非 360°自动扫描的超声探头,则需手动转动探头,对直肠及其周围组织进行全方位的检查。检查时需注意保持检查间的室温和对患者私密性的保护。

(1)内口的定位:高频线阵探头用于低位单纯性肛瘘的检查时,声像图可以直观地显示瘘管的走向和内口的位置,多为与肛门呈放射状的低回声管道通向齿线附近,而该处显示为强回声黏膜的连续性中断。

另外,环阵探头也可在内口的位置探及局部黏膜的缺损,对于多个齿线处内口的复杂性肛瘘可在同一环阵平面见多个内口。

(2)肛瘘走向的定位:对于低位的单纯性肛瘘,线阵探头扫查即可明确瘘管的走向,而对于高位复杂性肛瘘的走向及范围的确定要复杂得多。三维超声对肛瘘的诊断具有独特的优势,通过对三维超声图像的采集分析可明确管道的分布情况,伴有感染者有无回声区存在。

为了更好地显示瘘管走向,通过向瘘管内注入过氧化氢溶液的方法可使声像图中瘘管与正常组织间的界面及内口的位置更加明晰,避免了瘘管染色检查造成的组织被染料广泛污染的情况,但对于外口为盲端的肛瘘,此种方法难以实施。

4.正常声像图　正常直肠壁厚 0.4cm,下段肌层逐渐变厚,在肛管部形成内括约肌,其远端厚度可为0.6～1.0cm。肠周脂肪与周围脏器的包膜分界清晰、光滑,在膀胱直肠陷凹或子宫直肠陷凹内可见乙状结肠或小肠的肠管及蠕动,肠间隙有少许液体。正常的直肠壁显示清晰的 5 层结构(同结肠壁 3 强 2 弱);与结肠壁相同,肠壁为 3 层强回声与 2 层低回声相间。由直肠腔内向外依次为:第 1 层:较光滑的强回声亮线,为水囊壁,即使无水囊,腔内的黏膜与肠黏膜表面构成面,亦呈较弱的强回声;第 2 层:略低的回声,为肠黏膜层;第 3 层:强回声,为黏膜下层,是 5 层结构中回声最明显的一层;第 4 层:低回声为肌层,回声均匀略宽;第 5 层:较强回声,为浆膜或肠外纤维组织。随着探头频率的增高,肠壁组织结构的图像更加清晰,5.0MHz 显示肠壁呈 5 层;7.5MHz 显示肠壁的肌层,可分辨出内环肌和外纵肌层;20MHz 能分辨出黏膜肌层。

正常肛管壁:肛管上部可显示耻骨直肠肌、内括约肌和外括约肌深部;肛管中部主要显示内括约肌及外括约肌浅部;肛管下部主要显示外括约肌及肛尾韧带。检查时一般按上、中、下三个平面的顺序进行。

5.肛瘘超声图像　超声下,肛瘘多显示为自肛瘘外口发出的至肛管直肠壁的一根或数根线状、条索状低回声管道,通向齿状线方向,管道呈直线状或弯曲状,暗区内有流动的弱回声及不规则的强气体回声,瘘管壁呈低回声或呈强声与低回声混合型,瘘道纵切显像为低回声条索状管道,横切呈现圆形囊样区;波及脓腔早期伴有脓液者呈现液性暗区,晚期呈现低回声与高回声混合存在的不均质回声,边缘模糊。腔内探头对内口的诊断率较高,检查时内口的位置一般正好位于探头的表面,内口可见黏膜层局部小缺损、连续性中断或局限膨隆度改变,部分肛瘘可直接探查到肛瘘内口,常常显示为内外括约肌间隙内-低回声点,连于内括约肌,而且内括约肌上常可看到连续中断的小缺损。瘘管典型的表现为低回声条索状图像,病灶与皮肤黏膜间有一条索状低回声,内瘘口表现为黏膜连续性中断或。肛瘘 B 型超声图像有以下 4 种类型:

(1)低位单纯性肛瘘:肛周见一管状低回声(由浅至深呈斜形)穿过正常组织,与肛管相通,肛管内外括约肌局部回声连续中断(内口位置),其浅部外侧端可延伸至皮肤表面(外口位置);

（2）低位复杂性肛瘘：肛周见两枚或数枚管状低回声与肛管相通,肛管内外括约肌局部回声连续中断,通向软组织表面时有两个或两个以上开口;

（3）高位单纯性肛瘘：肛门直肠黏膜层回声连续性中断,并见一条形低回声由此斜行通向软组织表面;

（4）高位复杂性肛瘘：数个不同形态管状回声,走行扭曲,穿透软组织深浅不一,起伏不定;另见与肛门直肠黏膜层相通的相对较粗的管状回声（主管）分出数支细分叉管状回声（支管）,分支连接处可见管道相互沟通。

在三维模块下可追踪瘘管的走行,以 Parks 分类法为例,超声显像呈现以下特点：①括约肌间瘘管：在纵切面上形成一个较弱的回声带,显示狭窄的括约肌间层面的局部增宽变形。该瘘管显示的低回声区可以穿过括约肌间隙,但不穿出外括约肌纤维层。②经括约肌瘘管：穿出外括约肌的延伸部分可以清楚地被穿过外括约肌的低回声异常瘘管所显示。瘘管横穿肛门外括约肌的位置决定了瘘管的高度。③括约肌上瘘管：走行于耻骨直肠肌以上或穿过耻骨直肠肌,在耻骨直肠肌水平可见低回声管道贯穿。④括约肌外瘘管：低回声或稍高回声的瘘管紧贴外括约肌一侧走行而未见与肛管相通,其中括约肌外肛瘘较少见。

6.临床意义　主要用于肛瘘术前明确诊断及肛瘘术前或是术后肛门功能的评估。

7.临床应用　对于反复发作的复杂性肛瘘,瘘管壁长期纤维化并产生瘢痕,而瘢痕产生低回声区,双氧水可加强瘘管的高回声,对于判定瘘管更加精确,避免遗漏。有学者采用 10MHz 探头用双氧水做对比剂,能加强瘘管和内口的显影,其准确率达 92%,内口阳性率为 84%。有学者认为,三维肛管直肠腔内超声可同时从 6 个不同角度获取病变部位的三维立体超声图像,得到二维超声不能显示的第三平面,空间关系明确,能够完整直观显示肛瘘瘘管走行以及与括约肌的关系,对内口诊断准确性较二维超声高,对手术治疗有一定的参考价值。肛内超声虽然可以提供一些有价值的信息,但仍难于达到临床所要求的期望值。此外,由于某些病人的肛门外括约肌难于探测,使得该超声技术无法区分炎性病变与纤维组织,并且在一些病人中由于超声的穿透深度不够,以致无法明确瘘管分支的走向。经直肠超声检查虽然可以显示出瘘管与肛门括约肌的位置关系,但是由于在冠状位上无法显示,直观性较差,无法提供立体资料,不利于医师的判断、参考,对肛瘘的诊治有一定限制。

【肛门直肠功能检测】

（一）肛管直肠压力测定

消化道的运动常伴有压力的变化。测压是对消化道正常或异常运动的压力变化进行探测和记录,并通过图形识别进行定量分析的技术。它有助于认识消化道动力机制、动力性疾病的起源,并协助提高临床诊断的准确性。理论上,测压技术可用于消化腔的任何部位,实际上由于技术条件的限制,多只用于消化道的两端。其中肛管直肠测压技术易于实施,发展尤为迅速,已形成一种兼有研究、临床诊断和指导治疗等作用的专门方法,在排便生理学和肛肠外科学研究中占有重要地位。肛管直肠测压（MAP）是评价肛管括约肌张力、直肠顺应性和肛门直肠感觉及证实直肠肛门抑制反射（RAIR）完整性的客观方法。

对控制排便这一复杂生理机制的研究很早已开始,一些重要的认识和发现多来自于肛管直肠压力变化的研究。早在 1877 年,Growers 就发现直肠腔扩张时肛管发生松弛的反射现象,这被认为是肛管直肠测压技术的最早应用。以后,Genny-Brown 等进一步阐明此反射涉及肛管内括约肌,它在截瘫病人身上仍存在。上世纪 60 年代,Schuster 等报道了先天性巨结肠症病人的直肠肛管抑制反射消失的现象,并将此作为先天性巨结肠症的诊断指标。随后的临床应用发现,测压法诊断先天性巨结肠具有很高的特异性,这极大地推动了肛管直肠测压技术的发展。这一阶段虽然测压技术得到广泛应用,但方法仍然相当粗糙而且不统一,在很大程度上限制了对排便机制和括约肌功能的精细研究。

20 世纪 80 年代以来,由于传感器和电子记录技术的进展,肛管直肠测压技术的精确度也不断提高,测压应用范围也不断扩大。80年代末,此研究领域的学者专门举行了两次国际学术会议,对肛管直肠测压进行了专题讨论,对有关概念和方法进行了规范和统一,至此,肛管直肠测压已开始形成一项专门的技术。马木提江·阿巴拜克热等的研究表明,不论术前或术后,肛瘘患者肛门最大收缩压都比正常人低,说明患肛瘘时和行肛瘘手术后,其收缩能力均出现下降,这种趋势在高位肛瘘组尤为突出。丁义江等对72例高位复杂性肛瘘患者肛管直肠压力测定所得的肛管静息压、肛管收缩压、肛管舒张压、括约肌功能长度、直肠肛门收缩反射、抑制反射和排便弛缓反射、直肠初始阈值及最大耐受量等指标进行了回顾性分析,认为临床中应重视高位复杂性肛瘘患者的肛门功能评估,尤其是术前肛管直肠测压评估得到推荐。

肛管直肠测压现在被用于以下几方面:①肛管直肠生理功能的研究;②肛肠疾病的诊断和鉴别诊断;③肛肠疾病手术前、后肛管直肠控制排便功能的评价;④作为治疗手段。

1.检查前准备　患者肠道准备:有人认为应该在自然状态下测压,即测压前无需肠道准备,但是为保证测出的结果具有可重复性,需要统一一些测压条件,直肠内存在、不同量的大便会影响检测结果的有效性,尤其是影响直肠的感受阈和最大耐受容量,故检查前还是应该行灌肠处理。为避免对肛管括约肌张力和运动形式造成影响,灌肠应至少在检查前2小时完成。出于同样的原因,如果要在同一天进行内镜检查,应在测压后进行。

医师应该向患者解释检查的目的和性质,强调肛门直肠测压是无痛苦的,以缓解其紧张情绪。如果使用水灌注系统,告诉患者在检查过程会有液体漏到臀部。此外,在激发RAIR和检测感觉、容量和顺应性的过程中患者会有胀满感,可能会有便意。患者采取左侧卧位屈髋近90°的体位。检查过程中,不要让患者讲话过多,或者活动过多以免产生伪像。

2.测压用仪器设备　肛管直肠压力测定是通过压力感受器将直肠或肛管腔内的压力信号经过压力传感器转变成电信号,经过信号放大装置后,经计算机对数据进行处理后显示和分析。测压仪一般由三个部分构成:压力感受器(测压探头)、压力传感器(换能装置)和记录装置。

(1)测压探头:按感受压力的器件不同分为充气式导管、充液式导管、微传感器导管三类。充气式导管:由于空气的可压缩性会影响压力的准确传导,现已不用该方法测量。微传感器导管:测压装置直接安装在测压导管内,可以直接测量肛管局部的压力,不需要压-电转换,在理论上测定数值更加准确,但该导管直径较粗,对肛管生理有一定的影响;另外,微传感器导管价格昂贵,容易损坏,尚未广泛应用。

充液式导管分开放式与闭合式两种。闭合式导管:导管的顶端为直肠囊,通过直肠球囊内注入空气,测定对直肠充盈的感觉、直肠腔内压力和直肠顺应性。直肠球囊的近端约5cm处有一个或两个较小的球囊,注水后用于肛管压力测定或分别测定肛管内括约肌和外括约肌的压力。闭合式导管使用方便,压力重复性好,肛管运动的细节显示清楚,但如果密闭不好,将影响测量准确性。此法测量的肛管压力实际上是一段而非一点的压力,故精确度较差。

开放式导管:导管的顶端与闭合式导管相似,有一个直肠球囊用于直肠感觉、直肠腔内压力和直肠顺应性测定。导管是由柔软的塑料制成,在直肠球囊近侧的导管侧壁上有在同一平面呈放射状分布或由导管近端至远端按一定角度螺旋状分布的管壁开孔,开孔的数量一般在2~8个。检查时以恒定流速的水注入测压管,注入水经孔流出时,通过肛管壁对水流出的阻力间接测定局部肛管的压力。水的注入速度一般在0.1~1.0ml/min,最常用的速率为0.2ml/min。开放式导管受灌注速度影响较大,灌注压力低时,肛管运动细节不易显示,压力变化的速度也不能及时显示,易被粪便堵塞。此方法可同时测量直肠肛管不同平面或同一平面不同象限的压力值,它的结构和技术要求较为复杂,故精确性和灵敏度好。影响测定值的因素有球囊大小、导管直径、水灌注速度等。

(2)压力换能器:是一种能敏捷感受外界压力信号,并将其转换成易测到的量值(一般为电信号)装置。

（3）记录装置：结合探头导管数，一般采用多通道生理记录仪。也可将压力信号输入计算机，对信号进行自动分析、记录并打印结果。

（4）附属材料：润滑油、4cm×4cm纱布、手套、60ml或100ml注射器、治疗方巾、三通阀、便盆。

3.测定方法　根据所用导管不同，测压方法大体可分为三种：气囊或水囊法，水灌注法和固态非灌注导管法。

（1）气囊/水囊法：这种方法将水囊或气囊置于肛门或直肠内，并且通过细导管将水囊或气囊与转换器连接起来。将这种装置放入直肠内，里面的气囊被肛门内括约肌包绕，而外面较小的气囊被肛门外括约肌的表层纤维所环绕。向气囊内充气（激发RAIR），导管会自动入位。随后，就可以测量平均静息压和收缩压，证实RAIR的存在，评价直肠的敏感性和顺应性。

从理论上讲，这种方法可以分别测量肛门内括约肌和肛门外括约肌的压力，但是在实际测量中，由于这两部分肌肉的重叠而难以区分肛门内括约肌和肛门外括约肌的压力。此外，由于肛门内的压力受到肛管变形的部分影响，对于同一个患者来说，气囊大的探测器产生的压力要比气囊小的探测器产生的压力大，而且快速充盈气囊产生的压力要更大，空气是可压缩的，这也导致这种方法的测量结果比实际要低一些。该方法的优点是气囊/水囊放置好以后不需要再移动，因此一个人就能完成检查，无需助手。

（2）水灌注法：是由Arndorfer及其同事创造，是目前应用最广泛的压力测定方法。这种方法利用肛门直肠和置入的导管之间的空腔来测量压力。向导管内持续灌注，直至整个肛管被水充满，结果水或是流入直肠壶腹，或是流出肛门，肛管被充满后继续灌注，克服最初阻力的压力被称作"流出压"。随着肛管内压力的增高，流出压变成了需要克服阻塞的压力，这一信息通过非膨胀性毛细管传送至转换器，将压力转变成电信号，压力的变化在计算机上以曲线的图形形式表现出来。水灌注系统提供了大量有关肛门括约肌和直肠的可重复信息。其局限性在于患者要侧卧位，不适用于动态检查。

（3）固态非灌注导管法：非灌注转换器导管常包含三个或更多的压力管道。虽然不及灌注导管用途多样，但是导管的位置不受体位的影响，这样可以在患者坐位时（最适合生理状态下）进行记录。此外，在患者活动时这些导管也可以同时记录动态信息。

4.操作步骤

（1）患者取左侧屈膝卧位，臀部垫吸水性尿布垫，将测压导管润滑后插入肛管约6cm。

（2）休息数分钟，以使患者适应导管；在此期间平衡压力（即调零），等待导管和直肠壁的小空腔内充满灌注液，并达到流出压。

（3）平衡后出现各种波形，显示了肛门内括约肌的周期性活动。以直肠和（或）肛管内压作基线进行检测，检测过程中请注意超慢波和自发性慢波收缩或松弛是否同时存在，标记出患者移动、体位或交谈时所导致的误差。肛门括约肌静息压测定可以在此时或结束前患者最放松时进行，采用拉出测定法，每隔1cm分别测定距肛缘6～1cm各点的压力。肛管静息压为安静状态下肛管内各点的压力。

1）慢波：最常见，频率波动为10～20周/分，幅度超过生理基线的15mmHg，最常出现于括约肌近端和最大平均静息压区域之间的范围内。这些波形的临床意义不清。

2）超慢波：是第二种最常记录到的波形，频率为0.5～1.5周/分，波幅很高（最高达100mmHg）。可见于肛瘘、痔或原发性肛门括约肌高张力的患者，最大平均静息压的区域更常见。

3）中间波：为最少见的波形，频率为4～8周/分，常见于神经源性肛门失禁或回肠贮袋肛门吻合术的患者。

（4）压力平衡后要求患者极力地收缩肛门，然后休息一段时间，再极力推进。随着导管继续向尾端移动，每隔1cm在其他5个位置上重复测量。因此，可以测量整个肛管在休息和收缩时的压力，也可以计算高压区的平均休息压和收缩压。压力比平均最大收缩压高50％的区域称为"高压区"（HPZ），同样HPZ的定义也可为：至少50％的压力管道到尾端压力升高20mmHg、到头端压力下降20mmHg的区域。

（5）如需观察腹压升高引起的外括约肌反射性收缩，让患者做1～2次咳嗽，每次间隔20s以上。

（6）导管重新插入距肛缘2cm的位置，用至少2～3s的时间向乳胶气囊内充气40ml，持续充盈约20s，以诱发肛门直肠抑制反射。下部直肠和上段肛管对扩张产生反应，内括约肌舒张后外括约肌收缩。如果没有诱发反射，有必要增加充气量重复检查。有些患者，尤其是神经源性肛门失禁、肛门感觉减退或巨结肠的患者，可能只对更大容量的扩张产生反应。抽出气体，重新充气50ml或60ml，直至出现反射。如果仍没有诱发反射，导管插入至3cm的位置，重复操作。

（7）然后将导管插入距肛缘6cm的位置，气囊放在直肠壶腹，以大约1ml/s的速度缓慢注入与机体核心温度相同温度的水。患者第一次有感觉时的体积被称为最小感受容积，记录此时气囊内的平均压。然后继续充盈气囊，直至达到最大耐受容积，再一次记录气囊内压。利用这些数值，应用公式$C=\Delta V/\Delta P$计算直肠的顺应性。因此，气囊体积大而直肠压力升高幅度小，则认为直肠顺应性好。

测量顺应性不是诊断性实验，而是对评价肛门直肠疾病病理生理的其他检查方法的补充。通过测量顺应性，可以确定肛门失禁是由于缺乏直肠储存能量造成的，还是由于括约肌张力消失造成的，因此，这种检查对直肠炎和肛门失禁患者具有特殊意义。同样，便秘患者的顺应性可能异常升高。这反映了适应过度，这种感觉导致排便梗阻。

（8）肛管向量容积分析：可检测到肛门括约肌压力的三维立体构象，从而得知肛门括约肌压力有无缺损及不对称。检查时需用专用导管，导管上有6～8个压力通道，位于同一平面呈放射状排列，即所谓"向量容积导管"。检测方法可用定点牵拉法或快速牵拉法。

5.常用检查指标　肛管静息压、括约肌功能长度（肛管高压带区）、肛管最大收缩压、肛管模拟排便迟缓反射、直肠肛管收缩反射、直肠肛管抑制反射、肛管舒张压、直肠感觉阈值、直肠最大耐受量和直肠顺应性等。

（1）肛管静息压（ASRP）：为受检者在安静侧卧状态下测得的肛缘上1～2cm肛管压力的最大值。肛管静息压主要由内括约肌张力收缩所产生，约占静息压的80％，其余来自肛管外括约肌的静息压。在正常人群中，肛管静息压有直肠一侧向肛缘侧呈递增变化，最大肛管静息压在肛缘上1～2cm，使肛管形成上宽下尖的倒锥形，对维持肛门自制具有重要意义。

在正常人群中肛管静息压的变化范围较大，且有一定的年龄和性别差异。此外，各实验室采用的测定系统和测定方法不同，测定值也有较大差异，大部分实验室的正常肛管静息压为30～70mmHg。南京市中医院成人肛管静息压的正常参考值为（59.94±8.58）mmHg。

（2）肛管高压带（HPZ）：将测压导管插入肛门10cm，然后将导管匀速拖出（1cm/s），记录仪将描记一条山峰样曲线，然后嘱患者模拟排便、收缩动作，并测量这两种情况下肛管功能长度。计算方法为：所测定的肛管压力大于最大静息压的一半或大于20mmHg，静息状态下相当于肛管内括约肌长度。正常男性为2.5±0.59cm，正常女性为2～3cm。南京市中医院所测健康人肛管高压带为（2.81±0.59）cm。

（3）肛管最大收缩压（MSP）：受检者用力收缩肛门时测得的最大肛管压力，主要由肛管外括约肌和耻骨直肠肌收缩产生，是维持肛门自制功能，尤其是应激状态下肛门自制的主要因素。当肛管收缩时，肛管内部压力较低，向下递增，距肛缘2cm处压力最高，在接近肛缘处迅速下降，提示肛管外括约肌和耻骨直肠肌在肛管收缩压的维持中发挥主导作用。正常情况下肛管最大收缩压是肛管最大静息压的2～3倍，随年龄增大逐渐降低。南京市中医院测得成人肛管最大收缩压的正常参考值为（140±30）mmHg。

（4）排便弛缓反射（RR）：嘱受检者模拟排便动作，随着直肠压升高，肛管压明显下降，形成有效压力梯度。耻骨直肠肌、外括约肌属横纹肌，在模拟排便时能随意弛缓，从而使肛管压力下降。

（5）直肠肛管收缩反射（RACR）：向直肠内快速注气，肛管压力突然升高，持续 1～2s 后下降。这是外括约肌对直肠扩张刺激的应答性收缩，在一定程度上反映了外括约肌的自制功能。

（6）直肠肛管抑制反射（RAIR）：扩张直肠时，肛管内括约肌反射性松弛，肛管压力曲线自静息压水平迅速下降，持续一段时间后压力缓慢回升至静息压水平。诱发这一抑制反射的最小注气量为直肠肛管抑制反射容量，通常与直肠初始感觉容量相近，正常人在 10～30ml。目前多认为该反射的"中枢"部分是肠壁肌间神经节细胞。

该反射有两个特性：一是"容量依赖性"，即在一定范围内，扩张直肠容量越大，肛管压力下降越多；另一特性是"速度依赖性"，即在扩张容量相同的情况下，快速扩张直肠所致肛管压力下降多，而缓慢扩张引起的肛管压力下降少。当直肠扩张达到一定程度时，肛管内括约肌的收缩可以被完全抑制。肛管压力降低到直线水平，并持续 1min 以上不能恢复至原水平，需待直肠气囊中气体排空才能恢复压力。通常将此容量称为直肠肛管反射完全抑制容量，与最大耐受量相近。

（7）直肠感觉功能：以恒定速度向直肠气囊内注入空气，检查受检者对直肠在不同程度充盈时的感觉阈值，其中包括直肠初始阈值、直肠便意感觉容量、直肠最大耐受容量。

检查结果除了在个体之间存在比较大的差异外，还受其他一些因素的影响，其中包括受检者对各种感觉的理解和检查配合能力，以及空气注入速度，因此要求在检查前详尽而耐心地向受检者解释该检查的方法和过程。一般情况下注入速度越快，越容易诱发受检者对直肠内物体的感觉，使感觉阈值下降；反之，阈值增高。因此，各式检查需确定空气注入速度标准，全部采用电脑控制压气泵，使所得结果具有可比性。

直肠感觉测定气体注入有持续注入法和间断出入法两种，前者按一定速度持续缓慢地向直肠球囊内注入空气，在注入的同时询问受检者的感觉，并作出相应记录。后者按照一定的容积间断性地向直肠腔内注入空气。注入的容积一般按 10、20、30、40、50、80、110、140、170、300、230、260、290、320、350ml 递增，同时询问受检者的感觉。排空球囊后，休息 3 分钟再次注入，一次完成检查。

1）直肠初始阈值：为受检者首次感觉直肠内有物体存在时注入空气的体积。此时若停止注入，让受检者休息片刻，直肠内有物体的感觉消失。正常人为 10～30ml。

2）直肠便意感觉容量：继续注入气体，受检者有排便感时注入的气体。该结果个体差异很大，与受检者的配合有较大的关系。便意容量一般为 50～80ml。

3）直肠最大耐受容量：为受检者所能耐受的直肠注入气体的最大体积。正常人群一般为 100～320ml。直肠最大耐受容积与气体的注入速度有很大的关系；注入速度越快，测得的数值越小；反之越大。

（8）直肠顺应性：指引起直肠壁张力单位升高所需注入的空气体积，反映直肠壁的弹性情况。顺应性越大，提示直肠壁的弹性也越好；反之，提示直肠壁的弹性越小。在直肠内有相同容量的内容物时，一般情况下直肠顺应性越大，便意越轻，反之便意越强烈。直肠顺应性是通过向直肠球囊内注气的同时测定球囊内压力获得。计算方法为：（直肠最大耐受容量－直肠初始阈值）/（直肠最大耐受容量压力值－直肠初始阈值压力值）。正常参考值为 3～6ml/mmHg。

6.肛管直肠测压的临床意义

（1）先天性巨结肠症（HD）：HD 是一种常见的儿童消化道畸形，因直肠或远段结肠平滑肌神经丛缺乏神经节细胞，括约肌不能放松，近端结肠因粪便积聚而扩张，进而发展为巨结肠。由于直肠肛管抑制反射（RAIR）是由肠壁内神经丛介导完成，若肠壁神经丛破坏，导致 RAIR 缺如。因此 RAIR 缺如成为先天性巨结肠诊断的重要指标，且诊断阳性率都已达到 90% 以上。国外文献分析了 372 例慢性便秘儿童第一次肛门直肠测压结果，发现 14 例（3.8%）RAIR 缺如；9 例经直肠组织活检确诊为先天性巨结肠，诊断符合率为 64.3%；对余下的 5 例行第 2 次肛门直肠测压，其中 4 例出现 RAIR。周雪莲等报道了 30 例确诊为 HD 的患者，18 例 RAIR 消失，12 例减弱；Emir 等报道了 59 例怀疑 HD 的患者，12 例 RAIR 消失，最后都确诊为 HD。王伟等研究 42 例 HD 患儿术后肛管静息压力显著低于正常儿（P<0.01），6 例恢复了直肠肛门抑制反射。

（2）盆底失弛缓综合征（UPFS）：是由于肛门外括约肌、耻骨直肠肌在排便过程中的反常收缩，导致直肠排空障碍，是一种常见的慢性功能型便秘。排便弛缓反射、肛管压力明显升高是其特征诊断指标。余苏萍等研究发现，肛管直肠压力测定诊断盆底失弛缓综合征的阳性率为 71.7%，与 Kerrigan DD 报道的 73% 相似。华扬等通过测定研究 57 例盆底失弛缓综合征的肛管直肠动力学变化，排便弛缓反射肛管压力曲线不下降 11 例，反常收缩 38 例，升高的肛管压远大于张力收缩压。与对照组相比，UPFS 病人肛管静息压、直肠静息压差异无统计学意义（P>0.05），肛管最大收缩压差异具有统计学意义（P<0.01）。

（3）肛管括约肌损伤：肛管内括约肌、耻骨直肠肌、肛管外括约肌断离（如肛瘘手术、会阴部外伤、分娩时会阴部撕裂等原因），使肛管不能保持有效的压力阻止粪便排出。肛管内括约肌损伤主要表现为肛管静息压下降，肛管功能长度缩短，直肠肛管抑制反射减弱；肛管外括约肌损伤则以肛管最大收缩压明显降低为主。陈迪祥等曾研究报道，肛管直肠测压在肛门外伤或手术后有局部的肛周括约肌损伤时对损伤部位的定位诊断有明确意义，对手术切口的选择有指导意义。

（4）神经源性大便失禁：由于支配肛管括约肌的神经发生了病变或肛管括约肌萎缩，导致肛管不能保持有效的张力，表现为肛管静息压和最大收缩压均明显下降、肛管功能长度缩短、直肠肛管抑制反射减弱等。

（5）肠道的炎性病变：炎性病变引起的大便失禁，主要是炎症刺激肠壁，使肠壁感觉较正常明显降低，而肛门括约肌本身没有损伤，测压时可见直肠的感觉阈值、直肠最大耐受量及直肠顺应性明显降低，肛管静息压和收缩压、直肠肛门抑制反射可能正常。

（6）肛瘘术前术后功能评价：肛管直肠压力测定在评价肛瘘患者术前术后肛管直肠功能有重要的意义，尤其是病程较长的高位复杂性肛瘘。由于长期慢性炎症刺激，患者常表现为排便困难。肛管直肠压力测定显示：肛管静息压正常，肛管直肠抑制反射减弱，肛管最大收缩压正常，排便迟缓反射，直肠肛管压力梯度不能逆转，肛管压力明显上升。肛瘘等炎症组织清除后，症状将得到改善。预测术后患者的控便情况，帮助术者和患者对术式进行选择。如果术前肛管静息压和最大收缩压明显降低、肛管高压带明显缩短，提示肛管括约肌功能下降；或者直肠感觉阈值、直肠最大耐受容量和直肠顺应性明显降低，术后出现肛门失禁的可能性大，患者和术者应做好充分的思想准备，慎重选择术式。李晶等观察了 61 例肛瘘切开挂线、切除缝合术治疗复杂性肛瘘术前术后肛门压力改变，与正常人比较，低位肛瘘术后肛管最大收缩压有所下降，但无显著差异（P>0.05）；高位肛瘘术后肛管静息压比术前下降（P<0.05），肛管最大收缩压有所下降，与正常人组比较无显著差异（P>0.05），均不影响肛门的自制功能。刘青对 38 例肛瘘患者进行手术前后肛管直肠压力测定，结果 18 例术后直肠肛门反射增强、10 例降低、10 例手术前后无显著性差异；手术前后肛管最大收缩压比较无显著性差异（P>0.05）；术后直肠静息压、肛管静息压较术前明显降低，与术前比较，有显著性差异（P<0.05，P<0.01）。丁义江等观察高位复杂性肛瘘患者 72 例，根据行肛瘘手术次数不同，其肛管静息压、肛管收缩压、肛管舒张压比较差异均有统计学意义（P<0.01），括约肌功能长度比较差异无统计学意义（P>0.05），直肠肛管抑制反射异常率差异有统计学意义（P<0.05）。可以看出随着手术次数的不同对肛管静息压、肛管收缩压的影响均有显著差异；手术对肛管舒张压、直肠肛管抑制反射均有影响。

（二）排粪造影

排粪造影亦称动态性或排空性直肠造影，是将模拟的粪便灌入直肠乙状结肠内，在放射线下动态观察排便过程中肛门、直肠及其周围结构的形态变化和解剖异常,从而发现在静态观察下难以发现的病变,为临床诊治肛门直肠及盆底疾病等提供其他方法所不能提供的证据。排粪造影实际上是一种钡剂灌肠检查,属传统 X 线检查范畴。普通钡剂灌肠检查虽能提供肛直肠盆底的静态解剖变化,但不能显示它们在排粪过程中的表现。早在 1952 年,Walden 在研讨异常深坠的直肠生殖窝对排粪功能障碍的重要性时就提出该项检查。起初应用范围有限,及至 80 年代初,由于肛肠外科技术的改进与改革,人们对排粪造影检查又产生了浓厚的兴趣。在 1985 年,我国上海长海医院最先应用该项检查,1990 年 11 月在全国便秘诊治标准讨论会上确定了我国排粪造影的检查标准。当前,大多数胃肠学家和肛肠外科医师已把它当作肛直肠盆底功能的常规影像学检查而广泛应用。

1.检查前准备

(1)患者的准备:检查当日先行清洁灌肠,目的是将降乙交界以下直肠内粪便彻底清除。检查前晚 8 时冲服番泻叶 9～15g 清除积粪。检查当天早上禁食、禁水。

(2)造影剂选择

1)钡液:80％的硫酸钡 300～400ml,加入少量的羟甲纤维素钠,以普通灌肠器灌入直肠。

2)钡糊:硫酸钡粉 150g、淀粉 100g、水 500ml,边搅拌边加热成糊状,冷却后用 100ml 的注射器注入直肠,注入量 300ml 左右。

以上两种造影剂的优缺点:钡液法灌注容易,肠黏膜显示清晰;缺点是因为液体流动,钡液易流向结肠近端,而致直肠内钡剂少,无便意感,摄片难以反应排粪困难的真实情况。钡糊法的优点是不易流动,扩张直肠及便意感好,能较好地反应排粪困难的真实情况;缺点是注入直肠较为麻烦。

2.检查设备 专用马桶:排粪造影的坐桶很重要,是取得优质影像的关键。桶壁要求与臀部组织的透 X 线性相近,桶身需能升降旋转,以便从不同角度观察和完成不同高度患者的拍摄,能够解决排出物的收集和卫生等问题。

3.操作步骤 患者先取左侧卧位,检查前先行钡剂灌肠,一般灌至降结肠,需钡剂 300～400ml,拔肛管时在肛门口涂少许钡剂,以示其位置作为检查的界标。患者坐在排粪桶上,调整高度时左右股骨重合,显示耻骨联合,即在躯干与下肢(大腿)呈钝角的情况下,分别摄取静坐、提肛、力排时及排空后的直肠侧位片,同时将整个过程记录下来。力排时包括开始用力时充盈相和最大用力黏膜相。

4.测量项目及参考值

(1)肛直角(ARA):即是直肠远端后壁的切线与肛管中央轴线的夹角。正常人静息下肛直角为 101.9°±16.4°,提肛时缩小,排粪时增大为 120.2°±16.7°。提肛和排粪时肛直角可相差 50°以上。肛直角反应盆底肌群主要是耻骨直肠肌的活动情况,对诊断盆底痉挛综合征(SPFS)、耻骨直肠肌肥厚症(PRMH)和肛周瘢痕等有用,对肛直肠成形术后功能的评价也有意义。

(2)耻尾线肛上距(DUAC):耻尾线为耻骨联合下缘至尾骨尖的连线,它基本相当于盆底的位置。肛管上部即肛管直肠结合部,正常平静时刚巧位于耻尾线下缘 1cm 左右。肛上距为肛管上部中点至耻尾线的垂直距离。该点在耻尾线以上为负值,以下为正值其数值反应会阴是否下降。正常男性:静坐为(11.7±9.1)mm;力排为(23±13.6)mm。女性:静坐为(15.0±10.02)mm;力排为(32.8±13.3)mm。正常人肛上距力排比静坐明显增大,女性明显大于男性。而且,年龄越大,肛上距越大;经产妇产次愈多,肛上距越大。中国人肛上距的正常参考值为≤30mm,经产妇放宽至≤35mm。

(3)乙耻距(DSPC)和小耻距:乙耻距和小耻距即耻尾线乙状结肠距和耻尾线的小肠距,分别为乙状结肠或小肠最下曲的下缘与耻尾线的垂直距离。同肛上距一样,上为负、下为正,其数值反应内脏是否下垂。

(4)肛管长度(ACL):为肛管上部中点至肛缘的距离。力排时正常男性大于女性,男:(37.67±5.47)

mm,女:(34.33±4.19)mm。

(5)骶直间距(DSR):为直肠后缘至骶骨前缘的距离,分别测量骶2、骶3、骶4、骶尾关节和尾骨尖5个位置。正常应小于10mm;20mm以上应考虑为异常。

一般排粪造影正常所见:排出顺畅,往往10秒左右即大部分排出。所摄照片观察力排与静坐比较:肛直角增大,应大于90°;肛上距增大,但不应超过30mm(经产妇不应超过35mm);肛管开大;直肠大部或近于全排空,显示粗细均匀1~2mm的黏膜皱襞;耻骨直肠压迹消失;乙(小)耻距增大,但仍为负值。

5.排粪造影检查的临床意义

(1)直肠前突(RC):直肠远端前壁向阴道方向突出呈疝囊状者,称直肠前突。有学者将直肠前膨出分为三度:直肠向前膨出6~15mm为Ⅰ度(轻度);15~30mm为Ⅱ度(中度);大于31mm为Ⅲ度(重度)。实际上有直肠前膨出达20mm而无排便困难者,主要看疝囊口的大小。疝囊口小,粪便进入后不易排出,排粪困难症状就重,反之就轻或无排粪困难。该征象可出现于无症状的自愿者中,故有人认为只有直肠膨出大于3cm才有意义。其实并不尽然,口部巨大且开口向下的重度直肠前膨出也未必造成粪便嵌塞。因此,真正具有病理意义的直肠前膨出必须具备:开口小、纵深、排粪终末钡剂滞留三大特征,并以患者有用手指或者其他物品填塞阴道压迫后壁方能排便的病史为重要的参考依据。RC的测量包括深度和长度:长度即RC所涉及的直肠壁的纵向距离,即突出部分的弧线长度;深度即长度弧线顶点至正常直肠前壁的垂直距离。

(2)直肠黏膜内脱垂(或称内套叠):包括直肠前壁黏膜脱垂(AMP)和全周黏膜脱垂,前者是增粗而松弛的直肠黏膜脱垂于肛管上部前方,造影时该部呈凹陷状。而直肠黏膜内脱垂/套叠(IRI)又包括直肠内黏膜套叠和直肠内全层套叠。前者为增粗而松弛的直肠黏膜脱垂,在直肠内形成厚约3mm的环形套叠。如环形套叠环的厚度大于5mm则应考虑为全层套叠。两者的鉴别有时很困难,用盆腔(有机碘水)造影同时行排粪造影较有帮助。测量时要标明套叠的深度和套叠肛门距,以便计算套叠范围。直肠黏膜脱垂及套叠同样可出现于无症状自愿者中,只有那些引起排钡中断和梗阻的黏膜脱垂或内套叠,才是排便梗阻的真正原因。依套叠的深度和厚度将IRI分为四度:Ⅰ度,皱襞深3~15mm;Ⅱ度,皱襞深16~30mm;Ⅲ度,皱襞深31mm以上或多发、多重或厚度大于5mm者;Ⅳ度,直肠脱垂。

黏膜脱垂多为用力排便时,直肠前后壁黏膜或全环向下伸入,脱垂于肛管上部,使该部呈陷凹状,致使壶腹部变窄,导致排便困难。当增粗松弛的直肠黏膜脱垂在直肠或肛管内形成内套叠,套入部肠管变细呈"漏斗状",套鞘呈"杯口状"。

(3)耻骨直肠肌肥厚症:(PRMH):也是便秘的主要原因之一,病因尚不确定。其排粪造影表现有:肛直角变小,肛管变长,排钡很少或不排,且出现"搁架征"。该征是指肛管直肠结合部向上方在静坐、力排时均平直不变或少变,状如搁板。它对耻骨直肠肌肥厚症有重要的诊断价值,同时可作为与耻骨直肠肌失弛缓/痉挛症的鉴别要点。

(4)异常会阴下降:使用"异常会阴下降"一语,是为了有别于有力排便时的正常会阴下降。一般认为,力排时肛上距大于3cm称之为异常会阴下降。多数伴随有其他异常,如直肠前突、黏膜脱垂、内套叠等。以前认为异常会阴下降时关系到阴部神经是否受到损伤的重要问题。近年来有人研究认为异常会阴下降并不能预示阴部神经病变,便秘者与对照组之间无明显差异。其临床意义有待进一步探讨。

(5)盆底痉挛综合征(SPFS):是用力排粪时盆底肌肉收缩而不松弛的功能性疾病。力排时肛直角不断增大,仍保持在90°左右或更小,且出现耻骨直肠肌痉挛压迹(PRMI),即可诊断SPFS。本征合并RC时,可出现"鹅征",即将力排片竖摆显示:前突为鹅头,肛管为鹅嘴,痉挛变细的直肠远段(压迹处)似鹅颈,直肠近段和乙状结肠为鹅身尾,宛如一正在游泳中的鹅。"鹅征"对SPFS合并RC有确诊价值。

（6）内脏下垂：盆腔脏器如小肠、乙状结肠和子宫等的下缘下垂在耻尾线以下者即为内脏下垂（SP）。

（7）盆底疝：盆底疝的名称很多，如道格拉斯凹陷疝、阴道疝、肠疝、乙状结肠疝、直肠生殖陷凹内疝、直肠前陷凹滑动性内疝等，但由于该疝发生于盆底，故统称为盆底疝。排粪造影可显示疝的内容（乙状结肠、小肠）、疝囊的深达部位，是目前最简便可靠、最好的诊断方法。

在临床上，排粪造影检查可直观地提供肛直肠形态学，能提供肛直肠功能的详细资料。而直肠镜检仅仅显示肛直肠的形态，主要是腔内黏膜面的状态，并不能提供肛直肠的功能信息；生理学检查如肛直肠内压力测定、直肠容积测定及肛肌电图等，可提供肛直肠的功能信息，但是不能反映肛直肠的形态学状况。

（三）盆底肌电图检查

肌电图检查是通过记录肌肉的生物电活动，借此判断神经肌肉功能变化的一种检测方法。随着骨骼肌收缩而产生的动作电位经放大而被记录下来的曲线称之为肌电图。由大脑皮质运动区神经细胞所发出的冲动，通过皮质脊髓束传到脊髓前角细胞。由前角细胞兴奋而引起的冲动沿神经纤维到达末梢，后者去极化释放乙酰胆碱，和肌细胞膜表面的受体相结合，这种递质—受体复合物改变了肌细胞的通透性，使细胞膜去极化而产生终板电位。当终板电位到达一定的阈值时，终板临近的肌膜发生去极化，触发一个动作电位，此电位沿着肌纤维传播，通过兴奋与收缩耦联，导致该运动神经支配的肌肉收缩。正常肌电图即是这些肌纤维动作电位的综合，是这些肌纤维的电场在空间和时程上的总和。盆底肌的神经支配分上下两级运动神经元，上运动神经元指从大脑皮质运动区到脊髓前角细胞的神经通路；下运动元是指脊髓前角细胞到肌肉的神经通路。

早在 1930 年 Beck 就发现了狗和人的肛门括约肌的电活动，并且发现人的肛门括约肌在收缩和静止时呈持续性张力收缩，并随体位和受刺激的不同而发生变化。1962 年 Parks 等人观察到肛门括约肌活动与其他肌肉活动明显不同，即使在睡眠状态下也在连续不断地活动，有人认为这种持久性张力活动可能是由脊髓反射所维持。1966 年 Boccrra 等把这一技术应用于肛门直肠疾患，同时认为只要病变累及到反射弧或皮质通路的任何部位，都会出现异常的肌电图图形。盆底肌电图检查主要是根据运动单位电生理改变，来确定病损的部位和性质，结合临床作出诊断。国内最先报道肌电图者为白求恩医科大学，他们的研究人员用表面电极测定了一组大学生志愿者的肛管肌电的正常值。

1.仪器设备　包括记录电极、放大器、示波器、扬声器、刺激器等。所有电极有表面电极（皮肤表面电极、肛塞电极），单极同心针电极，双极同心针电极，单纤维肌电电极。

（1）表面电极：分为皮肤表面电极和肛塞型电极两种。皮肤表面电极多为 $0.5\sim1.0cm^2$ 大小，分方形或圆形呈片状，置于肛周皮肤，记录肌肉收缩时的动作电位，但不适宜深部肌肉动作电位的测定。肛塞型电极可直接插入肛管，记录肛门外括约肌的电信号。

（2）单极同心针电极：为针管内装有一根用环氧树脂绝缘的铂丝而制成，针管作为参考电极。这种电极引导面积较小，约为由几个运动单位参与组成的一个小区域的一部分。其引导的波形单一，干扰小，振幅大。需刺入待测肌肉内检测。

（3）双极同心针电极：针管内装有两根互相绝缘的铂丝，其引导面积小，适合于单个运动单位电位引导。由其测出的运动单位电位时程较单极同心针测出者短，也易引出多相电位。

（4）单纤维肌电电极：外径较常规同心针电极稍小，内装 14 根互相绝缘的、直径为 25um 的铂丝。其引导面积甚小，在正常肌肉内，一次仅可引出 1～2 条肌纤维的动作电位。

2.检查方法

（1）患者取左侧卧位，暴露臀部显示臀沟，消毒皮肤，铺无菌单，检查中需做排便、收缩等动作，检查前应让患者练习掌握。注意检查间室温和私密性。

（2）通常左手戴手套，液状石蜡润滑，示指轻轻插入直肠。另一手将同心电极由臀沟尾骨尖刺入皮肤，向耻骨联合上缘方向进针，进针点消毒，再根据需要在左手示指引导下定位，进针1～1.5cm可至肛门外括约肌浅层，进针1.5～2.5cm至内括约肌，进针3～3.5cm可至耻骨直肠肌。进针后休息3分钟，以待电活动恢复正常后再开始检查。

（3）检测肌肉：主要检测耻骨直肠肌、外括约肌等盆底横纹肌。检查者左手示指进入肛管后，指腹触摸肛管直肠环，从后正中线肛缘与尾骨尖连线上的适当位置进针，向肛直环的后方游离缘方向前进，针尖可直达黏膜下，后退少许，针尖扎入肛直环的上内缘部分，即为耻骨直肠肌。调整针尖位置，直至获得十分清脆的肌音如机枪射击声。外括约肌一般检测其浅部，将针退至皮下，指腹指向括约肌间沟上方及肛直环之间，使针尖位于该位置。

3.检查内容及临床意义

（1）静息状态的肌电活动：进针至所测肌肉，待肌电活动平稳开始观察。先观察有无病理波。正常盆底肌在安静时均呈低频率的连续电活动，每秒折返数为18.7±9.7，电压较低，平均振幅为（149±21.3）μV。正锐波为一正相、尖形主峰向下的双相波，先为低波幅正相尖波，随后为一延长、振幅极小的负后电位，多不回到基线，总形状似V字，波形稳定。其参数为：波幅差异大，多为低波幅（一般为50～100μV）；时限一般为4～8ms，可长达30～100ms；波形为双相波，先为正相，后为负相；频率一般为每秒1～10次。正锐波出现于失神经支配的肌肉。

（2）模拟排便时的肌电活动：在患者直肠中置入一个带导管的乳胶球，向球中注入温水，至患者出现便意为止。让患者做排便动作，观察有无肌电活动减少并记录。正常人排便时，每秒折返数下降至9.3±6.9，电压降至（51.5±16.7）μV，或呈电静息。盆底横纹肌失弛缓症患者，模拟排便时肌电活动不但不减少，反而增加，称为反常电活动。该动作有时难以抓住时机，重复数次方能明确排便时肌电变化的真实情况。当检查结果为反常电活动时，应排除患者因环境不适合、精神紧张、针电极刺激与疼痛所致的假阳性。有人认为盆底肌电图检查在诊断盆底肌失弛缓症时，其诊断价值比排粪造影更大。

（3）轻度收缩时的肌电活动：轻度收缩盆底肌时，可出现分开的单个运动单位电位（MUP）。MUP所反映的是单个脊髓前角细胞所支配肌纤维的综合电位，或亚运动单位的综合电位。其振幅为200～600μV，由于电极与肌纤维间的距离不等，电压相差很大，盆底降低、缺氧可使电压降低；肌肉萎缩时，由于单位容积内肌纤维数量减少，电压可降低。MUP的时程为5～7.5ms，肌肉萎缩时可缩短。年龄增加，电位时程轻度增加。MUP的波形正常情况下以单相、双相、三相者多见，双相及三相者占80%左右，超过四相者称为多相电位。神经或肌肉纤维病变时，多相电位增多，可达20%以上。神经部分受损后或神经开始恢复时，神经纤维中各束纤维受损程度不同，恢复的程度不一，使同一运动单位中神经传导速度和肌纤维收缩先后不同，亦可出现多相波。

（4）中度或最大收缩时的肌电活动：中度收缩盆底肌时，有多个MUP参加活动。有些部位电活动较密集，难以分出单个MUP，称之为混合相。最大收缩盆底肌时，几乎全部MUP均参加收缩。由于参加放电的MUP数量及频率增加，不同的电位相互干扰、重叠，无法分辨出单个MUP，称为干扰型。行最大用力缩肛时，如无任何MUP出现，便是外周神经完全损伤；如只能产生单个MUP或混合相，往往见于脊髓前角细胞疾患或外周神经不完全损伤。

（5）大力收缩时的肌电活动：骨骼肌作最大收缩时，几乎全部运动单位参加收缩，由于参与放电的运动单位数量和每一运动单位电频率增加，不同的运动单位互相干扰、重叠，称为干扰相。其电位一般为600～1000μV。最大收缩时只能产生单个运动单位电位，称为运动单位电位数量减少，见于前角细胞疾患或周围神经不完全性损伤。

4.盆底肌电图在肛瘘中的诊断价值

(1)判断盆底肌的功能活动状态,如盆底失弛缓综合征盆底肌的反常电活动。

(2)评定盆底功能失常的原因,如先天性或创伤性盆底肌肉缺损,肌电活动减弱或消失及病理性电活动。

(3)便秘和肛门失禁的生物反馈治疗。

【肛瘘的实验室检查】

1.血常规

(1)血红蛋白、红细胞数:主要反映病人的贫血程度和贫血的性质,还可作为是否需要输血的依据之一。

(2)白细胞计数及分类:白细胞计数增多,表明机体对致病损害的防御增强,是大多数传染病和炎症过程的正常现象,如肛旁脓肿、细菌性痢疾、急慢性肠炎等;白细胞计数降低,常见于由氯霉素等药物或是X线放射物质引起。所以,临床上遇到做化疗或放疗的肛门大肠部肿瘤患者,应密切注意白细胞计数情况,如变化剧烈,应及时调整治疗方案。白细胞计数和分类的改变与病情转化的关系也非常密切。

(3)血小板计数及凝血时间:手术前常规检查是必不可少的,它对于鉴别出血性质有重要意义。

2.尿常规　包括尿量、比重、颜色、酸碱反应、尿蛋白、尿糖的检测和显微镜下检查等。大出血病人造成失血性休克,可根据尿量、尿比重变化来指导补液。

3.大便常规　包括肉眼观察大便外形、硬度、颜色、嗅气味以及有无血液、显微镜检查及细菌学检查。如直肠肿瘤压迫肠腔,可使粪便变为扁平状、变细,且伴有暗红色血液或者黏血便。急慢性肠炎患者的粪便可见黏液或脓血,粪便上有鲜血或是排便滴血,色鲜红者,多考虑内痔或是肛裂等。

4.生化及传染病检查

(1)生化检查:主要包括肝、肾、心脏、胰腺等器官检查,如肝功、血糖、尿糖、肌酐等检查,对辅助治疗有很大的意义,其中要重视对患者血糖的监测。

(2)传染病四项:乙型肝炎病毒表面抗原(HBsAg)、丙型肝炎病毒抗体(抗-HCV)、人类免疫缺陷病毒HIV 1+2 型抗体(抗-HIV)及梅毒螺旋体抗体(抗-TP)四项检测。

5.细菌培养　对肛瘘分泌物做细菌培养和药敏试验,可协助诊断和指导治疗。对伤口生长缓慢、长期不愈者,尤为重要。

6.其他特殊检查　除上述检查之外,如果全身出现其他症状如腹痛、腹泻、发热、潮热、盗汗及消瘦等症状时,需做其他特殊检查。

(1)C反应蛋白(CRP):正常参考值为 800～8000ug/L(免疫扩散或浊度法)。

临床意义:作为急性时相反应的一个极灵敏的指标,正常情况下含量极微量,在急性创伤和感染时期血浓度急剧升高,并不适用于单一疾病的诊断。它的临床价值主要在于组织损伤的筛检和检测,应用在判断病人是否发炎及判断发炎性疾病复发的可能性。

(2)超敏C反应蛋白(Hs-CPR):与CPR并不是两种蛋白,只是从灵敏度上区别,hs-CRP临床实验室采用了超敏感检测技术,能准确地检测低浓度C反应蛋白,提高了试验的灵敏度和准确度,是区分低水平炎症状态的灵敏指标,最低检测限达0.1mg/L,临床意义同CPR。超敏C反应蛋白的临床指导作用主要表现在对心血管疾病、新生儿细菌感染、肾移植等方面。

(3)红细胞沉降率(ESR)

1)参考值:

魏氏法:

<50 岁:男性 0～15mm/h,女性 0～20mm/h;>50 岁:男性 0～20mm/h,女性 0～30mm/h;>85 岁:

男性 0～30mm/h,女性 0～42mm/h;儿童:0～10mm/h。

潘氏法:成人:男性 0～10mm/h;女性 0～12mm/h。

魏氏法是临床检验中常用的方法。

2)临床意义

①血沉加快:生理性血沉加快可见于妇女月经期、妊娠期、老年人特别是 60 岁以上的高龄者,多因纤维蛋白原的增高而致血沉增快。

病理情况中可见于各种炎症(急、慢性炎症,如结核、结缔组织病、风湿热等)。组织损伤和坏死,也可短期增加。恶性肿瘤中,尤其是恶性程度高、增长迅速的肿瘤更明显。多种高球蛋白血症均可见血沉增快,如系统性红斑狼疮、多发性骨髓病、巨球蛋白血症、肝硬化、慢性肾炎等。在贫血、高胆固醇血症时也可出现血沉增快。因而,血沉增快,病因复杂,无特异性。

②血沉减慢:可见于真性红细胞增多症。

(4)结核菌素试验(OT 试验)

1)试剂:结核菌素(简称结素)是从生长过结核菌的液体培养基中提取出来的,主要成分是结核菌代谢产物、结核蛋白。旧结素(OT)是粗制的混合物,当前纯化蛋白衍生物(PPD)不产生非特异性反应。PPD-PT23 是由丹麦制造供应世界许多国家使用,已经取代 OT。我国从人型结核菌制成 PPD(PPD-C),又从卡介苗制成 BCG-PPD,0.1ml 为 5IU,用于临床诊断。硬结平均直径≥5mm 为阳性反应。

2)方法:常用旧结素或 PPD 0.1ml,稀释成 1:2000 的稀释液(内含 5U),于左前臂屈侧皮内注射成皮丘(方法、大小与青霉素试敏相同),经 48～72 小时测量皮肤硬结直径。

3)判断:皮肤硬结直径小于 5mm 为阴性(-);5～9mm 为弱阳性(+);10～19mm 为阳性(++);20mm 以上或局部有水疱、坏死为强阳性(+++)。

4)意义:OT 试验是测定人体是否受过结核菌感染。OT 试验中等阳性仅表示受过结核菌感染,并不一定表示患病。如高倍稀释(1:10000)结素反应强阳性,可作为诊断活动结核的参考条件。OT 试验年龄越小,诊断意义越大。3 岁以下儿童结素阳性反应,应视为活动性结核病。

(5)其他:有条件可行自身抗体检测,包括血外周型抗酿酒酵母抗体(AsCA)、抗中性粒细胞胞浆抗体(p-ANCA)、酸性糖蛋白、纤维蛋白原、乳铁蛋白、血清类淀粉 A 及炎性肠病活动性标志物的实验室研究及其意义。

7.肿瘤标记检查　结合患者的临床特点,对怀疑有结、直肠肿瘤的患者行肿瘤标记检查。

(1)癌胚抗原(CEA):CEA 是较早的肿瘤标志物,目前已在临床广泛应用。它是一种富含多糖的蛋白复合物,正常存在于胚胎黏膜细胞,出生后含量极低,但在结直肠癌组织中浓度会异常升高。尽管特异性较差,但对消化系统肿瘤的诊断仍有较大价值。

(2)糖链抗原 19-9(CA19-9):是一种糖蛋白类的肿瘤标志物,在消化道肿瘤患者的血清中含量明显升高。

以上是临床常用的诊断及监测结直肠癌的肿瘤标志物。

(3)其他

1)粪便中肿瘤脱落细胞的检测:是新的非侵入性检测方法,其高敏感性、高特异性及高依从性为结直肠癌的筛查带来新的希望。

2)异常糖链糖蛋白(TAP)检测:是一种广谱肿瘤标志物检测,一次性组合检测几十种异常糖链糖蛋白,大大提高肿瘤的检测率,可用于体检人群和病人的肿瘤筛查、肿瘤的辅助诊断、肿瘤患者的疗效评估、肿瘤患者复发转移动态监测及预后评估。

8.病理组织学检查　为明确瘘管的病因和性质,对可疑病理或病史在 5 年以上者,在术前、术中或术后取活检组织进行病理检查,可疑确定肛瘘有无癌变、是否为结核性等。若一次检查为阴性或不能确诊,可多次取活组织检查。但需注意如何取得正确的标本:所取标本应包括瘘管壁及管壁相连之组织,或特异变化之组织。活组织病理切片检查对早期可疑病变和其他两性病变的区别很有价值。取活组织的方法:

(1)钳取法:适于高位病变。通过乙状结肠镜、纤维结肠镜,用活检钳在病变组织内或与健康组织交界部位钳取,如肿瘤、息肉、溃疡等。

(2)切取法:适用于肛管及肛周病变,直接用刀,剪切取病变组织,如瘘管壁、脓肿壁、痔、乳头。肿物、息肉亦可全部切除后送检。

(3)刮匙法:适用于指诊所及范围内的溃疡肿物,用锐匙随指进入病变部位刮取组织。

四、肛瘘的分类

由于肛门直肠的解剖结构复杂,肛瘘的发生与发展呈现不同的临床表现,为更好地指导临床治疗,必须结合临床实际对肛瘘进行详细的分类,但目前临床上尚无统一的分类方法。我国古代医家多依据瘘管的部位,形态、特征等进行分类。如《外科大成·论痔漏》中云:"漏有八,肾俞漏,生肾俞穴;瓜瓣漏,形如出水西瓜瓣之类;肾囊漏,漏管通入与囊也;缠肠漏,为其管盘绕于肛门也;屈曲漏,为其管屈曲不直,……串臀漏、蜂巢漏,二症若皮硬色黑,必有重管,……通肠瘘,惟以此漏用挂线易于除根。"国内外现行的分类法大约有二十余种,现将国内外具有代表性分类方法介绍如下:

1.早期对肛瘘的分类　多依据内、外口及瘘管走行分为:内外瘘(完全瘘)、内瘘、外瘘(不完全瘘);按瘘管的形状分为:直瘘、弯曲瘘、马蹄形瘘。对指导临床意义不大。

2.1900 年 Goodsall 和 Miles 分类　(1)全瘘;(2)外盲瘘;(3)内盲瘘,后来又进一步分为皮下、肌肉及黏膜下瘘。

3.1934 年 Milligan Morgan 分类法　根据瘘道与肛门括约肌的关系,按瘘道在肌间的垂直位置与水平位置,将肛瘘分为 5 型。Ⅰ.皮下瘘;Ⅱ.低位肛门瘘:瘘管在齿线平面以下;Ⅲ.高位肛门瘘:瘘管在齿线平面以上;Ⅳ.肛门直肠瘘:瘘管在肛门直肠环平面以上;Ⅴ.黏膜下瘘。

4.1948 年 Bacon 三分类　(1)简单肛瘘;(2)复杂肛瘘;(3)并发症肛瘘。

5.1966 年 Eisenhammer 分类　根据他的肌间瘘性脓肿的理论,将肛瘘分为内群、外群、内外合并群三大群。

(1)内群:指感染源于肛门管内侧肛隐窝的肌间瘘性脓肿及黏膜下瘘。分为三型:Ⅰ.高位内外括约肌间瘘性脓肿;Ⅱ.低位内外括约肌间瘘性脓肿;Ⅲ.黏膜下瘘性脓肿。

(2)外群:指感染源于肛门管外侧的非肛隐窝性瘘性脓肿,如血行感染、外伤等引起的坐骨直肠窝脓肿等。可分为两型:Ⅰ.坐骨直肠窝脓肿;Ⅱ,皮下脓肿。

(3)内外合并群:指感染源于内、外两侧的不规则的各型。

6.1975 年 Goligher 分类法

表 3-1-1　Goligher 分类法

分类	位置
皮下瘘	
低位肛瘘	肛门周围
高位肛瘘	

续表

分类	位置
肛门直肠瘘	坐骨直肠窝
	骨盆直肠间隙
黏膜下瘘	黏膜下瘘

7.Steltzner 分类　将肛瘘分为三类:①括约肌间瘘;②括约肌外方瘘;③经括约肌瘘。

8.Thompson 分类　根据与耻骨直肠肌的关系把肛瘘分为:①单纯性肛瘘(主管在耻骨直肠肌下方);②复杂性肛瘘(主管在耻骨直肠肌上方)。

9.1976 年 Parks 分类　Parks 等在研究了 400 例连续患者的基础上,结合肛腺理论的解剖学特点,发展成了现在广泛使用的分类方法。其中将表浅的瘘管排除掉,因为他们认为它不是起源于肛腺感染。1976 年,Parks 根据瘘管与括约肌之间的关系,将瘘管分为四类:

(1)括约肌间肛瘘:多为低位肛瘘,最为常见,约占 40%,多因肛管周围脓肿所致。瘘管只穿过内括约肌,外口只有一个,距肛缘较近,为 3～5cm,少数瘘管向上,在直肠环肌和纵肌之间形成盲端或穿入直肠形成高位括约肌间瘘。又可以分为四个类型:Ⅰ.无继发性瘘管的简单肛瘘;Ⅱ.合并高位盲瘘;Ⅲ.合并高位瘘开口于直肠;Ⅳ.高位瘘管导致盆腔延伸,但无会阴部开口。

瘘管穿过内括约肌,行走于括约肌间平面。

(2)经括约肌肛瘘:可以为低位或高位,约占 30%,为坐骨直肠凹脓肿的后果。瘘管经过括约肌的不同水平,常穿过内括约肌、外括约肌浅部和深部之间。外口常有数个,并有支管相互沟通。外口距肛缘约有 5cm。手术瘘管向上穿过肛提肌到直肠旁结缔组织内,形成骨盆直肠瘘。进一步可分为:Ⅰ.无并发症的肛瘘;Ⅱ.合并高位盲瘘的肛瘘。

瘘管穿过内、外括约肌,经坐骨直肠窝到皮肤。

(3)括约肌上瘘:为高位肛瘘,少见,占 20%,瘘管向上穿过肛提肌,然后向下至坐骨直肠凹,穿透皮肤。

瘘管开始的走行如括约肌间肛瘘穿过内括约肌,向上越过耻骨直肠肌,然后向下经坐骨直肠窝到皮肤。

(4)括约肌外瘘:为高位肛瘘,最少见,约占 5%,为骨盆直肠脓肿合并坐骨直肠凹脓肿的后果,瘘管从直肠穿过肛提肌进入到肛周皮肤,跨越整个括约肌的复合体。目前认为这种肛瘘不是肛腺感染的腺源性肛瘘,而是起源于腹腔内伤或外伤。

内口位于肛提肌水平的上方,瘘管穿过外括约肌的深部、坐骨直肠窝到皮肤。

10.1977 年英国圣马克医院分类　将肛瘘分为五类:①表浅肛瘘;②括约肌间瘘;③横穿括约肌间瘘;④括约肌上瘘;⑤括约肌外瘘。

11.1979 年埃及 Shafik 分类　根据括约肌间隙解剖学、中心间隙的感染、瘘管蔓延与外括约肌的关系,便于采用何种手术,分为两类:

(1)括约肌内侧瘘

1)中心瘘:是由中心间隙向下经过外括约肌底襻到肛周皮肤;

2)括约肌间瘘:位于括约肌之间。低位的在肛提肌下方,可成为盲端,或进入直肠颈,或向外到坐骨直肠间隙;高位的在肛提肌上方,在直肠环肌和纵肌之间直肠壁内成为盲端,或成直肠内瘘或骨盆直肠瘘。

(2)括约肌外侧瘘:低位的在坐骨直肠窝内,可成盲端,或通入直肠颈。高位的到骨盆直肠间隙成为盲端或通入肛管。

12.1979 年日本隅越幸男分类法　日本隅越幸男的四类 10 型是在 Eisenhammer 分类法基础上的进一

步扩展,更注重了瘘的解剖位置的界定,尤其对复杂性肛瘘的手术指导意义重大;缺点是分类较繁琐,初学者不易掌握,尤其是在没有感性认识的情况下,会一头雾水。

(1)Ⅰ型(皮下或黏膜下肛瘘):①Ⅰ-L型(皮下肛瘘);②Ⅰ-H型(黏膜下肛瘘)。

(2)Ⅱ型(内外括约肌间肛瘘)

1)L型(低位肌间肛瘘):Ⅱ-LS型(单纯性低位肌间肛瘘)、Ⅱ-LC型(复杂性低位肌间肛瘘);

2)H型(高位肌间肛瘘):Ⅱ-HS型(单纯性高位肌间肛瘘)、Ⅱ-HC型(复杂性高位肌间肛瘘)。

(3)Ⅲ型(肛提肌下肛瘘)

1)U型(单侧肛提肌下肛瘘):Ⅲ-US型(单纯性肛提肌下肛瘘)、Ⅲ-UC型(复杂性肛提肌下肛瘘);

2)B型(双侧肛提肌下肛瘘):Ⅲ-HS型(单纯性双侧肛提肌下肛瘘)、Ⅲ-HC型(复杂性双侧肛提肌下肛瘘)。

13.按病因病理分类

(1)非特异性肛瘘(化脓性肛瘘):一般多为大肠杆菌、葡萄球菌等混合感染引起的肛门直肠周围脓肿破溃或切开后形成的肛瘘(此类肛瘘临床上最常见)。

(2)特异性肛瘘(结核性肛瘘):由结核性杆菌引起的肛门直肠周围脓肿破溃或切开后形成的肛瘘(此类肛瘘约占肛瘘患者10%左右)。其中又分为梅毒性和放射菌性肛瘘。

14.史兆岐教授分类法　根据瘘管与肛门直肠周围间隙的关系以及病理变化和治疗上的方便,分以下类型:

(1)皮下或黏膜下肛瘘:Ⅰ.皮下瘘,是指原发内口在肛窦,瘘管在肛门管皮肤下或肛门周围皮肤下的浅在性肛瘘,外口距肛门很近;Ⅱ.黏膜下瘘,系指原发内口在肛窦,瘘管在肛门管直肠黏膜下,皮肤外没有开口。

(2)内外括约肌间肛瘘:Ⅰ.低位肌间瘘管指内口在肛窦,瘘管穿至内外肛门括约肌间隙,穿过外肛门括约肌皮下部的肛瘘。瘘管走向直、只有一个外口的,称作单纯性低位肌间瘘;而走向弯曲、有支管的,称为复杂性低位肌间瘘。Ⅱ.高位肌间瘘管指内口在肛窦,瘘管至内外括约肌间向上发展的肛瘘。

(3)肛提肌下肛瘘

1)低位肌外瘘管:指内口在肛窦,瘘管穿过肛门外括约肌浅部的肛瘘。向一侧坐骨间隙发展的称为单纯性低位肌外瘘。向两侧坐骨直肠间隙发展,形成像马蹄铁形状,肛门两侧都有外口的称为复杂性低位肌外瘘,又叫低位蹄铁形肛瘘。

2)高位肌外瘘管:指内口在肛窦,瘘管穿过肛门外括约肌深部的肛瘘。向一侧坐骨直肠间隙发展的称为单纯性高位肌外瘘,向两侧坐骨直肠间隙发展的称为复杂性高位肌外瘘,又叫高位蹄铁形肛瘘。

(4)肛提肌上肛瘘:指内口在肛窦或齿状线上方肛管直肠壁上,瘘管由肌间隙进入骨盆直肠间隙,穿过肛提肌的高位肛瘘。

15.2006年由中华中医药学会肛肠分会制定的分类

(1)低位肛瘘

1)低位单纯性肛瘘:最多见,内口在肛窦,仅有一个瘘管通过外括约肌深部以下到一个外口。

2)低位复杂性肛瘘:瘘管在外括约肌以下,外口和瘘管有两个以上,内口一个或几个在肛窦部位(包括多发性瘘)。其中马蹄形肛瘘呈环形或半环形围绕肛管,外口在肛门部两侧,内口多在截石位6点(后马蹄形)或12点处(前马蹄形)。

(2)高位肛瘘

1)高位单纯性肛瘘:内口在肛窦,仅有一个瘘管,走行在外括约肌深部以上,侵犯耻骨直肠、肛提肌以上。

2)高位复杂性肛瘘：有两个以上外口和瘘管与内口相连并有支管和空腔，主管通过外括约肌深部以上，侵犯耻骨直肠肌肛提肌以上。其中高位马蹄形肛瘘的瘘管主要在肛管外括约肌深部环形或半环形围绕肛管，外口在肛门两侧，内口多在截石位6点（后马蹄形）或12点（前马蹄形）。

16.按内口的分类

（1）单口内瘘：又称为盲瘘，只有内口与瘘管管道想通，无外口。

（2）内外瘘：瘘管有内外口。外口在体表，内口在肛窦，下有瘘管想通。此种瘘管最为常见。

（3）单口外瘘：又称外盲瘘，只有外口下连接瘘管，无内口。此种瘘临床上较少见。

（4）全外瘘：瘘管有两个以上外口，相互有管道连通，无内口。此种瘘管临床上较少见。

17.按瘘管的形态分类

（1）直瘘：管道较直，内外口相对，形成一条直线，临床多见，约占1/3以上。

（2）弯曲瘘：瘘管行径弯曲，内外口不相对。

（3）后位马蹄肛瘘：瘘管行径弯曲，呈蹄铁形，在肛门后位，内口在后方正中处。

（4）前位马蹄形肛瘘：瘘管行径弯曲，呈蹄铁形，在肛门前方，较为少见。

（5）环形瘘：瘘管环绕肛管或直肠，手术较困难而复杂。

18.与临床治疗方法密切联系的分类法

（1）皮下或黏膜下肛瘘

1）皮下瘘：是指原发内口在肛窦，瘘管在肛门管皮肤下或肛门周围皮肤下的浅在性肛瘘，而未经过肛门括约肌，外口距肛门很近。

2）黏膜下肛瘘：是指原发口在肛窦，瘘管在肛门管直肠黏膜下，也未经过肛门括约肌，皮肤外没有开口。

（2）直管瘘：瘘道经内外括约肌之间，可经过外括约肌皮下部及浅部，瘘管走行较直。

（3）马蹄形肛瘘：瘘管环行，外口在肛门部两侧，内口多在截石位6点或12点处。马蹄形肛瘘可在不同的位置上经过括约肌。按前后位置分，又有前位、后位、前后位马蹄形肛瘘之分。按环周度分，有半马蹄形肛瘘和全马蹄形肛瘘。半马蹄形肛瘘：瘘管走行向一侧弯曲，为单侧，开口于该处肛旁皮肤；全马蹄形肛瘘：瘘管同时向左右两侧弯曲走行，为双侧，开口于两侧肛旁皮肤。

1）前位马蹄形肛瘘：瘘管环行，外口在肛门前方两侧扩散到会阴及阴道瘘，外口若在肛缘2.5cm以内，内口就在对侧。若在2.5cm以上者，内口可能在后侧。

2）后位马蹄形肛瘘：瘘管环行，管道向肛门后两侧扩散，距肛缘较远较深，有多数外口，多数瘘管管腔相互贯通，内口大多在肛门后侧。

3）前后位马蹄形肛瘘：瘘管环行围绕肛管，外口肛周一圈都有，少则几个，多则几十个，大面积被侵犯，管道行径复杂。

（4）肛门间隙瘘：瘘道位置深，经过直肠后间隙、坐骨肛门间隙或骨盆直肠间隙，即瘘道经过肛提肌和外括约肌深部。

（5）皮下多发性瘘：内口位置位于肛窦处，往往只有一个，而外口则有数个至数十个不等，瘘道分支多，但位置表浅，仅位于皮下，或经过外括约肌皮下部，外感异常复杂。

1）皮下或黏膜下瘘：a.皮下瘘；b.黏膜下瘘。

2）直管瘘：a.单侧直管瘘；b.双侧直管瘘。

3）马蹄形瘘：a.前马蹄形瘘.b.后马蹄形瘘。

4）直肠间隙瘘：a.直肠后间隙瘘；b.直肠坐骨间隙瘘（左、右）；c.骨盆直肠间隙瘘（左、右）。

5）皮下多发性肛瘘。

各家学者对肛瘘各种分类方法的演变反映了人们对肛瘘认识的不断变化的过程。早期的肛瘘分类方法不能够表明瘘管与肛门部解剖位置,特别是与肛门括约肌的关系,对临床的指导意义不大。20世纪30年代的肛瘘分类法是以瘘管在肛门直肠垂直方向的位置划分,肛管在外括约肌深部以上的为高位,以下的为低位。这是当时分类者基于对肛门括约肌的认识而制定的。后来人们对外括约肌的形态与内括约肌的排列有了进一步的认识,分类方法才有了进一步完善。20世纪50年代以后,人们确认了肛瘘与肛腺感染的关系,并且进一步认识到这种感染的初发病灶位于内外括约肌之间,于是肛瘘的分类开始以瘘管在肛门括约肌穿行的水平位置来划分,因而产生了括约肌间瘘、经括约肌瘘和括约肌外瘘等名称。这些分类方法对指导手术有意义。

已知的分类方法有的过于简单,有的过于繁杂,而一些肛瘘分类方法中把一些非肛瘘也包括其中,如括约肌外肛瘘等,容易引起概念模糊。事实上,疾病本身是客观存在的,而分类方法是主观产生的,临床上任何一种分类方法为诊断和治疗提供依据时,都必须细心研究这种分类方法和命名是不是准确地体现了肛瘘的本质,是不是符合人们对肛瘘病因的共识,避免误入歧途。

（卞瑞祺）

第二节　肛瘘的鉴别诊断

一、骶尾部疾病引起的瘘

（一）骶尾部畸胎瘤

畸胎瘤起源于潜在多功能的原始胚胎细胞,好发于骶尾部、纵隔、腹膜后以及卵巢、睾丸等部位,还散在于颅内、颈部、消化道等处。新生儿和婴儿多发。女性多于男性,发病率为（2～3）：1。因为尾骨的Henson结是多能细胞集中的地区,所以骶尾部好发畸胎瘤。本病属于中医的"尾闾窦道"的范畴。

【病因病理】

Cross和Bremen两人认为骶尾部畸胎瘤的病因是比较容易解释的。畸胎瘤来源于原始细胞,这些原始细胞具有多能性,即能发育成至少两个胚层;或全能性,即发育成三个胚层。胚胎的原结亦称亨森结,最初位于神经管末端。随着胚胎体节和神经管向头端方向伸展,原结则向尾端方向移动,最后被移至原始尾的末端。随着胚胎的继续发育,在人胚,原始尾逐渐被吸收、缩短而消退,原始的残余部分最后停留于尾骨端,全能性原始细胞可脱离出一部分,从而发展成骶尾部畸胎瘤。

良性畸胎瘤有紧张而完整的包膜。表面皮肤与包膜间无粘连。瘤内含实质成分和多个囊腔。切面可见囊腔与实质组织互相混杂,呈不规则排列。囊内含有清亮液体或黏液,或皮脂腺分泌物或血性液体。实质组织中可见骨组织、软骨、牙齿、皮脂腺分泌物、毛发或脑组织等。显微镜下可发现来自三个胚层的各种组织。Ravitch等对48例骶尾部畸胎瘤的手术标本做了详细的病理学检查,瘤内最常见的组织有上皮组织、脑和神经胶质、常黏膜、结缔组织、软骨、脂肪、横纹肌等。

病理分类为：①成熟型畸胎瘤,即良性畸胎瘤,由已分化成熟的组织构成。②未成熟型畸胎瘤,在分化成熟的组织结构中常混合有未成熟的胚胎组织,多为神经胶质或神经管样结构。③恶性畸胎瘤,由胚胎发生期的未成熟组织结构构成,有未分化、有丝分裂增多等恶性病理表现,并可根据肿瘤组织中的主要成分分为胚胎癌、恶性畸胎瘤、内胚窦瘤、精原细胞瘤和无性细胞瘤等。

根据畸胎瘤组织的成熟程度和未成熟神经或上皮组织细胞的成分,可进一步进行组织学分级:

0级:所有组织均成熟,无或极少细胞分裂相,无未成熟的神经细胞上皮细胞存在。

1级:大多数为成熟组织,含有少量未成熟组织,但未成熟的神经上皮组织无或仅有低倍视野计数不超过1个。

2级:含有未成熟组织,常有未成熟的神经细胞或上皮细胞,低倍视野计数为1～4个。

3级:未成熟组织明显,并多为未成熟的神经细胞和上皮细胞,低倍视野下未成熟的神经细胞和上皮细胞超过4个。

骶尾部畸胎瘤病理分类分级对预后判断和临床治疗觉有重要的意义,0级或1级畸胎瘤恶变机会少,不易发生转移,治疗预后好;3级骶尾部畸胎瘤恶变可能性大,容易远处转移和术后复发。

【临床特点】

1.症状和体征　与患者年龄、肿瘤大小、类型、有否恶变、有否继发感染等有密切关系。

(1)骶尾部肿块:为显型和混合型的主要表现。出生时骶尾部即有向臀部生长的肿块,巨大的肿块常悬于两腿之间,引起难产,导致臀部不对称,有时将肛门向前下方推移,造成肛门外翻,黏膜显露,肛门松弛,引起牵引性大便失禁。肿块一般边界清楚,呈结节状,有坚硬的实质性部分,也有囊性部分。肿块可呈分叶状,表面皮肤常因受压而变薄,胀得发亮。如合并感染则有红肿、破溃,排出黄色液体、毛发等之后可形成窦道,排出脓液。

(2)排尿、排便困难:为隐型和混合型的主要表现。肿瘤压迫直肠、尿道可引起排尿、排便困难。粪便呈扁平状,尿线细、滴尿及尿潴留。

(3)伴发畸形:可合并运动系统畸形、泌尿系统畸形、神经系统畸形、消化系统畸形和心血管系统畸形,亦可合并脊柱裂、腭裂、隐睾等。

(4)直肠指诊:于骶前与直肠后间隙可触及肿块,可感觉肿块的硬度、范围大小、活动度等,但有时触不到肿块的上部。部分病例因瘤内有内分泌腺组织,可出现内分泌异常,如性早熟、过早出现月经阴毛及乳房发育。有继发感染时,伴疼痛发热,甚至被当作脓肿而切开引流,伤口长期不愈和而形成慢性窦道。个别病例可发展为脓毒血症,并因此而死亡。良性肿瘤生长慢,可到成人时仍未发现,甚至因影响分娩或产时流血始被发现。恶性变后,肿瘤生长迅速,并向周围组织浸润,很快出现肺、肝、骨骼及淋巴转移,全身情况恶化而导致死亡。

2.辅助检查

(1)骶尾部平片:可见有钙化点、骨骼及牙齿等。如有恶变发生,可见尾骨破坏,部分病例有骶尾骨发育异常。有时可见直肠骶骨间隙因占位性病变而增宽。如有窦道,行窦道造影可清晰显示肿瘤的大小和位置。

(2)钡灌肠X线照片检查:正位可显示直肠被推移的方向,侧位可显示直肠被拉长而肠腔变窄,如肿瘤围绕直肠生长,则可见肠腔大范围变窄。

(3)泌尿系造影:尿道与膀胱造影可显示肿瘤与尿道的关系,静脉肾盂造影以观察有否压迫输尿管下端,有否肾盂积水及输尿管迂曲。

(4)B超检查:畸胎瘤含有骨骼、软组织及液体三种不同的声波介质,可有不同的回声与声影,借此可以了解肿瘤的大小、与周围组织的关系及恶变的可能性。

(5)CT扫描:该检查可清楚地观察肿瘤与盆腔各器官的关系及浸润情况,有助于判断手术切除的可能性。

3.临床分型

(1)根据肿瘤所在部位,临床上将骶尾部畸胎瘤分为显型、隐型及混合型。

显型:易被早期发现,肿块呈不规则球形,突出于骶尾部,常偏离正中线,很少向腹腔方向生长,基底宽大,与臀部及会阴部软组织关系密切,肿瘤明显地显露于会阴部,使两腿外展,肛门向前或侧方移位;肿块大者,局部皮肤紧张而发亮,有多条迂曲怒张的表浅静脉,有的有色素斑。病史较长及小儿患者,皮肤由于长时间摩擦,局部充血变红,甚至破溃而成溃疡。向盆内生长的肿块,可使肛门直肠移位、黏膜脱垂,并出现排便困难。

隐型:症状体征隐匿,再加上患儿不会诉说病史,发现较晚,甚至出现严重并发症时才被发觉。肿瘤位于直肠及尿道,较难早期发现。肿瘤压迫直肠而有排便困难,甚至完全梗阻;压迫骶丛神经者,可使肛门松弛,直肠黏膜脱出;压迫尿道时,可出现尿流变细、尿流中断及急性尿潴留。

混合型:肿瘤向腹腔及会阴两个方向生长,呈哑铃状,有时肿瘤包绕尾骨,此型较少见。

(2)Altman 分型法

Ⅰ型:肿瘤主要向外突起,骶前仅有小部分,此型占总例数的 45.8%。

Ⅱ型:瘤体主要向外突出,盆腔亦有相当部分存在,此型占 34%。

Ⅲ型:肿瘤主要位于盆腔内,骶尾部仍可见到肿物,此型占 8.6%。

Ⅳ型:肿瘤完全在骶前盆腔及腹膜后,会阴部见不到肿块,此型占 9.6%。

【鉴别要点】

本病是胚胎发育异常所致的先天性疾病。本病并发感染破溃后可形成尾骨前瘘或直肠内瘘。大型畸胎瘤可突出骶尾部,容易误诊。小型无症状的畸胎瘤可在直肠后方扪及平滑、有分叶的肿块。多无明面的外口及指诊肛内亦无明显内口,易与内盲瘘相混淆,X 线摄片可见骶骨和直肠之间有肿块,内有不定性的散在钙化阴影,可见骨质和牙。

(二)藏毛窦

藏毛窦和藏毛囊肿又统称为藏毛疾病,是指发生在骶尾部臀间裂的软组织内的一种慢性窦道或囊肿,内藏毛发是其特征。1880 年由 Hodges 正式命名,男性多见,发生年龄在 17～25 岁。中医称之为"毛窝瘘",欧美曾称之为"吉普病",现更多支持后天获得的特性,Bosoom 的毛囊演变成藏毛囊肿假说为本病提供了解释,也解释了有一半患者的病变无毛发。

【病因病理】

藏毛疾病为少见病,其发病机制尚无统一说法。先天性学说认为藏毛窦是先天性上皮残留或先天性皮肤凹陷所致,藏毛窦内的毛发为内陷的上皮存在毛囊的缘故。后天性学说认为藏毛窦是因走路时臀部的扭动和摩擦,特别是多毛的男性,使臀间裂之间的毛发刺入附近的皮肤,形成短管道,而毛发仍然与其根部相连,短管道随即皮化,当毛发自毛囊脱落后,被皮化管道产生的引力吸入,因而提出第一阶段为刺入性窦道,第二阶段为吸入性窦道。毛发聚集于皮下脂肪内成为异物,继发细菌感染,即形成慢性感染或脓肿。目前多数学者更倾向于后天学说,认为藏毛窦的发病与遗传因素、臀间裂的解剖特点、内分泌、肥胖、环境等有关,具体机制有待进一步研究。最近有研究发现,藏毛窦术后复发与家族史有关,有家族史患者发病早、术后复发率高,术后 15～20 年的复发率是无家族史患者的 1.5～2.0 倍,而体重与藏毛窦的复发无明显关系。

Karydakis 提出病因三要素:松动的毛发、导致毛发进入的吸力、皮肤的损伤。临床上许多窦道内并未见毛发,可能与以下因素有关:①毛发随脓液自行排出;②有切开引流手术史,毛发可能在以往手术中排出;③毛发过于细小,无法识别。

【临床特点】

1.症状体征　骶尾部藏毛窦患者以男性青壮年为主,静止期可无症状,或仅表现为局部轻微胀痛、不适,在骶尾部中线可见皮肤凹陷,有不规则小孔,直径约1～3mm。典型表现为骶尾部急性脓肿或慢性分泌性窦道,局部可有急性炎症表现;周围皮肤红肿,常有瘢痕。其窦口多在臀沟处(中线位),窦道的走行方向多向头颅侧,很少向下朝向肛管。探针可探入3～4cm,有的可深入10cm,挤压时可排出稀淡臭液体。内藏毛发是其特点,但不是唯一标准。

体征:①部位与一般肛瘘不一样,骶尾部藏毛窦口多在臀沟中线凹处,开口指向中线凹处;②藏毛窦窦道走向多指向头侧,而普通肛瘘则向下通向肛门;③藏毛窦肛门内没有内口,而普通肛瘘多在肛管内探查到内口;④如在窦道内发现了毛发,则为诊断提供了有力的证据。

2.辅助检查　指诊、探针、骶尾骨X线摄片、窦道造影、直肠腔内超声及MRI对藏毛窦的诊断和鉴别诊断有重要的意义。

3.诊断要点　①发生于肥胖多毛的25岁左右男性;②起病隐匿,在发生感染前多无临床症状,感染后可反复发作小脓肿,易与肛瘘、骶尾部皮肤凹入、骶尾部皮脂腺囊肿、骶前畸胎瘤、骶前肿瘤感染破溃相混淆;③有癌变的可能,肿瘤为基底细胞与鳞状细胞混合性,也有汗腺腺癌。

【鉴别要点】

本病多发生于肥胖多毛的25岁左右男性,是在骶尾部臀间裂的软组织内的一种慢性窦道或囊肿,内藏毛发是其特征。表现为骶尾部反复红肿化脓,自行破溃,炎症消退后形成窦道,距肛管直肠较远,窦道总体走向趋于内侧,无内口,也可表现为骶尾部急性脓肿,穿破后形成慢性窦道,或暂时愈合,终又穿破,如此可反复发作。如果藏毛窦合并肛瘘时难鉴别,术后病理显示有毛发,骶尾部的局部放射学检查可鉴别。

(三)潜毛囊肿

【病因病理】

潜毛囊肿发病部位同藏毛窦,囊肿多与周围组织不相通,由于分泌物积存而逐渐增大,如感染,可向皮肤层破溃。囊内衬以柱状上皮组织,内含黏液,内壁多光滑,部分含有毛发组织,易发生恶变。窦及囊肿易合并毛细血管痣或骶尾发育畸形,少部分与椎管相通,与尾骨关系密切,诊治时应注意。

【临床特点】

1.症状和体征　多位于骶尾正中,囊肿如无感染,常无任何症状,可见尾部肿物或隆起,较光滑,皮肤色质可正常或呈暗青色、棕色。多有毛发,较大囊肿可出现骶尾部不适或疼痛,碰撞后尤为明显。

囊肿继发感染后,急性期可出现骶尾部红肿痛及全身不适,肿物增大明显,短时间内增大较快。经应用抗生素治疗后,部分症状消失,囊肿缩小,但多半自行破溃或需切开引流,即形成窦道,此时要注意与单纯潜毛窦区别。窦口可出现较多分泌物,污染内衣及出现局部瘙痒,窦口可由于暂时阻塞而症状消失,但可反复发作,逐渐加重。静止期,尾部可见不规则小孔,小者直径1mm,大者可达1cm,周围皮肤红肿变硬,常见瘢痕。严重感染可合并肛周、骶尾部蜂窝组织炎。小婴儿潜毛窦及囊肿并发症较少,可能与局部经常清洁、汗腺及毛囊不发达所致,随着年龄增大,20～30岁时并发症较多。

(1)急性化脓性毛囊炎:小丘疹周围有明显红晕,后迅速变为小脓疱,如粟粒大小,不相融合,疱壁薄,破后有少量脓性分泌物,数日后干燥结痂而愈。

(2)慢性非化脓性毛囊炎:毛囊部红色小丘疹周围有明显红晕,无化脓性改变,因长期反复发作,肛周病灶区皮色加深呈暗红色或暗褐色,皮肤变厚。

2.分型

(1)急性化脓性毛囊炎:病程短,数日后即出现小脓疱,溃后短期内痊愈。

（2）慢性非化脓性毛囊炎：病程长，毛囊部小丘疹直至消退无化脓性改变，常反复发作，经年不愈。

3.辅助检查　脓液的直接涂片和革兰染色可对致病微生物种类作出鉴别，有些慢性顽固性的病例需做细菌培养以明确诊断。组织病理检查：急性化脓性组织表现出毛囊区的急性化脓性炎症反应。慢性毛囊炎可出现淋巴细胞、浆细胞核组织细胞浸润，皮脂腺可被破坏，但同一毛囊内的毛发可以完好无损。

【鉴别要点】

本病静止期易与肛瘘相混淆，多位于骶尾正中，尾部可见不规则小孔，小者直径1mm，大者可达1cm，周围皮肤红肿变硬，常见瘢痕，直肠内无明显内口与之相通。

（四）骶尾部占位伴感染

骶尾部的胚胎发育极为复杂，组织结构、来源多样，在生长发育过程中常导致肿瘤的发生。骶尾部肿瘤以先天性居多。骶前肿瘤的临床表现缺乏特征性，且位置隐蔽，容易误诊。从临床接触到的病例看，术后病理提示为皮样囊肿、表皮样囊肿、畸胎瘤、中肾管剩件囊肿、神经纤维瘤、腺瘤癌变，反映了疾病起源的多样性极复杂性。较大体积的骶尾部占位亦可以引起肛门坠胀，压迫直肠排便时使肛管直肠角不能增大而导致排便困难，压迫盆腔神经、膀胱造成会阴疼痛、排尿不畅。随着年龄的增长，囊肿增大，症状也日渐加重，骶尾部占位以肛内或骶尾部有分泌物流出为主诉，多由于囊肿自身或因误诊采取了错误、不彻底的治疗手段所导致，反复的感染导致瘘道的形成。因而对肛瘘患者进行常规影像学检查势在必行。

（五）骶髂骨骨结核

骶、髂、髋、耻骨骨结核可形成脓肿，脓液在臀部或会阴部或腹股沟穿破，形成瘘管，需要与肛瘘鉴别。骨结核具有发病缓慢，无急性炎症，破溃后流清稀脓液，久不收口，创口凹陷，纳差，低热，盗汗等结核特有的症状。瘘口距肛门较远，与直肠不通。X线摄片可见病变骨骨质破坏，有时候骶骨结核病变小，容易被误诊为复杂性肛瘘。

（六）骶尾部囊肿

骶尾部囊肿是一种先天性疾病，一般认为是因胚胎发育异常引起。常见为表皮囊肿和皮样囊肿。位于骶尾前直肠后间隙。囊肿呈单囊性、双囊性或多囊性，大者如鸡蛋，小的如蛋黄，腔内可有胶冻状黏液。多在青春期20～30岁时发病。无感染时，常无症状。有时感觉骶尾部胀痛，若囊肿长大或激发感染，则出现发热、局部红肿、疼痛等症状，溃破或切开引流后，形成瘘道，无内口。其鉴别要点是：囊肿常有骶尾部胀痛，其瘘口多在臀中缝或附近，距肛缘较远而离尾骨尖较近，有上皮组织向瘘口内延伸，瘘口凹陷，不易闭合。若囊肿较大，直肠指诊时可发现骶前膨隆，可触到囊性肿物，表面光滑，界限清楚。探针检查可向骶骨前肛门后方深入，深者可达10余厘米。肠之间有囊腔，内有不定形的散在钙化阴影，可见骨质或牙齿。病理检查可确诊。

（七）骶尾部骨髓炎

由骶骨骨髓炎造成骶骨与直肠之间的脓肿，脓液由尾骨附近穿破，形成瘘管。瘘口常在尾骨间的两侧，并与尾骨间平齐，有时有两个对称、距离相等的瘘口。探针可探入数厘米，瘘管与直肠平行，位于骶骨前凹内，瘘口与肛管之间无变硬组织，碘油造影可显示管道呈倒"Y"字形，不与直肠相通。X线摄片可见骨质病变。

二、肛周感染性疾病引起的瘘

（一）肛周坏死性筋膜炎

肛周坏死性筋膜炎（PNF）是一种由多种细菌感染（包括需氧菌和厌氧菌）引起，同时伴有会阴、外生殖器及肛周皮下的坏死性筋膜炎症。会阴部坏死性筋膜炎的发病率极低,是极为少见的一种坏死性软组织感染。临床上主要以皮肤、皮下组织及浅深筋膜的进行性坏死而肌肉正常为特征。任何年龄都可发病,好发于32～57岁,男女发病率之比为1.4:1,但以男性居多。

1924年Melenegy报道β-溶血性链球菌引起的坏死性筋膜炎病例,此后很多作者有类似报道,但命名相当混乱,包括坏死性丹毒、医院坏疽、Fournier坏疽、急性皮肤坏疽等。1952年Wilson建议将皮肤、皮下脂肪、浅筋膜和深筋膜的进行性坏疽统称为急性坏死性筋膜炎,这一名称正确地反映了此病的病理范围,故目前已被广泛采用。

该病起病急骤,发展迅速、凶险,局部组织广泛坏死,且极易扩展,如不早期诊断而延误治疗,毒素被大量吸收,感染极易发展到会阴部、腹部,危及全身,患者往往死于毒血症、败血症、呼吸衰竭、肾功能衰竭和多器官功能衰竭。尽管近年来广谱抗生素不断问世,细菌培养及敏感实验技术明显改进,但坏死性筋膜炎的病死率仍高达30%～60%,故提高对本病的认识具有重要的临床意义。

【解剖学】

PNF常发生在肛周和生殖三角区,并沿着筋膜层迅速蔓延,通常只需数小时。掌握盆底和肛管会阴三角区筋膜结构对于理解PNF的炎症进展至关重要。会阴部最重要的浅筋膜是Colles筋膜,它延续为阴囊和阴茎的肉膜,并与尿生殖膈融合。Colles筋膜包绕阴茎,向腹部延续成为腹壁浅筋膜深层(Scarpas筋膜)。因此会阴部的任何感染能够快速地侵犯阴囊和阴茎的皮肤,以及腹壁浅筋膜。而侧方蔓延的感染被Colles筋膜与耻骨支的连接和阔筋膜所限制。Bucks筋膜是围绕阴茎的深筋膜。尿道外伤或尿道周围腺体感染被Bucks筋膜局限在阴茎腹侧。如果Bucks筋膜被感染导致损伤,筋膜炎症则能通过肉膜和Colles筋膜,侵犯全部的会阴部和腹壁。尽管有报道称因PNF进展导致切除睾丸,但由于睾丸特殊的筋膜保护,并受到来源于腹膜后腔的血供,这种病例极少见。一旦出现感染涉及睾丸,必须警惕腹腔内或腹膜后的感染。

会阴后侧被肛提肌所限制,肛提肌与肛门外括约肌在肛管直肠后侧融合,如果肛门括约肌复合体被原发感染或者坏死组织破坏,感染能沿着直肠进入骶前间隙、膀胱后间隙以及骨盆直肠组织,继而波及腹膜后间隙到达上腹部水平,在极少数患者中甚至能够沿脊椎旁的间隙到达颈部,最终,感染渗入到腹膜腔引起弥漫性的腹膜炎。

【病因病理】

以往一般认为会阴部坏死性筋膜炎是不明原因的特发性感染,现在认为75%～100%有明确的原因,多因局部损伤、肛门、尿道周围感染引起。细菌学方面Guiliano把本病分成两种类型:

1.β链球菌或(和)金黄色葡萄球菌引起。

2.厌氧菌和兼性菌引起。外部因素,如软组织损伤、裂伤、血肿等损害了防御屏障,为细菌入侵提供了条件,常继发于会阴和肛门部各种感染、肿瘤、创伤、手术后等,其中肛管直肠周围脓肿是最为常见的原因。Yaghan等报道的10例PNF中,肛管直肠周围脓肿占4例。内在因素是免疫系统功能不全,为感染提供了有利条件。由于细菌学的发展,现已明确坏死性筋膜炎是多种需氧菌和厌氧菌协同作用所致,以溶血性链球菌、大肠杆菌、产气杆菌、变形杆菌、类杆菌属和消化链球菌等为常见。Guiliano报道16例坏死筋膜炎,共培养出75种需氧菌和厌氧菌。坏死性筋膜炎多发生在条件比较落后的地区和自身免疫力低下的患者。机体免疫力低下是导致此病的诱因,如糖尿病、恶病质、年老体弱、免疫抑制剂治疗者;滥用抗生素致菌群失调性腹泻也是肛周感染扩散的原因之一,这对明确病因及选择抗生素非常重要。

病理学表现为表皮、真皮、皮下组织有大片的凝固性坏死,周围组织呈非特异性炎细胞浸润,血管壁呈纤维蛋白样坏死,血管内可见血栓。PNF发展迅速,24～96h可致死,而且病死率可高达74%。

【临床特点】

1.全身症状 PNF 发病急、进展快、范围广、病死率高。大多继发于腹部或会阴部创伤或手术后,有时也可发生于肢体轻微创伤后,均于外伤或术后 3~4 天发病。早期常为外阴部及肛周的不适或疼痛,伴有寒战、高热,体温高达 41℃,个别患者神志恍惚、反应迟钝、不思饮食,有毒血症或脓毒血症等全身症状,可迅速引起中毒性休克。

2.局部体征 患处皮肤红肿、疼痛,之后由于局部末梢神经坏死致感觉减退或消失,似皮革样僵硬,无波动感,并常出现水疱和血疱,青紫褐黑、坏死,周围有广泛的潜行皮缘,皮肤苍白,有血性浆液渗出或脓液、恶息。需氧菌和厌氧菌混合感染的病例,压之有捻发感,皮下的捻发音在 50%~60% 的患者中常可见到,这可与气性坏疽相鉴别,后者的特点为广泛性肌坏死。深部组织细菌培养或者血培养阳性。由于厌氧菌培养需要特殊条件,在基层医院或急诊情况下难以开展,影响其阳性率。术中切开发现皮下浅筋膜坏死广泛而肌肉正常,便可明确诊断。早期诊断还可进行病理检查,其特点是:皮肤、皮下脂肪、浅深筋膜凝固性坏死,周围组织呈非特异性炎细胞浸润,血管壁呈纤维蛋白样坏死。

3.实验室检查

(1)血象:血象高、血糖升高、血沉快,可有贫血、低蛋白血症、电解质紊乱。

(2)X 线平片和 B 超检查有时可以见到组织水肿和累及组织处的气体影。

(3)CT 检查在诊断 PNF 中帮助较大,不但能看到坏死组织。游离气体的存在,有助于了解病变侵犯的范围。

(4)组织学检查具有相当的可靠性,条件包括:坏死的浅筋膜、真皮和浅筋膜中可见多形核细胞浸润、筋膜中的血管可见纤维素性血栓形成、血管出现纤维素样坏死、在坏死筋膜中可查见病原菌。

4.诊断 肛周坏死性筋膜炎的确诊依赖于手术探查,总之当出现以下临床表现时应高度怀疑坏死性筋膜炎:①与体征不相符的剧痛;②高张力性肿胀(硬性肿胀),触诊时皮下组织坚硬,呈木质感;③肿胀边缘超过红斑;④皮损呈淡紫色改变;⑤皮肤感觉迟钝或缺失(可能由于肿胀的压迫或皮肤神经纤维的损害)。Fisher 提出六条诊断标准:①皮下浅筋膜的广泛性坏死伴广泛潜行的坑道,向周围组织内扩散;②中度至重度的全身中毒症状伴神志改变;③未累及肌肉;④伤口、血培养未发现梭状芽孢杆菌;⑤无重要血管阻塞情况;⑥清创组织病检发现有广泛白细胞浸润,筋膜和邻近组织灶性坏死和微血管栓塞。细菌学检查对诊断和治疗具有重要意义,培养取材最好采自进展性病变的边缘组织和水脓液,做涂片检查,并分别行需氧菌和厌氧菌培养,并做药敏实验。使用核磁共振成像能早期准确诊断这种疾病的坏死程度和确定适当的清创术范围。

【鉴别要点】

本病易与肛瘘伴感染相混淆,本病的局部及全身症状较重,甚至出现全身性败毒血症症状,实验室检查血象较高,术后组织病理学检查可鉴别。

(二)肛周化脓性汗腺炎

肛周化脓性汗腺炎是指肛门周围皮肤大汗腺反复感染化脓形成的慢性蜂窝组织炎样皮肤病,最终引起肛周、臀部、阴囊或骶尾部广泛复杂性窦道。由于炎症及脓液的反复刺激,病变部位皮肤变为褐色,部分组织瘢痕化。中医又称为"蜂窝瘘"、"串臀瘘"。发病原因系由肛周大汗腺腺管阻塞,反复感染所致。本病与体内激素失衡、细菌感染、局部潮湿及胚胎发育不良等因素有关。好发于身体肥胖多汗的 20~40 岁青壮年。大汗腺发育受雄性激素控制,故本病发病高峰与性活跃期一致,尤其吸烟、糖尿病、痤疮和肥胖者易患此病。本病因反复发作,若疏于治疗则有恶变倾向,恶变率为 3.2% 左右,因此主张尽早治疗。

【病因病理】

汗腺分为两种,一种是小汗腺,为单管腺,分布在全身皮内,出生前即有功能,经过弯曲的单管分泌清亮透明的汗水,汗腺开口于皮肤表面,与毛囊无任何关系;二是大汗腺即顶浆分泌汗腺,有较大复杂的腺管,在真皮深层,分布在腋下、腹股沟、阴囊、会阴部和肛门周围。大汗腺是由毛囊发育而来,青春期前无任何功能。由于腺管上皮细胞膜破裂,细胞原浆排入腺管内,腺管开口于毛囊,或开口于紧靠毛囊的皮肤表面。分泌物比小汗腺黏稠,内有组织细胞,呈干酪状,有臭味,这样腺管如有感染和阻塞,即可引起大汗腺炎。

化脓性汗腺炎也是一种源自毛囊的炎症反应,毛囊破裂使得其中的内容物包括角蛋白和细菌得以进入周围的真皮,从而引发强烈的化学趋化反应和囊肿形成。破裂的毛囊上皮继发形成上皮条索,导致窦道的产生。最初在腋窝、腹股沟、肛周和(或)乳房下出现炎性结节和无菌性脓肿,可伴明显触痛和剧烈疼痛。随时间延长可能会产生窦道和增生性瘢痕,伴随长期的排液,通常是浆液性渗出、血液和脓液不同比例的混合物。

病原菌多为金黄色葡萄球菌、链球菌、厌氧菌和厌氧链球菌。本病感染的细菌有一定的规律性,腋部主要是金黄色葡萄球菌和厌氧菌,特别是革兰阴性球菌,会阴部主要是厌氧链球菌;肛门和生殖器主要是链球菌感染。

大汗腺、皮脂和毛囊的发育受雄激素的调节。青春期开始分泌,活动的最高期是性活跃期;女性绝经后,大汗腺逐渐萎缩,分泌功能明显减退,所以青春期以前从不发病,绝经期后也不再发作。本病的发生与大汗腺的活动一致。

肛周化脓性大汗腺炎是因腺管口阻塞而发病,但阻塞的原因不明。1955 年 Shelley 和 Cahn、1960 年 Hurley 和 Shelley 等用药膏外贴,阻塞腺口,出现了化脓性汗腺炎的早期表现,切片检查证实病变在大汗腺中。1959 年 Mullins 将这种尚未化脓的汗腺炎称为大汗腺炎。1979 年 Morgan 和 Hughes 在研究中未能发现大汗腺的大小和密度有什么区别,他们认为汗腺管口阻塞是本病的原发性病理变化,这一变化又导致另外正常腺管口的阻塞,在接近管口的腺管因腺内压力升高而破裂,在真皮内蔓延。1956 年 Andersorl 对本病的外科切除标本进行切片检查,在汗腺的盘曲管道内,在没有腺周围炎存在下未发现炎症的证据。他们认为肛周化脓性大汗腺炎不是原发的,而是继发的,提出了不同看法。1960 年 Hurley 和 Shilley 提出该病局限于单一腺内,腺管扩张充满多核白细胞的严重炎症,是因角质栓子下细菌迅速繁殖,导致管道破裂,感染在真皮内扩散。由于炎症持续,最后软化,从一个或多个微小脓包或窦道内排出少量清稀脓性分泌物,常被误诊为隐蔽的疖肿。尽管有些问题尚未搞清楚,但阻塞导致腺管破裂而发生肛周皮内慢性炎症反复发作,最终形成脓肿、窦道、皮肤瘘管和致密的瘢痕已被公认。局部多汗潮湿、卫生欠佳、吸烟过多、搔抓摩擦等各种刺激因素,均易诱发本病。

此病的病理改变为:肛周皮肤角化性阻塞致脓疱、窦道、瘢痕形成。

【临床特点】

多发于青春期后,常发生于身体健康,皮肤油脂过多而有痤疮的青壮年。

1.全身症状　早期以局部肿胀疼痛、流脓为主,随着病情的发展逐渐皮肤增厚、变硬、色素沉着、暗紫色,瘘口处瘢痕多,臀部凹陷不平,晚期可出现消瘦贫血,并可发生内分泌及脂肪代谢紊乱。

2.局部症状　起初在肛周会阴部位、阴囊内皮下或是皮内单发或多发,大小不等,与汗腺毛囊分布一致的炎性索条状痛性硬结、脓包或是疖肿,高出皮肤,微红、肿胀,可成群出现或是与邻近小硬结连接成片。硬结化脓后自行破溃或是手术切开,流出稠厚、有臭气的分泌物,破溃处为瘘口,形成瘘管和溃疡,红肿疼痛,皮肤逐渐增厚、变硬、色素沉着、暗紫色。瘘口处瘢痕多,纤维收缩使皮肤凹陷,臀部凹陷不平,但是病变部位仅在皮下,不深入内括约肌。若脓液破入皮下,炎症向深部蔓延,可引起局部肿胀疼痛,皮肤广泛糜烂坏死,可向周围扩大。

3.临床体征

(1)扪及皮下硬结,有压痛,区域淋巴结肿大。

(2)瘘管形成后,挤压可有分泌物流出,其味恶臭。

(3)预后:皮下硬化和瘢痕形成。

4.实验室及辅助检查

(1)血象:血象高、血糖升高、血沉快,可有贫血、低蛋白血症、电解质紊乱。

(2)X 线平片和 B 超、CT、MRI 有助于诊断及鉴别诊断。

(3)组织学检查及脓液培养具有一定的可靠性。

5.诊断 本病是一种皮肤病,长期反复发作,有多发性硬结,溃后逐渐蔓延,形成许多表浅皮下瘘管、窦道和小脓肿,瘘管与肛管无联系,肛管直肠无内口,呈条索状相互交通。非大汗腺部位的耳后有黑头粉刺是本病早期诊断标志。切除活检有助于该疾病的诊断,但诊断主要是依靠临床表现,存在许多浅皮下瘘管、窦道和小脓肿,瘘管和肛管常无明显联系,肛管直肠无病变,无肛瘘内口,但有条索状融合的倾向。

【鉴别要点】

化脓性大汗腺炎是一种皮肤及皮下组织的慢性炎性疾病。其病变范围较广泛,呈弥漫性或结节状,局部常隆起,皮肤常有许多窦道溃口,且有脓液。其区别主要点是化脓性汗腺炎病变在皮肤和皮下组织,窦道不与直肠相通。病变区皮肤色素沉着。管道深,内有肉芽组织,有肛周脓肿病史,常有肛窦原发感染内口。

(三)肛周放射菌病

放射菌病是一种慢性特异性炎症,由放射菌引起的慢性化脓性疾病。病变好发于面颈部及胸腹部,肛周的放射菌病比较罕见,以向周围组织扩散形成瘘管并排出带有硫磺样颗粒的脓液为特征。肉眼或取脓液染色检查,均可查见"硫黄颗粒"。破溃排脓后的炎症浸润灶,不久就在其周围又形成新的结节和脓肿,脓肿相互沟通,形成瘘道而转入慢性期,瘘道口有不整齐的肉芽组织。以后伴有化脓性感染时,还可急性发作,出现急性蜂窝织炎的症状,体温高达 38.5~39.0℃或以上。这种急性炎症与一般炎症不同,虽然切开排脓,炎症可有所好转,但放射菌病的局部板状硬肿胀不会完全消退。愈合后留下紫红色萎缩性瘢痕。诊断主要依靠临床表现及细菌学的检查,诊断必要时可做活体组织检查。

(四)肛门周围毛囊炎和疖肿

肛门周围毛囊炎和疖肿,最初局部发现红、肿、痛的小结节,以后逐渐肿大,呈锥形隆起。数日后,结节中央组织坏死而变软,出现黄白色脓栓,红、肿、痛范围扩大。脓栓脱落,排出脓液,炎症便逐渐消失而愈。有时感染扩散,可引起淋巴管炎、淋巴结炎。若多个疖肿同时或反复发生,称疖肿病。若发生瘘管,病变浅表,不与肛门相通。

(五)肛周皮脂腺囊肿感染

肛周皮脂腺因发生囊肿后,经常被挤压而反复出现红肿,甚至流脓。红肿时应与肛周脓肿区别;当破溃久不愈合时应与肛瘘区别。由于肛周皮脂腺囊肿无内口,故病变处与隐窝之间无条索状肿物可及。探针、染色、造影、B 超、腔内 B 超等检查均可证实。

三、直肠肛管损伤引起的瘘

(一)外伤

直肠肛管紧贴骨盆骶骨凹,有坚实的骨盆保护,故其损伤在消化系统损伤中发病率较低,但由于其特殊的解剖学生理功能,一旦损伤,处理颇为麻烦,后期并发症较多。同时直肠损伤多合并器官联合伤,如果处理不当,易导致直肠周围间隙盆腔感染,后期还可能引起肛门狭窄、失禁及肛门失禁等严重后果。结直肠损伤近年来有增多趋势,因其解剖生理学的特殊性,治疗难度大,治疗方法不统一。平时结直肠损伤较少,主要以闭合性损伤为主,占80%,医源性损伤占20%。

【致伤原因】

1.医源性损伤　医源性损伤是指手术中的损伤及经肛门直肠的检查治疗性损伤,如盆腔内、会阴部、骶尾部手术操作失误;内痔和直肠脱垂注射方法不当;灌肠、直肠或乙状结肠镜检查,甚至肛表测体温时的动作粗暴等,均可导致直肠及肛管损伤。此类损伤一般受伤之前都有肠道准备,肠道空虚,伤口较小且整齐,发现也比较及时,故污染不重,处理也比较容易。

2.刺伤　儿童多见。多为跌坐在尖锐物体上所致,如庄稼地里的高粱茬或玉米茬,铁栅栏,直立的铁钉、铁耙等。有时从高处堕落或撞击时,钝器也可由会阴、臀部、骶尾部或腹股沟部刺入直肠,如堕落在铁凳腿上。个别情况是由他人袭击所致。

3.钝性暴力　随着经济发展,近年来交通事故逐渐增多,如汽车碰撞、辗轧等所引起的骨盆骨折可刺破直肠。另外,当突然暴力作用于腹部时,乙状结肠的气体冲入直肠,而肛门处于闭锁状态,直肠成为闭袢,直肠壁也可发生破裂。此种类型多合并尿道、膀胱及阴道损伤。

4.撕裂伤　下肢在外力牵拉下极度外展、旋转或粗大物品进入直肠,可致会阴及直肠撕裂。

5.牲畜咬伤　一般仅见于患儿排便时被猪狗咬伤,特别是有的农村厕所与猪圈相连通时易发生。我院就曾收治一例被猪咬伤会阴及直肠的患儿。此类损伤有时为脱套伤。牛羊角抵伤兼有刺伤和撕裂的性质。

6.火器穿透伤　此类损伤和平时期极少见。

【临床特点】

1.临床表现　直肠肛管损伤根据其损伤部位及是否有合并脏器损伤,变现不尽相同,但发生率最高的是肛门流血和疼痛,其他还有腹膜炎、异常溢粪等。

(1)肛门流血:几乎所有有直肠肛管损伤的患儿均有这些症状,一般为鲜血,量不多。在单纯性直肠损伤时,常可自行停止。有些患儿就诊时仅看到肛门附近有血迹,有些则只在肛门指检时发现指套上有血迹。

(2)疼痛:依损伤的部位不同,疼痛的性质也不相同,如腹膜返折以上的直肠损伤,主要表现为持续性腹痛。早期为血性刺激,腹痛较轻,晚期发生细菌性腹膜炎时,可有严重腹痛并出现腹部压痛、反跳痛和肌紧张。如损伤腹膜返折以下、肛提肌以上的直肠时,因其受植物神经支配无疼痛觉且定位不准确,故只有坠胀感,稍晚受炎症刺激可有"里急后重",进一步发展会出现局部跳痛、会阴部皮肤红肿等。如损伤累及肛管时,则出现剧烈疼痛,此时肛门括约肌反射性收缩,可出现排便障碍。

(3)腹膜炎和气腹:主要发生在腹膜返折以上的直肠损伤或合并其他结肠或小肠损伤时。腹部常有压痛、反跳痛及肌紧张,同时伴有发热等全身中毒症状。腹部透视可见膈下游离气体。

(4)异常溢粪:穿透伤中,异物不论是从会阴部还是从腹部刺入,伤及直肠时,均可有伤口溢气及溢粪;同时伤及膀胱、尿道,可有尿粪;与会阴贯通时,可有阴道溢粪;肛门括约肌损伤严重,会出现大便失禁。

(5)合并脏器损伤的症状:最常见的是合并膀胱破裂,除了尿中有粪、气以外,还可出现肛门排尿。如系腹膜返折以上膀胱破裂,可出现尿腹及尿闭。阴道损伤可出现阴道流血等。直肠损伤一般不引起休克,如出现创伤性休克,大都合并其他内脏损伤,如脾脏破裂、骨盆骨折、大血管损伤、腹膜后血肿、广泛软组织伤等。因此,遇有直肠损伤伴休克的患儿,应注意全面查体。

2.分类

（1）根据有无其他器官的合并损伤分类，可分为：单纯性直肠损伤和复杂性直肠损伤。

（2）根据直肠损伤的部位分类，可分为：腹膜返折以上的直肠损伤，腹膜返折以下、肛提肌以上的直肠损伤，肛提肌以下、肛门括约肌及周围皮肤损伤。

3.诊断

（1）详细询问病史：了解受伤原因、受伤时的位置和姿势、受伤时间、致伤物进入体内的方向、作用力大小和速度以及异物是否仍存留在体内等。还应了解伤口内有无血、尿、粪或气体排出，排出量及现场处理情况。

（2）直肠指诊：这是直肠损伤最重要的检查手段，对怀疑有直肠损伤的病人应常规进行。肛门直肠损伤时，指套上留有血迹或发现肠腔内有积血或血块；如受伤部位较低，可触及破损处肿胀、疼痛及破口。膀胱、直肠同时受伤时，可有血尿流出。如肛管损伤，则应注意肛门括约肌的松紧度，或让患儿收缩肛门，以了解肛门括约肌是否受损。肛门指诊对诊断十分重要，临床误诊病例不少系忽略此项检查所致。

（3）直肠镜检查：对疑有直肠损伤而直肠指诊不能确定者，可行直肠镜检查，阳性率达85％，但一般不作为常规。必须强调，所有学者均反对灌肠，或经肛门注气、注造影剂，以免肠液从穿孔处溢出，加速感染扩散。

（4）X线检查：可了解有无膈下或盆腔积气、骨盆骨折及金属异物等。腹腔内游离气体对诊断腹膜返折上直肠破裂有较大意义。在复杂性直肠损伤，如贯通伤或火器伤，应仔细观察分析是否伴有其他脏器损伤，如小肠或肝、脾等，也不要只顾检查重要器官而忽略了直肠损伤。

【鉴别要点】

本病有典型的肛门局部外伤史，肛门指诊有血、尿流出，无明显内外口。

（二）医源性损伤引起的瘘（直肠会阴瘘）

多见于女性，尤以外伤感染、医源性损害所致的瘘性疾患为多见。由于女性会阴部的特殊生理结构，如经产妇的重度会阴撕裂和施行肛肠手术发生感染处理不及时或操作不当等，很容易导致肛门直肠阴道瘘、直肠会阴瘘和直肠前庭瘘。

【病因】

1.直肠会阴部脓肿，如肛门直肠前壁的黏膜下脓肿、女性巴氏腺囊肿等，诊断不明确及手术操作不当，造成直肠阴道壁的贯通损伤而形成直肠会阴瘘。

2.肛门直肠手术，继发感染形成脓肿，破溃较深，使直肠阴道壁互相穿通形成瘘。

3.肛门手术操作不当所致。如直肠前壁截石位12点处的内痔注射或冷冻疗法过深，以及直肠脱垂注射疗法引起的局部坏死而穿通直肠阴道壁；或截石位12点处内痔核结扎贯穿过深或胶圈套扎过大，黏膜及黏膜下层组织坏死脱落后与阴道相通形成瘘。

4.医源性暴力操作，如对婴幼儿的肛表测试，误伤直肠会阴部，造成直肠前庭贯通伤而形成直肠前庭瘘。

5.直肠或子宫肿瘤放射疗法后引起的放射性直肠炎；肠壁脆弱质软，肛门直肠检查时操作过猛或大便干燥用力排便时，造成肠壁穿孔而形成直肠阴道瘘。

【临床特点】

见下“直肠阴道瘘及会阴尿道瘘”。

四、特殊类型的肛瘘

(一)结核性肛瘘

结核性肛瘘主要是由于结核菌感染所引起的,一种发作率较高的疾病。结核病传统分类上属皮肤腔口型,多认为是身体内部或组织有结核病灶,或食人带菌食物或带菌痰液,使结核杆菌经自然腔道带至腔口附近皮肤,形成感染灶所致。结核杆菌也可进入血液中,通过血液循环到达肛门,引起结核。结核性肛瘘的特点是起病缓慢,局部脓肿形成时无明显疼痛,溃破后脓汁稀薄,病程较长,缠绵不愈;瘘管内口较大,边缘不整齐,肉芽不新鲜,瘘管分支多。此类病人还常伴有全身的结核中毒症状,如低热、盗汗、乏力、消瘦等。结核性肛瘘的病情进展缓慢,症状较多,但是缺乏一定的特异性,很轻易引起误诊,所以结核性肛瘘应该做到正规的详细的诊断。

【病因病理】

1.结核杆菌感染肠道的途径

(1)肠源性:是最主要的感染途径。开放性肺结核患者,经常吞下含有结核杆菌的自体痰液;或与开放性肺结核病人经常共餐,摄入了结核杆菌,或引用未经消毒而含有结核杆菌(牛型)的牛奶或奶制品,后两者可引起原发性肠结核。所谓原发性肠结核是指原发性病灶发生在肠黏膜,结核感染循淋巴管到达肠系膜淋巴结形成腹部的原发综合征,一般认为多数增殖性肠结核系原发性。

结核杆菌具有含脂外膜,故可不被胃酸杀灭,进入肠道后容易在回盲部致病,因为:①长内容物在回盲部都已成为均匀食糜,所含结核菌有机会和肠黏膜充分接触;②由于回盲部的生理性潴留作用,长内容物在该处停留过久;③回盲部淋巴组织丰富,易受结核菌侵犯。因此,回盲部就成了肠结核的好发部位,约占胃肠道结核的80%,其次为升结肠、回肠,也可见于回肠、横结肠、降结肠和乙状结肠,直肠罕见,也可见到回盲部结核累及阑尾者。

(2)血源性:结核杆菌经血行播散引起肠结核,如粟粒型结核伴有的肠结核,或由血行播散到肝脏,再经胆汁进入肠道而引起肠结核。

(3)直接蔓延:由盆腔结核、肠系膜淋巴结核、输卵管结核或结核性腹膜炎等的直接蔓延而引起。

从以上感染途径获得结核杆菌后仅是致病条件,机体不一定发病。结核病的发生是人体和结核杆菌相互作用的结果,只有当入侵的结核杆菌数量较多、毒力较大、机体免疫状态异常及肠功能紊乱等引起肠道局部抵抗力减弱时,才可以造成机体发病。

2.病理分型　结核的病理变化随机体对结核杆菌感染的反应性不同而异。和结核病的一般规律相同,肠结核患者的免疫力和对结核杆菌感染的过敏反应常同时存在,但在程度上有差别。如果机体的过敏反应强,病变以炎症细胞渗出为主,特别是感染菌量多、毒力高,可出现干酪样坏死,形成溃疡,称为溃疡型肠结核。若机体免疫力较高、菌量少、毒力低,则表现为肉芽组织增生,主要含有类上皮细胞和巨细胞,形成结核结节,进一步纤维化,即成为增生型肠结核。实际上,兼有溃疡与增生两种病变者并不少见,称为混合型或溃疡增生型肠结核,其病理所见兼有两型的特征。溃疡型和增生型的病理特征如下:

(1)溃疡型肠结核:病变首先发生在肠壁的集合淋巴管组织和孤立淋巴滤泡,呈充血、水肿,渗出性病变逐渐加重,常伴有干酪样坏死。肠黏膜因坏死脱落而形成小溃疡,逐渐融合增大,出现边缘不规则的潜行溃疡,其深浅不一,基地可达肌层或浆膜层,并且累及周围腹膜或邻近肠系膜淋巴结,引起局限性结核性腹膜炎或肠系膜淋巴结结核。因肠溃疡发生较慢,常与肠外邻近组织发生粘连,因此急性穿孔少见。慢性穿孔多形成腹腔脓肿或肠瘘,组织遭受严重破坏后,替代以大量瘢痕组织,从而引起不同程度的肠腔狭窄,但引起肠梗阻者仅少数。由于动脉管壁增厚，内腔狭窄，甚至闭塞，因血管有闭塞性内膜炎，故因溃疡引起大出血者少见。

（2）增生型肠结核：临床上较少见。多因患者免疫力强、感染菌量少、毒力低，使病变局限，多位于回盲部，有时可累及升结肠近端或回场末端。黏膜下层及浆膜层有大量的结核性肉芽组织和纤维组织增生，使肠壁增厚、变硬，常导致肠腔狭窄而引起肠梗阻。

（3）混合型：肠黏膜不仅有溃疡，也有结核性肉芽肿及瘢痕形成，故增殖性狭窄与瘢痕性环形狭窄同时存在。

3.祖国医学对肠结核的认识 祖国医学书籍上记述的痨瘵、传尸与结核病类同，早在公元 3 世纪就认识到其传染性。公元 16 世纪，徐春甫提出了对本病的治疗原则"一则补其虚，二则杀其虫。"认为该病多责职于肾，由肾累脾，肾阳不足，脾胃虚弱，运化失常，导致腹泻；津液竭燥，壅塞不通引起便秘；寒克中焦、气机阻滞、脾虚肝旺，可致腹痛；寒邪上逆、肝胃不和，而致呕吐；寒凝气滞血瘀，累积而成包块。总之，是由脾肾阳虚、气滞血瘀所致。

【临床特点】

1.临床表现 本病起病缓慢，早期症状不明显，少数急性起病，多因肠结核累及阑尾而致阑尾炎急性发作，或因出现肠梗阻、肠穿孔等并发症时才以急腹症就诊。肠结核的临床表现，随着病变累及部位以及病变的性质不同而有不同的症状，一般比较典型的临床表现如下：

（1）腹痛：多为右下腹部的隐痛、钝痛。部分病人在进餐时或进餐后可诱发，常在排便后有缓解。若并发肠梗阻时，可出现右下腹绞痛，伴腹胀、肠型与强动波。

（2）腹泻：一般每日大便次数 2～4 次，严重者可达 10 余次，呈糊状或水样，不发生里急后重，大便不附有黏液脓血。若溃疡病变累及横结肠或乙状结肠时，粪便可含脓血。

（3）便秘：增生性肠结核常以便秘为主。有时腹泻期也可出现便秘，呈腹泻与便秘交替，但少见。

（4）全身症状和肠外结核的表现：溃疡型结核，多合并有活动性肺结核，常有结核毒血症的表现，可有低热、不规则热、弛张热或稽留热、盗汗、乏力、消瘦、苍白、食欲不振，女性患者常有闭经等全身症状。增生性肠结核病人多无结核毒血症的表现，往往不合并活动性肺结核或其他肠外结核。

（5）腹部肿块：约 1/3 的病人可发现腹部肿块，主要见于增生型肠结核，系极度增生的结核性肉芽肿，使肠壁呈瘤样肿块。腹块一般为中等硬度，轻压痛，有时表面不平，稍可推动。溃疡型肠结核合并有局限性腹膜炎者，由于病变肠曲与周围组织粘连，亦可在右下腹扪及包块。

（6）瘘口的局部症状：外口口径大，常超过 2cm；形态呈潜行性或烧饼状，不整齐；有稀淡乳白色脓液自外口流出；外口内常有黄白色孤岛状脆嫩肉芽组织突起，触之易出血。外口周围皮肤有色素沉着。

2.辅助检查

（1）化验检查：可有中度贫血、血沉加快，无并发症者白细胞一般正常。结核菌素试验多呈阳性。粪便呈糊状，镜检可见少量脓细胞和红细胞，粪便浓缩检查结核杆菌可获阳性结果，但只有在痰菌阴性者才有意义。

（2）结核菌素试验：即以纯结核菌素做试验。纯结核菌素是从结核菌素培养液中提纯的纯结核蛋白，用该蛋白的衍生物做皮内试验，又称 PPD 试验。若呈强阳性，则提示体内结核菌感染。

（3）X 线检查：X 线钡餐造影检查在溃疡型肠结核病变肠段有激惹现象，钡剂进入该处排空很快，充盈不佳，病变上下端肠曲钡剂充盈良好，称为 X 线钡形跳跃征象。黏膜被破坏后肠壁粗乱，肠管边缘不规整。由于瘢痕收缩，可出现肠管变窄变形。小肠有分节现象，钡剂呈雪花样分布。增生型肠结核表现为盲肠、升结肠近段、回肠末端腊肠样狭窄、收缩、畸形、充盈缺损、黏膜皱襞紊乱、肠壁变硬等。

（4）纤维结肠镜检查：可直接对病变部位进行观察，一般可见黏膜充血、水肿，环形溃疡，溃疡边缘呈鼠咬状，炎性息肉，肠腔可狭窄。如果活检找到干酪样坏死性肉芽肿或结核菌，则可确诊。

（5）其他：病理切片为结核性肉芽组织，脓液培养有结核杆菌；术后伤口生长缓慢。

【鉴别要点】

对既往有结核病史并有低热、消瘦和盗汗的患者不难诊断为结核性肛瘘；对既往无结核病史的患者详细询问有无低热、消瘦和盗汗等临床表现，对高度怀疑的患者可术前行肠镜、X 线或 CT 检查及局部病理检查以明确；行手术治疗后病理检查可明确诊断。

（二）克罗恩病肛瘘

克罗恩（Crohn）病中瘘的形成是影响患者生活质量和治疗效果的重要原因，患者一生中发生各种瘘的几率约为 40％～60％，而且随病程进展呈逐年递增趋势。克罗恩病形成的瘘可包括小肠瘘、直肠阴道瘘、肛瘘和其他瘘，分别占 24％、9％、54％和 13％，可见肛瘘是克罗恩病并发的最常见的瘘疾病。肛瘘的发生可早于克罗恩病发病，约 30％的克罗恩病患者就诊时肛瘘为其最初主诉，而后几经周折才确诊为克罗恩病，甚至早先被误诊为普通肛瘘。克罗恩病肛瘘远比普通肛瘘治疗复杂、困难，存在复发率高、治疗效果不佳等问题。因此，克罗恩病患者的肛瘘诊治不容忽视，我们需要进行充分的治疗前评估，在多学科专家共同讨论的基础上，为其制定科学合理的个体化治疗方案。

【病因病理】

1.病因　本病病因尚未明确，可能与下列因素有关：

（1）免疫：本病有 langhans 型的细胞形成，可为一种延缓型变态反应的组织学表现。患者的淋巴细胞在试管培养中能破坏结肠上皮细胞，显示细胞毒作用。患者血清中发现有抗结核肠上皮细胞抗体或抗原抗体复合物，提示抗体免疫作用。本病常并发肠外表现如关节炎、胆管周围炎，应用肾上腺皮质类固醇治疗有效，提示可能为自身免疫现象。结核菌素和二效氯苯皮试实验为阴性，本病活动期 T 细胞计数和混合淋巴细胞培养的刺激指数常降低，提示细胞免疫功能低下。因此认为本病的发病机制与免疫有关。

（2）感染：目前主要认为是细菌感染和病毒感染两种因素。

细菌感染：早期怀疑本病由结核菌感染引起，后经动物接种以及手术切除病变组织中均未发现结核杆菌的存在。1936 年国外有人认为本病与痢疾杆菌感染有关，但应用抗生素治疗失败，动物接种未成功，临床上又未发现具有传染性，因此难以肯定与痢疾杆菌的关系。虽然没有明确的细菌因素，但近年来发现本病的复发与难辨性梭状芽孢杆菌的外毒素有关，主要是因 Crohn 病发作期患者大便中有这种毒素。

病毒感染：据研究资料报道，将患者手术切除的病变组织的匀浆滤过液接种于小白鼠和家兔，能引起肉芽肿性病变。又有从肠组织中分离出一种 RNA 病毒，但尚未能确定系本病的病原体，也可能是一种过路病毒，需进一步研究才能作出结论。

（3）遗传：本病在同一家族的发病率较高，在不同种族间的发病率也有明显差别，提示其发生可能和遗传有关。有专家认为，克罗恩病可能具有多基因的遗传规律，其机制可能是干扰了多种基因结合。但是未能从遗传性蛋白酶代谢和染色体方面取得确实资料，因而环境因素的影响不能除外。

2.病理　克罗恩病是肠道的一种顽固性炎性疾病，有黏膜下水肿、肠壁肉芽肿炎症、淋巴管闭塞及淋巴液外漏等病理改变。病变主要在回肠末端与邻近的右侧结肠，其次累及回肠末段或结肠，此外尚可累及阑尾、回肠近端、肛门、直肠、空肠等处。结肠受累者称之为肉芽肿性结肠炎。口腔、食管、胃或十二指肠病变者少见。肠断病变蔓延不一定为连续性地，可区域性地涉及一个肠段，亦可非连续性累及较多肠段。病变肠段呈节段性分布，与正常肠段分界清楚。

本病有全壁性炎症性病变，病变始于黏膜下层，向黏膜层、肌层、浆膜层发展，乃至全层肠壁。早期肠段病变的主要表现是黏膜水肿、充血,浆膜层渗出纤维状物,相应的肠系膜水肿、充血,肠系膜淋巴结肿大。黏膜面有小而浅的表层溃疡。组织学改变为肠壁各层水肿,以黏膜下层最明显,伴有炎性细胞浸润、充血、淋巴管扩张及淋巴管内皮细胞增生。

随着病变发展,黏膜面有多数匐行性沟槽样纵形溃疡,深度可达黏膜下层和肌层并融合成窦道。由于黏膜下层水肿与炎性细胞浸润,可见黏膜隆起呈卵石路面状。病变肠段因浆膜有纤维素性渗出,常与邻近肠段、器官或腹壁粘连。肠壁乃因纤维化和肉芽肿性增生而增厚呈皮革样、肠腔狭窄,狭窄的近端肠段常明显扩张。肠系膜变厚,淋巴结肿大变硬,并互相粘连呈不规则肿块。深裂沟状溃疡、全肠壁炎症纤维化、肉芽肿形成是克罗恩病的三项主要病理特征。肠浆膜面充血水肿,与周围粘连常并发溃疡穿孔和局部脓肿,进而可形成肠壁肠瘘或肠腔与肠腔间、肠腔与腹腔脏器之间的内瘘。克罗恩病可有较广泛的肛管、肛周感染及肛瘘形成。组织学改变为肠壁各层的炎性反应,以浆细胞与淋巴细胞浸润为主,常见非干酪性肉芽肿形成,其中心为类上皮细胞、多核巨细胞和纤维化。肉芽肿的特点和结核节相似,但无结核杆菌和干酪样坏死。

【临床特点】

1.临床表现 部分患者全身症状表现不明显,以局部症状为主,全身可表现为腹痛、腹泻等肠道表现及发现贫血。营养障碍等胃肠外损害。局部瘘管除一般瘘管特征外还具有特征性的肉芽肿,内口的位置一般较高,多在齿线以上,由黏膜的灶性感染所致。如已行手术治疗,术后创面往往难于愈合,或是假性愈合。一般克罗恩病为慢性起病,反复发作下腹或脐周腹痛、腹泻,可伴腹部肿块、肠瘘以及发热、贫血、体重下降、发育迟缓等全身症状。

(1)腹泻:为最常见症状(80%～90%),一般较轻微,每日 3～6 次,常常无脓血或黏液,无里急后重(除非直肠受累)。可持续数天或数周。肠道黏膜炎症性改变、肠道功能紊乱及肠道吸收不良是腹泻的主要原因。

(2)腹痛:常见(80%～90%),可表现为腹部不适、中等程度疼痛甚至剧痛,常发生在餐后,持续数日或数周。以右下腹部居多,与回肠末端病变有关。其他部位也可出现腹痛。腹痛与胃肠道反射有关,因肠黏膜下炎症刺激痛觉感受器,使肌层收缩,肠壁牵拉而导致剧痛。浆膜受累、肠周围脓肿、肠粘连和肠梗阻、肠穿孔以及中毒性巨结肠等均能引起剧痛。少数急性回肠炎伴有肠系膜淋巴结炎可有右下腹部疼痛,酷似急性阑尾炎。

(3)发热:多为低热至中等热度,偶尔有高热,常常间歇出现。一般发热与活动性肠道炎症及组织破坏后毒素的吸收有关,高热则见于重症病例或化脓性并发症病例。

(4)腹部包块:约 1/3 的患者可扪及腹部肿块,多见于右下腹部及脐周,或在直肠或引导检查时发现。肠系膜粘连、肠壁和肠系膜增厚、肠系膜淋巴结肿大。内瘘和腹腔内脓肿形成的炎性肿块,质地重度压痛,可因粘连而固定。

(5)便血:较少见,但偶尔可引起大出血,甚至大量失血,与维生素 K 吸收不良和继发性肝损害影响凝血因子生成有关。

(6)其他症状:恶心呕吐、纳差、乏力、消瘦、贫血、低蛋白血症等营养障碍,以及由并发疾病产生的症状。

2.辅助检查 凡青壮年患者主诉右下腹疼痛、轻度腹泻、长期低热及消瘦,物理学检查提示右下腹痛和(或)合并有慢性肠梗阻,应该考虑克罗恩病的可能。如果检查发现粗厚的肠管、肿块和(或)肛瘘,直肠指诊扪及直肠壁大小不等、状如鹅卵石样突起,则提示患此病的可能性更大,应该进一步检查确诊。

(1)影像学检查:这是诊断克罗恩病的主要方法之一。早期 X 线表现为结肠黏膜增粗、变平或拉直,病变肠段形态较固定,但无明显狭窄,其他肠断可出现分节、舒张等功能性改变。当溃疡形成时,溃疡与肠管纵轴平行,大多数位于靠肠系膜一侧,肠管外形常固定,故局部蠕动减弱或消失,肠壁间距可增宽,结肠黏膜皱襞破坏、消失,溃疡周围黏膜呈小息肉样或鹅卵石样充盈缺损,此即为典型的"鹅卵石征"。病变后期由于肠段发生大量纤维化及水肿,导致肠腔明显狭窄。此时 X 线变现为肠腔不规则狭窄,肠壁僵硬,背景充盈时呈不规则的线状狭窄,但很少会形成梗阻,肠腔系膜侧肠壁僵硬,而肠系膜对侧缘呈假憩室样改变,此即为诊断本病之特征。此病变肠段间常常有正常肠段存在,当并发症形成时可能出现脓肿、瘘管及不完全性梗阻。也就是说,克罗恩病的特征性 X 线表现为可见多发性、节段性炎症伴有僵硬、狭窄、裂隙状溃疡、瘘管、假憩肉形成及鹅卵石样改变等。

(2)B 型超声:对于结肠克罗恩病,普通超声检查作用不如钡剂灌肠或纤维结肠镜检查。腔内超声检查和超声内镜(EUS)不仅可发现病变,而且还能评估消化道管壁的浸润深度,是其他检查所不能替代的。大肠经灌注充盈剂后肠壁呈连续的线条高回声。正常小肠和大肠的肠腔内径分别为 2cm 和 4cm 左右。肠壁厚度未充盈时小于 5mm,充盈时小于 3mm。倘若肠壁厚度超过 5mm,特别是不对称性增厚,或持续观察60 秒内肠腔形态无变化时,应该怀疑有肠壁病变。

(3)CT 扫描和磁共振(MRI):可显示肠壁增厚、腹腔或盆腔脓肿等。

(4)内镜检查:纤维镜检查对发现微小和早期病变有较大意义。内镜下可见节段性、非对称性的黏膜炎症纵行或阿弗他溃疡膜底部和黏膜下层淋巴细胞聚集,而隐窝结构正常,杯状细胞不减少,固有膜中量炎性细胞浸润以及黏膜下层增宽。

(5)实验室检查:临床检查结果将直接影响治疗决策,正确的诊断检查方法是克罗恩病肛瘘治疗的重要部分。目前临床最为常用的局部检查方法有:血常规、C 反应蛋白(CRP)、血沉(ESR)、ASCA、溶菌酶、IL-6、PBMNCs 血清含量检测,前几项有助于克罗恩病的诊断,后四项对评估克罗恩病是否活动具有一定的价值。

总之,克罗恩病的表现比较多样,与肠内病变的部位、范围、严重程度、病程长短以及有无并发症有关。病程常在数月至数年以上,活动期和缓解期长短不一,相互交替出现,反复发作呈渐进性进展。少数急性起病,可有高热、毒血症症状和急腹症表现,整个病程较短,腹部症状严重,多有严重并发症。偶有以肛旁脓肿、瘘管形成或关节痛等肠外表现为首发表现者,腹部症状反而不明显,要引起重视。

3.诊断标准　克罗恩病的诊断标准:世界卫生组织(WHO)结合临床、X 线、内镜及黏膜活检查病理组织学表现,推荐了 6 个诊断要点:①非连续性区域性病变;②铺路石样表现或纵行溃疡;③全肠壁性炎症性病变(肿块或狭窄);④结节病样非干酪性肉芽肿;⑤裂沟或瘘管;⑥肛门部病变(脓肿、瘘管、肛裂)。克罗恩病的诊断目前采用"排除法",通常在排除肠结核、阿米巴痢疾、耶尔森菌感染等慢性肠道感染肠道淋巴瘤、憩室炎、缺血性肠炎以及贝赫切特综合征(白塞病)等的基础上,可按照下列标准诊断(中华医学会消化病分会的诊断标准,2001):

(1)具有 WHO 诊断要点①、②、③者为可疑诊断,再加上④、⑤、⑥三项中之任何一项即可确诊;有第④项者,只要加上①、②、③三项中的任何两项亦可确诊断;

(2)根据临床表现,加入影像学、内镜及病理符合,可以诊断为本病;

(3)根据临床表现,加入影像学或内镜符合,可以拟诊为本病;

(4)临床表现符合为可疑,应该安排进一步检查;

(5)初发病理、临床与影像学或内镜及活检查改变难以确诊时,应该随访观察 3~6 个月。如果与肠结核混淆不清楚者,应该按肠结核作出诊断性治疗,以观察后效。

4.临床分型

(1)根据发病缓急分为急性型和慢性型。

(2)根据病情轻重分为轻、中、重型三型。

(3)根据临床过程分为单次发作型、复发缓解型、慢性持续型、急性暴发型四型。

(4)根据病变部位分为四型:回肠-结肠型、小肠型、结肠型、肛门直肠型。

5.克罗恩病的重症度判定　克罗恩病诊断成立后,应该对该疾患的疾病活动度、严重度、病变范围及并发症一并进行判断。

(1)克罗恩病活动指数(CDAI):根据可正确估计病情及评价疗效。目前临床上多采用 Harvcy 和 Bradshow 标准(简化 CDAI)较为简便实用。

(2)克罗恩病的严重度:可参考 CDAI 作出判断。一般将无全身症状、腹部痛压、包块与梗阻者定位轻度;介于轻度与重度之间者定义为中度;伴有明显腹痛、腹泻及全身症状与并发症者定义为重度。

(3)病变范围:在参考影像学检查和内镜结果类确定,如肠道病变可分为小肠型、结肠型和回肠型三个类型。

(4)全身表现与并发症:克罗恩病的肠外受累器官组织包括口、眼、关节、皮肤、泌尿系统和肝脏系统等;并发症有肠梗阻、瘘管、炎性包块或脓肿、出血及肠穿孔等。

【鉴别要点】

本病全身症状有腹泻、消瘦和发热等典型的临床表现及肛门局部多次手术病史,局部瘘管除一般瘘管特征外还具有特征性的肉芽肿,内口的位置一般较高,多在齿线以上,再结合辅助检查,血象、血沉、肠镜及病理检查可与一般肛瘘鉴别。

(三)直肠阴道瘘

直肠阴道瘘(RVF)是一种临床上较为少见但危害性极大的疾病,它是指位于直肠与阴道间、由上皮组织构成的病理性通道。病因复杂,由先天性畸形和后天因素引起,但均需手术治疗。直肠阴道瘘由于局部解剖的特殊性和复杂性,往往导致患者难言的痛苦,生活质量下降,是一种危害极大的疾病。

【病因及发病机制】

1.先天性因素　现代胚胎学已经证明后肠发育障碍是畸形形成的原因。后肠近端与中肠相连,远端部分形成一个膨大的囊腔,为泄殖腔。其腹侧连通尿囊,两侧有中肾管开口。胚胎第 5 周时,管状的尿囊管发育为膀胱,且与中肾管合并成尿生殖窦,与后肠连接形成泄殖腔。胚胎第 7 周时,中胚层的尿生殖膈以额状面向尾端生长,将泄殖腔分为前、后两部分,即将尾肠与尿生殖窦隔开,尾肠继续向尾端发育成直肠。此时在原始会阴的肛门部出现一凹陷,即为原始肛道,原始肛道向体内伸展与尾肠相遇后,肛道与尾肠之间仅有一层膜状隔,即为肛膜。胚胎第 8 周时,肛膜破裂,尾肠与肛道贯通,形成直肠与肛道。在这一发育过程中,如尾肠或原始肛道发育不全,肛膜未破裂,则形成肛门闭锁;如尾肠与尿生殖窦分隔不全,则形成直肠与泌尿生殖系之间的瘘管,泄殖腔前部封闭后部向下伸展,则形成直肠会阴瘘。

2.后天性因素　临床上较少见,病因复杂。Venkatesh 与同事研究了 20500 例.经阴道分娩的妇女并发症的发生情况,5%的正常分娩者存在与会阴切开术相关的Ⅲ度及Ⅳ度外阴撕裂伤。而在Ⅳ度裂伤的妇女中,有 10%的人在首次修补后再次破裂形成直肠阴道瘘(多为低位)。除了与产科相关的因素外,其他与直肠阴道瘘发生、发展相关的病因包括以下几种:

(1)产伤:产伤是直肠阴道瘘最常见的病因。产伤引起直肠阴道瘘的发生率高达 88%。在产科的临床中经常采用会阴侧切术,在美国阴道分娩者大约 62%需要行会阴侧切术,其中初产妇约占 80%、经产妇占 2%。造成直肠裂伤或肛门括约肌撕裂伤的几率阴道分娩者约 5%,而会阴侧切术则占了 20%。虽然大多数会阴损伤可在分娩时进行修补术,但仍有可能发生伤口裂开,合并感染、脓肿、瘘或肛门括约肌撕裂伤。经历过一次会阴侧切术的妇女发生直肠阴道瘘几率可达 1.5%,可于产后立即出现症状,其主要原因为Ⅳ度会阴损伤在产时没有发现;也可于会阴修补术后 7～10 天才出现症状。会阴直切术合并Ⅲ或Ⅳ度会阴撕裂者形成直肠阴道瘘的风险最高。在英国更多采用会阴侧切术,因为后者与会阴直切术比较,导致直肠损伤风险更小。感染及会阴侧切术后伤口裂开所导致的直肠阴道瘘最常发生在低位的直肠阴道隔,但是可以扩展到更高部位,特别是在泄殖腔创伤的部位。对于这些患者来说,最重要是判定患者粪失禁的程度。有 27% 的低位直肠阴道瘘患者同时存在粪失禁,所以在行修补术前要进行排便控制能力的评估。

(2)炎症性肠病:炎症性肠病(IBD)特别是克罗恩病,在直肠阴道瘘常见病因中占第二位。对直肠阴道瘘修补术后失败的患者,应该考虑有克罗恩病的可能。因为溃疡性结肠炎并不会穿透肠壁,所以通常不出现瘘。克罗恩病引起的直肠阴道瘘最常见的部位是直肠阴道隔的中部。然而,在近肛门的直肠克罗恩病患者中,瘘管可延伸至阴道或会阴的最末端。克罗恩病合并肛门阴道瘘或直肠阴道瘘的患者,常需行直肠切除或回肠造口术。

(3)感染:隐窝腺脓肿位于肛管前端,它形成的直肠阴道瘘在非产科感染因素中为最常见的病因。脓肿可以蔓延至阴道壁而导致瘘管形成。其他病因还包括:性病性淋巴肉芽肿、结核病和前庭大腺脓肿等。女性感染人类免疫缺陷病毒的早期表现是出现继发性的直肠阴道瘘。结肠阴道瘘常由憩室炎引起,一般位于阴道顶端或阴道残端的附近,多发生于绝经后或有子宫切除手术史的妇女。

(4)肛门直肠手术史:涉及阴道后壁或直肠前壁的手术可引起直肠阴道瘘,包括肛门直肠周围脓肿手术、阴式子宫切除术、直肠膨出修补术、痔疮切除术、PPH 术、直肠肿瘤局部切除术和直肠前下段切除术等。

(5)癌肿与放射治疗:宫颈浸润癌、阴道癌或肛门、直肠恶性肿瘤均可导致直肠阴道瘘。子宫内膜癌、宫颈癌或阴道恶性肿瘤在接受放射治疗后,约有 6% 以上的患者发生直肠阴道瘘,且与放射剂量相关。在放射治疗过程中,较早出现症状者多为恶性肿瘤的侵蚀破坏所致,而较晚出现症状者则多为放射治疗对局部组织的损伤,且常伴有直肠狭窄。对于有盆腔肿瘤史的患者,判断直肠阴道瘘是否因复发性肿瘤所致则非常重要,通常需要在麻醉下对瘘口边缘组织进行活检。放疗引起的直肠阴道瘘常在放射治疗后 2 年内发生,多位于阴道中段或下段。早期警报信号包括:直肠排出鲜红血液、经久不愈的直肠溃疡和肛门直肠疼痛等。

【临床特点】

直肠阴道瘘临床表现为从轻度溢粪到显著溢粪不等,也有极小瘘孔虽未见排粪但有气体自阴道排出。瘘口小或肛门狭窄或肛门闭锁时则表现为慢性不完全性肠梗阻。在出生后数日甚至数月或 2～3 岁后,小儿发生排便困难,有顽固的大便秘结有时必须灌肠或用泻剂才能排便。若瘘口很大则无梗阻症状,但有排便位置异常、排便疼痛和粪便变形症状。

1.症状　便时粪便从阴道内流出,尤其是稀便时更为明显,瘘孔较小者,虽不见粪便从阴道排出,但有阴道排气现象。少数患者由于局部分泌物的刺激,可发生慢性外阴炎,有瘙痒、渗液和皮疹。新生儿若出生后即有,多合并有先天性肛门闭锁或狭窄,成人多有明显的致病原因。

2.体征

(1)新生儿直肠阴道瘘:正常肛门位置多为皮肤覆盖,平坦无肛门或仅有一小孔。哭闹时可见患儿粪便从阴道内排出,用阴道窥器检查可发现接孔,也可在指诊时触及。用子宫探子检查瘘口,另一手指伸入肛门内,指端可触及探子头。

(2)成人直肠阴道瘘:瘘孔较大,可见大便从阴道排出。检查时,瘘孔较大者,可在阴道窥器暴露下看到,或指诊触及;瘘孔较小者,或只可见到一处小的鲜红的肉芽组织。可用子宫探子(或探针)探查瘘口,另一手指伸入肛门时,指端可触及探子头。

3.辅助检查　X线造影检查:从阴道内注入造影剂,然后摄正、侧位片,以显示瘘管,并提示瘘管的位置;亚甲蓝染色检查:在阴道窥器下检查,如可疑有直肠阴道瘘,则先在直肠内相应部位放一干净纱条,在可疑部位涂上亚甲蓝,如纱条上有染色即可确诊。

4.直肠阴道瘘的分类方法

(1)根据病因分类:可分为先天性、后天性两种。

1)先天性直肠阴道瘘:出生时即有。

2)后天性直肠阴道瘘:多因产伤、妇科手术、炎症性肠病、肿瘤、放疗、痔注射感染、肺结核转移、淋巴组织肉瘤等所致。

(2)根据瘘口位置的高低分类:可分为低位、中位、高位三种。

1)低位:瘘口位于齿线处或其上方,在阴道开口于阴唇系带处。也有人提出,瘘在直肠的下1/3,在阴道的下1/2,易于从会阴部修补。

2)高位:瘘在直肠的中1/3及阴道后穹窿处,近宫颈处,需经腹修补。

3)中位:即在低位及高位之间。

(3)根据瘘的大小分为三类:①小型:瘘口直径小于0.5cm;②中间型:瘘口直径为0.5~2cm;③大型:瘘口直径大于2.5cm。

(4)目前较为公认的分类:根据瘘口在阴道内的位置、大小及病因将RVF分为两类。

1)单纯性RVF:指直径小于2.5cm,位于阴道下半部,由创伤或感染导致。

2)复杂性RVF:指直径大于等于2.5cm,位于高位,由肿瘤、炎症性肠病或放疗所致。此外还包括修补失败的复发瘘。

5.诊断　RVF的诊断相对比较明确,通过患者的症状和特征,一般均能够明确诊断,最常见的症状为患者主诉经阴道有排气或少量粪样液体流出,可合并低热、阴部疼痛等。瘘口较大的患者可从阴道排出成形便。对瘘管走行及瘘口位置等精确的判断对指导临床治疗方案有较高的价值,因此合理有效的术前检查和评估方法至关重要。位置较低的RVF通常直视下即可确定瘘口大小及位置。高位且瘘口小的RVF常用美蓝灌肠,阴道内填充棉球观察其是否染色来确诊,可分别行阴道镜和直肠镜精确定位,阴道直肠双合诊对RVF的诊断有一定的帮助。影像学检查:直肠腔内超声检查可确定RVF的位置,该检查能较好地评估括约肌损伤程度。近年来直肠内MRI亦被广泛使用对RVF进行评估。

【鉴别要点】

本病最常见的症状为患者主诉经阴道有排气或少量粪样液体流出,可合并低热、阴部疼痛等,瘘口较大的患者可从阴道排出成形便,再结合病史及辅助检查可鉴别。

(四)会阴尿道瘘

在前阴周围有尿生殖三角,在后阴周围有肛门三角。这些患者多有外伤史,尿道球部瘘道常与皮肤相通,在会阴部尿道三角内,排尿时有尿自瘘口溢出。直肠内无内口,常有外伤史及尿道狭窄等情况。若以尿道内或外口注入美蓝,则有蓝色液体从外口或尿道流出即可诊断。

(五)肛瘘癌变或肛管直肠癌

肛瘘是常见的肛门直肠病,一旦肛瘘形成,自愈的机会极少,瘘管复杂化后,带来许多麻烦与一定的危害性,不但给治疗带来了困难,而且也影响到肛门的正常生理功能。肛瘘的多发性,可形成直肠阴道瘘、直肠尿道瘘和直肠膀胱瘘,危及周围脏器,并且有恶变倾向,即肛瘘转变成癌症。肛瘘合并肛门直肠癌的病例近年来不断增多。早在1936~1955年,stMark医院曾发现肛瘘并有直肠胶样癌8例。1981年日本学者统计,肛瘘癌变以黏液腺癌占大多数。一般认为癌变与长期慢性炎症的刺激有关。硬结形成、黏液分泌及疼痛常为癌变的先兆,10 年以上者癌变率较高,值得人们引起高度的重视。术后常规病理检查,避免延误诊断和治疗。从大量的临床资料来看,导致肛瘘癌变的原因有以下几个方面:①长期的慢性炎症刺激:长期的炎症存在,使得脓性物以及粪便从瘘管排出,从而刺激细胞异常增生,导致恶性病变;②细菌感染:细菌长期存在于瘘管内,特别是绿脓杆菌或结核杆菌感染,缠绵不愈,可导致癌变;③药物刺激:长期大量地使用各种局部外用药,经常刺激局部,导致癌变。总之,肛瘘应早诊断、早治疗,防止病久癌变。

【临床特点】

1.临床表现　肛门部刺激症状:肛瘘癌变的临床表现缺乏特征性。肛管直肠腔内并没有肿瘤表现,肿瘤在坐骨直肠间隙或会阴部隐匿性缓慢生长使早期诊断困难。复杂的肛周病变形成的狭窄、溃疡、炎症等导致局部检查受限。患者的主诉常表现为长期、反复发作的肛瘘或肛周脓肿、肛周溃疡、红肿疼痛、硬结、肛管狭窄,脓液多呈胶冻样,没有便血或梗阻症状。临床医师常误诊为肛周或坐骨直肠窝的脓肿或肛瘘而反复手术治疗。癌变时发生多表现为:①肛瘘症状加重,局部分泌物增多,而无暂时假性愈合的征象;②出现肛周局部疼痛,呈持续性,有进行性加剧的趋势;③瘘口排出的分泌液性状发生改变,可见胶冻样液和(或)血性液,有时混有具特殊恶臭味的咖啡色样坏死组织;④肛周瘘管部位出现的肿块,呈进行性增大,但并无明显红、热等急性炎症的表现,后期肿块可自行破溃,流出混合型坏死组织,伴恶臭;⑤晚期伴有腹股沟区淋巴结的进行性肿大,抗感染治疗后不消退。

2.辅助检查

(1)影像学检查:影像学检查对鉴别肛瘘癌变的组织学类型帮助不大,影响其外科切除方案的主要因素不是组织学类型,而是肿瘤的部位、形态、大小、边界、密度、受累的脏器等。MRI 对肛瘘诊断的准确率达85% 以上,对简单的肛瘘,MRI 能显示括约肌间隙的异常信号及其向下通于皮肤的瘘口。对复杂性肛瘘,MRI 能显示瘘管通过直肠旁间隙穿过肛管或直肠壁,能较好地显示肛门括约肌、直肠等瘘道周围组织结构,从而有助于判断瘘道周围炎症侵及的范围。CT 三维重建在颌面骨骨折、肠梗阻等疾病诊断中已广泛应用并取得了很好的临床价值,在肛肠外科的应用报道较少,但可以客观逼真地反映瘘管的类似于树枝状的立体结构,其最大优点是能提供目前为止术前最为全面的影像学资料供外科手术参考,在拟行外科手术治疗的病例中能提供给外科医师最直观的资料,对临床制订手术计划、减少复发有重要的指导作用。

(2)血清肿瘤标志物如癌胚抗原(CEA)、糖类抗原(199、125)等在结直肠癌与术后评估中广泛应用。目前临床资料显示,CEA 可作为肛瘘癌变术前评估与术后随访的重要指标。

3.临床分类

(1)按组织学分类

1)鳞状细胞癌:最常见。占肛管及肛门周围恶性肿瘤的 50%～75%,但与直肠腺癌相比则少见,两者之比约为 25∶1。多来源于肛管部的鳞状乳头状瘤。预后与细胞分化有关,分化差者多有淋巴结转移。癌肿或呈边缘隆起的溃疡状,或呈斑块状及结节状,有的呈菜花状。

2)基底细胞癌:基底细胞癌又名基底细胞上皮癌,系基底细胞恶性增殖,极少见。癌肿或呈变平肥厚状,或呈息肉状,亦有的呈环形,通常不产生溃疡。

3)恶性黑色素瘤:肛门部的恶性黑色素瘤是恶性程度极高的一种肿瘤,常为息肉样型而非溃疡型。肿瘤生长速度,早期即发生转移,预后不佳。本病以老年人多见。

4)移行肛管癌:较少见,占肛门直肠肿瘤的 1% 左右。近年的研究观察认为,本病是一种特殊起源的肿瘤。

5)肛周 Paget 病:是一种少见的上皮内腺癌,特征为表皮内分散或成群的 Paget 细胞。

（2）按生长部位分类

1）肛管癌：位于肛管部的癌肿，较多见，分化差，角化少，恶性程度高，转移早，预后差，多见于女性。

2）肛门周围癌：以肛门为中心的直径 6cm 以内的癌肿，分化较好，产生角质，角化好，恶性程度低，转移少，男性多见。

4.诊断标准　Roosr 在 1934 年提出肛瘘癌变的诊断标准：①肛瘘在肿瘤诊断前存在至少 10 年；②肛管直肠及其周围组织只存在一个肿瘤，并且肿瘤继发于肛瘘；③肛瘘内口位于肛管，而不是肿瘤自身。组织病理性质是确诊的"金标准"，病理性质多为黏液腺癌。目前大多数学者对上述诊断标准存有争议，但是符合大多数临床规律。

【鉴别要点】

在肿瘤晚期或并发感染溃烂后形成肛瘘。肛门指检可发现肿块坚硬成菜花状，表面溃疡较深大，易出血，大便次数多，脓血便，恶臭，肛门持续性疼痛。肛门镜可见到溃疡全貌，病理切片可以证实。

五、其他类型

（一）直肠子宫内膜异位症

直肠子宫内膜异位症（RE）是指具有生长活力的子宫内膜累及直肠壁，在直肠壁内非癌性生长，受卵巢激素周期性影响，出现周期性肛门坠胀、里急后重、经期便血等临床症状的疾病，临床上易漏诊或误诊为直肠肿瘤（如直肠癌、直肠类癌、平滑肌肿瘤等）。通常发生于育龄妇女，亦可见于青少年。中医称"经行便血"。

【发病机制】

1.组织发生学

（1）化生学说：该学说认为子宫内膜异位症是由盆腔腹膜细胞变形化生所致。这是由于子宫内膜和腹膜表面的细胞均来源于体腔上皮。这种学说可以说明病灶不仅可在卵巢和腹膜，也可在腹腔、脐、四肢等远处部位发生。但该学说存在一些问题：①如果腹膜细胞早期能变形化生，男性中也应该有此现象，但目前仅在一些用大量雌激素治疗的前列腺癌患者中发现此现象；②虽腹腔、胸腔在体腔有腹膜覆盖，子宫内膜异位症原发部位仍在盆腔；③多数情况下，随年龄增加化生程度也随之增加，但子宫内膜异位症实际上仅限于性成熟期女性。

（2）种植学说：该学说认为内膜从子宫通过淋巴管、血管医源性播散或经血倒流送至发病部位，它可以解释腹膜后淋巴结、输尿管、肺、前臂等处病变。体内外一些研究资料也支持该学说：①经血中及子宫内膜床上的子宫内膜细胞有生长和种植能力；②输卵管腔、腹腔液中有子宫内膜细胞存在；③盆腔淋巴结及静脉中也有子宫内膜组织。但该学说如能成立，全身各处的子宫内膜异位症似应较常见，但事实并非如此。

（3）诱发学说：该学说综合了上述两种学说，认为子宫内膜床释放某些物质能诱发未分化间质形成子宫内膜样组织。动物实验发现，兔腹腔、皮下组织中与子宫内膜结果相似的腺体有子宫内膜样物质种植，但未见子宫内膜基质的形成。

2.经血倒流　经血倒流是重要的发病原因。月经期间脱落的子宫内膜碎屑随经血倒流入输卵管，然后溢出移植在盆腔、腹膜、卵巢等组织表面继续生长，最后发展成子宫内膜异位症。

3.其他　子宫内膜异位症患者的 T 淋巴细胞介导的细胞毒性 NK 细胞活性、B 淋巴细胞功能、补体水平有异常，这种较低下的免疫功能状态可能与发病有关。

此外，近年来的研究还发现正常位或异位的子宫内膜上有表皮细胞生长因子及其受体、转移生长因子存在。

【发生和病理】

直肠子宫内异症显示为由纤维肌组织和异位内膜组织组成的结节状病变,在严重阶段病变的主要组成是纤维肌组织而不是异位内膜组织。早在 1922 年 Sampson 就描述了直肠子宫陷凹的内异症,广泛的粘连使陷凹封闭,或侵入子宫下段和直肠前壁。直至 1992 年 Martin 认为这一类型的内异症是腹膜内异症深部浸润直肠子宫陷凹的结果,并且根据内异症在陷凹浸润的深度将其分为三个亚型。至 1996 年 Donnez 等首次提出腹膜内异症和直肠子宫内异症是两种不同疾病,认为直肠子宫内异症起源于腹膜后,Vimentin 和细胞角蛋白的共同表达提示它与中胚层苗勒的紧密联系,是由苗勒管残余通过化生形成的腺肌症结节。

大体病理:月经期中,异位的子宫内膜剥脱出血,血液集聚于组织内,呈棕红色或紫蓝色斑点,随病程进展,积血呈棕褐色,病灶周围有类似感染的炎症反应。纤维组织增多,形成瘢痕,或与邻近器官形成粘连。异位的内膜反复脱落出血,病灶内积血逐渐增多,纤维组织增厚,最后形成硬结或包块压迫肠腔,且可向肠腔浸润。患者一旦妊娠,异位的内膜也可形成蜕膜样变,症状得以暂时或永久缓解。绝经后,异位的内膜将随卵巢的萎缩而退化吸收。

Acosta 按病变程度将本病分为:

1.轻度　病变主要在腹膜上的表浅病变,卵巢、输卵管正常或是基本正常。

2.中度　卵巢已有明显病变,伴有轻度粘连或腹膜病变,有较深的浸润。

3.重度　卵巢异位囊肿直径在 2cm 以上,伴有严重粘连或子宫直肠窝闭锁,及生殖道以外的器官受累。

【临床特点】

1.临床症状　本病好发于 25～45 岁的生育期妇女,但也偶见于绝经后妇女或青少年,多数为非周期性表现,当症状与月经周期关系不密切时易被忽视。直肠子宫内膜异位症典型的临床表现有周期性腹泻、肛门坠胀、便血、下腹痉挛性疼痛、性交痛等,病变距肛门近者指诊可触及痛性肿块,经期时肿块增大。如病变范围广、病灶大者,可有肠梗阻表现。

(1)月经异常:约 80％的病人有月经异常,主要表现为痛经、尽量过多或月经不规则。痛经呈继发性,即在初潮若干年后出现痛经,逐年加重,可放射至阴道、会阴、肛门或腿部。经前一天最严重,经期过后疼痛完全消失。疼痛主要是由于异位的子宫内膜在经期前水肿,经期出血、刺激或牵粘周围组织所致。经量过多或月经不规则与卵巢间质受到子宫内膜的侵犯和破坏、卵巢周围重度粘连不能排卵、卵巢激素分泌失调等有关。

(2)性交痛:经前较为明显,多位于阴道深部。病人因此拒绝性生活、性冷淡、受孕机会减少。这可能与性交中触动子宫颈使子宫异位,刺激充血的盆腔腹膜有关。

(3)不育:约 30％～50％的病人有原发性或继发性不孕,30％～50％的不育病人腹腔镜检查见到异位病灶。不育与输卵管梗阻、排卵障碍、配子或受精卵运送障碍、卵巢组织挤压、黄体功能不足、未破裂卵泡黄素化综合征、卵泡成熟及卵子受精障碍、着床障碍、存在危害配子的输卵管及腹腔的微环境等因素有关。

(4)肠道症状:结直肠受累初期可有排便痛、腹部不适、腹泻等肠道症状,病灶较大或侵入肠黏膜时可出现便秘、血便等症状。多呈周期性,经前一天或经期加重,有时便血无周期。晚期病人可发展为完全性肠梗阻。

2.体征　病变侵犯直肠与子宫后壁发生粘连时,直肠阴道隔增厚,甚至形成包快。Coronado 等发现,84％病人的子宫直肠凹陷处肿块,其中 57％与直肠固定。Bailey 等也发现,术前最常见体征是子宫直肠凹陷处和子宫骶骨韧带处肿块,及直肠壁与子宫直肠凹陷粘连,这可通过双合诊检出。盆腔检查时要注意子宫直肠陷凹、子宫骶骨韧带,做直肠、阴道双合诊时,可触及到直肠不同程度狭窄或受压,其环周组织明显增厚、变硬。病变侵犯乙状结肠时可有乙状结肠不同程度梗阻的体征。

3.辅助检查 B超、CT、MRI及钡剂造影等影像学检查可显示病变形态,但不能判定病变性质,早期无辅助诊断作用,如能提示病变在月经周期不同时间有不同表现则有助诊断。

(1)腹腔镜检查:可直接观察病灶并做活检,对疾病早期诊断、准确分期和选择治疗方法均有帮助。但为有创性,对于有多次手术史、盆腔粘连严重者并不适合,目前也尚未普及。临床上无典型子宫内膜异位症病史、症状和体征的早期病人,主要通过腹腔镜检查作出诊断和分期。镜下诊断正确率和操作者对该病的认识程度有关。

子宫内膜异位症病灶在腹腔镜下形态多种多样,色泽不一,可呈墨蓝、黄、白、红、无色透明等多种颜色,应取活检证实。卵巢子宫内膜异位囊肿在镜下可见囊壁厚,呈蓝白色或隐约的咖啡色,与周围组织粘连,表面可见蓝点或咖啡色斑块,穿刺可得棕色稠液。

(2)结肠镜检查及活检:有助于明确诊断,排除恶性病变。典型的结肠镜下表现有:①病变位于直肠前壁或侧壁;②病变部位黏膜有轻微或明显的皱缩,多呈一侧性或半周性放射状排列,偶见黏膜下暗紫色出血斑;③异位内膜具有浸润性,引起炎症和纤维增生,形成肿块多位于;④黏膜者可见突出肠腔的肿块表面糜烂、溃疡或伴出血。

(3)B超检查:有助于了解子宫内膜异位症及其大小,偶尔能发现盆腔检查未能扪及到的肿块。

(4)X线检查:气钡双重造影的典型表现有:①直肠及乙状结肠有较长的充盈缺损,肠腔狭窄,边缘清晰,而黏膜完整。②在月经中期及月经的第二天各做一次检查,对比两次结果,观察肠道狭窄部位病变的变化对诊断更有意义。

(5)MRI检查:MRI检测子宫内膜异位症附件包快的水平较高,其敏感性、特异性、预见性分别为90%、98%、96%。诊断盆腔散在病变的准确率高于B超,但灵敏度仍很低。该检查的作用是:术前观察盆腔粘连程度;一旦诊断成功,以后用于检测治疗效果。

(6)细胞穿刺吸引细胞学检查:用细针穿刺肿块,负压吸引,将抽吸物做涂片,固定染色体做细胞学检查。如见成团的子宫内膜细胞、陈旧的红细胞和含铁血黄素即可帮助诊断。

(7)钡剂灌肠检查:在月经中期及月经第二天各做一次钡灌肠检查,观察肠道狭窄部位病变变化,有助于诊断。钡剂灌肠时可发现:①直肠和(或)结肠有较长的充盈缺损、狭窄,狭窄部位边缘清晰且黏膜完整;②肠道仅有轻度炎症表现,狭窄部固定,有触痛,稍不规则,但不像肿瘤那样僵硬或破溃。

(8)CEA、CA125等血清学检查有助诊断,但无特异性。

4.诊断标准

(1)三合诊检查:直肠前壁触及直径大于等于2cm痛性结节,质硬,表面不光滑。

(2)排粪造影结果显示:直肠前壁有结节状压迹。

(3)乙状结肠镜检查提示:异位病灶突向肠腔,局部组织活检病理报告为子宫内膜异位病灶。

【鉴别要点】

本病好发于25～45岁生育期妇女,但也偶见于绝经后妇女或青少年,临床表现随月经呈周期性的变化,结合辅助检查及术后病理可鉴别。

(二)巴氏腺囊肿

巴氏腺囊肿即前庭大腺囊肿,系因前庭大腺管阻塞,分泌物积聚而成。在急性炎症消退后腺管堵塞,分泌物不能排出,脓液逐渐转为清液而形成囊肿,腺腔内的黏液浓稠。先天性腺管狭窄排液不畅,也可形成囊肿。亦可因前庭大腺损伤,如分娩时会阴与阴道裂伤后瘢痕阻塞腺管口,或会阴侧切术损伤腺管。囊肿大小不一,多由小逐渐增大,有些可持续数年不变。若囊肿小且无感染,患者可无自觉症状;若囊肿大,患者可感到外阴有坠胀感或有性交不适。囊肿多呈椭圆形,囊性包块位于大阴唇后部下方,向大阴唇外侧方向突出。发病多为单侧,也可双侧。在较长时间内可不出现任何症状,常在妇科检查时被发现。囊肿生长较缓慢,一般不超过鸡蛋大小。巴氏腺囊肿继发感染时可形成脓肿,反复感染可使囊肿扩大。

(余寿明)

第三节　肛瘘的手术治疗

一、肛瘘切开术

【概述】

对于瘘管通过肛直环下 1/3 的浅表型、低位单纯性肛瘘,约占 80%,其瘘管的皮下部分可以适当切开一般不会影响肛门功能。对于瘘管通过肛直环 1/2 的复杂性肛瘘,因慢性病变已经形成局部广泛纤维化粘连,也可以直接切开。但临床仍以挂线切开较为稳妥。

【适应证】

低位单纯性或复杂性肛瘘、直瘘和弯瘘。

【禁忌证】

1.高位肛瘘。

2.女性左前、右前位单纯瘘。

3.严重心脑血管疾病、血友病、血小板减少症等。

4.一般性心脑血管病及高血压、糖尿病患者可在慢性疾病得到控制时慎重手术。

【术前准备】

常规的血液、尿化验检查、凝血机制化验、传染病化验检查、心电图、胸片检查,有条件时行肛门直肠腔内 B 超检查,有助于明确肛瘘的术前诊断。

【麻醉】

局部麻醉、骶管麻醉、腰麻。

【体位】

左侧位、右侧位、截石位、俯卧位均可。

【手术技巧】

1.示指插入肛内,拇指在外双合诊,查清瘘管走向及判定内口位置。

2.将球头探针从外口插入,另手示指伸入肛内引导沿瘘管缓缓探入,针指结合找到内口穿出并牵至肛外,如内口闭合可在针指间最薄处仅一膜之隔穿出到肛外。使用探针寻找内口时,不宜用力过大,以免造成假道。

3.在球头探针下面插入有槽探针,抽出球头探针,刀刃向下沿有槽探针全部切开内外口之间的皮肤及瘘管组织。如有支管和空腔——切开后,用刮匙搔刮瘘管壁上的腐肉及坏死组织,使之暴露新鲜组织。必要时可将瘘管周围瘢痕组织切除。

4.修剪创缘皮肤,使创腔呈底小口大的 V 形创面,以利引流。创口嵌入凡士林或生肌散纱条。外敷纱布包扎,丁字带固定。

【术中要点】

1.探查瘘管和寻找内口务必轻柔耐心切忌盲目粗暴,以免造成假内口。切开创面渗血需压迫止血。如有活动性出血点必须结扎止血。

2.肛门同侧有 2 个瘘管时不宜同时切开,可切开一个,挂线一个(不宜过紧)。肛门两侧各有一个瘘管均可切开。

3.术中应仔细摸清探针在肛管直肠环下方,全部切开瘘管及切断外括约肌皮下部、浅部和内括约肌,保存了耻骨直肠肌不致肛门失禁,如探针在肛管直肠环上方进入直肠不应切开,应行挂线术,避免肛门失禁。如有条件可将瘘管组织送病理检查。

4.肛门前方括约肌,因缺乏耻骨直肠肌的支持,故不宜切断,应保留外括约肌深部给予挂线且不能勒得太紧。

【术后处理】

1.进半流食 2 天,第 3 天改普食。

2.24 小时后可排便,保持大便通畅。

3.根据病情选择性的应用口服或静脉注射抗生素 2～3 天。

4.每便后硝矾洗剂熏洗,换药时注意观察创面。

5.首次排便后进行伤口换药,每日 1～2 次并且视伤口生长的情况及时修整不良肉芽组织及粘连。

6.每隔数日作指诊扩肛,可防止桥形假愈合。

【手术并发症】

伤口出血、伤口感染、瘘管处理不全继发感染,伤口愈合缓慢等。

二、肛瘘切除缝合术

【概述】

手术操作同于肛瘘切开法,术中将已切开的瘘管加以清除并逐层缝合。

【适应证】

已纤维化的低位单纯瘘或蹄铁瘘的支管部分或瘘管形成较好很少并发支瘘管和脓肿者。

【禁忌证】

肛瘘发炎尚有脓性分泌物者。

【术前准备】

1.术前应用肠道抗生素。

2.肠道准备。

3.其他同肛瘘切除术。

【麻醉】

首选腰俞麻醉、长效局麻。

【体位】

截石位或患侧卧位。

【手术技巧】

1.在肛镜下,用浸有消毒液的纱布系上丝线塞入肠腔。以达到消毒肠腔并防止肠道分泌物下降的目的。

2.由外口插入探针通过瘘管,另示指伸入肛内作引导,从内口穿出牵至肛外。沿探针切开内外口之间的组织,敞开瘘管。

3.牵起瘘管后壁,用刀逐渐剔出瘘管至内口切开处,将全部瘘管切除,显露正常健康组织。不遗留任何肉芽组织及瘢痕组织,留下新鲜创面,以便缝合。

4.彻底止血,冲洗伤口后,用肠线缝合内口黏膜。用丝线从基底部开始作全层间断缝合。

5.若创面较深,可选用 8 字缝合法或 U 形缝合法。

6.取出肠内纱布块,外敷无菌纱布包扎。

【术中要点】

1.术中要彻底切除瘘管及瘢痕组织,使创面新鲜柔软。皮肤皮下脂肪组织不能切除过多,便于缝合。

2.术中严格无菌操作,防止污染。

3.各层伤口要完全缝合对齐,缝合必须从基底部开始,不留无效腔。

【术后处理】

1.输液给予抗生素,控制感染。

2.流食、半流食 3～4 天,控制排便 5～6 天。

3.一周后伤口一期愈合拆线,如有缝线伤口感染致手术失败,提前拆线以利引流。

【述评】

该手术能减少创伤,缩短伤口愈合时间,在理论上有一定吸引力。但在临床手术中,常常因为肛瘘内口缝合处理不当,瘘管切除不彻底致使手术失败,或导致术后复发。

三、肛瘘挂线术

【概述】

肛瘘挂线术是中医治疗肛瘘的传统而有效的术式。明《古今医统》引用元代李仲南所著《永类钤方》记载:"用芜根煮线…上用草探一孔,引线系肠外,坠铅锤悬取速效。即用药线引入瘘管,故名挂线"。因挂铅锤活动不便,改为收紧打结,每日紧线勒开瘘管。又因每日紧线太烦琐,现已改用橡皮筋,以其弹力勒开瘘管,可防止急性切开高位肛瘘引起肛门失禁。亦可称为慢性切开引流法。但橡皮筋勒开组织时可产生剧痛,故应选用长效简化骶麻或长效局麻手术,术后应用长效止痛剂(以亚甲蓝为常用)。维持一周内不剧痛,仅有微痛。

【适应证】

1.适用于 3～5cm 内,有内外口低位或高位单纯性肛瘘。

2.作为复杂性肛瘘切开、切除的辅助治疗。

3.低位前方单纯瘘,幼儿肛瘘。

【禁忌证】

低位单纯瘘、癌症并发的肛瘘。

【术前准备】

1.查血常规、出血和凝血时间。

2.肛门周围备皮。

3.术前排净大小便,必要时灌肠排便。

4.术前禁食。

【麻醉】

首选简化骶麻、长效局麻,幼儿用氯胺酮分离麻醉。

【体位】

截石位或患侧卧位。

【手术技巧】

1.右手示指伸入肛内引导,将球头探针自外口插入,沿瘘管缓缓向肛内探入,于齿状线附近找到内口。如内口闭合可在针指间最薄处仅一膜之隔穿出。切忌盲目粗暴造成假道。

2.将探针头折弯在示指引导下由内口拉出肛外。在探针尾端缚一橡皮筋。

3.然后将探针自肛内完全拉出,使橡皮筋经外口进入又从内口拔出,贯通整个瘘管。

4.切开内、外口之间皮肤及皮下组织,提起橡皮筋两端合并一起拉紧。

5.松紧适宜后钳夹橡皮筋,紧贴肛周皮肤于钳下用丝线结扎橡皮筋。

6.高位肛瘘应将球头探针弯曲沿瘘管插入最高位时可将探针横起寻找内口后穿出,先切开皮层,再沿切开部拉紧结扎。女性前方低位单纯瘘和幼儿肛瘘则不需切开皮层,而且不要拉得太紧。

7.修剪创缘,提起橡皮筋,在被橡皮筋勒割组织内注射长效止痛剂。外用塔形纱布压迫,丁字带固定。

【术中要点】

1.要正确找到内口,可先注射亚甲蓝染色,用探针探查内口时动作轻柔,切忌盲目、暴力,以免形成假道。

2.挂线(橡皮筋)不宜太紧,则脱落快,达不到慢性切割作用,不利于创面愈合,且易产生肛门失禁或肛门移位。

3.对位置较高的肛瘘,可延迟紧线时间,利用挂线的慢性切割、持续引流,炎症范围相对缩小,创腔缩小后再多次紧线。首次紧线一般在术后 10 天左右,橡皮筋已松动,无切割作用,但不要紧线过多、过紧,以支管已愈合、无创腔情况下橡皮筋脱落为佳,最好在 15～18 天脱落。

4.不要忘记在被橡皮筋勒割组织内注射长效止痛剂。

5.幼儿行氯胺酮麻醉应有专人管理。

【术后处理】

1.术后进半流食 2～3 天,排便照常,保持大便通畅。

2.应用抗生素 5～7 天。

3.每便后熏洗坐浴后,肛内填以凡士林纱布。

4.术后 10 天橡皮筋松弛时可紧线一次。

5.勒开瘘管后创面换红粉纱条或生肌散纱条至愈合。

紧线方法:将已结扎的橡皮筋牵拉出来,接紧贴近肛门侧钳夹,钳下用丝线结扎即可。

【述评】

肛瘘挂线术操作简便、出血很少,疗效较好,橡皮筋未脱落前皮肤切口不会发生桥形假愈合,换药方便。复发很少。其挂线原理:是利用橡皮筋的弹力收缩(药线还有腐蚀作用),被勒割组织血运障碍,逐渐压迫坏死,橡皮筋尚有引流作用使瘘管内渗液排出,防止发炎。在勒割时基底创面生长肉芽组织,同时边勒割边修复不致括约肌急剧切断,故不会造成肛门失禁。肛管周围组织缺损少,瘢痕小不会造成肛门畸形。但因剧痛不能常规应用。

四、肛瘘切开挂线术

【概述】

切开挂线术是在继承肛瘘挂线术的基础上,吸收现代医学解剖知识发展起来的中西医结合的新术式。是目前最常用的手术方法。

【适应证】

高位复杂性肛瘘、蹄铁形肛瘘、骨盆直肠间隙肛瘘、直肠后间隙肛瘘。

【禁忌证】

低位单纯性肛瘘。

【术前准备】

1.术前应做泛影葡胺造影,初步判断内口的位置、瘘管走向及其与括约肌的关系。

2.排净大小便或温水灌肠排便。

3.肛周备皮。

【麻醉】

简化骶麻、双阻滞麻醉。

【体位】

截石位或左侧卧位。

【手术技巧】

1.先将高位肛瘘的低位部分,即通过外括约肌皮下部,浅部和内括约肌的瘘管先切开,同时切开支管和空腔,搔刮,清除腐肉。

2.通过外括约肌深部和耻骨直肠肌与内口相通的瘘管、高位部分采用挂线,即以球头探针从高位瘘管口至内口穿出,在探针一端系上丝线带橡皮筋,然后将探针从瘘管退出,使橡皮筋通过瘘管,两端合拢一起拉紧(根据病变高低决定拉紧程度)钳夹,钳下丝线结扎。

3.如瘘管高位,内口低位,必须将探针横起向下寻找内口,在针指间距最薄处如有内口即可穿出,如无内口也可在瘘管顶端最薄处至高点人造内口穿出,其下方如有内口也一并勒开。

4.如系高低位蹄铁形肛瘘,先将两侧外口切除,于肛后正中部肛缘外皮肤做一放射状切口,以探针或血管钳两侧外口处探通,搔刮坏死组织后,在后切口与外切口之间做1~2个弧形小切口,即在瘘管上开窗、留桥,以凡士林纱条在两侧作对口引流。自后切口以探针和肛内示指引导找到内口,进行挂线,不要太紧。

5.肛内填入凡士林纱条,切口外敷纱布包扎。

【术中要点】

1.切开低位瘘管,搔刮后可见管壁上有黑点,以探针探查多为支管,应同时切开。

2.有人在低位瘘管切开后,高位瘘管挂线前,切开内口以下的肛管皮肤,内括约肌、外括约肌皮下部,搔刮清除感染的肛腺,修整创面。

3.对创口两侧的黏膜或合并内痔者分别结扎。否则术后两侧黏膜或内痔沿扩大内口的创道,向外突出,甚至脱出,还需要二次结扎。

【术后处理】

同肛瘘切开术。由于挂线术不切除管壁,结扎血管壁不利于组织修复,单用凡士林纱条,愈合较慢,要用中医"化腐生肌"药外敷,如化腐散,5％红粉玉红膏或红粉纱条等术后用 1 周,具有抑制细菌的作用,可加速创口愈合。当肉芽正常时改用玉红膏纱条。

【述评】

临床上适用于各种单纯性或复杂性的肛瘘,手术中通过挂线的结扎作用使被结扎的肛门括约肌可以分期缓慢地断开,通过炎症反应和组织纤维化作用使括约肌断端得以生长,与周围组织粘连,从而有效地防止肛直环因被快速切断而发生肌肉回缩,引发肛门失禁。在复杂性肛瘘及某些单纯性肛瘘的瘘管穿过肛门括约肌浅部和深部,手术中须挂线切断时,也应注意沿括约肌肌纤维方向呈直角挂线切开。另外,手术中遇有两条瘘管同时存在,各有不同内口时。最好不要做同一手术中的两处括约肌的挂线切开,以免影响肛门括约肌功能。若手术中需要挂线切开大部分或全部肛管直肠环时,必须采取分期挂线的方法,术后换药过程中分期紧线处理。

在判断感染性瘘管在肛管直肠周围组织中的走向时,应尽量结合 B 超和 MRI 检查,准确地三维定位,以确立适宜的手术方法:挂线或者切开。术中应尽量避免毫无治疗意义的肛门括约肌过度损伤。

另外,凡是不属于肛瘘范畴的直肠阴道瘘,直肠阴道前庭瘘及其他直肠瘘,由于这些病变范围已经超出肛门括约肌群的范围,从而不适宜采用挂线疗法。而应该选择其他特殊的手术方式。

挂线疗法原理:为探讨切开挂线术治疗高位肛瘘不会引起肛门失禁的疗效原理。中医研究院广安门医院采用直肠肛门静止压测定和组织病理学方法进行了动物实验。分切开组和挂线组进行对照观察。结果是切开组与挂线组之间括约肌断端最终均以局部纤维与周围组织粘连固定。两组显著差别在于:切开组两断端的缺口距离大,中间为大面积瘢痕所充填,肛管内压大幅度下降,排便功能严重障碍。挂线组两断端距离小,中间为小面积瘢痕修复,肛管内压轻度下降,功能轻度障碍。经 15 天～35 天后两组肌肉本身均无显著再生,说明肌肉的再生能力很低。

切开挂线术实际上是一种慢性"切开"和牢固、持久的对口引流术,不怕感染,也不会使炎症扩散。

1.切割作用　利用橡皮筋持续收缩的弹力作用,"以线带刀"。使挂线圈内的组织因缺血而逐渐坏死液化,使括约肌与周围组织被缓慢割开、勒断,边切割、边修复,不会引起肛门失禁。

2.引流作用　挂线勒割扩大引流通道,有利于肉芽组织自创底部顺利生长,使炎症局限,具有良好的引流作用,可减轻感染。

3.标记作用　一期手术中的挂线作为二期手术中寻找、处理保留在深部的瘘管,施行缓慢切割、切开瘘管及肛管直肠环的标记。

4.异物刺激作用　线或橡皮筋作为一种异物,可刺激局部产生炎症反应,通过炎症反应引起的纤维化而使括约肌断端与周围组织粘连固定,断端不致因切断而回缩,边勒开边修复,故不致括约肌完全离断而失禁。

所以,切开挂线术也可以说是保留括约肌功能的术式。操作简便、易于掌握、安全有效,对肛门功能无大影响。挂线剧痛,应用亚甲蓝长效止痛剂已基本解决,现在国内已广泛应用。但支管过多,创面过大愈合时间较长。

三、保留括约肌手术技巧

【适应证】

仅适用单纯性肛瘘,其瘘管及内口清晰的病例。对手术技巧性要求很高。

【禁忌证】

肛瘘切除术。

【术前准备】

肛瘘切除术。

【麻醉】

肛瘘切除术。

【体位】

肛瘘切除术。

【手术技巧】

该手术的设计是人们长期以来追寻的理想目标,手术的关键环节,是以各种方法清理瘘管及关闭瘘管内口,常用的手术方法有:内口剜出,黏膜瓣前移;在肛管内行内括约肌切开引流;黏膜下瘘管切除直肠黏膜瓣内口关闭术等。又如内口缝闭药捻脱管疗法。机械脱管内口缝闭法,最近还有瘘管清创瘘管内脱细胞生物组织补片内口填堵法等。

1.内口切除缝合闭锁法(福岛法)　手术中分别对肛瘘的瘘管和内口感染灶切除,然后缝合闭锁内口,用在外侧的瘘管放置引流的方法,期望瘘管愈合。

2.瘘管剔除法(Parks法)　手术中根据肛腺感染学说,在位于肛隐窝的肛瘘内口的上方做椭圆形切口,清除内口处的括约肌内脓肿,令其开放。再由肛瘘外口处切除瘘管,在不切断肛门括约肌的基础上使瘘管创面呈外口大内侧小的圆锥型以利引流,通过换药使其逐渐愈合。该方法经过不断改进为内口黏膜瓣缝合等,成为保留括约肌肛瘘手术的基本思路。

【术中要点】

保留括约肌肛瘘手术,临床上复发率约在50％以上,尤其是在高位复杂性肛瘘手术中复发率更高,鉴于肛瘘感染管道错综复杂及肛管高压力因素的存在,使临床上实施保留括约肌手术,常常不能顺利地痊愈,使人们欲减少损伤的构想难于实现。

近年来随着对肛管直肠动力学的研究,总结出保留括约肌肛瘘手术中内口缝闭失败的原因在于:手术后肛门括约肌功能的迅速恢复,使位于肛管高压力区内的创面因肛压升高,加之粪便通过造成损伤,导致缝合失败。目前,有人应用灭活肉毒素注射于肛门括约肌周围,通过药物产生较长时间的麻痹作用,用以减少肛内压,从而使手术成功率大大增加。

肛瘘手术方式的选择,常常是根据肛瘘的分类和特点,以及患者的具体情况而制订。其中肛瘘切开法和肛瘘切开挂线法临床上应用很普遍,被公认为是肛瘘的常规手术方法。肛瘘切开缝合法和保留括约肌手术方法,由于术后感染及复发几率较高。手术缺乏安全有效性,临床上较少应用。有的手术方法还处于临床研究观察之中。

【述评】

肛管高压力区理论在肛瘘手术中的意义。

1.肛管高压力区的客观存在　肛直环以下至肛门内括约肌下缘之间称为肛管高压力区。肛门直肠周围括约肌群的舒缩状态,构成肛管内侧的相对高压力区,经测定,距肛缘1～3cm处的肛管静息压及收缩压都明显高于直肠约3.67倍。在排便活动中,肛管的实际内压会更高。

2.肛管高压力区与肛瘘的关系　由于神经功能失调及局部的外界刺激因素,都可以引起肌肉的运动功能障碍。肛门痉挛是临床最常见的病理生理改变,它与肛肠疾病有密不可分的关系。肛管齿状线部位上存在有肛窦、肛腺等特殊组织结构,是形成肛瘘的解剖学因素。除此之外,在肛管高压力区内,由于粪便排泄时形成的强大肛管内压,是造成肛管表面创伤和感染病灶向外扩散蔓延的直接原因。由于肛直角的存在,也使得原发肛瘘内口多发在肛管内承受压力最高的肛管后位。

3.肛管高压力区理论在临床手术中的重要意义　目前,临床上普遍认为:在肛瘘手术中只要正确处理肛瘘内口,则是治愈肛瘘的关键。肛管高压力区理论的研究使这一传统理论有更明确地改变"肛瘘手术是将肛管高压力区内的肛瘘内口及瘘管彻底清除。"更明确地讲:"手术是将肛瘘内口成功地引流,转移至肛管高压力区以外,这是治愈肛瘘的关键"。

临床上深部复杂肛瘘和马蹄形肛瘘瘘管位于臀部深部肌肉内的瘘管部分,为防止大面积切开可以行旷置引流手术。

肛门阴道瘘和肛门前庭瘘也可采用肛瘘挂线和部分瘘管的旷置引流的处理,以防止外阴和阴道大范围的损伤。

高位复杂肛瘘出现穿过坐骨肛门窝尖部和骨盆直肠间隙的支瘘管或形成肛门直肠内盲瘘时,对于肛管高压力区以外的病灶也可采用旷置引流处理。因此,不需要做高位挂线和扩大切开处理。

临床上肛瘘手术可将瘘管的处理分为两部分:位于高压力区内的瘘管内口及部分瘘管,可根据肛瘘内口的位置在肛管内侧作向上或向下的挂线或者切开引流处理。在位于肛管高压力区以外的位于肛管外侧组织中的瘘管及外口部分,可以只做单纯的开放引流或者做旷置引流处理。其中在整个肛瘘手术创面处理中,应切忌遗留窦腔及残余支瘘管。因为这是造成伤口重复感染以及导致手术失败的重要隐患。

（程文博）

第四节　特殊类型肛瘘的治疗

一、克罗恩病肛瘘

克罗恩病肛瘘治疗的目的是减轻局部症状,保护肛门功能。症状的有无是决定治疗的重要因素,仅有体征而没有症状不应强行治疗。治疗的程度取决于症状和体征的严重程度以及潜在的病理性质。与一般的肛瘘相比,Crohn病致肛瘘的治疗较为困难,主要的问题是复发率较高、术后肛门自制功能受影响的机会较多。根据国外的经验,部分Crohn病肛瘘患者可以经药物保守治疗达到治愈的效果,这是Crohn病肛瘘相对于非Crohn病肛瘘十分重要的临床特点。本病除了内科或必要的外科治疗外,需给予包括心理治疗在内的全身支持疗法。此外,还应注意补充营养,预防并发症的发生。

【非手术治疗】

（一）治疗目标

治疗目标为诱导缓解和维持缓解,防治并发症,改善生存质量。

（二）活动期的治疗

治疗方案的选择建立在对病情进行全面评估的基础上。开始治疗前要认真检查有无全身或局部感染,特别是使用全身作用激素、免疫抑制剂或生物制剂者。治疗过程中要根据对治疗的反应及对药物的耐受情况随时调整治疗方案。决定治疗方案前应向患者详细解释方案的效益与风险,在与患者充分交流并取得合作之后实施。

1.一般治疗

（1）必须要求患者戒烟:继续吸烟会明显降低药物疗效,增加手术率及术后复发率。吸烟可加重克罗恩病（CCD）。Lindberg等发现那些对于每日吸烟大于一包半的患者,其需要手术治疗的概率比不吸烟者明显增加,统计学上有显著差异。如果不考虑治疗方法的话,吸烟的克罗恩病患者特别是严重吸烟者,其临床病程发展也较不吸烟者差,因而作为治疗的一部分,克罗恩病患者应该戒烟。吸烟的同时服用避孕药可增加复发的危险,其中 40% 的复发患者预后较差。研究发现有吸烟史并没有增加复发的危险性,但有服用避孕药史却可能会增加复发的危险。

(2)营养支持:CD 患者营养不良常见,要注意检查患者的体重及 BMI,铁、钙等元素及维生素(特别是维生素 D、维生素 B_{12})是否缺乏,并作相应处理。对重症患者可予肠外或肠内营养。

2.治疗药物的选择

(1)氨基水杨酸制剂:主要包括传统的柳氮磺胺吡啶(SASP)和各种不同类型 5-氨基水杨酸(5-ASA)制剂(见表 3-4-1),是目前治疗 CD 的基本药物。SASP 疗效与 5-ASA 制剂相似,但不良反应远较 5-ASA 制剂多见。没有证据显示不同类型 5-ASA 制剂疗效上有差别。

表 3-4-1   氨基水杨酸药物用药方案

名称	结构特点	释放特点	制剂	推荐剂量*
SASP	5-ASA 与磺胺吡啶的偶氮化合物	结肠释放	口服:片剂	3~4g/d,分次口服
5-ASA 前体药巴柳氮	5-ASA 与 P-氨基苯甲酰 β 丙氨酸偶氮化合物	结肠释放	口服:片剂、胶囊剂、颗粒剂	4~6g/d,分次口服
奥沙拉嗪 5-ASA	双分子 5-ASA 的偶氮化合物	结肠释放	口服:片剂、胶囊剂	2~4g/d,分次口服
美沙拉嗪	甲基丙烯酸酯控释 pH 依赖乙基纤维素半透膜控释时间依赖	pH 值依赖药物释放部位:回肠末端和结肠纤维素膜控释时间依赖药物释放部位:远端空肠、回肠、结肠	口服:颗粒剂、片剂局部:栓剂、灌肠剂、泡沫剂、凝胶剂	口服:2~4g/d,分次口服或顿服;局部:栓剂 0.5~1g/次,1~2 次/d,灌肠剂 2~4g/次,1~2 次/d

* 以 5-ASA 含量计,SASP、巴柳氮、奥沙拉秦 1g 分别相当于美沙拉秦 0.4、0.36 和 1g

SASP 仅适用于病变局限在结肠的轻、中度活动期 CD 患者,30%~50% 的患者对 SASP 不能耐受。SASP 经口服后在结肠内被细菌分解为主要有效成分 5-ASA 及仅起载体作用且产生不良反应的磺胺吡啶(SP)。新一代 5-ASA 特殊制剂,能到达末段回肠和结肠释放,发挥药效,现已通过临床验证,说明 5-ASA 新型制剂疗效与 SASP 相仿,耐受性好、副作用较小。临床上常用的这类制剂有:以无毒、无不良反应的载体取代 SP,如巴柳氮、伊普柳氮,统称偶氮键前药;作用增强、副作用减少的双分子 5-ASA 化合物;缓释或控释剂型,如美沙拉嗪缓释片能在回肠末段、结肠定位释放,对小肠 CD 特别有效,可作为缓解期的维持治疗用药。

(2)皮质类固醇:是单一最为有效的抑制急性活动性炎症的药物,近期疗效好,有效率可达 90%。一般主张使用时起始剂量要足,疗程偏长。常用剂量:泼尼松 0.75~1mg/(kg·d)(其他类型全身作用激素的剂量按相当于上述泼尼松剂量折算),再增大剂量对提高疗效不会有多大帮助,反会增加不良反应。达到症状完全缓解开始减量,每周减 5mg,减至 20mg/d 时每周减 2.5mg 至停用,快速减量会导致早期复发。注意药物相关不良反应并作相应处理,宜同时补充钙剂和维生素 D。

布地奈德用法为 3mg/次,每日 3 次口服,一般在 8~12 周临床缓解后改为 3mg/次,每日 2 次。泡沫剂

2mg/次,每日1～2次,适用于病变局限在直肠者,延长疗程可延长疗效,但超过6～9个月则再无维持作用。该药为局部作用激素,全身不良反应显著少于全身作用激素。

(3)抗生素:在肛周克罗恩病治疗中特别建议使用甲硝唑。甲硝唑最初是用来治疗阴道滴虫感染,后来发现其有明显抗厌氧菌的作用,同时对革兰阴性和阳性菌也有作用。其替代药物咪唑可以迅速通过口服或直肠内吸收,用于急性病人也可以静脉给药。其作用机制可能是:免疫抑制作用、促进伤口愈合作用和刺激白细胞的趋化作用及抗菌作用。长期使用需注意可能的周围神经病变。

Eisenberg HW比较了单纯手术和手术加甲硝唑治疗肛周克罗恩病,先静脉给予甲硝唑15mg/kg(一般为1g),然后维持治疗(每6小时500mg),共5天;门诊病人每次250mg,每天3次,连续攻4周,直到伤口完全愈合。结果显示,甲硝唑组86%会阴部伤口完全愈合,而对照组65%获得满意疗效。在长期使用甲硝唑的患者中甲硝唑减量或停药会引起病变的活动,但重新加至原剂量后病情很快又被控制。

由于甲硝唑的高毒性,已有几个研究评价了环丙沙星对活动性克罗恩病的治疗作用。两者联合使用可降低克罗恩病活动指数(CDAI),环丙沙星主要通过抑制细菌DNA回旋酶合成对治疗肛周克罗恩病有明显效果。

(4)免疫抑制剂:主要用于难治、激素治疗无效或对激素依赖的患者,有诱导缓解和促进瘘管闭合并减少激素用量的作用。传统免疫抑制剂包括:硫唑嘌呤、6-巯基嘌呤及甲氨蝶呤、环孢素及他克莫司等。

1)硫唑嘌呤(AZA):药剂量及疗程要足。但该药不良反应常见,且可发生严重不良反应,应在严密监测下应用。AZA的合适目标剂量及治疗过程中的剂量调整:欧洲共识意见推荐的目标剂量范围是1.5～2.5mg/(kg·d)。对此,我国尚未有共识。有人认为亚裔人种的剂量宜偏小,如1mg/(kg·d)。AZA存在量效关系,剂量不足会影响疗效,剂量太大不良反应风险又不能接受,因此推荐一个适合国人的目标剂量范围亟待研究解决。AZA治疗过程中应根据疗效和不良反应进行剂量调整,目前临床上比较常用的剂量调整方案是:按照当地的推荐,一开始即给予目标剂量,用药过程进行剂量调整。另有逐步增量方案,即从低剂量开始,每4周逐步增量,至有效或外周血白细胞下降至临界值或达到当地推荐的目标剂量。该方案判断药物疗效需时较长,但可能减少剂量依赖不良反应。使用AZA维持撤离激素缓解有效的患者,疗程不少于4年。如继续使用,其获益与风险应与患者商讨,大多数研究认为使用AZA的获益超过发生淋巴瘤的风险。

严密监测AZA的不良反应:不良反应以服药3个月内常见,又尤以1个月内最常见。但是,骨髓抑制可迟发,甚至有发生在1年及以上者。用药期间应全程监测、定期随诊。头1个月内每周复查1次全血细胞,第2～3个月内每2周复查1次全血细胞,之后每月复查全血细胞,半年后全血细胞检查间隔时间可视情况适当延长,但不能停止;头3个月每月复查肝功能,之后视情况复查。

欧美的共识意见推荐在使用AZA前检查硫嘌呤甲基转移酶(TPMT)基因型,对基因突变者避免使用或严密监测下减量使用。TPMT基因型检查预测骨髓抑制的特异性很高,但敏感性低(尤其在汉族人群),应用时要充分认识此局限性。

2)6-巯基嘌呤(6-MP):欧美共识意见推荐的目标剂量为0.75～1.5mg/(kg·d)。使用方法和注意事项与AZA相同。

3)甲氨蝶呤(MTX):国外推荐在诱导缓解期MTX使用剂量为25mg/周,肌肉或皮下注射;至12周达到临床缓解后,可改为15mg/周,肌肉或皮下注射,也可改口服,但疗效可能降低。疗程可持续1年,更长疗程的疗效及安全性目前尚无共识。国人的剂量和疗程尚无共识。

注意监测药物不良反应:早期胃肠道反应常见,叶酸可减轻胃肠道反应,应常规同用。头4周每周、之后每月定期检测全血细胞和肝功能。妊娠为禁忌证,用药期间及停药后数月内应避免妊娠。

4)环孢素:是一种广泛用于器官移植的免疫抑制药,现已经被用来治疗克罗恩病。环孢素已显示出治疗克罗恩病的疗效,它在较高剂量时才有效,而当口服剂量为 5mg/(kg·d)或更小时,没有观察到任何疗效。以 4mg/kg 剂量静脉给药显示了临床疗效和对瘘的治疗效果。

5)他克莫司(FK506):用他克莫司治疗伴瘘的克罗恩病的几个小型连续研究,结果是 11 名患者使用剂量 0.15～0.31mg/(kg·d)治疗后病情均有所改善,11 例中有 7 例瘘管完全闭合。一个他克莫司治疗克罗恩肛周瘘的安慰剂对照试验显示了该药具有统计学意义的显著疗效。除常规使用外,其肾毒性会很高。低剂量他克莫司口服与其他药联合治疗还需进一步研究。

(5)生物药物:目前所用的生物药物主要针对炎症发病机制中某一具体步骤进行靶向治疗。

1)肿瘤坏死因子(TNF)抑制剂:目前临床使用的主要有三种:英夫利昔、阿达木和赛妥珠单抗。根据中国 2007 年 IBD 治疗规范的共识意见,IFX 是唯一被推荐使用的抗肿瘤坏死因子-α(TNF-α)单抗,其适应证仅是传统治疗无效或有肛周病变的 CD。但世界胃肠病组织 2010 年 IBD 诊疗指南中,三种抗 TNF-α 单抗均被推荐使用,而且适应证中除中、重度 CD,还有难治性和有肛周病变的 CD 患者。

英夫利昔(IFX):当激素及上述免疫抑制剂治疗无效或激素依赖或不能耐受上述药物治疗时可考虑 IFX 治疗。1998 年由 FDA 批准治疗中、重度的克罗恩病,2007 年 7 月起在我国进入三期临床试验,可以预见,这将给国内 Crohn 病及其所致肛瘘的治疗带来崭新的局面。

英夫利昔是最早用于治疗 IBD 的生物制剂,通过结合跨膜的 TNF,抑制 TNF 细胞的表达功能,并通过 Fc 段介导 T 细胞的补体结合作用诱导细胞凋亡,从而产生抗体依赖的细胞毒作用。

IFX 的使用方法为 5mg/kg,静脉滴注,在第 0、2、6 周给予作为诱导缓解;随后每隔 8 周给予相同剂量作长程维持治疗。在使用 IFX 前正在接受激素治疗时应继续原来治疗,在取得临床完全缓解后将激素逐步减量至停用。对原先已使用免疫抑制剂无效者不必继续合用免疫抑制剂;但对 IFX 治疗前未接受过免疫抑制剂治疗者,IFX 与 AZA 合用可提高撤离激素缓解率及黏膜愈合率。对维持治疗期间复发者查找原因,如为剂量不足可增加剂量或缩短给药间隔时间;如为抗体产生可换用阿达木单抗(目前我国未批准)。目前尚无足够资料提出何时可以停用 IFX,对 IFX 维持治疗达 1 年、保持临床撤离激素缓解伴黏膜愈合及 CRP 正常者,可以考虑停用 IFX 继以免疫抑制剂维持治疗。对停用 IFX 后复发者,再次使用 IFX 可能仍然有效。

禁忌证和不良反应详见 2011 年制定的《英夫利西治疗克罗恩病的推荐方案》。

阿达木单抗:阿达木单抗可重组人源性 IgG1 型 TNF-A 单克隆抗体,通过结合膜表面的 TNF,活化补体和发挥抗体介导补体依赖性的细胞毒作用。不仅可以诱导 CD 的临床缓解,而且对应用英夫利昔单抗失败或不能耐受英芙利昔单抗的病例有一定疗效。根据美国 FAD 决议,其临床适应证包括:克罗恩病以及克罗恩病合并类风湿性关节炎、银屑病关节炎的治疗;禁忌证包括:活动性感染(如肺结核感染)、神经系统疾病、淋巴瘤等;不良反应包括:局部注射部位的反应、重度感染、神经功能的损害以及淋巴系统的影响(如淋巴瘤等)。对于阿达木单抗的用法,美国胃肠病学会推荐的是皮下注射,首次负荷剂量 160mg,第 2 周 80mg 进行诱导治疗,治疗有效者,以后每隔 1 周 40mg 维持治疗。

赛妥珠单抗(或 CDP-870):赛妥珠单抗于 2008 年被美国 FDA 批准应用于临床,其适应证包括中、重度的 CD 患者。不良反应有:注射部位的局部反应、上呼吸道感染、泌尿系统感染以及关节疼痛。个别病例报道可以导致致命的感染并发症(如真菌、结核菌、机会菌感染等)。该药的推荐使用剂量为 0 周、2 周和 4 周皮下注射 400mg,有效者每 4 周 400mg 维持治疗。

2)选择性细胞黏附分子抑制剂:该制剂主要是通过阻断活化的淋巴细胞和单核细胞从血管向组织移动,从而减轻 CD 患者的肠黏膜炎症反应,改善临床症状和组织学表现。临床上有那他珠单抗和人体化的

$\alpha_4\beta_7$ 整合素拮抗剂(MLN-02)。

那他珠单抗:那他珠单抗是第一种新型的选择性细胞黏附分子抑制剂,通过对白细胞归巢和黏附活动的抑制,减少白细胞进入组织,达到减轻炎症反应的目的。应用方法为 0、4 和 8 周 300mg 静脉滴注,有应答者,每 4 周 300mg 静脉点滴。2008 年被美国 FDA 批准应用于临床。其临床适应证包括:顽固性的中、重度克罗恩病。主要的不良反应包括:进行性多灶性白质脑病、严重肝损害、呼吸道感染、关节痛、头痛、输液反应等。

人体化的 $\alpha_4\beta_7$ 整合素拮抗剂(MLN-0002):该制剂是通过阻止白细胞与血管内皮黏附,从而促进炎症愈合,仅用于炎症性肠病。Feagan 等应用 MLN-0002 对 181 例 UC 患者进行多中心、双盲、安慰剂对照试验。用药为 MLN0002 0.5mg/kg 组、2mg/kg 组和安慰剂组,经过治疗 6 周后,缓解率分别为 33%、32% 和 14%(P=0.002),内镜下缓解率为 28%、12% 和 8%(P=0.007)。

抗 LI-12 和抗 IFN-γ 药物:IL-12,IFN-γ 能增强 Th1 介导的免疫炎症反应,而 CD 的发病机制之一与 Th1 介导产生过多的细胞因子有关。IFN-γ 抑制物对治疗节段性肠炎和伴有高反应蛋白水平的患者有很好疗效。有试验显示,对活动性 CD 患者静脉滴注 4 或 10mg/kg,8 周的临床有效率分别为 69% 和 67%,安慰剂对照组为 32%。

3)抑制 T 细胞激活药物:T 细胞完全激活既需要抗原特异性,也需要辅助信号分子(如 CD40、CD80)的刺激。嵌合型抗人 CD40 单体(ch5D12)可阻断 CD40/CD40L 协同刺激通路。ch5D12 耐受性良好,对 CD 诱导缓解是一种有希望的治疗方法。Kasran 等一个纳入 18 例中、重度 CD 患者的二期临床试验显示,经 ch5D12 治疗应答率和缓解率分别是 72% 和 22%。另一药物 abatacept(CTLA-41g),已被批准用于中、重度类风湿关节炎的治疗,对炎症性肠病的临床试验也正在进行中。

(6)益生菌:CD 患者肠道中存在细菌增生过长、菌群失调,益生菌通过竞争性排斥杂菌、免疫作用、诱导黏膜层内 T 细胞凋亡等多种机制,对维持 CD 缓解期起到协同作用。益生菌在 CD 治疗中的作用逐渐引起了大家的注意,随着其作用机制阐明,益生菌在今后有可能成为 CD 治疗或维持缓解的重要药物。

3.药物治疗方案的选择

(1)根据疾病活动严重程度选择治疗方案:包括不同程度活动性 CD 和特殊部位 CD 的治疗。

1)轻度活动性 CD 的治疗

①氨基水杨酸类制剂:适用于结肠型,美沙拉嗪可用于末段回肠型和回肠结肠型。

②布地奈德:病变局限在回肠末段、回盲部或升结肠者,可选布地奈德。

对上述治疗无效的轻度活动性 CD 患者视为中度活动性 CD,按中度活动性 CD 处理。

2)中度活动性 CD 的治疗

①激素是治疗的首选:病变局限在回盲部者,为减少全身作用激素相关不良反应,可考虑选用布地奈德,但该药对中度活动性 CD 疗效不如全身作用激素。

②激素与硫嘌呤类药物或甲氨蝶呤(MTX)合用:激素无效或激素依赖时加用硫嘌呤类药物或 MTX。有研究证明这类免疫抑制剂对诱导活动性 CD 缓解与激素有协同作用,但起效慢(AZA 要在用药达 12~16 周才达到最大疗效),因此其作用主要是在激素诱导症状缓解后,继续维持撤离激素的缓解。AZA 与 6-MP 同为硫嘌呤类药物,两药疗效相似,开始选用 AZA 还是 6-MP,主要是用药习惯的问题,我国医师使用 AZA 的经验较多。使用 AZA 出现不良反应的患者转用 6-MP 后,部分患者可以耐受。硫嘌呤类药物无效或不能耐受者,可考虑换用 MTX。

③生物制剂:IFX 是我国目前唯一批准用于 CD 治疗的生物制剂。IFX 用于激素及上述免疫抑制剂治疗无效或激素依赖者,或不能耐受上述药物治疗者。

④其他：氨基水杨酸类制剂对中度活动性 CD 疗效不明确。环丙沙星和甲硝唑仅用于有合并感染者。其他免疫抑制剂、沙利度胺、益生菌、外周血干细胞移植或骨髓移植等治疗 CD 的价值尚待进一步研究。美沙拉嗪局部治疗在有结肠远段病变者必要时可考虑。

3）重度活动性 CD 的治疗：重度患者病情严重、并发症多、手术率及病死率高，应及早采取积极有效措施处理。

①确定是否存在并发症：局部并发症如脓肿或肠梗阻，全身并发症如机会感染。强调通过细致检查尽早发现并做相应处理。

②全身作用激素：口服或静脉给药，剂量为相当于泼尼松 0.75～1mg/(kg·d)。

③IFX：视情况，可在激素无效时应用，亦可一开始就应用。

④手术治疗：激素治疗无效者应考虑手术治疗。手术指征和手术时机的掌握从治疗开始就需患者与外科医师密切配合共同商讨。

⑤综合治疗：合并感染者予广谱抗菌药物或环丙沙星和（或）甲硝唑。视病情予输液、输血及输白蛋白。视营养状况及进食情况予肠外或肠内营养支持。

（2）根据对病情预后估计制订治疗方案：近年研究提示，早期积极治疗有可能提高缓解率及减少缓解期复发率。而对哪些患者需要早期积极治疗则取决于对患者预后的估计。"病情难以控制"的高危因素正在逐步被认知。所谓"病情难以控制"，一般指患者在短时间内出现复发而需重复激素治疗或发生激素依赖，或者在较短时间内需行肠切除术等预后不良表现。目前较为认同的预测"病情难以控制"高危因素包括：合并肛周病变、广泛性病变（累计病变累及肠段 100cm 以上）、食管胃十二指肠病变、发病年龄轻、首次发病即需要激素治疗等。对于有 2 个或以上高危因素的患者，宜在开始治疗时就考虑予早期积极治疗；从以往治疗经过看，接受过激素治疗而复发频繁（一般指每年 2 次或 2 次以上复发）患者亦宜考虑予更积极的治疗。所谓早期积极治疗就是不必经过升阶治疗阶段，活动期诱导缓解的治疗一开始就予更强的药物。主要包括两种选择：一是激素联合免疫抑制剂（硫嘌呤类药物或 MTX）；二是直接予 IFX（单独用或与 AZA 联用）。

4.药物诱导缓解后的维持治疗　应用激素或生物制剂诱导缓解的 CD 患者往往需要继续长期使用药物，以维持撤离激素的临床缓解。激素依赖的 CD 是维持治疗的绝对指征。其他情况宜考虑维持治疗，包括重度 CD 药物诱导缓解后、复发频繁 CD、临床上有被视为有"病情难以控制"高危因素等。

激素不应用于维持缓解。用于维持缓解的主要药物如下：

（1）氨基水杨酸制剂：使用氨基水杨酸制剂诱导缓解后仍以氨基水杨酸制剂作为缓解期的维持治疗。氨基水杨酸制剂对激素诱导缓解后维持缓解的疗效未确定。

（2）硫嘌呤类或 MTX：AZA 是激素诱导缓解后用于维持缓解最常用的药物，能有效维持撤离激素的临床缓解或在维持症状缓解下减少激素用量。AZA 不能耐受者可试换用 6-MP。硫嘌呤类药物无效或不能耐受者，可考虑换用 MTX。

上述免疫抑制剂维持治疗期间复发者，首先要检查药物依从性及药物剂量是否足够，以及其他影响因素。如存在，做相应处理；如排除，可改用 IFX 诱导缓解并继以 IFX 维持治疗。

（3）IFX：使用 IFX 诱导缓解后应以 IFX 维持治疗。

5.中医药治疗

（1）湿热蕴结型

主症：腹痛、腹胀，拒按，右少腹处可扪及肿块，发热，大便秘结，小便短赤，舌红，苔黄糙，脉弦数。

病机：湿热蕴结，气机郁滞。

治法:清热解毒,活血化瘀。

方药:仙方活命饮合大黄牡丹汤加减:山甲 10g,皂角刺 10g,银花 20g,黄连 10g,大黄 10g,牡丹皮 10g,白花蛇舌草 30g,当归 10g,冬瓜仁 20g,桃仁 10g。

加减:伴腹胀加厚朴、枳壳以行气消胀;腹痛明显加木香、玄胡以行气止痛。

(2)热毒壅盛型

主症:腹部痛甚,腹皮绷紧,手不可近,心下满硬,腹胀,矢气不通,壮热,面红目赤,小便短涩,舌质红绛,舌苔黄糙或黄腻,脉洪数。

病机:热毒壅盛,腑气不通。

治法:通里攻下,清热解毒。

方药:大承气汤加味:大黄 10g 后下,芒硝 10g 冲服,枳实 10g,厚朴 10g,金银花 30g,黄连 10g,白花蛇舌草 30g,红藤 30g。

加减:腹部包块加丹参以散结消肿;并发弥漫性腹膜炎加败酱草、黄柏以清热解毒;热盛伤阴加鲜生地、麦冬以养阴生津;腹胀明显加炒莱菔子、大腹皮以行气消胀。

(3)脾虚湿阻型

主证:大便泄泻,完谷不化,腹痛绵绵,纳呆乏力,面色淡白、舌淡苔白腻,脉细无力。

病机:脾虚湿困,运化失常。

治则:健脾助运,化湿止泻。

方药:参苓白术散加减:党参 20g,白术 10g,茯苓 15g,山药 15g,白扁豆 15g,陈皮 6g,莲子肉 10g,砂仁 8g,薏苡仁 15g,桔梗 10g。

加减:食欲不振加麦芽、谷芽、内金以健脾开胃;脘腹痞胀,苔白腻加苍术、厚朴、藿香以化湿止泻;形寒怕冷,泻如稀水加熟附子、炮姜以温中健脾;湿郁化热,口苦,苔黄腻加黄连、败酱草以清肠化湿;肛门坠胀加黄芪、升麻以补气升提;便血加炮姜、仙鹤草、阿胶、当归以养血止血。

(4)肝郁脾虚型

主症:右少腹或脐周胀痛,痛则欲便,便后通减,大便稀溏,胸胁胀闷,嗳气食少,抑郁恼怒或情绪紧张时易于发生腹痛、腹泻、肠鸣,矢气频作。舌淡苔薄;脉弦。

病机:脾气亏虚,肝木乘土。

治法:健脾化湿,疏肝理气。

方药:痛泻要方加味:白术 10g,白芍 20g,防风 10g,陈皮 6g,茯苓 15g,枳壳 10g,乌药 10g,白扁豆 15g,木瓜 12g,薏苡仁 15g,炙草 5g。

加减:神疲乏力加党参、黄芪、山药以健脾助运;纳呆加山楂、谷芽、麦芽;腹痛较剧,胸胁胀满加柴胡、制香附、元胡以疏肝理气;泻下垢腻加黄连、白头翁以清肠化湿;便血鲜红加仙鹤草、地榆以凉血止血。

(5)脾肾阳虚型

主症:病久迁延,反复泄泻,黎明腹痛,肠鸣即泻,泻后痛减,形容肢冷,腰膝酸软。舌淡,脉沉细。

病机:脾肾阳虚,湿运失司。

治法:温肾健脾,化湿止泻。

方药:四神丸合附子理中汤加减:补骨脂 10g,吴茱萸 6g,五味子 6g,肉豆蔻 6g,党参 20g,附子 10g,炮干姜 5g,益智仁 10g,白术 10g,茯苓 15g,炙草 5g。

加减:久泻不止加赤石脂、诃子肉以涩肠止泻;形寒肢冷,气虚乏力加黄芪。

（6）气滞血瘀型

主症：腹部积块，固定不移，腹部胀痛或刺痛，大便溏泻，胃纳不振，形体消瘦，神疲乏力。舌质紫暗或有瘀点；脉细涩。

病机：气滞血瘀，久病入络。

治法：理气活血，通络消积。

方药：膈下逐瘀汤加减：五灵脂 6g，当归 10g，川芎 6g，红花 6g，赤芍 10g，乌药 10g，元胡 15g，制香附 10g，枳壳 10g，田七粉 3g 冲服。

加减：腹痛、腹部包块加丹参、皂角刺、刘寄奴以活血散结止痛；脾虚明显加党参、黄芪、白术；肾虚加补骨脂、巴戟天、益智仁；兼肠腑湿热加黄连、黄芩、败酱草；伴湿浊内盛加苍术、厚朴、土茯苓；久泻不止加石榴皮、诃子、肉豆蔻以涩肠止泻。

【手术治疗】

有症状的复杂性肛瘘最好采用长期引流的方法，无症状的肛瘘不需要治疗。多数克罗恩病肛瘘为括约肌间肛瘘或低位经括约肌肛瘘，这些瘘管可以参照腺源性肛瘘采用瘘管切开术。但是，括约肌上方和括约肌外肛瘘通常来源于回肠或结肠克罗恩病穿孔，感染可以进入骶前间隙或穿破坐骨大切迹，在直肠周围、臀部、大腿、甚至到腘窝形成脓肿。病变肠段的切除有助于瘘管的愈合。对于复杂性克罗恩病肛瘘宜采用长期挂线引流（非切割挂线）。就克罗恩病肛瘘而言，挂线引流可限制和减轻症状，保护括约肌的功能，是外科治疗前最行之有效的方法。有症状的低位肛瘘可行肛瘘切开术。复杂性肛瘘可行长期挂线引流，待 CD 进入缓解期，直肠黏膜大体正常时采用保留肛门括约肌的推移黏膜、皮肤瓣手术，可获满意疗效。亦可采用生物胶、肛门栓封堵等方法，但复发率较高。近端转流造口对控制肛周炎性反应效果良好，但造口还纳后炎性反应和瘘管容易复发。对一些难治性病例，药物及外科联合治疗失败、病情进展以及无法控制的严重 CD 肛瘘可采用直肠切除术并行永久性造口。直肠切除术是治疗 PCD 的最后手段，有 12%～20% 的病人最终需行此手术。

（一）瘘管切开术

多数克罗恩病肛瘘为皮下肛瘘、括约肌间肛瘘或低位经括约肌间肛瘘，这些瘘管可以参照腺源性肛瘘采用瘘管切开术。骶麻或局部麻醉后，探针穿过外口、管道和内口，切开瘘管，切除内口周围组织及部分内括约肌，修剪创面使引流通畅。括约肌间和低位经括约肌 Crohn's 肛瘘行肛瘘切开术后治愈率为 62%～100%，轻度肛门失禁发生率为 0～12%，这些创口需要 3～6 个月才能愈合。

（二）长期挂线引流术

就克罗恩肛瘘而言，长期牢固而持续的引流是控制局部疾病发展的主要保证，是尝试进一步外科治疗前最行之有效的方法，尤其是有症状的高位复杂性肛瘘和克罗恩病肛瘘合并直肠炎的首选治疗方法。手术时彻底探查原发管道、支管和内口。该法利用引流的作用限制了症状进一步发展和避免括约肌功能损伤以保护肛门功能。Williams 等用长期挂线引流的方法治疗 23 例克罗恩肛瘘，3 例完全愈合，8 例没有进一步加重，仅有 6 例患者出现轻微的肛门失禁，治疗期间没有新脓肿形成。长期松弛挂线引流治疗 Crohn's 肛瘘的目的是通过持续引流和防止皮肤外口闭合以减少脓肿发作次数，此类病人的有效率达 48%～100%。

（三）黏膜（皮）瓣推移术

目前国际上将推移黏膜（皮）瓣作为治疗复杂性肛瘘保留括约肌的金标准，其治疗 CD 肛瘘静止期的结果也是有效的，但合并活动性肠道炎症时效果较差。通过完整切除感染的肛腺、瘘管和内口，利用切口上方游离直肠黏膜肌瓣或切口下方游离肛管皮瓣修复肠壁缺损，使直肠内细菌不能再进入瘘管管道，为肛瘘的愈合创造条件。该术的优点是不损伤括约肌，有效保护肛门功能，符合微创理念。手术成功的关键包括：黏膜瓣应包括黏膜层、黏膜下层以及部分内括约肌，宽度至少达直肠全周的 1/4，以确保足够的血供；游离皮瓣长度需超过肛瘘内口，保证在内口切除和清创后无张力缝合；手术中必须仔细止血；彻底的瘘管清创或切除；外口适当扩创保持充分的引流。手术成功率达 70％～75％，对失败的患者可以再次手术治疗。

（四）肛瘘栓（AFP）

是同种或是异种黏膜下组织的可吸收的生物材料，刺激瘘管组织修复和重建，AFP 可以在 3～6 月内在植入者体内吸收或崩解，可以作为支架帮助组织修复和重建。近年来 AFP 因其操作简单，较好治愈率、微创且可重复治疗，极少损伤肛门功能，成为治疗肛瘘研究的热点。2006 年 O'ConnorL 等报道了 AFP 治疗克罗恩病肛瘘的疗效，入选病例为 20 例克罗恩病肛瘘患者共有 36 个瘘管，中位随访 10 个月，在 20 例患者中 16 例患者的肛瘘愈合，同时在 36 个瘘管中 30 个瘘管愈合。2009 年 Schwandner O 等采用 AFP 治疗 16 例克罗恩病肛瘘，平均随访 9 个月，总体疗效为 75％。其中经括约肌肛瘘的成功率为 77％，直肠阴道瘘的成功率 66％。

然而，更多临床数据表明，AFP 治疗随时间推移成功率会下降，即复发率高，且非克罗恩肛瘘疗效优于克罗恩肛瘘，推移黏膜皮瓣术的成功率优于 AFP 瘘管堵塞术。

（五）生物蛋白胶封闭术

纤维蛋白胶封闭术是近几年来治疗肛瘘的新颖方法，虽然远期疗效有待进一步的研究，但是其无害、不损伤括约肌功能是值得肯定的，为下一步的治疗方案提高可能。2005 年 Vitton V 等选择 14 例克罗恩病患者进行纤维蛋白胶注射，平均随访 23.4 个月，8 例（57％）患者有效，无副作用发现，说明纤维蛋白胶注射是一种方便无毒副作用的治疗方法。2010 年 Grimaud JC 等应用纤维蛋白胶治疗 34 例克罗恩病肛瘘患者，13 例有效，对照组采用挂线（37 例）疗法，有效 6 例。同年 Chung W 否定了其疗效，他选择 51 例炎症性肠病的复杂性肛瘘患者，随访 12 周后，AFP、纤维蛋白胶、推移皮瓣、挂线引流组愈合率分别为 75％、0％、20％和 28％。

（六）直肠切除并行永久性造口转流术

有效的手术和药物治疗可以使克罗恩病肛瘘治愈率达到 62％～86％，并维持正常的肛门排便功能。如果肛周广泛进展性病变破坏肛周组织，同时存在自发性、活动性直肠炎症，则考虑行直肠切除术。手术应在括约肌间入路，切除直肠黏膜、黏膜下层和内括约肌，保留外括约肌，支管予以切开、搔刮或经清创引流。有 12％～20％的病人最终需行此手术，但目前国内临床上的患者大多难以接受造口。直肠切除并发症有创口愈合差和会阴部窦道，术前造口可使活动期病变变为静止期，减少并发症的发生。肠道病变的治疗与肛周病变的病程和严重程度有关。

Bergstrsnd 等表明肠道病变的切除能促进肛瘘的愈合。Heuman 的发现也支持 Bergstrand 的结论。切除的长度原来强调尽量保守，以往主张应由病变远近端各 10～15cm 处切除肠管，才可防止或推迟复发，目前认为上下切缘距病变 5cm 已足够，而不会影响复发的发生率。但是有文献报道外科手术切除肠道病变也不能完全改善皮损。

二、结核性肛瘘

本病的全身治疗不仅要消除症状、改善全身情况、还要促使病灶愈合，防止并发症，故应早期治疗。如合并肠外结核，更应彻底治疗。治疗主要是抗结核化疗、抗变态反应、营养支持治疗。

肠结核的治疗目的是消除症状，改善全身情况，促使病灶愈合及防治并发症，强调早期治疗，因为肠结核早期病变是可逆的。

【非手术治疗】

(一)合理休息和营养支持

注意劳逸结合,以易消化、营养充分的食物为主,必要时需用静脉营养支持。休息,清淡营养饮食,不恣食生冷,不暴饮暴食,停止吸烟。

(二)对症治疗

腹痛可用抗胆碱药物。摄入不足或腹泻严重者,应注意纠正水、电解质和酸碱平衡紊乱。对不完全性肠梗阻患者,需进行胃肠减压。

(三)结核病的化学治疗

1.化学治疗的原则　肺结核化学治疗的原则是早期、规律、全程、适量、联合。整个治疗方案分强化和巩固两个阶段。

(1)早期:对所有检出和确诊患者均应立即给予化学治疗。早期化学治疗有利于迅速发挥早期杀菌作用,促使病变吸收和减少传染性。

(2)规律:严格遵照医嘱要求规律用药,不漏服,不停药,以避免耐药性的产生。

(3)全程:保证完成规定的治疗期是提高治愈率和减少复发率的重要措施。

(4)适量:严格遵照适当的药物剂量用药,药物剂量过低不能达到有效的血浓度,影响疗效和易产生耐药性,剂量过大易发生药物毒副反应。

(5)联合:联合用药系指同时采用多种抗结核药物治疗,可提高疗效,同时通过交叉杀菌作用减少或防止耐药性的产生。

2.化学治疗的主要作用

(1)杀菌作用:迅速地杀死病灶中大量繁殖的结核分枝杆菌,使患者由传染性转为非传染性,减轻组织破坏,缩短治疗时间,可早日恢复工作,临床上表现为痰菌迅速阴转。

(2)防止耐药菌产生:防止获得性耐药变异菌的出现是保证治疗成功的重要措施,耐药变异菌的发生不仅会造成治疗失败和复发,而且会造成耐药菌的传播。

(3)灭菌:彻底杀灭结核病变中半静止或代谢缓慢的结核分枝杆菌是化学治疗的最终目的,使完成规定疗程治疗后无复发或复发率很低。

3.统一标准化学治疗方案　为充分发挥化学治疗在结核病防治工作中的作用,便于大面积开展化学治疗,解决滥用抗结核药物、化疗方案不合理和混乱造成的治疗效果差、费用高、治疗期过短或过长、药物供应和资源浪费等实际问题,在全面考虑到化疗方案的疗效、不良反应、治疗费用、患者接受性和药源供应等条件下,且经国内外严格对照研究证实的化疗方案,可供选择作为统一标准方案。实践证实,严格执行统一标准方案能确达到预期效果,符合投入效益的原则。

(1)初治涂阳肺结核治疗方案(含初治涂阴有空洞形成或粟粒型肺结核)

每日用药方案:①强化期:异烟肼、利福平、吡嗪酰胺和乙胺丁醇,顿服,2个月。②巩固期:异烟肼、利福平,顿服,4个月。简写为:2HRZE/4HR。

间歇用药方案:①强化期:异烟肼、利福平、吡嗪酰胺和乙胺丁醇,隔日一次或每周3次,2个月。②巩固期:异烟肼、利福平,隔日一次或每周3次,4个月。简写为:2H3R3Z3E3/4H3R3。

(2)复治涂阳肺结核治疗方案

每日用药方案:①强化期:异烟肼、利福平、吡嗪酰胺、链霉素和乙胺丁醇,每日一次,2个月。②巩固期:异烟肼、利福平和乙胺丁醇,每日一次,4~6个月。巩固期治疗4个月时,痰菌未转阴,可继续延长治疗期2个月。简写为:2HRZSE/4~6HRE。

间歇用药方案：①强化期：异烟肼、利福平、吡嗪酰胺、链霉素和乙胺丁醇，隔日一次或每周3次，2个月。②巩固期：异烟肼、利福平和乙胺丁醇，隔日一次或每周3次，6个月。简写为：2H3R3Z3S3E3/6H3R3E3。

（3）初治涂阴肺结核治疗方案

每日用药方案：①强化期：异烟肼、利福平、吡嗪酰胺，每日一次，2个月。②巩固期：异烟肼、利福平，每日一次，4个月。简写为：2HR2/4HR。

间歇用药方案：①强化期：异烟肼、利福平、吡嗪酰胺，隔日一次或每周3次，2个月。②巩固期：异烟肼、利福平，隔日一次或每周3次，4个月。简写为：2H3R3Z3/4H3R3。

上述间歇方案为我国结核病规划所采用，但必须采用全程督导化疗管理，以保证患者不间断地规律用药。

（四）中医辨证治疗

中医药可以增强机体免疫，改善体质，减轻症状，对抗抗结核药物的不良反应。

1.脾气虚弱型

主症：腹胀腹痛，肠鸣泄泻，水谷不化，泻后则安，喜按，面色苍白，肢倦乏力，舌苔薄白或微腻，脉沉细无力。

病机：脾虚湿困，运化失常。

治则：温补脾阳。

方药：参苓白术散加减：党参20g，茯苓15g，黄芪20g，扁豆15g，山药20g，薏米仁15g，陈皮5g，甘草10g，鸡内金12g。

加减：大便秘结加肉苁蓉、郁李仁以润肠通便；纳呆加麦芽、谷芽、山楂以助消化；大便稀加焦山楂、肉豆蔻以温阳止泻；遗精盗汗加煅龙骨、煅牡蛎以固精止汗。

2.脾肾两虚型

主症：五更泄泻，大便日十余次，粪便间有黏液或脓血，肛门下坠，腰膝酸软，腹痛，腹鸣即泻，泻后则安，四肢不温，舌淡白，脉沉细或无力。

病机：脾肾阳虚，湿运失司。

治则：温补脾肾，固肠止泻。

方药：附子理中汤合四神丸：熟附子10g，党参20g，茯苓15g，白术10g，补骨脂10g，吴茱萸5g，肉豆蔻10g，炮干姜10g，黄精15g，大枣10g。

加减：盗汗加黄芪、牡蛎、浮小麦、麻黄根以收敛止汗；便血加阿胶、地锦草、白芨，以养血止血；气虚明显加黄芪。

3.阴虚脾弱型

主症：低热盗汗，手足心热，腹痛，泄泻日久，食少不化，倦怠无力，腰膝酸软，舌红苔薄白，脉细数无力。

病机：阴虚脾泻，虚劳内热。

治则：养阴清热，补脾止泻。

方药：知柏地黄汤加减：知母10g，黄柏10g，太子参20g，山药20g，山萸肉10g，茯苓15g，泽泻10g，白术10g，泽泻10g，太子参20g，生、熟地各20g，黄精15g。

加减：血虚加阿胶、枸杞子以养血补血；大便秘结加火麻仁、郁李仁以润肠通便；便血加旱莲草、地榆凉血止血；低热加银柴胡、地骨皮、十大功劳以清热除蒸；体倦乏力，头晕耳鸣，加枸杞子、山萸肉补益肝肾；腹部结块加鳖甲、莪术、丹参、蜈蚣以软坚散结；遗精加莲须、金樱子以固精止泄；盗汗加龙骨、牡蛎、浮小麦收敛止汗。

4.大肠湿热型

主症:腹痛腹泻,大便黏液,或带脓血,肛门灼热,里急后重,低热口干,小便短赤舌红苔黄,脉数。

病机:湿热蕴结,大肠湿郁。

治则:清肠化湿。

方药:白头翁汤加味:白头翁20g,黄连10g,黄柏10g,秦皮10g,地榆20g,旱莲草20g,山药20g,甘草10g。

加减:便血加阿胶、仙鹤草、白芨;腹痛加木香、白芍;肛门里急后加葛根、桔梗;纳呆加鸡内金、山楂、麦芽;腹泻甚加诃子、乌梅。

5.积聚癥瘕型

主症:腹痛腹泻,腹泻与便秘交替,腹中可触及包块,消瘦乏力,纳呆,舌淡苔白,脉细无力。

病机:阳气不通,血瘀寒凝型。

治法:温通化瘀,软坚散结。

方药:阳和汤加减:熟地15g,白芥子、鹿角胶15g(烊化),姜炭5g,肉桂3g,麻黄10g,党参20g,黄芪20g,黄精30g,鳖甲20g,丹参10g。

加减:血虚加当归、阿胶以补血养血;腹痛加元胡,木香以理气止痛;口干舌燥加远麦冬、沙参;便血加田七粉、白芨、仙鹤草。

6.脾虚肝旺型

主症:腹痛绵绵,腹中有瘕,时有时无,便秘与腹泻交替,忧郁易怒,舌淡红苔白,脉弦细无力。

病机:肝郁脾虚,木旺侮土。

治则:痛泻要方加味:处方:防风10g,陈皮5g,白术12g,柴胡10g,甘草10g,白芍12g,山药15g,珍珠母30g。

偏气虚加党参、黄芪以补气健脾;偏虚加太子参,沙参,玉竹;大便秘结加郁李仁、女贞子、桑葚子以润肠通便;腹泻加乌梅、生薏米、扁豆健脾止泻;肝郁易怒加郁金、香附子、合欢皮以疏肝解郁。

【手术治疗】

结核性肛瘘肛瘘的治疗,除按肛瘘治疗原则手术外,术后换药时局部应加上抗结核的药物,如利福平膏纱条、链霉素纱条和中药熏洗等,同时按结核的治疗方法进行正规的全身抗结核和中药抗痨杀虫治疗。

三、直肠阴道瘘的治疗

直肠阴道瘘(RVF)会对一个女性的心理产生毁灭性影响,而且常迫使她们拒绝与社会接触,拒绝正常性生活。直肠阴道瘘病人常因其疾病而感到羞愧及难堪。手术修补是直肠阴道瘘唯一的治愈手段,多数学者提倡个体化选择手术方。

【非手术治疗】

包括局部护理(坐浴及局部冲洗)、脓肿引流、无渣饮食、口服广谱抗生素10～14天、肠外营养等。有报道使用英夫利西单抗治疗Crohn病引起的RVF。

【转流手术】

造口可导致更大的心理和生理障碍,故是否转流粪便存有争议,多数认为应作为修补的辅助或病因治疗,适用于继发于直肠癌、直肠癌术后、放疗后和炎性肠病者。造口肠管可以选择回肠、横结肠和乙状结肠。直肠癌前切除术后发生 RVF,因乙状结肠过短常采用横结肠或回肠造口;盆腔放疗后 RVF,因脐下腹壁受放疗影响,常采用脐上横结肠造口。为确保完全转流应尽量行远端关闭、近端单腔造口。

出现 RVF 后,许多医师首先考虑行转流性结肠造口,然后期待 RVF 自愈。张连阳等报道 9 例成功经验,但 Kosugi 等研究表明,直肠癌术后 RVF 仅行转流性造口,自愈率只有 42.9%(6/14),平均愈合时间达6 个月;这部分自愈的病人,病因全部为吻合口瘘并发脓肿,而那些因阴道壁损伤的病人则无法从中受益。顾晋认为单纯行转流性造口处理,直肠阴道瘘自行愈合的可能性较低。因此,转流性造口的应用尚有争议。目前认为对症状轻微的单纯型 RVF,可先行非手术治疗并观察,不常规行转流性造口;症状严重的单纯型瘘则应手术修补;而对于局部情况差、等待手术时间长的病人或复杂型瘘尤其是放疗后 RVF 病人或晚期肿瘤术后发生 RVF 病人,则应行转流性肠造口术,为手术修补创造良好的条件。虽然转流性造口对RVF 的治疗有积极意义,但不可盲目认为造口后 RVF 均可自愈。有的病例一旦造口闭合后,RVF 复发,外科医师将面对更加复杂的再次修补问题。

【修补手术】

(一)手术时机

手术时机选择是手术成功的关键。若周围组织有明显充血、水肿或炎症,应该加强坐浴、运用抗生素或免疫抑制剂积极控制炎症,待瘘口周围组织水肿、炎症消退 3~6 个月后进行修补。部分患者的直肠阴道瘘可以在炎症消退后自行愈合,若不能自愈,需待周围瘢痕组织软化。如果患者同时合并心血管病、糖尿病等,应在病情得以有效控制、稳定后进行手术。先天性阴道瘘一般瘘孔直径不到 1cm,如果不伴肛门闭锁,手术应该在患者月经初潮后进行,以免手术致阴道瘢痕性缩窄。对复发性直肠阴道瘘手术,间隔至少应在 3 个月以上,等待瘘口变小,为修补创造条件。如确系无法修补的瘘道,可将乙状结肠拖出以代替原有瘘孔的直肠或直接行永久性结肠造瘘。个别患者盆腔污染重,以致有感染性休克风险,亦需急诊行转流手术。对于分娩造成的Ⅲ~Ⅳ度的裂伤所致直肠阴道瘘,应立即及早修补。

(二)术前准备

手术应避开月经期,确定阴道和直肠无感染。术前 7 天少渣饮食,术前 3 天流食,并口服甲硝唑片0.4g,链霉素 1.0g,3 次/日,每天用蛇黄洗剂冲洗阴道 1 次。术前一天甲硝唑冲洗,禁食水,补液。手术前晚及术晨各清洁灌肠 1 次,术前给予留置导尿。

(三)术式选择

RVF 的手术方式取决于 RVF 的病因、瘘的部位和大小、肛门括约肌功能状况、有无局部手术史、患者的全身整体情况,以及外科医师的技术和判断。直肠阴道瘘由于成因复杂,种类繁杂,手术后感染、复发率高,再加手术难度较大,要达到一次成功,术式的选择是极其重要的。Devesa JM 等认为决定愈合的最大影响因素是瘘的类型,首次修补术治愈率可达 70%~97%,其修补的关键在于直肠前壁的重建,恢复直肠及肛管部位的"高压力区"。

单纯型 RVF 修补通常采用瘘管切除后分层缝合,但单纯修补复发率高,通常需要采用带血管蒂的皮瓣移植或肌瓣填塞等修补技术。低位单纯型瘘,如合并括约肌损伤,可选择会阴体切开手术,全部切除括约肌内的瘘管与瘢痕,并对括约肌进行重建;未合并括约肌损伤的低位单纯型瘘,可选择经会阴瘘管切除术。中位单纯型瘘,经阴道或经肛行瘘管切除并分层修补,或可使用直肠推进瓣技术等。高位 RVF 通常需要开腹手术进行修补,包括瘘管切除修补再吻合术、Parks 结肠肛管直肠肌袖内吻合术,但后者再发肛管狭窄的几率非常高,患者需长期扩肛,对生活质量影响较大。

(四)经肛门修补术

包括经肛门直肠推移瓣修补术、直肠阴道瘘局部切除分层缝合术、瘘管切除肛门成形术等。

1.瘘管切开缝合术 经会阴直肠瘘管切开术的要点是将 RVF 转变为Ⅳ度会阴裂伤,之后再逐层缝合。李一冰等采用藏线缝合治疗,疗效尚可。但邵万金等认为 RVF 确诊后必须行手术治疗,即便是肛管阴道瘘,也不应行单纯瘘管切除术,切开会阴会造成一定程度的肛门失禁。许多外科医师和所有的妇科医师都倾向于经阴道修补治疗直肠阴道瘘。由于直肠侧存在高压区,如果瘘管在直肠内的开口未能完全闭合,那么无论在阴道内进行多么仔细的操作,失败是必然的。本法优点是操作简单,不必广泛分离,适用于低位瘘;缺点是游离组织不多,致直肠及阴道处缝合有张力,复发率较高。目前已经很少使用。

2.瘘管切除肛门成形术 先在舟状窝沿瘘口周围环形切开,游离瘘管,将其与阴道后壁全部分离,但不要剪破阴道后壁;然后按会阴肛门成形术做 X 形切口,找到直肠末端,并尽量游离,将已游离的瘘管拉至皮肤切口,切除瘘管;再将直肠肌层与皮下组织用细丝线间断缝合,直肠黏膜与肛周皮肤用肠线或丝线间断缝合,形成肛门,最后用丝线间断缝合 3 针,关闭瘘管切口下直肠与阴道间的间隙,并间断缝合阴道舟状窝处切口。

3.经肛门直肠皮瓣推移技术 1902 年 Noble 首先提出采用直肠移动瓣修补术治疗直肠阴道瘘,但此法仅适用于修补中低位直肠阴道瘘。具有如下优点:手术操作简单,损伤小,术后恢复快,不需切断括约肌,不会引起肛门失禁,不需做保护性造口。而成功的关键是利用直肠黏膜移动瓣无张力缝合直肠壁,闭合瘘管在直肠侧的开口,把复杂的手术变成简单的黏膜对黏膜的吻合,同时使用电刀减少出血及避免注射肾上腺素盐水引起的黏膜坏死,减少了复发的可能。国内马冲等报道成功率为 100%,龚旭晨报道成功率为 75%,均一期治愈,无复发、肛门失禁并症。王刚等报道他们选取 40 例直肠阴道瘘病人,经直肠黏膜移动瓣技术修补直肠阴道瘘组与传统手术方式(经会阴、经阴道及经肛门括约肌途径修补术)组对比,发现直肠黏膜移动瓣技术修补直肠阴道瘘优于传统手术方式。影响结果的不利因素主要有:活动性的克罗恩病、严重的直肠炎、迁延不愈或引流不畅的直肠阴道隔膜部脓肿等。本手术成功的关键是利用直肠推移瓣分层无张力缝合直肠壁,首先闭合瘘管在直肠侧的开口。经肛管直肠瓣修补直肠阴道瘘的优点如下:①不需切开会阴体,会阴部无创口,疼痛轻,愈合快;②不需切断括约肌,不会引起肛门失禁;③避免锁眼畸形;④不需作保护性造口。

4.直肠推移瓣修补术 经肛管显露直肠侧瘘口,切除其下端含瘘管部分,将黏膜肌瓣向下推移缝合修补,阴道侧创面旷置作引流。初期文献报道愈合率为 75%～98%,后期报道降至 44% 左右。Kodner 等报道 10 年间 107 例直肠推进瓣修补直肠肛管瘘中,71 例是低位直肠阴道瘘,17 例瘘管持续或复发,9 例初次手术失败者再次手术成功。Sonoda T 等治疗直肠肛管瘘 105 例(37 例直肠阴道瘘),总愈合率达 63.6%。Tanag MA 等描述 2 例复杂性直肠阴道瘘用直肠前壁瓣修补,经直肠前壁宽的菱形瓣、无张力成功关闭瘘口治愈。邵万金等也采用这一技术将皮瓣设计为 U 型治疗直肠阴道瘘取得了成功,成功率为 91%。

此类方法可以避免粪便转流,无需切开会阴体,保护肛门括约肌,无会阴或肛管切口,减轻术后疼痛,且术后不影响排便功能,是简单型、低位直肠阴道瘘的良好修复方法,即使首次手术失败仍能再次应用。但多数学者认为有手术修补史的直肠阴道瘘不推荐采用此法修补。而且经肛门手术游离瘘管内口周围时,因为阴道后壁与瘘管前壁粘连紧,不易分离,游离太深会损伤阴道,只能游离出黏膜,而不能游离全层直肠,因此,手术完成后瘘管内口仅有直肠黏膜覆盖,术后黏膜容易因炎症水肿而裂开,而且该手术不能同时处理合并括约肌损伤的患者。张拂晓经直肠行菱形切口,将瘘口旷置于阴道内,分三层修补直肠黏膜、直肠阴道间肌层、阴道黏膜,结果 19 例均一次性治愈,无复发。

(五)经阴道修补术

手术操作简单,显露较清楚,不需分离肛门括约肌,可同时行括约肌成形术,多数不需造口,无会阴切口,愈合快,不导致会阴及肛管畸形,并发症发生率低,但瘘口周围瘢痕切除不足则血供差,切除过多则缝合时有张力,故复发率高,不适于有手术修补史或伤口感染者,且术后可能存在性交困难,仅用于少数高位 RVF。CasadesusD 等治疗 12 例,9 例成功。

以往经常采用的瘘管切除分层缝合术是将瘘管切除后经阴道和直肠分别修补,由于没有充分游离周围组织及仅在原位修补,修补的局部组织张力大且血运差,故一次手术成功率低。这方面数据各家学者报道不一,Lescher 报道术后复发率高达 84%,Given 报道为 30%,Lawson 报道为 58%,均难以达到令人满意的程度。但有学者认为中低位单纯性 RVF 经阴道途径修补视野清晰,操作简单,暴露要好于经肛门途径。曾有学者采取阴道后壁重叠修补法治疗直肠阴道瘘 15 例,术后痊愈,复发率仅 13%。仇放等经阴道改良术式修补瘘口转移肌束瓣填充直肠阴道隔间隙方法治疗先天性直肠阴道瘘 20 例,疗效满意。有学者治疗 32 例中低位单纯型瘘,其中 1 例因放射性损伤所致的直肠阴道瘘,采用瘘管切除十局部阴道黏膜瓣转移修复术治疗,因瘘管周围受放射性损伤的组织未被完全切除,于术后 14 天伤口开裂。其余瘘管以瘘口直径 1.5cm 为界,采用不同的术式治疗,对直径大于 1.5cm 者,采用瘘管切除、局部阴道黏膜瓣转移修复术;小于或等于 1.5cm 者,以瘘管切除、直接缝合术治疗,伤口均一期愈合,未发生任何并发症;术后 6 个月常规随访结果显示,修复处阴道黏膜光滑,感觉和运动正常。

(六)经会阴修补手术

经会阴途径可行前方括约肌修复,或间置正常健康组织,或转皮瓣等,主要方法有:

1.耻骨直肠肌插入间置法 耻骨直肠肌位于肛管直肠交界平面,行走于肛管轴周围,呈"U"包绕肛管直肠接合部、阴道和尿道,该肌正常于肛管前不汇合,在直肠阴道间缝合两侧耻骨直肠肌内侧部,可明显加强直肠阴道隔的张力,有利于直肠、阴道肌层和黏膜肌层的愈合。该手术可满足至少 5 层组织修补,手术时解剖层次要清楚,在分离直肠阴道隔时,一定要显露两侧耻骨直肠肌边缘。该手术在直肠阴道间置血供良好的耻骨直肠肌,愈合率达 92%~100%。具有不需转流性造、操作简单、恢复迅速等优点。Oom DM 等报道 26 例患者行耻骨直肠肌插入手术,平均随访 14 个月,16 例 RVF 愈合;在以前行一次或多次手术修补的患者中,愈合率为 31%(以前未行修补术的愈合率为 92%),但术后性交疼痛发生率增加。

2.球海绵体肌修补术 病人取截石位,在肛门及阴道间作会阴横切口,将直肠从阴道壁上游离出来,缝合两侧瘘口,在一侧大阴唇上作直切口,游离出皮瓣、球海绵体肌及邻近脂肪垫,通过皮下隧道引至两缝合处之间。该移植瓣的血供来源于阴部动脉会阴支。

3.闭孔动脉岛状皮瓣法 术前通过扪诊或多普勒超声血流测定仪探测并标记出闭孔动脉浅出点的位置和走行方向。常规消毒铺巾后,对瘘口直肠侧关闭同以前,阴道侧创面以闭孔动脉岛状皮瓣覆盖。以闭孔动脉浅出深筋膜点为蒂,至创面边缘距离为轴线,设计皮瓣大小应较瘘口直径大出 1~2cm,以保证缝合时无张力。沿设计线切开皮肤、皮下组织,达肌膜深层,在大腿内收肌浅面剥离,掀起皮瓣,分离血管蒂,抵达耻骨下支外侧缘附近时,注意保护浅出的闭孔动脉前皮支血管。有时该血管自耻骨下支外侧内收肌浅面浅出,此时可切取一段内收肌,以保护和延长血管蒂。然后,自皮瓣供区向瘘口潜行剥离,形成皮下隧道。为保证皮瓣蒂部免于受压,保证皮瓣血运,隧道应足够尺寸,以容纳皮瓣蒂部。将皮瓣通过皮下隧道牵至受区,覆盖创面,分层缝合。皮瓣供区直接拉拢缝合,留置负压引流。如瘘口较大,无法将直肠侧创面直接封闭时,可使用双侧闭孔动脉岛状瓣,其中一侧皮瓣皮面朝下与直肠侧黏膜创缘缝合,另一侧皮瓣皮面朝上与阴道侧黏膜创缘缝合,两侧皮瓣肉面相对瓦合封闭瘘道,两侧供瓣区拉拢缝合。闭孔动脉岛状皮瓣血运丰富,有较强的愈合和抗感染能力,适用于会阴区创面的修复,尤其在术后大便控制不能完全保证的情况下;皮瓣取自阴股沟区上部,无毛发生长且外形不臃肿;如应用双侧皮瓣相互瓦合,由于血供和组织量丰富,有利于消灭死腔。此法主要适用于瘘管位置较高,瘘口较大,仅依靠局部黏膜无法修复的病例。

4.阴股沟瓣修补法 阴股沟皮瓣自 1989 年 wee 和 JosepH 首次报道用于阴道再造以来,其后又有一些学者做过一些技术上的改良,并有关于应用阴股沟皮瓣修复阴道直肠瘘的报道。KosugiC 等报道治疗 5 例转流后未愈合的直肠癌术后 RVF 患者获得成功。该皮瓣具有血供可靠、对阴道腔干扰小、可同时行阴道下段再造、不破坏会阴外形和供区瘢痕隐蔽等优点。有学者采用阴股沟岛状皮瓣修复直肠阴道瘘 4 例,效果满意。其以闭孔动脉皮支为蒂的阴股沟岛状皮瓣结合局部黏膜瓣比双侧阴股沟皮瓣形态更好,操作更方便快捷。但有学者认为采用大阴唇下带血供脂肪筋膜组织进行隔绝,手术创伤小,操作相对简单,而且更安全有效。

手术操作:术前通过扪诊或多普勒超声血流测定仪探测并标记出阴唇动脉浅出点的位置和走行方向。常规消毒铺巾后,对瘘口直肠侧关闭同前。用于直肠阴道瘘的修复时,常选择阴部内动脉阴唇动脉为供血血管。以阴唇动脉浅出点为蒂,测量蒂到创面边缘的距离,到创面近侧的距离为皮下蒂的长度,定点后在血管走行方向上设计略大于创面的皮瓣,通常大于创面直径约 1～2cm,以保证无张力缝合。皮瓣上界可至耻骨联合,内侧界为阴股沟会阴侧 3cm,外侧可达腹股沟中点垂线。按设计线切开皮肤、皮下组织后,于深筋膜深层分离皮瓣,分离途中若遇到闭孔动脉则行结扎、离断,蒂部去表皮,注意保护阴唇动脉。如瘘口直肠侧可直接闭合,则切取任意一侧皮瓣覆盖阴道侧创面即可,若瘘口较大无法直接闭合时,则可以切取双侧皮瓣,分别与直肠和阴道的黏膜缝合后,二者瓦合缝合,供瓣区直接拉拢缝合;或结合局部阴道黏膜瓣与阴股沟皮瓣瓦合封闭创面。此皮瓣适用于各种位置的复杂性瘘,且较闭孔动脉岛状瓣能提供更大面积的组织量以覆盖创面。

5.臀沟菱形皮瓣结合 EAF 或肛门内转移皮瓣(内括约肌附近)法　如采用肛门内转移皮瓣(内括约肌附近)结合阴道口后外侧菱形游离皮瓣修补等,转皮瓣方法为避免感染并发症发生,应常规行近侧肠道去功能性造口。

6.股薄肌瓣移植术　1952 年 Pickrell 等首先开展股薄肌成形术治疗小儿先天性肛门失禁后。有许多学者将其做成单蒂或岛状肌瓣、肌皮瓣对一些器官和组织进行重建。手术操作:①股薄肌的采取。沿大腿内侧股薄肌走行方向行 2～3 个约 3～5cm 左右的纵行切口,于胫骨粗隆部位切断股薄肌腱,保留血管神经组织,股薄肌游离反转经皮下隧道至会阴,缝合切口。②暴露术野,游离瘘道先行肛门直肠指检,结合直视下确定瘘口位置,判断瘘口直径大小,瘘口周围组织炎症和瘢痕形成情况。患者取俯卧折刀位后行会阴横切口,在直肠尿道/阴道见完全游离出瘘道,清除周围坏死组织,闭合直肠尿道/阴道部位缺损。③股薄肌的放置将采集的经过皮下隧道游离到会阴部的股薄肌反转到直肠尿道壁和阴道壁修补好的腔隙间固定,关闭切开,结束手术。

Wexner 等在股薄肌移植肛门括约肌重建的基础上,应用股薄肌修复直肠尿道/阴道瘘,其成功率达78%。本次研究显示,应用股薄肌修复直肠尿道/阴道瘘早期成功率达 75.0%,总成功率达到 87.5%,患者手术后肛门控制功能和生存质量均得到明显提高。有学者治疗复杂性直肠阴道(尿道)瘘,股薄肌转移修补 18 例,直肠内推移瓣修补 2 例,分层缝合修补 1 例,瘘完全愈合者 21 例,修补成功率为 95.5%。修补失败者为直肠内推移瓣修补,采用股薄肌转移修补者成功率 100%。术后并发症包括:大腿麻木疼痛 2 例,小腿麻木 2 例。刘庆伟等采用股薄肌转移修补术治疗直肠尿道/阴道瘘患者 8 例,8 例患者近期手术成功率75.0%,发生大腿麻木疼痛 1 例,无远期并发症,随访时间 7～34 个月,平均为 18 个月,总修补成功率为87.5%。术后 6 个月,肛门失禁评分 Wexner 评分为(2.80±1.95),明显低于术前(10.08±6.21),肛门控制功能显著改善;术后患者 SF-36 生活质量评分均显著提高。Chen XB 等的研究报道成功率相近。其手术成功率高的原因可能是:①股薄肌其位置比较表浅,采集方便,其肌瓣移植转移后仍然有众多协同肌发挥功能,对下肢功能不会造成影响;②以股薄肌作为自身组织隔绝直肠尿道/阴道隔,增加了直肠尿道/阴道之间厚度,防止渗漏的发生;③由于保留了股薄肌神经束和带蒂肌瓣,具有较好的血运和愈合的功能,增强了组织修复功能和抗感染能力强,提高了手术成功率。

(七)经后路括约肌或尾骨手术

1982 年 Pena 及 Devries 提出在直视下从中线分离肛提肌群,经后矢状路直肠阴道瘘修补肛门直肠成形术,从骶尾关节至肛缘作切口,可切除尾骨,切断肛门外括约肌,剪开直肠后壁,显露直肠前壁的瘘口,充分切除瘘口四周的瘢痕组织,游离瘘口缘以外的正常组织,阴道壁和直肠壁均为内翻缝合,最后缝合直肠后壁、盆底肌和各组肛门外括约肌。

具体手术操作:患者取俯卧位或折刀位,臀部抬高,从骶尾关节至肛缘作一直切口,可切除尾骨,切断肛门外括约肌并标记,从肛门后缘向上剪开直肠后壁,显露直肠前壁的瘘口。充分切除瘘口四周的瘢痕组织后,以锐性分离法分别解剖出直肠壁和阴道壁,要求游离距瘘口缘以外 3cm 宽的正常组织,先作阴道壁的间断内翻缝合,后作直肠壁的间断内翻缝合,均为两层内翻缝合。最后缝合切开的直肠后壁、盆底肌和各组肛管外括约肌等。该术式具有径路直达、术野宽敞、显露充分等优点,但由于盆底解剖广泛,一般应作近侧肠道去功能性造口。

吕会增等报道经骶部人字形切口一期肛门成形术治疗女婴无肛阴道瘘 17 例,术后均无排便失禁,1 例伴轻度直肠黏膜脱垂,骶部切口无一例感染。袁继炎等采用后矢状入路途径经肛门、直肠(或阴道)修补后天性尿道、直肠(阴道)瘘,其途径直接、显露清楚,方法简单、有效,手术结果满意。

(八)经肛门括约肌途径修补术(Mason 术)

Mason 术原本是为了修补直肠尿道瘘而设计的,后又用于治疗中下段直肠肿瘤。主要用于低位 RVF,尤其是因产伤而常合并括约肌损伤者。俯卧位臀部抬高,从骶尾关节至肛缘作一直切口,分组切断肛门外括约肌,从肛门后缘向上剪开直肠后壁,显露直肠前壁的瘘口。充分切除瘘口四周的瘢痕组织后,以锐性分离法分别解剖出直肠壁和阴道壁。先作阴道壁的间断内翻缝合,后作直肠壁的间断内翻缝合,均为两层内翻缝合。最后缝合切开的直肠后壁,盆底肌和各组肛门外括约肌等。急性 RVF 分期进行。手术时应注意阴道可容两指,肛门通过一指,且有括约肌收缩感。术后最严重的并发症是肛门失禁和直肠皮肤瘘,所以对于无括约肌损伤的患者需切断括约肌,这是 Mason 手术的不足之处。

以下几点是保证 RVF 修补术取得成功的关键:①术前充分完善的肠道准备.要以作直肠切除吻合术的肠道准备来对待;②术中要充分足够切除瘘口四周的纤维瘢痕组织,否则缝合在一起的瘢痕组织由于血运欠佳而极难愈合;③充分游离解剖瘘口四周正常的直肠壁和阴道壁,最后将它们各自进行缝合,这是整个手术最重要也是最困难的一部分。由于瘘口周围的炎症充血水肿和以前的修补术,在解剖时极易出血,也不易找到直肠和阴道之间的正确层面,此时耐心和经验是关键。只有充分的游离和解剖才能保证修补后的瘘口在无张力状态下正常愈合。

此术式国内邱辉忠率先采用,其优点为径路直达、术野宽敞、显露充分,但对于高位 RVF、恶性肿瘤所致 RVF、合并有溃疡性结肠炎和 Crohn 病时,不宜采用此术式。据文献报道,该式最严重的并发症是肛瘘和肛门失禁,其发生率分别为 3.8% 及 18%。有学者对 52 例医源性直肠阴道瘘病例的临床资料进行回顾性分析,其中经肛门括约肌途径(Mason 术)、经肛门、经腹、经会阴和经阴道途径修补术的治愈率分别为 100%、100%、83.3%、0% 和 66.7%。在中、低位直肠阴道瘘的手术修补中,Mason 术的治愈率高于经阴道修补术(100%:66.7%),由此认为 Mason 术是治疗中、低位(尤其是中位)直肠阴道瘘的理想术式。薛利军等采用手术治疗直肠阴道瘘 39 例,对于中、低位 RVF 病人采用经肛门瘘管切除分层缝合的方法修补 4 例,经肛门括约肌途径(Mason 术)修补 15 例,经阴道瘘管及周围的瘢痕组织切除后分层缝合 7 例。1 例直肠癌术后 12 天出现直肠阴道瘘进腹修补,2 例为术后 2 年直肠癌复发出现 RVF,遂行 Miles 术,一并行阴道后壁切除,术后恢复良好。39 例中仅 2 例因癌症晚期死亡,其余采用多种术式修补的病人均获得痊愈。

（九）经腹途径

适用于高、中位（尤其是高位）的直肠阴道瘘，其手术创伤较大，而且往往需要行临时性转流性肠造口。主要包括经腹肛拖式直肠切除术（Maunsell-Weir 手术）、Parks 结肠-肛管直肠肌袖内吻合术及腹腔镜下手术等。

1.经腹肛拖式直肠切除术（Maunsell-Weir 手术）　手术操作：①阴道手术组：经阴道纵行切开阴道后壁向周围分离直肠壁和阴道壁后，切除阴道壁瘢痕组织，等待腹腔手术组游离直肠。②腹腔手术组：取左下腹经腹直肌切口，游离降结肠、乙状结肠、直肠至肛提肌上缘水平，在瘘口及瘢痕组织上方 5cm 处结扎并切断直肠，远端在充分扩肛后翻出肛门外，再将游离的直肠从肛门中拖出，同时切除全部瘢痕组织，修整切缘，于齿状线上方 110～115cm 处用 1 号丝线间断浆肌层缝合，3-0 编织吸收性缝线间断全层缝合，吻合满意后送回盆腔。此时，阴道手术组用 3-0 号编织吸收性缝线缝合阴道后壁（应避开直肠），直肠阴道瘘修补术完成。于直肠后壁吻合口处放置乳胶管一根，重建盆底，经腹腔从腹壁引出，使阴道壁与直肠完全被隔开，彻底消除了窦道形成的最主要因素，一期手术成功率高，患者易接受。但该手术较复杂，需要相关科室同台手术，要有低位直肠肿瘤手术经验。主要适用于复杂或复发的直肠阴道瘘，尤其是中、高位直肠阴道瘘。

有学者采用结肠经肛拖出联合带蒂大网膜填塞治疗直肠癌前切除术后高位直肠阴道瘘 12 例，12 例患者手术顺利，中位手术时间 95 分钟，中位出血量 250ml。8 例术后恢复良好，另外 4 例患者中 2 例出现肺部感染、2 例切口脂肪液化感染。12 例患者中 9 例术后 3 周行阴道指诊，阴道后壁组织致密，无空虚感且盆腔 CT 检查阴道直肠间隙无积液，行拖出肠管切除；另外 3 例术后 3 周行阴道指诊，阴道后壁组织疏松，有空虚感，疑阴道后壁与大网膜组织未粘连紧密，术后 6 周盆腔 CT 检查见阴道直肠间隙无积液，遂行拖出肠管切除。12 例患者术后均随访 3 个月，其中 5 例患者术后 1 个月出现肛门狭窄，经间断扩肛治愈。

2.Parks 结肠-肛管直肠肌袖内吻合术　该术式分步进行，第一步行结肠或回肠造口以转流粪便，等几个月，使肠道炎症消退。游离直肠并在直肠阴道瘘水平切断直肠。经会阴切除肛直肠黏膜，将健康肠管穿过覆盖瘘的肌鞘，再行手缝或双吻合器吻合。Parks 手术的缺点是残存的直肠肌袖病变可能会继续加重并发展至狭窄。

Parks 等首先将这一技术成熟化，他采用这一技术成功地治疗了许多疾病，并于 1978 年报道了治疗 5 例放射性直肠阴道瘘的成功经验。此后，Cooke 和 Moor 在进一步完善此技术的基础上，均取得了较好的治疗效果。此手术的前提是直肠能够被分离至盆腔，如果盆腔呈冰冻状，难以分离直肠与膀胱，则可能要放弃手术。为保证无张力吻合结肠-肛管，通常需广泛游离结肠，在游离过程中务必保存结肠血供。保护性结肠造口的还纳时间依据结肠-肛管吻合口合时间而定，通常为 4～6 个月。由于放射性损伤盆腔游离区域血供，盆腔感染很常见，因此盆腔及吻合口处必须有良好的引流。

3.腹腔镜下手术　因传统开腹修复手术创伤大、术后恢复慢、手术费用较高，近年来利用腹腔镜技术修复直肠阴道瘘应用逐渐增多。有学者在腹腔镜辅助下经肛管成功治疗小儿直肠阴道瘘 2 例，利用腹腔镜技术可以较容易打开腹膜反折，分离深入盆腔，到达瘘管口的上缘，游离出瘘口上缘周围的全层直肠，使直肠全层在无张力的情况下覆盖瘘口，并与肛门外口吻合，改变以往仅用直肠黏膜覆盖瘘口的做法，这样能大大减少感染的发生，提高伤口愈合的成功率。Kumaran SS 等报道了 2 例发生于腹腔镜辅助阴道子宫切除术后的 RVF，直接经腹腔镜修补并将大网膜固定于直肠阴道间，术后恢复顺利，认为瘘的定位是关键。葛海燕认为是否需要结肠造瘘，取决于手术前肠道准备的彻底与否、手术中缝合部位是否有张力等因素。对于中下段的直肠阴道瘘，即使不附加结肠造瘘，也是有可能顺利愈合的。

【生物补片修补术】

生物补片是将哺乳动物的膜性材料通过组织固定和诱导、蛋白修饰和改性技术，去除抗原成分，保留以胶原蛋白为主的生物支架。生物补片具有足够张力的机械屏障作用,以及良好的组织相容性、应用安全性,可以对抗肠内高压,填充缺损,切断细菌和感染物由瘘口进入瘘管的源头,并且引导新生血管和组织置入,起到封闭缺损、加固薄弱(防漏)、底物充填、支架引导、保护创面的作用,提高了直肠阴道瘘一次手术成功率,同时保护了肛门功能,符合肛肠外科有限化、微创化的治疗趋势。

注意:①RVF处于急性炎症期,不应直接手术修复,而应等待瘘口周围组织炎症完全消退3～6个月以后手术,以免复发。②生物补片与组织的有效贴合是生物补片成活和手术成功的关键所在,补片置入后将其顺时针或逆时针旋转90°,可保证补片与组织的尽可能贴合。补片应与直肠肌层妥善缝合固定,以免脱失而导致手术失败。③瘘管直径以≤1.5cm为宜,可使大部分补片在较短时间内开始血管化,缩短愈合时间,提高治愈率。④RVF是高压区(直肠)和低压区(阴道)之间的分流,直肠侧瘘口多是原发部位,故术中缝闭直肠高压侧瘘口,阴道侧瘘口开放不缝合,以利引流,减少感染机会。

有学者低位RVF患者行生物补片填塞治疗后痊愈,无生物补片排斥反应,肛门功能及外形正常。康雨龙等应用生物补片修补术治疗中低位直肠阴道瘘10例,均一次手术治愈。

【改良 PPH 术】

有学者对30例直肠阴道瘘患者实施了改良PPH术治疗。术中修剪直肠黏膜层瘘口边缘,然后连续缝合边缘,再做直肠前半环熟膜层荷包,实施PPH术,直肠后壁黏膜用隔离胶片隔离保护。结果30例全部一期愈合,术后随访1～3年,无复发。改良PPH术具有手术视野清晰、易操作、不损伤会阴体和肛门括约肌、手术创伤小、不复发等优点,是治疗成人直肠阴道瘘较为理想的术式。

四、肛瘘癌变

由于本病比较罕见,故临床治疗缺乏大样本随机对照研究。肛瘘癌变的治疗同一般肛管癌的治疗,若病变创面不大,则行局部放疗处理。若能局部切除,则治疗同一般肛管癌的治疗处理。若出现腹股沟淋巴结转移的,还需行淋巴结清扫。

统计近年英文文献报道的28例肛瘘癌变病例,其中23例患者接受了腹会阴联合切除术,13例接受术前或术后放化疗。Ong等报道4例接受腹会阴联合切除术的肛瘘癌变患者,平均随访26.7个月(13～39个月),1例腹股沟淋巴结转移的患者尽管术后接受了放化疗仍然于术后15个月因远处转移死亡。Gaertner报道14例患者,平均随访15.4个月(14～19个月),10例无病生存;死亡的4例患者均为低分化黏液腺癌,3例诊断时已发现存在淋巴结转移。我们临床诊断的4例患者均未接受手术治疗,接受放化疗治疗的2例随访28个月、24个月时带瘤生存;1例患者在接受放疗过程中诱发上消化道出血死亡;1例伴有腹股沟淋巴结转移患者在确诊6个月后死亡。

国内学者报道2例肛瘘癌变,1例有肛瘘21年,肛瘘手术后病理送检报告为肛管腺癌,后改行Miles术,术后病理证实为肛管黏液腺癌,术后随访5年未见局部复发及远处转移;另1例有肛瘘病史20年,入院瘘管组织病理报告为肛管黏液腺癌。行Miles术,术后第3年因颅骨颅内转移而死亡。有学者报道1例病例,有肛瘘病史11年,反复发作,入院术前病理报告为送检(直肠)黏膜组织内腺癌浸润,遂行直肠癌经腹会阴联合切除术治疗,远期疗效未报道。有学者报道6例肛瘘癌变,有慢性肛瘘病史15～30年,其中3例伴腹股沟淋巴结转移。所有患者均行腹会阴联合根治术,3例同时行腹股沟淋巴结清扫,术后均辅以化疗。3例患者生存期在5年以上,1例已存活3年,1例存活1年,1例手术1年后死于肺转移。有学者报道1例慢性肛瘘18年病史病例,入院行复杂性肛瘘切开挂线术,取瘘管组织送病理检查,结果显示为低分化腺癌,遂行直肠癌经腹会阴联合切除术,术前于病变区肠管内注射卡纳琳标记,术中扩大切除原瘘管周围组织及部分臀大肌,术后病理结果显示为直肠低分化腺癌,溃疡型,切除面积 4cm×3cm,侵及直肠周围组织,呈局部淋巴结转移,远期疗效未报道。有学者报道 6 例肛瘘癌变病例,1 例病例有肛瘘病史 20 年,有 4 次肛瘘手术史,病理报告为黏液腺癌,行 Miles 术加双侧腹股沟淋巴结清扫,术后病理证实为黏液腺癌合并腹股沟淋巴结转移,随访 15 年仍健在;1 例有肛瘘病史 10 年,病理报告为黏液腺癌,行 Miles 术加双侧腹股沟淋巴清扫,术后病理证实为黏液腺癌,腹股沟淋巴结转移,随访 10 年健在,后失访;1 例有肛瘘病史 30 年,病理报告为肛管腺癌,行 Miles 术,术后病理证实为肛管黏液腺癌,随访存活 7 年后死于肝转移;1 例有肛瘘病史 10 年,行肛瘘切除术,术后病理报告为腺癌,患者拒绝手术,出院后 3 个月死亡;1 例有肛瘘病史 8 年,钳取活检病理报告为腺癌,行 Miles 术并双侧腹股沟淋巴结清扫,术后病理报告为肛管中分化管状腺癌及乳头状腺癌合并腹股沟淋巴结转移,出院随访半年,复查未发现局部复发和远处转移;1 例有肛瘘病史 7 年,术中切开瘘管后见有胶冻状物,刮除后送病理检查报告为黏液腺癌,后行 Miles 术,术后病理证实为肛管黏液腺癌,出院后随访 3 个月,患者健在。有学者报道了 4 例肛瘘继发黏液腺癌,4 例均行直肠癌经腹会阴联合切除术,全身辅助化疗,1 例随访 5 年后失访,其余 3 例随访 3 个月至 3 年,无局部复发及转移征象。其余均为病例报道,没有具体治疗措施。

五、双肛门畸形伴肛瘘

先天性肛门直肠畸形是小儿比较常见的消化道畸形,其种类繁多,而先天性双肛门却鲜见报道,临床表现不典型,易误诊,常有多次手术史。全国肛肠病治疗中心南京市中医院曾收治 4 例双肛门伴肛瘘患者,患者平均有 3~4 次手术病史,反复未愈,术中探查发现隐匿的畸形肛管,畸形的肛管与正常肛管之间未探及明显相关。根据我们的临床经验,如畸形的肛管相对较短,可手术将重复的肛管畸形白色的黏膜及黏膜下组织完整剥离,保持创面引流通畅,可痊愈。但是如果畸形的肛管沿骶骨后延伸较长,因位置较深,仅做引流,避免炎症进一步发展,同时避免括约肌损伤。上述 4 例病例仅有 1 例患者痊愈,其余 3 例患者仍间断发作。

（贾国璞）

第四章 肛门狭窄

第一节 非手术治疗

常见肛门狭窄的原因有:手术创伤(如痔切除术、肛裂切除术、肠拖出性手术、切除性手术等)、外伤或炎症性肠病等。一旦患者出现肛门狭窄,可定期扩肛、理疗,配合服用中药或容积性泻剂等非手术治疗方法,无效时采用手术治疗。

一、中医治疗

(一)气滞血瘀
证候:大便困难,便条变细,肛门有紧缩感,肛门胀痛或刺痛,伴有腹胀,舌淡,苔薄白,脉弦。适用于轻度肛门狭窄。

治则:行气活血,化瘀软坚。

例方:桃红四物汤加减。

常用药:木香 10g,厚朴 10g,乌药 10g,桃仁 10g,红花 10g,芒硝 6g(冲服),莱菔子 15g,赤芍 10g,乳香 6g,没药 6g,皂角刺 6g,穿山甲 6g。

(二)湿热蕴结
证候:排便困难,便条细扁,腹泻与便秘交替出现,小腹坠胀,里急后重,肛门灼热,舌苔黄腻,脉滑数。适用于轻度肛门狭窄。

治则:清热利湿。

例方:三仁汤加减。

常用药:薏苡仁 30g,杏仁 10g,蔻仁 10g,苍术 10g,厚朴 10g,半夏 6g,枳壳 6g,皂角刺 6g。

二、扩肛疗法

(一)适应证
轻度肛管狭窄。

(二)操作方法
1.指扩法 医生戴手套,手指涂上液状石蜡,以两食指伸入肛内,轻柔地向四周按压,每次 2～3 分钟,每天 1～2 次,持续 2～3 周。应注意操作不可粗暴,以免造成直肠肛管组织撕裂。

2.器械扩肛法　采用子宫颈扩张器,根据狭窄的程度和扩肛器直径,涂上液状石蜡,伸入肛内,缓慢地扩张肛管,每天 1 次,连续 2～3 周后逐渐增加扩肛器直径,遵循由细到粗的原则逐渐扩张。

（代立明）

第二节　手术治疗

肛管直肠狭窄是指肛门、肛管、直肠腔道出现狭窄致使肠内容物通过困难,出现排粪障碍、便条变细、里急后重、腹胀坠痛的疾病。

肛管直肠狭窄可分为:

1.**按狭窄部位分类**　①肛门肛管狭窄;②直肠狭窄。

2.**按狭窄程度分类**

(1)轻度狭窄:病变累及肛门和肛管的一部分,肛门直径为 1.5～2.0cm,但示指尚可通过肛管。

(2)中度狭窄:病变累及肛门和肛管半周,肛门直径为 1.0～1.5cm,示指不能通过肛管。

(3)重度狭窄:病变累及肛门和肛管全周,肛门直径在 1.0cm 以下,小指不能进入肛管。

3.**按狭窄的形态分类**

(1)环形狭窄:直肠腔由周围向内缩小,呈一环形,直肠纵径小于 2cm,较多见。

(2)管状狭窄:狭窄构成一圈成管状,直肠纵径大于 2cm,较少见。

(3)线状狭窄:狭窄位置表浅或仅累及肛管直肠的一部分,呈半环形,不构成环状,较多见。

一、肛管狭窄切开术

【概述】

直接切开肛管瘢痕来松解肛管是目前国内外通行的治疗肛管狭窄方法之一,但过去的切口位置多选择在后正中,笔者根据瘢痕的分布情况,选择 5 点或 7 点,可以避免伤及肛尾韧带。对瘢痕过重的狭窄,通过增加切口来弥补一个切口松解效果不好的缺陷。

【适应证】

轻、中度瘢痕性肛管狭窄。

【禁忌证】

癌性肛管狭窄、瘘性肛管狭窄。

【术前准备】

将大便排空或清洁灌肠一次,肛门局部清洗干净。

【麻醉】

局部麻醉或骶管麻醉。

【体位】

截石位或侧卧位。

【手术技巧】

1.选择截石位 5 点或 7 点肛缘,作一向外放射状的梭形切口,长度 2.5～3cm,剪除切口内皮肤。将切口向肛内延伸,达齿状线上 0.5cm 处。

2.切断切口内肛管瘢痕环、部分内括约肌和外括约肌皮下部,以能顺利纳入3～4指为宜。结扎切口内活动性出血点。

3.对于瘢痕过重,应在截石位12点同时切开肛管,并向肛缘外延伸1～2cm,切口深度以切断瘢痕组织为宜。

4.切口处有外痔和肛乳头增生应予以切除或结扎。

【术中要点】

1.肛缘外的梭形切口要窄,形状成柳叶样,与肛缘成垂直状。

2.肛管切口是手术的关键,太浅手术效果差,太深易导致肛门失禁,以麻醉状态下能纳入3～4指为宜。

3.避免采用各种电切(包括激光)设备来切开肛门。

【术后处理】

1.便后中药坐浴,局部涂药膏,切口内放油纱条。

2.自术后第7日开始,每日用示指或喇叭口肛门镜扩肛,每次5分钟。术后第3周起,隔日扩肛一次,持续3～4周。

【述评】

本方法操作简便,疗效确切,是目前治疗瘢痕性肛管狭窄最主要的方法,但术后要坚持扩肛,患者有一定痛苦。另外在确定切口的数量,切口的深度等关键问题时,需要一定临床经验。

二、肛管狭窄纵切横缝术

【概述】

纵切横缝手术通过纵切来松解瘢痕狭窄和痉挛的括约肌,同时通过横缝来有效地扩大肛管内径,是治疗轻、中度肛管狭窄的常用方法。

【适应证】

轻、中度瘢痕性肛管狭窄。

【禁忌证】

癌性肛管狭窄、瘘性肛管狭窄。

【术前准备】

术前禁食,清洁灌肠。

【麻醉】

骶管麻醉或腰麻。

【体位】

截石位或侧卧位。

【手术技巧】

1.切开 选择截石位6点处切开肛管,切口上端至齿状线上0.5cm,下端至肛缘外1cm,纵行切开切口内的瘢痕组织,打开狭窄环,并切开部分内括约肌和外括约肌皮下部。充分松解狭窄环,使肛管能容纳4指。

2.潜行分离 切口止血,修剪切口两侧皮缘,使切口成菱形。用剪刀潜行分离切口边缘皮肤及黏膜约0.5～2cm,以减轻张力。

3.横行全层缝合 用大圆针4号丝线从切口上端进针,通过基底部由切口下端出针,拉拢丝线两端结扎,使纵向切口变为横形,对位间断缝合 5～7 针。

4.减张切口　若张力较大,可在切口下方 2cm 处作一弧形减张切口,以减少纵切横缝的张力。

5.予止血海绵压迫伤口,凡士林纱条填充肛门,无菌纱布外敷,胶布加压固定。

【术中要点】

1.防止出血:在切除狭窄部位瘢痕前,应先用血管钳分别钳夹切口的两侧,用细线缝扎。松解狭窄后,应充分止血。

2.充分游离切口下皮肤及黏膜,以防缝合后张力太大,致使切口裂开。

3.减张游离切缘应在直肠黏膜下 1～2cm 处,以利于切口愈合。避免因张力过大而致术后伤口愈合不佳或肛管上皮缺损导致瘢痕再生而致肛门狭窄。

【术后处理】

1.进半流质饮食两天,第 3 天开始正常饮食。

2.术后及时给予有效抗生素。

3.口服润肠药,以利通便。

4.每日大便后坐浴、换药。

5.术后第 7 天拆线,后隔日扩肛 1 次,持续 3 周。

【述评】

纵切横缝手术是治疗肛管狭窄、肛裂和混合痔常用的方法。

三、肛管狭窄 Y-V 皮瓣成形术

【概述】

肛管狭窄 Y-V 皮瓣成形术是治疗医源性肛管狭窄最常用的方法之一,由于瘢痕松解后有皮瓣插入,减少了术后瘢痕挛缩导致再狭窄的可能,较之其他手术,可显著减少术后并发症的发生。

【适应证】

中重度瘢痕肛管狭窄。

【禁忌证】

癌性肛管狭窄、瘘性肛管狭窄。

【术前准备】

术前禁食,清洁灌肠。

【麻醉】

骶管麻醉或腰麻。

【体位】

截石位或侧卧位。

【手术技巧】

1.碘附肛周常规操作,苯扎溴铵肛管和齿状线上痔区无菌操作 3 次,然后用干棉球两个填塞直肠腔。

2.在 6 点位纵行切开狭窄瘢痕环至皮下层,前端进入肛管至齿状线,尾端分叉呈 Y 形。

3.分离并切除切口周围瘢痕组织并切开一部分内括约肌,以指扩肛使能伸入两指。

4.游离 V 形皮片,将皮片尖端拉入肛管至齿状线附近,与切口前端对合,并用 2-0 肠线缝合,使 Y 形切口成为 V 形切口,将肛管扩大,丝线间断缝合黏膜及皮肤,同理处理 12 点。

5.若肛门严重狭窄,可在前位做同样手术,但不宜切断括约肌。

6.乙醇棉球消毒,予止血海绵压迫伤口,凡士林纱条填充肛门,无菌纱布外敷,胶布加压固定。

【术中要点】

1.Y形尾端分叉应位于瘢痕组织与正常皮肤交界处,这样可以尽可能地减少分离后的皮片张力。

2.皮片尖端与切口前端对合缝合时应挂入少许括约肌达到固定皮片的作用。

3.皮片尖端的角度应位于45°～60°,角度过大可导致皮片张力过大两侧不易缝合,以致皮片开裂,角度过小导致重塑肛管失败,皮片坏死,且顶端形成"猫耳"。

4.皮片长度应不小于2.5cm,也是起到减少张力的作用。

5.预防术后并发症,手术中全过程操作要轻柔细致,不要强行牵拉,以免术后引起肛门疼痛而诱发排尿困难或尿潴留。

【术后处理】

术后患者大便后用中药坐浴,按肛门缝合伤口护理换药,常规应用抗生素,根据皮片张力情况7～10天间断拆线。

【述评】

应用Y-V皮瓣成形术治疗肛门狭窄,手术操作简便、安全、创伤小。但术后应注意皮瓣感染和坏死。

四、直肠狭窄多点切开药物注射术

【概述】

本方法是两种方法的结合,多点切开可以立即松开狭窄环,药物注射可以在一定程度内预防愈合后瘢痕再形成,适用于轻、中度直肠狭窄。

【适应证】

半环状、环状瘢痕性直肠狭窄。

【禁忌证】

癌性直肠狭窄、管状直肠狭窄。

【术前准备】

术前禁食,清洁灌肠。

【麻醉】

骶管麻醉或腰麻。

【体位】

侧卧位。

【手术技巧】

1.麻醉成功后,消毒肠腔,以喇叭形肛门镜置入肛内,直视下选择截石位3、6、9点将瘢痕环切开,深度超过瘢痕组织,电刀止血。切开后以直肠可以顺利通过3指为度。

2.在肛门镜直视下,在瘢痕环上用芍倍注射液稀释液广泛注射。芍倍注射液稀释液的配比方法是,芍倍注射液与0.5%利多卡因比例是1:4。于切开部位注射少量糜蛋白酶及庆大霉素混合液。

3.术毕以顺利通过肛门镜为宜。用纱布包裹乳胶管,用丝线适度结扎三道固定纱布,放置直肠腔,纱布对应狭窄处,乳胶管露出肛门外约5cm,48小时后取出。

【术中要点】

1.瘢痕切开时应注意止血,位置低可以直接用丝线结扎止血,位置高可以用电刀止血。

2.掌握好切口深度,以切开瘢痕组织达肌肉层为度。

3.药物注射时应用 5 号细针头,多点注射。

【术后处理】

术后每日坐浴,用油纱条纳肛。隔日扩张直肠 1 次,持续 2～3 周。

【述评】

单纯切开,愈合后形成瘢痕容易再次狭窄。芍倍注射液原用于内痔注射,但其稀释液对瘢痕有软化作用,在瘢痕上广泛注射有松解瘢痕狭窄的作用。两种方法配合使用可以提高疗效。

五、直肠狭窄挂线术

【概述】

在瘢痕环的一点或多点通过胶线的勒割来慢性切断瘢痕,使狭窄环松开的挂线术,可以有效治疗中重度直肠狭窄,是目前直肠狭窄最常用的治疗方法。

【适应证】

半环状、环状瘢痕性直肠狭窄和小于 3cm 管状直肠狭窄。

【禁忌证】

癌性直肠狭窄、大于 3cm 管状直肠狭窄。

【术前准备】

术前禁食,清洁灌肠。

【麻醉】

骶管麻醉或腰麻。

【体位】

截石位或侧卧位。

【手术技巧】

1.肛内消毒三遍后,以示指探查直肠狭窄的部位及程度,常规扩肛。

2.在瘢痕狭窄处,用球头探针从狭窄部下缘穿入,穿过基底部,从狭窄部上缘拉出探针,挂以橡皮筋,退出探针将橡皮筋引入拉出,两端合拢拉紧钳夹,于钳下以丝线结扎。

3.对轻度狭窄者只在狭窄明显处作挂线,对中度狭窄则在截石位 3、9 点作双根挂线,对重度狭窄须在 3、6、9 点处挂线三根。

4.检查无出血,用纱布包裹乳胶管,用丝线适度结扎三道固定纱布,放置直肠腔,纱布对应狭窄处,乳胶管露出肛门外约 5cm,48 小时后取出。

【术中要点】

1.术前扩肛很重要,麻醉后用指扩或喇叭口肛门镜扩肛,扩肛后应可以通过 1～2 指,否则挂线无法操作。

2.用止血钳从瘢痕环基底穿过是手术的关键,如果瘢痕环基底瘢痕过重,切忌粗暴,防止穿破直肠或损伤直肠黏膜出血。应慢慢钝性分离,在穿出黏膜时,应用手指在肠腔作引导。

【术后处理】

术后每日坐浴,用油纱条纳肛。观察橡皮筋的松紧脱落程度,若 7～9 天橡皮筋仍未脱落,可考虑做紧线处理。橡胶条脱落后,隔日扩张直肠 1 次,持续 2～3 周。

【述评】

挂线法是传统中医方法,利用其慢性切割作用可以用来治疗肛瘘、肛周脓肿和肛裂等疾病。用挂线法来治疗直肠狭窄的优点是疗效确切,不出血,痛苦小等优点。

六、直肠狭窄瘢痕切除术

【适应证】

直肠下段环形狭窄和 3cm 左右的管状狭窄。

【术前准备】

口服肠道抗生素 2～3 天,术前清洁灌肠。

【麻醉】

简化骶管麻醉。

【体位】

截石位或折刀位。

【手术技巧】

1.常规消毒会阴部皮肤、肛管及直肠下段,铺无菌巾。行指诊摸清狭窄部位及形态。

2.用肛门拉钩牵开肛门,显露狭窄肠段。

3.用两把止血钳钳夹瘢痕组织,于两钳间在狭窄后正中做纵向切口,切开瘢痕,扩张肠腔,然后环形切除瘢痕,可同时切除直肠纵肌。

4.将切口上缘黏膜适当游离 0.5～1.0cm,用 0 号肠线横行缝合。为防止出血过多,边切边缝。

5.将外包绕凡士林纱条的粗胶管放入狭窄切开处。外用纱布压迫,丁字带固定。

【术中要点】

1.术中切除狭窄瘢痕时,应彻底止血。

2.瘢痕组织要彻底切除,不能残留,以免复发。

【术后处理】

1.术后 24～48 小时拔除粗胶管。

2.术后 1 周开始间断扩肛,以防止伤口愈合后再次形成狭窄。

七、直肠狭窄后部切开术

【适应证】

直肠腹膜反折以上的管状狭窄和环状狭窄。

【术前准备】

1.血、尿、便常规,出血及凝血时间,肛周备皮。

2.少渣饮食两天,术晨禁食。

3.术前两日口服肠道抗生素,如甲硝唑及诺氟沙星等。

4.术前日晚 20％甘露醇 250ml 加水至 750～1000ml 口服,术晨清洁灌肠,解净大小便。

【麻醉】

简化骶管麻醉(腰俞麻醉)。

【体位】

折刀位。

【手术技巧】

1.在骶尾部中线由骶骨下端到后部肛缘上方 2.5cm 处开一纵切口。

2.切开皮肤、皮下组织和筋膜,切除尾骨,结扎骶中动脉,切开肛提肌,显露直肠后壁,游离直肠两侧组织。

3.另用扩张器插入直肠,通过狭窄部,在直肠后壁作纵切口,完全切开狭窄部到上下健康肠壁。

4.取出扩张器,向两侧牵开伤口,切除狭窄瘢痕。将直肠壁分层横行缝合,但不包括黏膜。将橡皮管卷以凡士林纱布,伸入狭窄部上方。再逐层缝合筋膜和皮肤,并放一橡皮膜引流。

【术后处理】

1.橡皮膜引流术后 24 小时取出,直肠内纱布卷术后 5 日取出。

2.术后少渣饮食,控制排便 4～5 天,应用抗生素控制感染。

3.术后 7 天拆线。

八、直肠狭窄纵切横缝术

【适应证】

直肠腹膜反折以下的管状狭窄。

【术前准备】

1.血、尿、便常规,出血和凝血时间,肛周备皮。

2.少渣饮食 2 日,术晨禁食。

3.术前两日口服肠道抗生素,如甲硝唑及诺氟沙星等。

4.术前日晚 20％甘露醇 250ml 加水至 750～1000ml 口服,术晨清洁灌肠,解净大小便。

【麻醉】

简化骶管麻醉。

【体位】

折刀位。

【手术技巧】

1.常规消毒臀部及会阴部皮肤,铺无菌巾单。

2.在臀部正中线,肛后缘距肛门 2.5cm 处,做后正中切口至尾骨。

3.血管钳钝性分离至肛尾韧带,并游离韧带。

4.切断肛尾韧带,狭窄位置高时必要时可切除尾骨或骶骨下段。

5.钝性分离直肠后间隙,显露直肠,游离瘢痕狭窄管部,上下各 2.5cm,勿损伤前列腺或阴道。

6.将金属扩张器由肛门插入直肠,通过狭窄部再在直肠后壁做纵向切口,切开狭窄环。

7.用剪刀充分分离狭窄后肠壁下的直肠黏膜下层,使黏膜得以松解。

8.取出金属扩张器,将切口向两侧牵拉成为横切口。

9.4 号丝线横行间断缝合直肠黏膜切口,先缝肌层,再缝肠壁。

10.0 号丝线间断缝合肛尾韧带,用丝线缝合皮肤,上部放置一引流条。切口重新消毒,覆盖无药纱布包扎。

【术中要点】

1.术中严格无菌操作,以防术后切口感染。

2.缝合各层时最好不在同一平面,使高低错开。

3.肠壁纵向切口不要太长,以免横行缝合时张力太大,使切口裂开。

【术后处理】

1.禁食3天,半流食2天,然后改普食。

2.24小时后拔除引流皮片,3～5天后拔除直肠内胶管。

3.卧床休息,补充液体量,应用抗生素5～7天。

4.控制排便,术后5～7天排便为好,术后第5天开始服润肠通便药物,保持大便通畅。

5.便后常规换药,保持切口干燥,术后7天拆线。

此处,尚有直肠高位重度狭窄、结肠吻合口狭窄、直肠狭窄合并严重感染或有窦道者,须经腹手术,或行结肠造口术。手术结果示指能顺利通过肛管和直肠下部,即视为正常。

(代立明)

第五章 肛门直肠周围感染

第一节 直肠肛管周围脓肿

直肠肛管周围脓肿,简称肛周脓肿,是指直肠肛管周围软组织内或其周围间隙发生急、慢性感染而形成的脓肿。中医称之为"肛痈"。本病任何年龄均可发生,但多发于 20～40 岁青壮年,婴幼儿也时有发生,男性多于女性。其特点是多发病急骤,疼痛剧烈,伴有不同程度高热、寒战,破溃或切开引流后常形成肛瘘。

【病因病理】

(一)中医

本病多由饮食不节,过食肥甘厚味、辛辣醇酒之品,损伤脾胃,湿热内生,下注肛门,蕴久化热,腐肉为脓;或肛门破损染毒,致局部经络阻塞,气血凝滞而成;或亦有因肺、脾、肾亏虚,湿热乘虚下注而成。

(二)西医

绝大部分直肠肛管周围脓肿是由肛窦和肛腺感染引起的。肛腺通过肛腺导管开口于肛窦底部,并多位于内外括约肌之间。腹泻或便秘时易引起肛窦炎,感染延及肛腺后可沿其分支扩散,进一步发生括约肌间感染。直肠肛管周围间隙内充满脂肪疏松结缔组织,炎症极易沿括约肌间隙及抵抗力薄弱组织向直肠肛管周围间隙蔓延,向下达肛周皮下,形成肛周皮下脓肿;向上达直肠周围形成高位肌间脓肿或骨盆直肠间隙脓肿;向外穿过外括约肌而致坐骨直肠窝脓肿;向后可形成直肠后间隙脓肿或肛管后间隙脓肿。

直肠肛管周围脓肿也可继发于肛裂、直肠肛管损伤、药物注射消毒不严、肛周皮肤感染等。此外,结核病、血液病、糖尿病、溃疡性结肠炎、Crohn 病等患者也易并发肛周脓肿。

【临床表现】

(一)症状与体征

由于脓肿的部位及深浅不同,其症状和体征也有不同差别,如肛提肌以上间隙的脓肿,部位深隐,全身症状明显,而局部症状轻;肛提肌以下间隙的脓肿,位置较浅,局部红、肿、热、痛明显,而全身症状不明显。

1.肛门周围皮下脓肿　发于肛门周围的皮下组织内,一般范围较小,局部红、肿、热、痛明显,疼痛多使行动不便、坐卧不安,成脓后按之有波动感,全身症状较轻。

2.坐骨直肠窝脓肿　感染化脓区域比肛门周围皮下脓肿广泛而深。初起觉肛门部坠胀微痛,逐渐出现发热、寒战、头身疼痛、倦怠乏力等全身症状。继而局部症状加重,肛门胀痛或跳痛,在排便、行走时疼痛加剧,甚至坐卧不安,可伴有排尿困难和里急后重。患侧肛周皮肤发红肿胀,双臀不对称;触诊时局部压痛明显、有波动感;直肠指诊患侧饱满。

3.骨盆直肠间隙脓肿　位置较深,局部症状不明显,表现为直肠下坠感,里急后重,常伴排尿困难,而全身症状明显。肛周皮肤多无明显红肿硬结,直肠指诊可触及患侧肠壁饱满、有压痛及波动感。

4.直肠后间隙脓肿　其症状与骨盆直肠间隙脓肿相似,但主要表现为直肠内坠胀感,骶尾部可产生钝痛,并可放射至下肢。在肛门与尾骨之间有深压痛,直肠指诊直肠后壁饱满,有压痛或波动感。

一般发生本病后如不及时治疗,往往一周左右局部即可形成脓肿,切开或溃破后流出黄白色的脓液,随之疼痛逐渐缓解、肿胀消退、体温下降。而结核性脓肿则起病缓慢,肿痛较轻,脓成溃破后流出的脓液清稀,含有干酪样物质,常伴有低热、盗汗、形体消瘦等症状。

（二）实验室检查

血常规检查白细胞总数及中性粒细胞数可有不同程度的增高。

（三）其他检查

1.脓腔穿刺　对于脓肿部位较深,难以判断是否成脓,可行穿刺。

2.B超检查　对于脓肿部位较深者,有助于确诊和定位。

【诊断】

肛周局部红肿疼痛,有波动感,一般无明显全身症状者,多位于肛提肌以下间隙。肛周疼痛不明显,而表现为肛门坠胀,排尿困难,伴有高热、寒战等;局部穿刺可抽出脓液者,多位于肛提肌以上间隙。

【鉴别诊断】

（一）肛周毛囊炎、疖肿

病变在肛周皮肤或皮下,有黄白色脓头或溢脓外口,发病与肛窦炎无直接联系,直肠指诊无异常发现,溃后不形成肛瘘。

（二）骶尾部畸胎瘤

继发感染时与肛周脓肿相似,直肠指诊直肠后壁有囊性感肿块,光滑,因多为先天性,应追问病史;X线检查可见骶骨前肿物,将直肠推向前方,内有散在钙化阴影、骨质,牙齿等。

（三）Crohn 病并发肛周脓肿

累及结肠的 Crohn 病较易并发肛周脓肿,局部红肿,多自溃;常有不典型的肛门皲裂和瘙痒,无明显疼痛;结合病史、全身症状和结肠镜检查、病理检查,不难鉴别。

【治疗】

肛周脓肿发病急骤,极易蔓延,成脓后又因肛周皮肤较坚韧,穿破较难,脓液易向深部与四周扩窜,使病情复杂和加重,因此,应当将它看作是一种急症,积极治疗。

（一）中医

1.内治

（1）火毒蕴结证

证候:肛门周围突然肿痛,逐渐加剧,肛周红肿,触痛明显,质硬,表面灼热,恶寒发热,便秘溲赤,舌红,苔薄黄,脉数。

治法:清热解毒。

方药:仙方活命饮或黄连解毒汤加减。

（2）热毒炽盛证

证候:肛周肿痛剧烈,持续数日,痛如鸡啄,夜寐不安,肛周红肿,按之有波动感或穿刺有脓,恶寒发热,口干便秘,小便困难,舌红,苔黄,脉弦滑。

治法:清热解毒透脓。

方药:透脓散加减。

（3）阴虚毒恋证

证候：肛门肿痛，皮色黯红，成脓时间长，溃脓稀薄，疮口难敛，午后潮热，心烦口于，舌红，少苔，脉细数。

治法：养阴清热，祛湿解毒。

方药：青蒿鳖甲汤合三妙丸加减。

2.外治

（1）外用药

1）初起：实证用金黄膏、黄连膏外敷，位置较深者可用金黄散调糊灌肠；虚证用冲和膏或阳和解凝膏外敷。

2）成脓：宜切开排脓，根据脓肿位置的深浅和病情缓急选择手术方法。

3）溃后：先用九一丹纱条引流，脓尽后用生肌散、生肌玉红膏或生肌白玉膏纱条。日久成瘘者，按肛瘘处理。

（2）一次切开挂线法

适应证：高位脓肿，如由肛窦感染而致的坐骨直肠窝脓肿、骨盆直肠间隙脓肿、直肠后间隙脓肿及马蹄形脓肿等。

操作方法：取截石位，常规消毒、麻醉，在脓肿波动明显处或穿刺抽脓指示部位做放射状或弧形切口，充分排脓后，分离脓腔间隔，修剪扩大切口成梭形，再用探针从切口伸入探查内口，探通内口后，将橡皮筋结扎于探针球头部，经脓腔拉出切口，把橡皮筋两端收紧结扎，脓腔内填以红油膏纱条，外敷纱布，宽胶布固定。

（二）西医

1.非手术治疗

（1）抗生素治疗：初起形成硬结或肿块，尚未成脓，应根据不同致病菌，选用有效的抗生素。

（2）局部治疗：用鱼石脂软膏外敷，1∶5000高锰酸钾溶液坐浴，若脓肿溃破，应用生理盐水或甲硝唑液冲洗脓腔。

2.手术治疗　手术要正确地处理原发灶与感染内口，预防形成肛瘘。

（1）一次切开术

适应证：浅部脓肿。

操作方法：麻醉后在脓肿波动明显处做放射状切口，切口应与脓肿等长，使引流通畅，找到感染的肛窦或内口后，将内口与切口之间的组织切开，搔刮脓腔及内口，修剪创缘。

（2）单纯切开引流术

适应证：无一次根治条件、体质虚弱或不愿住院治疗的深部脓肿患者。

操作方法：在压痛或波动感明显部位做放射状或弧形切口，要有足够的长度，切开皮肤及皮下组织，敞开脓腔，分离脓腔间隔，使引流通畅，放置油纱条或胶管引流。

（3）放射状多切口引流术

适应证：马蹄形或半马蹄形脓肿。

操作方法：视脓肿范围在肛周距肛缘2cm处选2～5处做放射状切口，切开皮肤、皮下组织进入脓腔，分离脓腔间隔，使各引流口互通。在后侧齿线处寻找内口，与后侧脓腔一并切开。若脓肿属高位，则必须在后侧括约肌上挂线。冲洗脓腔，盐水纱条置脓腔引流。

（三）手术注意事项与术后处理

1.手术注意事项

（1）定位要准确。脓肿部位较深，按压波动感不明显时宜先穿刺抽脓定位。

（2）正确选择切口。浅部脓肿宜行放射状切口；深部脓肿若行弧形切口，应在括约肌外侧；若行放射状多切口，除与内口对应的切口外，其余切口近端应在括约肌外侧。

（3）引流要彻底。切开脓腔后，要用手指分离脓腔间隔以利引流。

（4）预防肛瘘形成。术中尽可能找到原发感染的肛窦，并切开或切除，以防形成肛瘘。

（5）术中如找不到内口，不应勉强行一次性根治术，可仅作切开引流。

2.术后处理

（1）术后酌情应用抗生素，每日便后用苦参汤或1∶5000高锰酸钾溶液坐浴、换药。

（2）一般挂线后，10天左右橡皮筋脱落，若10天后不能脱落者，可酌情紧线或剪开。

（3）如出现局部红肿，伴有高热、寒战等，应及时处理。

【预防与护理】

1.保持肛门清洁及大便通畅。

2.积极防治相关病变，如肛窦炎、直肠炎等。

3.患病后尽早治疗，防止病情发展加重。

（梁桃军）

第二节　特殊肛周感染

一、坏死性筋膜炎

坏死性筋膜炎是一多种细菌感染，包括需氧菌和厌氧菌，造成会阴、外生殖器及肛周皮肤和皮下的血管栓塞、皮下坏疽。坏死可经过会阴浅筋膜蔓延至腹壁，最后导致广泛的坏死。常继发于会阴部感染延迟处理、肿瘤等，患者常伴有糖尿病、慢性肾功能不良。本病发病凶险、进展快、死亡率在25％～50％。伴有其他全身性疾病，如肝硬化、糖尿病、癌肿，60岁以上老年患者或长期使用皮质类固醇者死亡率更高。

（一）迅速彻底清创

清创是本病治疗的关键。应早期在患处作多方位的切开，充分暴露、敞开引流，尽可能切除所有已坏死组织，之后每天多次用双氧水（H_2O_2）或1∶2000的高锰酸钾溶液反复冲洗创面，并可用甲硝唑湿敷，破坏厌氧菌繁殖的条件，控制感染的继续蔓延和扩散。首次清创后，应及时观察病情变化，如发现坏死区域有扩大，应随时进行再次或多次扩创，才能将坏死组织全部切除。

（二）抗生素联合运用

有效的大剂量抗生素联合治疗是控制感染的重要措施。可根据致病菌的特点和药敏试验，选择2～3种抗生素，最好以广谱的和抗革兰阴性杆菌的抗生素配合使用，常用的抗生素有：青霉素钾、氧氟沙星、头孢哌酮、头孢曲松、甲硝唑等。同时还应依据脓液和血培养的药敏试验及时调整用药。大剂量抗生素持续使用1周以上，应注意体内是否有霉菌感染。

（三）支持疗法

由于组织大面积坏死、渗出；多次清创、引流等处理对机体的消耗极大；加之毒素广泛吸收，造成全身的中毒反应，必须注意患者的电解质情况，随时调整、补充电解质，早期激素的应用，并给予胃肠外营养，既可减少粪便污染，又能给予足够的热量、蛋白质。

（四）高压氧疗法

早期进行高压氧治疗，可辅助控制厌氧菌产生毒素，增强白细胞的吞噬能力。早期每天治疗 2 次，每次 2 小时。恢复期还可加速创面的修复。

（五）积极治疗并发症

血糖升高的患者，应控制含糖的液体输入，合理、准确地使用胰岛素.使血糖控制在 10mmol/L 以下；部分患者经清创后血管栓塞情况有所改善，可出现术后创面出血。甚至有动脉搏动性出血。应注意观察，发现出血要及时缝扎，一般不主张压迫止血。如发现有霉菌感染，应适当对抗生素做出调整，积极控制霉菌。

（六）中医药治疗

若内陷脏腑，宜凉血清热解毒，养阴清心开窍，用清营汤合黄连解毒汤、安宫牛黄丸、紫血丹加减；术后早期热毒炽盛，宜和营托毒，清热利湿，用仙方活命饮加减；后期气血两虚可用补中益气汤合四物汤加减，改善预后。

二、血液系统疾病患者的肛周脓肿

肛周脓肿在血液病，如白血病、粒细胞减少、淋巴瘤患者中亦常见。在血液病住院患者中约占 3%～8%，其发生率与中性粒细胞计数密切相关，如低于 $500 \times 10^6/L$，发生率为 11%。

如血液病患者出现肛周疼痛时，应引起足够注意，避免直肠指诊、灌肠等侵入性操作，推荐使用抗生素、坐浴等保守治疗；如脓肿形成可穿刺抽吸脓液，缓解症状；如处于缓解期可行切开引流术。

三、艾滋病患者的肛周脓肿

可采用切开引流或置管引流。因可能发生伤口愈合不良，故切口尽量小，或采用松挂线长期引流。

（卞瑞祺）

第六章　肛　裂

肛裂是指肛管皮肤的纵行裂开,严重者可全层裂开并形成感染性溃疡。其特点是肛门疼痛(全层裂开者可呈周期性疼痛)、出血、便秘。在肛门部疾患中,其发病率仅次于痔。中医学将本病称为"钩肠痔"、"裂痔"等。

【病因病机】

由于阴虚津液不足或脏腑热结肠燥,大便秘结、粪便粗硬、排便努责,使肛门皮肤裂伤,湿热侵入,染毒而成。

【临床表现】

主要症状为排便时疼痛,严重者因排便时肛管扩张刺激溃疡面引发撕裂样疼痛,或刀割样疼痛,或灼痛,排便后数分钟到十余分钟内疼痛减轻或消失,称为疼痛间歇期。随后又因括约肌持续性痉挛而剧烈疼痛,可持续数小时,使患者坐卧不安。病情严重时,咳嗽、喷嚏都可引起疼痛,并向骨盆及下肢放射。同时可见大便时出血,鲜红色,一般量少,或附着于粪便表面,或手纸染血,或滴血。

【诊断】

诊断要点

1.多见于20～40岁的青壮年,好发于肛门齿线以下截石位6、12点处,男性多发于6点处,女性多发于12点处。

2.症状:排便时肛门疼痛,排便后数分钟内疼痛减轻或消失,随后又因括约肌痉挛而剧烈疼痛,疼痛持续数小时至十余小时。同时大便表面带血,或滴血,大便秘结。

3.患者常有习惯性便秘,干燥粪便常使肛管皮肤撕裂而引起疼痛,又因恐惧排便时的疼痛而不愿定时排便,加重便秘,形成恶性循环。

4.肛门视诊肛管前后壁皮肤可见纵行裂口或纵行梭形溃疡,可行试探性指检,如疼痛剧烈,不宜强行插入,以免加重患者痛苦。

5.根据不同病程,可将肛裂分为两类。

早期肛裂:发病时期较短,创面底浅色鲜红,边缘整齐,呈梭形柔软且有弹性。

陈旧性肛裂:病程长,反复发作加重,溃疡色淡白,底深,边缘呈"缸口"增厚,底部形成平整较硬的灰白组织。由于裂口周围组织的慢性炎症,常可伴发结缔组织性外痔(又称哨兵痔)、皮下瘘、肛乳头肥大、肛窦炎等。因此,梭形溃疡、哨兵痔、皮下瘘、肛乳头肥大和肛窦炎等病理改变,成为陈旧性肛裂的特征。

【鉴别诊断】

1.结核性溃疡　溃疡面可见干酪样坏死物,底不平,色灰,疼痛不明显。

2.早期肛管上皮癌　溃疡部位不定,边缘和基底不规则,质硬,活检有助鉴别。

3.肛门皲裂　多由肛门湿疹、肛门瘙痒等继发,裂口为多发,位置不定,一般较表浅,疼痛轻,出血少。不会引起结缔组织性外痔和肛乳头肥大等并发症。

4.梅毒性溃疡　患者多有性病史,溃疡不痛,位于肛门侧面,对触诊不敏感。溃疡呈圆形或梭形,微微突起,较硬,有少量分泌物。双侧腹股沟淋巴结肿大。

【治疗】

(一)内治法

1.血热肠燥证

证候大便干硬,数日一行,便时肛门疼痛,或手纸染血或大便表面带血或滴血,裂口色红;腹部胀满,尿黄。舌偏红,脉弦数。

治法清热润肠通便。

主方凉血地黄汤(《外科大成》)合脾约麻仁丸(《伤寒论》)加减。

成药润肠丸,每服1~2丸,每日2次。

2.阴虚津亏证

证候大便干结,数日一行,便时疼痛,点滴下血,裂口深红;口干咽燥,五心烦热。舌红,苔少或无苔,脉细数。

治法养阴清热润肠。

主方润肠汤(《证治准绳》)加减。

成药麻仁润肠丸,每服1~2丸,每日2次。

3.气滞血瘀证

证候肛门刺痛明显,便时便后尤甚。肛门紧缩,裂口色紫黯。舌紫黯,脉弦或涩。

治法理气活血,润肠通便。

主方六磨汤(《世医得效方》)加红花、桃仁、赤芍等。

成药云南白药胶囊,每服1~2粒,每日4次。

(二)外治法

1.早期肛裂　每天便后或睡前以1:5000高锰酸钾液坐浴,也可用苦参汤或花椒食盐水坐浴,有促进血液循环、保持局部清洁、减少刺激的作用;然后用生肌玉红膏蘸生肌散,涂于裂口,每天1~2次。

2.陈旧性肛裂　可用七三丹搽于裂口,3~5天后,改用生肌白玉膏、生肌散收口。另外,可选用封闭疗法,于长强穴用1%~2%利多卡因5~10ml作扇形注射,隔天1次,5次为1个疗程。

(三)其他疗法

陈旧性肛裂和非手术疗法治疗无效的早期肛裂,可考虑手术治疗,并根据不同情况选择不同的手术方法。

1.扩肛法

适应证:适用于早期肛裂,无结缔组织外痔、肛乳头肥大等合并症者。

操作方法:取截石位或侧卧位,在腰俞麻醉下,术者戴橡皮手套,并将双手食指和中指涂上润滑剂,先用右手食指插入肛内再插入左手食指,两手腕部交叉,两手食指掌侧向外侧扩张肛管,以后逐渐伸入两手中指,持续扩张肛管3~4分钟,使肛管内外括约肌松弛,术后即可止痛。肛裂创面经扩大并开放、引流通畅,创面很快愈合。手术中注意勿用暴力快速扩张肛管,以免撕裂黏膜和皮肤。术后,每天便后用1:5000高锰酸钾溶液坐浴。

2.肛裂侧切术

适应证:适用于不伴有结缔组织外痔、皮下瘘等的陈旧性肛裂。

操作方法:侧卧位或截石位,局部消毒麻醉,在肛门一侧距肛缘1.5cm处做一纵行切口,深达皮下,以止血钳暴露内括约肌,在直视下用两把血管钳夹住内括约肌下缘后剪断之,切口一般不缝合,以红油膏纱条嵌压引流。术后,每天便后坐浴,换药至痊愈。

3.切除切开法

适应证:适用于陈旧性肛裂,伴有结缔组织外痔、肛乳头肥大等。

操作方法:取侧卧位或截石位,局部消毒麻醉,以肛裂裂口为中心做一梭形切口,切除肛裂创面瘢痕组织及栉膜带、哨兵痔、肥大肛乳头,如果相应方位内痔核较大可能影响引流者,可一并分离到内痔核部位后,于基底部上钳,缝扎后切除,切断外括约肌皮下部及部分内括约肌,外端适当延长,使切口成一底小口大的"V"字形开放创口,引流通畅,用红油膏纱条嵌压创面,再用纱布覆盖固定。术后,每天便后坐浴,换药至痊愈。

4.纵切横缝法

适应证:适用于陈旧性肛裂伴有肛管狭窄者。

操作方法:在腰俞穴麻醉下,取侧卧位或截石位,局部消毒后,沿肛裂正中做一纵切口,上至齿线上0.5cm,下至肛缘外0.5cm,切断栉膜带及部分内括约肌纤维,如有潜行性皮下瘘管、赘皮外痔、肛乳头肥大、肛窦炎也一并切除,修剪裂口创缘,再游离切口下端的皮肤,以减少张力,彻底止血,然后用细丝线从切口上端进针,稍带基底组织,再从切口下端皮肤穿出,拉拢切口两端丝线结扎,使纵切口变成横缝合,一般缝3~4针,外盖红油膏纱条,纱布压迫,胶布固定。术后,进流质饮食或软食2天,控制大便1~2天。便后用1:5000高锰酸钾液坐浴,肛内注入九华膏换药,5~7天拆线。

【预防与护理】

1.养成良好的排便习惯,及时治疗便秘。

2.饮食中应多含蔬菜水果,防止大便干硬,避免粗硬粪便擦伤肛门。

3.注意肛门清洁,避免感染。肛裂发生后宜及早治疗,防止发展成陈旧性肛裂。

(梁桃军)

第七章　直肠内脱垂

有关直肠脱垂的记载可以追溯到古埃及、古希腊文明时期。早在公元前1500年，古埃及就有这方面的记载，但更具说服力的是图像证据是发现公元前500年的古埃及木乃伊存在直肠脱垂。在希波克拉底全集中描述有直肠脱垂的治疗方法，即把患者从脚后跟吊起来摇摆，直到直肠脱垂还纳，然后用一种腐蚀性钾盐涂在直肠黏膜上，将患者的大腿绑紧2～3d。1912年，Moschcowitz施行了第1例经腹腔的直肠脱垂修补术。在18世纪，Hunter首先描述了直肠脱垂是肠套叠的理论，但直到1968年，才得到Broden和Snellman的证实。

直肠内脱垂（IRP）是出口梗阻型便秘的最常见临床类型，31％～40％的排便紊乱患者排粪造影检查可发现直肠内脱垂。直肠内脱垂是指直肠黏膜层或全层套叠入远端直肠腔或肛管内而未脱出肛门的一种功能性疾病。直肠内脱垂又称不完全直肠脱垂、隐性直肠脱垂。由于直肠黏膜松弛脱垂，特别是全层脱垂，可导致直肠容量适应性下降、排便困难、失禁及直肠孤立性溃疡等。最早在1903年由Tuttle提出，由于多发生于直肠远端，也称为远端直肠内套叠。虽然国内外文献对于该疾病有不同的名称，但所表达的意义相同。

一、病因与发病机制

（一）直肠内脱垂与直肠外脱垂的关系

直肠脱垂可分为直肠外脱垂和直肠内脱垂。顾名思义，脱垂的直肠如果超出了肛缘即直肠外脱垂，简称直肠脱垂。影像学及临床观察结果等均表明直肠内脱垂和直肠外脱垂的变化相似；手术中所见盆腔组织器官变化基本相似。因此，多数学者认为两者是同一疾病的不同阶段，直肠外脱垂是直肠内脱垂进一步发展的结果。

但对此表示异议的研究者认为，排粪造影检查发现20％以上的健康志愿者也存在不同程度的直肠内脱垂表现，却很少发展成为直肠外脱垂。Mellgern等（1997年）对26例直肠内套叠做排粪造影随访，平均6.1年，所有排粪造影检查中，25例仍表现为直肠内脱垂，仅1例发展为直肠外脱垂。有学者认为直肠内脱垂很少发展成直肠外脱垂，并认为这是两种完全不同的疾病。Berman等（1987年）也认为直肠内脱垂是一个独立的疾病而不是直肠外脱垂的先兆。

（二）直肠内脱垂的病因和可能机制

试图用一个公认的理论来解释直肠内脱垂的发生机制是困难的，因为目前关于直肠内脱垂的分类缺乏国际标准，不同系列的研究缺乏可比性。中医认为直肠脱垂多因小儿元气不实、老人脏器衰退、妇女生育过多、肾虚失摄、中气下陷等导致大肠虚脱所致。从解剖学的角度看，小儿骶尾弯曲度较正常浅，直肠呈垂直状，当腹内压增高时直肠失去骶骨的支持，易于脱垂。某些成年人直肠前陷凹处腹膜较正常低，当腹内压增高时，肠襻直接压在直肠前壁将其向下推，易导致直肠脱垂。老年人肌肉松弛，女性生育过多和分娩时会阴撕裂,幼儿发育不全均可致肛提肌及盆底筋膜发育不全、萎缩,不能支持直肠于正常位置。综合目前的研究,引起直肠脱垂的可能机制如下:

1.滑动性疝学说　早在 1912 年,Moschcowitz 认为直肠脱垂的解剖基础是盆底的缺陷。冗长的乙状结肠堆积压迫在盆底的缺损处的深囊内,使得直肠乙状结肠交界处形成锐角。患者长期过度用力排便,导致直肠盆腔陷凹腹膜的滑动性疝,在腹腔内脏的压迫下,盆腔陷凹的腹膜皱襞逐渐下垂,将覆盖于腹膜部分之直肠前壁压于直肠壶腹内,最后经肛门脱出。根据这一理论,可以通过修补 Douglas 陷凹达到纠正盆底的滑动性疝从而达到治疗目的。然而,术后较高的复发率证明这一理论并不是直肠内脱垂的主要因素。

2.肠套叠学说　最早由 Hunter 提出,认为全层直肠内脱垂实际上是套叠的顶端。这一理论后来被 Broden 和 Snellman 通过 X 线造影所证实。正常时直肠上端固定于骶骨岬附近,由于慢性咳嗽、便秘等引起腹内压增加,使此固定点受伤,就易在乙状结肠直肠交界处发生肠套叠,在腹内压增加等因素的持续作用下,套入直肠内的肠管逐渐增加,由于肠套叠及套叠复位的交替进行,致直肠侧韧带、肛提肌受伤,肠套叠逐渐加重,最后经肛门脱出。肛管直肠测压的研究支持这一理论,但临床病人的排粪造影研究并不支持。

3.盆底松弛学说　一些研究者认为直肠缺乏周围的固定组织,如侧韧带松弛、系膜较游离,以及盆底、肛管周围肌肉的松弛是主要原因。正常状况下压迫于直肠前壁的小肠会迫使直肠向远端移位从而形成脱垂。

4.妊娠和分娩的因素　一些学者认为妊娠期胎体对盆腔压迫、血流不畅、直肠黏膜慢性淤血减弱了肠管黏膜的张力,使之松弛下垂。直肠内脱垂 80% 以上发生于经产妇也是对这一理论的支持。脱垂多从前壁黏膜开始,因直肠前壁承受了来自直肠子宫陷凹的压力,此处腹膜返折与肛门的距离女性为 8~9cm。局部组织软弱松弛失去支持固定作用,使黏膜与肌层分离,是发生的解剖学基础。前壁黏膜脱垂进一步发展,将牵拉直肠上段侧壁和后壁黏膜,使之相继下垂,形成全环黏膜内脱垂。病情继续发展,久之则形成直肠全层内脱垂。分娩造成损伤也可导致直肠内脱垂,相关因素有大体婴儿、第二产程的延长、产钳的应用,尤其多胎,产后缺乏恢复性锻炼,易导致子宫移位。分娩损伤在大多数初产妇可很快恢复,但多次分娩者因反复损伤,则不易恢复。

5.慢性便秘的作用　便秘是引起直肠黏膜内脱垂的重要因素,且互为因果。便秘患者大便干结,排出困难。干结的粪便对直肠产生持续的扩张作用,直肠黏膜因松弛而延长,随之用力解便时直肠黏膜下垂。下垂堆积的直肠黏膜阻塞于直肠上方,导致排便不尽感,引起病人更加用力,于是形成恶性循环。

二、临床表现

1.性别与年龄　直肠内脱垂多见于女性,大部分文献报道的女性发病率占 70% 以上。成年人发病率高峰在 50 岁左右。

2.临床表现　由于直肠黏膜松弛脱垂造成直肠或肛管的部分阻塞现象,直肠内脱垂的症状以排便梗阻感、肛门坠胀、便次增多、直肠排空不尽为最突出,其他常见症状有黏液血便、腹痛、腹泻及相应的排尿障碍症状等。少数病人可能出现腰、骶部的疼痛和里急后重。严重时可能出现部分性肛门失禁等。部分性肛门失禁往往与括约肌松弛、阴部神经牵拉损伤有关。但这些症状似乎并无特征性。Dvorkin 等对排粪造影检查的 896 例患者进行分组:单纯直肠内脱垂,单纯直肠前突,二者兼有。对这三组患者的症状进行统计学分析发现,肛门坠胀、肛门直肠疼痛的特异性最好。长期的直肠全层内脱垂可能导致脱垂顶端黏膜缺血、糜烂形成溃疡,称为"孤立性溃疡综合征",可表现为便血。

在 8%～27%的患者,直肠内脱垂只是盆底功能障碍综合征的其中之一,患者往往可能同时伴有不同程度的子宫、膀胱及盆底松弛和脱垂。盆腔手术史、产伤、腹内压增高、年龄增加及慢性便秘都可以成为这一类盆底松弛性疾病的诱因。有研究发现这类盆底脱垂的病人存在盆底肌肉的去神经支配改变。类似的现象也表现在 Marfans 综合征病人,因为盆底支持组织的松弛,发生盆底器官脱垂和尿失禁。Gonzalez-Argente 报道手术的直肠内脱垂患者伴有较高比率的尿失禁(58%)和生殖器官脱垂(24%)。Altman 观察到 48%的直肠内脱垂患者伴随有泌尿器官脱垂,31%的病人存在尿失禁。

3.合并的疾病　直肠内脱垂往往同时伴随有其他类型的出口梗阻型便秘,最多见的是直肠前突,其次有盆底痉挛综合征、耻骨直肠肌综合征、盆底疝等。合并结肠慢传输型便秘时,称为混合性便秘。Liberman 等(2000 年)报道 34 例直肠内脱垂,其中 24 例(70.6%)合并直肠前突。Salzano 等(1999 年)报道了 224 例直肠内脱垂的病人,排粪造影显示 96%的病人合并直肠前突、会阴下降、耻骨直肠肌综合征。Allen-Mersh 等(1987 年)报道直肠内脱垂合并会阴下降为 14%。Tsiaoussis 等(1998 年)报道了 162 例直肠前壁黏膜脱垂的病人术前排粪造影的结果,发现伴有直肠前突 126(77.8%)例,直肠前突的深度>2cm;72%的病人合并会阴下降。结果还发现症状持续的时间与直肠前突的深度有关(r=0.76,P<0.001);用力排便时会阴下降的距离明显高于对照组(r=0.54,P<0.01)。

三、直肠内脱垂的分类

有学者依据排粪造影对直肠内脱垂的分类进行了详细的描述(表 7-1)。直肠内脱垂分为套入部和鞘部。按照套入部累及的直肠壁的层次,分为直肠黏膜脱垂和直肠全层脱垂;按照累及的范围,分为直肠前壁脱垂和全环脱垂;按照鞘部的不同,分为直肠内直肠脱垂和肛管内直肠脱垂,肛管内脱垂一般为全层脱垂。

通过排粪造影和临床观察,发现直肠内脱垂多发生在直肠下段,也可发生在直肠的上段和中段,直肠全层内脱垂多发生在直肠的下段。

表 7-1　直肠内脱垂的分类

鞘部的部位	直肠壁的层次	累及的范围
直肠内	直肠内黏膜脱垂	前壁黏膜脱垂
		全环黏膜脱垂
	直肠内全层套叠	前壁全层套叠
		全环全层套叠
肛管内		多为全层全环套叠

四、诊断

根据典型的症状、体征,结合排粪造影等辅助检查结果,直肠内脱垂的诊断并不难。但在直肠内脱垂的诊断过程中,必须值得注意的问题是,临床或影像学诊断的直肠内脱垂是否能够解释患者的临床症状,是否是引发出口梗阻型便秘系列症状的主要因素。特别是伴随有其他类型的出口梗阻型便秘时,区分主次就显得非常重要,对于治疗方法的选择及预后密切相关。

1.临床症状　典型的临床症状是排便不尽感、肛门坠胀、便意频繁,有时伴有排便费时费力。多数无血便,除非伴有孤立性直肠溃疡。但包括直肠肿瘤在内的许多疾病都可能出现上述表现。因此,直肠内脱垂的诊断必须排除直肠肿瘤、炎症等其他常见器质性疾病。

2.肛管直肠指诊及肛门镜检查 指诊时可触及直肠壶腹部黏膜折叠堆积、柔软光滑、上下移动,内脱垂的部分与肠壁之间可有环形沟。也有直肠指诊只能发现括约肌松弛及直肠黏膜堆积,部分病人可触及宫颈状物或直肠外的后倒子宫。典型的病例直肠指诊时让病人做排便动作,可触及套叠环。肛门镜检查一般采用膝胸位,内脱垂的黏膜往往已经还纳到上方,因此肛镜的主要价值在于了解直肠黏膜是否存在炎症或孤立性溃疡及痔疮的情况。

3.结肠镜及钡灌肠 检查的主要目的是排除大肠肿瘤、炎症等其他器质性疾病。但肠镜退镜至直肠中下段时,适当抽出肠腔内气体后,可以很容易见到内脱垂的黏膜环呈套叠状,提示存在直肠内脱垂。肠镜下判断孤立性直肠溃疡综合征必须非常慎重,应反复多次活检排除肿瘤后才能确定,而且应定期随访,切不可将早期直肠癌性溃疡当作直肠内脱垂所引起的孤立性溃疡综合征。

4.排粪造影 是诊断直肠内脱垂的主要手段,而且可以明确内脱垂的类型:是直肠黏膜脱垂还是全层脱垂;明确内脱垂的部位:是高位、中位还是低位;并可显示黏膜脱垂的深度。排粪造影的典型表现是直肠壁向远侧肠腔脱垂,肠腔变细,近侧直肠进入远端的直肠和肛管,而鞘部呈杯口状。并常伴有盆底下降,直肠前突及耻骨直肠肌痉挛等。根据严重的临床症状和典型的排粪造影而无器质性的疾患诊断不难。直肠内脱垂的排粪造影有以下几种影像学的改变。

(1)直肠前壁脱垂:肛管上方直肠前壁出现折叠,使该部呈凹陷状,而直肠肛管结合部后缘光滑延续。

(2)直肠全环内脱垂:排便过程中肛缘上方6～8cm直肠前后壁出现折叠,并逐渐向肛管下降,最后直肠下段变平而形成杯口状的鞘部,上方直肠缩窄形成锥状的套入部。

(3)肛管内直肠脱垂:直肠套入的头部进入肛管而又未脱出肛缘。

5.盆腔多重造影 排粪造影检查不能区别直肠黏膜脱垂和直肠全层内脱垂,也不能明确是否存在盆底疝等疾病。为此,张胜本等设计了盆腔造影结合排粪造影的二重造影检查方法,即先腹腔穿刺注入含碘的造影剂,待其引流入直肠陷窝后再按常规方法行排粪造影检查。如果直肠陷凹位置正常,说明病变未累及肌层,为直肠内黏膜脱垂。如果盆底腹膜返折最低处(正常为直肠陷凹低)下降并进入套叠鞘部,则说明病变已累及腹膜层,为全层脱垂,从而可靠地区分直肠黏膜脱垂或直肠全层内脱垂。2005年刘宝华等报道7盆腔多重造影技术在出口梗阻型便秘诊断中的作用,即在上述盆腔二重造影的基础上,安置尿管同时让膀胱显影,在阴道内放置钡条使阴道显影。盆腔四重造影技术可以动态显示排便时膀胱、子宫、盆底、直肠的形态学变化,为复杂性盆底功能障碍及伴随盆底疝的直肠全层内脱垂的诊断提供了更准确全面的手段(图7-1)。

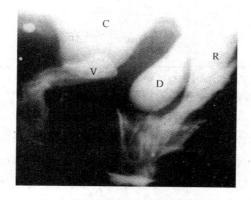

图7-1 盆腔四重造影:直肠内脱垂伴盆底疝

C.膀胱;R.直肠;V.阴道;D.盆底疝

6.肌电图检查　肌电图是通过记录神经肌肉的生物电活动,从电生理角度来判断神经肌肉的功能变化,对判断括约肌、肛提肌的神经电活动情况有重要参考价值。

有学者采用四道肌电图仪检测了 94 例直肠内脱垂患者盆底肌电图情况,肌电异常率为 85.1%(80/94)。结果表明便秘病人发病早期肌电图无变化,5～20 年才有改变。直肠前突、直肠内脱垂病人随意收缩时参加活动的肌纤维数量减少,波形稀疏,但电位电压>1000μV 以上,多相电位增加,排便时呈反常电活动,肌电图表现为神经源性损伤,可能排便时过度费力使支配神经分支变性,运动单位的肌纤维部分丧失,引起动作电位的电场在时间上和空间上极度分散所致。

7.肛管直肠压力测定　有学者采用 GY-2 型下消化道功能测定仪,对经排粪造影结合盆腔造影诊断的 36 例直肠黏膜脱垂和 25 例直肠全层内脱垂进行了肛肠测压,结果发现直肠黏膜脱垂组的肛管静息压低于对照组($P<0.05$);直肠全层内脱垂组的静息压和咳嗽压均显著低于对照组($P<0.01$);直肠全层内脱垂组的静息压明显低于直肠黏膜脱垂组。Tsiaoussis 等(1998 年)对 162 例直肠前壁黏膜脱垂的病人和 44 例正常人进行了肛肠测压,结果表明直肠前壁黏膜脱垂病人的肛管压榨压、括约肌的长度、肛管高压带的长度明显低于对照组($P<0.01$,$P<0.001$,$P<0.01$)。另外,引起内括约肌松弛的直肠最小容量明显低于对照组($P<0.01$);引起暂时、持续排便时的直肠容量均显著低于对照组($P<0.05$)(表 7-2)。肛肠测压结果说明直肠前壁黏膜脱垂能导致肛管的压力下降,损害肛管的功能状态。这是由于会阴的下降及脱垂的直肠黏膜损害了肛门内括约肌。直肠的敏感性增加的原因为直肠黏膜的脱垂导致直肠的感染和直肠黏膜的缺血。

表 7-2　162 例直肠前壁黏膜脱垂的肛肠测压结果

指标	对照组(n=44)	直肠前壁黏膜脱垂组(n=162)
肛管静息压(cmH$_2$O)	64.0±12	5.0±11
肛管压榨压(cmH$_2$O)	126.0±20	98.0±26[2]
括约肌的长度(cm)	3.1±0.3	2.0±0.4[2]
肛管高压带的长度(cm)	1.7±0.2	1.2±0.3[3]
肛管直肠抑制反射		
IAS 暂时松弛的直肠最小容量(ml)	28.0±5	22.0±6
IAS 持续松弛的直肠最小容量(ml)	105.0±12	81.0±21[2]
直肠注入 100ml 气体时 IAS 残余的压力(%)	46.0±4	62.0±11
引起暂时排便时直肠容量(ml)	90.0±13	66.0±22[2]
引起持续排便时直肠容量(ml)	140.0±35	102.0±18[1]
直肠最大耐受量(ml)	262.0±55	289.0±37
直肠顺应性(ml/cmH$_2$O)	10.9±2.0	9.9±2.2

(1)$P<0.05$,(2)$P<0.01$ 与对照组相比;IAS.内括约肌

8.直肠内脱垂的分度　目前仍然缺乏公认的直肠内脱垂分度标准,文献中报道的分度方法不尽相同,都具有一定的参考价值。

(1)有学者依套叠的深度将直肠内脱垂分为四度(表 7-3)。根据直肠内脱垂的分度结合测量套叠的肛门距,既可反映其罹患程度,又可提示被波及直肠的长度,为临床治疗提供依据。另外,根据直肠在直肠内脱垂的深度区分直肠黏膜脱垂或直肠全层内脱垂,前者在直肠内形成厚约 3mm 环形套叠;如环形套叠厚度>5mm 应考虑为全层内脱垂。二者的鉴别有时很困难,用盆腔造影同时做排粪造影较有帮助,因可同时

观察到直肠全层内脱垂的内外环形凹陷影像。依直肠内脱垂的发生部位,可分为直肠近段、远段脱垂和直肠套入肛管 3 种情况。

(2)1999 年全国便秘诊治新进展学术研讨会拟订的直肠内脱垂的诊断分度标准分为轻、中、重度)(表 7-4)。

(3)Pescatori 等(1999 年)将直肠黏膜内脱垂分为三度,Ⅰ度直肠黏膜脱垂在肛管直肠环以下,Ⅱ度直肠黏膜脱垂在齿状线水平,Ⅲ度直肠黏膜脱垂在肛管水平(表 7-5)。学者认为直肠黏膜脱垂的程度与症状有显著的相关性。

表 7-3　直肠内脱垂的分度标准

分度	标准
Ⅰ度	3～15mm
Ⅱ度	16～30mm
Ⅲ度	>30mm 或多发、多重或厚度>5mm
Ⅳ度	直肠外脱垂

表 7-4　1999 年全国肛肠学术会议拟订的直肠内脱垂的分度标准

分度	标准
正常	<3mm
轻度	3～15mm
中度	16～30mm
重度	≥31mm 或多处套叠或厚度>5mm

表 7-5　Pescatori 报道的直肠内脱垂的分度标准

分度	直肠黏膜脱垂的部位
一度	肛管直肠环以下
二度	齿状线水平
三度	肛管水平

五、治疗

直肠内脱垂的治疗包括手术治疗和非手术治疗。研究表明,直肠内脱垂的发生、发展与长期用力排便导致盆底形态学的改变有关。因此,除手术治疗外,非手术治疗也相当重要,很多病人经非手术治疗可以改善临床症状。

(一)非手术治疗

1.建立良好的排便习惯　让病人了解直肠内脱垂发生、发展的原因,认识到过度用力排便会加重直肠内脱垂和盆底肌肉神经的损伤。因此,在排便困难时,应避免过度用力,以及排便时间过久。

2.提肛锻炼　直肠内脱垂多伴有盆底肌肉松弛,盆底下降,甚至阴部神经的牵拉损伤。坚持定期提肛锻炼,可增强盆底肌肉及肛门括约肌的力量,从而减轻症状。特别是在胸膝位下进行提肛锻炼效果更好。

3.调节饮食　提倡多食富含纤维素的水果、蔬菜等,多饮水,每日 2000ml 以上;必要时每晚可口服芝麻香油 20～30ml,使大便软化易于排出。

4.药物治疗　针对直肠内脱垂并无特效药物,但从中医的角度来讲,直肠内脱垂属于中气下陷,宜补中益气、升举固脱,可采用补中益气汤或提肛散加减等。临床上应根据患者的症状个体化选择用药。

(二)手术治疗

迄今为止报到的针对直肠脱垂的手术方法接近百种,手术的目的是控制脱垂、恢复失禁、阻止便秘或排便障碍。手术往往通过切除冗长的肠管和(或)把直肠固定在骶骨岬而达到目的。按照常规的路径,直肠内脱垂的手术方式可分为经腹和经肛手术两大类。但是,目前评价何种手术方法治疗直肠内脱垂效果较好是困难的,因为缺乏大宗的临床对照研究结果。临床上应根据患者的临床表现,结合术者的经验个体化选择手术方案。

1.直肠黏膜下和直肠周围硬化剂注射疗法

(1)手术适应证:直肠黏膜脱垂和直肠内脱垂,不合并或合并小的直肠前突、轻度的会阴下降。

(2)手术方法:病人取胸膝位,该体位利于操作,使脱垂的黏膜和套叠的直肠复位,以便于将其固定于正常的解剖位置。黏膜下注射经肛门镜,直肠周围注射采用直肠指诊引导。肛周严格消毒后,经肛旁3cm进针,进针6cm至肠壁外后注射。硬化剂采用5%鱼肝油酸钠,用量8～10ml。一般2周注射1次,4次为1个疗程。

(3)手术机制:是通过药物的致炎作用和异物的刺激,使直肠黏膜与肌层之间、直肠与周围组织之间产生纤维化而粘连固定直肠黏膜和直肠,以防止直肠黏膜或直肠的脱垂。

(4)手术疗效:第三军医大学大坪医院报道了85例直肠内脱垂行注射疗法的结果,大多数临床症状明显改善。国外Tsiaoussis等(1998年)报道了162例直肠前壁黏膜脱垂行硬化剂注射治疗的结果,有效率为51%。硬化剂注射疗法治疗后不满意的原因是会阴下降和合并直肠前突。

(5)并发症:如果肛周皮肤消毒不严格,可发生肛周脓肿。

2.直肠黏膜套扎法

(1)手术适应证:直肠中段或直肠远段黏膜内脱垂。

(2)手术方法:病人采用折刀位或左侧卧位。局部浸润麻醉。充分扩肛,使肛管容纳4手指以上。在齿状线上方进行套扎,先用组织钳钳夹齿状线上方1cm左右的直肠松弛的黏膜,用已套上胶圈的两把止血钳的其中一把夹住被组织钳钳夹的黏膜根部,然后用另一把止血钳将胶圈套至黏膜的根部,为防止胶圈的滑脱,可在套扎前在黏膜的根部剪一小口,使胶圈套在切口处。

3.直肠黏膜间断缝扎加高位注射术

(1)手术适应证:直肠远端黏膜脱垂和全环黏膜脱垂及直肠全层内脱垂。

(2)手术方法

1)体位:取左侧卧位。

2)钳夹折叠缝合直肠远端松弛的黏膜:先以组织钳夹持齿状线上方3cm处的直肠前壁黏膜,提拉组织钳,随后以大弯血管钳夹持松弛多余的直肠前壁黏膜底部(图7-2a),稍向外拉,以2-0铬制肠线在其上方缝合2针,两针距离约0.5cm,使局部黏膜固定于肌层。以7号丝线在大弯血管钳下方贯穿黏膜,然后边松血管钳边结扎(图7-2b)。将第一次缝合的组织稍向外拉,再用组织钳在其上方3cm处夹持松弛下垂的黏膜,再以大弯血管钳在其底部夹持,要夹住全部的黏膜,但不能夹住肌层。继以2-0可吸收缝线在上方结扎2针,再如第一次的方法用丝线结扎黏膜。

3)硬化剂注射:距肛门缘约8cm,在其相同的高度的左右两侧以5号针头向黏膜下层注入1:1消痔灵液5～8ml,要求药液均匀浸润,然后再将消痔灵原液注射于被结扎的黏膜部分,2min后,以血管钳将被结扎的两处黏膜组织挤压成坏死的薄片。至此,对直肠前壁黏膜内脱垂的手术完毕。如果属于直肠全周黏膜脱垂,则在直肠后壁黏膜内再进行一次缝扎(图 7-2c~d)。

4)直肠周围注射法:药物以低浓度大剂量为宜,用左手示指在直肠做引导,将穿刺针达左右骨盆直肠间隙,边退针边注药,呈扇形分布。然后穿刺针沿直肠后壁进针 4cm 左右,达直肠后间隙,注入药物。每个部位注入药物总量 10~15ml(图 7-2e~g)。

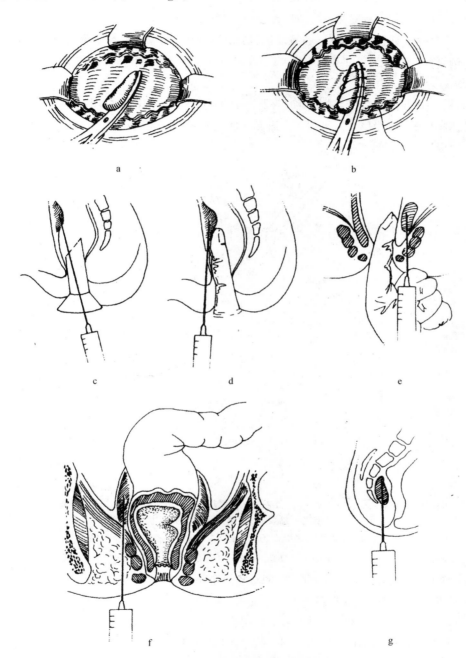

图 7-2　直肠黏膜间断缝扎加高位注射术

a.钳夹直肠前壁黏膜;b.绕钳连续缝合;c.经肛门镜直肠黏膜下注射法;d.经肛周皮肤直肠指诊下引导注射法;e.术者用左手示指伸入直肠做引导;h.边注射边退针,使呈扇形分布;g.达直肠后间隙时注入药物

(3)手术机制:手术要点在于消除直肠黏膜的松弛过剩,恢复肠壁解剖结构。本手术方法中的间断缝

扎,能使下垂多余的黏膜因结扎而坏死脱落,消除其病理改变。另外肠线的贯穿缝合,能使被保留的黏膜与肌层粘连,有效地巩固远期疗效;同时也有效地防止了当坏死组织脱落时容易引起的大出血。间断缝扎可以直达直肠子宫(膀胱)陷窝的底部,加固了局部的支持结构。经临床观察,凡直肠黏膜脱垂多起于直肠的中、下瓣,尤以下瓣为多,下瓣的位置正好距离肛缘 8cm 左右。在其两侧壁注射硬化剂,能使两侧的黏膜与肌层粘连,局部纤维化,与间断缝扎产生协同作用,加强固定,增强疗效。

(4)手术疗效:本手术具有方法简单、容易掌握、创伤小、疗效佳、设计符合解剖生理学要求等优点。金定国等报道 32 例,经 3 个月至 1 年随访,优 16 例(50.0%),良 8 例(25.0%),中 5 例(15.6%),差 3 例(9.4%),总有效率为 90.6%。

4.直肠减容术　Irwin 等(1987 年)报道的直肠减容术包括 Delorme 手术,多排直肠黏膜结扎术、纵行直肠黏膜条状切除术(图 7-3,图 7-4),采用多排直肠黏膜结扎术治疗直肠内脱垂 36 例,单排直肠黏膜条状切除术 8 例,分别报道了术后疗效。

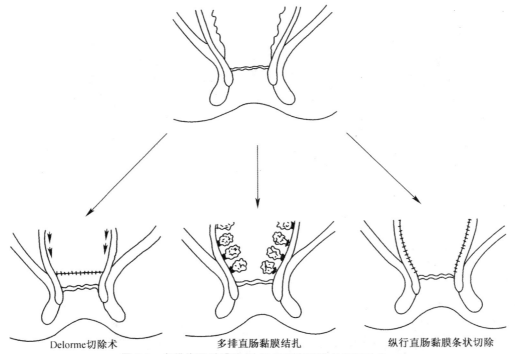

Delorme切除术　　　　多排直肠黏膜结扎　　　　纵行直肠黏膜条状切除

图 7-3　多排直肠黏膜结扎、纵行直肠黏膜条状切除术

a.Delorme 切除术.b.多排直肠黏膜结扎;c.纵行直肠黏膜条状切除

5.改良 Delorme 手术　Delorme 手术是 1900 年第一次报道用于治疗直肠外脱垂的一种手术方法。Berman 等(1990 年)采用 Delorme 手术治疗 21 例直肠内脱垂的病人,15 例(71.4%)病人症状改善。术后随访 3 年,无复发的病例。目前文献报道手术并发症占0%～34%。

Watts 等(2000 年)总结了 1983～1994 年 135 例次 Delorme 手术疗效,认为 Delorme 手术是一种简单、安全、有效的手术方法,适用于任何年龄的病人。但是该手术的复发率高,术前医师要向病人解释清楚。

(1)手术适应证:直肠远端黏膜脱垂、直肠远端和中位内脱垂。特别适应于长型内脱垂(4～6cm)。

(2)手术方法

1)术前准备同结肠手术,最好采取行电子结肠镜检查的肠道准备方法。

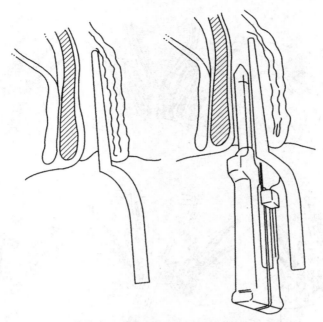

图 7-4 单排直肠黏膜结扎、纵行直肠黏膜条状切除术

2）两叶肛门镜（带有冷光源）牵开肛门，在齿线上 1.5cm 处四周黏膜下注射 1:20 万 U 去甲肾上腺素生理盐水，总量 50～80ml，使松弛的黏膜隆起（图 7-5a～b）。

3）环行切开直肠黏膜：用电刀在齿线上 1～1.5cm 处环形切开黏膜层（图 7-5c）。

4）游离直肠黏膜管：组织钳夹住远端黏膜边缘，一边向下牵拉一边用组织剪在黏膜下层做锐性分离，显露直肠壁的肌层（图 7-5d）。环形分离一周，一直分离到指诊发现直肠黏膜过度松弛的情况消失，无脱垂存在，整个直肠黏膜呈平滑状态时为止。一般游离下的黏膜长度为 5～15cm。黏膜管游离的长度主要依据术前排粪造影所显示的直肠内脱垂的总深度而定。注意切勿分离过长，避免黏膜吻合时张力过大。

5）直肠环肌的垂直折叠缝合：Delorme 手术要求将分离后的黏膜下肌层做横向折叠缝合，一般用 4 号丝线缝合 4～6 针（图 7-5e～f）。如果将黏膜下肌层做垂直折叠缝合一方面加强盆底的功能，另一方面可以减少肌层出血，同时关闭无效腔。

6）吻合直肠黏膜：切断黏膜行黏膜端吻合前需再用硫柳汞消毒创面，用 0 号铬制肠线做吻合，首先上、下、左、右各缝合 4 针，再在每 2 针间间断缝合，针距为 0.3cm 左右（图 7-5g～h）。

7）吻合完毕后，用油纱条包裹肛管，放置入肛管内，可起到压迫止血的作用。

8）术后处理术后 3～5d 进普食后常规应用缓泻药以防止大便干燥。病人正常排便后即可停用缓泻药。

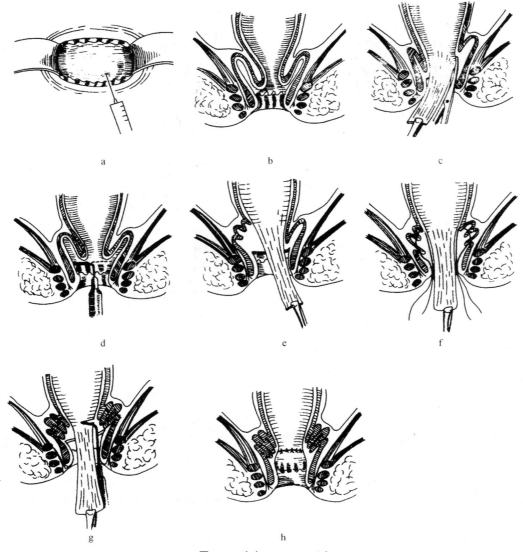

图 7-5　改良 Delorme 手术

a.经肛门直肠黏膜下注射.b.直肠远端内脱垂示意图;c.齿状线上 0.5cm 环形切开直肠远端黏膜;d.游离直肠黏膜管;e.折叠直肠远端肌层;f.折叠直肠黏膜管;g.切除直肠黏膜管;h.间断缝合

（3）手术注意事项

1）Delorme 手术强调剥离黏膜为 5～15cm,有时手术操作困难,黏膜容易被撕破。对重度脱垂者剥离 15cm,一般剥离到黏膜松弛消失为止,如果过多黏膜剥离可导致吻合处张力过大,发生缺血坏死,近端黏膜缩回等严重并发症。

2）Delorme 手术强调折叠直肠肌层,王立勇等认为在剥离黏膜长度＜15cm 时,可以不做肌层折叠缝合。这样可简化手术步骤,术中行黏膜吻合前彻底止血,加上术后粘连,同样起到肌层折叠的作用。肌层折叠还有导致折叠处狭窄的可能。

3）若合并直肠前突,在吻合直肠黏膜前,用 4 号丝线间断缝合两侧的肛提肌,加强直肠阴道隔。

4）本手术严重的并发症为局部感染,因而术前肠道准备尤为重要,术中严格无菌操作,彻底止血,防止吻合口张力过大。

手术疗效：Liberman 等（2000 年）报道了 34 例 Delorme 手术结果，与手术前相比，手术后除大便失禁外，大部分症状得到非常显著的改善（P＜0.01）（表 7-6）。但是 12 例病人并发 1 种或 1 种以上的并发症。

Watts 等（2000 年）报道了 113 例 Delorme 手术，101 例术后随访＞12 个月，其中 30 例疾病复发，手术疗效，见表 314。作者认为影响手术疗效的因素主要是黏膜切除的长度。

Siclezneff 等（1999 年）报道 20 例直肠内脱垂的病人行 Delorme 手术，结果表明术前有骶骨直肠分离、慢性腹泻、大便失禁、会阴下降者手术效果差。

综述国内文献报道的经肛门治疗直肠内脱垂的疗效，手术显著有效率为 76.4％（表 7-7）。国外 4 篇文献报道的 171 例，手术显著有效率为 73.7％。

表 7-6　34 例 Delorme 手术后临床症状改善的例数

症状	例数	％	P 值*
排便不尽感	29	85.3	＜0.001
便秘	26	76.5	＜0.001
直肠出血	14	41.2	＜0.01
用力排便	28	82.4	＜0.001
服用泻药	21	61.8	＜0.001
手助排便	17	50.0	＜0.001
大便失禁	9	26.5	＞0.05

注：* 与术前比较

表 7-7　113 例 Delorme 手术疗效

手术疗效	病例数（％）	复发间隔时间（月）	随访时间（月）
无复发	38（33.6）	—	56（18～139）
无复发	33（29.2）	—	26（0～116）
复发	30（26.5）	23（0～134）	—
随访＜12 个月	12（10.6）	—	

6.经肛吻合器直肠切除术　经肛吻合器直肠切除术（STARR）的原理是采用经肛双吻合器技术，第一把吻合器在直肠前壁切除直肠套叠脱垂的前半部分和直肠前突的突出部分，同时完成吻合，纠正直肠前壁的解剖异常。第二把吻合器于直肠后壁切除直肠套叠脱垂的后半部分，同时完成吻合。该手术同时纠正了直肠前突和直肠套叠脱垂两种解剖异常，理论上疗效应优于传统手术。经肛门、经会阴、经阴道或经腹等各种传统手术多只能纠正直肠前突或直肠套叠脱垂一种解剖异常，但许多出口梗阻型便秘患者两种因素同时存在，这直接影响了传统手术的疗效。约有 71％的患者同时存在两种解剖异常。2004 年 Longo 采用 STARR 术，同时切除直肠前突及套叠脱垂的直肠壁，以治疗出口梗阻型便秘，疗效满意。

近年国外已有多个研究评价 STARR 术的疗效，近期结果满意。Boccasanta 等对 90 例 STARR 术后患者随访 1 年，排便不尽感缓解率 81.1％、手法辅助排便缓解率 83.4％，并能降低直肠前后直径、恢复直肠顺应性、降低直肠感受阈。Gagliardi 等对 85 例患者随访 17 个月，65％的患者症状得到改善。本组研究结果显示，术后各项出口梗阻症状发生率均有明显下降，尤其是排便困难及排便梗阻感的发生率下降 50％以上。经量化评分后比较，术后排便不尽感积分较术前下降 65.2％，其余症状积分下降幅度均达 72％以上，总分下降为 77.4％。提示部分患者术后仍有一些出口梗阻症状，但症状程度较术前已明显减轻。本手术需使用 2 把吻合器,费用较高,但患者对包括治疗费用在内的总体满意度评分为 7.8 分,显示了较好的患者依从性。

(1)适应证:①符合罗马Ⅲ慢性便秘诊断标准的患者;②以下症状中至少存在 3 项:排便不尽感,排便梗阻感,排便时间长但排出困难,需要会阴部压迫和(或)采用特殊的姿势排出粪便,需用手指经肛或经阴道辅助排出粪便,只能通过灌肠方能排出粪便;③排粪造影检查至少有 2 项以上表现:直肠黏膜内套叠≥10mm,力排时直肠前突≥3cm,便后前突直肠中钡剂残留;④内科疗效不满意;⑤排除结肠慢传输或便秘型肠易激综合征者。

(2)治疗方法:术前 1d 下午口服硫酸镁或聚乙二醇电解质散行肠道准备。手术采用腰麻或硬膜外麻醉,患者取折刀位。

采用强生 PPH01 管形痔吻合器或天臣 TST33,取折刀位,经肛门置入透明扩肛器并固定,于齿线上2~5cm直肠前壁(通常为黏膜最松弛处),用 7 号丝线做 3 个直肠全层半周荷包缝合,每个荷包之间间距1cm。在扩肛器后方置入挡板于直肠内,以阻隔防止直肠后壁黏膜滑入吻合器钉仓。置入第 1 把吻合器,用带线钩将荷包线尾端从吻合器侧孔中拉出,将荷包线收紧使直肠前壁牵入钉仓。击发后退出吻合器,剪断黏膜桥,仔细检查吻合口,如有搏动性出血,用 3-0 可吸收线缝扎止血;然后在直肠后壁做两个全层半周荷包缝合,在扩肛器前方置入挡板于直肠内,更换第 2 把吻合器,余法同第 1 次吻合。

术后予以留置肛管 1~2d,禁食 1~2d,流质 2d,予以静脉补液和抗生素治疗 3d。

(3)观察指标和疗效评估标准:①手术相关指标。包括手术时阿、手术并发症。②术后疼痛评分。采用模拟视觉评分法(VAS)对术后 3d 内疼痛评分,0~10 分,0 分表示无疼痛,10 分表示剧烈疼痛不能耐受,并纪录应用镇痛药情况。③术前术后症状比较。包括排便困难、排便梗阻感、便不尽感、需用手法经会阴或阴道辅助排便、需服用泻药排便、需用开塞露或灌肠排便,分别比较术前术后各症状的发生率,并对各症状进行评分量化比较。④总体满意度调查。患者对治疗过程、术后恢复、手术疗效及治疗费用进行总体评分,0~10 分,0 分为很不满意,10 分为非常满意。总体满意度评分平均 7.8。

7.乙状结肠部分切除、直肠固定盆底抬高术

(1)手术适应证:适应于严重的内脱垂,尤其是高位直肠内脱垂。若合并有盆底疝、子宫后倒、孤立性直肠溃疡、直骶分离,或合并结肠传输延迟,则更是手术指征。

(2)手术方法:①直肠固定术或者 Orr's 直肠悬吊术;②盆底疝修复和盆底抬高术;③子宫固定术;④乙状结肠切除术,若伴有结肠无力应切除相应的肠段或全结肠。

1)直肠固定术:取左正中旁切口,显露直肠子宫或直肠膀胱陷凹,切开直肠和乙状结肠两侧的腹膜。分离直肠前壁疏松组织,直达肛提肌。锐性或钝性分离直肠后壁,直达尾骨尖。分离直肠前陷凹的腹膜,直到膀胱或子宫后壁。拉直游离的直肠,用 4 号丝线将直肠的后壁两侧与骶前筋膜缝合 3~4 针,并将直肠乙状结肠交界处缝合于骶骨岬。

2)盆底抬高:将直肠膀胱或子宫陷凹的前腹膜向上提起,剪去多余的腹膜,缝合于提高并固定的直肠前壁。

3)子宫固定术:用 7 号丝线缝合子宫圆韧带,并将其缩短。

4)乙状结肠切除:将冗长的乙状结肠切除。

8.Ripstein 直肠固定术

(1)手术适应证:本术式是治疗直肠脱垂的方法,亦可以治疗中位和高位的直肠内脱垂,亦可以用于经腹手术中的直肠悬吊术。

（2）手术方法

1）切开直肠乙状结肠两侧的腹膜，分别于直肠前后游离直肠达肛提肌水平（图7-6a）。

2）将直肠向上牵拉，在骶骨中线右侧1cm处，用4号无创伤缝线缝入3～4针，并保留缝线（图7-6b）。

3）将Teflon网剪成4cm宽的条片，其中一侧先缝合于右侧的骶骨前。将直肠拉紧后，用丝线将Teflon网缝合于直肠，一般缝合5行，每行4针（图7-6c～d）。

4）修剪Teflon网，使缝合后无张力，可在直肠后放一手指。左侧网端缝合于左侧（图7-6e～f）。

5）另一种缝合Teflon网方法：将Teflon网条缝合于骶骨中线筋膜，直肠拉紧后，将网条的两端向前绕过直肠两侧至前壁，分别缝合固定。但直肠前壁中央留2cm宽的空隙，以防止直肠狭窄（图7-6g～h）。

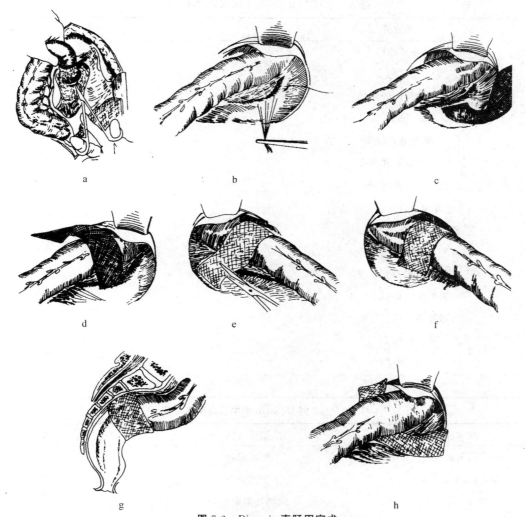

图7-6　Ripstein直肠固定术

a.游离直肠达肛提肌水平；b.骶骨中线右侧1cm处进针；c.Teflon网片一端缝至骶前筋膜；d.Teflon网片与直肠壁缝合固定；e.修剪左侧Telfon网片；f.将左侧Teflon缝于骶前筋膜；g.另一种固定法；h.Teflon网片固定直肠于骶骨凹内

Ripstein手术是一种安全有效的手术方式，特别对于直肠脱垂或直肠全层内脱垂。该手术最明显的作用是改善了病人的排便节制功能，但确切机制目前尚不清楚。Schultz等（2000年）报道112例Ripstein手术后76例随访结果，表明便血、肛门疼痛、里急后重症状较术前明显好转。

Johansson等（1985年）报道63例直肠内脱垂采用Ripstein手术，手术前后临床症状大部分改善，但气失禁较术前增加,原因不详。

　　综述国外文献,Ripstein 手术的复发率为 0%～5%,最高为 12.2%;手术并发症发生率为 0.8%～52.0%。Roberts 等(1988 年)报道了 130 例,其并发症发生率高达 52.0%。并发症多发生在术后近期。学者认为修补材料引起的大便梗阻是一个最危险的因素,修补材料的宽度及医师技术是手术成功的关键因素。

　　Schultz 等(2000 年)报道了 112 例病人行 Ripstein 手术,包括直肠脱垂 69 例,直肠内脱垂 43 例。术后 30d 内的近期并发症的发生率为 33.0%(37/112),其中 5 例有一种以上的并发症(表 7-8)。对病人进行了长期随访,发生晚期并发症 13 例,其中直肠阴道瘘 2 例,分别发生在术后 3 年和 10 年(表 7-9)。

表 7-8　112 例 Ripstein 手术后近期并发症

并发症	例数
尿道感染	17
伤口感染	6
不明原因的发热	4
肺炎	3
短暂意识障碍	3
心力衰竭和胸痛	2
短暂糖尿病	1
过度输液导致的低血钠	1
膀胱出血(在手术室出现)	1
下肢深静脉血栓	1
需要手术的粪便梗阻	1
需要手术的膈下感染	1
需要手术的肾盂积水	1
抑郁症	1
排尿困难	1
合计	44

表 7-9　112 例 Ripstein 手术后远期并发症

并发症	治疗方法	例数
直肠阴道瘘	手术修补	2
Insisional hernia	手术修补	1
切口神经痛	局部注射麻醉药	1
需住院治疗的便秘	服用泻药或灌肠	3
小肠梗阻	手术治疗	5
乙状结肠粪石和腹膜炎[1]		1

(1)代表尸检发现

　　9.Well 手术　手术方法类似 Ripstein 手术。Christiansen 等 1992 年报道该手术后发现用补片包绕的直肠动力障碍,但并未发现狭窄。并用该手术治疗 8 例直肠内脱垂,3 例临床症状明显改善。

手术方法：

（1）切开直肠两侧的腹膜，充分游离直肠至肛提肌的水平（图7-7a～b）。

（2）将 Marlex、Telfon 网，或者 Ivalon 海绵片剪成约 8cm，用 2-0 的不吸收缝线，缝合于骶骨中央的骨膜上（图7-7c～d）。

（3）补片两侧包绕直肠，并与直肠固定，前壁中央留 2～3cm 的空隙，缝合盆底腹膜（图7-7e～f）。

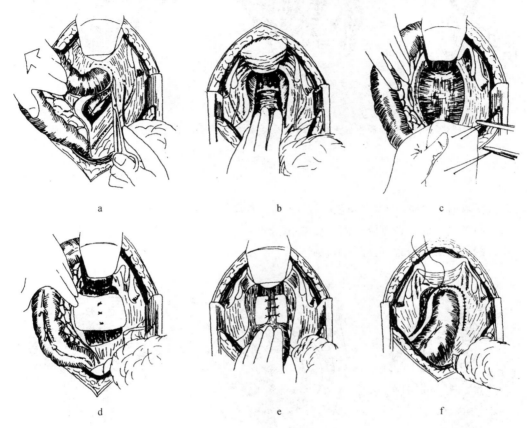

图 7-7　Well 手术

a.切开直肠两侧腹膜.b.充分游离直肠至肛提肌水平;c.将 Ivalon 海绵片缝于骶骨中央;d.Ivalon 海绵片已植于骶前;e.两侧包绕直肠并与直肠缝合固定,前壁中央留出 2～3cm 空隙;f.缝合盆底腹膜

10.Orr 手术　　Orr 手术是由 Orr 等 1947 年首先应用于临床，用于治疗直肠外脱垂。以后人们将其应用于治疗直肠内脱垂。Christiansen 等 1992 年用该手术治疗 14 例直肠内脱垂，6 例临床症状明显改善。

手术方法：

（1）取大腿阔筋膜或者腹直肌前鞘筋膜，长 1～2cm×10cm（图7-8a）。

（2）将两条筋膜带分别缝合于直肠两侧及骶骨岬筋膜，使直肠悬吊（图7-8b）。

（3）缝合盆底，关闭 Douglas 陷窝（图7-8c）。

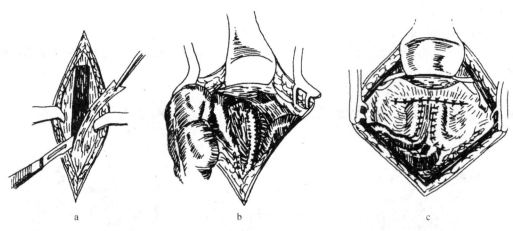

图 7-8 Orr 手术

a.大腿外侧取阔筋膜带；b.将两条筋膜带缝于直肠两侧及骶骨岬上方筋膜，使直肠悬吊固定；c.缝合盆底，关闭 Douglas 陷凹

11.Nigro 手术

手术方法：

（1）切开直肠两侧的腹膜，游离直肠至肛提肌（图 7-9a）。

（2）Teflon 网条缝合固定在直肠两侧及后壁（图 7-9b）。

（3）Teflon 网条固定在耻骨，向前悬吊直肠（图 7-9c）。

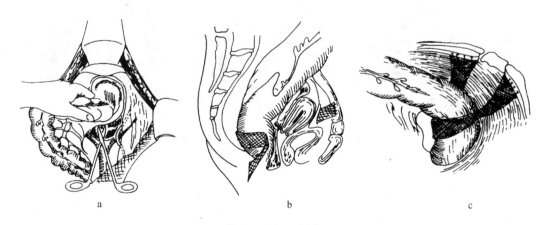

图 7-9 Nigro 手术

a.切开直肠两侧腹膜，游离直肠后间隙至肛提肌；b.Teflon 网条缝合固定在直肠下端后壁及侧壁；c.Teflon 网条固定在耻骨，向前悬吊直肠

12.功能性直肠悬吊和盆底抬高术　　长期以来在治疗直肠内脱垂时，外科医师重视了从解剖学上纠正直肠脱垂，手术虽然纠正了直肠脱垂，但约 50％ 的病人症状未改善，功能上未治愈。手术分离可能是造成直肠自主神经损伤的原因之一，部分病人在手术后反而加重便秘的症状。为此，张胜本等采用功能性直肠悬吊术。所谓功能性直肠悬吊术是通过改进手术操作，纠正直肠内脱垂的同时，不游离直肠从而避免损伤自主神经，达到提高治愈率的目的。

（1）手术适应证：与乙状结肠切除、直肠固定盆底抬高术相同。

（2）手术方法：有学者报道了 38 例功能性直肠悬吊术，详细叙述了手术方法，并报道了术中所见。

1)改良的 Orr 直肠悬吊术:38 例病人都有较大程度的盆底下降,同时发现直肠周围组织松弛 14 例,周围脂肪堆积 5 例,直肠内脱垂 13 例。对这类病人采用改良的 Orr 直肠悬吊术,悬吊材料先选用腹直肌前鞘,后改用丝线,甚至将腹膜或松弛的侧副韧带固定在骶骨岬上,开始直肠两侧悬吊,但发现易形成夹角妨碍肠道内容物通过,后改为单侧悬吊。有 3 例腔静脉分叉下移掩盖骶骨岬,仅将侧腹膜固定。最初几例直肠固定高而紧,使直肠失去上下活动而术后坠胀感重,改为固定直肠时留下直肠活动的余地,以利于排便动作后症状消失,故改为功能性直肠悬吊术。

2)盆底抬高:盆底下降的病人,术中发现 Douglas 陷窝加深,最初几例是将直肠与膀胱或阴道间隙分离后,上提缝合,同时修补直肠前突 4 例,术后坠胀感反而加重。尔后只将过深的盆底腹膜缝合,消除 Douglas 陷窝过深,并缝合疝囊至膀胱颈及子宫骶韧带水平,病人恢复快而无症状。

3)乙状结肠切除:术中发现乙状结肠冗长 35 例,2 例扭曲,6 例乙状结肠进入盆底疝囊内。最初的 4 例未处理乙状结肠,过多的乙状结肠与直肠固定后成角,术后出现左下腹阻塞症状,以后 30 例常规切除过长的乙状结肠,消灭成角,另有 3 例因左半结肠通过缓慢而行左半结肠切除,未再出现左下腹阻塞症状。

4)子宫固定术:27 例女性除 1 例子宫与前腹膜粘连及 2 例原来做过子宫切除外,24 例都有子宫内脱垂及子宫后倒,并陷入 Douglas 陷窝,其中 2 例子宫较大,把直肠压在骶骨上,增加腹压排便时子宫阻塞粪便通过直肠,故本组常规做子宫抬高固定与纠正后倒。

(3)术后处理:直肠内脱垂经腹手术针对腹内脏器向下移位做了相应的处理,而得到形态的纠正。而已松弛的盆底肌若用手术干预,必然带来更严重的反应。因此,加强术后的长期功能锻炼,注意多饮水、多食粗纤维食物及油类,充分利用排便时的生理反射,避免过度用力摒便等,才能防止本病的复发。

(4)手术疗效:15d 内排便困难及梗阻症状消失者 29 例(76.3%),好转 5 例(13.2%),差者 4 例(10.5%)。效果差的原因与直肠悬吊过紧,子宫及直肠未处理有关。术后排粪造影 14 例,直肠内脱垂的表现消失,但临床症状存在,可能也与未留下直肠在排便时运动的余地之故。黄显凯、张胜本等(1993 年)报道了 38 例直肠内脱垂几种式式的疗效。综述国内外报道的各种经腹手术 120 例,81 例手术效果明显(67.5%)。

13.经腹腔镜直肠固定术　　与剖腹手术相比,经腹腔镜直肠固定手术具有独到的优点,包括微创、疼痛轻、恢复快、腹部切口美观、更短的住院日等。目前经腹腔镜直肠固定术,可以缝合固定于骶骨岬也可以用补片在直肠后固定。直肠部分切除或不切除视术中情况定。Heah 等(2000 年)报道从 1994～1998 年经腹腔镜行 25 例直肠固定术,病人为直肠全层内脱垂。4 例因腹腔小肠粘连术中转为剖腹手术。21 例完全经腹腔镜直肠内固定术。2 例再次出现直肠内脱垂,行 Delorme's 手术;另外 2 例合并有直肠孤立性溃疡综合征。25 例病人的特点,见表 7-10。术后随访 26(1～41)个月,术后 16 例临床症状明显改善。2002 年 Solomon 等报道了 39 例行直肠固定术患者的随机对照研究,19 例开腹手术,20 例行腹腔镜固定术。结果发现腹腔镜组具有恢复饮食快、术后下地活动早、住院时间短、并发症少的优势,这些与神经内分泌应激的减少有关。但长远的效果,包括便秘、脱垂复发及失禁的评分等与开腹手术显著差异。

综合国外文献报道随访 8～30 个月的结果,死亡率为 0%～3%,术后复发率为 0%～10%,表明腹腔镜直肠固定术与开腹手术一样安全有效,手术对便秘和失禁的疗效与直肠固定的方式有关。

表 7-10　25 例经腹腔镜直肠内固定术病人的特点

项目	病人例数
男性	3
女性	22

续表

项目	病人例数
平均年龄（岁）	72（37～89）
随访时间（月）	26（1～41）
平均手术时间（min）	96（50～150）
术后第一次大便的平均时间（d）	4（3～5）
平均住院天数	7（3～23）

（赵建勋）

第八章 炎症性肠病

第一节 慢性非特异性溃疡性结肠炎

慢性非特异性溃疡性结肠炎（简称"慢性结肠炎"）是属中医"泄泻""肠澼""久痢"范畴，以腹痛、腹泻、黏液便为三大典型症状。重者结肠镜下可见结肠溃疡、出血等改变，轻者仅见结肠黏膜不同程度的水肿、充血、血管走行不清。大便常规检查可见黏液便、红白细胞，大便细菌培养无病源菌生长。

一、辨证论治

有学者总结其经验，大致可归纳为"一个认识，两种疗法，三个辨证分型，四个用药原则"，简述如下。

（一）一个认识

"泄泻之根，无不源于脾胃"，这是对慢性结肠炎病因病机认识的概括。因为脾主运化，胃主受纳，若脾胃虚弱，水谷不化而为湿滞，湿邪黏腻，初期在经，久之入络，在经伤气遂成泄泻，在络伤血终化为瘀。迁延日久则脾肾阳虚。肾为胃之关，肾阳不足，命门火衰，不能温养脾胃，以致泄泻顽固难愈。正如《景岳全书》中所说："若饮食失节，起居不时，以致脾胃受伤，则水反为湿，谷反为滞，精华之气不能输化，致合污下降而泻痢作矣。"

（二）两种疗法

"内治与外治并举"，这是对慢性结肠炎疗法的提炼。慢性结肠炎以内治为主，配合灌肠、喷敷和针灸，经验证明可提高疗效。灌肠法虽归类于外治法，实属一种特殊内治法。因大肠虽不具备消化功能，但对药液有直接吸收、渗透、扩散作用，对粉剂亦有较好吸附力。灌肠还可避免某些药对胃的刺激。有学者使用灌肠药物，一般是锡类散1～3g，混于第三煎汤剂中，视情况不同，取50～200ml不等，保留灌肠。喷敷法是指在直肠镜下，将自制药粉喷布或敷布于溃疡面。此外，嘱患者在神阙、足三里两穴隔姜灸15min，每日2次，温脾阳之功效著。

（三）三个辨证分型

"湿热、脾虚、阳虚"，这是对慢性结肠炎辨证类型的提炼。大量文字资料摘录的辨证分型不下10余种。其中三个分型最有概括性。

1.湿热型（相当于慢性结肠炎急性发作期）

主证：黏液血便，日10～20余次，里急后重，腹部绞痛，痛则腹泻，伴发热、倦怠、纳呆，舌苔白腻或黄腻，脉弦细数。

辨证：大肠湿热，脾虚肝旺。

治法：清热利湿，健脾和肝。

方药：白头翁汤、槐花散、葛根芩连汤化裁，常另加防风、当归、白芍以散风和肝。

2.脾虚型（相当于慢性结肠炎缓解期）

主证：面色苍白，食欲不振，呕吐腹胀，消瘦乏力，少腹隐痛，大便日 3～5 次，稀伴黏液，舌淡、苔薄白，脉沉细无力。

辨证：脾阳不振，湿邪未清。

治法：温补脾阳，和胃燥湿。

方药：参苓白术散加减，常另加炒苍术、炮姜、薏苡仁等，加强温脾利湿之功。

3.阳虚型（相当于慢性结肠炎的迁延期）

主证：病程迁延日久，少食神疲，腰酸腹痛，恶寒喜暖，五更泄泻，日 3～5 次，稀便或完谷不化，偶有黏液，舌淡、苔薄白，脉沉。

辨证：脾肾阳虚，大肠虚寒。

治法：温补脾肾，固肠止泻。

方药：四神丸、真人养脏汤、芍药甘草汤化裁，常另加伏龙肝、炮附子等，以固肠温肾。

（四）四个用药原则

"益气养胃贯穿全局，增减斟酌夹实夹虚，涩肠止泻审时度势，佐药不离风、血、渗、利"，这是治疗慢性结肠炎的用药原则。

1.益气养血贯穿全局　慢性结肠炎无论何种类型，要始终掌握"健脾胃而固中州"的原则。健脾药可用于每一例患者。从近年来中西医结合研究的成果证明，中医的"脾"与机体免疫功能有关。脾虚则机体免疫功能下降、毛细血管通透性增大。采取益气养血法不仅能纠正脾虚，也能改善免疫功能，从而提高疗效。

2.药物增减斟酌夹实夹虚　对慢性结肠炎的内治虽分以上三型，但特别强调，临证时患者情况不同，用药后变化迥异，各期症情常交互掺杂，故加减药物首当视虚实何者为重。实证夹虚者不可一味苦寒以致败胃，宜加平补之品，如山药、扁豆、莲子等；虚证夹实者则于温药中佐以甘凉平剂如杭白芍、秦皮、鸡冠花、土茯苓之类。犹如里急后重一症，每因便血量多而加重，宜加川军炭、焦槟榔；腹痛重每因气滞不通而明显，宜加木香、乌药、沉香面。

3.涩肠止泻审时度势　涩肠之品的应用先后值得探讨，如虚寒之慢性泄泻，不可开始即用赤石脂、诃子、米壳等收涩之品，因其脾肾之阳未振，闭关收涩而湿滞内留，应先予以温补之剂调理，脾肾之阳渐振，大便溏泻虽减未止，再佐以固涩止泻，可助疗效；若见脾肾阳气大虚而成滑脱之象者，又当别论。灵活掌握可达事半功倍之效。

4.佐药不离风、血、渗、利　慢性结肠炎系湿邪为患，故当佐以散风之品，如防风、羌活，所谓"风可胜湿"之理，常可得颇佳疗效。本病日久多入血分，便血者当加槐化炭、地榆炭、三七粉等止血化瘀药；若泻重者应分流以缓势，利小便以实大便，又叫"旁开支流"，宜运用平和甘淡渗湿药，如车前子、茯苓、泽泻、赤小豆等。

至此，似可搁笔。但经细心观察，尚有一绝不可不言，即煎服药法：宜文火久煎，使其味厚入中焦，饭后服。尤其在睡前灌肠，因睡后肠蠕动弱，药物在肠道保留时间长，还须嘱患者饮食起居宜忌：饮食以少渣高蛋白为宜，忌食生冷、贪凉、生气、急躁。

二、方药分析与应用

(一)治疗慢性结肠炎基础方的分析

慢性结肠炎属中医之"泄泻""下痢"范畴,据临床统计就诊者均为反复发作,时重时轻,病程较长,最长者可达 30 年,一般超过 1 个月。此病多由急性泄泻治疗不当,余邪未尽,邪留日久,伤及正气,故治疗时以固本扶正、益气健脾为主,辅以清热解毒、利湿化滞、理气止泻等。

治疗此病组方有基础方,再根据偏寒、偏热、偏食滞、偏瘀血等不同症状加味组合。基础方为党参、白芍、川连、木香。党参善补中焦,性平和,不燥不腻,补气而养血生津;现代研究发现,党参有强壮、补血作用,动物实验证明其对神经系统有兴奋作用,增强机体抵抗力,并能使红细胞及血红蛋白增加,还能助消化,为首选药。白芍补中有收,益气养血,止下痢腹痛后重;现代药理研究发现,其所含芍药苷具有较好的解痉、镇痛、镇静及消炎、抗溃疡作用,且煎剂对多种病菌有抑制作用。川连治疗湿热蕴结大肠的泄泻疗效最佳。木香为行气止痛要药,尤长于行肠胃气滞,且在补益剂中应用,能免滋腻过重,配合全方可起到补而不滞的作用。此基础方有补气养血、清热解毒、理气止痛的功效,实为参苓白术散、芍药甘草汤及香连丸之合方化裁而成。

(二)补益药在治疗慢性结肠炎中的应用

治疗慢性结肠炎之处方中,以补益药为主药,方以健脾丸加四君子汤为基础方。常用药为党参、生黄芪、太子参、白术、山药等。现代医学证明,此类药具有提高人体免疫功能的作用。因慢性结肠炎患者多为免疫功能低下者,肠黏膜抵抗力差,加之病菌的存在,导致疾病的发生,从中医辨证来看,其为正气不足、驱邪不力所致。导致正虚的原因主要有:病程长,反复发作,耗伤正气;临床治疗(尤其在早期)多采用清热解毒之剂,苦寒之品易损正气,因此治疗本病以补益剂为主,为必用之品,且剂量较大,一般用 30g。党参补中益气,不燥不腻,为脾虚之必用药,现代药理研究发现其对神经有兴奋作用,可增强机体的抵抗力;生黄芪的升阳之力较强,类似激素的作用,能改善皮肤血运及营养状况,还有一定的抑菌作用,对脱肛、直肠部下坠、怕冷者,应用效果好;太子参补气养阴,用于病程长、大便干者,有育阴清热之功;白术补脾气,燥湿利水,为健脾要药,现代药理研究发现其具有镇静、缓和肠胃蠕动的作用;山药补气养阴,因有涩性,故有轻微的收敛作用,从而止泻。

总之,补益药无论急、缓皆能应用,为首推扶正之意,再酌情辅以利湿、温胃、化滞、止泻、解毒之品。

(三)清热解毒药在治疗泄泻中的应用

慢性结肠炎患者泄泻由于脾胃功能差、抵抗力弱,因此,饮食稍有不慎即可出现急性发作,例如,食生瓜果、冷饮、外买熟食后,虽与常人一样进食,然常人能受而患者不能受,这是因为患者的胃肠防御功能差,邪毒由外而入,正气抗邪无力,故而发作,可见腹痛下痢脓血,里急后重等。在这种情况下,清热解毒之品非用不行,当然是在补益扶正的前提下辅以清热解毒。

常用药为金银花(炭)、白头翁、土茯苓、黄连、秦皮、马齿苋等。此类药物经现代药理证明,均有较强的抑菌、杀菌作用。白头翁、秦皮、黄连相配取白头翁汤之意,金银花炒炭,解毒止痢,土茯苓利湿解毒,马齿苋为凉血解毒、止痢消肿之品。

在辨证时,但见脓血、里急后重者必用清热解毒药,一般白头翁、秦皮配对而用,川连为治泄泻的基础用药,金银花、马齿苋多在热象明显时用,如舌红、心烦起急、肛门灼热。

讲此类药不宜多用、久用,处方中一般用两三味药,症状一消失,即停用,因此类药皆大寒,对脾虚之人,稍过则必伤正,另外用此类药时,其他温热之品酌量增加,以抵药性之寒。

（四）化滞药在慢性结肠炎治疗中的应用

慢性泄泻是慢性结肠炎、直肠炎的中医诊断，其主要病机为脾虚湿盛，湿盛则泻。脾为后天之本，气血生化之源，主运化水谷精微，若脾虚失健，水谷输布不利，则成湿滞，湿滞困于中焦，气机阻滞，清浊混淆，走于下而为泄泻。由于脾虚运化无力，而机体又需每日进食水谷以化生气血，因此水谷难化，留而成滞。此处所言"滞"指的是脾虚推动无力之气滞、食谷未化之食滞。在治疗泄泻时，注重化滞药的使用，使湿滞得化，脾气不为湿滞所碍，则脾气得以活动起来。

常用的化滞药为焦槟榔、木香、鸡内金、莱菔子、焦三仙等。焦槟榔能消积导滞，多用于腹胀、失气多者。现代药理研究发现，槟榔碱可兴奋 M-胆碱受体，引起腺体分泌增加，故能增加肠蠕动。因此，用此药时一定会告诉患者，用药后可能大便次数反而稍有增加，是为消导体内积滞所用。木香善行脾胃之气滞，又能健脾，因此为处方中之必用药。鸡内金、莱菔子、焦三仙均为消食积之品，现代药理研究发现，焦神曲为一种酵母制剂，鸡内金促进胃液分泌，均能增强消化功能，而莱菔子、山楂均有抑菌作用。

看来中药的用药原则是以症为主，对症用药，而现代药理研究的结果让我们感到这二者的符合率是如此之高，说明中医中药有丰富、深刻的内涵。

（五）祛湿药在治疗慢性结肠炎中的应用

慢性结肠炎属中医"泄泻"范畴，主要表现为腹泻，次数多在每日 3 次以上，且病程往往超过 6 个月，有些急性发作者，也是在慢性较长病程中出现的急性表现，亦属此病。中医辨证当属脾虚（脾虚日久，累及肾虚者是脾虚迁延所致）。脾虚运化失司，水液不得输布，反为水湿，水湿内停，食谷不化，大肠传导失常，故而作泻。湿性重浊，缠绵则病久反复难愈，所以湿邪在此病的发病过程中是一个重要的因素，它既是脾虚的产物，反过来又碍脾，因此治疗当中，要侧重祛湿，包括渗湿、燥湿，目的是化湿、祛湿。

祛湿从两方面讲：一为，补益药健脾益气，脾气健，则运化力增强，水液代谢才能正常，不再形成水湿；二为，利湿药为祛除已形成水湿的作用，如此人体才能恢复正常状态。补益药前面已谈，此处仅讲利湿药的应用。

常用祛湿药为云苓、薏苡仁、冬瓜皮、苍术、黄连、秦皮等。云苓实为健脾之品，脾健则水湿得以化；薏苡仁与云苓同为健脾利湿，然薏苡仁性微寒，能清热排脓，又近年新观点，慢性结肠炎从"内痈"考虑，薏苡仁善治肠痈，此处拈来，为其新用；冬瓜皮、冬瓜子性寒，可导大肠之积垢；苍术、黄连、秦皮均为燥湿之品，苍术还有健脾作用，黄连、秦皮均能清热，脾虚湿停，郁久必化热，因此黄连一味为必用之品，另考虑，补益品性偏温热，佐以黄连之苦寒，使方剂趋于平和。

（六）固涩药在慢性结肠炎治疗中的应用

慢性结肠炎中医称"泄泻"，以泻为主，患者排便次数多，一般每日在 3 次以上，甚者可达 10 余次，久泻伤人，使本已亏虚的患者不能得水谷之精微的滋养，体虚亦甚，正气难复，抗病无力，久病不起，因此泻甚日久者使用涩肠止泻之药就很有必要。

把握固涩药的使用时机是其效用产生的关键，过早使用，在湿毒、食滞未去之时易使邪滞留于内，加重病证，难奏止泻之功，即有"闭门留寇之害"，故要在湿滞祛除之后，及时使用，使泻止，使正气存，病体得以恢复。

一般在使用化滞克消之品后，观察患者症状，当无脓血及黏液、舌苔无厚腻状时方可应用，常用药为诃子肉、乌梅、肉果、石榴皮、五倍子、莲子肉、赤石脂等，其中以诃子肉、肉果、莲子肉使用较多，诃子肉水煎剂现代研究证实有较强的抑菌作用，所含鞣质对慢性结肠炎形成的黏膜溃疡有收敛作用，还能缓解平滑肌痉挛。诃子肉"下宿物，止肠澼久泻、赤白痢"，有收敛之功，无恋邪之弊。莲子肉既能补益又有收敛之功，素有"脾果"之称。乌梅、石榴皮都有明显的抑菌作用。

当然,固涩止泻药的使用是有选择的,次数多伴肛门坠胀用诃子肉,泻下带血者用赤石脂,腹泻、腹痛用肉果,泻下伴脱肛用五倍子、石榴皮。

(七)温里药在慢性泄泻治疗中的应用

慢性泄泻病位在中焦,在脾胃,脾失健运,水谷不化,走下而为泻,泻久耗伤阳气,损及肾阳,又因脾虚水谷精微不能输布,肾阳不得充养,终成脾肾阳虚,阳虚则寒,故久泻患者多形寒肢冷,或得寒腹痛泻重,因此,在治疗时针对此类患者采用温里药以温阳散寒。

常用药为附子、肉桂、炮干姜、吴茱萸、小茴香等。此类药现代研究发现具有镇痛、杀菌作用。附子性大热,温阳之力强。肉桂、干姜温补脾胃,散寒止痛。吴茱萸温中助阳止泻。温里药的运用是十分慎重的,无寒象不用,有寒象者也仅用1～2味,一般用肉桂、炮干姜者多。慢性泄泻者有上热(虚热)下寒之证,表现咽部不适、干痛(即慢性咽炎症),是阴阳阻隔、虚弱之阳气浮于上的表现,此时用肉桂有引火归元、益阳消阴之功。只有形寒甚者用附子。吴茱萸多用在五更泻的患者,与补阳之药补骨脂同用取四神丸之意。对少腹坠痛者,使用小茴香,配理气之橘核,应茴香橘核丸之用。炮姜、干姜本源一物,干姜燥烈之性较强,温中回阳,寒象重者用,炮姜温中止泻,兼能止血,前人有"干姜能走能守,炮姜守而不走"的说法。温里药性温热、燥烈,故用量较少,一般用3～5g。

(八)理气药在慢性结肠炎治疗中的应用

慢性泄泻之根本病因为脾虚,此脾虚有两方面。①饮食不节或不洁,损伤脾胃,导致急性泄泻,失治或治疗不当,邪未尽去,迁延日久,中焦亏虚。②先天禀赋不足,后天失养,素体中亏,二者相合,脾虚而生,脾气不足,运化无力,则气运不畅,水谷失运而为湿滞,阻碍升降传导,气滞壅阻。因此,慢性泄泻一病中,气滞之症状经常存在,重者更见气滞血瘀之证。临床可见腹痛、腹胀、下坠、泻下不爽、面色晦、肌肤失荣等症状。此气滞为脾虚湿停所致,为虚中夹实,治疗时在健脾祛湿的同时,一定配以理气之品,在脾健湿祛、运化渐复之时,配理气品以推动滞阻,则使人体整体康复。

常用药为木香、乌药、橘核、枳壳、元胡等。木香为行气止痛主要药,可治内外上下气滞、诸痛,尤长于行肠胃气滞,且兼有温中健脾的作用,在补益剂中应用,能疏通气机,免滋腻过重,可以起到补而不滞的作用,为处方中必用之品,现代药理研究发现,其对平滑肌有解痉作用,对某些致病菌有抑制作用。乌药行气止痛还能温肾散寒,多在有腰腹寒冷时用,现研究药理研究发现,其能增强肠蠕动,促进肠道气体排出。枳壳一味,现代常用于治疗脱肛(其他如子宫脱垂、胃下垂等)疗效较好,因此,临床久泻伴脱肛者多应用。元胡止痛作用最强,在泄泻伴腹痛为主者用。橘核入肝经,故泄泻伴少腹痛者用。总之,理气药的应用因人(患者)而异,多有针对性的选用。

(九)灌肠药治疗慢性结肠炎的分析

慢性结肠炎的好发部位为直肠、乙状结肠,临床以直肠部发病为多见,约占患者的90%。肠镜下可见肠黏膜弥漫性炎症改变、充血、水肿、肥厚、溃疡,因此治疗时,除了内服中药外,局部灌肠也是行之有效的方法。灌肠可使药物直达病灶,通过临床观察,内服加灌肠的方法比单纯服药或单纯灌肠效果都好。

灌肠之法历史久远,在《史记·扁鹊仓公列传》中提到,上古之时有一个叫俞跗的良医,可以"湔浣肠胃",有学者认为这就是清洁灌肠,这说明祖国医学早就有灌肠疗法。

慢性结肠炎属中医"泄泻""下痢"范畴,有时间长、易复发的特点,有学者认为"病久不愈,多责之疮毒"。泄泻为大肠湿热蕴久、形成疮毒所致,因此,选用清热燥湿、解毒疗疮之剂。

常用方的组成为黄芩、黄连、大黄。原方为《金匮要略》的泻心汤,外用最早见于《肘后备急方》"治恶疮三十年不愈者"。有学者凭借多年的临床经验加之对古方剂的透彻理解,创造性的选用了这一方药用作灌肠剂,事实上临床效果显著。大黄一味能清火消肿、凉血解毒,现代药理研究发现,其有抗菌作用,又含有大黄鞣酸,故能收敛,局部灌肠可使溃疡收敛,并且大黄还可止血。据临床报道,大黄煎水漱口可治疗口唇溃疡,因此煎剂灌肠,可治疗肠黏膜溃疡。黄芩可抗炎、抗变态反应,还有缓解肠管痉挛作用。黄连有较强抑菌作用,还可解热镇痛。治疗时,三药煎水保留灌肠,或在此基本用药基础上,根据具体病症酌情加味。

（十）食疗在慢性泄泻治疗中的作用及应用

泄泻属现代之消化系统疾病,中医辨证病位在脾及大肠,多由脾虚失运造成。脾虚的产生原因为:先天不足,运化功能弱;后天失养,包括饮食不节、不洁,致使脾胃受伤,久之,正气受损。脾气虚弱,必然影响水谷精微物质输布,进一步会对人体的整体生理功能产生不良影响,可导致贫血、营养不良、免疫力下降等。中医认为,脾虚日久,导致肾亦亏虚、肝气郁滞等相关症状。

中医治疗学十分强调食疗在慢性泄泻治疗中的作用,认为医食同源,中药中许多品种本身即是食物;药可服,然不可终日服,而食则必须日日进,不可一日不进,况且泄泻一病与饮食有着密切联系,饮食的情况直接影响疾病的变化,往往因饮食不慎而使疾病加重,注意饮食、精心调配者疾病易愈或变轻。

中医常讲“疾病的调整靠三分治、七分养”,养包括劳逸、情志、饮食等方面,在泄泻病来看,饮食调养尤为重要。

常用食疗品为:薏苡仁、莲子、山药、冬瓜、扁豆等。薏苡仁健脾利湿,莲子健脾止泻,山药补脾止泻,扁豆补脾化湿解毒,冬瓜清热利湿、益气,薏苡仁、莲子、山药为粮食类,可煮粥,长期食用,冬瓜、扁豆、山药又为蔬菜类,亦可四季常吃,当然针对患者病情、季节的变化有所侧重,如:夏季多湿热,冬瓜大量上市,可大量食用,利湿清热;冬季明显腹部怕冷者,做菜时可多放些姜,并同药一并食入,可温中散寒。总之,食疗可起到一定的治疗作用,只是需要长期坚持。

三、临床研究总结

（一）中医证型

慢性结肠炎患者中大肠湿热者占 52.4％、脾肾阳虚者占 9.5％、胃气虚者占 38.1％,其构成比以大肠湿热证型最高。

（二）高频药物频数分析

党参(太子参、沙参)、柴胡、升麻、葛根出现频率最高,即研究者扶正以健脾升阳治疗为主,其次为黄连、木香、白术、苍术、冬瓜皮、冬瓜子,说明祛邪以祛除湿热之邪为主,并适当应用补血药白芍。

（三）高频药物归经分析

归脾经的最多,其次为胃,说明治疗慢性结肠炎药物以归脾经为主,其次为肺、大肠、胆经。

（四）患者高频药物药性分析

甘味药最多,说明本病偏于虚证、脾证,苦味药最次,可以燥湿,即以湿邪为主,然后为辛味药,辛甘养阳,说明本病偏于阳虚。

（五）药物加减

湿热蕴结:葛根、黄连、黄柏、秦皮、白头翁。

脾胃虚弱:党参、茯苓、白术、白扁豆、山药、薏苡仁、莲子、苍术、厚朴。

脾肾阳虚:补骨脂、干姜、肉桂。

补气药:党参、黄芪、白术、太子参、山药、白扁豆。

止血药:白及、仙鹤草、地榆炭、侧柏炭、三七粉。

止泻药:诃子、赤石脂、石榴皮。

利湿药:茯苓、苍术、白术、冬瓜皮、冬瓜子、泽泻、车前子。

补血药:当归、白芍、熟地。

(刘　永)

第二节　克罗恩病

一、发病机制

克罗恩病(CD)的病因及发病机制至今仍未完全明确,与 UC 类似,我们探讨在基因学、肠道微生态学、免疫学,以及实验动物模型等方面的研究可以增加我们对疾病发展过程的理解。以下将从几个方面进行阐述。

(一)基因学研究

CD 的遗传特性不完全符合孟德尔遗传定律,但是研究表明易感基因在 CD 的发病过程中有着重要作用。很多证据支持这个观点,如 CD 发病有家族聚集性及种族差异。有学者认为可能存在特殊的基因使人类 CD 的患病危险增加。可是有学者更倾向于认为 CD 是一个多基因遗传病,不同个体的基因和 CD 的临床亚型相关。不管在 CD 的发病机制中多少个基因涉及在内,承认易感基因在发病中的作用有助于我们明确致病基因谱,这样,我们可以明确每个患者患病的风险及可能干预的措施。

CD 亦存在家族聚集现象,在有 CD 家族史的人群中 CD 的发病率增高。可是,UC 和 CD 发生在同一个家庭里面的概率比单独发生的概率要高,这提示 UC 与 CD 在发病机制上可能有交联。而且有 CD 家族史的人群患 CD 的概率比 UC 家庭史的人群患 UC 的概率要高,这提示 CD 与 UC 相比有更强的基因易感性。最近一些学者致力于研究 CD 家族史与发病年龄、病变部位,以及病变类型(如炎症、穿孔、梗阻)的关系和疾病的发展过程,其中高达 86% 的家族患者其病变部位一致,说明基因在此扮演了非常重要的角色。

IBD 基因的复杂性在于其不完全外显率及基因的多源性,这使我们对候选基因的识别有一定难度。只要获得亚临床指标,就可以鉴别拥有易感基因但未感染的个体,并且通过同源基因的分层可以有助于寻找 IBD 的易感基因。在这方面的研究中最令人瞩目的是抗中性粒细胞胞质抗体(p-ANCA)及肠通透性增加。在各种肠炎中,P-ANCA 基因在 CD 中具有最高的特异性及敏感性,尽管在某些 CD 患者上发现 p-ANCA 的阳性,可是在 CD 中 p-ANCA 的存在很常见。因此,p-ANCA 作为一个潜在的 CD 的易感标志物的作用仍需要进一步验证。

肠道通透性增高是另外一个 IBD 易感性的亚临床指标。CD 患者较 UC 和正常人群的肠通透性高。Hollander 报道 CD 患者的健康家属的肠通透性增高,提示肠道吸收的缺陷可能是由基因控制的,也有其他研究持相反的观点。根据现有数据,肠道通透性增加的确发生在某些 CD 患者的健康家属上,提示肠道通透性增加可能是 IBD 易感性的亚临床的指标,可以用于分析 CD 患病风险。

与 UC 不同的是,CD 与 HLA 相关性的数据比较少,一些研究显示了在 CD 中 HLA-B44 基因的表达显著提高。从 HLA-DR7、HLA-DR4 及 HLA-DR1 和 HLA-DQB1 * 1502 的结合体中可以找到 HLA-Ⅱ 相关性。一部分研究者致力于细胞因子基因的突变或者基因多态性方面的研究,从而明确细胞因子在调节肠道免疫的作用及抗细胞因子治疗的临床效益。IL-1 受体拮抗药(IL-1ra)是 IL-1 的天然存在的拮抗药。IL-1ra 无效产物的释放可以增加 IBD 中 IL1 的大量产生,从而导致肠道免疫反应的错误激活,肿瘤坏死因子(TNF-α)也备受关注,Plevy 等证明了特异性 TNF 的微卫星标本与 CD 有很强的关联性,同时也和 HLA-DR1/DQ5 有关。在某些 CD 患者的 HLA 聚集场所中可以高频率地找到 TNF 的微卫星标本。

确定 CD 易感基因的最直接的方法是收集大量的有家族患病史的家族链,寻找易感基因的基因组。一个法国的研究所最近在 53 个至少有 2 名家庭成员是 CD 患者的白人家庭里面展开了基因组的搜索,他们的结果是易感基因位于第 16 号染色体上,而且在第 16 号染色体这个特定的区域内是白介素受体及细胞黏附素基因的所在区域。进一步关于基因位点的研究可能会在 CD 的发病机制这领域中有新的发现。

(二)免疫因素

1.体液免疫 对大肠埃希菌的循环抗体及其他细菌抗原的抗体可在 CD 患者中发现。同时在 CD 患者身上同样可找到牛奶蛋白的抗体和淋巴细胞毒性抗体。然而,这些研究都不能明确解释不同类型及水平的抗体滴度与疾病的临床活动性的特殊相关性。因此,与 UC 的研究类似,这些抗体的存在可能是炎症的预兆表现而不是发病的起始情况。

2.细胞免疫 与外周血相比,黏膜免疫细胞是一个活化的免疫群体。在 CD 固有层单核细胞显示了淋巴细胞活化抗原及免疫活化基因产物的表达增高。有趣的是,CD 和 UC 的固有层单核细胞之间的激活催化剂有不同的反应。有学者测量了淋巴细胞因子激活杀伤细胞的过程,单核细胞在 CD 患者中产生促进细胞毒性的作用,但是 UC 患者的黏膜细胞当被相同剂量的 IL-2 诱发后却显得毒性小一点。总之,在 IBD 患者中黏膜免疫细胞的免疫功能及 UC 与 CD 的不同总结如下:在 CD 中 T 细胞独立功能是正常或提高了,但在 UC 中它们是被抑制了。

3.非免疫细胞 它在 CD 中的作用和 UC 中的作用较为相似。

4.细胞因子 是一种分泌因子可以影响邻近细胞的作用。大量可以获得的细胞因子及它们对免疫细胞和免疫功能的不同作用使它们在 CD 中细胞因子的角色受到广泛关注。CD 中细胞因子的作用在很多综述中有叙述。值得注意的是,衡量特定的细胞因子与疾病的关系时候要严格规定研究人群的数量,标本的来源(血清或黏膜),以及指标的类型(蛋白测量或 DNA/RNA 测量)。与 UC 相同,在 CD 发病中起作用的细胞因子可以分为免疫调节因子及促炎症因子。

IL-2 在 IBD 发病机制中被深入地研究,我们发现肠道单核细胞的 IL-2 的蛋白水平降低。但在活动性 CD 中 mRNA 的水平却提高了。在 UC 及 CD 中其黏膜对 IL-2 反应有差异,CD 黏膜淋巴细胞对 IL-2 的反应增强,但在 UC 中这个反应却减弱。血清及肠道 IL-2 水平提升的发现,尤其在 CD 中,这提供了附加的证据表明 IL-2 在 IBD 中扮演重要角色。

类似 IL-2,IFN-γ 由固有层的单核细胞产生,它在 CD 中比在 UC 中及对照黏膜数量更多。关于其他免疫调节因子如 IL-4、IL-10 的数据相对较少。IL-4 有潜在抗炎作用,以及其黏膜产物可以在蛋白和 mRNA 水平上减少。而且 IBD 黏膜对免疫调节剂 IL-4、IL-10 的反应可能受到破坏。这两种免疫调节因子在 CD 及 UC 中的反应没有区别。有报道表明给予 CD 活动期患者补充 IL-10 可以缓解症状,这些现象表明潜在的免疫调节分子可能与 CD 的致病机制相关。

正如预料的是,IL-1 的产物在 IBD 黏膜中大量产生。然而,是这个细胞因子的天然受体抗体(IL-lra)而不是它的可吸收水平在 IBD 的发病机制中有重要作用,因为在黏膜 IL-1 和 IL-1ra 之间处理平衡。这种平衡状态导致抗炎能力的缺陷从而形成慢性炎症。

TNF-α 是一个潜在的促炎症细胞因子,它有广泛破坏组织的特性,我们可能会猜想在 CD 中 TNF-α 的水平会增高。然而令人吃惊的是,这个细胞因子很难检测到。在儿童 CD 患者中发现 TNF-α 在粪便的水平与疾病活动情况有关。在难治性 CD 治疗中处理 TNF-α 单克隆抗体的报道表明虽然在检测方面存在困难,TNF-α 很有可能在肠道免疫方面有重要作用。

花生四烯酸的代谢产物也是 CD 发病过程中的炎症介质。花生四烯酸的代谢产物主要是前列腺素及白三烯,这两种产物主要通过增加血管的通透性及舒张性,趋化中性粒细胞,促进血小板聚集,肌肉收缩及促进分泌电解质等途径来介导炎症反应。研究表明红肿的黏膜可以产生类十二烷酸,导致十二烷酸水平增高。虽然和肠道炎症相关的花生四烯酸及其代谢产物是一种非特异性的炎症情况,但是 CD 与 UC 相比花生四烯酸的分布并不同。在 UC 患者中,前列腺素 E_2 及血管收缩素 B_2 水平大大提高。临床经验表明,给予 CD 患者鱼肝油治疗可以减少疾病的复发率,这可能提示调节花生四烯酸的代谢产物可能对 IBD 患者有好处。

其他生长因子包括 TGF-α、TGF-β、IGF、FGF 等在 IBD 中黏膜损伤中有重要作用。这些肽类物质对肠道黏膜的上皮细胞及单核细胞均有作用,它们通过刺激上皮细胞增殖分化保持肠道黏膜的完整性,这是修复过程的重要环节。一些 CD 肠道损伤模型的研究表明生长因子如 KGF 可以促进黏膜保护作用。三叶肽、FGF、KGF 在 IBD 的组织中均大量释放,而且 IBD 组织中,TGF-α 和 TGF-β 的表达是不同的,提示在上皮增生中 TGF-α 的作用及在上皮细胞损伤后修复中 TGF-β 的作用。以上数据指出,在 IBD 发病机制中,我们除了研究黏膜的压力性损伤以外,还要注意在损伤中也有修复,两者的动态平衡值得我们关注。中性粒细胞及巨噬细胞渗入到肠道黏膜,这是活动性 IBD 的特征。这些细胞除了释放水解蛋白酶以外,还产生活性氧代谢物(ROM)及氮氧化物(NO),两者均是炎症介质。CD 患者中产生大量的 ROM,但只有 UC 患者中发现 NO 的合成增加,CD 未见此现象。

很多 IBD 患者会觉得病情好坏与心理压力的改变有关系。虽然具体的证据依然缺乏,可是我们认为神经系统可以影响免疫系统,而且神经、内分泌及免疫系统通过神经肽、激素及细胞因子互相作用。虽然在 IBD 中肠神经系统的紊乱已经被报道,可是这些改变如何影响中枢神经的免疫作用依然未知。

(三)肠道微生物学和微生态

1.细菌 目前肠道部分的异常菌落已经被认识,厌氧菌落的培养证明,与正常对照组相比,CD 中有更多的 G^+ 的球杆状菌落及 G^- 杆状菌落。在 CD 患者中没有一个单独的细菌病原被分离,不过在一部分 CD 患者的黏膜培养可以得到不寻常的缺乏细胞壁的 L 细菌。在母体菌落的突变型中发现了假单胞菌、大肠埃希菌、葡萄球菌等。CD 患者血清抗体滴度有所增高,从而可以更好地抵抗细菌抗原,这可能是上皮细胞损伤的继发作用。虽然在 CD 中特定的细菌抗原仍未明确,但值得记住的是,正如在幽门螺杆菌的发现之前溃疡是不认为由于感染所导致的一样,我们也不能完全否定微生物感染在 IBD 发病机制中的作用。

1913 年,Dalziel 总结了 CD 与 Johne 病的发病机制的相似点,Johne 病是由于感染了类结核分枝杆菌后分枝杆菌长期作用导致的。20 世纪 70 年后,Chiodini 和他的同事在一部分 CD 患者上分离培养了结核分枝杆菌。由于结核分枝杆菌对培育环境要求很高,因此它的培养成功率很低。在过去数年里,研究者致力于借助精密的分子生物学技术把 CD 与结核分枝杆菌联系起来。一个特异的分枝杆菌 DNA 的插入序列——IS900,在 M 结核分枝杆菌的基因组里面被发现了,现在已经被克隆,而且经过 PCR 技术已用于 CD 肠道标本的标记。3%～65% 的 CD 组织中可以发现 IS900。M 结核分枝杆菌是 CD 发病中的重要因素还是一个不相关的微生态菌群仍然不能确定,因此,用抗结核分枝杆菌去治疗 CD 患者可能不是一个值得的治疗方法。

2.病毒 最近,Wakefield 和他的同事发表了几篇文章,认为 CD 可能与潜在的麻疹病毒感染有关系。我们设想由于长期的肠系膜血管炎导致胃肠道黏膜多灶性的缺血梗死,从而导致 CD。这些损伤组织在电子显微镜观察下与副黏病毒损伤类似,通过免疫组织化学染色及体内麻疹病毒的杂交结果也同样支持以上观点。流行病学数据亦支持 CD 与麻疹病毒感染有关。Wakefield 和他的同事的假设无疑是令人鼓舞的,可是更多的工作需要我们去完成从而更准确地支持或否决这样的假设。

3.酵母菌　虽然传统的真菌感染没有被认为是病因机制的一种,但有学者表明酵母菌可能在 CD 的发病机制中有重要作用。CD 患者对酵母菌的反应表现为核周淋巴细胞的增多,酵母细胞壁可能选择性的激活局部或系统的免疫反应。其他学者认为这可能不是 CD 特有的免疫应答,在其他肠道疾病中也有发现类似情况。

4.细菌产物。

5.饮食因素。

6.动物模型　IBD 的复杂性及人类遗传学的限制使我们对 IBD 的致病机制及组织损伤的机制的研究步步维艰。我们通过动物实验模型可以深入研究疾病发病的起始原因,炎症反应中各种成分如何交互反应,以及分析不同的免疫因素和基因如何决定易感性等。理想的动物模型在发病因素、病理、病理生理,以及临床发现方面应与人类一致,可是我们找不到这样的模型,至今我们做出的只是很少的而且是初步的动物模型。过去 10 年里,很多种类的动物模型不断被研发,这是我们可以更深入地透过动物模型研究 IBD 的炎症反应机制。最有价值的动物模型是那些容易诱导的、可复制的、便宜的,以及与人类有相同免疫系统和基因背景的。但是动物模型的选择是基于我们研究试验的目的需要,制作 CD 的动物模型包括外源性诱导和分子生物学手段诱导。

有几个动物模型被广泛利用,但是最简单的动物模型就是腔内注射乙酸导致的急性炎症反应模型。最起始的损伤是上皮细胞的坏死,接着是黏膜及黏膜下的炎症。这个非特异性的急性炎症可以通过一系列的抗炎途径阻止,如阻滞白细胞趋化,阻碍中性粒细胞回巢,清除活性氧化产物,前列腺类似物的抑制剂等,继发的炎症反应包括腔内细菌的繁殖,以及由 PG-PS 产生的炎症。这个急性炎症反应的模型容易复制而且便宜,可以用于各种动物身上。在这个模型中柳氮磺胺吡啶及激素的治疗作用对于研究新的治疗方法及评估炎症过程中腔内因素有重要作用。但是,它缺乏长期慢性的免疫损伤,这限制了它跟人类 IBD 的一致性。

Sartor 和他的同事通过把纯化链球菌细胞壁产物(PG-PS)注入大鼠肠道壁内的方法建立起自发的急性肉芽肿性慢性肠炎模型。肠道炎症的基因易感性值得我们关注:Lewis 大鼠诱发了严重的系统性疾病包括肠炎、关节炎、肝炎、贫血及白细胞增多症,但是 Sprague-Dawley 大鼠却诱发了顽固的肠炎,但是没有关节炎或肝炎。与人类 IBD 相似,IL-1ra/IL-1 比率可能是由基因决定的,它在易感群体中比值降低。这些研究提示正常菌落的产物可以诱导易感宿主的肠道肉芽肿性炎症反应及肠外症状,这与 CD 类似。

分子生物学可使大鼠里 HLA-B27 和 β2-微球蛋白分子交互传染导致包括小肠多器官炎症的产生。这个模型代表了系统性疾病及继发肠道损伤。IL-10 缺乏的小鼠可产生类似 CD 的结肠炎与小肠结肠炎。

总之,得益于现代科学的研究方法,过去 10 年里面关于 IBD 发病机制的研究所取得的成就比既往几十年都要多。可是我们仍然不明确 IBD 的确切发病因素及炎症持续的机制,但一部分的证据和研究结果我们已经掌握。首先,易感性、起始性及调节性的免疫基因分布已初步明确。往后的研究将继续关注各种相关的不同基因及基因与环境的相互作用对疾病发病的决定作用。其次,周围环境,尤其是肠道菌落的作用与以前认识的相比较显得更为重要。IBD 实验性无菌动物模型,涉及全部或部分菌落试验,以及抗生素在缓解病情的作用,这些研究都关注于作为调节剂的正常微生物体的作用。这个观点将来有可能因为发现特定的直接导致 UC 或 CD 的菌落而改变。再次,黏膜免疫系统是肠道免疫损伤的中心免疫系统。它的机制紊乱或长期活动导致慢性的组织损伤反应是复杂的,但最主要的控制手段肯定是有限的。它们一旦被认识,这些免疫因素都将成为病理生理控制的手段。最后,几个可重复的通过控制环境因素或由已知的效应细胞诱导的动物模型的建立使我们可以更深入地研究 IBD 的发病机制。很多新发现将会在不久的将来通过这些动物模型的研究中获得。一旦关于这些方面的知识被整合,我们将会对 IBD 的发病机制有更进一步的理解。

二、病理学特征

CD 又称局限性回肠炎、局限性肠炎、节段性肠炎和肉芽肿性肠炎,是一种原因不明的肠道炎症性疾病。CD 在整个胃肠道的任何部位均可发生,但好发于末端回肠和右半结肠,也可涉及阑尾、直肠、肛门。受累肠的病变分布呈节段性,与正常肠黏膜的分界清楚。以腹痛、腹泻、肠梗阻为主要症状,且有发热、营养障碍等肠外表现。病程多迁延,常有反复,不易根治。

(一)病理变化

1.大体形态　CD 可累及小肠和结肠,其最早、最明显的损害是细小而边界清楚的黏膜溃疡,称为"阿弗他"溃疡(或鹅口疮样溃疡),常呈多灶性分布,这是在黏膜淋巴小结上形成的溃疡,如手术切除缘附近有这种小溃疡,则可成为以后复发的病理基础。病灶呈节段性,病灶间被正常黏膜分隔。随着溃疡不断扩展融合,小的斑片状逐渐形成连续的大片溃疡,切开肠管标本可见溃疡呈匐形状或裂隙状,将肠黏膜分割,呈现出鹅卵石样外观。CD 的溃疡既可以是浅表的,也可以深及固有肌层,甚至形成瘘管或窦道,此时,浆膜脂肪可包绕肠管表面,使浆膜面模糊,形成"脂肪外套"。病变累及肠壁全层是 CD 的另一特点,肠壁各层炎症浸润、纤维组织增生使肠壁增厚变硬,可呈水管样或铅管样肠腔狭窄,这种狭窄的长度小,数厘米至 10cm。狭窄处肠壁弥漫性增厚,管腔狭窄。

2.镜下观察　病变复杂多样,主要包括结节病样肉芽肿、裂隙溃疡形成和肠壁各层炎症病变。裂隙状溃疡表面被覆坏死组织,其下肠壁各层可见大量淋巴细胞、巨噬细胞与浆细胞浸润称为穿壁性炎症,可见淋巴组织增生并有淋巴滤泡形成,约 50% 以上病例出现结核样肉芽肿,但无干酪样坏死改变。结节病样肉芽肿又被称为非干酪样结核样肉芽肿,由类上皮细胞和多核巨细胞构成,可以发生于肠壁各层,也可见于附近的淋巴结、肠系膜及肝脏。当肉芽肿内出现干酪样坏死时,必须考虑结核病的诊断。结节病样肉芽肿与结核结节的区别在于前者无干酪样坏死,体积小而孤立,周围淋巴细胞套薄而不显。肉芽肿的巨细胞质内常可找到 Schaumann 小体。小肠和大肠 CD 肉芽肿少,而直肠和肛门 CD 肉芽肿较多;病程长者肉芽肿少。结节病样肉芽肿是 CD 较具特征性的病理改变,事实上,部分 CD 缺乏这种特征性病变,仅表现为非特异性全壁炎。因此,肉芽肿是 CD 的早期改变。直肠或肛门常是最早发现 CD 病变的部位,肛门、直肠活检或其他部位活检诊断 CD,需找到肉芽肿才具有诊断意义。

裂隙溃疡可见于约 30% 的 CD 患者。溃疡呈缝隙状,有时可呈分枝状,深达黏膜下层甚至深肌层,是 CD 发生穿孔和瘘管的病理基础。轻症患者病变肠段黏膜可仍正常或轻度充血,或可有纵行线状溃疡。严重患者黏膜结构则遭破坏,可见多发性溃疡,仅残留小岛状正常黏膜。深溃疡或裂缝可深入到增厚并水肿的黏膜下层,有时则可贯通至浆膜表面。裂隙状溃疡的内壁为炎性渗出物和肉芽组织,该溃疡虽也可见于溃疡性结肠炎和肠结核急性期,但前者浅表,而后者数量很少。因此,裂隙状溃疡对 CD 有一定的诊断价值。

肠壁各层炎症病变是 CD 普遍的组织学改变。在早期,炎症累及淋巴滤泡表面的被覆上皮,引起局部组织坏死和溃疡形成。伴随炎症的发展,固有膜内淋巴组织增生,黏膜下慢性炎细胞浸润(淋巴细胞、浆细胞、单核细胞、嗜酸粒细胞和肥大细胞),最后肠壁各层受累。受累肠壁表现为水肿、淋巴管扩张、淋巴组织增生和纤维组织增生,以黏膜下层和浆膜层更明显。CD 有淋巴管闭塞、淋巴液外漏、黏膜下水肿、肠壁肉芽肿性炎症等一系列病理特征。在淋巴和小血管周围可形成淋巴样聚积,这种淋巴聚积可分布于肠壁的任何部位,但多见于黏膜下,可见大量淋巴细胞形成结节,并有生发中心,中性粒细胞则易侵犯隐窝,常导致隐窝炎和隐窝脓肿,是活动性病变的标志。隐窝炎症性受损(隐窝炎)和隐窝脓肿,可发展为极小的局灶性口疮样溃疡,溃疡往往发生在淋巴聚积的上方。CD隐窝脓肿的分布比溃疡性结肠炎更局限。有些病例,上述病变消退,但在其他病例中,炎症过程发展为巨噬细胞和其他炎症细胞的侵入和增生,有时形成非干酪样坏死性肉芽肿,伴有多核巨细胞。随着病变的发展,CD表现为全壁性肠炎。肠黏膜面有多个沟槽样或裂隙状纵形溃疡,可深达肌层,并融合成窦道,有时见散在的炎性息肉。由于黏膜下层水肿与炎症细胞浸润,使黏膜隆起呈铺路卵石状。受累肠段因浆膜有纤维素性渗出,常和邻近肠段、其他器官或腹壁粘连。肠壁的肉芽肿性病变及纤维组织增生使肠壁皮革样增厚、肠腔狭窄。

3.结肠镜下病理变化　结肠镜下可观察到CD不同病期、多种形式的表现。早期血管减少,甚至消失;黏膜苍白,浅表、针尖样或小圆形口疮样(阿弗他)溃疡,周围充血;溃疡呈跳跃性分布,进一步进展溃疡变大变深,成为圆形或卵圆形状,表面覆盖黄白状物,边界清晰,周围黏膜大致正常。更重时,溃疡更增大加深,呈匐行状,纵长形,边缘增厚;黏膜水肿区域不规则。这种裂隙状溃疡使黏膜分隔,以及水肿使正常黏膜抬起,呈低平隆起,顶面圆钝,侧面呈半球形,周围有溃疡包绕,呈现结节隆起,大小不等,呈所谓的"卵石征"。上述侵袭与破坏性病变在修复与增殖期中,可分别形成假息肉或黏膜桥。后期肠壁广泛纤维化,造成阶段性狭窄,回盲瓣变形。归纳CD结肠镜检查特点:①病变多样性,即亚急性、慢性炎症的不同病期的病变交替与重叠存在,既可见破坏性(溃疡等),也可见修复及增殖性(卵石征、假息肉与狭窄等)病变;②病变多部位性,即病变可位于胃肠道任一部位,结肠多与其他部位同时受累;③溃疡形态不一,裂隙状溃疡为其特点;④病变节段性或区域性分布。

(二)病变分布

CD一般累及远端小肠和(或)结肠,倾向于局灶性或节段性分布,直肠常不受累。另外,CD还可累及自口腔至肛门消化道的任何部位,最常见的病变部位为末段回肠和近段结肠。病灶限于结肠部位的CD最难与溃疡性结肠炎鉴别,但这部分CD患者在疾病的分布上与溃疡性结肠炎仍有不同。溃疡性结肠炎呈连续性病变,而CD的病变呈节段性,溃疡相距数厘米,由正常肠黏膜相隔。然而,CD的活动性病变可分别限于升结肠和降结肠,而横结肠则可以完全正常。另外,CD很少累及直肠,而溃疡性结肠炎则常累及直肠。

三、诊断与鉴别诊断

CD是一种病因未明的胃肠道慢性炎性肉芽肿性疾病,病变多见于末端回肠和邻近结肠,但从口腔至肛门各段消化道均可受累,呈阶段性或跳跃性分布。临床上以腹痛、腹泻、腹块、瘘管形成和肠梗阻为特点,可伴有发热、营养障碍等全身表现及关节、皮肤、眼、口腔黏膜、肝等肠外损害。本病有终身复发倾向,重症患者迁延不愈,预后不良。发病年龄多在15～30岁,但首次发作可出现在任何年龄组,男女患病率近似。

(一)临床表现

CD的症状多种多样,慢性腹泻是最常见的临床表现,其他常见症状有腹痛、腹部包块、瘘管形成,以及乏力、纳差、发热、体重减轻等。当患者,尤其是年轻患者出现这些症状时应注意考虑CD的可能。

1.消化系统表现

(1)腹痛:常见,腹痛部位常与本病病变部位一致。腹痛多位于右下腹或脐周,间歇性发作,常为痉挛性阵痛,多于进餐后加重,排便或肛门排气后缓解。腹痛的发生可能与进餐引起胃肠反射或肠内容物通过炎症、狭窄肠段,引起局部肠痉挛有关。亦可由部分或完全性肠梗阻引起,此时伴有肠梗阻症状。出现持续性腹痛和明显压痛,提示炎症波及腹膜或腹腔内脓肿形成。全腹剧痛和腹肌紧张,提示病变肠段急性穿孔。

(2)腹泻:慢性腹泻是CD最常见的临床症状,85%的CD患者在急性期出现大便次数增多,粪质变稀,如持续超过 6 周，则自限性感染性腹泻可能性不大，应高度注意 CD 的可能。腹泻先是间歇性发作，病程后期转为持续性，亦有大便习惯改变，如便秘、腹泻与便秘交替。腹泻主要由病变肠段炎症渗出、蠕动增加及继发性吸收不良引起。粪便多为糊状，一般无黏液和脓血，当病变累及下段结肠或肛门直肠者，可有黏液血便及里急后重感。

（3）腹部包块：见于 10％～20％的 CD 患者。由于肠粘连、肠壁增厚、肠系膜淋巴结肿大、内瘘或局部脓肿形成所致。多位于右下腹与脐周，其边缘一般不清楚，质地中等，压痛明显，固定的腹块提示粘连，多已有内瘘形成。

（4）瘘管形成：是 CD 特征性临床表现，因炎症累及肠壁全层并穿透至肠外组织或器官而成。国外文献报道，瘘的发生率为 26％～48％，分为内瘘和外瘘，前者可通向其他肠段、肠系膜、膀胱、输尿管、阴道、腹膜后等处，后者通向腹壁或肛周皮肤。瘘管形成后部分患者可无症状，仅于 X 线钡剂检查或腹部手术探查时偶然发现。肠段之间的内瘘形成可导致腹泻加重、营养不良及全身情况恶化。肠瘘通向的组织与器官因粪便污染可引起继发性感染，亦可引起腹内脓肿。外瘘或通向膀胱、阴道的内瘘，可见有粪便或气体排出。

（5）肛门周围病变：包括肛周瘘管、脓肿及肛裂等病变。有结肠受累者较多见，可为 CD 首发或突出的临床表现。约 10％的 CD 患者首诊时有肛周瘘管。

（6）消化道其他症状：有食欲缺乏、畏食油腻、腹胀等。恶心和呕吐常为晚期或并发肠梗阻的症状。

2.全身表现　CD 的全身表现较多且较明显，常见的有发热、体重减轻或消瘦、贫血等，且多见于中度至重度患者。

（1）发热：为常见的全身表现之一，与肠道炎症活动及继发感染有关。间歇性低热或中度热常见，少数呈弛张高热伴毒血症。少数患者以发热为主要表现，发生于消化道症状出现之前。

（2）营养障碍：由慢性腹泻、食欲缺乏及慢性消耗等因素所致。主要表现为体重下降，可有贫血、低蛋白血症和维生素缺乏等表现。青春期前患者常有生长发育迟滞。

3.肠外表现　CD 的肠外表现较多，如结节性红斑、坏疽性脓皮病、嘴唇水肿样/溃疡样病变、鹅口疮、牙龈黏膜和颊黏膜溃疡、葡萄膜炎和虹膜炎、关节病变（关节痛和关节炎）、骶髂关节炎、肝脏脂肪样变、骨质疏松等。据报道 CD 患者肠外表现据报道高达 30％。CD 患者中当病变累及结肠时肠外表现最常发生，其中以肌肉骨骼系统的异常最为常见。

（二）内镜检查

1.结肠镜　是诊断 CD 最重要的手段，结肠镜检查应达末端回肠。典型 CD 内镜下肠道表现为节段性、非对称性的黏膜炎症、小而深的阿弗他溃疡和纵形溃疡。病程较长时，于回肠末端可见鹅卵石样改变，可有肠腔狭窄和肠壁僵硬等，尚可见结肠黏膜广泛的再生性增生（息肉样病变）。

2.染色内镜。

3.胶囊内镜　胶囊内镜与其他检查比较的优点是非侵袭性、无痛舒适，可以直接观察到整个小肠表面的黏膜病变、部位及病变范围。胶囊内镜扩展了传统内镜的视野范围，能发现传统内镜及放射学检查可能遗漏的小肠病变，在发现小肠病变，特别是早期损害上及黏膜表面的病变意义重大。胶囊内镜在发现小肠病变上比 MR 或 CT 的敏感性要高，但由于其在超过 10％的健康患者中亦可发现黏膜中断及糜烂。因此，胶囊内镜并不能作为 CD 诊断的独立依据。

4.小肠镜　目前主要有双气囊小肠镜及单气囊小肠镜。双气囊肠镜（DBE）比放射学检查在发现小肠病变上具有更高的敏感性，其最主要的优势是可以取活检及采取一些进行治疗措施。DBE 检查并发症发生率高，有研究报道，178 例接受 DBE 检查中发生穿孔 2 例（1.12％），86％不能达到观察全小肠的目的。单气囊小肠镜（SBE）具有观察范围大、图像清晰、视野控制自如等优点。但最近德国学者对比 DBE 与 SBE

的一项前瞻性研究显示,SBE 除在术前准备时间及经口进镜操作时间上较 DBE 有优势外,在完成全小肠检查率方面仍劣于 DBE。

5.超声内镜　有助于确定病变的范围和深度,发现腹腔内肿块或脓肿。

6.如有上消化道症状应行胃镜检查。主要病变位于食管、胃、十二指肠的溃疡,溃疡多较大、深,周边常有增生改变,发生于十二指肠的溃疡易引起梗阻,对常规抑酸治疗反应较差。

(三)病理组织学检查

1.黏膜活检　内镜下取活检最好包括炎症和非炎症区域,以确定炎症是否节段性分布。病变部位较典型的改变:①非干酪性肉芽肿,主要有类上皮细胞构成,周围淋巴细胞套薄而不显,可以有或没有多核巨细胞,无干酪样坏死,可存在肠壁黏膜至浆膜的各层,是 CD 具有特征性的病理改变;②阿弗他溃疡;③裂隙状溃疡,呈刀切样纵行裂隙,溃疡窄而深,可穿通肠壁各层,是 CD 并发肠瘘的病理基础;④固有膜慢性炎性细胞浸润、腺窝底部和黏膜下层淋巴细胞聚集;⑤黏膜下层增宽;⑥淋巴管扩张;⑦神经节炎;⑧隐窝结构大多正常,杯状细胞不减少等。非干酪性肉芽肿是诊断 CD 的主要标准之一,但活检标本中该病变发现率仅为 15%～36%。

2.手术切除标本　大体标本中可见肠管局限性病变、节段性损害、鹅卵石样外观、肠腔狭窄、肠壁僵硬等特征。病变肠段镜下可见穿壁性炎症、肠壁水肿、纤维化及系膜脂肪包绕等改变,局部淋巴结亦可有肉芽肿形成。手术切除标本中肉芽肿病变发现率达 40%～60%。

(四)影像学检查

1.钡剂造影　可行胃、小肠钡剂造影及钡剂灌肠。活动期 CD 可见小肠或大肠黏膜皱襞粗乱、裂隙状、带状或纵形溃疡、鹅卵石症、假息肉、多发性狭窄、瘘管形成等 X 线征象,病变呈节段性分布。由于病变肠段激惹及痉挛,钡剂很快通过而不停留该处,称为跳跃征;钡剂通过迅速而遗留一细线状影,称为线样征,该征亦可能由肠腔严重狭窄所致。由于肠壁深层水肿,可见填充钡剂的肠襻分离,但其不能很好地显示肠壁的受累程度及肠外并发症。

2.经腹超声　超声检查可发现肿大的淋巴结、脓肿、结节甚至瘘管。由于其具有无创、可多维观察病灶、简便易行和价格低廉的特点,在 CD 这一需终身随访、多次复查的疾病中的诊断价值及优势明显。欧洲和北美国家已把超声检查纳入为 CD 的常规检查,作为 CD 首选的筛查和随访手段。常规超声及口服造影剂超声造影诊断 CD 的敏感性分别为 91.4% 和 96.1%,而对肠道狭窄病变的诊断敏感性则分别为 74% 和89%。超声检查的缺点是结果判断带有一定的主观性,采用计算机软件对观察结果进行定量处理可望提高对 CD 活动性判断的准确性。

3.腹部 CT　多层螺旋 CT 扫描速度快,肠腔蠕动和呼吸运动伪影的影响小,重建和后处理功能提高了CT 在肠道病变的诊断作用。有报道螺旋 CT 诊断 CD 敏感性和特异性分别达到 94% 和 95%。CTE 通过口服对比剂,使肠管充分充盈扩张,然后进行多层螺旋 CT 扫描,进一步提高了对小肠病变的诊断能力,不仅可以显示肠腔黏膜病变,对肠壁厚度进行测量,还可以显示肠壁及肠腔外病变,发现内镜难以发现的瘘管、脓肿等。静脉内注射对比剂后肠壁的分层强化可以区分水肿和炎症活动,木梳征提示肠腔周围的充血和肠壁的炎症。

4.磁共振成像(MRI)　MRI 是诊断肛门直肠瘘管和脓肿的主要手段。发现肛门瘘管的影像学证据对CD 的诊断及指导治疗降低复发具有重要意义。

5.直肠超声　可替代 MRI 评估肛周病变。它可以区别简单或复杂瘘管,以及评估瘘道与括约肌的关系,对肛周脓肿亦有很高的敏感性。但该项检查的准确性与专业内镜医师的技术水平高低密切相关。

(五)实验室检查

CD 目前没有特异的实验室检查诊断标准。实验室检查的主要价值在于排除感染性肠炎,确定活动性炎症的存在和活动程度,便于指导治疗方案的制定、疗效评估和判断预后等。

1.血液检查　白细胞、血小板计数及急性反应性蛋白增加(如 C 反应蛋白,CRP/高敏 C 反应蛋白、HSCRP)提示疾病活动明显。初发 CD 患者中超过 95% 的患者可出现炎症活动指标的异常。CRP 与 CD 活动性密切相关。由炎症活动引起的血小板计数升高需密切关注,血小板血栓并发症可发生于 1%~6% 的 IBD 患者,且多为深静脉血栓($>$60%)。疾病持续性活动的 CD 患者常有贫血,且贫血的程度和炎症活动相关。此外,尚需定期查肝功能及胆汁淤积指标(碱性磷酸酶、r-谷氨酰基转移酶、胆红素)。低白蛋白血症提示严重的蛋白丢失或吸收不良。维生素和微量元素水平的评估只用于并发症的鉴别诊断。慢性腹泻患者还需评估甲状腺功能。

2.粪便检查　病原体包括细菌、病毒、寄生虫及其虫卵,以及艰难梭菌毒素的检测对鉴别 CD 和感染性肠炎是必需的。粪便钙卫蛋白检测有助判断肠道炎症的存在,并反映疾病的活动性。

3.血清标记物检测　抗酿酒酵母抗体(ASCA)阳性可见于 35%~50% 的 CD 患者。有报道将 ASCA 的免疫球蛋白 IgA、IgG 两个亚型结合起来诊断率可接近 100%,而当 CD 患者出现 pANCA 阳性时提示病变仅局限于大肠。ASCA、大肠埃希菌外膜孔蛋白 C 抗体、鞭毛蛋白抗体、I2 抗体在 CD 中呈现不同程度的阳性,如超过 50% 的 CD 患者可出现 I2 抗体及 OmpC 抗体阳性。一些抗微生物多糖抗体,如 ALCA、AC-CA、AMCA、gASCA、Anti-L、Anti-C 均属于这一家族的成员,有报道认为这些联合应用这类血清标记物可提高对 CD 诊断的敏感性和特异性、预测疾病复发及并发症的发生,并能评估预后及预测对治疗的反应。

(六)诊断

CD 诊断的"金标准"尚未建立,目前各种国内外指南均无提及 CD 诊断的绝对标准,需排除其他可引起类似症状的疾病,如慢性肠道感染、肠道淋巴肿瘤、缺血性肠炎等,并结合患者临床表现和上述各项检查结果进行综合判断。我国炎症性肠病协作组提出了对我国炎症性肠病诊断治疗规范的共识意见可作为临床工作中采用规范程序对 CD 进行诊断的依据,诊断标准如下:

1.临床表现　慢性起病、反复发作的右下腹或脐周腹痛、腹泻,可伴腹部肿块、梗阻、肠瘘、肛门病变和反复口腔溃疡,以及发热、贫血、体质量下降、发育迟缓等全身症状。阳性家族史有助于诊断。

2.影像学检查　胃肠钡剂造影,必要时结合钡剂灌肠。可见多发性、跳跃性病变,呈节段性炎症伴僵硬、狭窄、裂隙状溃疡、瘘管、假息肉及鹅卵石样改变等。腹部超声、CT、MRI 可显示肠壁增厚、腹腔或盆腔脓肿、包块等。

3.肠镜检查　结肠镜应达末段回肠。可见节段性、非对称性的黏膜炎症、纵形或阿弗他溃疡、鹅卵石样改变,可有肠腔狭窄和肠壁僵硬等。胶囊内镜对发现小肠病变,特别是早期损害意义重大。双气囊小肠镜更可取活检助诊。如有上消化道症状,应行胃镜检查。超声内镜有助于确定范围和深度,发现腹腔内肿块或脓肿。

4.黏膜组织学检查　内镜活检宜包括炎症与非炎症区域,以确定炎症是否节段性分布;每个病变部位至少取 2 块组织。病变部位较典型的改变:①非干酪性肉芽肿;②阿弗他溃疡;③裂隙状溃疡;④固有膜慢性炎细胞浸润、底部和黏膜下层淋巴细胞聚集;⑤黏膜下层增宽;⑥淋巴管扩张;⑦神经节炎;⑧隐窝结构大多正常,杯状细胞不减少。

5.切除标本　可见肠管局限性病变、节段性损害、鹅卵石样外观、肠腔狭窄、肠壁僵硬等特征,镜下除以上病变外,病变肠段更可见穿壁性炎症、肠壁水肿、纤维化及系膜脂肪包绕等改变,局部淋巴结亦可有肉芽肿形成。

在排除肠结核、阿米巴痢疾、耶尔森菌感染等慢性肠道感染、肠道淋巴瘤、憩室炎、缺血性肠炎、白塞病及 UC 等基础上,可按下列标准诊断:①具备上述临床表现者为临床疑诊,安排进一步检查。②同时具备上述第 1、2、3 项特征者,临床可拟诊为本病。③如再加上第 4 或第 5 项病理检查,发现非干酪性肉芽肿与其他 1 项典型表现或无肉芽肿而具备上述 3 项典型组织学改变者，可以确诊，即强调临床拟诊，病理确诊。④在排除上述疾病后，亦可按世界卫生组织（WHO）结合临床、X 线、内镜和病理表现推荐的 6 个诊断要点进行诊断，见表 8-2-1，但由于这些条件在临床上难以满足，使该诊断标准应用受限。⑤初发病例、临床与影像或内镜及活检改变难以确诊时，应随访观察 3～6 个月。如与肠结核混淆不清者应按肠结核做诊断性治疗 4～8 周，以观后效。

表 8-2-1　WHO 推荐的 CD 诊断要点

项目	临床表现	X 线	内镜	活检	切除标本
①非连续性或节段性病变		＋	＋		＋
②铺路石样表现或纵形溃疡		＋	＋		＋
③全壁性炎症病变	＋（腹块）	＋（狭窄）	＋（狭窄）		＋
④非干酪性肉芽肿				＋	＋
⑤裂沟、瘘管	＋			＋	＋
⑥肛门部病变	＋			＋	＋

诊断标准：1.具有①、②、③者为疑诊；2.再加上④、⑤、⑥三者之一可确诊；3.具备第④项者，只要加上①、②、③三者之二亦可确诊

CD 完整的诊断包括疾病的临床类型、严重程度（活动性及严重程度）、病变范围、肠外表现及并发症。

（1）临床类型：早在 1975 年 Farmer 等已对 CD 进行临床分型，该分型因欠准确，目前已被弃用。1998年提出了维也纳分型，见表 8-2-2。该分型包括初诊年龄（以 40 岁为界）、疾病部位（包括末段回肠、结肠、回结肠、上消化道）及疾病行为 3 个方面。末段回肠病变指病变肠段局限于小肠下 1/3 伴或不伴有盲肠受累。结肠病变是指介于盲肠与直肠之间的肠段受累而无小肠或上消化道病变。回结肠病变是指末段回肠及介于盲肠与直肠之间的肠段受累。上消化道病变是指病变位置在末段回肠以上部位，不论其他肠段有无病变。疾病行为包括炎症型、狭窄型及穿透型。2005 年在维也纳分型的基础上做出了一些改进，形成了蒙特利尔分型。然而，这些分型仍没有得到专家的普遍认可，在临床治疗、临床试验中的应用有限，因此，克罗恩病的分型仍有待进一步改进。

表 8-2-2　克罗恩病的维也纳分型及蒙特利尔分型

项目	维也纳	蒙特利尔
初诊年龄	Al:40 岁以下	A1:16 岁以下
	A2:40 岁以上	A2:17～40 岁
	A3:40 岁以上	
病变部位	L1:回肠	L1:回肠
L2:结肠	L2:结肠	
L3:回结肠	L3:回结肠	
L4:上消化道	L4:孤立的上消化道病变*	
疾病行为	B1:非狭窄非穿透型	B1:非狭窄非穿透型
	B2:狭窄型	B2:狭窄型
	B3:穿透型	B3:穿透型
		P:肛周病变[§]

　* 代表当合并有上消化道病变时，L1～L3 中加标 L4；§ 代表有肛周病变时，B1～B3 加标 P

（2）严重程度：CD的严重程度可根据临床表现做出判断，如全身症状、腹泻、腹部压痛、腹部包块和梗阻等情况。无这些临床表现的患者为轻度，出现明显症状、体征或并发症者为重度，介于轻重度之间的则为中度。CD的活动度则可通过计算CD活动指数（CDAI）进行评估。CDAI<150分为缓解期，≥150分活动期，其中150～220分为轻度，221～450分为中度，>450分为重度（表8-2-3）。

表 8-2-3 CDAI记分方法

变量	权重
X1 1周内水样便或血便次数（1次1分）	2
X2 1周内腹痛频率（0＝无，1＝轻度，2＝中度，3＝重度）	5
X3 1周内一般情况（0＝良好，1＝稍差，2＝差，3＝不良，4＝极差）	7
X4 1周内下列症状或体征出现的总数（每点1分）	20
（1）关节炎或关节痛	
（2）皮肤或口腔病变，如坏疽性脓皮病、结节性红斑，阿弗他溃疡	
（3）虹膜炎或葡萄膜炎	
（4）肛裂、肛瘘或肛周脓肿	
（5）其他外瘘，如肠道-膀胱瘘、肠道-阴道瘘、肠道-皮肤瘘	
（6）1周内发热、体温超过37.8℃	
X5 服用止泻药治疗腹泻（0＝无，1＝有）	30
X6 腹部包块（0＝无，2＝可疑，5＝确定）	10
X7 贫血（男性：47-血细胞比容；女性：42-血细胞比容）	6
X8 体重［100×（1－实测体重/标准体重）］	1
计分方法：CDAI计分＝（变量×相应权重）的总和	
临床病情评估，依CDAI总分划分：	
静止期：<150分	
活动期：≥150分*	

* 代表进一步划分为轻度活动：150～220分；中度活动：221～450分；重度活动：>450分

（3）病变范围：CD可以累及全消化道，依据内镜及影像学检查的结果可分为小肠型、结肠型、回结肠型。如有其他部位的消化道受累，如食管、胃等，亦应注明。受累范围超过100cm的属于广泛型。

（4）肠外表现及并发症：CD的肠外表现可累及口、眼、关节、皮肤、泌尿及肝胆等系统；并发症可有肠梗阻、出血、肠穿孔、瘘管、炎性包块或脓肿等，应分别在诊断中注明。

（七）鉴别诊断

1.CD与肠结核的鉴别 诊断CD应首先排除肠结核。肠结核患者既往或现有肠外结核史，临床表现少有肠瘘、腹腔脓肿和肛门病变，内镜检查病变节段性不明显，溃疡多为横形，浅表而不规则。组织病理学特征对鉴别诊断最有价值，肠壁和肠系膜淋巴结内大而致密且融合的干酪样肉芽肿和抗酸杆菌染色阳性是肠结核的特征，见表8-2-4。不能除外肠结核时应行抗结核治疗。亦可行结核菌培养、血清抗体检测或采用结核特异性引物行PCR检测组织中结核分枝杆菌DNA。

表 8-2-4   克罗恩病与肠结核的鉴别诊断

项目	详述
临床特点	①如有肠瘘、肠壁或器官脓肿、肛门直肠周围病变、活动性便血、肠穿孔等并发症或病变切除后复发等，应多考虑 CD ②伴随其他器官结核，血中腺苷酸脱氨酶（ADA）活性升高，应多考虑肠结核
病理活检	CD 可有非干酪性肉芽肿、裂隙状溃疡、淋巴细胞聚集。肠结核的肠壁病变活检可有干酪样坏死，黏膜下层闭锁 鉴别有困难者建议先行抗结核治疗。有手术适应证者可行手术探查，除进行切除病变肠段的病理检查外，还要取多个肠系膜淋巴结做病理检查

2.CD 与白塞病的鉴别   推荐白塞病国际研究组的诊断标准：①反复发生口腔溃疡，过去 12 个月内发病不少于 3 次；②反复发生生殖器溃疡；③眼病；④皮肤病变；⑤皮肤针刺试验阳性（无菌穿刺针刺入患者前臂，24～48h 出现＞2mm 的无菌性红斑性结节或脓疱）。确诊需有①加其他两项特征。

3.其他需鉴别的疾病   包括缺血性结肠炎、显微镜下结肠炎、放射性肠炎、转流性肠炎、药物性肠病（如 NASID）、嗜酸细胞肠炎、恶性淋巴瘤和癌等。对于一些难以与 CD 鉴别的疾病，应密切随访观察。

四、克罗恩病的外科治疗

CD 病因目前尚不明确，内外科治疗的选择以及治疗效果取决于其 CD 的分型。与溃疡性结肠炎不一样（部分溃疡性结肠炎患者可手术治愈），CD 的手术治疗常常仅是对其并发症进行处理，且术后疾病复发率相当高，并不能治愈疾病本身。对 CD 的治疗，目前着眼于有效控制疾病发作和维持缓解。传统治疗 IBD 的三大类药物（如氨基水杨酸制剂、糖皮质激素、免疫抑制药）的研究取得了极大发展，目前仍是治疗 CD 最常用药物。随着对 CD 发病机制的深入研究，特别是遗传、免疫学、细胞分子生物学方面的重大进展，其治疗发生了重大的变化，许多治疗 IBD 的新型药物如生物制剂开始应用于临床。尽管如此，仍有近 70％ 的 CD 最终需要外科手术干预。有研究者回顾性分析了 142 例 CD 患者，起病后 5 年累积手术率为 52％，全组总体手术率为 68.4％。常见手术原因包括内科治疗无效，或出现并发症如肠梗阻、腹腔感染（脓肿、炎性包块形成及肠内、外瘘等）、大出血等。另外，确诊 CD 后 10 年结直肠癌累计发病率为 2.9％。

（一）手术指征

CD 的手术指征包括急性并发症、慢性并发症及内科治疗无效。急性并发症是指中毒性结肠炎伴或不伴巨结肠、出现穿孔等。慢性并发症是指不典型增生、生长迟缓以及肠外表现。内科治疗无效有几种情况，包括无反应性疾病、不完全反应、药物不良反应、药物顺应性差。

1.中毒性结肠炎   CD 引起的中毒性结肠炎如引起巨结肠可导致死亡。中毒性结肠炎的定义有多种。有一种简单合理的定义为 CD 急性发作伴有下列中的两项：低蛋白血症（＜3.0g/dl），白细胞升高（＞10.5×10^9 个/L），心动过速（＞100 次/min），体温升高（38.6℃）。使用这些相对客观的标准有利于患者的诊断及治疗，因为大剂量激素、免疫调节剂或生物制剂的使用可能掩盖患者的病情。

治疗措施首要目标在于逆转内环境紊乱，包括静脉补液、纠正电解质平衡紊乱、血液制品的使用等。在 24～72h 出现临床症状恶化应尽快急诊手术。如经保守治疗 5～7d 仍无明显好转，应改变药物治疗方案或建议患者手术。主要手术方式为次全结肠切除加回肠末端造口，全结直肠切除加回肠末端造口，或襻式造口加减压双腔造口。在这些手术方式当中，次全结肠切除加回肠末端造口是最为常用的手术。一般情况下患者数天内即可有症状改善，1 周内即可出院。因为死亡率和并发症发生率较高，全结直肠切除在特别严重的患者中较少使用。全结直肠切除的手术难度增加,盆腔出血及盆腔神经受损的风险增高。在极少数直肠穿孔或结直肠广泛出血的情况下,如果患者病情较轻,且不适合进行回直肠吻合,则可考虑行全结直肠切除。由于溃疡性结肠炎与克罗恩结肠炎难以鉴别,全结直肠切除会使溃疡性结肠炎的患者失去复原手术的机会。因此,应慎重选取该术式。

因为内科治疗的进步,襻式造口结合减压双腔造口已经基本消失。该术式在极度重症的患者中仍有应用价值,如局限穿孔、高位脾曲、妊娠等。手术禁忌证包括结直肠出血、开放性穿孔、腹腔内脓肿。该手术仅为临时缓解症状的手术。一般情况下,术后 6 个月再行相应的手术治疗。

2.出血 CD 可能引起致命的下消化道大出血。但这一并发症并不常见。更常见的是一些与 CD 不相关的疾病,如消化性溃疡和胃炎,可能导致肠道出血。因此常需要行胃管吸引或胃镜检查来排除与 CD 不直接相关的出血。治疗原则取决于出血的严重程度和复发的风险。应首先明确出血部位,在疾病稳定、结肠病变时优先考虑使用内镜,既可评估结肠炎症,又可治疗出血。但在结肠出血时并不能盲目使用结肠镜检查,因为在这种情况下往往结肠炎症比较严重,最终需要行结肠切除术。

如患者需要持续扩容才能维持血流动力学稳定,或怀疑有小肠出血,应急诊行肠系膜血管造影明确出血部位及进行止血。如果出血部位已明确,但这些方法并不能控制出血,可行术中血管造影以明确所需切除的肠段。否则,切除范围难以确定从而需要切除较多的肠段。

某些情况下可能需要开腹手术,如不能维持血流动力学稳定,输入 6U 血液制品后仍继续出血,出血反复,或同时存在另一手术指征。

3.穿孔 小肠开放性穿孔比较少见,常常发生在狭窄部位或其近端。最恰当的措施是切除病变肠段,一期或二期吻合。在治疗延误、营养不良、严重内科合并症、重症感染时应行近端转流性造口。转流造口可使并发症从 41％减少至 4％。结肠穿孔也较为罕见,一般行次全结肠切除,因为大部分患者结肠炎症较为严重或使用激素。

(二)肠管保留的理念

术后复发的定义为肠段切除吻合或狭窄成形术后疾病的再发。CD 的术后复发率相当高,国外文献报道术后 1 年内复发率达 28％～93％。复发率的高低因相应文献中的复发的诊断依据(临床症状、内镜表现、影像学表现、再次手术)而异。肠段切除吻合后症状复发率 5 年内为 18％～55％,10 年内为 52％～76％。儿童 CD 患者的术后复发亦相当常见。一项对 100 例术后 CD 患者的研究显示,1 年临床症状复发率为 17％,3 年为 38％,5 年为 60％,约 30％的患者在术后 10 年内需要再手术。因此,为了避免短肠综合征的发生,需要用各种方法进行肠管保留。保留肠管需遵循以下几个原则:①保留有功能的肠管;②缩小切缘;③手术记录中描述肠管切除前后长度;④尽量使用狭窄成形术;⑤术后药物预防复发。

(三)肠段切除

随着近代医学的进步,以及对旁路手术并发症(如疾病复发、黏液囊肿、癌变等)的认识,现已基本弃用旁路手术。许多单纯转流手术不能缓解症状,最终需要手术切除病变,如高位复杂性肛瘘及深大溃疡均需切除直肠加永久性肠造口。采用临时性转流来治疗远端病变的同时还需要结合局部手术如直肠黏膜前徙瓣等,否则不能达到临床疗效。对于肠管开放性穿孔,单纯近端造口也常常不能解决问题,而需要肠段切除。

目前肠段切除一般是首选方式。但复发与肠管保留是手术治疗 CD 必须考虑的两个问题。两者之间联系密切,并且关系到患者最终的治疗效果及生活质量。总的来说,由于 CD 本身的疾病特点,外科手术偏于保守。虽然大部分患者有 1m 长的肠管已可维持生理需要,复发常随着时间的推移而增多,这部分患者最终需要多次的肠段切除。而每一次切除都会增加患者出现短肠综合征及相关代谢性并发症的风险。因

此,对于已有肠段切除史的患者,要谨慎施行第二次肠段切除。肠段切除需要考虑以下问题:

1.肠管切缘的问题　大部分需要手术的 CD 患者常患有节段性小肠或结肠病变,因而手术切除病变肠段及吻合是最常见的手术方式。切除范围是外科医师所关注的首要问题。不少文章对切缘与复发的关系进行了研究。Krause 等分析了 186 例 CD 患者,根据切缘(＜10cm 或＞10cm 即根治性切除)对患者进行比较。他们发现长切缘组的复发率为 31.0％,而短切缘组为 83.0％,且生活质量更好。Hamilton 等研究了术中冷冻切片检查切缘的作用,其研究发现肉眼切缘与组织学切缘对于术后复发或再手术率并无影响。目前有关这方面的最佳证据来自于 Fazio 等进行的一项前瞻性随机对照研究,把 131 例患者分为短切缘组(2cm)及长切缘组(12cm)(肉眼切缘)。虽然复发率在长切缘组较低(25.0％和 18.0％),但两组无显著差异。对于局限于回盲部的 CD 合并肠梗阻,局限性即可得到缓解。可以认为目前已有足够证据支持局限性切除,而扩大切除实无必要。外科治疗的趋势是不切除镜下病灶。短肠综合征的发生率已较以往大大降低。肠段切除后仍有 50％的患者出现复发。

2.吻合方式的选择　既往研究表明肠段切除后的吻合方式对术后复发也有一定影响。梗阻常由肠管纤维狭窄而导致,因侧侧吻合后肠腔较大,梗阻的可能性较低,再手术率也相应降低。文献报道吻合器吻合术后并发症发生率及复发率均较低,但在一定条件下徒手吻合更有优势,特别是当需要吻合的肠段增厚(但无肉眼病变),超过了吻合器的规格时。近期,Simillis 等做了一项关于 CD 手术吻合方式的 meta 分析,包含 2 项随机试验和 6 项非随机试验总共 712 例吻合操作,其中 53.8％为徒手端端吻合,46.2％为其他吻合方式(吻合器侧侧吻合、端侧吻合、侧端吻合及吻合器端端吻合),结果显示端端吻合的吻合口漏发生率较高。而侧侧吻合术后并发症少,住院时间较短,并且吻合口周围复发率低。然而由加拿大 McLeod 发起的多中心随机对照研究,其中招募了 139 例患者比较发现端端吻合和侧侧吻合之间其内镜下复发、症状复发相近。我们的经验是端端吻合是安全的,端端吻合其吻合口瘘发生率并没有增高。采用吻合器或徒手的宽肠腔(至少 5cm)功能性端端吻合是可能效果更好,但尚未有随机对照试验。

(四)狭窄成形术

1.适应证　虽然肠段切除是治疗梗阻性 CD 的首选术式,但是由于 CD 的复发倾向,多次的肠管切除必然要使患者承受短肠综合征的风险。1982 年 Lee 等借鉴结核性狭窄的治疗经验,在 CD 患者中第一次使用了狭窄成形术。在梗阻性 CD 时使用狭窄成形术带来的问题:①可能增加吻合口瘘、复发率更高;②可能遗漏癌变,应考虑是否对病变进行活检以排除癌变;③远期有无癌变的风险;④狭窄成形术所保留的有疾病的肠管的吸收功能也存在疑问。虽然已有多个研究证明其安全性,但对其运用仍需慎重。目前狭窄成形术的应用指征:①广泛空肠回肠炎伴单个或多个较短的纤维性狭窄;②既往有多次或者广泛肠段切除,有短肠综合征风险的患者;③既往肠段切除 1 年内复发的狭窄;④单一的回结肠吻合狭窄;⑤某些十二指肠狭窄。在以下几个情况下不宜使用狭窄成形术:腹腔感染(合并脓肿、瘘管)、可疑肿瘤及营养较差。在较短的肠段内有多个狭窄时,狭窄成形术往往难以达到解除梗阻的目的。狭窄成形术在 CD 合并肠梗阻时的应用有较大争议。仅有小部分梗阻性 CD 的患者可用狭窄成形术。MayoClinic 的 Spencer 等回顾性分析了 244 例因并发症行剖腹探查的 CD 患者,35 例患者共接受了 71 次狭窄成形术,67％患者同时有肠段切除。术后无吻合口瘘、肠外瘘或腹腔脓肿等并发症。围术期总的并发症发生率为 14％。35 例患者中有 33 例术后恢复肠内营养并停止了内科治疗。3 年内有症状复发的概率为 20％。6 例患者需再手术。

2.狭窄成形术方式的选择　对于较短的狭窄(≤10cm)采用 Heineke-Mikulicz 方式,即纵切横缝。包含对系膜侧直线切口超过狭窄远端及近端各 2cm。同时取黏膜活检排除癌,然后进行纵切横缝。而对于10～20cm 的狭窄段,则可考虑使用侧侧狭窄成形术(Finney)。该术式要求肠管足够柔软,在弯曲成 U 形的情况下仍能达到无张力吻合。该手术为沿对系膜缘切开肠管,随后将小肠折成 U 形,前后均采用黏膜内翻连续缝合封闭。考虑这种狭窄成形术后从肠管伸出的憩室样囊腔可能会导致细菌过度繁殖，以及靠近憩室的输入段可能复发狭窄，Michelassi 等对这种技术做出一些改进，如侧侧同向蠕动成形术。对于 20cm 以上的狭窄，某些患者也可采用这种吻合。

（五）结肠克罗恩病

结直肠切除的复发率最低，结肠区段切除的术后复发率最高。结肠 CD 的外科指征与回盲部病变不同，手术原因更多是因为顽固性、暴发性疾病或肛门直肠疾病。根据 CD 结肠炎是局限性或弥漫性改变，可相应采用单纯回肠造口、结肠区段切除、次全结肠切除加回肠造口、全结肠切除加回直肠吻合及结直肠切除加回肠造口。结肠区段切除术，适用于结肠孤立病变，该术式 5 年内复发率为 30%～50%，再手术率为 45%。次全结肠切除加回肠造口加 Hartmann 远段缝闭，适用于中毒性结肠炎的急诊手术、中毒性巨结肠估计不能耐受直肠切除者。对结直肠 CD 直肠无病变者可仅考虑保留直肠的结肠切除、二期行回直肠吻合。结直肠切除术适用于广泛、弥漫的结直肠疾病。尽管根据病变的不同可应用多种不同术式，但与小肠病变一样，CD 结肠炎的外科治疗总的趋势仍应倾向保守原则。

（六）肛周克罗恩病

国外文献报道肛周 CD 发病率为 8%～90%。临床上多数情况下可见到几种肛管直肠疾病同时发生于 1 例患者。相比而言，结肠型 CD 比小肠型 CD 出现合并肛管疾病的概率要高，前者并发率超过半数，后者则低于 20%。临床表现以肛裂和水肿的皮赘最常见，也可见肛管狭窄和溃疡、排便不节制、复杂肛瘘和脓肿。早期外科医师不太愿意对肛周 CD 行手术治疗，因担心手术会导致局部伤口的长期不愈和括约肌损伤。直至 20 世纪 80 年代后期，越来越多学者开始提倡较为保守的外科治疗，但要求遵循两项原则，即明确化脓症是外科处理的指征和强调保护括约肌功能。

由 CD 引起的肛周脓肿一般以简单引流为主。据报道，约有 50% 的 CD 患者其肛瘘可自行愈合，但由 CD 引发的瘘管仍然需手术治疗，因为据有些学者的经验，临床由 CD 引发瘘管而采用非手术治疗且带瘘生存者有可能因 CD 发作而再次引发肛瘘和（或）肛周脓肿。低位或括约肌间型肛瘘行瘘管切开术仍是一线治疗手段，文献报道其愈合率为 63%～73%。大多不能愈合的肛瘘皆属肛周脓肿同时存在的复杂肛瘘，或合并有直肠疾病。若瘘管病变侵及括约肌，可采用非切割的挂线疗法。

3%～10% 的女性 CD 患者可合并直肠阴道瘘。无症状的表浅瘘管可不予处理；对有症状的表浅瘘管，若未侵及括约肌，可安全开放。对经括约肌或括约肌以上瘘，若直肠无病变，可行直肠黏膜前徙瓣术。手术要点是将瘘管内口在内的黏膜部分予以切除，将包括直肠黏膜、黏膜下组织和薄层内括约肌的广基瓣由远侧折叠延至近侧并作无张力吻合。转流性造口在这些修补术时可能是必要的，特别当炎症较为严重或瘘管复发者。如果肛管狭窄加重了直肠阴道瘘，则需行"全袖状前徙瓣术"。CD 合并的肛裂有自限倾向。多数疼痛性肛裂的原因为存在括约肌间脓肿。合并脓肿时行内括约肌切断引流术可促进症状缓解。无脓肿者可予内科治疗，包括局部应用硝酸甘油或麻醉药物。约 25% 的肛周皮赘患者在肠道病变缓解后可自行改善。严重肛周合并症，如排便不节制、肛管狭窄、复发严重脓肿和瘘在局部处理失败后都可能需行直肠切除术。该术式存在永久造口的可能，但它又确实是肛周 CD 有效的治疗手段。

（张承红）

第九章 肠易激综合征

中华医学会消化病学分会召开的全国第一届肠易激综合征(IBS)学术会议上提出 IBS 诊治共识意见中指出:IBS 治疗的目的是消除患者顾虑,改善症状,提高生活质量。治疗原则是在建立良好医患关系基础上,根据症状严重程度分级治疗和根据症状进行对症治疗。治疗措施个体化和综合运用,包括精神心理治疗、饮食治疗和药物治疗。

一、精神心理治疗

IBS 是一种心理生理疾病,心理社会因素在 IBS 发病中起着重要的作用,亦是导致 IBS 症状诱发、加重及持续的不可忽视的因素。因此,心理行为干预手段是治疗 IBS 的必要辅助方法。心理学治疗要求医生遵循科学的原则,极富同情心地去纠正患者对 IBS 疾病的不良认知及应对策略,帮助患者了解自己所患疾病的良性本质,建立对 IBS 的正确认知,调整患者的生活方式,提高对症状发作有关的应激事件的应对及耐受能力,改善患者的生活质量。IBS 的心理治疗以重建正确认知为目标,应该具有针对性,应作为药物治疗及其他治疗措施的实施基础。

二、饮食治疗

IBS 患者对进餐产生的复杂反应普遍存在差异,大脑皮质对食物的色、香、味均能诱发胃肠道反应。一般来说,IBS 患者应避免过度饮食、大量饮酒、咖啡因、富含动植物脂肪的食物、导致腹胀和产气的蔬菜、豆类等。

三、中医药治疗

(一)分型证治

1.肝木乘脾

证候:腹泻便秘交替,肠鸣腹痛,痛即作泻,泻后痛缓,每因情绪变化而发作加重,大便稀薄,黏液较多,小腹坠胀,腹痛嗳气,矢气频作,舌质红、苔薄白而腻,脉弦。适用于肠易激综合征腹泻型。

治则:抑肝扶脾,理气化湿。

例方:痛泻要方合四逆散。

常用药:防风、白术、白芍、陈皮、柴胡、甘草、麦芽。

成药:逍遥丸 9g,每日二次。

2.肝郁气滞

证候：腹痛便秘，脘腹胀闷，胁肋胀满，窜痛，得矢气可缓，伴有嗳气呃逆、纳呆、恼怒或抑郁，舌苔薄白，脉弦细。

治则：理气行滞，降逆通便。

例方：柴胡疏肝散加减。

常用药：柴胡 6g，白芍 10g，青陈皮各 5g，炒枳实 6g，制香附 10g，郁金 10g，牡丹皮 10g，半夏 10g，甘草 5g。

3.阴虚肠燥

证候：大便干结，努挣不下，粪带黏液，腹胀痞满，按之胀痛，伴口干舌燥，烦闷，手足汗出，盗汗失眠，舌红少苔，脉细数。

治则：滋阴清热，润肠通便。

例方：驻车丸加减。

常用药：黄连 5g，干姜 10g，当归 10g，阿胶 10g（烊化冲服），生地 15g，麦冬 10g，甘草 6g。

4.脾气不足

证候：常见于病情反复发作者，大便时溏时泄，粪便夹有黏液或未消化食物，腹痛隐隐，腹胀，不思饮食，神疲乏力，舌质淡胖，边有齿痕，苔白，脉濡。

治则：健脾益气，和胃化湿。

例方：参苓白术散加减

常用药：党参 10g，白术 10g，茯苓 10g，山药 12g，莲子 6g，薏苡仁 15g，砂仁 3g（后下），桔梗 6g，谷芽 6g，甘草 6g，红枣 10 枚。

5.气滞血瘀

证候：泄泻日久，大便黏滞，泻后不尽，腹部刺痛，痛有定处，按之痛甚，面色晦滞，舌质暗红，脉弦细涩。

治则：化瘀通络，理气止痛。

例方：少腹逐瘀汤加减。

常用药：炒茴香 6g，干姜 6g，延胡索 6g，当归 9g，川芎 10g，肉桂 6g（后下），赤芍 6g，蒲黄 6g，五灵脂 6g，甘草 3g。

6.脾肾阳虚

证候：久泻不愈，便下稀溏，完谷不化，腰膝酸软，形寒肢冷，面色㿠白，舌淡苔薄，脉沉细。

治则：温肾健脾，固肠止泻。

方药：附子理中汤加减。

常用药：附子 6g，党参 10g，白术 10g，干姜 6g，甘草 3g。

7.寒热夹杂

证候：腹泻，便下黏滞夹有泡沫，腹泻与便秘交替出现，腹胀痞满，便后腹痛锐减，脘腹喜暖，口干，舌白苔腻，脉弦滑。

治则：散寒清热，理气和营。

例方：乌梅丸加减。

常用药：乌梅 10g，细辛 3g，制香附 10g，桂枝 10g，当归 12g，太子参 12g，黄柏 10g，干姜 10g，黄连 5g，川椒 6g。

（二）针灸疗法

临床上一般针法和灸法配合应用效果较好。辨证施治的原则是实证用泻法，虚证用补法。

1.体针　常取足三里、关元、气海、三阴交、中脘、胃俞、大肠俞。若脾胃虚弱者,加脾俞、章门;若肾阳虚者,加肾俞、命门;若肝郁甚者,加太冲、行间、肝俞;食积甚者,加内关、隐白。治疗时间,每次留针 15~30 分钟,每日 1 次,7 日为 1 个疗程。

2.耳针　可取交感、神门、皮质下、大肠、小肠、胃等穴,针刺或用王不留行籽或菜籽在以上穴位保留耳压。一般每 2 日更换 1 次,平时患者可以自己间断捏压。

3.艾灸　常用的灸法有艾柱灸、艾卷灸、隔姜灸、隔蒜灸、隔盐灸等,灸法一般配合针法一起使用。

4.脐疗法

组成:柴胡 10g,川椒 5g,乌梅 15g,陈皮 6g,厚朴 15g,冰片 2g,干姜 15g。将以上药物研末,贮瓶密封备用。

作用:疏肝、理气、止痛。

适应证:肝郁气滞所致腹痛、腹胀、久泻不愈者。

四、西药治疗

IBS 的治疗药物主要包括调节肠道运动功能,纠正内脏感觉异常及改善中枢情感的药物。

(一)调节肠道运动功能的药物

1.胃肠平滑肌选择性钙离子通道阻滞剂

(1)匹维溴胺(得舒特):可选择性阻滞 Ca^{2+} 内流,发挥对肠平滑肌的松弛作用。适用于 IBS 腹泻型及便秘型患者,对缓解腹痛有一定疗效。每次 50mg,每日 3 次,饭时口服。疗程以 6~8 周为宜。

(2)奥替溴胺(斯巴敏):可选择性作用于远段肠管,具有纠正内脏感觉异常、降低肠管敏感性,缓解腹痛、腹胀症状的作用。每次 40mg,每日 3 次口服。疗程以 6~8 周为宜。

2.多离子通道调节剂　曲美布汀:是作用于钾、钙离子通道的胃肠平滑肌运动调节剂,是一种外周性作用的脑啡肽类似物,可表现出抑制和兴奋平滑肌运动的双重作用。马来酸曲美布汀片每次 100mg,每日 3 次口服。

3.促动力药

(1)5-HT_4 受体激动剂:西沙必利(普瑞博思)适用于 IBS 便秘型患者,可缓解便秘、腹痛等临床症状。每次 5~10mg,每日 3~4 次,饭前 15~30 分钟口服。因该药可能引起 QT 间期延长,故应慎用。

(2)替加色罗(泽马可):是新的 5-HT_4 受体激动剂,有加速小肠及结肠传输的作用,适用于 IBS 便秘型。临床试验研究证实,该药可有效缓解 IBS 便秘型患者的腹痛、腹胀及便秘等症状。近期研究还证实,替加色罗对内脏感觉具有调节作用。

4.通便药　通便药包括膨胀性泻剂、渗透性泻剂及刺激性泻剂。目前不提倡应用刺激性泻剂。常用通便药有:聚乙二醇 4000(福松)、乳果糖、舒立通、康赐尔、甲基纤维素等。

5.止泻剂

(1)地芬诺酯:每次 2.5~5.0mg,每日 3 次口服。

(2)洛哌丁胺(易蒙停):适用于排便次数多且难以控制者,排便后口服 2mg,每天不超过 8mg。

(二)纠正内脏感觉异常的药物

1.阿洛斯琼　是被研究较多的选择性 5-HT_3 受体拮抗剂,临床试验研究显示该药对 IBS 非便秘型患者具有缓解腹痛及腹部不适、减少排便次数、促进粪便成形的治疗作用。每次 1mg,每日 2 次口服。其他同类药物尚有恩丹西酮及格拉斯琼等。

2.替加色罗 作为一种 5-HT$_4$ 受体激动剂具有促动力和降低内脏感觉敏感性的双重作用,可用于有明显腹痛的 IBS 便秘型患者。

(三)改善中枢情感的药物

1.抗抑郁药 有抑郁精神症状的 IBS 患者应考虑试用小剂量抗抑郁药物,以帮助改善胃肠道症状。此类药物如阿米替林、氟西汀、帕罗西汀等。

2.抗焦虑药 有严重焦虑精神症状的 IBS 患者,可服用地西泮等抗焦虑药。

(四)胃肠微生态制剂

可改善因肠道菌群失调患者的症状。制剂有威特四联活菌片、金双歧片、双歧杆菌活菌胶囊或培菲康片等。

（左先邦）

第十章　大肠息肉

第一节　大肠腺瘤

腺瘤是息肉中最为常见的组织学类型。以往常称为腺瘤性息肉或息肉样腺瘤,现在统一称为管状腺瘤。

一、病理机制

1.形态学分类　按传统腺瘤可分为有蒂和广基两种。有蒂腺瘤常在内镜中予以摘除,广基腺瘤常需经手术予以切除。随着内镜技术的发展和广泛应用,对腺瘤形态有了进一步的认识,按照腺瘤的外观形态可将腺瘤分为 3 种:①隆起性腺瘤;②扁平腺瘤;③凹陷性腺瘤。特别是对于凹陷性腺瘤以往可能是不易被发现的,因其表现为边缘稍隆起的高出黏膜、中央有些凹陷的病变,在病理连续切片的检查中不但证实为管状腺瘤,而且发现有高达 42% 的腺瘤伴重度不典型增生。肠镜发现直径<1cm,但伴中央凹陷,这类腺瘤的癌变率明显不同于一般腺瘤。据报道在<1cm 的扁平腺瘤中 22.7% 细胞有癌变,现称为高级别上皮内瘤变。Robet 报道的癌变率高达 41%。Watanabe 报道 6～10cm 的腺瘤的癌变率则为 15.8%。这些小腺瘤具有很高的癌变率,提示临床上切不可掉以轻心,特别是对这些小的扁平腺瘤在结肠镜中极难被发现。肠道清洁准备欠佳和对这类小腺瘤缺乏认识是造成遗漏的两大主要原因。

2.组织学分类　在组织学上腺瘤惯常可分为管状、绒毛状和混合型腺瘤 3 类:①管状腺瘤;②绒毛状腺瘤;③混合性腺瘤。

(1)管状腺瘤:这是大肠腺瘤中最为常见的一种,腺瘤是指腺体的异常增生。大肠黏膜的腺瘤本呈管状,正常是大肠管状腺体的细胞分裂和 DNA 合成主要局限在腺管的下 1/3,然后沿腺管向上逐渐分化为成熟的杯状细胞和吸收细胞,当细胞分裂和 DNA 合成失控后即形成腺瘤。腺瘤在病理切片中除可见管状腺体结构外,还常伴乳头状成分,亦即绒毛状成分,根据组织学中两种不同结构成分所占比例决定腺瘤的性质。Appel 提出管状腺瘤中绒毛状成分应<5%,当绒毛状成分达 5%～50% 时属混合性腺瘤,>50% 者则属绒毛状腺瘤。Shinya 则认为管状腺瘤中绒毛状成分应<25%,介于 25%～75% 者则属混合性腺瘤,>75% 者属绒毛状腺瘤,这一标准基本上为世界卫生组织(WHO)所接受。鉴于标准不同,各家报道腺瘤中各种腺瘤的比例差异较大,且无可比性。1981 年我国第一次大肠癌病理会议上建议统一标准为:绒毛状成分<20% 者属管状腺瘤,>80% 者为绒毛状腺瘤,介于 20%～80% 者则属混合性腺瘤。值得注意的是,由于同一腺瘤不同部位绒毛状成分的比例不同,因此,不同部位组织切片时的腺瘤性质与整个腺瘤摘除后病理检查结果常可不一致,正确判断腺瘤中所含绒毛量对判断其恶变潜能有一定的帮助。

由于标准不同,虽然管状腺瘤是 3 种腺瘤中最为常见的一种,但其发生率却差异颇大。Morson(1977年)报道 2506 例大肠腺瘤中管状腺瘤,混合性腺瘤和绒毛状腺瘤分别占 75％、15.3％和 9.7％。Shinya(1982 年)报道 6942 例大肠腺瘤中分别占 65.8％、26.2％和 8.0％。Muto 报道的 299 例中分别占 79.6％、19.1％和 1.3％。我国浙江省大肠癌协作组(1978 年)报道 1991 例大肠腺瘤中的比例分别为 92.7％、6.1％和 1.2％。然而在临床上所见腺瘤中绒毛状腺瘤和混合性腺瘤的比例较普查和尸解中所见为高。管状腺瘤好发于直肠、乙状结肠。在内镜下管状腺瘤大多呈圆形、椭圆形或不规则形状,表面光滑或分叶状,色粉红或暗红,质地软,随着腺瘤增大,质地逐渐变实。有继发感染时表面附有黏液脓性分泌物。5％～10％的管状腺瘤在蒂部周围临近黏膜,甚至在腺瘤顶对侧肠黏膜可出现白斑,白斑呈圆点状,约几毫米大小,呈簇小片分布,性质不完全明确,组织学上主要是炎症变化。可以有一长度不一的蒂或呈广基无蒂,但即使有蒂腺瘤在其发生初期仅 3～5min 大小时,也常呈广基型。总体来说,管状腺瘤中有蒂的比广基型多见。腺瘤的蒂是正常黏膜的延伸,内含纤维、血管并无腺瘤结构,故当腺瘤发生癌变,成为原位癌或局灶性癌或黏膜内癌时,极少侵及其蒂或基底。腺瘤大小不一,从几毫米至几厘米,一般腺瘤越大,癌变率越大。当腺瘤 ＞2cm 时,癌变可能显著增高。组织学上,腺瘤可仅呈轻度腺体增生,即腺体数量增多,但其上皮细胞的大小、形状、细胞核的位置、染色深浅及杯状细胞数等均无异常。也可表现为除腺体数量增多外,尚伴有上皮细胞形态和染色的不同程度改变和核分裂。甚至腺细胞呈现明显的多形性及间质有浸润,称为重度不典型增生或癌变。由于癌变常起自腺瘤某一部分,或组织检查时因未取到癌变部分组织而呈阴性结果,并不能完全排除癌变的可能。只有当整个腺瘤取下做连续切片病理检查时,才能最后确定有无癌变。当癌变局限在腺瘤内,称为腺瘤癌变或原位癌,仅当癌变穿透黏膜肌层或浸润黏膜下层时才称为浸润性癌。

(2)绒毛状腺瘤:又称乳头状腺瘤,这是一种癌变倾向极大的腺瘤,一般癌变率为 40％,故被认为是一种癌前病变。其发病率仅为管状腺瘤的 1/10,有时可侵占肠周径的大部分,其表面可覆盖一层黏液,质地较管状腺瘤为软。在少数病例中绒毛状腺瘤可以有蒂,活动度极大。组织学上绒毛状腺瘤多有乳头状分支,中心为血管结缔组织,表面有单层柱状或假复层上皮和杯状细胞覆盖,腺瘤成分较少,故又称为乳头状腺瘤。腺瘤的细胞分化可不一致,可有散在的分化,但腺瘤病变仅局限在黏膜层。绒毛状腺瘤本身很少多发性,但绒毛状腺瘤和管状腺瘤可同时存在,从而成为多发性腺瘤。

绒毛状腺瘤可以癌变虽已被公认,但对其癌变率的报道却差异极大,其原因有两种,首先对腺瘤分类的标准不统一,绒毛状腺瘤的标准不同,当然癌变率也就无法一致。其次绒毛状腺瘤癌变往往发生于某一部位,并非整个腺瘤同时癌变,因此除非整个腺瘤同时癌变,或者对每个腺瘤常规做连续切片,否则容易遗漏。故报道的癌变率在 20％～75％,一般认为癌变率在 40％左右。按最新规定,未浸润至黏膜下层者统称为高级别上皮内瘤变而不称为癌。

(3)混合型腺瘤:又称管状绒毛状腺瘤,是指绒毛状腺瘤成分所占比例＞20％、＜80％的腺瘤,在组织学上兼有管状腺瘤和绒毛状腺瘤的特征,并随着两种腺瘤成分比例的变异而有所不同。其恶变率介于管状腺瘤和绒毛状线之间。各家报道恶变率差异极大,原因就在于绒毛状腺瘤所占比例的不同。

3.大肠腺瘤不典型增生　　不典型增生主要是指上皮细胞异乎常态的增生,增生的细胞大小、形态、排列等方面均有异于其正常的成熟细胞,是一种重要的癌前病变。腺瘤上皮细胞的不典型增生分级,对判别腺瘤的病变程度及估计预后具有重要意义。目前发现一些与大肠腺瘤恶变的有关因素包括腺瘤大小、组织学类型、腺瘤解剖结构、腺瘤数目等,归根到底都是与不典型增生程度有关。

腺瘤的不典型增生程度分级方法有多种,国内普遍采用的是 Morson 等提出的 3 级分类法,即腺瘤均有不典型增生,在此基础上在分为轻、中、重 3 级。

(1)轻度不典型增生(Ⅰ):以细胞学的异型性为主,腺管内杯状细胞减少,核呈笔杆状,紧挤,复层排列,但高度不超过细胞的 1/2,腺管稍延长。

(2)中度不典型增生(Ⅱ):表现为细胞异型性加重并出现组织学异形,胞核复层,占上皮细胞的 2/3。细胞顶端仍存在,腺管延长并扭曲,大小不一,部分可见共壁及背靠背现象。

(3)重度不典型增生(Ⅲ):表现为两种异型均较显著,胞核复层,占据整个上皮细胞的胞质,杯状细胞罕见或消失。上皮细胞极性紊乱,腺管延长、扭曲、大小不一,腺管共壁及背靠背现象多见,有的出现筛状结构。按照该分类系统,轻度不典型增生腺瘤占 81.9%,中度占 11.6%,重度为 6.5%。然而应用表明上述分级标准并不十分客观,不易掌握,故国内病理诊断常以Ⅰ～Ⅱ级或Ⅱ～Ⅲ级较模糊的分类表示。

在日本,对不典型增生程度采用 5 级分级法,其中上皮假复层(核在细胞内分布)程度和腺体分支类型是分级的重要依据,0～1 级相当于轻度不典型增生,表现为轻度假复层,核由平行与细胞长轴变为垂直排列。病变进一步发展则形成 Lev 等所称的腺瘤病变即 Kozuka 的Ⅳ级病变,相当于中度不典型增生,表现为重度假复层。若腔浆近腔面也为细胞核填塞,则称为Ⅴ级病变。这种以核在细胞内的位置分级病变的方法简单易行,是对 Morson 3 级分类法的重要补充。

由于这种客观标准不统一,即使是有经验的胃肠病理学专家对不典型增生分级也存在较大误差。近年来发现,形态测量分析对客观评价不典型增生程度有很大帮助,其中腺体构造异型度、核/浆比值、核面积和核高度的均值标准差(不是指绝对面积和高度)等有意义。但很显然,常规病理诊断中不可能经常应用到这种形态测量方式,但对不典型增生程度的正确分级十分重要,因为重度不典型增生往往被视为原位癌或癌交界性病变。

4.大肠腺瘤癌变　腺瘤之所以作为一种类型从息肉中分出来,除了组织学上与其他息肉不同外,更重要的是临床具有癌变的这一特点。亦即所谓的腺瘤癌序列的概念,虽然对这一概念尚存在分歧,多数学者认为腺癌来自腺瘤,但也有学者认为癌在开始就是癌,并非从腺瘤演变而来,然而腺瘤和癌之间的密切关系却是毋庸置疑的。从大量资料中显示,大肠腺瘤和大肠癌之间在性别、年龄与发病率上基本相同,均以中年以上为高发,男女之比约为 3:2;在相同年龄组中,腺瘤病人癌的发生率明显比非腺瘤病人高。而且大肠癌病人伴发大肠腺瘤者屡见不鲜,常在癌肿附近发现伴有小腺瘤;大肠癌合并腺瘤病人在实施根治性切除术后第二大肠癌(异时性多原发癌)的概率远高于不合并腺瘤者。此外在家族性结肠腺瘤病患者中癌变率极高。临床上,经常发现腺瘤有不同程度的不典型增生直至癌变和癌肿切片中有腺瘤组织残留,而且腺瘤组织残留的概率随着癌肿浸润深度而降低,说明随着癌肿的发展不断破坏,替代了腺瘤组织。这些情况均有力地支持了腺瘤—癌序列的概念。另一方面临床上和尸解中均可看到仅 2～3mm 大小的肿瘤,显微镜下全部为癌组织,并无腺瘤组织痕迹,可以表现癌肿的发生并未经历腺瘤阶段,癌肿是原发的。两种见解相持不下,只是说明临床上两种情况确实存在。否定腺瘤癌变一概认为癌肿是原发的是片面的,同样认为癌肿都是由腺瘤演变而来的也是不全面的。

腺瘤癌变的可能性是存在的,但并非所有的腺瘤都会癌变。腺瘤可以存在并保持较长时间不变或生长很慢,偶尔也有自行消退,但往往又会再生。腺瘤癌变的规律虽尚未阐明,但也不是完全无规律。一般认为腺瘤的大小对癌变的可能性具有很大影响。<1.0cm 的腺瘤未见有发生浸润性癌者,>1.0cm 者癌变机会增大,1～2cm 腺瘤的癌变率在 10% 左右,>2cm 的腺瘤的癌变率可高达 50%。腺瘤中绒毛状成分的多少对确定癌变的可能性则是另一个重要因素。绒毛状腺瘤的癌变率明显高于管状腺瘤,绒毛状管状腺瘤(混合腺瘤)的癌变率则居于两者之间。此外腺瘤存在时间也与癌变发生概率相关,因为腺瘤癌变是一个缓慢的过程。多数学者认为癌变所需时间约为 10 年以上。另一个因素是腺瘤的形态,广基腺瘤的癌变率比有蒂腺瘤为高,而广基腺瘤发展为浸润性癌的机会也比有蒂腺瘤为高,因为有蒂腺瘤癌变罕有侵入蒂部者。但也有学者认为形态学上的差异还是由于广基腺瘤中以绒毛状腺瘤居多之故。

腺瘤癌变在处理上考虑早期癌大多系局灶性,并非整个腺瘤癌变,有蒂腺瘤癌变侵及其蒂部者极少,故一般摘除癌变腺瘤已经足够;如癌变腺瘤位于腹膜返折下直肠内时(距肛缘 7cm 内,直肠指检可触及范围内),可经肛门直视下予以摘除,基底部予以电灼止血,标本送病理检查,特别注意其蒂部有无浸润;如癌变腺瘤位于腹膜返折上而病变不大时,则尽量经内镜用圈套器予以套灼摘除;如腺瘤太大无法用圈套器予以摘除,宁可经腹切开肠壁后直视下予以摘除。对广基腺瘤癌变位于腹膜返折线下直肠内者,可经肛门或骶部切除,边缘应包括 0.5~1.0cm 的正常黏膜,深度应达浅肌层,标本应平坦固定在硬纸板上后做切片检查,以便正确了解浸润深度。Wolff 等在 855 例内镜切除的息肉中发现 6.6% 原位癌,无 1 例发生转移。根据 Fenoglie 的研究,大肠黏膜无淋巴管,故位于黏膜内的癌肿并无淋巴结转移的可能。对癌肿浸润穿透黏膜肌层至黏膜下层时,则有淋巴转移的可能,但其发生率不高。因此,对于黏膜的局灶性癌或原位癌,局部切除已经足够。黏膜下癌则在局部切除后可加做术后辅助性放疗,中等剂量 4000~4500cGy。对已浸润至肌层的病例,则应改做根治性经腹直肠切除术。对于腹膜返折以上直肠或结肠内的广基腺瘤癌变,因为不涉及牺牲肛门和永久性结肠造口的问题,因此以经腹病变肠断切除为首选。当前认为腺瘤癌变未浸润黏膜下层称为高级别上皮内瘤变,非癌,不应按癌症行根治性手术。

总之,对腺瘤癌变的处理应根据癌变浸润深度和腺瘤部位来决定。至于在肠镜中摘除的腺瘤,经病理检查发现有癌变时,凡符合下列情况者应补充行外科根治性切除术:①腺瘤基底部发生癌变浸润至黏膜下层者;②癌细胞分化程度包括低分化与未分化癌;③癌肿已浸润淋巴管、血管、神经周围或血管内发现癌栓者。

二、临床表现

绝大部分大肠腺瘤患者无任何自觉症状,仅在结肠镜检查或 X 线钡剂灌肠造影时无意间发现。部分病例可能具有以下一个或几个症状。

1.便血　便血或大便隐血相对常见。根据腺瘤的部位,可呈鲜红色或暗红色,或仅在粪便隐血阳性,多数与粪便不混,布于粪便表面,出血量一般不多,多为间歇性。偶有引起下消化道出血。当腺瘤位置较高,长期慢性小量出血时,可引起贫血。通常息肉愈大愈容易出血,直径<1cm 的息肉很少出血。已证明有息肉的病例仅 20%~40% 大便隐血阳性。

2.黏液便　大肠息肉患者排除黏液便较无息肉者多,尤其较大息肉者。有些较大绒毛状腺瘤可能排除大量黏液,称为分泌性腹泻,即所谓分泌亢进性绒毛状腺瘤。每日排除量可达 3000ml 以上,可能与腺瘤能产生前列腺素有关。排除液内钠、钾含量很高。因此可出现脱水、低钾低钠的症状。如不及时纠正体液紊乱和去除肿瘤,可危及生命。McKittrick 首先报道了这一特殊表现,应引起临床医师的高度重视。

3.腹痛　少数情况下较大的结肠内有蒂腺瘤可引起肠套叠、引起腹部绞痛等部分肠梗阻症状。

4.息肉脱垂　位于直肠内较大的有蒂腺瘤可以在排便时脱垂于肛门外,在小儿较为常见。甚至需反复手法帮助回纳。此外,还可引起肛门坠胀不适、里急后重、便秘等症状。

三、诊断

多数大肠腺瘤并无特殊症状,诊断主要依靠临床检查。

1.直肠指检　是检查距肛缘 8cm 以内直肠最简便可靠的方法。

2.乙状结肠镜检查　是检查低位结直肠息肉的最主要方法。

3.结肠镜检查　目前认为结肠镜是诊断结肠息肉的首选方法,诊断正确率可高达95%,且对于某些息肉直径较大,触之较硬或表面溃疡怀疑有癌变的病灶可以进行活检,部分患者可以直接在镜下操作切除病变。大肠腺瘤患者中约有30%为多发性,故当发现大肠远端病变时,而忽视结肠的全面检查,以防漏诊。

4.X线检查　气钡双重造影钡灌肠也可检出病变,可以发现肠壁有充盈缺损,但对于病变较小者,漏诊率较高。对检出大肠腺瘤的敏感性取决于息肉大小,<1cm者占61%,>1cm者占85%。总的敏感率占67%左右。

四、治疗

大肠息肉不论大小、部位均有恶变的可能,因此镜检时发现息肉均应常规活检。大肠息肉生长缓慢,及早摘除大肠息肉对改善临床症状,降低大肠癌发病率意义重大。

1.管状腺瘤　大肠腺瘤一经发现均应及时予以去除。根据腺瘤的大小、部位、数目、有无癌变等情况,去除的方法有所不同。经内镜摘除腺瘤无疑是最简便的方法,也是首选的方法。近年来由于纤维结肠镜的应用和设备的逐步完善,不但可通过肠镜采取活组织检查标本,并可对直径<2.0cm的有蒂腺瘤进行圈套电灼切除术。对于有蒂腺瘤套摘后,需注意基底部有无出血,必要时可对基底部加做电凝止血。

广基腺瘤的处理应视大小和部位区别对待。<1.0cm的广基腺瘤癌变可能极小,可以咬取活组织做病理检查后电灼切除。对于1.0~2.0cm的广基腺瘤,宜先做活组织检查,确定非恶性或无癌变后,二期经内镜电灼切除。对于距离肛缘7cm以内,>1.0cm的广基腺瘤可经肛门或骶尾部切除,整块切除肿瘤,包括四周0.5~1.0cm的正常黏膜做整块活检,避免分块切取活检。如广基腺瘤>2.0cm,距离肛缘7.0cm以上的结直肠内时,要经腹做肠段切除术。

对大肠多发性息肉的处理,首先应通过内镜进行活组织检查,以明确息肉的性质。如息肉确系腺瘤,原则上多发性腺瘤应做病变肠段的结肠部分切除术或结肠次全切除术,除非腺瘤仅有2~3个,分布极分散,而腺瘤又较小,可考虑经结肠镜予以电灼切除,并严密随访观察,定期复查。如腺瘤数目较多,即使较小,仍应行结肠部分切除术或结肠次全切除术,一般反对行姑息性结肠分段切除术。如息肉非肿瘤性则无恶变危险,可暂予随访观察,定期复查,无需手术处理。

2.绒毛状腺瘤　绒毛状腺瘤的处理较管状腺瘤应更谨慎,因为绒毛状腺瘤具有两大特征:一是腺瘤基底部与正常黏膜分界不明显,容易残留和复发;二是癌变率高。根据上述特点,对直肠指检可及范围内的绒毛状腺瘤应尽量采取经肛门局部切除术的方法,完整切除整个腺瘤,包括周围0.5~1.0cm的正常黏膜,行整块切除活检,以免发生癌变后引起种植和复发,除非腺瘤较小,<1.0cm者可从内镜中予以摘除。对位于腹膜返折平面以上的绒毛状腺瘤,<1.0cm者可经内镜中予以摘除;对于>1.0cm的绒毛状腺瘤则以经腹行局部肿瘤切除术或局部肠段切除术。

对于多发性腺瘤的处理,原则上宜选做病变肠段的切除,当然还应视腺瘤数量、大小、部位等因素具体考虑,但多发性腺瘤的再发和癌变率均比单发腺瘤高,在处理上是应予以考虑的因素。

（梁桃军）

第二节　炎性息肉

一、假息肉病

假息肉病主要发生于慢性溃疡性结肠炎或克罗恩病时,由于慢性炎症刺激,形成肉芽肿。肉芽肿往往是多发性。在形成的早期,如炎症能够控制,肉芽肿有可能随之消失,但如慢性炎症不能得到有效的控制,而呈持久的慢性刺激,肉芽肿就有恶变的可能。癌变率与病程长短往往呈正相关。病程 10 年以上,癌变率明显增高,20 年时癌变率为 12.5%,25 年时可达 25%,30 年是则达 40%。慢性溃疡性结肠炎具有极高的癌变率,是公认的癌前病变之一。现已知克罗恩病亦有癌变的可能,因此,对这些假息肉病应视为癌前病变,应谨慎处理。

二、炎性息肉

炎性息肉是指单发的非特异性炎症所引起的息肉,组织结构与上述相同,但不会癌变,往往炎症消退后,息肉可自行消失。

三、血吸虫性息肉

在慢性血吸虫病时,大肠黏膜下常有血吸虫卵沉着,其周围伴有纤维组织增生,或形成虫卵结节。当虫卵多时,固有膜亦可有虫卵沉积,并破坏腺管和引起增生。一般血吸虫卵结节体积不大,呈小球形或条梭形,并常呈簇状分布,外观中央呈橘黄色,周围呈灰白色。在长期慢性、反复感染的患者,这类息肉可进一步发展成为炎性肉芽肿,具有很大的癌变倾向,也是一种癌前病变。

四、良性淋巴结样息肉和息肉病

直肠具有丰富的淋巴组织,在肠道炎症时,直肠黏膜下的淋巴滤泡即可增生并形成息肉而突入肠腔。这类息肉实质上是增生的、高度活跃的淋巴样组织。细胞分化成熟,其上覆盖有正常的直肠黏膜上皮,是一种良性病变,应与恶性淋巴瘤区分。在临床上,良性淋巴样息肉好发于腹膜返折线以下直肠,以单发为多见,少有多发,但极少 6 个以上者。大多在 1cm 以下,偶可大至 3cm。多呈广基型的黏膜结节,白色或灰黄色,表面光滑,病人常无自觉症状,仅在直肠检查时发现,如不予处理,往往在 2.5~10 年可自行消退。当息肉呈多发性时,称为良性淋巴样息肉病,常与弥漫性恶性淋巴瘤性息肉和多发性腺瘤性息肉病相鉴别。本病不会恶变,无需做结肠全切除或结直肠全切除术。

(夏爱华)

第三节　大肠脂肪瘤

脂肪瘤是大肠内最为常见的非上皮性良性肿瘤,全部胃肠道内脂肪瘤亦以大肠为多见。大肠脂肪瘤虽然在大肠良性肿瘤中发病率仅次于腺瘤,居第二位,但实际上大肠脂肪瘤的发病率远远低于腺瘤。近端结肠发生率较远端结肠、直肠为高,约90%为单发性的。多数脂肪瘤较小,但文献报道的巨大脂肪瘤最大直径可达8.5cm。Chung报道10658例连续结肠镜检查发现16例脂肪瘤(0.15%),直径1.5～6cm,>3.5cm的均有症状。Bromberg等报道尸体检查发现率为0.56%。

其发病机制尚未明确,可能与局部炎症和刺激、结缔组织退行性变、全身脂肪代谢障碍及Whipple病(肠营养不良)有关。

结直肠脂肪瘤可发生于任何年龄,1岁儿童也有发生,但以50～60岁者多见。脂肪瘤直径<2cm时,一般多无症状。常在瘤体较大引起肠激惹时才出现腹痛、腹胀等症状;或瘤体出现糜烂、出血、坏死,患者出现黏液血便时才来就诊;或因肿瘤出现肠套叠、肠梗阻时才来就诊。故一般大肠脂肪瘤的早期诊断多较困难,常常误诊为大肠癌。

大肠脂肪瘤的病理分型将其分为4型:①腔内型(黏膜下型),脂肪瘤在黏膜下生长,突入腔内,为最常见的类型;②腔外型(浆膜下型),脂肪瘤在浆膜下生长,向腔外突出;③壁间型(肌间型),瘤体位于肌间;④混合型,多见于多发性脂肪瘤。

根据脂肪瘤数目多少及分布情况,又分为单发性、多发性、弥漫性、黏膜下脂肪组织浸润性脂肪瘤。

临床表现:临床症状多无特异性,一般表现为慢性间歇性腹痛、大便习惯改变及血便,但少有贫血及消瘦。随着瘤体增大,其表面糜烂、溃疡可反复出血,甚至出现梗阻、肠套叠等相应的临床征象。浆膜下型及肌间型临床多无症状,瘤体较大者腹部可触及光滑、活动的包块。

辅助检查:影像检查可见肠腔内边缘光滑的圆形局限性充盈缺损,或形态规则的低密度块影。CT对脂肪瘤的诊断特异性强,有助于定性,表现为肠腔内边缘清楚的低密度影,CT值多为-80～-120Hu,增强扫描后影像更清晰。内镜超声(EUS)对大肠黏膜下肿瘤的诊断非常有价值。结肠气钡双重造影易误诊为息肉,若见肠腔内有卵圆形或球形充盈缺损肿块,透光度高,边缘清晰、光滑,或有蒂,在压力下肿瘤可有形状变化,局部肠壁柔软,黏膜皱襞无明显变化等,均是诊断本病的依据。结肠镜检查对腔内型脂肪瘤的诊断具有一定意义,以下几点多提示脂肪瘤:①向腔内突出的有蒂、亚蒂或无蒂似乒乓球样黏膜下隆起,表面光滑或顶端浅糜烂、溃疡;②多呈橘红色或与正常肠黏膜色泽一致,若见到脂肪瘤特征黄色或坏死周围裸露脂肪组织镜下可诊断;③基底起始部与周围肠黏膜分界不明显;④用活检钳探触可看到随即复原的局限压迹,即所谓的"软垫征";⑤除直肠外,其他部位的大肠脂肪瘤或多或少有肠套叠的征象,而出血坏死的瘤体在肠腔中央,其后是正常的黏膜。瘤体头部虽有出血、坏死,但瘤体的体部及蒂部黏膜多光滑、完整,并可见黏膜下组织稍发黄。多无巨大火山口样溃疡。瘤体规则,无增生、无菜花样改变。镜下取材活检因钳取多不能深达黏膜下的瘤体,主张大钳反复同点深取。

肠道脂肪瘤可致肠套叠等并发症,故一经确诊应切除,尤其对于瘤体直径较大、已出现临床症状、不能排除恶性肿瘤者更应尽早手术。对于黏膜下型、瘤体直径<2cm且有蒂的大肠脂肪瘤可经纤维结肠镜烧灼切除,而对于瘤体较大、无蒂或多发的黏膜下型及其他型者应经腹手术或者经腹腔镜手术,浆膜下型脂肪瘤只需行肿瘤简单切除而无需切开肠腔,对于术中难以排除恶性者,可行快速冷冻切片病理检查,以明确诊断,并根据病理检查结果选择术式。

(刘　永)

第十一章 大肠癌

第一节 大肠的藏象

一、大肠的解剖

（一）中医学的认识

1.大肠腑　古人对大肠疾病的认识是在大肠解剖基础上结合临床产生的。古代中医著作中,大肠又名"回肠"、"黄肠",因其体粗腔大而与小肠相区别,被称之为大肠。古人记载大肠起始于腹部的右侧,在阑门处与小肠相接,下端为通于体外的肛门。明代《经络汇编》记载:"小肠下口,即大肠上口,名为阑门,言其阑约水谷,从此泌别清浊。"指明大肠在阑门处上接小肠,阑门即今回盲部。

《灵枢·肠胃》记载了大肠的形态与结构:"回肠当脐,右环回周叶积而下,回运环反十六曲,大四寸,径一寸寸之少半,长二丈一尺;广肠傅脊,以受回肠,左环叶积上下,辟大八寸,径二寸寸之大半,长二尺八寸。肠胃所入至所出,长六丈四寸四分,回曲环反,三十二曲也。"古人以回叠之形,将大肠的主要部分,亦即现代医学所称的结肠,名以回肠,可能是大肠与小肠在腹腔中位置与关系的缘故。结肠居于腹内,呈环状,环内小肠盘踞,整体形态类似于"回"字,将大肠名之为回肠,是因大肠在腹中盘踞的形态及其与小肠的关系。《医学真传》云:"大肠名回肠,盘旋于腹之左右。"广肠上接回肠,即回肠之更大者,指的应当是乙状结肠。因乙状结肠内腔明显较结肠大,现代以该段大肠的形态名之为乙状结肠,古人则据此段肠腔较大,而名之为广肠,各有其理。乙状结肠是腹膜内位器官,与其他结肠多为腹膜间位器官有所不同,因乙状结肠中段系膜较长,将乙状结肠连于左髂窝和小骨盆后壁,观察可发现其附着于腹左后壁近脊处,古人故谓"广肠傅脊"。而乙状结肠上下两端系膜逐渐变短与消失,故其上端与回肠(降结肠部分)和下端直肠的移行处固定不移,古人对广肠上下端系膜消失称之为"上下辟","辟"有"排除"之意。乙状结肠有两个弯曲,均向内,先向下,再向上,第二个弯曲有时可位于正中线的左侧。乙状结肠中段系膜较长又使该段结肠呈现非固定形,重叠环状不定,故古人描述为"左环叶积",足见古人观察之细。广肠下连直肠,"直肠又广肠之末节也,下连肛门",此处直肠指的应当就是现代称的直肠,因此段肠管少弯曲而直,上接广肠(乙状结肠),下连肛门,从其部位论,也指的是现代的直肠,据此采纳中医所说。

此外,《灵枢·肠胃》《灵枢·平人绝谷》等记载了大肠的长度和肠管的周径、直径、容量等。其中《灵枢·肠胃》主要记载了大肠的长度和肠管的周径、直径,如"回肠当脐……大四寸,径一寸寸之少半,长二丈一尺;广肠……大八寸,径二寸寸之大半,长二尺八寸"。《灵枢·平人绝谷》除对大肠长度和管腔的周径、直径记载与《灵枢·肠胃》相同外,主要记载了大肠容量,如(回肠)"受谷一斗,水七升半",(广肠)"受谷九升三合八分合之一"。大肠重量主要载于《难经·四十二难》,"大肠重二斤十二两"。

综上所述,古代医籍记载已清楚表明,中医所论大肠由回肠(结肠)、广肠(乙状结肠)、直肠、肛门(别名魄门)所组成,此与现代所识基本一致。不过,要特别说明的是,《内经》在六腑、经络等内容中多次提及大肠,而《灵枢·肠胃》与《灵枢·平人绝谷》描述消化道形体结构时,却未提大肠,而以"回肠"代替大肠,此与现代人体解剖学中回肠是小肠的下段部分明显不同。在阅读古医籍时要注意这种区别。

2.大肠经　在人体经络中,与大肠关系最为密切的当属手阳明大肠经,本经起于食指桡侧端(商阳穴),经过手背行于上肢伸侧前缘,上肩,至肩关节前缘,向后与督脉在大椎穴处相会,再向前下行入锁骨上窝(缺盆),进入胸腔络肺,通过膈肌下行,入属大肠。其分支从锁骨上窝上行,经颈部至面颊,入下齿中,回出夹口两旁,左右交叉于人中,至对侧鼻翼旁,经气于迎香穴处与足阳明胃经相接。

(二)现代医学的认识

根据现代解剖学,大肠全长约1.5m,略成方框形,围绕在小肠的周围,起自右髂窝内回肠末端,终于肛门。可分为盲肠、阑尾、结肠、直肠等几部分。大肠在外形上与小肠有明显不同,一般来说,大肠口径较粗,肠壁较薄,而盲肠和结肠还具有以下三种特征性结构。一是沿肠的表面排列有三条纵行的结肠带,由纵行平滑肌增厚而成。二是由肠壁上的许多横沟隔开而成的环形囊袋状突起,称结肠袋。三是在结肠带附件,由于浆膜下脂肪聚集,形成了许多大小不等的脂肪突起,称结肠垂。这三项特征可作为识别结肠和盲肠的标志。

1.盲肠　盲肠为大肠起始的膨大盲端,长6～8cm,位于右髂窝内,向上通升结肠,向左连回肠。回、盲肠的连通口称为回盲口。口处的黏膜折成上、下两个半月形的皱襞,称为回盲瓣,此瓣具有括约肌的作用,可防止大肠内容物逆流入小肠。在回盲瓣的下方约2cm处,有阑尾的开口。

2.阑尾　阑尾形如蚯蚓,又称蚓突。上端连通盲肠的后内壁,下端游离,一般长2～20cm,直径约0.5cm。整个阑尾附有阑尾系膜,活动性较大。

阑尾根部在体表的投影位置,通常以脐和右髂前上棘连线的外、中1/3交界处作标志,临床上称麦克勃尼(McBurney)点,急性阑尾炎时该处可有压痛。

3.结肠　结肠为盲肠和直肠之间的部分,按其所在位置和形态,又分为升结肠、横结肠、降结肠和乙状结肠四部分。

(1)升结肠:长约15cm,是盲肠向上延续的部分,自右髂窝沿腹后壁的右侧上升,至肝下方向左弯形成结肠右曲,移行于横结肠。升结肠借结缔组织附于腹后壁,故活动性较小。

(2)横结肠:长约50cm,起自结肠右曲,向左横行至脾处再向下弯成结肠左曲,移行于降结肠。横结肠全部被腹膜包被,并借横结肠系膜连于腹后壁,其中部下垂,活动性较大。

(3)降结肠:长约20cm,从结肠左曲开始,沿腹后壁的左侧下降,至左髂嵴处移行于乙状结肠。降结肠借结缔组织附于腹后壁,所以活动性也小。

(4)乙状结肠:长40～45cm,平左髂嵴处接续降结肠,呈"乙"字形弯曲,至第3骶椎前面移行为直肠。空虚时,其前面常被小肠遮盖,充盈扩张时,在左髂窝可触及。乙状结肠全部被腹膜包被,并借乙状结肠系膜连于左髂窝和小骨盆后壁,其活动性较大。

4.直肠

(1)直肠的位置:直肠为大肠的末段,长15～16cm,位于小骨盆内。上端平第3骶椎处接续乙状结肠,沿骶骨和尾骨的前面下行,穿过盆膈,下端以肛门而终。直肠后面是骶骨和尾骨,直肠前面脏器的毗邻关系因男女而有不同,男性直肠的前面有膀胱、前列腺和精囊腺,女性则有子宫和阴道。因此,临床指诊时,经肛门可触查前列腺和精囊腺或子宫和阴道等。

(2)直肠的形态:直肠在盆膈以上的部分称为直肠盆部,盆部的下段肠腔膨大,称为直肠壶腹。盆膈以下的部分缩窄称为肛管或直肠肛门部。直肠有两个弯曲:上段凸向后,与骶骨前面的曲度一致,形成骶曲;下段向后下绕过尾骨尖,形成凸向前的会阴曲。临床上当进行乙状结肠镜检查时,应顺着直肠两个弯曲的方向将镜插入,以免损伤肠壁。

(3)直肠的构造:直肠壶腹内面的黏膜,形成2～3条半月状的直肠横襞,其中位于前右侧壁的一条,大而恒定,距肛门约7cm,相当于腹膜返折的水平。在通过乙状结肠镜检查确定直肠肿瘤与腹膜腔的位置关系时,常以此横襞作为标志。这些横襞有支持粪便的作用。

肛管上段的黏膜形成6～10条纵行的黏膜皱襞,叫肛柱。各肛柱的下端有半月形的小皱襞相连,称为肛瓣。肛瓣与相邻两肛柱下端之间有小凹陷,称为肛窦。各肛瓣与肛柱下端,共同连成锯齿状的环形线,称为齿状线,为皮肤和黏膜相互移行的分界线。齿状线以下光滑而略有光泽的环形区域,称为肛梳或痔环。痔环和肛柱的深面有丰富的静脉丛,此丛如淤血扩张则易形成痔,在齿状线以上者称为内痔,齿状线以下者称为外痔。

直肠周围有内、外括约肌围绕。肛门内括约肌由直肠壁环行平滑肌增厚而成,收缩时能协助排便。肛门外括约肌是位于肛门内括约肌周围的环行肌束,为骨骼肌,可括约肛门,控制排便。

二、大肠的功能

(一)中医学的认识

中医学认为,大肠是"传导之官",最主要的生理功能在于传导排泄糟粕,还具有主津液,吸收精微,安定神志等方面的作用。此外,大肠的正常生理功能还有赖于其他脏腑的密切配合。

1.传导之官,排泄糟粕 大肠最主要的功能是接受小肠下传的食物残渣(即小肠分别清浊后,"浊"的部分),吸收其中剩余的水分和养分,使糟粕变化成为粪便,然后经肛门排出体外。所以,大肠是传导糟粕的通道,被称为"传道之官"。《素问·灵兰秘典论》曰:"大肠者,传道之官,变化出焉。""传道"同"传导",即传导不洁之糟粕,"变化",即将糟粕变成有形之粪便。所以彭用光《体仁汇编·大肠药性》谓:"传不洁之道,变化物之形。"然其传导糟粕,化形为粪便,并且排出于体外之用,不是大肠本身单独所能完成的,必须与其他脏腑配合进行,包括肺气之肃降,肝气之疏泄,脾气之升提,胃气之通降,肾阴之濡润,肾阳之气化,肾精之封藏等。

2.大肠主津,输布津液 水谷精微物质的吸收输布主要在小肠,大肠吸收输布之津液,只为微少部分而已。因此,李东垣《脾胃论》在谈论大肠、小肠吸收输布津液数量时,把小肠吸收输布之津液喻为"液",其意量大,而把大肠吸收输布之津液喻为"津",其意量少。他写道:"大肠主津,小肠主液。大肠小肠受胃之营气,乃能行津液于上焦,溉灌皮毛,充实腠理。若饮食不节,胃气不及,大肠小肠无所禀受,故津液涸竭焉。"大肠受承胃之营气,除滋养本腑外,还上行于上焦,通过肺脏,输布于皮毛,然后充润腠理,供其所用。如若大肠受盛胃腑饮食津液不足,或严重腹泻,或热结阳明大肠,耗枯肠津等均可引起大肠之津亏损,而生变证。

3.吸收精微,以养周身 由小肠受盛下注大肠之食物糟粕,其饮食精微已所剩无几,然亦在大肠再行运化转输。李梴《医学入门·大肠腑》论述七冲门说:"……并阑门、魄门,合之为七冲门,皆水谷变化出入相冲之要路也。但水谷清芳甘美,运布则为精微,腐熟则为滓秽,乃阴阳自然之妙用也。"显而易见,大肠腑对食物精微有回返转输的作用,这些少量的水谷精微在大肠腑回返转输,其意亦在营运周身。

4.排除毒素,安定神志 中国古代医籍称大肠为"传不洁之道"。"不洁"包含毒性物质。饮食水谷经运化转输后,下注大肠之不洁糟粕,含有很多毒性物质,故应及时排便。若热邪结于阳明大肠,耗其阴津,引起便结,不洁之物在肠中存留过久,引起运化转输病状。如《伤寒论》指出:"六七日不大便,烦不解,腹满痛者,此有燥屎也。"由于"腹满痛"必然引起呕恶、纳呆、厌食等,如热扰神明,还能引起神志病状。《伤寒论》数次言及"大便难"、"不大便五六日"、"上至十余日"而出现"烦不解"、"心中懊恼而烦"、"烦躁发作有时"、"谵语"、"喘冒不能卧"、"独语如见鬼状"、"微喘直视"等。如若热实结于阳明大肠,大便秘结者,张仲景主张用大承气汤,泻于体外,魄门为五脏使,糟粕不能久藏。在正常生理情况下,大肠能及时从魄门排不洁之物于体外,不致久存,以利肠胃之正常运化转输,以保神志之安谧和清明。

5.其他脏腑与大肠功能的关系

(1)肺与大肠:"肺与大肠相表里"是中医脏腑表里学说的重要内容,在人体十二经脉和脏腑的相互联系中,肺与大肠一阴一阳,一表一里,互相交合,联系极为密切。

《灵枢·经脉》云:"肺手太阴之脉,起于中焦,下络大肠,还循胃口,上膈属肺。"又云:"大肠手阳明之脉,起于大指次指之端……下入缺盆,络肺,下膈属大肠。"由此可以看出肺与大肠通过经络关系,构成了脏腑阴阳表里两经的属络关系。在功能上二者的关系也非常密切,肺主气,具有宣发肃降之职,并通过经脉与大肠相联络,且构成表里关系。唐容川在《中西汇通医经精义·脏腑之官》道:"大肠之所以传导者,以其为肺之腑,肺气下达,故能传导。"大肠的传导气化有赖于肺气的推动及宣降作用。肺气充足,宣降协调,津液得布,则大肠气化有力。若肺气亏虚,肃降无力,则大肠传导缓慢而致便秘。若肺气壅滞,易使大肠气滞,亦会导致便秘。故此《类经·十二经病》曰:"大肠与肺为表里,肺主气,而津液由于气化,故凡大肠之或泻或秘,皆津液所生之病,而主在大肠也。"

(2)心与大肠:由于心主神志,为五脏六腑之大主,具有控制、协调脏腑功能的作用,大肠的传导和魄门的启闭依赖于心神的主宰。心神正常则大肠传导通畅,魄门启闭正常,糟粕按时而下。若心神失常(如昏厥病人),则失去心神调控,或见神昏口开、小便失禁、大便滑脱之脱证,或见神昏齿闭、小便不通、大便秘结之闭证。

(3)脾胃与大肠:脾主运化,胃主受纳,脾胃能将饮食水谷化为水谷精微,并将精微布散全身,大肠的功能有赖于脾气的升提与胃气的通降。《灵枢·五味》云:"水谷皆入于胃,五脏六腑,皆禀气于胃……谷气津液已行,营卫大通,乃化糟粕,以次传下。"胃气下行,以润大肠之气,行气于大肠,以次推动大肠之气传导糟粕,是大肠传导糟粕的重要一环。若脾胃功能失常,则大肠传导和主津功能也失常,导致排便障碍。如劳倦伤脾,脾不升清,则产生泄泻便溏。若饮食伤胃,胃失和降,则见腹胀便秘。故唐容川在《血证论》中指出:"大肠司燥金,喜润而恶燥。寒则滑脱,热则秘结……与胃同是阳明之经,故又多借治胃之法以治之。"

(4)肝与大肠:肝主疏泄,能调畅气机,促进气机的升降出入,调节大肠的传导。肝气条达,则气机调畅,大肠传导正常。若肝失疏泄,则大肠传导失常会导致大便溏泄,唐容川在《血证论·脏腑病机论》中论述肝气疏泄对大肠之作用失调引起腹泻时写道:"木之性主于疏泄,食气入胃,全赖肝木之气以疏泄之,而水谷乃化。设肝之清阳不升,则不能疏泄水谷,渗泻中满之证在所难免。"若肝气郁结,气滞不畅,大肠传导无力,则致大便秘结,故此李梴在《医学入门》中指出:"肝与大肠相通,肝病宜疏通大肠,大肠病宜平肝。"

(5)肾与大肠:肾开窍于二阴,主司二便。大肠的传导功能依赖于肾阳的温煦气化、肾阴的滋润濡养和肾气固摄作用。若肾阳亏虚或肾气不足,固摄无力,则见泄泻便溏。若肾阴亏虚,肠道失润,或肾阳不足,推动无力,则见大便秘结。正如《景岳全书·泄泻》所说:"盖肾为胃关,开窍于二阴,所以二便之开闭,皆肾脏之所主。今肾中阳气不足,命门火衰……阴气盛极之时,即令洞泄不止。"《杂病源流犀烛·大便秘结源流》亦云:"大便秘结,肾病也。经曰:北方黑水,入通于肾,开窍于二阴。盖肾主五液,津液盛,则大便调和。"

（二）现代医学的认识

大肠的主要功能是吸收水分、无机盐及由大肠内细菌合成的维生素 B、K 等物质,贮存未消化和不消化的食物残渣并形成粪便。

1.大肠液的分泌　大肠内含有许多大肠腺,可分泌大量的黏液。此外,大肠上皮细胞还分泌水、钾离子和碳酸氢根离子,因此大肠液是一种碱性的黏性液体,pH 为 8.3～8.4。大肠黏液可润滑粪便,减少食物残渣对肠黏膜的摩擦;粘连结肠的内容物,有助于粪便的形成,减少或阻止粪便中的大量细菌活动对肠壁的影响;碱性的大肠液还可中和粪便内细菌活动产生的酸,并阻止其向外扩散,保护大肠壁不受其侵蚀。

当大肠受到严重的细菌感染导致肠炎时,黏膜除正常分泌碱性的黏性溶液外,还分泌大量的水和电解质,其生理意义在于稀释大肠内的刺激因子,促进粪便迅速通过大肠(腹泻),从而冲刷肠道刺激因素,促进肠炎的好转。

大肠液的分泌主要由食物残渣对肠壁的直接机械刺激或通过局部神经丛反射而引起。刺激副交感神经(盆神经)可引起远端大肠分泌黏液明显增加,刺激结肠的交感神经能使大肠液分泌减少。

2.大肠的运动　由于大肠的主要功能是吸收食糜中的水和电解质,形成和贮存粪便,因此无需强烈运动。正常时大肠的运动很微弱,其运动形式主要有混合运动和推进运动两种。

(1)混合运动——袋状往返运动:类似小肠的分节运动,但在同一时间内参与收缩的结肠较长,收缩的环行肌较宽和有力,有时甚至使肠腔闭塞,同时纵行肌(结肠带)也收缩,结果使邻近未收缩的结肠段形成许多呈袋状的节段,因此这种收缩称为袋状收缩。其结构基础是结肠环行肌间断性增厚。一段结肠发生袋状收缩,持续一段时间后消失,邻近部位的结肠段又发生袋状收缩,如此反复进行,形成袋状往返运动,其主要作用是将大肠内容物不断地混合,因此又称混合运动。这种形式的运动多见于近端结肠,可使肠黏膜与肠内容物充分接触,有利于大肠对水和无机盐的吸收。

(2)推进运动——蠕动和集团运动:短距离的蠕动常见于远端结肠,其传播速度很慢(约 5cm/s)。按此计算,食糜通过结肠约需 48 小时。大肠还有一种行进很快、向前推进距离很长的强烈蠕动,称为集团运动,它可将肠内容物从横结肠推至乙状结肠或直肠。集团运动时,袋状收缩停止,结肠袋消失。集团运动后,袋状收缩又重新出现。集团运动每日发生 1～3 次,常在进餐后发生,尤多见于早餐后 1 小时内,可能是由于食物充张胃或十二指肠,引起胃-结肠反射或十二指肠-结肠反射所致。阿片类药物,如吗啡、可待因、派替啶,以及抗酸剂氢氧化铝等,可降低结肠集团运动的频率,因此使用这些药物后易产生便秘。当结肠黏膜受到强烈刺激如肠炎时,常引起持续的集团运动。

3.粪便的形成　食物残渣在大肠内停留时,一部分水被吸收,同时经过大肠内细菌的发酵与腐败作用以及大肠黏液的黏结作用,形成粪便。正常粪便中水分占 3/4,固体物占 1/4。后者包括死的和活的细菌(约占 30％),未消化和不消化的食物残渣及消化道脱落的上皮细胞碎片、黏液、胆色素(占 30％),脂肪(占10％～20％,主要由细菌分解食物产生或来自脱落的肠上皮细胞),无机盐(占 10％～20％)和少量蛋白质(占 2％～3％)等。由于粪便中大部分是非饮食成分,其组分受饮食改变的影响较小,因此在较长时间未进食的情况下仍可有粪便排出。

在未消化的食物残渣中,部分是食物中的纤维,包括纤维素、半纤维素、木质素,以及各种树胶、果胶等。饮食纤维不能被人体消化吸收,但由于它可吸收水分,所以可使粪便的体积增大、变软,并能刺激肠运动,使粪便在大肠内停留的时间缩短,从而减少粪便中有害细菌所产生的毒素或有害代谢产物与肠壁接触的时间。此外,饮食纤维还可吸收胆汁酸,增加它们在粪便中的含量,使通过肠肝循环回收的胆盐减少,肝脏要利用更多的胆固醇合成新的胆汁酸,所以增加饮食中的纤维含量不但可预防便秘,还可降低血浆胆固醇水平。

4.排便反射　排便是受意识控制的脊髓反射。人的直肠内通常是没有粪便的,当胃-结肠反射发动的集团运动将粪便推入直肠时,可刺激直肠壁感受器,传入冲动经盆神经和腹下神经到达脊髓腰骶段的初级排便中枢,并上传至大脑皮层,产生便意。如果环境许可,皮层发出下行冲动到脊髓初级排便中枢,传出冲动经盆神经引起降结肠、乙状结肠和直肠收缩,肛门内括约肌舒张。同时,阴部神经传出冲动减少,肛门外括约肌舒张,粪便被排出体外。此外,腹肌、膈肌收缩也能促进粪便的排出。如果环境不许可,阴部传出神经兴奋,外括约肌仍维持收缩,几分钟后,排便反射便消失,要经过几小时或有粪便进入直肠时再发动排便反射。由于胃-结肠反射发生于餐后,故排便常发生于早餐后,尤其是幼儿。在成人,排便时间主要受习惯和环境因素影响。

5.大肠内细菌的活动　大肠内有大量细菌,它们来自空气和食物。由于大肠内的碱性环境、温度,特别是大肠内容物在大肠滞留的时间较长,很适合于细菌繁殖。大肠内的细菌种类繁多,包括厌氧菌,如产气荚膜梭菌和脆弱类杆菌,以及需氧菌,如产气肠杆菌。肠道细菌对人体的作用较复杂,包括有益的和有害的作用,其主要作用如下:①发酵未消化或不消化的碳水化合物(主要是纤维素)和脂类,产生短链脂肪酸和多种气体,例如氢气、氮气、二氧化碳、甲烷及硫化氢。短链脂肪酸易被结肠吸收,可用于供能,并可促进钠的吸收,对结肠上皮细胞还具有营养作用和抗炎作用。②一方面能合成维生素 K、B_1、B_2、B_{12} 和叶酸;另一方面,一些重要的营养物质,如维生素 C、B_{12} 及胆碱可被某些肠道细菌利用。③可将胆红素转化为尿胆素原,初级胆汁酸转化为次级胆汁酸,分解胆固醇、药物和某些食物添加剂。④使某些氨基酸脱羧生成胺,包括组胺、酪胺及有臭味的吲哚和粪臭素。此外,还可将氨基酸转化为氨,其中95％吸收后在肝脏转化为尿素。

6.大肠的吸收功能　每日约有 $1000\sim1500ml$ 小肠内容物进入大肠,其中的水和电解质大部分被吸收,只有 $100ml$ 左右的液体和 $1\sim5mmol$ 的钠离子和氯离子随粪便排出。如果粪便在大肠内停留的时间延长,则几乎所有的水都可被吸收,形成坚硬的粪便。

大肠黏膜具有高度主动吸收钠离子的能力,钠离子的主动吸收导致氯离子的被动同向转运。由于钠、氯的吸收,又可导致水的渗透性吸收增加。大肠吸收氯离子时,通过氯离子和碳酸氢根离子的逆向转运,伴有碳酸氢根离子的分泌,碳酸氢根离子可中和结肠内细菌产生的酸性产物。严重腹泻的患者,由于碳酸氢根离子的丢失,可导致血浆酸度增加。

大肠吸收水的能力很强,每日可吸收 $5\sim8L$ 水和电解质溶液。当从回肠进入大肠的液体和大肠分泌的液体超过此数量时,超出部分便从粪便中排出,形成腹泻。由于大肠有很强的吸收能力,所以直肠灌肠也可作为一种有用的给药途径。许多药物,如麻醉药、镇静药、安定药及类固醇等,能通过灌肠迅速被大肠吸收。

大肠也吸收大肠内细菌合成的某些产物,例如维生素。虽然正常时大肠吸收的维生素量仅占机体每日需要量的一小部分,但在维生素摄入不足时有重要的意义。此外,大肠也吸收由细菌分解食物残渣产生的短链脂肪酸,如乙酸、丙酸和丁酸等。

(卞瑞祺)

第二节 大肠癌病因病机

一、中医病因病机

中医学对大肠癌等恶性肿瘤的病因认识可简单概括为虚、痰、瘀、毒四端，而且四者之间往往相互夹杂、相兼为患，临床症状复杂多变。痰凝血瘀，毒蕴正亏是其根本病机，至于六淫、七情、饮食所伤等均是直接或间接促成癌瘤的因素。

（一）六淫外袭

肿瘤的发生与六淫邪气侵袭有关，六淫是风、寒、暑、湿、燥、火六种外感病邪的统称。凡是人体被外邪所侵，都能影响脏腑功能，阻碍气血运行，导致气滞血瘀，痰湿凝聚，积久而成为肿瘤。外邪导致疾病的发生，与季节气候、居处环境均有关系，能够从口鼻或肌肤途径入侵机体，可单独或合并其他因素共同致病。如《灵枢·九针论》说："四时八风之客于经络之中，为瘤病者也。"指出外邪"八风"停留于经络之中，使瘀血、痰饮、浊气积于体表而成瘤病。在《灵枢·刺节真邪》记载："虚邪之入于身也深，寒与热相搏，久留而内着……邪气居其间而不反，发为筋溜……为肠溜……为昔瘤……为骨疽……为肉疽。"说明虚邪、寒热等可以导致瘤的发生。隋代巢元方在《诸病源候论·恶核候》中指出："恶核者，是风热毒气，与血气相搏结成核，生颈边，又遇风寒所折，遂不消不溃。"以上诸条说明，六淫邪气侵及人体，客于经络，扰及气血，使阴阳失调，气血逆乱，日久成积，变生肿块，或为息肉，或为恶核，或为疽、瘤等坚硬如石，积久不消则成肿瘤。如《诸病源候论》云："积聚者，阴阳不和，脏腑虚弱，受于风寒，搏于脏腑之气所为也。"《医宗必读·积聚》也说："积之成也，正气不足，后邪气踞之。"其明确指出外因（邪气）是通过内因（正虚）而致癌的。《景岳全书》中也认为外感六淫为四时不正之气，侵袭人体，积久则成病，书中谓"风寒外感之邪，亦能成积"，但又云，"不止饮食之滞，非寒未必成积，而风寒之邪，非食未必成形，故必以食遇寒，以寒遇食……而积斯成矣"。此说明外感寒邪与内伤饮食相互搏结而成积病。其他，如积聚、翻花疮、咽喉菌、息贲等疾病的发生均与外感因素有密切关系。现代医学所谓的化学的、物理的以及病毒等致癌因素，不外乎古人用六淫邪气或毒邪等所概括的外来致癌物质。

（二）情志内伤

中医学很早就认识到精神因素与包括大肠癌在内的恶性肿瘤的发生发展关系，并很重视精神刺激所引起的心理冲突与疾病发生的关系。七情内伤是指喜、怒、忧、思、悲、恐、惊七种情志的变化异常，致使人体气机升降失常，脏腑功能紊乱，与肿瘤的发生、发展及转归、预后等存在着密切的因果关系。早在《内经》中就非常强调情志致病，认识也较为深刻。如《素问·通评虚实论》就对噎膈的发病有所认识："隔塞闭绝，上下不通，则暴忧之病也。"《儒寒集验方》云："盖五积者，因怒忧思七情之气，以伤五脏，遇传克比性，而成病也。"这说明七情过度可以影响五脏的功能，使之亏损，易招致外邪入侵，也可使之气机不畅，脉络受阻，气滞血瘀而成癌瘤。《丹溪心法》云："气血冲和，万病不生，一生怫郁，诸病生焉，故人身诸病多生于郁。"情志抑郁，肝气不舒，脉络受阻，血行不畅，气滞血瘀，脏腑失和，日积月累而成积聚等病。所以，以气滞为先导，渐致血瘀、痰凝、湿聚等相兼为患，就成为肿瘤发生发展的关键。

（三）饮食水土失宜

饮食不节是导致疾病发生或发展的重要原因之一，故《素问·痹论》云："饮食自倍，肠胃乃伤。"酒食不节,饥饱失常,损伤脾胃,脾失健运,不能输布水谷精微,湿浊凝聚成痰,痰阻气机,血行不畅,脉络壅滞,痰浊与气血相搏结,乃成癌瘤类疾病。这一点在大肠癌等消化系统疾病的发病过程中尤其重要。凡酒食过度,恣食辛辣,过食生冷油腻或不洁饮食,酒食助湿生热,酿成痰湿,阻滞气机,使气、血、痰三者互结于肠道,即酿成大肠癌。故《临证指南医案》在谈论消化道肿瘤时,云其病因为:"酒湿厚味,酿痰阻气。"《医门法律》亦云:"过饮,多成膈证,人皆知之。"除大肠癌以外,噎膈、反胃、舌菌、茧唇、瘿瘤等疾病的发生均与饮食水土失宜有密切关系。

(四)痰浊凝聚

多种疾病的发生发展均与痰邪的凝结和阻滞有关,肿瘤类疾病的发生更是如此。痰既是病理产物,又是致病因素,不仅指有形可见的痰液,还包括瘰疬、痰核和停滞在脏腑经络组织中未被排出的痰液,称之为"无形之痰"。由于情志所伤,肝郁化火,火热煎灼津液为痰,而致痰火交结,故云"忧郁气结而生痰"。痰还可凝结在经络筋骨而致瘰疬、痰核或阴疽流注。唐容川还指出:"须知痰水之壅由于瘀血使然,但去瘀血则痰水自消。"因湿浊凝聚成痰,痰阻气机,血行不畅,脉络壅滞,痰浊与气血相搏结,乃成本病。亦有风寒侵袭,复因饮食所伤,脾失健运,湿浊不化,凝聚成痰,风寒痰食诸邪与气血互结,壅塞经络,渐成本病。中医学对痰凝肌腠,结于身体各处大小不等的颗粒肿块(如痰核、瘰疬等)多有记述。如《金匮要略·血痹虚劳病脉证并治》说:"人年五六十……马刀、侠瘿者,皆为劳得之。"指出人年事已高,肾精亏虚,阴虚阳浮,虚火上炎,与痰相搏成瘰疬之病。总之,痰湿凝聚,留着于脏腑经络,结于体表则为瘿瘤,结于内脏则为癥瘕积聚等。

(五)瘀血阻滞

中医学理论认为,气血以循环运行不息为常。若气血关系失调,气郁不舒,血行不畅,导致气滞血瘀,郁结日久,必成癥瘕积聚。如《灵枢·水胀》:"石瘕生于胞中……气不得通,恶血当泻不泻,衃以留止,日以益大,状如怀子。"历代医家认为,实体性癌肿是由气滞不畅,血瘀不行,凝滞不散,瘀血日久,可成块、成瘤。《灵枢·百病始生》:"若内伤于忧怒,则气上逆,气上逆,则六输不通,湿气不行,凝血蕴里而不散,津液涩渗,着而不去,而积皆成矣。"积聚是由气郁痰瘀凝结,久则气血壅滞更甚。如《景岳全书》说:"或以血气结聚,不可解散,其毒如蛊。"故在治疗上,常于诸药中配伍应用理气活血之品。凡是癌瘤形见肿块,伴有疼痛,多因气滞血瘀所致,故参合调理气机、活血化瘀的方法,是治疗癌瘤不可忽略的主要法则之一。在肿瘤的发展过程中,血瘀证随着病情加重而逐步明显,除原有血瘀外,肿瘤患者久病气虚,气虚亦可以引起血瘀,使肿瘤包块日渐增大,肿瘤患者接受放疗、化疗,或者长期予以大剂苦寒攻乏中药,都可以造成气虚。此外,中医还有"阳虚必血滞","气寒则血凝"的理论认识,无论是气机的阴滞、阳气的亏虚或是寒邪的侵袭,均能导致瘀血的形成,促使肿瘤的发生或使患者的病情进一步加剧。

(六)热毒内蕴

火热为阳邪,易耗气伤阴动血,又易致肿疡。火热可入于血分而滞于局部,腐蚀血肉,发为痈肿疮疡。外受毒邪入侵,日久均化热化火,变为热毒。内伤七情,亦能过极而化火,蕴结于脏腑经络,则为邪热火毒。毒蕴日久,必发为癌瘤、痈疽等。故《灵枢·痈疽》云:"大热不止,热胜则肉腐……故名曰痈。"《灵枢·痈疽》又云:"热气淳盛,下陷肌肉,筋髓枯,内连五脏,血气竭,当其痈下,筋骨良肉皆无余,故命曰疽。"癌症患者,每见邪毒郁热之证,病情日益加重,肿块可迅速增大或扩散,同时易受感染或形成溃疡,有人称之为"瘀毒内阻"。另外,中医理论认为,酒乃大辛大热之饮品,若过量饮用,则可直接灼伤胃肠,化热化火,热毒内蕴,又会伤津耗液。故《医门法律》云:"滚酒从喉而入,日将上脘烧灼,有热腐之象,而生气不存,窄隘有加,只能饮水而不能纳谷者有之。此所以多成膈证也。"随着放射疗法的广泛开展,也有人认为射线是一种"火热毒邪",可以灼伤脏腑,伤津耗液,导致疾病进一步加重。可见郁火夹痰血凝结于局部,气血痰浊壅阻经络脏腑,可结成肿瘤。临床上多见癌瘤患者呈热郁火毒之证,如邪热炽盛,呈实热证候,表示肿瘤正在进展,属于病进之象。也有因病久体虚,瘀毒内陷,病情由阳转阴,成为阴毒之邪,则形成阴疽恶疮,翻花溃烂,胬肉高突,渗流血水。

(七)正气亏损

中医发病学认为,人体一切疾病的发生和发展,都可以从邪正两方面关系的变化来分析。肿瘤的发病及演变过程就是正邪双方斗争的过程。正邪之间的盛衰强弱,决定着疾病的进退变化。机体的正气在防止各种疾病(包括肿瘤在内)的发生、发展过程中占据主导地位,如《外科医案汇编》云,"正虚则为岩"。正气亏损的原因,一是机体本身的正气不足,无力抗邪,二是邪气对机体的侵害,耗伤了正气。其实,在发病之初,虽然患者虚候未著,但已虚在其中。病至中晚期,则气血皆虚,渐显露恶病质之象。其他,如年老体衰、房劳伤肾及药物的攻伐、手术的损伤等也可致正气亏损、抗病力减退。另外,正气亏损,无以外卫,则更易招致外邪的侵袭,正邪相互搏结,则发本病。如《诸病源候论》云:"积聚者由于阴阳不和,脏腑虚弱,受之于风邪,搏于脏腑之气所谓也。"

二、中医病机新论

多数古代医家都认识到大肠癌是多种因素长期共同作用的结果,但在分析病因病机时往往对于其作为恶性肿瘤的特征关注不足。例如,习惯性便秘等良性疾病也可出现气滞、血瘀、痰凝,甚至毒结等证,但与大肠癌却有本质区别,这说明单纯的正气亏虚、内部失调、外邪侵袭等因素尚不足以直接导致大肠癌。当代中医学者在继承古人理论的基础上,结合现代临床实践,提出了一些更具有针对性的大肠癌病机理论,丰富了中医肿瘤学理论,并为临床实践提供了指导。

(一)毒邪学说

毒邪理论在当代肿瘤病机理论中占有重要地位,已被大多数中医学者所接受。"毒"字在《辞源》中本义有三:①恶也,害也。②痛也,苦也。③物之能害人者皆曰毒。由此可知,凡是对机体有严重伤害,使人感到痛苦的致病因素,均可认为是"毒"的作用。毒邪具有易于恶化,夹痰夹瘀,善入经入络的病变特性。毒邪可根据来源分为外来之毒和内生之毒。前者包括六淫和理化因素,如风寒邪气侵袭人体后,没有得到及时解除,由寒转化为热毒,或湿邪未化,由湿转化为火毒,此为病因性毒邪。化学污染、环境浊气、射线等理化因素影响人体也属于外来之毒。在肿瘤治疗中,放化疗在有效杀伤癌细胞的同时,也具有"热毒"、"药毒"的特征,损伤人体的正气引起气血阴阳的亏损。内生之毒是指七情郁结未解所产生的病理性毒邪,也就是在疾病过程中而产生的毒物。如肝气郁结导致气滞血瘀,日久毒从内生而恶变致癌,脾胃损伤,湿聚痰生而转化为痰毒。从而前贤医家提出"无邪不有毒,无毒不发病"的明论。疾病的发生发展与"毒"在体内存在的性质、数量以及机体功能状态有着重要关系。人体每天产生的代谢废物及存于体内有损健康的各种物质,都可以通过排毒管道排出体外,不会"毒存体内"损害健康,反之,排毒管道欠通或不通,就会出现"不通则病"。

大肠癌形成后,由于毒邪的广泛性,手术疗法难以彻底清除瘤毒,成为转移、复发的病理基础。首先,癌症形成后,对患者造成很大的精神心理打击,容易引起机体气血运行紊乱和脏腑机能失调。一方面导致瘀血痰积的再发生,瘀毒难解难散;另一方面由于机能失调,正气易虚,难以抗邪,或由于毒邪的积滞,每易耗伤气血,正气难以阻止瘤毒的扩散,导致大肠癌的复发和转移。

从大肠癌发病的"毒邪"机制,可以导出大肠癌的治疗原则是:要根据临床证型采用解毒祛邪、活血化瘀、益气养血之法,解毒祛邪是治疗大肠癌的主要方法。

（二）瘀热学说

1.瘀血与火热相互搏结形成瘀热　张静等认为,瘀血与火热作为恶性肿瘤中的两大病理因素并不是孤立存在的,两者之间相互影响,相互作用。火热可以通过以下途径导致血瘀:①热壅气滞,气不行血而致瘀血。②热伤阴津,无水行舟而致血瘀。③热灼血络,脉络损伤或热迫血行致血溢脉外,而成血瘀。同时,瘀血亦可化热。如《灵枢·痈疽》云:"营卫稽留于经脉之中,则血泣而不行,不行则卫气从之而不通,壅遏而不得行,故热。"瘀血不断化热,可进一步加重火热的程度,如张石顽所说,"瘀积发热转增上炎之势"。瘀血与火热相互搏结,相互杂糅,即形成一种新的致病因素——瘀热。

2.瘀热促进了恶性肿瘤的发展　瘀热相互搏结以后,作为新的致病因素,既具有瘀血与火热的特点,又具备新的特征。瘀血为有形之物,火热为无形之邪,无形之火热以有形之瘀血作为依附,并相互搏结,则邪热稽留不退,瘀血久踞不散,较之单纯的火热与瘀血治疗更为困难,即柳宝诒《温热逢源》中所谓:"热附血而愈觉缠绵,血得热而愈形胶固。"此外,瘀与热又可相互促进,互为因果。瘀不断地化火生热,助长火势;热亦不断地煎灼血块,使之更加牢固,并不断有新的瘀血生成,新瘀旧血层层包裹,不断累积。如此则形成恶性循环,使肿瘤更加胶固难解,并不断生长恶化。临床实践中亦可发现,在恶性肿瘤进展期往往出现瘀热相结的证候。

如前所述,瘀热兼具了瘀血和火热各自的特性。火热为阳邪,其性动越不居;瘀血为阴邪,其性凝着胶固。瘀热得火热动越之性,故能攻窜散漫,变动不居,随血流行,无处不到。瘀热又得瘀血凝着之性,故能停留在脏腑经络,因"最虚之处,便是容邪之所",故瘀热在随血流行的过程中,易于停滞在机体的虚损之处,并在此处灼津成痰,滞血为瘀,腐化蕴毒,痰浊瘀血毒邪层层相因,相互搏结,不断生长壮大,形成新的肿瘤灶。现代临床和实验研究表明,血液的高黏、高凝状态与肿瘤转移呈正相关,这与中医认识相一致。此外,由于瘀热的攻窜散漫之性,可随血流行,到达全身各脏腑经络,故又可造成全身多脏腑、多经脉的损害。临床上亦可见到恶性肿瘤患者除了肿瘤灶所在部位的病变外,还可伴有全身多脏器的衰竭。

瘀热阻于脉络,可致血液不循常道而外溢,或因灼伤脉络而导致出血。如唐容川《血证论》中所说:"经隧之中,既有瘀血居住,则新血不能安行无恙,终必妄走。"瘀热还因具有火热的性质而易伤津耗气。此外,由于瘀热相互搏结而导致的全身多脏腑、多经脉损害,使得多脏气化功能失常,气血生成障碍。上述诸因均可导致气血的进一步亏虚。在恶性肿瘤中,除了瘀热外,还存在痰、毒等属于邪实的病理因素。瘀热的存在亦可加重上述病理因素。痰的生成与肺、脾、肾三脏功能失常有关,瘀热攻窜散漫,随血流行,可导致全身多脏的损害,损及肺则水道不通,损及脾则水湿不运,损及肾则气化不行,任何一环节出现障碍,都可以导致痰的生成。此外,瘀热阻滞气机,则气不布津而成痰,火热灼铄津液,则津液稠浊而成痰。这些均说明痰的生成与瘀热密切相关。脏腑功能失调,痰、瘀、热等病理因素长期蓄积体内,又可滋生癌毒。同时,癌毒亦可进一步损伤脏腑功能,生痰、助瘀、酿热,各种病理之间相互促进、互为因果,使病情不断发展恶化。

3.恶性肿瘤瘀热证的证候特点　有诸内必形诸外,瘀热证具有瘀血和火热的病理特征,则其临床表现也当具有瘀血和火热的征象。瘀血征象可表现为局部疼痛,痛如针刺,痛处不移,或扪及肿块,肌肤甲错,面色暗黑,口唇及眼周紫黑。火热征象表现为体温升高,或体温无明显升高,而以烘热、潮热、烦热等自觉症状为主。舌脉可表现为舌质暗红或红绛,或有瘀点、瘀斑,舌下青筋暴露,舌苔黄或焦黄,脉象细数或沉实或涩。瘀热阻络或灼伤脉络还可表现为出血,血色暗红或深紫,或鲜血与紫暗血块混杂,或见肌肤外发瘀点瘀斑。瘀热扰心尚可见有神志症状,表现为烦躁不宁,甚或神昏谵语。

此外,对于瘀热证的辨识还可以参考现代医学检测手段,如微循环检测、血液流变学检查、血小板聚集试验、血小板黏附试验等,主要表现为血液的"凝、黏、聚、浓"等特点。

（三）阳气不达学说

有许多学者认为,大肠癌的发生,并非短期结果,而是各种邪气长期闭阻络脉,阳气不达的结果。《临证指南医案》曰:"初病在经,久病入络。"可见肿瘤初起不是在气血流通的主要干道——经脉,而是在络脉上,原因是经脉上正气强,邪气可以在此与正气交争,但不能在此处停滞并固定下来形成有形之积。络脉是由经脉分出的网络分支,《灵枢·脉度》称"支而横者为络"。络脉的气血运行相对少,即正气较弱,兼之所处局限,因此当邪气长期流连于经脉不解时,就会在局部络脉形成绝对优势,即闭阻络脉,使正气不能到达。《灵枢·百病始生》云:"留而不去,传舍于肠胃之外,募原之间,留着于脉,稽留而不去,息而成积。"此时,被闭阻的络脉没有阳气到达,也就没有气化,局部精血、津液不得气化而凝聚,从而形成肿瘤。由于肠癌所在部位是没有阳气到达的,故性质属阴,没有正气的抗争,所以肠癌初起是缺乏特殊症状的。但古代医籍中所记载的与现代大肠癌相似的病证,多不是早期肠癌的描述,而是相当于现代中、晚期肠癌的症状。古代医家将此时的病机总体归为本虚标实,本虚乃脾虚、肾亏,正气不足,标实多为湿热、火毒、瘀滞,二者互为因果,久则瘤渐大而体更虚。但这并不能解释大多数肠癌患者早期有瘤无症及手术后仍有复发、转移的现象。

中医认为肿瘤乃可见之物,属性为阴,即《素问·阴阳应象大论》所谓"阳化气,阴成形"。肿瘤的形成又常与阳气不足、寒凝瘀滞有关,结、直肠癌的发生发展也不例外。机体或先天不足,或后天失调,导致阳气虚损,气化功能失调,不能制约阴气,导致属性为阴的精、血、津液运行失常而积滞,则形成病理产物,如血瘀、湿毒、水结、痰饮等,久则互为因果,渐聚成瘤。

肿瘤的不断增大,是阴盛进一步加剧的具体表现。肠癌发生于络,这里要指出的是,只有络脉完全闭阻,阳气彻底不达,即局部纯阴无阳时,才能没有气化,才能凝聚成块,肠癌才能发生。正因为局部纯阴无阳,才没邪正斗争,而使肠癌初起时没有症状。只有当肿瘤周围络脉中阳气虚弱时,导致气化不足甚至停止,则精血、津液与肿瘤聚积相成,凝结而增大。肿瘤在此过程中生长缓慢,没有邪正斗争,对机体也没有明显的影响而缺乏特殊症状。如果此时能及时去除致瘤原因,使被阻络脉阳气复达,则易消除肿瘤。若局部阳气郁滞或全身正气虚弱,则瘤体就容易长大,从而影响到经脉,使正邪相争而出现临床症状,表现为正虚、瘀毒、气滞、痰阻等错杂证。即使通过手术切除了肿瘤并加上放、化疗,也只是消除了大体上的肿瘤,并没有消除肿瘤形成的机制,即没有完全解决阳气不达的问题,所以仍会出现复发、转移。由此可见,局部阳气不达不但是肠癌形成的基本病机,也是肠癌术后复发、转移的基本病机。

（四）内虚学说

《灵枢·百病始生》指出:"风雨寒热,不得虚,邪不能独伤人。卒然逢疾风暴雨而不病者,盖无虚,故邪不能独伤人。此必因虚邪之风,与其身形两虚相得,乃客其形。"在传统医学理论指导下,通过长期的临床实践,郁仁存教授提出了肿瘤发病的"内虚学说",指出外邪、饮食、七情等均与肿瘤的发病密切相关,而脏腑亏虚则是肿瘤发生发展的根本原因。"内虚"是疾病发生的关键,如果正气充实,外在致病因素就无法侵入体内导致疾病的发生,如果正气虚弱无法驱邪外出,使邪气留于机体内,影响脏腑经络、气血津液等的正常功能,使机体内环境发生改变,从而导致疾病的发生。所谓"内虚"是指由于先天禀赋不足或后天失养引起的脏腑亏虚,或由于外感六淫、内伤七情等引起的气血功能紊乱,脏腑功能失调。由于机体长期处于"内虚"的功能紊乱状态,导致气血不生、饮食不化、正气失充,一方面不能有效抵御外邪的入侵,另一方面,不化之食、不去之湿日久演变成积聚、痰浊,而气虚不摄血、不运血是血瘀证形成的重要病机。由于痰浊、瘀血内生,久而不去,交阻搏击日久可演变为肿块恶肉,肿瘤既成,阻滞经脉、耗损气血,使各脏腑功能联系更趋失调,正气日趋不足,亦即"内虚"日渐加重。由此而认为

"内虚"与肿瘤互为因果,是一种恶性循环。

从现代肿瘤病因学的观点看,虽然已确定了多种致癌因素,如环境因素、饮食因素等,但它们对机体的致癌作用,最终必须引起机体本身的变化和反应。现代分子生物学的研究已经发现了越来越多的肿瘤特异基因,所以许多学者认为肿瘤潜在基因是癌症发生的基础。各种肿瘤的共同特点就是细胞异常增生造成全身消耗性疾病。这种细胞的异常增生是由于个体本身有潜在的肿瘤基因,在受到外部因素的刺激时,造成基因突变使细胞异常增生。从上述观点分析,以外因论为主的观点不能解释为什么在外界环境条件大致相同,接触致癌物质的作用也大致相同的人群中,有人患癌,有人不患癌。另外,在一些病例中可见到二重癌,甚至三重癌,这都说明决定的因素还是在于机体的内在环境和因素,即使外界存在致癌因子,如果机体内环境稳定正常,则不易发生癌症。正如中医所说的"正气存内,邪不可干"。

内虚学说认为,脏腑虚损尤以脾肾不足与大肠癌等恶性肿瘤的发病关系最为密切。中医理论认为,脾胃为后天之本,气血生化之源。在五脏之中,脾胃功能尤为重要。对其他四脏起滋养作用,春夏秋冬四季皆赖土气之长养。《素问·玉机真脏论》说:"脾为孤脏,中央土以灌四旁。"《素问·经脉别论》说:"饮入于胃,游溢精气,上输于脾,脾气散精,上归于肺。"此说明脾胃功能正常,才能使气血输布到各脏腑,维持正常的生理功能。脾胃居于中焦,为各脏腑气机转运之枢轴。如《素问·刺禁论》云:"肝生于左,肺藏于右,心部于表,肾治于里,脾为之使,胃为之市。""中者,四运之轴,而阴阳之机也。"此说明脾胃气机升降正常,则使心肺之阳降,肝肾之阴升。如中土气机不利,则心、肝、肺、肾四脏气机皆因之滞塞。脾胃为五脏六腑之本,脾胃强健则四脏皆健,机体功能活动维持正常,脾胃衰败则四脏亦衰,百病由生。金元时期著名医家李东垣是"脾胃学说"的代表,他曾论述,"至于经论天地之邪气,感则害人五脏六腑,及形气俱虚,乃受虚邪,贼邪不能独伤人,诸病从脾胃而生明矣"。清代医家沈金鳌在《杂病源流犀烛·脾病源流》中提出:"盖脾统四脏,脾有病,必波及之;四脏有病,亦必待养于脾,故脾气充,四脏亦赖煦育;脾气绝,四脏不能自生。"五脏之间相互关联,如脾胃衰弱,气血生化无源,营血不足,心脉失养,则生心病;脾胃虚弱,运化失常,土壅木郁,则生肝病;土不生金,肺失所养,则生肺病;土不制水,水湿泛滥,则生肾病。故脾胃失调,则诸脏皆无以受其气,遂生诸病,因此治脾胃可调五脏。反之,他脏有病亦可影响脾胃。肿瘤患者随着疾病的发展,肿瘤毒素的作用或抗肿瘤治疗(手术切除、放射线治疗、化学药物治疗及中药治疗等)都可以给机体带来损伤,特别是脾胃功能受到损伤。脾胃是后天之本,气血生化之源,水谷中的精微物质均赖脾胃的消化吸收功能而输养全身。在治疗肿瘤时要注意保护好脾胃功能,临床上使用健脾益气法治疗能增强消化道腺体的内、外分泌功能,增强小肠吸收功能,改善患者营养状况和精神、体力,增强和提高患者的免疫功能。

有学者经过长期的临床实践,观察到恶性肿瘤患者多数存在疲乏无力、形体消瘦、面色无华、纳食减少等脾虚症状,而且手术后耗气伤血使消化功能减退,化疗及放疗均能严重损伤脾胃,造成营养障碍,大剂量、长时间的苦寒中草药使用也可以使脾胃受伤,所以,在肿瘤治疗时一定要考虑到这些方法对脾胃功能的影响,在治疗的各个阶段,都应注意保护脾胃功能。只有在脾胃功能正常的基础上,才能进行其他抗肿瘤治疗。另外,脾胃功能减退,除会导致营养不良外,还会影响患者的睡眠状态,即所谓"胃不和则卧不安"。睡眠不良,则会影响患者的精神状态,而出现精神萎靡、疲乏无力等症状,导致生活质量的下降。

肾气虚弱也是肿瘤发生发展的重要因素。中医学发现年龄在肿瘤发病中的意义,年龄越大,癌的发病率越高。明代申斗垣在《外科启玄》中指出:"癌发四十岁以上,血亏气衰,厚味过多所生,十全一二。"中医理论认为"肾"为先天之本,它是人体生命的源泉,是全身各脏腑组织功能的动力所在。人过中年以后,肾气逐渐衰弱,机体开始出现衰老过程,这时全身脏腑经络气血功能容易失调,机体处于"内虚"状态,容易受致癌因素的影响而发病。一些研究表明,补肾可以提高和调节内分泌功能,特别是垂体-肾上腺皮质功能及性腺内分泌功能,还可以增强肿瘤患者的细胞免疫功能和免疫监视作用,此外,也可以防治放射线治疗、化学药物治疗对骨髓造血机能的损伤。所以,固先天之本也是治疗肿瘤的重要原则之一。

（五）耗散病机假说

中医肿瘤"耗散病机假说"是基于人体的"耗散结构"论,结合传统中医和现代医学对于肿瘤的认识而提出的。中医学一贯强调"天人相应"和"整体性",人与自然之间不断进行物质和能量的交换以维持阴阳动态平衡。同时,人体内各系统之间也不断进行物质和能量的交换,维持着各系统间的阴阳动态平衡。这些现象正是"耗散结构"在人生命体中的具体表现。现代研究表明,人的生命体正是一个远离平衡态的开放系统,人体与外界交换物质和能量除了通过"进食"这个粗放的通道外,更重要的是,通过经络系统的"浮络"及各个穴位内连五脏六腑的"经脉"这个精细的通道而完成。这是保证完成"大生理功能"物质和能量供应的主要途径。经络中的精微物质能与每一个细胞接触,通过细胞膜上的离子通道与细胞中的所有物质接触,所以才有完成"大生理功能"的条件和机会。

中医肿瘤"耗散病机假说"认为人体与自然、体内各系统、细胞内外时刻都处于一种动态的阴阳平衡中。正如《灵枢·百病始生》云:"是故虚邪之中人也,始于皮肤……留而不去,则传舍于络脉……留而不去,传舍于经……留而不去,传舍于输……留而不去,传舍于伏冲之脉……留而不去,传舍于肠胃……留而不去,传舍于肠胃之外,募原之间,留着于脉,稽留而不去,息而成积,或着孙脉,或着络脉,或着经脉,或着输脉,或着于伏冲之脉,或着于膂筋,或着于胃肠之募原,上连于缓筋,邪气淫泆,不可胜论。"现代医学所言肿瘤细胞是由机体细胞而来的,与传统医学的癌毒内生有不谋而合之处。从中医肿瘤"耗散病机假说"分析细胞癌变,实质上就是由于体内平衡失调,导致细胞内外阴阳失和,阳气不能内固,促进细胞分化的原动力不足而造成的细胞突变,形成癌瘤。

"耗散病机假说"认为正虚是癌症发生的根本,癌毒是肿瘤发生的必然条件。癌毒既不同于一般的六淫邪气,亦不同于一般的内生五邪及气滞、血瘀、痰凝诸邪,而是由于各种致病因素长期刺激、综合作用而产生的一类特殊毒邪。归纳起来,癌毒具有如下特性:①癌毒为"阴毒":其性深伏,为病缠绵。②癌毒为实邪:从整体上讲,恶性肿瘤是一类全身性疾病,而癌毒及其所致的肿瘤是全身性疾病的局部表现,其本为正虚,其标为邪实。③易于耗散正气,导致正虚不固:恶性肿瘤自始至终表现为一系列的正气被癌毒所耗散的过程。④易于扩散:癌毒一旦产生,即处于恶性肿瘤的初期阶段,此期主要表现为癌毒向原发病灶周围的侵袭扩散;癌毒沿络脉、经脉流散,在适宜的环境下又会发生肿瘤,形成转移病灶,即进入中、晚期。癌毒淫溢流窜,正气耗散,此消彼长,癌毒的扩散转移趋势愈盛,病情更趋深重。⑤癌毒非外邪:癌毒是一类特殊毒邪,毒自内生是其重要特点之一。在正虚的基础上,多种致病因素相互作用,机体阴阳失调,脏腑经络气血功能障碍,导致病理产物聚结,日久则发生质的改变,产生癌毒,发生肿瘤。癌毒既是病理产物,又是肿瘤的直接致病因素。⑥癌毒的产生与局部气滞、血瘀、痰凝有关:肿瘤发生之后,癌毒又进一步加重了气滞、血瘀、痰凝等证候,形成恶性循环。气滞、血瘀、痰凝状态还是癌毒扩散和转移的适宜土壤与环境,癌毒由原发部位扩散,沿经脉、络脉循行过程中,为气、瘀、痰诸邪所阻,气滞血瘀,痰凝毒聚而生肿瘤。⑦毒性猛烈:恶性肿瘤的中晚期,癌毒深重,重阴必阳,化热化火,更伤正气,其害人之速,病势之凶险,反映了癌毒毒性猛烈的一面。癌毒特性中最主要的两个方面即耗散正气与扩散趋势,在不同肿瘤及肿瘤的不同阶段(病程)中有不同程度的体现。换言之,肿瘤病机的本质特征,一是肿瘤患者自始至终表现为正气耗散、正虚失于固摄的过程,一是癌毒本身具有易于扩散转移的特性。从生理上讲,正气与癌毒之间的关系表现为:正气具有抗癌、固癌的双重作用,正气具有抗邪的本能,癌毒一旦产生,正气即作出反应,发挥其抗癌能力。正气还具有固摄癌毒,抑制癌毒扩散的作用,这一作用贯穿疾病全程。只有在癌毒的扩散能力超过了正气固摄能力的情况下,才会发生癌毒扩散,肿瘤转移。从病理上讲,正虚与癌毒又互相联系,互相影响,正虚是导致癌毒产生的病理基础。同时,正虚失于固摄,又使癌毒更易于扩散,形成转移,癌毒耗散正气,又可以加重正虚。双方力量对比处于动态变化中,疾病初期,正气的抗癌、固癌能力尚强于癌毒的致病力,癌毒深伏,扩散趋势受到一定程度的抑制,临床常无明显症状和体征。随着正气的耗散,正虚进一步加重,癌毒的致病力超过正气的抗病力,疾病进展,出现临床症状和体征,癌毒发生扩散,形成转移,进入中期。恶性肿瘤晚期,毒势鸱张,邪毒淫溢,流散四方,正气大虚,逐渐出现阳虚阴竭,阴阳离决而死亡。

根据中医肿瘤"耗散病机假说",结合临床实际,形成了具有特色的中医抗癌固摄法。

(六)"二本"学说

有学者总结前人经验,结合自身临床实践,认为恶性肿瘤病因病机中正虚、邪实两者并存,二者互为因果,即肿瘤的发生、发展以"人身之本"——正气亏虚为条件,而以"病邪之本"——癌毒侵袭为发生的根本,二者缺一不可。概括而言,她认为:①恶性肿瘤是全身疾病的局部表现,即强调"全身状况"是恶性肿瘤发生的基本"内环境",或者说正气亏虚、内部失调(如气血紊乱、情志抑郁、气机不畅等)是恶性肿瘤发生的内部条件,亦即通常所说的"邪之所凑,其气必虚"。②正邪斗争贯穿恶性肿瘤的整个过程,即强调邪气始终在推动疾病的发生、发展,是疾病之根本。多种普通内科疾病亦可出现脾胃亏虚、脾肾亏虚、气滞血瘀痰凝,甚至毒结等病证,但不一定是恶性肿瘤。如大肠息肉亦可表现为脾肾亏虚、气滞血瘀、痰凝结聚,但与大肠癌尚有本质区别,故说明单纯的正气亏虚、内部失调尚不足以直接导致恶性肿瘤。大肠癌等恶性肿瘤的发生,必然与邪气的本质直接关联。如"伤寒"必因感受寒邪所致,"温病"必因感受温邪所致,"瘟疫"必因感受疫疠邪气所致,恶性肿瘤必有其特征性的邪毒致病,才会发生。此种邪毒与普通伤寒、温病、瘟疫等外感邪毒均有所不同,故专称为"癌毒"。

癌毒是在人身之本——正气亏虚或失调的基础上,通过各种内外因素激化而成。癌毒一旦形成,即推动本病的发生、发展,贯穿疾病始终。因此,恶性肿瘤的病因病机可以总体概括为:人身之本亏虚或失调,病本——癌毒侵犯,此即为"二本"学说。

1.人本　人本即人身之根本,概括为"正气"。正气在人体内运动并完成正常生理作用,必须要满足两个基本条件:正气充足和运行无碍。所谓"正气存内,邪不可干",明确指出充足的人体正气在抗击病邪中起着关键作用。当正气亏虚或失调时,人体对邪气的侵犯就缺乏强有力的抵抗,恶性肿瘤的发生即以此为基础。此外,《灵枢·平人绝谷》云:"五脏安定,血脉和,则精神乃居。"《素问·上古天真论》强调"精神内守,病安从来",指出了精神与气血之间有着相互影响。因此,正气充足无碍,包括人体的身心两个部分。恶性肿瘤是身心疾病,只有身心并调,才能有利于疾病的控制与康复。当身心失调时,就为恶性肿瘤的发生、发展、转移提供了条件。基于此种认识,用药时时固护正气,调理身心,处方多以扶正为主,体现了"以人为本"的理念。但强调内因、人身之本,并不是忽视病本,只是为控制疾病、祛除病本提供充分条件和基础。

2.病本　病本即疾病之根本,概括为"癌毒"侵犯。恶性肿瘤多具有以下特点:①肿瘤组织血管丰富、血液供应充分,与正常组织相比,属"气血壅盛"之所。②肿瘤细胞代谢旺盛,生长、增殖迅速,是一个高耗能与产热的过程,与正常组织相比,亦即"热盛"之所。③肿瘤细胞分化程度低、增殖快,从事物一般的"生、长、壮、老、已"规律来看,显然其处于"生、长"阶段,这也正是恶性肿瘤不同于其他疾病的原因。概括而言,"癌毒"的性质应属于"热毒",它贯穿疾病的始终,与正气亏虚、内部失调一样,是疾病发生、发展的另一个重要推进因素。

由于"癌毒"性质恶劣,致病力强,因此,有学者强调早期手术的作用,看似与强调"正气"矛盾,实质上正是因为邪毒炽盛,若不及早手术切除,普通内科方法难以遏制其发展。虽然手术对人体有较大创伤,损伤气血,但如果手术较为成功地切除"癌毒"聚集之处,则患者往往预后较好。若手术切除不干净,余毒不清,而患者术后又不及时调理以扶正祛邪,则余毒易重新积聚而为患。所有这些均说明一点,只因"正虚可调,邪毒难去",即手术清扫后无论如何气血不足、脾肾亏损,尚可经过调理而达理想效果。而若清扫不成功,余毒潜藏,则治疗难度增大。这也反衬了"癌毒"是疾病之本的客观事实。

三、现代医学病因和发病机制

大肠癌的病因尚未明确,目前认为主要是环境因素与遗传因素综合作用的结果。

(一)饮食与环境

饮食因素在大肠癌发病中有重要作用。在大肠癌高发的北美、西欧、澳大利亚等地,每人每天进食的脂肪量平均在 120g 以上,在发病率居中的波兰、西班牙等地,每人每日消耗的脂肪量为 60～120g,而在大肠癌低发的哥伦比亚、斯里兰卡、泰国等地,每人每日的脂肪消耗量只有 20～60g。流行病学调查发现,在发病率低的日本,居民移居欧美后发病率上升,至第二代与当地居民的发病率相似。脂肪饮食可能通过改变大便中的胆酸浓度而引起大肠癌的发生。同时,高脂肪饮食者常摄入较多的肉类,而肉类在油煎和烧烤过程中可能产生致癌物杂环胺。脂肪饮食中高比例的 ω-6 多不饱和脂肪酸(主要指亚油酸、花生四烯酸)对大肠癌的发生和发展也有促进作用,而蔬菜中的纤维素可使粪便从肠道排空加快,使致癌物质在肠道内的时间缩短。在美国,20 世纪 50 年代起倡导改变饮食习惯,使大肠癌发病率有下降趋势。

(二)遗传因素

从遗传学角度可将大肠癌分为遗传性(家族性)和非遗传性(散发性)。大肠癌患者的子女患大肠癌的危险性比一般人群高 2～4 倍,约 10%～15% 的大肠癌发生在一级亲属(父母、兄弟、姐妹、子女)中有患大肠癌的人群中。目前,已有两种遗传性易患大肠癌的综合征被确定:一为家族性大肠腺瘤病,子女中发病率约 50%,患者 5～10 岁时大肠开始出现腺瘤,如不治疗癌变率高(20 岁时癌变率约 50%,45 岁时癌变率约 90%)。第二为遗传性非息肉性大肠癌,一级亲属中发病率可高达 80%,占全部大肠癌患者的 5%～6%。近年来分子水平的研究也证实,大肠癌的发生与基因变化的累积有关。最常见的有:K-ras 基因点突变、染色体 17p 上的生长抑制基因 P53 突变、染色体 5 上的等位基因(APC 基因)丢失,以及染色体 18q 上的生长抑制基因 DCC 突变。这些基因的突变在散发性的大肠癌中常见。

(三)大肠腺瘤

大肠腺瘤是最重要的结肠癌前病变,80% 以上的大肠癌由大肠腺瘤演变而来。从腺瘤演变为大肠癌大约需要 5 年时间。根据腺瘤中绒毛状成分所占比例不同,可分为管状腺瘤(绒毛成分在 20% 以下)、混合性腺瘤(绒毛成分 20%～80%)和绒毛状腺瘤(绒毛成分在 80% 以上,又称乳头状腺瘤)。一般而言,越是体积大、形态不规则、绒毛含量高、上皮异性增生重的腺瘤癌变机会越大,其中绒毛状腺瘤的癌变率为 40%～50%。目前认为,人肠癌的发生是正常肠上皮→增生改变/微小腺瘤→早期腺瘤→中期腺瘤→后期腺瘤→原位癌→转移癌的演变过程。在这一演变过程的不同阶段所伴随的癌基因和抑癌基因的变化已经比较明确,癌基因和抑癌基因复合突变的累积过程被看成是大肠癌发生过程的分子生物学基础。基因的突变则是环境因素与遗传因素综合作用的结果。

(四)大肠慢性炎症

慢性非特异性溃疡性结肠炎患者的大肠癌发生率比正常人高 5～10 倍,且多见于幼年起病、病变范围广而病程长者。血吸虫病、慢性细菌性痢疾、慢性阿米巴肠病以及克罗恩病患者发生大肠癌的几率均比同年龄对照人群高。这些慢性结肠炎症可能通过肉芽肿、炎性或假性息肉而发生癌变。

(五)其他因素

胆囊切除术后患者大肠癌发病率升高,可能与进入大肠的次级胆酸增加有关。患者在宫颈癌放射治疗后结肠癌的发病率比正常人群高数倍,提示放射线损害可能是一种致病因素。亚硝胺类化合物以及原发性与获得性免疫缺陷症也可能与本病的发生有关。

(郭　林)

第三节　大肠癌相关病证的治疗

一、泄泻

泄泻是以大便次数增多,粪质稀薄,甚至泻出如水样为临床特征的一种脾胃肠病证。泄与泻在病情上有一定区别,粪出少而势缓,若漏泄之状者为泄,粪大出而势直无阻,若倾泻之状者为泻,然近代多泄、泻并称,统称为泄泻。泄泻是一种常见的脾胃肠病证,一年四季均可发生,但以夏秋两季较为多见。

(一)历史沿革

《内经》称本病证为"鹜溏"、"飧泄"、"濡泄"、"洞泄"、"注下"、"后泄"等,且对本病的病机有较全面的论述。如《素问·生气通天论》曰:"因于露风,乃生寒热,是以春伤于风,邪气留连,乃为洞泄。"《素问·阴阳应象大论》曰:"清气在下,则生飧泄。"《素问·六元正纪大论》曰:"湿胜则濡泄。"《素问·举痛论》曰:"寒气客于小肠,小肠不得成聚,故后泄腹痛矣。"《素问·至真要大论》曰:"诸呕吐酸,暴注下迫,皆属于热。"此说明风、寒、热、湿均可引起泄泻。《素问·太阴阳明论》指出:"食饮不节,起居不时者,阴受之……阴受之则入五脏……下为飧泄。"《素问·举痛论》指出:"怒则气逆,甚则呕血及飧泄。"此说明饮食、起居、情志失宜,亦可发生泄泻。另外《素问·脉要精微论》曰:"胃脉实则胀,虚则泄。"《素问·脏气法时论》曰:"脾病者……虚则腹满肠鸣,飧泄食不化。"《素问·宣明五气》谓:"五气所病……大肠小肠为泄。"这些说明泄泻的病变脏腑与脾胃及大小肠有关。

张仲景将泄泻和痢疾统称为下利。《金匮要略·呕吐秽下利病脉证治》中将本病分为虚寒、实热积滞和湿阻气滞三型,并且提出了具体的证治。如"下利清谷,里寒外热,汗出而厥者,通脉四逆汤主之","气利,诃梨勒散主之"。其指出了虚寒下利的症状,以及治疗当遵温阳和固涩二法。又说:"下利三部脉皆平,按之心下坚者,急下之,宜大承气汤","下利谵语,有燥屎也,小承气汤主之"。此提出对实热积滞所致的下利,采取攻下通便法,即所谓"通因通用"法。篇中还对湿邪内盛,阻滞气机,不得宣畅,水气并下而致"下利气者",提出"当利其小便",以分利肠中湿邪,即所谓"急开支河"之法。

《三因极一病证方论·泄泻叙论》从三因学说角度全面地分析了泄泻的病因病机,认为不仅外邪可导致泄泻,情志失调亦可引起泄泻。《景岳全书·泄泻》说:"凡泄泻之病,多由水谷不分,故以利水为上策。"其分别列出了利水方剂。《医宗必读·泄泻》在总结前人治泄经验的基础上,提出了著名的治泄九法,即淡渗、升提、清凉、疏利、甘缓、酸收、燥脾、温肾、固涩。

(二)病因病机

致泻的病因是多方面的,主要有感受外邪,饮食所伤,情志失调,脾胃虚弱,命门火衰等。这些病因导致脾虚湿盛,脾失健运,大小肠传化失常,升降失调,清浊不分,而成泄泻。

1.感受外邪　引起泄泻的外邪以暑、湿、寒、热较为常见,其中又以感受湿邪致泄者最多。脾喜燥而恶湿,外来湿邪,最易困阻脾土,以致升降失调,清浊不分,水谷杂下而发生泄泻,故有"湿多成五泄"之说。寒邪和暑热之邪,虽然除了侵袭皮毛肺卫之外,亦能直接损伤脾胃肠,使其功能障碍,但若引起泄泻,必夹湿邪才能为患,即所谓"无湿不成泄"。故《杂病源流犀烛·泄泻源流》说:"湿盛则飧泄,乃独由于湿耳。不知风寒热虚,虽皆能为病,苟脾强无湿,四者均不得而干之,何自成泄?是泄虽有风寒热虚之不同,要未有不源于湿者也。"

2.饮食所伤　或饮食过量,停滞肠胃,或恣食肥甘,湿热内生,或过食生冷,寒邪伤中,或误食腐馊不洁,食伤脾胃肠,化生食滞、寒湿、湿热之邪,致运化失职,升降失调,清浊不分,而发生泄泻。正如《景岳全书·泄泻》所说:“若饮食失节,起居不时,以致脾胃受伤,则水反为湿,谷反为滞,精华之气不能输化,乃致合污下降而泻痢作矣。”

3.情志失调　烦恼郁怒,肝气不舒,横逆克脾,脾失健运,升降失调,或忧郁思虑,脾气不运,土虚木乘,升降失职,或素体脾虚,逢怒进食,更伤脾土,引起脾失健运,升降失调,清浊不分,而成泄泻。故《景岳全书·泄泻》曰:“凡遇怒气便作泄泻者,必先以怒时夹食,致伤脾胃,故但有所犯,即随触而发,此肝脾二脏之病也。盖以肝木克土,脾气受伤而然。”

4.脾胃虚弱　长期饮食不节,饥饱失调,或劳倦内伤,或久病体虚,或素体脾胃肠虚弱,使胃肠功能减退,不能受纳水谷,也不能运化精微,反聚水成湿,积谷为滞,致脾胃升降失司,清浊不分,混杂而下,遂成泄泻。如《景岳全书·泄泻》曰:“泄泻之本,无不由于脾胃。”

5.命门火衰　命门之火,助脾胃之运化以腐熟水谷。若年老体弱,肾气不足,或久病之后,肾阳受损,或房事无度,命门火衰,致脾失温煦,运化失职,水谷不化,升降失调,清浊不分,而成泄泻。且肾为胃之关,主司二便,若肾气不足,关门不利,则可发生大便滑泄、洞泄。如《景岳全书·泄泻》曰:“肾为胃关,开窍于二阴,所以二便之开闭,皆肾脏之所主,今肾中阳气不足,则命门火衰,而阴寒独盛,故于子丑五更之后,当阳气未复,阴气盛极之时,即令人洞泄不止也。”

泄泻的病因有外感、内伤之分,外感之中湿邪最为重要,脾恶湿,外来湿邪,最易困阻脾土,致脾失健运,升降失调,水谷不化,清浊不分,混杂而下,形成泄泻,其他诸多外邪只有与湿邪相兼,方能致泻。内伤当中脾虚最为关键,泄泻的病位在脾胃肠,大小肠的分清别浊和传导变化功能可以用脾胃的运化和升清降浊功能来概括。脾胃为泄泻之本,脾主运化水湿,脾胃当中又以脾为主,脾病脾虚,健运失职,清气不升,清浊不分,自可成泻,其他诸如寒、热、湿、食等内、外之邪,以及肝肾等脏腑所致的泄泻,都只有在伤脾的基础上,导致脾失健运时才能引起。同时,在发病和病变过程中外邪与内伤,外湿与内湿之间常相互影响,外湿最易伤脾,脾虚又易生湿,互为因果。本病的基本病机是脾虚湿盛致使脾失健运,大小肠传化失常,升降失调,清浊不分。脾虚湿盛是导致本病发生的关键因素。

(三)辨证要点

1.辨寒热虚实　粪质清稀如水,或稀薄清冷,完谷不化,腹中冷痛,肠鸣,畏寒喜温,常因饮食生冷而诱发者,多属寒证。粪便黄褐,臭味较重,泻下急迫,肛门灼热,常因进食辛辣燥热食物而诱发者,多属热证。病程较长,腹痛不甚且喜按,小便利,口不渴,稍进油腻或饮食稍多即泻者,多属虚证。起病急,病程短,脘腹胀满,腹痛拒按,泻后痛减,泻下物臭秽者,多属实证。

2.辨泻下物　大便清稀,或如水样,泻物腥秽者,多属寒湿之证。大便稀溏,其色黄褐,泻物臭秽者,多系湿热之证。大便溏垢,完谷不化,臭如败卵,多为伤食之证。

3.辨轻重缓急　泄泻而饮食如常为轻症。泄泻而不能食,消瘦,或暴泻无度,或久泄滑脱不禁为重症。急性起病,病程短为急性泄泻;病程长,病势缓为慢性泄泻。

4.辨脾、肝、肾　稍有饮食不慎或劳倦过度泄泻即作或复发,食后脘闷不舒,面色萎黄,倦怠乏力,多属病在脾。泄泻反复不愈,每因情志因素使泄泻发作或加重,腹痛肠鸣即泻,泻后痛减,矢气频作,胸胁胀闷者,多属病在肝。五更泄泻,完谷不化,小腹冷痛,腰酸肢冷者,多属病在肾。

(四)治疗原则

根据泄泻脾虚湿盛,脾失健运的病机特点,治疗应以运脾祛湿为原则。急性泄泻以湿盛为主,重用祛湿,辅以健脾,再依寒湿、湿热的不同,分别采用温化寒湿与清化湿热之法。兼夹表邪、暑邪、食滞者,又应分别佐以疏表、清暑、消导之剂。慢性泄泻以脾虚为主,当予运脾补虚,辅以祛湿,并根据不同证候,分别施以益气健脾升提、温肾健脾,抑肝扶脾之法,久泻不止者,尚宜固涩。同时,还应注意急性泄泻不可骤用补涩,以免闭留邪气;慢性泄泻不可分利太过,以防耗其津气;清热不可过用苦寒,以免损伤脾阳;补虚不可纯用甘温,以免助湿。若病情处于寒热虚实兼夹或互相转化时,当随证而施治。

(五)辨证论治

1.急性泄泻

(1)寒湿泄泻

症状:泄泻清稀,甚则如水样,腹痛肠鸣,脘闷食少,苔白腻,脉濡缓。若兼外感风寒,则恶寒发热头痛,肢体酸痛,苔薄白,脉浮。

治法:芳香化湿,解表散寒。

方药:藿香正气散。

方中藿香解表散寒,芳香化湿,白术、茯苓、陈皮、半夏健脾除湿,厚朴、大腹皮理气除满,紫苏、白芷解表散寒,桔梗宣肺以化湿。若表邪偏重,寒热身痛,可加荆芥、防风,或用荆防败毒散;若湿邪偏重,或寒湿在里,腹胀肠鸣,小便不利,苔白厚腻,可用胃苓汤健脾燥湿,化气利湿;若寒重于湿,腹胀冷痛者,可用理中丸加味。

(2)湿热泄泻

症状:泄泻腹痛,泻下急迫,或泻而不爽,粪色黄褐,气味臭秽,肛门灼热,或身热口渴,小便短黄,苔黄腻,脉滑数或濡数。

治法:清肠利湿。

方药:葛根黄芩黄连汤。

该方是治疗湿热泄泻的常用方剂。方中葛根解肌清热,煨用能升清止泻,黄芩、黄连苦寒清热燥湿,甘草甘缓和中。若热偏重,可加金银花、马齿苋以增清热解毒之力;若湿偏重,症见胸脘满闷,口不渴,苔微黄厚腻者,可加薏苡仁、厚朴、茯苓、泽泻、车前子以增清热利湿之力;夹食者可加神曲、山楂、麦芽;如有发热头痛,脉浮等风热表证,可加金银花、连翘、薄荷;如在夏暑期间,症见发热头重,烦渴自汗,小便短赤,脉濡数等,为暑湿侵袭,表里同病,可用新加香薷饮合六一散以解暑清热,利湿止泻。

(3)伤食泄泻

症状:泻下稀便,臭如败卵,伴有不消化食物,脘腹胀满,腹痛肠鸣,泻后痛减,嗳腐酸臭,不思饮食,苔垢浊或厚腻,脉滑。

治法:消食导滞。

方药:保和丸。

方中神曲、山楂、莱菔子消食和胃,半夏、陈皮和胃降逆,茯苓健脾祛湿,连翘清热散结。若食滞较重,脘腹胀满,泻而不畅者,可因势利导,据通因通用的原则,可加大黄、枳实、槟榔,或用枳实导滞丸,推荡积滞,使邪有出路,达到祛邪安正的目的。

2.慢性泄泻

(1)脾虚泄泻

症状:稍进油腻食物或饮食稍多,大便次数即明显增多而发生泄泻,伴有不消化食物,大便时泻时溏,迁延反复,饮食减少,食后脘闷不舒,面色萎黄,神疲倦怠,舌淡苔白,脉细弱。

治法:健脾益气,和胃渗湿。

方药:参苓白术散。

方中人参、白术、茯苓、甘草健脾益气,砂仁、陈皮、桔梗、扁豆、山药、莲子肉、薏苡仁理气健脾化湿。若脾阳虚衰,阴寒内盛,症见腹中冷痛,喜温喜按,手足不温,大便腥秽者,可用附子理中汤以温中散寒;若久泻不愈,中气下陷,症见短气肛坠,时时欲便,解时快利,甚则脱肛者,可用补中益气汤,减当归,并重用黄芪、党参以益气升清,健脾止泻。

（2）肾虚泄泻

症状:黎明之前脐腹作痛,肠鸣即泻,泻下完谷,泻后即安,小腹冷痛,形寒肢冷,腰膝酸软,舌淡苔白,脉细弱。

治法:温补脾肾,固涩止泻。

方药:四神丸。

方中补骨脂温阳补肾,吴茱萸温中散寒,肉豆蔻、五味子收涩止泻。可加附子、炮姜,或合金匮肾气丸温补脾肾。若年老体弱,久泻不止,中气下陷,加黄芪、党参、白术益气升阳健脾,亦可合桃花汤固涩止泻。

（3）肝郁泄泻

症状:每逢抑郁恼怒,或情绪紧张之时,即发生腹痛泄泻,腹中雷鸣,攻窜作痛,腹痛即泻,泻后痛减,矢气频作,胸胁胀闷,嗳气食少,舌淡,脉弦。

治法:抑肝扶脾,调中止泻。

方药:痛泻要方。

方中白芍养血柔肝,白术健脾补虚,陈皮理气醒脾,防风升清止泻。若肝郁气滞,胸胁脘腹胀痛,可加柴胡、枳壳、香附;若脾虚明显,神疲食少者,加黄芪、党参、扁豆;若久泻不止,可加酸收之品,如乌梅、五倍子、石榴皮等。

（六）古方

1.术己丸

用途:脾胃不足,湿热乘之,泄泻不止,米谷不化。

方药:黄连、吴茱萸、白芍药。

用法:上为末,面糊丸,如梧桐子大。每服三十丸,空心米饮下。

2.胃苓汤（一名对金饮子）

用途:脾湿太过,泄泻不止。

方药:平胃散、五苓散各等份。

用法:上锉,水煎服。

3.升阳除湿汤

用途:脾胃虚弱,不思饮食,浊泻无度,小便黄,四肢困弱。自下而上,引而去之。非肠鸣不用。

方药:苍术、柴胡、羌活、防风、神曲、泽泻、猪苓、陈皮、大麦、炙甘草、升麻。

用法:水二盏,煎一盏,去滓,空腹服。如胃寒肠鸣,加益智、半夏各五分,姜、枣同煎。

4.人参升胃汤

用途:治一日大便三四次,溏而不多,有时泄泻,腹鸣,小便黄。

方药:人参、陈皮、炙甘草、升麻、柴胡、当归身、益智、红花。

用法:水二盏,煎至一盏,去滓,稍热,食前服。

5.坚中丸

用途:治脾胃受湿,滑泄注下。

方药:黄连、黄柏、赤茯苓、泽泻、白术、陈皮、肉豆蔻、人参、白芍药、官桂、半夏曲。

用法:上十一味,为末,汤浸蒸饼为丸,如梧子大。每服五七十丸,温米饮,食前下。

6.木香散

用途:脾胃虚弱,内夹风冷,泄泻注下,水谷不化,脐下痛,腹中雷鸣,积寒久痢,肠滑不禁。

方药:丁香、木香、当归、肉豆蔻仁、甘草、附子、赤石脂、藿香叶、诃子皮。

用法:上为末,每服一钱,水一盏半,生姜二片,枣一枚,煎六分,空心温服。

7.加味六君子汤

用途:一切脾胃虚弱泄泻之证。伤寒病后米谷不化,肠中虚滑,发渴微痛,久不瘥者。小儿脾疳,泄泻得痢。

方药:人参、白术、白茯苓、山药、甘草、砂仁、厚朴、肉豆蔻。

用法:上为细末,每服二钱,用饭汤调服,不拘时候。如渴,煎麦门冬汤调服。

8.白术芍药汤

用途:脾经受湿,水泄注下,体重困倦,不欲饮食,水谷不化等证。

方药:白术、芍药、甘草。

用法:水煎服。

9.固肠散

用途:脾胃虚弱,内受寒气,泄泻注下,水谷不分,冷热不调,下痢脓血,赤少白多,或如鱼脑,肠滑腹痛,遍数频并,心腹胀满,食减乏力。

方药:陈米、木香、肉豆蔻、罂粟壳、干姜、甘草。

用法:上为细末,每服二钱,酒一盏,生姜二片,枣一枚,煎至七分,不拘时,温服。如不饮酒,水煎亦得。忌酒、面、鱼腥等物。

10.吴茱萸散

用途:肠痹,寒湿内搏,腹满气急,大便飧泄。

方药:吴茱萸、肉豆蔻、干姜、甘草、砂仁、陈曲、白术、厚朴、陈皮、良姜。

用法:上为细末,每服一钱,食前用米饮调服。

11.四神丸

用途:脾胃虚弱,大便不实,饮食不思,或泄泻腹痛等证。

方药:肉豆蔻、补骨脂、五味子、吴茱萸。

用法:上为末,生姜八两,红枣一百枚,煮熟取枣肉和末为丸,如桐子大。每服五七十丸,空心或食前白汤送下。

12.当归散

用途:肠胃寒湿濡泻,腹内刺痛。

方药:当归、干姜、肉豆蔻、木香、诃子、黄连。

用法:上为细末,每服三钱,用甘草、生姜各一分,黑豆一合,并半生半炒,水四盏,煎取二盏,作二次,空心,日午调服。

13.八味汤

用途:脾胃虚寒,气不升降,心腹刺痛,脏腑虚滑。

方药:吴茱萸、干姜、陈皮、木香、肉桂、丁香、人参、当归。

用法:上咀,每服四钱,水一盏,煎七分,温服无时。

14.诃黎勒丸

用途:大肠虚冷,泄泻不止,腹胁引痛,饮食不化。

方药:诃藜勒、附子、肉豆蔻、木香、吴茱萸、龙骨、白茯苓、荜茇。

用法:上为细末,生姜汁煮面糊为丸,如桐子大。每服七十丸,空心米饮下。

15.诃子散

用途:泄久,腹痛渐已,泻下渐少,宜此药止之。

方药:诃子、木香、甘草、黄连。

用法:上为细末,每服二钱,以白术芍药汤调下。如止之不已,宜因其归而送之,于诃子散内加厚朴一两,竭其邪气也。

16.草豆蔻散

用途:肠痹,风寒湿内攻,腹痛飧泄。

方药:草豆蔻、陈皮、官桂、白豆蔻仁、肉豆蔻、当归、木香、白术、丁香、良姜。

用法:上为细末,每服一钱,食前生姜、枣汤调服。

(七)单方验方

1.苍术、山楂各等份,炒炭存性,研末。每次 1~2g,每日 3~4 次,开水调服。有运脾止泻之功,用于湿浊泻、伤食泻。久泻脾阳伤者加等份炮姜炭粉,用于脾虚泻。

2.杏仁滑石汤。杏仁、滑石、半夏各 10g,黄芩、厚朴、郁金各 6g,橘红 4g,黄连、甘草各 3g。水煎服,每日 1 剂。

3.高粱壳 3~4 两,煎汤洗脚不洗腿。

4.五倍子,研末,醋调敷脐。

5.盐制附子,研末敷脐,纱布固定 2~5 小时即停止腹泻。

6.苍术,研末,温水调糊状敷脐。

7.炮姜 30g,捣烂敷脐。

8.胡椒 10g,研末敷脐。

9.艾绒,酒拌炒热敷脐,一般一次即愈。

(八)食疗方

1.杨梅　杨梅若干枚,酒浸,每次吃 3 枚,或饮杨梅汁半杯。杨梅消食止呕,和五脏,涤肠胃。该方法能治瘀气和腹痛吐泻。

2.荔枝干　荔枝干 25g,大枣 6 枚,水煎服。荔枝生津健气,散滞祛湿寒。此术可治脾虚泄泻。

3.石榴果皮　石榴果皮 15g,水煎,加红糖适量,每日服 2 次。石榴果皮可涩肠止血,杀菌驱虫。本方专治久泻久痢,肠风下血。

4.山药、山楂　鲜山楂肉、山药等份,加适量白糖,调匀蒸熟,冷后压薄饼食。山楂补脾,消积食,活血散瘀,止泻。该方能治小儿疳泻和脾虚久泻。

5.猪肾　猪肾 1 具切开,掺骨碎补末,煨熟食之。猪肾理肾气,消积滞,骨碎补可补肾。此法可治久泻不止。

6.猪肚山药粥　猪肚、大米、山药各适量。猪肚洗净切片,与大米、山药煮粥,加盐、姜调味服食。猪肚补中益气,山药健脾胃。本方专治滑泄。

7.黄牛肉汤　黄牛肉,由姜、盐调味,煮汤适量常服。黄牛肉补脾胃,疗百损,能治脾虚久泻。

8.赤小豆　赤小豆适量,煮至将熟,加入鹌鹑蛋 2 枚,再煮熟,吃蛋喝汤。早晚各服 1 次。赤小豆止吐止泻,鹌鹑蛋补益气血,对一些过敏食物引起的腹泻有抑制作用。

9.鹌鹑 鹌鹑1只,去毛及内脏,洗净,赤小豆50g,生姜数片,煮熟食用。鹌鹑清利湿热,本方法专治湿热类腹泻。

10.豆腐 豆腐适量,醋煎透食用。豆腐益气和胃,清热解毒,能治腹泻。

11.黄瓜鲜叶 黄瓜鲜叶适量,切碎调醋煎鸡蛋。黄瓜叶可清热镇痛,醋杀菌,治心腹痛,此方可治腹泻。

12.荞麦面 荞麦面适量做饭吃,连吃4天。荞麦宽肠降气,治积滞,消肿痛。本法专治腹泻。

13.半熟苹果 半熟苹果10个,加水适量煮之拌食。该方法能治常泻不止。

14.半熟苹果粉 半熟苹果干粉15g,空腹温水调服。每日3次,连服至愈。此术可治慢性腹泻。

15.栗子粉 栗子适量磨粉煮糊,白糖调味食之,细嚼,连液咽。栗子厚肠胃,益气,止内寒暴泻,治过饱伤脾。本方专治幼儿腹泻。

16.旱莲草 旱莲草200g,糖50g,加水煎服。旱莲草补肝肾,凉血止血,能治腹泻。

17.山药枣莲粥 山药、莲子、红枣、糯米各适量。以上4味共煮粥,熟后加白糖调味食之,可治脾虚腹泻。

18.粟子莲粥 粟米锅巴100g,莲子100g。取粟米锅巴研粉,与莲子、白糖共和匀。每服3～5匙,日服3次。专治脾虚腹泻。

19.炒五倍子 五倍子150粒,炒,研末。以面糊为丸,每丸重0.5g,每服5丸,米汤送下,每天3次。专治脾虚腹泻。

20.小麦 小麦300g,红糖50g。将小麦放入铁锅内摊匀不翻动,用微火烤小麦至贴锅一面变黑色,加水800ml,煎沸,将红糖放入碗内,搅匀,把煎沸的生熟麦水倒入碗内,趁热服。此法可治感寒胃虚腹泻。

（九）中成药

1.藿香正气胶囊 每服2～3粒,每日3～4次。用于风寒泻。

2.纯阳正气丸 每服2～3g,每日3～4次。用于中寒泄泻,腹冷呕吐者。

3.甘露消毒丹 每服2～3g,每日3～4次。用于暑湿泄泻。

4.葛根芩连丸 每服1～2g,每日3～4次。用于湿热泻。

5.附子理中丸 每服2～3g,每日3～4次。用于脾肾阳虚泻。

（十）其他治法

1.药物外治

(1)丁香2g,吴茱萸30g,胡椒30粒,共研细末。每次1～3g,醋调成糊状,敷贴脐部,每日1次。用于风寒泻、脾虚泻。

(2)鬼针草30g,加水适量。煎沸后倒入盆内,先熏后浸泡双足,每日3～5次,连用3～5日。用于小儿各种泄泻。

2.针灸疗法

(1)针刺法,取足三里、中脘、天枢、脾俞。发热加曲池,呕吐加内关、上脘,腹胀加下脘,伤食加刺四缝,水样便多加水分。实证用泻法,虚证用补法,每日1～2次。

(2)灸法,取足三里、中脘、神阙。隔姜灸或艾条温和灸,每日1～2次。用于脾虚泻、脾肾阳虚泻。

(3)泄泻,宜先灸脐中,次灸关元等穴。

(4)凡治湿,皆以利小便为主。诸泄不已,宜灸水分穴,谓水谷之所别也,脐之上一寸半,灸五七壮,腹鸣如雷,水道行之候也。

(5)灸法,灸百会(治久泻下陷脱滑者,灸三壮)、脾俞(治泄泻,灸三壮)、中脘(灸七壮)、关元(治泄不止,可灸七壮)、肾俞(可灸五壮,治洞泄不止)、大肠俞(可灸三壮,治肠鸣腹胀暴泻)、天枢、气海。

3.推拿疗法　运脾土、推大肠、清小肠各 100 次,摩腹 3 分钟,揉天枢、揉龟尾、推七节骨各 100 次,捏脊 3～5 遍。发热加退六腑、清天河水,偏寒湿加揉外劳宫 100 次,偏湿热加清大肠 100 次,偏伤食加推板门 100 次,偏脾虚加揉足三里。

(十一)调护

平时要养成良好的卫生习惯,不饮生水,忌食腐馊变质饮食,少食生冷瓜果,居处冷暖适宜,并可结合食疗健脾益胃。一些急性泄泻病人可暂禁食,以利于病情的恢复,对重度泄泻者,应注意防止津液亏损,及时补充体液。一般情况下可给予流质或半流质饮食。

二、便秘

便秘是指由于大肠传导功能失常导致的以大便排出困难,排便时间或排便间隔时间延长为临床特征的一种大肠病证。便秘既是一种独立的病证,也是一个在多种急慢性疾病过程中经常出现的症状。中医药对本病证有着丰富的治疗经验和良好的疗效。

(一)历史沿革

《内经》中已经认识到便秘与脾胃受寒、肠中有热和肾病有关。如《素问·厥论》曰:"太阴之厥,则腹满膜胀,后不利。"《素问·举痛论》曰:"热气留于小肠,肠中痛,瘅热焦渴则坚干不得出,故痛而闭不通矣。"《灵枢·邪气脏腑病形》曰:"肾脉急甚……不得前后。"仲景对便秘已有了较全面的认识,提出了寒、热、虚、实不同的发病机制,设立了承气汤的苦寒泻下,麻子仁丸的养阴润下,厚朴三物汤的理气通下,以及蜜煎导诸法,为后世医家认识和治疗本病确立了基本原则,有的方药至今仍为临床治疗便秘所常用。李东垣强调饮食劳逸与便秘的关系,并指出治疗便秘不可妄用泻药。如《兰室秘藏·大便结燥门》谓:"若饥饱失节,劳役过度,损伤胃气,及食辛热厚味之物,而助火邪,伏于血中,耗散真阴,津液亏少,故大便燥结","大抵治病,不可一概用巴豆、牵牛之类下之,损其津液,燥结愈甚,复下复结,极则以至引导于下而不通,遂成不救"。程钟龄的《医学心悟·大便不通》将便秘分为实秘、虚秘、热秘、冷秘四种类型,并分别列出各类的症状、治法及方药,对临床有一定的参考价值。

(二)病因病机

便秘的病因是多方面的,其中主要的有外感寒热之邪,内伤饮食情志,病后体虚,阴阳气血不足等。本病病位在大肠,并与脾胃肺肝肾密切相关。脾虚传送无力,糟粕内停,致大肠传导功能失常,而成便秘。胃与肠相连,胃热炽盛,下传大肠,燔灼津液,大肠热盛,燥屎内结,可成便秘。肺与大肠相表里,肺之燥热下移大肠,则大肠传导功能失常,而成便秘。肝主疏泄气机,若肝气郁滞,则气滞不行,腑气不能畅通。肾主五液而司二便,若肾阴不足,则肠道失润,若肾阳不足则大肠失于温煦而传送无力,大便不通。这些均可导致便秘。其病因病机归纳起来,大致可分如下几个方面:

1.肠胃积热　素体阳盛,或热病之后,余热流连,或肺热肺燥,下移大肠,或过食醇酒厚味,或过食辛辣,或过服热药,均可致肠胃积热,耗伤津液,肠道干涩失润,粪质干燥,难于排出,形成所谓"热秘"。如《景岳全书·秘结》曰:"阳结证,必因邪火有余,以致津液干燥。"

2.气机郁滞　忧愁思虑,脾伤气结,或抑郁恼怒,肝郁气滞,或久坐少动,气机不利,均可导致腑气郁滞,通降失常,传导失职,糟粕内停,不得下行,或欲便不出,或出而不畅,或大便干结而成气秘。如《金匮翼·便秘》曰:"气秘者,气内滞而物不行也。"

　　3.阴寒积滞　恣食生冷,凝滞胃肠,或外感寒邪,直中肠胃,或过服寒凉,阴寒内结,均可导致阴寒内盛,凝滞胃肠,传导失常,糟粕不行,而成冷秘。如《金匮翼。便秘》曰:"冷秘者,寒冷之气,横于肠胃,凝阴固结,阳气不行,津液不通。

　　4.气虚阳衰　饮食劳倦,脾胃受损,或素体虚弱,阳气不足,或年老体弱,气虚阳衰,或久病产后,正气未复,或过食生冷,损伤阳气,或苦寒攻伐,伤阳耗气,均可导致气虚阳衰,气虚则大肠传导无力,阳虚则肠道失于温煦,阴寒内结,便下无力,使排便时间延长,形成便秘。如《景岳全书·秘结》曰:"凡下焦阳虚,则阳气不行,阳气不行则不能传送,而阴凝于下,此阳虚而阴结也。"

　　5.阴亏血少　素体阴虚,津亏血少,或病后产后,阴血虚少,或失血夺汗,伤津亡血,或年高体弱,阴血亏虚,或过食辛香燥热,损耗阴血,均可导致阴亏血少,血虚则大肠不荣,阴亏则大肠干涩,肠道失润,大便干结,便下困难,而成便秘。如《医宗必读·大便不通》说:"更有老年津液干枯,妇人产后亡血及发汗利小便,病后血气未复,皆能秘结。"

　　上述各种病因病机常常相兼为病,或互相转化。如肠胃积热与气机郁滞可以并见,阴寒积滞与阳气虚衰可以相兼;气机郁滞日久化热,可导致热结;热结日久,耗伤阴津,又可转化成阴虚等。然而,便秘总以虚实为纲,冷秘、热秘、气秘属实,阴阳气血不足所致的虚秘则属虚。虚实之间可以转化,可由虚转实,可因虚致实,从而虚实并见。归纳起来,形成便秘的基本病机是邪滞大肠,腑气闭塞不通或肠失温润,推动无力,导致大肠传导功能失常。

(三)辨证要点

　　应辨寒热虚实。粪质干结,排出艰难,舌淡苔白滑,多属寒;粪质干燥坚硬,便下困难,肛门灼热,舌苔黄燥或垢腻,则属热;年高体弱,久病新产,粪质不干,欲便不出,便下无力,心悸气短,腰膝酸软,四肢不温,舌淡苔白,或大便干结,潮热盗汗,舌红无苔,脉细数,多属虚;年轻气盛,腹胀腹痛,嗳气频作,面赤口臭,舌苔厚,多属实。

(四)治疗原则

　　根据便秘实证邪滞大肠,腑气闭塞不通,虚证肠失温润,推动无力,导致大肠传导功能失常的基本病机,其治疗当分虚实。原则是实证以祛邪为主,据热、冷、气秘之不同,分别施以泄热、温散、理气之法,辅以导滞之品,标本兼治,邪去便通;虚证以养正为先,依阴阳气血亏虚的不同,主用滋阴养血、益气温阳之法,酌用甘温润肠之药,标本兼治,正盛便通。六腑以通为用,大便干结,解便困难,可用下法,但应在辨证论治基础上以润下为基础,个别证型虽可暂用攻下之药,也以缓下为宜,以大便软为度,不得一见便秘,便用大黄、芒硝、巴豆、牵牛之属。

(五)辨证论治

1.实秘

(1)肠胃积热

症状:大便干结,腹胀腹痛,面红身热,口干口臭,心烦不安,小便短赤,舌红苔黄燥,脉滑数。

治法:泄热导滞,润肠通便。

方药:麻子仁丸。

　　方中大黄、枳实、厚朴通腑泄热,火麻仁、杏仁、白蜜润肠通便,芍药养阴和营。此方泻而不峻,润而不腻,有通腑气而行津液之效。若津液已伤,可加生地、玄参、麦冬以养阴生津;若兼郁怒伤肝,易怒目赤者,加服更衣丸以清肝通便;若燥热不甚,或药后通而不爽者,可用青麟丸以通腑缓下,以免再秘。

　　本型可用番泻叶 3～9g 开水泡服,代茶随意饮用。

（2）气机郁滞

症状：大便干结，或不甚干结，欲便不得出，或便而不畅，肠鸣矢气，腹中胀痛，胸胁满闷，嗳气频作，饮食减少，舌苔薄腻，脉弦。

治法：顺气导滞。

方药：六磨汤。

方中木香调气，乌药顺气，沉香降气，大黄、槟榔、枳实破气行滞。可加厚朴、香附、柴胡、莱菔子、炙枇杷叶以助理气之功。若气郁日久，郁而化火，可加黄芩、栀子、龙胆草清肝泻火；若气逆呕吐者，可加半夏、旋覆花、代赭石；若七情郁结，忧郁寡言者，加白芍、柴胡、合欢皮疏肝解郁；若跌仆损伤，腹部术后，便秘不通，属气滞血瘀者，可加桃仁、红花、赤芍之类活血化瘀。

（3）阴寒积滞

症状：大便艰涩，腹痛拘急，胀满拒按，胁下偏痛，手足不温，呃逆呕吐，舌苔白腻，脉弦紧。

治法：温里散寒，通便导滞。

方药：大黄附子汤。

方中附子温里散寒，大黄荡除积滞，细辛散寒止痛。可加枳实、厚朴、木香助泻下之力，加干姜、小茴香以增散寒之功。

2.虚秘

（1）气虚

症状：粪质并不干硬，也有便意，但临厕排便困难，要努挣方出，挣得汗出短气，便后乏力，体质虚弱，面白神疲，肢倦懒言，舌淡苔白，脉弱。

治法：补气润肠，健脾升阳。

方药：黄芪汤。

方中黄芪大补脾肺之气，为方中主药，火麻仁、白蜜润肠通便，陈皮理气。若气虚较甚，可加人参、白术，"中气足则便尿如常"，气虚甚者，可选用红参；若气虚下陷脱肛者，则用补中益气汤；若肺气不足者，可加用生脉散；若日久肾气不足，可用大补元煎。

（2）血虚

症状：大便干结，排出困难，面色无华，心悸气短，健忘，口唇色淡，脉细。

治法：养血润肠。

方药：润肠丸。

方中当归、生地滋阴养血，火麻仁、桃仁润肠通便，枳壳引气下行。可加玄参、何首乌、枸杞子养血润肠。若兼气虚，可加白术、党参、黄芪益气生血；若血虚已复，大便仍干燥者，可用五仁丸润滑肠道。

（3）阴虚

症状：大便干结，如羊屎状，形体消瘦，头晕耳鸣，心烦失眠，潮热盗汗，腰酸膝软，舌红少苔，脉细数。

治法：滋阴润肠通便。

方药：增液汤。

方中玄参、麦冬、生地滋阴润肠，生津通便。可加芍药、玉竹、石斛以助养阴之力，加火麻仁、柏子仁、瓜蒌仁以增润肠之效。若胃阴不足，口干口渴者，可用益胃汤；若肾阴不足，腰酸膝软者，可用六味地黄丸。

（4）阳虚

症状：大便或干或不干，皆排出困难，小便清长，面色㿠白，四肢不温，腹中冷痛，得热痛减，腰膝冷痛，舌淡苔白，脉沉迟。

治法：温阳润肠。

方药：济川煎。

方中肉苁蓉、牛膝温补肾阳，润肠通便；当归养血润肠；升麻、泽泻升清降浊；枳壳宽肠下气。可加肉桂以增温阳之力。若老人虚冷便秘，可用半硫丸；若脾阳不足，中焦虚寒，可用理中汤加当归、芍药；若肾阳不足，尚可选用金匮肾气丸或右归丸。

便秘尚有外导法，如《伤寒论》中的蜜煎导法，对于大便干结坚硬者，皆可配合使用。

（六）古方

1.麻仁丸

用途：肠胃热燥，大便秘结。

方药：厚朴、芍药、枳实、大黄、麻仁、杏仁。

用法：上为末，炼蜜和丸，如梧子大。每服二十丸，临卧用温水下。大便通利则止。

2.麻仁丸

用途：顺三焦，和五脏，润肠胃，除风气。治冷热壅结，津液耗少，令人大便秘难，或闭塞不通。若年高气弱及有风入，而大便秘涩，尤宜服之。

方药：枳壳、白槟榔、菟丝子、山药、防风、山茱萸、肉桂、车前子、木香、羌活、郁李仁、大黄、麻仁。

用法：上为细末，研药和匀，炼蜜丸，如桐子大。每服十五丸至二十丸，温汤下，临卧服。

3.七宣丸

用途：风气结聚，宿食不消，兼沙石皮毛在腹中，及积年腰脚疼痛，冷如水石，冲心烦愦，头旋暗倒，肩背沉重，必腹胀满，胸膈痞塞。风毒连头面肿，大便或秘，小便时涩，脾胃虚痞不食，脚转筋挛急掣痛，心神恍惚，眠寐不安。东垣云：治在脉则涩，在时则秋。

方药：桃仁、柴胡、诃子皮、枳实、木香、甘草、大黄。

用法：上为末，炼蜜丸，如桐子大。每服二十丸，食前临卧各一服，米饮下，以利为度。觉病势退，服五补丸。此药不问男女老幼皆可服。量虚实加减丸数。

4.七圣丸

用途：风气壅盛，痰热结搏，头目昏重，涕唾稠黏，心烦面热，咽干口燥，肩背拘急，心腹胁肋胀满，腰腿重痛，大便秘，小便赤，睡卧不安。东垣云：治在脉则弦，在时则春。

方药：肉桂、川芎、大黄、槟榔、木香、羌活、郁李仁。

用法：上七味，为末，炼蜜丸，如桐子大。每服十五丸，食后温汤送下。山岚瘴地最宜服，虚实加减之。

5.浓朴汤

用途：风秘。

方药：浓朴、陈皮、甘草、白术、半夏曲、枳实。

用法：上为粗末，每服三五钱，水一盏半，姜三片，枣一枚，煎至八分，食前大温服。

6.皂角丸

用途：治有风入脏腑秘涩。

方药：猪牙皂角、浓枳壳、羌活、桑白皮、槟榔、杏仁、麻仁、防风、白芷、陈皮。

用法：上为细末，蜜丸如桐子大。每服三五十丸，温白汤送下，蜜汤亦可。

附：又方皂角丸

治大肠有风，大便秘结，尊年之人宜服。

皂角（炙，去子）、枳壳（去穰，麸炒）各等份。

上为末,炼蜜和丸,如桐子大。每服七十丸,空心食前米饮送下。

7.疏风散

用途:风毒秘结。

方药:枳壳、防风、羌活、独活、槟榔、白芷、威灵仙、蒺藜、麻仁、杏仁、甘草。

用法:上锉散,每服二钱半,生姜五片,蜜一匙,水一盏半,煎服。

8.枳壳丸

用途:肠胃气壅风盛,大便秘实。

方药:皂角、枳壳、大黄、羌活、木香、橘红、桑白皮、白芷。

用法:上为末,炼蜜丸,如桐子大。每服七十丸,空心米饮下。

又方,只用枳实、皂角等分,饭饮丸亦妙。

9.二仁丸

用途:虚人老人风秘,不可服大黄药者。

方药:杏仁、麻仁、枳壳、诃子。

用法:上为末,炼蜜丸,梧子大。每服三十丸,温汤下。

10.六磨汤

用途:气滞腹急,大便秘涩。

方药:沉香、木香、槟榔、乌药、枳壳、大黄。

用法:上各药,热汤磨服。

11.三和散

用途:五脏不调,三焦不和,心腹痞闷,胁肋满胀,风气壅滞,肢节烦疼,头面虚浮,手足微肿,肠胃燥涩,大便秘难,虽年高气弱,并可服之。又治背痛胁痛,有妨饮食,胸腹满闷,大便不通。

方药:羌活、紫苏、木瓜、沉香、大腹皮、川芎、甘草、陈皮、木香、槟榔、白术。

用法:上为粗末,每服二大钱,水一盏,煎至六分,去滓温服,不拘时。

12.小通气散

用途:虚人忧怒伤肺,肺与大肠为传送,致令秘涩。服燥药过,大便秘,亦可用。

方药:陈皮、苏嫩茎叶、枳壳、木通。

用法:上锉散,每服四钱,水一盏煎,温服立通。

13.大承气汤

用途:阳明腑实证。

方药:大黄、芒硝、厚朴、枳实。

用法:上锉如麻豆大,分半,用水一盏半,生姜三片,煎至六分,纳硝煎,去滓服。

14.小承气汤

用途:阳明腑实证。

方药:大黄、厚朴、枳实。

用法:上锉如麻豆大,分作二服,水一盏,生姜三片,煎至半盏,绞汁服,未利再服。

15.大黄饮子

用途:身热烦躁,大便不通。

方药:大黄、杏仁、枳壳、栀子仁、生地黄、川升麻、人参、黄芩、甘草。

用法:上作一服,水二盅,姜五片,豆豉二十一粒,乌梅一枚,煎至一盅,不拘时服。

16.脾约麻仁丸

用途：肠胃热燥，大便秘结。

方药：麻仁、大黄、厚朴、枳实、芍药、杏仁。

用法：上为细末，炼蜜为丸，如梧子大。每服二十丸，临睡用温白汤送下。大便利即止。

17.威灵仙丸

用途：年高气衰，津液枯燥，大便秘结。

方药：黄芪、枳实、威灵仙。

用法：上为末，蜜丸如梧子大。每服五七十丸，不拘时，姜汤、白汤任下，忌茶。

一方，有防风，无黄芪。

18.苁蓉润肠丸

用途：治发汗、利小便亡津液，大腑秘结，老人虚人皆可服。

方药：肉苁蓉、沉香。

用法：上为末，麻子仁汁打糊丸，如梧子大。每服七十丸，空心米饮送下。

19.导滞通幽汤

用途：幽门不通上冲，吸门不开，噎塞，气不得上下，大便难，脾胃初受热中，多有此证，治在幽门，以辛润之。

方药：当归身、升麻梢、桃仁泥、甘草、红花、熟地黄、生地黄。

用法：水两大盏，煎至一盏，调槟榔细末五分，稍热服。

一方，加麻仁、大黄各等份，唯红花少许，名润燥汤。

20.益血丹

用途：大便燥，久虚亡血。

方药：当归、熟地黄。

用法：上为末，炼蜜丸，如弹子大。细嚼，酒下一丸。

21.五仁丸

用途：津液枯竭，大肠秘涩，传导艰难。

方药：桃仁、杏仁、柏子仁、松子仁、郁李仁、陈皮。

用法：将上五仁另研如膏，入陈皮末研匀，炼蜜丸，如梧子大。每服五十丸，空心米饮下。

22.脾积丸

用途：饮食停滞，腹胀痛闷，呕恶吞酸，大便秘结。

方药：莪术、京三棱、青皮、良姜、南木香、不蛀皂角、百草霜。

用法：上末，用川巴豆半两，去壳研如泥，渐入药末研和，面糊丸，麻子大。每服五十丸，加至六十丸，橘皮煎汤下。

23.润肠丸

用途：胃中伏火，大便秘涩，或干燥不通，全不思食，乃风结血秘，皆令闭塞，若润燥和血疏风，则自然通矣。

方药：羌活、当归梢、大黄、麻仁、桃仁。

用法：上为末，除麻仁、桃仁另研如泥外，为细末，炼蜜为丸，如桐子大。每服三五十丸，空心白汤送下。

24.活血润肠丸

用途：大便风秘、血秘，时常结燥。

方药：当归梢、防风、羌活、大黄、麻子仁、桃仁、皂角仁。

用法：上除桃仁、麻仁另研如泥外，余为极细末，炼蜜为丸，如桐子大。每服五十丸，白汤下。二三服后，须以苏子、麻子粥，每日早晚食之，大便日久再不结燥。余药以瓷器盛之，纸密封，勿使见风。

（七）单方验方

1.苁蓉丸（《济生方》）。肉苁蓉2分，沉香1分为末，麻子仁汁打糊为丸如梧子大。方中肉苁蓉温补肾阳，润肠通便；沉香降气导滞；麻子仁汁润肠通便。诸药合用，共奏温肾降气，润肠通便之功，尤适应于年老体弱，肾阳虚衰所致之便秘。服法：每服70丸，空心米饮送下。

2.苏麻粥（《古今图书集成医部全录·大小便门》录得效方）。麻子仁、苏子二味等份研烂，水滤取汁，煮粥食之。方中麻子仁润肠通便，苏子降气化痰导滞，加强麻子仁通便之功，适用于大肠津枯燥结之便秘。

3.威灵仙丸（出处同上）。黄芪、枳实、威灵仙各等份，为末，蜜丸如梧子大。方用黄芪益气，枳实理气导滞，威灵仙化滞通便。适用于年高津枯便秘者。服法：每服五七十丸，不拘时，姜汤白汤饮下，忌茶。

4.益血丹（出处同上）。当归（酒浸焙），熟地各等份，为末，炼蜜为丸服。方中当归养血，熟地养阴，两药合用可治疗阴血亏虚之便秘。

5.提盆散（《杂病源流犀烛》）。草乌为极细末，葱白一根，蘸草乌末纳肛门即通，此即霹雳箭，能治大小便不通。方中草乌祛风湿，散寒止痛，葱白辛温通阳，合用可治冷秘。

6.火熨法（《证治汇补》）。用大黄一两，巴豆五钱，为末，葱白十根，酒曲和成饼，加麝香三分，贴脐上，布护火熨，觉肠中响甚去之。

7.白术60g，生地30g，升麻3g，水煎服；或单用白术60g，水煎服。现代药理研究表明，白术能促进胃肠分泌，可使胃肠分泌旺盛，蠕动加快。

8.枳实6～10g，水煎服。据现代药理研究，枳实可以促进肠蠕动，弛缓肠平滑肌，故老年人不宜过量应用。

9.莱菔子30～60g，温开水送服，每日2～3次，用于治疗老年性习惯性便秘。

10.望江南30g，单味一次煎汤口服，用于治疗习惯性便秘，次日即可排软便。该药具有平肝之效，对高血压且便秘的老年患者及某些解大便不能过分用力的患者尤为适宜。

11.当归20g，肉苁蓉20g，沏水代茶饮，用于治疗阴虚血亏，肠中干燥而便秘者。

12.淡盐开水一杯，每晨空腹饮服。

13.养血润肠煎。生首乌15g，生当归9g，生赤芍9g，火麻仁15g。治疗血虚肠燥便秘。

14.术壳麻桃密汤。生白术30～60g，枳壳10～30g，火麻仁10～30g，蜂蜜10g，核桃肉2g。治疗虚秘。

15.老便秘方。黄芪30g，银花20g，当归20g，白芍30g，麻仁30g，肉苁蓉20g，厚朴10g，酒大黄10g，威灵仙15g。治疗阴虚血燥，气虚不运。

16.加味滋阴润燥方。生首乌15g，玉竹9g，大腹皮12g，青陈皮各6g，生枳壳9g，乌药9g，青橘叶9g。治疗肠燥失润，气滞作胀。

（八）食疗方

1.泻叶茶　番泻叶3g。冲水代茶饮。

2.决明茶　决明子10g。煎水或泡水，代茶饮，如加蜂蜜效果更佳。

3.十药茶　蕺菜（又称十药）10g。代茶饮。

4.蜜油茶　蜂蜜500g，麻油500g。开水冲服，每日服1次。

5.葵秸茶　陈向日葵秸内瓢子1枝，焙灰，研为细末，开水冲服。每日服1次。

6.菠菜猪血汤　菠菜200g，猪血100g。同煮，加盐少许。喝汤，每日1剂，连服3～5日。

7.香蕉拌芝麻　香蕉500g，蘸黑芝麻25g（炒半生半熟），嚼食，每日分3次服完。用治高血压者便秘。

8.柏子炖猪心　柏子仁 15g,纳入猪心 1 个,清水炖熟。每 3 日吃 1 次。用治肠燥便秘(阴虚血少、老少体弱、产后血虚所引起者)。

9.蜂蜜木瓜糊　蜂蜜 6g 开水溶化,再加木瓜粉 6g,混匀。早晚各服 1 次。用治便秘、便血。

10.奶蜜饮　牛奶 250g,蜂蜜 100g。共煮沸时下葱汁(葱白 100g 洗净,捣取汁)再煮。每晨空腹服。用治阴虚肠燥便秘、老人习惯性便秘。

11.三仁糊　黑芝麻、胡桃仁、松子仁各 25g,共捣烂,加蜂蜜适量调匀。每日 1 剂,早晨空腹服。用于阴虚肠燥便秘、习惯性便秘。

12.四仁通便饮　甜杏仁、松子仁、大麻仁、柏子仁各 10g。每日 1 剂,水煎服。

13.芝麻蜜芪饮　黑芝麻 60g,北芪 18g,蜂蜜 60ml。将芝麻捣成末调入蜂蜜为糊状,用黄芪煎汁冲饮。每日 1 剂,分 2 次饮完。

14.葛根大黄猪油汁　葛根 30g,大黄 20g,熟猪油 50g。用水 1000ml 煮前 2 味取汁,加入猪油再煎至300ml。每日 1 剂,分 2 次服。用治热结便秘。

15.果蜜饮　水果、小麦胚芽、蜂蜜各适量。将其加工后,倒入搅拌器里搅拌即成。每日 1 剂,作饮料饮用。

16.老鹳草汤　干老鹳草 1 把。每日 1 剂,水煎服。

17.大麻仁粥　大麻仁 10g,粳米 50g。先将大麻仁捣烂水研,滤汁,与粳米煮作粥。润肠通淋,活血通脉。适用于血虚便秘、小便不通利、关节凝涩等。

18.糯米粥　糯米 100g,槟榔 15g(炮制,捣),郁李仁 15g(去皮,研为膏),火麻仁 15g。先以水研火麻仁滤取汁,入糯米煮作粥,将熟,入槟榔、郁李仁搅匀。理气,润肠,通便。适用于胸膈满闷、大便秘结。

19.苏麻粥　苏子 15g、麻子 30g、粳米 30g。先将苏子、麻子捣烂和水滤取汁,入米煮作粥。可顺气润肠,适用于老人、妇女产后及久病体弱者之大便秘结艰涩。

20.松仁粥　松仁 15g、粳米 30g。先煮粳米粥,后将松仁和水研末作膏,入粥内,煮二三沸。可润肠通便,适用于老年气血不足或热病伤津引起的大便秘结者。

21.桃花粥　鲜桃花瓣 4g(干品 2g),粳米 100g。将粳米煮粥,粥熟,放入桃花瓣,稍沸即可。消肿满,下恶气,利宿水,消痰饮积滞。治大便艰难。

22.五仁粥　芝麻,松子仁,胡桃仁,桃仁(去皮、尖,炒),甜杏仁各 10g,粳米 200g。将五仁混合碾碎,入粳米共煮稀粥。滋养肝肾,润燥滑肠。适用于中老年气血亏虚引起的习惯性便秘。

23.紫苏麻仁粥　苏子 10g,火麻仁 15g,粳米 50～100g。先将苏子、火麻仁捣烂,加水研,滤取汁,与粳米同煮成粥。润肠通便。适用于老人、产妇体虚肠燥、大便干结难解者。

24.冰糖炖香蕉　香蕉 2 只,冰糖适量。将香蕉去皮,加冰糖适量,隔水蒸。清热润燥,解毒滑肠,补中和胃。适用于虚弱病人的便秘。

25.桑椹蜜膏　鲜桑椹 1000g,蜂蜜 300g。将桑椹煎煮 2 次,取煎液 1000g,文火浓缩,以稠黏为度,加新鲜蜂蜜 300g,再煮一沸,停火冷却即可装瓶。滋阴养血,润肠通便。适用于血虚津枯的便秘,特别对老年体虚、气血虚亏者久服有良效。

(九)中成药

1.通幽润燥丸　每日 2 次,每次 1～2 丸。滋阴润燥,通泻腑实。

2.五仁润肠丸　每日 1 次,每次 1 丸。治肠燥亏虚。

3.麻子仁丸　每日 1～2 次,每次 9g。润肠泄热,行气通便。

4.通便灵　每日 1～2 次,每次 2 片。泄热通便,清肝宁心。

5.麻仁润肠丸　每日 2 次,每次 1~2 丸。润肠通便。

6.消水导滞丸　每次 1g,每日 2 次。逐水通腑,消食导滞,通便除积。

(十)其他治法

1.番泻叶灌肠法　番泻叶 30g。开水泡取浓汁过滤 500ml,待温至 40℃,用 250ml 保留灌肠 5 分钟。用治急性便秘。

2.葱白蜂蜜塞肛法　葱白 1 根(小指粗、洗净),蘸上蜂蜜,徐徐插入肛门约 5~6cm,再来回抽插 2~3 次,拔出,约 20 分钟后即欲大便,如仍未排便,再插入葱白抽插 2~3 次即通。用治大便不通。

3.皂刺敷脐法　皂刺 1000g。研碎蒸热,布包敷脐部,待凉更换,连用 9 次。用治大小便不通。

4.大黄敷脐法　大黄,焙干研细末。每取 10g,酒调糊状,涂于脐部,纱布覆盖固定,再用热水袋热敷 10 分钟,每日 1 次。用治小儿便秘。

(十一)调护

应注意饮食调节,便干量少者,适当多食富含纤维素的粗粮、蔬菜、水果,避免辛辣燥火之食。增加体力活动,加强腹肌锻炼,避免久坐少动。应保持心情舒畅,戒忧思恼怒。养成定时排便的习惯。

三、便　血

便血凡由多种原因引起火热熏灼或气虚不摄,致使血液不循常道,下泄于后阴,称为便血。

(一)历史沿革

《金匮要略·惊悸吐衄下血胸满瘀血病脉证治》最早记载了泻心汤、柏叶汤、黄土汤等治疗吐血、便血的方剂,沿用至今。《诸病源候论·血病诸候》将血证称为血病,对各种血证的病因病机进行了较详细的论述。《备急千金要方》收载了一些较好的治疗血证的方剂,至今仍广泛应用的犀角地黄汤即首载于该书。《济生方·失血论治》认为失血可由多种原因导致,"所致之由,因大虚损,或饮酒过度,或强食过饱,或饮啖辛热,或忧思恚怒",而对血证的病机,则强调因于热者多。《素问玄机原病式·热类》亦认为失血主要由热盛所致。《医学正传·血证》率先将各种出血病证归纳在一起,并以"血证"之名概之。自此之后,血证之名即为许多医家所采用。《景岳全书·血证》对血证的内容进行了比较系统的归纳,将引起出血的病机提纲挈领地概括为"火盛"及"气虚"两个方面。《血证论》是论述血证的专书,对各种血证的病因病机、辨证论治均有许多精辟论述,该书所提出的止血、消瘀、宁血、补血的治血四法,确实是通治血证之大纲。

(二)病因病机

1.感受外邪　外邪侵袭、损伤脉络而引起出血,其中以感受热邪所致者为多。如风、热、燥邪损伤下部脉络,则引起便血。

2.饮食不节　饮酒过多及过食辛辣厚味,或滋生湿热,热伤脉络,引起便血,或损伤脾胃,脾胃虚衰,血失统摄,而引起便血。

3.劳倦过度　心主神明,神劳伤心;脾主肌肉,体劳伤脾;肾主藏精,房劳伤肾。劳倦过度会导致心、脾、肾气阴的损伤。若损伤于气,则气虚不能摄血,以致血液外溢而形成便血。

4.久病或热病之后　久病或热病导致血证的机理主要有三个方面:久病或热病使阴精伤耗,以致阴虚火旺,迫血妄行而致出血;久病或热病使正气亏损,气虚不摄,血溢脉外而致出血;久病入络,使血脉瘀阻,血行不畅,血不循经而致出血。

当各种原因导致脉络损伤或血液妄行时,就会引起血液溢出脉外而形成血证。正如《三因极一病证方论·失血叙论》说:"夫血犹水也,水由地中行,百川皆理,则无壅决之虞。血之周流于人身荣、经、府、俞,外不为四气所伤,内不为七情所郁,自然顺适。万一微爽节宣,必致壅闭,故血不得循经流注,荣养百脉,或泣或散,或下而亡反,或逆而上溢,乃有吐、衄、便、利、汗、痰诸证生焉。"

上述各种原因之所以导致出血,其共同的病机可以归结为火热熏灼、迫血妄行及气虚不摄、血溢脉外两类。正如《景岳全书·血证》说:"血本阴精,不宜动也,而动则为病。血主荣气,不宜损也,而损则为病。盖动者多由于火,火盛则逼血妄行;损者多由于气,气伤则血无以存。"在火热之中,又有实火及虚火之分,外感风热燥火,湿热内蕴,肝郁化火等,均属实火;而阴虚火旺之火,则属虚火。气虚之中,又有仅见气虚和气损及阳、阳气亦虚之别。

从证候的虚实来说,由火热亢盛所致者属于实证;由阴虚火旺及气虚不摄所致者,则属于虚证。实证和虚证虽各有其不同的病因病机,但在疾病发展变化的过程中,又常发生实证向虚证的转化。如开始为火盛气逆,迫血妄行,但在反复出血之后,则会导致阴血亏损,虚火内生;或因出血过多,血去气伤,以致气虚阳衰,不能摄血。因此,在某些情况下,阴虚火旺及气虚不摄,既是引起出血的病理因素,又是出血所导致的结果。

此外,出血之后,已离经脉而未排出体外的血液,留积体内,蓄结而为瘀血,瘀血又会妨碍新血的生长及气血的正常运行。

(三)辨证要点

1.辨病证的不同　血证具有明确而突出的临床特点——出血,一般不易混淆。但由于引起出血的原因以及出血部位不同,应注意辨清不同的病证。例如:大便下血则有便血、痔疮、痢疾之异。应根据临床表现、病史等加以鉴别。

2.辨脏腑病变之异同　血证可以由不同的脏腑病变而引起,应注意辨别。

3.辨证候之寒热虚实　血证由火热熏灼,热迫血行引起者为多。但火热之中,有实火及虚火的区别。血证有实证及虚证的不同,一般初病多实,久病多虚,由实火所致者属实,由阴虚火旺、气虚不摄血,甚至阳气虚衰所致者属虚。证候的寒热虚实不同,则治法各异,应注意辨明。

(四)治疗原则

治疗血证,应针对各种血证的病因病机及损伤脏腑的不同,结合证候虚实及病情轻重而辨证论治。《景岳全书·血证》说:"凡治血证,须知要,而血动之由,唯火唯气耳。故察火者但察其有火无火,察气者但察其气虚气实。知此四者而得其所以,则治血之法无余义矣。"概而言之,对血证的治疗可归纳为治火、治气、治血三个原则。

1.治火　火热熏灼,损伤脉络,是血证最常见的病机,应根据证候虚实的不同,实火当清热泻火,虚火当滋阴降火,并应结合受病脏腑的不同,分别选用适当的方药。

2.治气　气为血帅,气能统血,血与气密切相关,故《医贯·血证论》说:"血随乎气,治血必先理气。"对实证当清气降气,虚证当补气益气。

3.治血　《血证论·吐血》说:"存得一分血,便保得一分命。"要达到治血的目的,最主要的是根据各种证候的病因病机进行辨证论治,其中包括适当地选用凉血止血、收敛止血或活血止血的方药。

(五)辨证论治

1.肠道湿热

症状:便血色红,大便不畅或稀溏,或有腹痛,口苦,舌质红,苔黄腻,脉濡数。

治法:清化湿热,凉血止血。

方药:地榆散合槐角丸。

地榆散以地榆、茜草凉血止血,栀子、黄芩、黄连清热燥湿,泻火解毒,茯苓淡渗利湿。槐角丸以槐角、地榆凉血止血,黄芩清热燥湿,防风、枳壳、当归疏风理气活血。上述两方均能清热化湿、凉血止血,但两方比较,地榆散清化湿热之力较强,而槐角丸则兼能理气活血,可根据临床需要酌情选用。

若便血日久,湿热未尽而营阴已亏,应清热除湿与补益阴血双管齐下,以虚实兼顾,扶正祛邪。可选用清脏汤或脏连丸。清脏汤中,以黄连、黄芩、栀子、黄柏清热燥湿,当归、川芎、地黄、芍药养血和血,地榆、槐角、阿胶、侧柏叶养血凉血止血。脏连丸中,以黄连、黄芩清热燥湿,当归、地黄、赤芍、猪大肠养血补脏,槐花、槐角、地榆凉血止血,荆芥、阿胶养血止血。两方比较,清脏汤的清热燥湿作用较强,而脏连丸的止血作用较强,可酌情选用。

2.气虚不摄

症状:便血色红或紫暗,食少,体倦,面色萎黄,心悸,少寐,舌质淡,脉细。

治法:益气摄血。

方药:归脾汤。

可酌加槐花、地榆、白及、仙鹤草,以增强止血作用。

3.脾胃虚寒

症状:便血紫暗,甚则黑色,腹部隐痛,喜热饮,面色不华,神倦懒言,便溏,舌质淡,脉细。

治法:健脾温中,养血止血。

方药:黄土汤。

方中以灶心土温中止血;白术、附子、甘草温中健脾;地黄、阿胶养血止血;黄芩苦寒坚阴,起反佐作用。可加白及、乌贼骨收敛止血,三七、花蕊石活血止血。阳虚较甚,畏寒肢冷者,可加鹿角霜、炮姜、艾叶等温阳止血。

轻证便血应注意休息,重证者则应卧床。可根据病情进食流质、半流质或无渣饮食。应注意观察便血的颜色、性状及次数。若出现头昏、心慌、烦躁不安、面色苍白、脉细数等症状,常为大出血的征象,应积极救治。

(六)古方

1.泻下逐瘀汤

用途:清肠活血,通里导滞。

方药:玄明粉、大黄、红花、桃仁、马齿苋、麦冬、生地。

用法:水煎服。

2.赤小豆当归散

用途:治便血。

方药:赤小豆、当归。

用法:上捣为末,浆水服方寸匕,日三服。

3.黄土汤

用途:治便血。

方药:甘草、熟地黄、白术、附子、阿胶、黄芩、灶中黄土。

用法:水八升,煮取三升,分温二服。

4.黄连汤

用途:治便血。

方药:黄连、当归、炙甘草。

用法:每服五钱,水煎。

5.芍药黄连汤

用途：治便血。

方药：芍药、黄连、当归、大黄、淡桂、炙甘草。

用法：每服五钱，水煎。痛甚者，调木香、槟榔末一钱。

6.升麻补胃汤

用途：治便血。

方药：升麻、柴胡、防风、黄芪、羌活、独活、白芍药、牡丹皮、熟地黄、生地黄、甘草、葛根、当归身、肉桂。

用法：上作二服，水二盏，煎一盏，去渣，稍热食前服。

7.和中益胃汤

用途：治便血。

方药：熟地、当归身、升麻、柴胡、苏木、甘草、益智仁。

用法：水三大盏，煎至一盏，去渣，午饭前服。

8.升阳除湿和血汤

用途：治便血。

方药：生地黄、牡丹皮、炙甘草、生甘草、白芍药、升麻、熟地黄、当归身、苍术、秦艽、肉桂、陈皮。

用法：水四大盏，煎至一盏，稍热空腹服。

9.益智和中汤

用途：温中祛寒，益气升阳。

方药：白芍药、当归身、黄芪、升麻、炙甘草、牡丹皮、柴胡、葛根、益智仁、半夏、桂枝、肉桂、干姜。

用法：上为粗末，水三盏，煎一盏，去渣，食后温服。

10.结阴丹

用途：治肠风下血，脏毒下血，诸大便血疾。

方药：枳壳、威灵仙、陈皮、椿根白皮、何首乌、荆芥穗。

用法：上为末，酒糊丸，如桐子大。每服五七十丸，陈米饮入醋少许，煎过放温送下。

11.平胃地榆汤

用途：治便血。

方药：苍术、升麻、黑附子、地榆、白术、陈皮、茯苓、厚朴、干姜、葛根、甘草、当归、炒曲、白芍药、益智仁、人参。

用法：水二盏，生姜三片，枣二枚，煎至一盏，去渣，食前温服。

12.连蒲散

用途：治便血。

方药：黄连、蒲黄、黄芩、当归、生地黄、枳壳、槐角、芍药、川芎、甘草。

用法：水二盅，煎八分，食前服。酒毒加青皮、干葛，湿毒加苍术、白术。

13.枳壳散

用途：治便血。

方药：枳壳、甘草。

用法：上为末，每服一钱，空心沸汤点服。

14.蒜连丸

用途：治便血。

方药:独头蒜、黄连(去须,研末)。

用法:先将独头蒜煨香熟,和药拌匀为丸,如梧桐子大。每服四十丸,空心陈米饮送下。

15.乌荆丸

用途:治诸风纵缓,言语謇涩,遍身麻痛,皮肤瘙痒,妇人血风,头痛眼晕,肠风脏毒,下血不止。有病风挛搐,头颔宽不收,六七服瘥。

方药:川乌、荆芥穗。

用法:上为末,醋糊丸,如梧桐子大。每服二十丸,酒、汤任下。有疾,食空时日进三四服;无疾,早晨一服。

16.三灰散

用途:治便血。

方药:干侧柏、桐子炭、棕榈。

用法:上分作二服,空心糯米饮调下。

17.槐花汤

用途:治便血。

方药:槐花、侧柏叶、荆芥穗、枳壳。

用法:水二盅,煎八分,空心温服。

18.芎归丸

用途:治便血。

方药:川芎、当归、神曲、槐花、地榆、荆芥穗、血余炭、阿胶。

用法:上为细末,炼蜜为丸,如梧桐子大。每服五十丸,食前用米饮送下。

19.槐角散

用途:治脾胃不调,胀满下血。

方药:槐角、枳壳、当归、苍术、陈皮、厚朴、乌梅、甘草。

用法:上咀,每服五钱,水一盏,煎七分,去滓,食前服。

20.肠风黑散

用途:治脏毒下血。

方药:荆芥、枳壳、乱发、槐花、槐角、甘草。

用法:上同入瓷瓶内,黄泥固济,烧存三分性,出火气,同枳壳炙木馒头为末,每服二钱,食前温酒调服,水煎亦可。

21.黄连散

用途:治肠风下血,疼痛不止。

方药:黄连、贯众、鸡冠花、乌梅肉、大黄、甘草。

用法:上为细末,每服二钱,空心米饮调下。

(七)单方验方

1.石榴皮煎。石榴皮 20g,水煎去渣,加红糖适量,温服。每日 1~2 剂。

2.芪精便血方(田凤鸣《中国奇方全书》)。黄芪 20g,黄精 30g,人参、大黄各 10g,甘草、大枣、生姜各 5g。水煎服。

3.归芍异功散加减(刘正锡《新千金方》)。党参 30g,白术 10g,茯苓 12g,甘草 6g,陈皮 3g,当归 10g,白芍 15g,黄连 9g,地榆 9g,丹参 30g,三七 3g(冲服),白及 15g。水煎两次,分 2 次服,每日 1 剂。

4.紫榆汤(刘国普验方)。紫珠草 30g,地榆 20g。水煎服。

5.四黄汤(《中医杂志》)。大黄 15g,黄连 9g,生地黄 30g,生黄芪 15g,甘草 6g。水煎两次,分 2 次服,每日 1 剂。

6.止血合剂(《上海中医杂志》)。白芍 12g,炙甘草 6g,炙海螵蛸 12g,白及 12g,槐花 15g,地榆 15g,蒲黄 15g,仙鹤草 15g。水煎服。

7.侧柏叶,为细末,每服二钱,糯米饮调下。一方,用叶一斤,洗炙为末,每服二钱,食前枳壳汤调下。治肠风脏毒,下血不止。

(八)食疗方

1.鲫鱼羹　大鲫鱼一头,新鲜者,洗净,切作片,小椒二钱为末,草果一钱为末,肠风大便常有血者,用葱三茎,煮熟,入五味,空腹食之。

2.芥菜香菇　鲜芥菜 300g(拣洗干净),水发香菇 50g。起油锅煸炒,加适量盐及调料即成。功能滋阴清热,止血补血。适用于便血。

3.马兰头煮肉　干马兰头 200g,猪肉 50g,酱油、糖、酒等调料一起煨煮即成。功能清热止血养血。适用于便血等出血证候。

4.藕米糕　藕粉、糯米粉、白糖各 250g,将三者和匀,加水适量,蒸煮成糕。功能益肾养胃、止血。

5.三七白及糕　三七粉 30g,白及粉 6g,面粉、白糖适量,一起蒸煮成糕。功能祛瘀止血,和血止痛。

6.柿饼粥　柿饼两只切碎,用粳米 100g 一起熬粥。功能健脾润肺,涩肠止血。

7.芥菜粥　鲜芥菜 250g,洗净切碎,用粳米 150g 一起熬粥,熟时酌加食盐即可服用。功能健脾益气,固肠止血。

8.红薯粥　鲜红薯 250g(以红紫皮黄心者为最佳),粳米 100g,白糖适量。红薯洗净,连皮切成小块,加水与粳米同煮稀粥,粥成时加入白糖,酌量分食。功能健脾和中,益气厚肠。

9.参芪田七蒸鸡　母鸡 1000～1500g,黄芪 30g,白术 15g,党参 25g,田三七粉 9g,陈皮 6g,葱、姜、盐、料酒适量。母鸡去毛杂内脏,将诸药用纱布包好扎紧,塞入鸡腹,酌加调料,隔水蒸约 2 小时,将熟时加入田三七粉,再蒸至鸡烂熟,取出药袋即可。食肉饮汤,日食 2～3 次。功能益气养血,活血止血。适用于脾虚不摄所致的便血等出血。

10.木耳红糖汤　黑木耳、红糖各 50g。黑木耳炒至微焦,加水适量煮沸片刻,入红糖溶化,每天分 2 次食。适用于脾虚便血,先大便后下血,血呈紫暗污浊不鲜的患者。

11.豆腐渣白糖汤　豆腐渣 150g,白糖适量。豆腐渣炒至黄色,加水和白糖煮沸 10 分钟,去渣,每天分 2 次食。

12.豆浆荸荠饮　豆浆 1 碗,荸荠 250g。豆浆煮沸,荸荠洗净,捣烂取汁,兑入豆浆饮服。

13.黄鳝木耳汤　黄鳝 250g,黑木耳 50g。黄鳝除净内脏切段,同黑木耳加水适量炖汤,油盐调味,每天分 2 次食。

14.甜咸小白菜汁　将小白菜 250g,洗净,切碎,以食盐少许腌 10 分钟,用洁净纱布绞成汁液,加白糖适量。每日 3 次,空腹饮用。

15.马齿苋绿豆汤　鲜马齿苋 120g(干者 30g),绿豆 60g,共煎汤,加适量红糖服食。适用于肠道湿热便血。

16.火炭母茶　火炭母 30g,绿茶 10g,共煎汤,加白糖调味服。适用于肠道湿热便血。

17.黄芪三七煲瘦肉　黄芪 30g,三七 10g,大枣 5 枚,猪瘦肉 150g,共煲汤加盐调味服食。适用于脾胃虚寒便血。

（九）中成药

1. 紫地宁血散　每次 8g，每日 3 次。

2. 云南白药　每次 1g，每日 3 次。

3. 地榆槐角丸　每次 1 丸，每日 2 次。

（十）其他治法

1. 平胃熨剂　取平胃熨剂（苍术、厚朴、陈皮、炙甘草）120g，肉桂 15g，生姜 90g。上药各为细末，分装药袋，置于神阙穴（肚脐眼）上，用熨斗等器具热熨 30～40 分钟，每日 2 次。若便下脓血较多，可酌加生大黄、黄连、当归、枳实、木香、槟榔等热熨。急性期，可将上药煎煮后，以药渣包裹蘸取药汁，擦揉中脘至神阙，再配合内服药，疗效极佳。

2. 姜萸盐方　食盐 500g，炮姜 60g，吴茱萸 30g，上药炒烫后喷洒适量，分装药袋，趁热熨引中脘、神阙、背俞（三焦俞、脾俞、胃俞为重点）。每日 1～2 次，每次以症状缓解为度。

3. 木鳖大黄膏　木鳖仁 6g，生大黄、黄连、木香各 9g。上药为细末，以醋调成膏状敷脐中。主治湿热内蕴证。

4. 巴豆膏　巴豆 3 粒，黄蜡（或蜂蜡）适量，捣膏敷脐，每日 1 次。

5. 大田螺敷脐方　大田螺 2 枚，肉桂、木香各 3g。上药为末与田螺共捣烂敷脐。

6. 清肠栓　马齿苋 5 份，青黛散 3 份，五倍子、三七粉各 2 份，冰片适量。上药研为细末，将羊毛脂、蜂蜡以 4：1 的比例加热熔化，作为基质，边搅拌边加药粉，待稍降温后入冰片，混合均匀，制成栓剂。每次取 1～2 枚，纳入盲肠深部。

（十一）调护

注意饮食有节，起居有常。劳逸适度，避免情志过极。对血证患者要注意精神调摄，消除其紧张、恐惧、忧虑等不良情绪。注意休息，病重者应卧床休息。严密观察病情的发展和变化，若出现头昏、心慌、汗出、面色苍白、四肢湿冷、脉芤或细数等，应及时救治，以防产生厥脱之证。宜进食清淡、易于消化、富有营养的食物，如新鲜蔬菜、水果、瘦肉、蛋等，忌食辛辣香燥、油腻炙煿之品，戒除烟酒。积极治疗引起血证的原发疾病。

四、腹痛

腹痛是指胃脘以下，耻骨毛际以上部位发生疼痛为主要表现的一种脾胃肠病证。多种原因导致脏腑气机不利，经脉气血阻滞，脏腑经络失养，皆可引起腹痛。文献中的"脐腹痛"、"小腹痛"、"少腹痛"、"环脐而痛"、"绕脐痛"等，均属本病范畴。腹痛为临床常见的病证，各地皆有，四季皆可发生。

（一）历史沿革

《内经》已提出寒邪、热邪客于肠胃可引起腹痛。如《素问·举痛论》曰："寒气客于肠胃之间，膜原之下，血不得散，小络引急故痛……热气留于小肠，肠中痛，瘅热焦渴，则坚干不得出，故痛而闭不通矣。"其同时提出腹痛的发生与脾胃、大小肠等脏腑有关。《金匮要略·腹满寒疝宿食病脉证治》对腹痛的病因病机和症状论述颇详，并提出了虚证和实证的辨证要点。如谓："病者腹满，按之不痛为虚，痛者为实，可下之。舌黄未下者，下之黄自去。"又谓："腹满时减，复如故，此为寒，当与温药"。前条还明确指出了攻下后"黄苔"消退与否是验证肠胃积滞是否清除的标志。同时，还创立了许多行之有效的治法方剂，如治疗"腹中寒气，雷鸣切痛，胸胁逆满，呕吐"的附子粳米汤，治疗"心胸中大寒痛，呕不能食，腹中寒，上冲皮起，出见有头足，上下痛而不可触近"的大建中汤等。《诸病源候论·腹痛病诸候》首次将腹痛作为单独证候进行论述，并有急慢腹痛之论。《医学发明》明确提出了"痛则不通"的学说,并在治疗上确立了"痛随利减,当通其经络,则疼痛去矣"的大法,对后世产生很大影响。

（二）病因病机

腹内有肝、胆、脾、肾、大肠、小肠、膀胱等诸多脏腑,并是足三阴、足少阳、手阳明、足阳明、冲、任、带等诸多经脉循行之处,因此,腹痛的病因病机也比较复杂。凡外邪入侵,饮食所伤,情志失调,跌仆损伤,以及气血不足,阳气虚弱等原因,引起腹部脏腑气机不利,经脉气血阻滞,脏腑经络失养,均可发生腹痛。

1.外邪入侵　六淫外邪,侵入腹中,可引起腹痛。伤于风寒,则寒凝气滞,导致脏腑经脉气机阻滞,不通则痛。因寒性收引,故寒邪外袭,最易引起腹痛。如《素问·举痛论》曰:"寒气客于肠胃,厥逆上出,故痛而呕也。寒气客于小肠,小肠不得成聚,故后泄腹痛矣。"若伤于暑热,外感湿热,或寒邪不解,郁久化热,热结于肠,腑气不通,气机阻滞,也可发为腹痛。

2.饮食所伤　饮食不节,暴饮暴食,损伤脾胃,饮食停滞,恣食肥甘厚腻辛辣,酿生湿热,蕴蓄肠胃,误食馊腐,饮食不洁,或过食生冷,致寒湿内停等,均可损伤脾胃,使腑气通降不利,气机阻滞,而发生腹痛。如《素问·痹论》曰:"饮食自倍,肠胃乃伤。"

3.情志失调　抑郁恼怒,肝失条达,气机不畅,或忧思伤脾,或肝郁克脾,肝脾不和,气机不利,均可引起脏腑经络气血郁滞,引起腹痛。如《证治汇补·腹痛》谓:"暴触怒气,则两胁先痛而后入腹。"若气滞日久,还可致血行不畅,形成气滞血瘀腹痛。

4.瘀血内阻　跌仆损伤,络脉瘀阻,或腹部手术,血络受损,或气滞日久,血行不畅,或腹部脏腑经络疾病迁延不愈,久病入络,皆可导致瘀血内阻,而成腹痛。《血证论·瘀血》云:"瘀血在中焦,则腹痛胁痛;瘀血在下焦,则季胁、少腹胀满刺痛,大便色黑。"

5.阳气虚弱　素体脾阳不足,或过服寒凉,损伤脾阳,内寒自生,渐至脾阳虚衰,气血不足,或肾阳素虚,或久病伤及肾阳,而致肾阳虚衰,均可致脏腑经络失养,阴寒内生,寒阻气滞而生腹痛。正如《诸病源候论·久腹痛》所说:"久腹痛者,脏腑虚而有寒,客于腹内,连滞不歇,发作有时。发则肠鸣而腹绞痛,谓之寒中。"综上所述,腹痛的病因病机,不外寒、热、虚、实、气滞、血瘀等六个方面,但其间常常相互联系,相互影响,相因为病,或相兼为病,病变复杂。如寒邪客久,郁而化热,可致热邪内结腹痛,气滞日久,可成血瘀腹痛等。腹痛的部位在腹部,脏腑病位或在脾,或在肠,或在气在血,或在经脉,要视具体病情而定,所在不一。形成本病的基本病机是脏腑气机不利,经脉气血阻滞,脏腑经络失养,不通则痛。

（三）辨证要点

1.辨寒热虚实　腹部拘急冷痛,疼痛暴作,痛无间断,腹部胀满,肠鸣切痛,遇冷痛剧,得热则痛减者,为寒痛。腹痛灼热,时轻时重,腹胀便秘,得凉痛减者,为热痛。痛势绵绵,喜揉喜按,时缓时急,痛而无形,饥则痛增,得食痛减者,为虚痛。痛势急剧,痛时拒按,痛而有形,疼痛持续不减,得食则甚者,为实痛。

2.辨在气在血　腹痛胀满,时轻时重,痛处不定,攻撑作痛,得嗳气、矢气则胀痛减轻者,为气滞痛。腹部刺痛,痛无休止,痛处不移,痛处拒按,入夜尤甚者,为血瘀痛。

3.辨急缓　突然发病,腹痛较剧,伴随症状明显,因外邪入侵,饮食所伤而致者,属急性腹痛。发病缓慢,病程迁延,腹痛绵绵,痛势不甚,多由内伤情志,脏腑虚弱,气血不足所致者,属慢性腹痛。

4.辨部位　诊断腹痛,辨其发生在哪一位置往往不难,辨证时主要应明确与脏腑的关系。大腹疼痛,多为脾胃、大小肠受病;胁腹、少腹疼痛,多为厥阴肝经及大肠受病;小腹疼痛,多为肾、膀胱病变;绕脐疼痛,多属虫病。

（四）治疗原则

腹痛的治疗以"通"为大法,进行辨证论治。实则泻之,虚则补之,热者寒之,寒者热之,滞者通之,瘀者散之。腹痛以"通"为治疗大法,系据腹痛之痛则不通,通则不痛的病理生理而制定的。肠腑以通为顺,以降为和,肠腑病变而用通利,因势利导,使邪有出路,腑气得通,腹痛自止。但通常所说的治疗腹痛的通法,属广义的"通",并非单指攻下通利,是在辨明寒热虚实而用药的基础上适当辅以理气、活血、通阳等疏导之法,标本兼治。如《景岳全书·心腹痛》曰:"凡治心腹痛证,古云痛随利减,又曰通则不痛,此以闭结坚实者为言。若腹无坚满,痛无结聚,则此说不可用也。其有因虚而作痛者,则此说更如冰炭。"《医学真传·腹痛》谓:"夫通则不痛,理也。但通之之法,各有不同,调气以和血,调血以和气通也;下逆者使之上行,中结者使之旁达,亦通也;虚者助之使通,寒者温之使通,无非通之之法也。若必以下泄为通,则妄矣。"

(五)辨证论治

1.寒邪内阻

症状:腹痛急起,剧烈拘急,得温痛减,遇寒尤甚,恶寒身蜷,手足不温,口淡不渴,小便清长,大便自可,苔薄白,脉沉紧。

治法:温里散寒,理气止痛。

方药:良附丸合正气天香散。

方中高良姜、干姜、紫苏温中散寒,乌药、香附、陈皮理气止痛。若腹中雷鸣切痛,胸胁逆满,呕吐,为寒气上逆者,用附子粳米汤温中降逆;若腹中冷痛,周身疼痛,内外皆寒者,用乌头桂枝汤温里散寒;若少腹拘急冷痛,寒滞肝脉者,用暖肝煎暖肝散寒;若腹痛拘急,大便不通,寒实积聚者,用大黄附子汤以泻寒积;若脐中痛不可忍,喜温喜按者,为肾阳不足,寒邪内侵,用通脉四逆汤温通肾阳。

2.湿热积滞

症状:腹部胀痛,痞满拒按,得热痛增,遇冷则减,胸闷不舒,烦渴喜冷饮,大便秘结,或溏滞不爽,身热自汗,小便短赤,苔黄燥或黄腻,脉滑数。

治法:通腑泄热,行气导滞。

方药:大承气汤。

方中大黄苦寒泄热,攻下燥屎,芒硝咸寒润燥,软坚散结,厚朴、枳实破气导滞,消痞除满,四味相合,有峻下热结之功。本方适宜热结肠中,或热偏盛者。若燥结不甚,大便溏滞不爽,苔黄腻,湿象较显者,可去芒硝,加栀子、黄芩、黄柏苦寒清热燥湿;若少阳阳明合病,两胁胀痛,大便秘结者,可用大柴胡汤;若兼食积者,可加莱菔子、山楂以消食导滞;病程迁延者,可加桃仁、赤芍以活血化瘀。

3.饮食停滞

症状:脘腹胀痛,疼痛拒按,嗳腐吞酸,厌食,痛而欲泻,泻后痛减,粪便奇臭,或大便秘结,舌苔厚腻,脉滑。多有伤食史。

治法:消食导滞。

方药:枳实导滞丸。

方中大黄、枳实、神曲消食导滞,黄芩、黄连、泽泻清热化湿,白术、茯苓健脾和胃。尚可加木香、莱菔子、槟榔以助消食理气之力。若食滞较轻,脘腹胀闷者,可用保和丸消食化滞;若食积较重,也可用枳实导滞丸合保和丸化裁。

4.气机郁滞

症状:脘腹疼痛,胀满不舒,痛引两胁,时聚时散,攻窜不定,得嗳气、矢气则舒,遇忧思恼怒则剧,苔薄白,脉弦。

治法:疏肝解郁,理气止痛。

方药:柴胡疏肝散。

方中柴胡、枳壳、香附、陈皮疏肝理气,芍药、甘草缓急止痛,川芎行气活血。若气滞较重,胁肋胀痛者,加川楝子、郁金以助疏肝理气止痛之功;若痛引少腹睾丸者,加橘核、川楝子以理气散结止痛;若腹痛肠鸣,气滞腹泻者,可用痛泻要方以疏肝调脾,理气止痛;若少腹绞痛,阴囊寒疝者,可用天台乌药散以暖肝温经,理气止痛;肠胃气滞,腹胀肠鸣较著,矢气即减者,可用四逆散合五磨饮子疏肝理气降气,调中止痛。

5.瘀血阻滞

症状:腹痛如锥如刺,痛势较剧,腹内或有结块,痛处固定而拒按,经久不愈,舌质紫暗或有瘀斑,脉细涩。

治法:活血化瘀,理气止痛。

方药:少腹逐瘀汤。

方中当归、川芎、赤芍等养血活血,蒲黄、五灵脂、没药、延胡索化瘀止痛,小茴、肉桂、干姜温经止痛。若瘀热互结者,可去肉桂、干姜,加丹参、赤芍、丹皮等化瘀清热;若腹痛气滞明显者,加香附、柴胡以行气解郁;若腹部术后作痛,可加泽兰、红花、三棱、莪术,并合用四逆散以增破气化瘀之力;若跌仆损伤作痛,可加丹参、王不留行,或吞服三七粉、云南白药以活血化瘀;若少腹胀满刺痛,大便色黑,属下焦蓄血者,可用桃核承气汤活血化瘀,通腑泄热。

6.中虚脏寒

症状:腹痛绵绵,时作时止,痛时喜按,喜热恶冷,得温则舒,饥饿劳累后加重,得食或休息后减轻,神疲乏力,气短懒言,形寒肢冷,胃纳不佳,大便溏薄,面色不华,舌质淡,苔薄白,脉沉细。

治法:温中补虚,缓急止痛。

方药:小建中汤。

方中桂枝、饴糖、生姜、大枣温中补虚,芍药、甘草缓急止痛。尚可加黄芪、茯苓、人参、白术等助益气健脾之力,加吴茱萸、干姜、川椒、乌药等助散寒理气之功。若产后或失血后,证见血虚者,可加当归养血止痛;食少,饭后腹胀者,可加谷麦芽、鸡内金健胃消食;大便溏薄者,可加芡实、山药健脾止泻;若寒偏重,症见形寒肢冷,肠鸣便稀,手足不温者,则用附子理中汤温中散寒止痛;腰酸膝软,夜尿增多者,加补骨脂、肉桂温补肾阳;若腹中大寒痛,呕吐肢冷者可用大建中汤温中散寒。

(六)古方

1.木香顺气散

用途:治气滞腹痛。

方药:木香、香附、槟榔、青皮、陈皮、厚朴、苍术、枳壳(麸炒)、砂仁、甘草。

用法:水二盅,姜三片,煎八分,食前服。

2.七气汤

用途:喜怒忧思悲恐惊七气为病之心腹刺痛不可忍者,外感风寒湿气作痛亦宜服之。

方药:半夏、桂心、玄胡索、人参、乳香、甘草。

用法:上作一服,用水二盅,生姜五大片,红枣二枚,煎一盅,食远服。

3.苦楝丸

用途:治奔豚气、小腹痛。

方药:川苦楝子、茴香、附子。

用法:上三味,酒二升,煮尽为度,焙干,细末之,每秤药末一两,入玄胡索半两,全蝎一十八个,炒丁香一十八粒,别为末,和匀,酒糊为丸,桐子大。温酒下五十丸,空腹服。

4.桂心汤

用途:气来往冲,心腹痛。

方药:桂心、生姜、吴茱萸。

用法:上三味,切,以酒一大升,煎至三合,去滓,分温三服。如人行六七里一服。忌生葱。

5.附子丸

用途:治下牵少腹痛。

方药:附子、桃仁、蒺藜子。

用法:上三味,捣筛末,蜜和丸梧子大,空腹酒下十丸,渐加至十五丸,及二十丸,日再服。

6.桃仁汤

用途:治腹痛。

方药:桃仁、吴茱萸、橘皮、海藻、生姜、茯苓、羌活、蒺藜子。

用法:上八味,切,以水三大升,煮取九合,分为三服,空腹服。

7.理中汤

用途:治腹部寒痛。

方药:人参、甘草、白术、干姜。

用法:上四味,捣筛为末,蜜和丸,如鸡子黄大。以沸汤数合,和一丸研碎,温服之,日三四,夜二服。腹中未热,益至三四丸。

8.四物苦楝汤

用途:治腹痛。

方药:四物汤加玄胡索、苦楝实各一两。

用法:水煎服。

9.芍药甘草汤

用途:治腹痛。

方药:芍药、甘草。

用法:上咀,每服五钱,水煎服。

10.木香顺气散

用途:治气滞腹痛。

方药:木香、香附、槟榔、青皮、陈皮、厚朴、苍术、枳壳、砂仁、甘草。

用法:水二盅,姜三片,煎八分,食前服。

(七)单方验方

1.白梅花 5g,白朴花 10g。取干净白梅花瓣置杯中,另将白朴花置锅内加水 200ml 煮取 100ml,去渣,趁沸冲入白梅花瓣杯中盖焖片刻。每日 1 剂,随意饮服,疗程不限。1 岁以下小儿可加少许红糖调味。

2.山楂肉 18g,厚朴 10g,红糖 15g。将山楂肉放锅内炒至焦黄,入厚朴加水适量共煎,取汁去渣,冲入红糖调化。每日 1 剂,一次饮完,连服数天。

3.神曲 10g,谷麦芽各 6g,枳实 3g。水煎服。

4.砂仁、白蔻、广木香各等份。共研细末,温开水冲服,每日 3 次,每次 3g。

5.荔枝核 5g,木香 3g,红糖少许。将荔枝核煎取汁,木香研末并红糖调入汁中服。

6.莱菔子 120g(打碎),生姜 60g(切碎),大葱连根须 500g(切碎),白酒 1 杯。共炒热,布包,由上至下,从左到右,遍熨胸腹部,冷则易之。

7.茴香根 15g,黄荆子 12g,随手香 10g,延胡索 10g。水煎分服。

8.芍药 6g,陈皮 2g,厚朴 4g,柴胡 4g。水煎服。治以活血化瘀,行气止痛。

9.三七 5g,香附 3g,陈皮 1g,橙汁适量。将前两药研细末,调入橙汁用温开水冲服。每日分 2 次服。

10.韭菜汁 30～50ml,白糖 24g。取新鲜韭菜洗净,捣烂榨取汁液,去渣,冲入白糖,置锅内隔水蒸熟。每日 1 剂,一次饮完,连服 5～7 天。2 岁以下小儿酌减。

11.粳米 50g,桃仁 15g,砂仁 5g,鲜佛手瓜 100g。先取鲜佛手瓜、砂仁、桃仁共放锅内加水适量熬浓取汁,去渣,加入粳米煮成稀粥,食盐少许调味,取出温后可用。每日 1 剂,分 1～2 次服完,连服 5～7 天。2 岁以下小儿酌减。

12.高良姜 6g,陈皮 3g,粳米 30g。先将前两药煮汁去渣,与粳米同煮粥,空腹服。

13.吴茱萸 3g,粳米 30g,生姜 1 片,葱白 1 茎。将吴茱萸研为细末。粳米水煮,米熟后下吴茱萸末、生姜、葱白,同煮为粥。每日 1 次,温服。

14.小茴香 6g,良姜 3g,乌药 3g,香附 7g。水煎分 2 次服,每日 1 剂。

15.肉桂 2g,香附 6g。研末,开水泡 3 分钟后,热服。

16.米汤 1000ml,高良姜 10g,干姜 5g。将高良姜、干姜分别焙干,研为细末,与热米汤混合。每日 1 剂,分 2～3 次服完,连服 3～5 剂。

17.生姜、红糖、白糖各 9g,大枣 3 个,艾叶 5g。水煎服。

18.干姜 10g,红枣 10 枚,饴糖 30g。姜、枣共煎,取汁去渣,再调入饴糖,稍煮片刻即可。每日分 2 次服,饴糖分 2 次调。

19.白芍 9g,当归 4.5g,桂心 4g,炙甘草 3g,大枣 2 枚。水煎服,每日 1 剂,分 2 次煎服。

20.红糖 30g,干姜 5g,白术 7g,熟附子 3g。将干姜、白术、熟附子共放入锅内,加水适量熬浓取汁,除去药渣,冲入红糖调化。每日 1 剂,分 1～2 次服完,连服 5～7 天。

21.制附子 6g,干姜 3g,粳米 50g,葱白 1 茎,红糖适量。先煎附子、干姜 1.5 小时,再入葱白、粳米、红糖同煮粥。

(八)食疗方

1.山楂粥　鲜山楂切片,炒至棕黄色,每次取 10～15g,加温水浸泡片刻,煎取浓汁 150ml,再加水 300ml,入粳米 50g,白糖适量,煮至粥稠即可服食。

2.焦三仙　焦麦芽 30g,焦山楂 10g,焦神曲 10g,焙干,研细末,每次服 3g,每日 3 次,连服 1 周。

3.枣肉鸡内金饼　大枣肉 250g,生姜 30g,生内金 50～60g,面粉 500g,白糖适量。先将生姜煎汤,枣肉捣烂,生鸡内金焙干研细末,共和入面,做成小饼,烘熟。每次吃 2～3 个,每日 2～3 次,连服 1 周。

4.鲫鱼姜椒汤　鲫鱼一条,生姜 30g,胡椒 1g。鲫鱼去鳞及内脏,姜切片与胡椒一同放入鱼肚内,加适量水炖熟,加少许盐,饮汤食鱼。每天 1 次,连食 1 周。

5.莱菔子粥　莱菔子 10～15g,粳米 50g。莱菔子炒后研末,与粳米同煮为粥。

6.萝卜丝菜粥　选菜用青水萝卜、白水萝卜适量,粳米 50g,两味同煮,并入少量食盐。萝卜、莱菔子皆有消食利膈,理气止痛的功效。

7.麦片粥　取市售大麦片 50g,煮粥顿服。大麦甘咸微寒,有调中益气、宽肠消食的功效。

8.生姜粥　粳米 50g,生姜 5 片,葱 3 寸段。先煎粳米,后入生姜、大葱,并加入适量食盐,热服取汗。生姜辛温,有健胃温中散寒的功效。

9.良姜粥　粳米 50g,高良姜 60g(切)。先煎良姜去渣取汁,用良姜汁煎粳米为粥,顿服。高良姜辛、大温,有温中下气,散寒止痛功效,散寒力强,治心腹冷痛效佳。

10.香砂藕粉　取木香 1g,砂仁 1.5g,藕粉 30g。木香、砂仁两味研末,藕粉用开水冲调后,入香砂末及白糖即可。有疏导开胃、和肠止痛之功效。

11.菊花青皮饮　菊花 10g,青皮 10g。先将青皮煎汤去渣,并用此水泡菊花,频服代茶。菊花清肝热,青皮疏肝胆,可破气滞性腹痛。

12.蜜饯金橘　市售蜜饯金橘适量,嚼服,有疏肝理气、宽中畅膈之功。

13.蜜枣橘皮饮　大枣 10 枚,橘皮一块。将枣煮熟带汁,入橘皮稍煎,连枣带汁服食。枣能健脾,橘皮理气,久服补而不滞,健脾缓中。

（九）中成药

1.四消丸　消水消形,消食消气。主治水气不调,胸膈饱闷,腹部胀满,癥瘕积长。

2.木香槟榔丸　散瘀破结,调气化滞。主治胸腹积滞,痞满结痛,二便不通,痢疾腹痛。

3.十香止痛丸　舒气解郁,散寒止痛。主治气滞胃寒,两胁胀满,胸胃刺痛,肚腹隐痛。

4.槐角丸　大蜜丸,每丸重 9g,还有水蜜丸、小蜜丸。口服,水蜜丸,每次 6g;小蜜丸,每次 9g;大蜜丸,每次 1 丸,每日 2 次。用于肠风、脏毒、肠游等证。

5.吴茱萸丸　水泛丸剂,口服,每次 6g,每日 2 次,温开水送服。食积化热,阴虚火旺者忌用。可温肝暖胃,降逆止呕。

6.丁桂散　每日 2~3 次,每次 0.6~1.5g,口服。也可外用,将药粉少许放于膏药中贴敷脐上。可温经散寒,行气止痛。

7.人参当归茶　每日 2~3 次,每次 1 袋,口服。内蕴实热,外感实邪者禁用。可补气益血,活血通络,养血安神。

8.五灵止痛散　散剂,每瓶 5g,口服,每次 0.3~0.6g,痛时即用,开水送服或舌下含服。可活血行气止痛。

（十）其他治法

1.灸大敦,男左女右,三壮立已,治暴痛。

2.生姜、吴茱萸各 15g,捣乱如膏状,敷于肚脐。

3.莱菔子、枳实、木香各 30g,葱头 50g,食盐 300g,白酒 20g。将莱菔子、枳实、木香碾为粗末,和食盐混合均匀,炒热,趁热加入葱头,以白酒搅匀,用布包裹,敷于肚脐。

（十一）调护

预防与调摄的大要是节饮食,适寒温,调情志。寒痛者要注意保温,虚痛者宜进食易消化食物,热痛者忌食肥甘厚味和醇酒辛辣,食积者注意节制饮食,气滞者要保持心情舒畅。

五、鼓胀

鼓胀系指肝病日久,肝脾肾功能失调,气滞、血瘀、水停于腹中所导致的以腹胀大如鼓,皮色苍黄,脉络暴露为主要临床表现的一种病证。本病在古医籍中又称单腹胀、臌、蜘蛛蛊等。鼓胀为临床上的常见病。历代医家对本病的防治十分重视,把它列为四大顽证(风、痨、鼓、膈)之一,说明本病为临床重症,治疗上较为困难。

（一）历史沿革

本病最早见于《内经》,对其病名、症状、治疗法则等都有了概括的认识。如《灵枢·水胀》记载其症状有"腹胀,身皆大,大与肤胀等也,色苍黄,腹筋起"。《素问·腹中论》记载其症状是"心腹满,旦食则不能暮食",病机是"饮食不节","气聚于腹",并"治之以鸡矢醴"。《金匮要略·水气病脉证并治》所论述的石水、肝水等与本病相似。如谓:"肝水者,其腹大,不能自转侧,胁下腹痛。"晋代葛洪在《肘后备急方·治卒大腹水病方》中首次提出放腹水的适应证和方法:"若唯腹大,下之不去,改针脐下三寸,入数分,令水出孔合,须臾腹减乃止。"隋代的《诸病源候论·水肿病》在病因上提出了"水毒"可引起鼓胀病,并用"水蛊"名之,说明当时已认识到此病由水中之虫所致。金元时期,《丹溪心法·鼓胀》认为本病病机是脾土受伤,不能运化,清浊相混,隧道壅塞,湿热相生而成。此时期在治法上有主攻和主补的不同争论,深化了鼓胀的研究。及至明清,多数医家认识到本病病变脏腑重点在脾,确立了鼓胀的病机为气血水互结的本虚标实病理观,治法上更加灵活多样,积累了宝贵的经验,至今仍有效地指导着临床实践。

(二)病因病机

1.情志所伤　肝主疏泄,性喜条达。若因情志抑郁,肝气郁结,气机不利,则血液运行不畅,以致肝之脉络为瘀血所阻滞。同时,肝气郁结,横逆乘脾,脾失健运,水湿不化,以致气滞、血瘀交阻,水停腹中,形成鼓胀。

2.酒食不节　嗜酒过度,饮食不节,脾胃受伤,运化失职,酒湿浊气蕴结中焦,土壅木郁,肝气郁结,气滞血阻,气滞、血瘀、水湿三者相互影响,导致水停腹中,而成鼓胀。

3.感染　在血吸虫病流行区,遭受血吸虫感染又未能及时进行治疗,血吸虫内伤肝脾,肝伤则气滞,脾伤则湿聚为水,虫阻脉络则血瘀,诸因素相互作用,终致水停腹中,形成鼓胀。

4.黄疸、积证失治　黄疸本由湿邪致病,属肝脾损伤之疾,脾伤则失健运,肝伤则肝气郁滞,久则肝脾肾俱损,而致气滞血瘀,水停腹中,渐成鼓胀。积聚之积证本由肝脾两伤,气郁与痰血凝聚而成,久则损伤愈重,凝聚愈深,终致气滞、血瘀、水停腹中,发生鼓胀。而且,鼓胀形成后,若经治疗腹水虽消退,而积证未除,其后终可因积证病变的再度加重而再形成鼓胀,故有积是"胀病之根"之说。

5.脾肾亏虚　肾主气化,脾主运化。脾肾素虚,或劳欲过度,或久病所伤,造成脾肾亏虚。脾虚则运化失职,清气不升,清浊相混,水湿停聚;肾虚则膀胱气化无权,水不得泄而内停,若再与其他诸因素相互影响,则即引发或加重鼓胀。

在鼓胀的病变过程中,肝脾肾三脏常相互影响,肝郁而乘脾,土壅则木郁,肝脾久病则伤肾,肾伤则火不生土或水不涵木。同时气、血、水也常相因为病,气滞则血瘀,血不利而为水,水阻则气滞,反之亦然。气、血、水结于腹中,水湿不化,久则实者愈实,邪气不断损伤正气,使正气日渐虚弱,久则虚者愈虚,故本虚标实、虚实并见为本病的主要病机特点。晚期水湿之邪,郁久化热,则可发生内扰或蒙蔽心神,引动肝风,迫血妄行,络伤血溢之变。总之,鼓胀的病变部位在肝、脾、肾,基本病机是肝、脾、肾三脏功能失调,气滞、血瘀、水停于腹中。病机特点为本虚标实。

(三)辨证要点

1.辨缓急　鼓胀虽然病程较长,但在缓慢病变过程中又有缓急之分。若鼓胀在半月至一月不断进展为缓中之急,多为阳证、实证;若鼓胀迁延数月,则为缓中之缓,多属阴证、虚证。

2.辨虚实的主次　鼓胀虽属虚中夹实,虚实并见,但虚实在不同阶段各有侧重。一般说来,鼓胀初起,新感外邪,腹满胀痛,腹水壅盛,腹皮青筋暴露显著时,多以实证为主;鼓胀久延,外邪已除,腹水已消,病势趋缓,见肝脾肾亏虚者,多以虚证为主。

3.辨气滞、血瘀、水停的主次　以腹部胀满,按压腹部,按之即陷,随手而起,如按气囊,鼓之如鼓等症状为主者,多以气滞为主;腹胀大,内有积块疼痛,外有腹壁青筋暴露,面、颈、胸部出现红丝赤缕者,多以血瘀为主;腹部胀大,状如蛙腹,按之如囊裹水,或见腹部坚满,腹皮绷紧,叩之呈浊音者,多以水停为主。以气滞为主者,称为"气鼓";以血瘀为主者,称为"血鼓";以水停为主者,称为"水鼓"。

（四）治疗原则

本病的病机特点为本虚标实，虚实并见，故其治疗宜谨据病机，以攻补兼施为原则。实证为主则着重祛邪治标，根据具体病情，合理选用行气、化瘀、健脾利水之剂，若腹水严重，也可酌情暂行攻逐，同时辅以补虚。虚证为主则侧重扶正补虚，视证候之异，分别施以健脾温肾，滋养肝肾等法，同时兼以祛邪。

（五）辨证论治

1.气滞湿阻

症状：腹部胀大，按之不坚，胁下胀满或疼痛，饮食减少，食后腹胀，嗳气后稍减，尿量减少，舌白腻，脉弦细。

治法：疏肝理气，健脾利水。

方药：柴胡疏肝散合胃苓汤。

方中柴胡、枳壳、芍药、川芎、香附疏肝理气解郁；白术、茯苓、猪苓、泽泻健脾利水；桂枝辛温通阳，助膀胱之气化而增强利水之力；苍术、厚朴、陈皮健脾理气除湿。若苔腻微黄，口干口苦，脉弦数，为气郁化火，可酌加丹皮、栀子；若胁下刺痛不移，面青舌紫，脉弦涩，为气滞血瘀者，可加延胡索、丹参、莪术；若见头晕失眠，舌质红，脉弦细数者，可加制首乌、枸杞子、女贞子等。

2.寒湿困脾

症状：腹大胀满，按之如囊裹水，胸脘胀闷，得热则舒，周身困重，畏寒肢肿，面浮或下肢微肿，大便溏薄，小便短少，舌苔白腻水滑，脉弦迟。

治法：温中健脾，行气利水。

方药：实脾饮。

方中附子、干姜、白术温中健脾；木瓜、槟榔、茯苓行气利水；厚朴、木香、草果理气健脾燥湿；甘草、生姜、大枣调和胃气。水肿重者，可加桂枝、猪苓、泽泻；脘胁胀痛者，可加青皮、香附、延胡索、丹参；脘腹胀满者，可加郁金、枳壳、砂仁；气虚少气者，加黄芪、党参。

用麝香 0.1g，白胡椒粉 0.1g，拌匀，水调呈糊状，敷脐上，用纱布覆盖，胶布固定，两日更换 1 次。其有温中散寒，理气消胀之功，适用于寒湿困脾证。

3.湿热蕴结

症状：腹大坚满，脘腹绷急，外坚内胀，拒按，烦热口苦，渴不欲饮，小便赤涩，大便秘结或溏垢，或有面目肌肤发黄，舌边尖红，苔黄腻或灰黑而润，脉弦数。

治法：清热利湿，攻下逐水。

方药：中满分消丸合茵陈蒿汤、舟车丸。

中满分消丸用黄芩、黄连、知母清热除湿；茯苓、猪苓、泽泻淡渗利尿；厚朴、枳壳、半夏、陈皮、砂仁理气燥湿；姜黄活血化瘀；干姜与黄芩、黄连、半夏同用，辛开苦降，除中满，祛湿热；稍佐人参、白术、甘草健脾益气，补虚护脾。全方使水去热清而不伤正，深得治鼓胀之旨。湿热壅盛者，去人参、干姜、甘草，加栀子、虎杖。茵陈蒿汤中，茵陈清热利湿，栀子清利三焦湿热，大黄泄降肠中瘀热。攻下逐水用舟车丸，方中甘遂、大戟、芫花攻逐腹水；大黄、黑丑荡涤泻下，使水从二便分消；青皮、陈皮、槟榔、木香理气利湿；方中轻粉一味走而不守，逐水通便。舟车丸每用 3～6g，应视病情与服药后反应调整服用剂量。

4.肝脾血瘀

症状：腹大坚满，按之不陷而硬，青筋怒张，胁腹刺痛拒按，面色晦暗，头颈胸臂等处可见红点赤缕，唇色紫褐，大便色黑，肌肤甲错，口干饮水不欲下咽，舌质紫暗或边有瘀斑，脉细涩。

治法：活血化瘀，行气利水。

方药:调营饮。

方中川芎、赤芍、大黄、莪术、延胡索、当归活血化瘀利气;瞿麦、槟榔、葶苈子、赤茯苓、桑白皮、大腹皮、陈皮行气利尿;官桂、细辛温经通阳;甘草调和诸药。大便色黑可加参三七、侧柏叶;积块甚者加穿山甲、水蛭;瘀痰互结者,加白芥子、半夏等;水停过多,胀满过甚者,可用十枣汤以攻逐水饮。

5.脾肾阳虚

症状:腹大胀满,形如蛙腹,撑胀不甚,朝宽暮急,面色苍黄,胸脘满闷,食少便溏,畏寒肢冷,尿少腿肿,舌淡胖边有齿痕,苔厚腻水滑,脉沉弱。

治法:温补脾肾,化气行水。

方药:附子理中丸合五苓散、济生肾气丸。

偏于脾阳虚者可用附子理中丸合五苓散;偏于肾阳虚者用济生肾气丸,或与附子理中丸交替使用。附子理中丸方用附子、干姜温中散寒;党参、白术、甘草补气健脾除湿。五苓散中猪苓、茯苓、泽泻淡渗利尿;白术苦温,健脾燥湿,桂枝辛温通阳化气。济生肾气丸中附子、肉桂温补肾阳,化气行水;熟地、山茱萸、山药、牛膝滋肾填精;茯苓、泽泻、车前子利尿消肿;丹皮活血化瘀。食少腹胀,食后尤甚,可加黄芪、山药、薏苡仁、白扁豆;畏寒神疲,面色青灰,脉弱无力者,酌加仙灵脾、巴戟天、仙茅;腹筋暴露者,稍加赤芍、泽兰、三棱、莪术等。

6.肝肾阴虚

症状:腹大坚满,甚则腹部青筋暴露,形体反见消瘦,面色晦暗,口燥咽干,心烦失眠,齿鼻时有衄血,小便短少,舌红绛少津,脉弦细数。

治法:滋养肝肾,凉血化瘀。

方药:六味地黄丸或一贯煎合膈下逐瘀汤。

六味地黄丸中熟地黄、山茱萸、山药滋养肝肾,茯苓、泽泻、丹皮淡渗利湿。一贯煎中生地、沙参、麦冬、枸杞滋养肝肾,当归、川楝子养血活血疏肝。膈下逐瘀汤中五灵脂、赤芍、桃仁、红花、丹皮活血化瘀,川芎、乌药、延胡索、香附、枳壳行气活血,甘草调和诸药。偏肾阴虚以六味地黄丸为主,合用膈下逐瘀汤;偏肝阴虚以一贯煎为主,合用膈下逐瘀汤。若津伤口干,加石斛、花粉、芦根、知母;午后发热,酌加银柴胡、鳖甲、地骨皮、白薇、青蒿;齿鼻出血加栀子、芦根、藕节炭;肌肤发黄加茵陈、黄柏;若兼面赤颧红者,可加龟板、鳖甲、牡蛎等。

7.鼓胀出血

症状:轻者齿鼻出血,重者病势突变,大量吐血或便血,脘腹胀满,胃脘不适,吐血鲜红或大便呈柏油样,舌红苔黄,脉弦数。

治法:清胃泻火,化瘀止血。

方药:泻心汤合十灰散。

泻心汤中大黄、黄连、黄芩大苦大寒,清胃泻火,十灰散凉血化瘀止血,酌加参三七化瘀止血。若出血过多,气随血脱,汗出肢冷,可急用独参汤以扶正救脱。还应中西医结合抢救治疗。

8.鼓胀神昏

症状:神志昏迷,高热烦躁,怒目狂叫,或手足抽搐,口臭便秘,尿短赤,舌红苔黄,脉弦数。

治法:清心开窍。

方药:安宫牛黄丸、紫雪丹、至宝丹或用醒脑静注射液。

上方皆为清心开窍之剂,皆适用于上述高热、神昏、抽风诸症状,然也各有侧重。热势尤盛,内陷心包者,选用安宫牛黄丸;痰热内闭,昏迷较深者,选用至宝丹;抽搐痉厥较甚者,选用紫雪丹。可用醒脑静注射液 40～60ml 加入 5‰～10‰ 葡萄糖溶液中静脉滴注,每日 1～2 次,连续 1～2 周。若症见神情淡漠呆滞,口中秽气,舌淡苔浊腻,脉弦细,当治以化浊开窍,选用苏合香丸、玉枢丹等。若病情进一步恶化,症见昏睡不醒,汗出肢冷,双手撮空,不时抖动,脉微欲绝,此乃气阴耗竭,元气将绝的脱证,可依据病情急用生脉注射液静滴,并用参附牡蛎汤急煎,敛阴固脱。应中西医结合积极抢救。

阿魏、硼砂各 30g,共为细末,用白酒适量调匀,敷于脐上,外用布带束住,数日一换,有软坚散结之效。

(六)古方

1.中满分消丸

用途:中满鼓胀、水气胀、大热胀,皆治之。

方药:黄芩、枳实、半夏、黄连、姜黄、白术、人参、甘草、猪苓、厚朴、茯苓、砂仁、泽泻、陈皮、知母、干生姜。

用法:上为末,水浸蒸饼,丸如梧子大。每服百丸,焙热,白汤下,食后服。寒因热用,故焙服。

2.广术溃坚汤

用途:用于中满腹胀,内有积块,坚硬如石,令人坐卧不安,大小便涩滞,上气喘促。

方药:厚朴、黄芩、益智仁、草豆蔻、当归、黄连、半夏、广术、升麻、红花、吴茱萸、甘草、柴胡、泽泻、神曲、青皮、陈皮。

用法:上每服七钱,加生姜三片,煎服。渴者,加葛根四钱。

3.紫苏子汤

用途:用于忧思过度,致伤脾胃,心腹胀满,喘促烦闷,肠鸣气走,辘辘有声,大小便不利,脉虚紧而涩。

方药:苏子、大腹皮、草果、半夏、厚朴、木香、陈皮、木通、白术、枳实、人参、甘草。

用法:水煎,生姜三片,枣一枚。

4.人参芎归汤

用途:用于血胀,烦躁,时欲漱水,善忘惊狂,脘腹痛闷,呕吐恶心,或时出虚汗,小便多而大便黑者。

方药:当归、半夏、川芎、蓬术、木香、砂仁、白芍、甘草、人参、桂心、五灵脂。

方药:上药水煎,加生姜三片、枣一枚、紫苏四叶。

5.禹余粮丸

用途:用于中满,气胀,喘满及水气胀。

方药:蛇含石(醋淬,研极细),真针砂(研极细),禹余粮。

以上三物为主,其次量人虚实,入下项药:

木香、牛膝(酒浸)、莪术(炮)、白蒺藜、桂心、川芎、白豆蔻、土茴香(炒)、三棱(炮)、羌活、茯苓、干姜(炮)、青皮(去白)、附子(炮)、陈皮、当归(酒浸一夕)。

用法:上为末,拌匀,以汤浸蒸饼,滤去水,和药再捣极匀,丸如梧桐子大。每服五十丸,空心温酒下。最忌食盐,否则发疾愈甚。

(七)单方验方

1.九头狮子草根(京大戟)适用于鼓胀的实证。取根洗净晒干,微火炒成咖啡色,研粉,装胶囊,每粒 0.3g,成人每服 13～16 粒,早饭后 2 小时温开水送服。药后稍有腹痛,恶心呕吐,数小时后腹泻数次,症状改善,一般情况良好,隔 3～7 天再服一次,连服至腹水基本消退后,可服人参养营丸调理。服药期间,应进无盐饮食,并忌鸡、猪头肉等食品。

2.马鞭草、半边莲、陈葫芦、河白草、石打穿、六月雪,上药任选 1～3 种,每味用量一两煎汤服。适用于鼓胀腹水证。

3.黄芪、白术各 30～60g,黑大豆、茅根各 30g,煎汤口服,每日 1 剂,早晚分服。用于肝硬化腹水较重,中气不足,脾胃虚弱,白球蛋白比倒置者。

4.穿山甲、鳖甲、黑大豆、陈葫芦、冬笋各适量,煎汤服,每日 3 次。用于白蛋白减少,白蛋白与球蛋白比例倒置,腹水明显者。

5.强肝软坚汤(韩经环《中华医学杂志》)。当归、白芍、丹参、绵茵陈、郁金、鳖甲、牡丹皮、生地黄、黄芪、茯苓、白术,随证加减。水煎服。

6.消鼓散(隋殿军等《当代中国名医秘验方精粹》)。西洋参、滇三七各 30g,鸡内金 60g,共研为细末。每次 30g,每日 1 次,开水送服。

7.苍术牛己汤。白术、苍术、川牛膝、怀牛膝、防己各 30g。水煎服。

8.消水汤(王唯一等《万病单方大全》)。玉米须 60g,赤小豆 30g,冬瓜子 15g,水煎服。

9.消癥丸(胡熙明等《中国中医秘方大全》)。䗪虫、炮山甲各 100g,水蛭 75g,大黄 50g,共研为细末,冷水为丸。每次服 5g,每日服 2～3 次。

10.鳖甲消胀煎(隋殿军等《当代中国名医秘验方精粹》)。甲鱼 500g,独头大蒜 200g;或鳖甲 30～60g,大蒜 15～30g。水煎煮熟,勿入盐,淡食之。

11.温阳消胀汤(隋殿军等《当代中国名医秘验方精粹》)。淡附子、焦白术各 10g,杏仁、香附、橘红各 10g,党参、紫河车各 12g,当归、白芍、茵陈各 15g。水煎服。

(八)食疗方

1.赤小豆茅根煲瘦肉　赤小豆 250g,白茅根 30g,猪瘦肉适量,共煲至豆熟,饮汤食肉。具有利水消胀的作用。

2.玉米须煲龟　玉米须 60g,龟 1 只去内脏洗净,加适量清水煲至烂,调味饮汤食肉。具有育阴利水的作用。

3.丹参煲田鸡　丹参 30g,田鸡 250g,将田鸡去皮脏洗净,与丹参加适量水共煲熟,用白糖调味,饮汤食田鸡。适用于各类型鼓胀。

4.鲤鱼赤小豆汤　鲤鱼 500g(去鳞甲、腮及内脏),赤小豆 60g,煮汤至肉烂为度,布过滤去渣后服用,每日 1 次,每次服 250ml,连用 2～3 周。用于肝硬化腹水。

5.胡桃山药粥　胡桃肉 30g,桑椹子 20g,山药 30g,小米 50g,大米 50g,煮粥服数日。用于肝硬化脾肾俱虚之形瘦、纳差、脘腹满、大便溏薄等症状。

6.黑豆首乌复肝散　黑豆 200g,藕粉 500g,干小蓟 100g,干生地 100g,干桑椹 200g,干何首乌 200g,共研细面,每日用 100g,放入主食中,连续服用。用于肝硬化、脾功能亢进之形瘦面暗、胁痛、胁下痞块、肌衄等症状。

7.五豆食疗利水散　扁豆、黄豆、赤小豆、黑豆、大豆、莲子肉、山药、藕粉、冬瓜皮各等量,共研细末,每日 2 次,每次 60g,加入白面 60g,做成食品,以之为主食。主治肝硬化腹水。

(九)中成药

1.舒肝丸　每服 1 丸,每日 2 次。用于肝郁气滞之胸胁胀满、胃脘不舒等。

2.平肝舒络丸　每服 35 粒,每日 2 次。用于肝郁气滞,经络不疏之胸胁胀痛、肩背窜痛等。

3.人参健脾丸　每服 1～2 丸,每日 2 次。用于脾胃虚弱、饮食不化之脘胀腹痛、倒饱嘈杂等。

4.香砂枳术丸　每服 1 袋,每日 2～3 次。用于脾虚食滞之脘腹满闷、不思饮食等。

5.木香顺气丸　每服 6～9g,每日 3 次。用于气滞湿阻之腹胀满、胁痛等。

6.舒肝止痛丸　每次 1 袋,每日 3 次。用于肝郁气滞、肝胃不和之胁肋脘腹胀满疼痛,嗳腐吞酸等。

7.鳖甲煎丸　每次 1 丸,每日 2 次。

8.济生肾气丸　每次 9g,每日 3 次

(十)其他疗法

1.针刺艾灸　针刺穴位可选足三里、石门、神阙、水分等,灸法可取脾俞、肝俞、水分等。

(1)气滞湿阻证:可针章门、肝俞以疏肝理气;针脾俞、胃俞以健脾祛湿。

(2)寒湿困脾证:可针天枢以逐肠中之寒邪;针气海以补虚而温阳;针足三里以益气健脾;针公孙以补中而运脾阳;针脾俞、胃俞以助运化。

(3)湿热蕴结证:可针脾、胃、胆三俞以泄脏腑之热;针中脘以和中散瘀,化脾胃之湿热;针阴陵泉以渗利小便;服逐水药物而引起腹痛、呕吐者,可针足三里、内关。

(4)脾肾阳虚证:可予灸脾俞、三阴交、肾俞、涌泉以温补脾肾;针膀胱俞、阴陵泉以助下焦之气化,通利小便。

(5)肝肾阴虚证:可针肝俞、行间以补肝而祛邪;针肾俞、涌泉以壮水而降火。有衄血者,针尺泽、鱼际以止血,针曲泉以清热养阴,针关元以鼓舞膀胱之气化,通利小便。

2.脐疗

(1)红商陆根捣烂、贴脐上,以布固定,用于鼓胀水邪壅盛。

(2)大蒜头、车前草各五钱,捣烂,贴脐上,每日一换,适用于气滞湿阻之鼓胀。

(十一)调护

《杂病源流犀烛·肿胀源流》对调摄有很好的经验:"先令却盐味,厚衣衾,断妄想,禁忿怒。"即注意保暖,避免反复感邪;注意劳逸结合,病情较重时应多卧床休息,腹水较多者可取半卧位,避免劳累;注意营养,避免饮酒过度,病后应忌酒及粗硬饮食,腹水期应忌盐;宜安心静养,避免郁怒伤肝。

(刘晓武)

第四节　大肠癌的临床表现

目前,我国大肠癌每年新发病例高达 13 万～16 万人,大肠癌已成为发病率仅次于胃癌的消化道肿瘤。许多大肠癌流行病学的研究表明,大肠癌的发病与社会经济的发展、生活方式的改变,尤其是膳食结构的改变(高脂肪、低纤维素饮食摄入)密切相关,同时与环境、酒精摄入、吸烟、肥胖、遗传等其他因素也存在相关性。

大肠癌并非不可防治,实际上大肠癌是最易自我筛查的疾病之一;如能早期发现,其生存率及预后要较其他消化道肿瘤佳。但是在中国实际上很多患者确诊时已发展到中晚期,早期诊断率仅 10％～15％。这与大肠癌特有的临床属性有关。大肠癌早期症状并不明显,部分患者可以出现一些排便习惯的轻微改变,但经常被人忽视,有时偶然出现的直肠出血也被误认为是痔疮而延误就医。往往随着癌肿体积增大和产生继发病变才出现消化系统的临床症状。疾病晚期肿瘤因转移、浸润可引起受累器官的局部改变,并伴有贫血、厌食、发热和消瘦等全身症状。

由于大肠癌的发生、发展是一个相对漫长的过程,从癌前病变到晚期浸润性癌,期间可能需要经过 10～15 年的时间,因此如何尽早发现可疑的预警症状,从而早期发现大肠癌已成为提高大肠癌生存率的关键。

一、大肠癌的局部表现（消化系统症状）

大肠癌可以发生在结肠或直肠的任何部位，但以直肠、乙状结肠最为多见，其余依次见于盲肠、升结肠、降结肠及横结肠。基于胚胎发育、血液供应、解剖和功能等的差异，可将大肠分为右半结肠（盲肠、升结肠和横结肠右半部）、左半结肠（横结肠左半部、降结肠和乙状结肠）和直肠。大肠癌由于发生部位不同，临床症状及体征也各异，应当注意鉴别。我们将按照右半结肠、左半结肠和直肠三个不同部位逐一分述。

（一）右半结肠癌

右半结肠癌多为髓样癌，癌肿多为溃疡型或突向肠腔的菜花状癌，很少有环状狭窄。肿瘤一般体积较大，但由于右半结肠肠腔管径较大，且粪便多为液体状，故较少引起梗阻，常常在肿瘤生长到较大体积时才出现相关症状。因此右半结肠癌症状往往较左侧出现更晚，这也是右半结肠癌确诊时，分期较晚的主要原因之一。但是由于癌肿常溃破出血，继发感染，伴有毒素吸收，所造成的全身症状反而比左侧更明显。

1.腹痛不适　约75%的患者有腹部不适或隐痛，初期为间歇性，疼痛部位并不固定，有时为痉挛样疼痛，后期转为持续性，常位于右下腹部，临床症状与慢性阑尾炎发作较为相似。如肿瘤位于肝曲处而粪便又较干结时，也可出现绞痛，此时应注意与慢性胆囊炎相鉴别。

2.大便改变　病变早期粪便稀薄，有脓血，排便次数增多，这可能与癌肿溃疡形成有关。随着肿瘤体积逐渐增大，影响粪便通过，可交替出现腹泻与便秘。髓样癌质地松软易溃烂出血，但出血量小的时候，血液随着结肠的蠕动与粪便充分混合，肉眼观大便颜色正常，但粪便隐血试验常为阳性。出血量较大的时候，也可以表现为血与粪便混合呈暗红或赤褐色便。

3.腹块　就诊时半数以上患者可发现腹块。腹部肿块往往位于右下腹，体检所扪及的这种肿块可能是癌肿本身，也可能是肠外浸润和粘连所形成的团块。前者形态较规则，轮廓清楚；后者由于腹腔内转移粘连，因此肿块形态不甚规则。腹部肿块一般质地较硬，一旦继发感染时移动受限，且有压痛。时隐时现的腹部肿块常常提示存在肠道不完全梗阻。

4.贫血　约30%的患者因癌肿破溃持续出血而出现贫血，较长时间的慢性失血可引起贫血，产生低色素小细胞性贫血。既往报道提出升结肠癌以贫血为首发症状者占15%。故对贫血原因不明的人要警惕结肠癌的可能。

5.其他症状　部分患者还可伴有食欲缺乏、饱胀嗳气、恶心、呕吐，同时由于缺铁性贫血可表现为疲劳、乏力、气短等症状。随着病情逐渐发展，出现进行性消瘦、发热等全身恶病质现象。

（二）左半结肠癌

左半结肠癌多数为浸润型，常引起环状狭窄。左侧结肠肠腔管径较细，不如右侧宽大，较窄且有弯曲，而且在该处粪便已基本形成固体状态，水分也被吸收从而使粪便变得干硬，所以更容易引起完全或不完全性肠梗阻。肠梗阻部位常发生于乙状结肠和直肠-乙状结肠交接部位，临床上可以导致大便习惯改变，出现便秘、腹泻、腹痛、腹部痉挛、腹胀等。由于带有新鲜出血的大便更容易引起患者警觉，因此病期的确诊常早于右半结肠癌。此外左半结肠癌体积往往较小，又少有毒素吸收，故不易扪及肿块，也罕见贫血、消瘦、恶病质等现象。

1.腹痛腹胀　左侧结肠癌较突出的临床表现为急、慢性肠梗阻，主要表现为腹痛、腹胀、肠鸣和便秘，而呕吐较轻或缺如。腹胀是慢性肠梗阻的突出症状，随着梗阻进展，腹胀逐渐加剧。不完全性肠梗阻有时持续数月才转变成完全性肠梗阻。

腹痛多为持续隐痛，伴阵发性绞痛，腹痛多出现在饭后，且常伴有排便习惯的改变。一旦发生完全性肠梗阻,则腹痛加剧,并可出现恶心、呕吐。患者以急性肠梗阻为首发症状就诊的现象并不少见,结肠发生完全性梗阻时,如果回盲瓣仍能防止结肠内容物的逆流,形成闭袢式肠梗阻,梗阻近侧结肠可出现高度膨胀,甚至可以出现穿孔。一旦出现肠壁坏死和穿孔则可并发弥漫性腹膜炎,出现腹膜刺激征。

2.排便困难 半数患者有此症状,早期可出现便秘与排便次数增多、相互交替,此时常易误诊为单纯性便秘或肠功能紊乱。随着病程的进展,排便习惯改变更为明显,逐渐出现进展性便秘和顽固性便秘,亦可伴有排气受阻,这与肿瘤的体积增大导致的肠道梗阻密切相关。如癌肿位置较低,还可有排便不畅和里急后重的感觉。

粪便带血或黏液癌肿溃破可引起产生出血和黏液,由于左半结肠中的粪便渐趋成形,血液和黏液不与粪便相混,约25%患者的粪便中肉眼观察可见鲜血和黏液,有时甚至便鲜血。据上海肿瘤医院统计,左半结肠癌有黏液便者占40.5%,而右半结肠癌仅8.6%。

(三)直肠癌

直肠癌肿往往呈环状生长,易导致肠腔缩窄,因此早期表现为粪柱变形、变细,晚期则表现为不全性梗阻。直肠癌由于癌肿部位较低,而在此处的粪块较硬,癌肿较易受粪块摩擦而引起出血,也经常被误诊为"痔"出血。由于病灶刺激和肿块溃疡的继发性感染,可以不断引起排便反射,也易被误诊为"肠炎"或"菌痢",临床上需要提高警惕,进行鉴别诊断。

1.便血 大便带血往往是直肠癌最早出现的唯一症状,多为鲜红色或暗红色,不与成形粪便混合或附着于粪便表面。随着瘤体增大、糜烂,出血量增多并变成黏液脓血便,但少有大量出血者。

2.排便习惯改变 主要表现为大便变细、变扁或有沟槽。排便次数增多,尤其是早晨。随着疾病进展,排便不尽感明显,可伴有肛门坠胀、里急后重等。

3.疼痛 早期并无疼痛,随着病变浸润周围,可以出现不适,产生钝痛,晚期肿瘤侵及骶前神经丛时可出现骶部持续性剧痛并可放射到腰部和股部。低位直肠癌累及肛门括约肌亦可引起排便时剧痛。

4.其他症状 直肠癌若累及膀胱、阴道、前列腺,则可出现尿痛、尿急、尿频、血尿及排尿不畅。如病灶穿透膀胱,患者排尿时可有气体逸出,尿液中带有粪汁。肿瘤穿通阴道壁而形成直肠-阴道瘘时,阴道内可有血性分泌物及粪渣排出。

二、大肠癌的全身表现(其他系统症状)

既往共识往往认为肿瘤是一种局部病变,但是最新研究成果不断提示,肿瘤的发生除肿瘤细胞自身存在众多的基因表达改变外,它更是全身性疾病的一个局部反应,是机体作为一个生物系统其整体平衡失调的结果。所有的肿瘤都应当被认为是全身性的疾病,所以我们也将肿瘤的临床表现相应分为局部表现和全身性表现两个方面。本节将从整体观的角度出发,来探讨大肠肿瘤的全身表现。

(一)血液系统

血液系统的症状最常见。由于大肠肿瘤所产生的血液丢失在临床上表现不一,左半结肠往往出现便血,而右半结肠经常表现为无症状的贫血,有时只能从粪便隐血试验中发现端倪。大肠肿瘤造成的贫血往往是缺铁性的,即可出现典型的小细胞低色素性贫血。大肠肿瘤所致贫血的临床表现和普通缺铁性贫血一样,一般有疲乏、烦躁、心悸、气短、眩晕、全身不适,也可以造成一些已有的疾病比如缺血性心脏病的恶化。严重贫血时除了可以出现面色苍白、结膜苍白等贫血貌外,还可以有皮肤干燥皱缩,毛发干枯易脱落,甚至呈匙状甲。因此临床上遇见缺铁性贫血时,不能单纯认为是铁摄入不足,必须警惕有无肠道丢失铁的情况存在。值得注意的是,即使患者已经在上消化道发现了可以解释贫血的病变,也应当进行下消化道检查,因为上下消化道均出现病变的情况并不少见。

(二)结缔组织系统

临床上大肠癌常以消化道症状就诊,少数患者却以肠外罕见征象为首发。癌肿与结缔组织病的关系已引起国内外许多学者的关注。国内曾报道大肠癌分别以类风湿关节炎、皮肌炎等结缔组织疾病就诊,后经粪便隐血试验、钡剂灌肠检查确诊为大肠癌,并观察到上述肠外症状与大肠癌消长呈正相关,当癌肿切除,结缔组织系统症状可控制,癌肿失控或转移,则症状加剧。既往文献报道在 77 例癌肿伴结缔组织性疾病的病例中,18 例为类风湿关节炎,其中结肠癌占 2 例,而另据国外报道,皮肌炎易合并内脏肿瘤,发生率为 7％～30％,随着年龄增大,皮肌炎合并癌症发生率增高,可能与机体免疫反应有关。

(三)除肠道之外的消化系统

大肠癌也有以顽固性呃逆为首要症状就诊的特例。呃逆由横膈的痉挛性收缩引起。横膈具有丰富的感受器,凡刺激迷走神经或骨盆神经所支配区域的任何部位,均可导致反射性呃逆。升结肠受迷走神经支配,位于升结肠的癌肿可以由于局部炎症、缺血坏死或近端不完全性肠梗阻等刺激了迷走神经,引起持久而顽固性呃逆。

大肠肿瘤同样可以引起上消化道的恶心、呕吐、饱胀等类似消化不良的症状,而在出现并发症的时候,此类症状会更为明显。比如慢性肿瘤浸润产生胃-结肠瘘时,甚至可以出现粪样呕吐。

(四)泌尿生殖系统

泌尿生殖系统的症状主要出现在疾病的晚期。由于解剖部位的相邻,更容易出现在直肠癌患者身上。肿瘤在累及泌尿系统诸如膀胱、前列腺时,可以造成反复的尿路感染和尿路刺激症状,临床上可以出现气尿症或粪尿症,肿瘤或转移的淋巴结压迫还可以造成肾积水。肿瘤在生殖系统最常见的侵犯表现就是造成直肠-阴道瘘,此时阴道内可有血性分泌物及粪渣排出。

(五)与大肠肿瘤相关的特殊感染

临床上可能出现一些特殊的感染状态,而这些不寻常的感染可能是与大肠肿瘤相关的,甚至于在某些情况下这些特殊感染是提醒临床医生患者存在恶性病变的唯一线索。

出现这些特殊感染的原因可能是靠近肿瘤的组织或器官受到浸润,或者是继发于肿瘤坏死产生的菌血症远处播散。Panwalker 描述了一系列与大肠肿瘤相关的特殊感染,例如心内膜炎(病原菌为牛链球菌)、脑膜炎(牛链球菌)、非创伤性气性坏疽(大肠杆菌)、脓胸(大肠杆菌、脆弱拟杆菌)、肝脓肿(梭状芽孢杆菌)、腹膜后脓肿(大肠杆菌、脆弱拟杆菌)、梭状芽孢杆菌败血症等。文献搜索同样被报道的还有腰肌脓肿、非创伤性蜂窝织炎、化脓性甲状腺炎、化脓性心包炎、阑尾炎、肺脓肿、化脓性关节炎和一些不明原因的发热。尽管这些特殊感染发生率并不高,但是值得临床医生警惕。

(六)全身非特异性表现

大部分肿瘤都可以出现体重减轻、营养不良的表现。尤其常见于晚期病患,造成这些的原因可能是多因素的,不仅仅是营养摄取不足、肿瘤消耗过度,也可能是由于某些特殊因子(肿瘤的炎症细胞分泌的细胞因子)的作用。

(赵建勋)

第五节　大肠癌的检查诊断

一、内镜诊断

结肠镜检查是目前诊断大肠癌最有效且安全可靠的诊断方法。通过肠腔内直接观察结合组织活检病理检查能够对病变部位的定位、浸润范围和病理类型作出初步诊断。近些年开展的超声内镜还可以对病变部位进行超声检查,进一步了解肿瘤的侵犯深度及与周围脏器、器官的关系,并可发现有无可疑的淋巴结转移,对术前分期有较大帮助。

1.结肠镜检适应证

(1)原因不明的下消化道出血,包括大便潜血试验阳性、便血、缺铁性贫血患者。

(2)原因不明的慢性腹泻。

(3)腹部肿块不能排除来自于结肠。

(4)钡灌肠发现病变不能确诊者。

(5)钡灌肠检查正常,但不能解释结肠症状者。

(6)治疗性内镜。

(7)结肠手术后复查。结肠镜能够清楚地显示吻合口情况,确定吻合口黏膜有无异常,病变是否复发。对于结肠癌患者,吻合口正常不能排除有复发。结肠癌切除术后复发癌最常见于肠系膜淋巴结和肝脏,应同时行相应检查。

(8)结直肠癌普查。

(9)其他,例如大肠腺瘤、慢性溃疡性结肠炎、60岁以上男性Lynch综合征患者等。

2.结肠镜检禁忌证

(1)妊娠期及月经期。

(2)严重的活动性结肠炎。

(3)严重心脏疾病,包括严重心律失常、心肌梗死等。

(4)呼吸功能衰竭。

(5)不能配合者。

(6)怀疑腹膜炎或穿孔者。

(7)多次手术后腹腔内广泛粘连及严重腹水者。

3.镜下所见　结肠癌在镜下的形态通常有以下三种:

(1)肿块型:多为宽基息肉样、菜花样,肿块不规则地突出于肠腔,肿块表面有散在糜烂、坏死和出血灶。组织较脆,触碰后常易出血。

(2)溃疡型:肿瘤边缘结节状突起形成围堤,形似火山口样。底部覆盖有污秽厚苔,表面糜烂,组织较脆,触之易出血。

(3)狭窄型:肿瘤环形浸润使肠管呈管状狭窄,癌组织在黏膜下生长蔓延,结肠镜难以通过。

晚期肿瘤常伴有出血、糜烂或坏死,镜下诊断一般困难不大。

4.结肠镜检的并发症　结肠镜检查的并发症少见,主要包括肠穿孔、出血、结肠系膜撕裂、气体爆炸、呼吸心跳骤停等。主要原因是操作不当,其他因素包括结肠扭曲、肠粘连、结肠肿瘤等。

二、影像学检查

（一）X 线造影

钡灌肠 X 线检查对乙状结肠中段以上的肿瘤是必要的检查方法，可发现肿瘤部位有恒定不变的充盈缺损、黏膜破坏、肠壁僵硬、肠腔狭窄等病理改变，亦可发现多原发性结肠癌，并且在确定病变部位和病变范围方面比内镜检查更直观、更准确，因此在诊断结肠癌时常常和结肠镜结合综合分析，提高诊断准确率。钡灌肠钡剂排空后再注入空气，双重对比检查法对于发现小的结肠癌和小的息肉有很大帮助。但是已有肠梗阻的患者不宜行钡灌肠检查，更不宜做钡餐检查。在立位或卧位腹部 X 片见到不同的肠袢内有"阶梯状"液气平面为肠梗阻的典型 X 线征，对诊断有重要价值。

（二）CT 和 MRI 检查

两者均难以鉴别良性与恶性，它们的最大优势在于显示邻近组织受累情况、淋巴结或远处脏器有无转移，因此有助于临床分期和术前评估。CT 和 MRI 检查发现盆腔肿块的敏感性高，对诊断直肠癌术后复发有一定价值。当诊断不明时，可以在 CT 引导下做细针吸取细胞学诊断。

近年来发展的 CT 仿真结肠镜技术（CTVC）是一种令人鼓舞的新技术，它将 CT 技术和先进的影像软件技术相结合，产生出结肠的三维（3D）和二维（2D）图像。3D 图像以薄层螺旋 CT 扫描数据为资源，采用特殊的计算机软件对结直肠内表面具有相同像素的部分进行立体重建，以模拟 CC 效果的方式显示其腔内结构。2D 图像显示的则是将结直肠沿纵轴切开后从横轴面、矢状面、冠状面观察的外部图像。3D 内部图像和 2D 外部图像相结合，互相补充，在检测结直肠病变方面发挥巨大的作用。CTVC 先行盆腹腔 10mm 层厚扫描，选择可疑病变肠管的部位，再行 3mm 层厚薄扫病变部位，在工作站支持下利用支持软件经重组形成肠腔内仿真窥镜图像及肠管内外表面图像，结合横断面图像作出诊断并进行分期。CT 仿真肠镜不仅可以显示肠腔的不规则狭窄、肠管侵犯长度、单发或多发结节样隆起及菜花样病变，还可以多视角、整体观察病变，结合内外表面重建及横断面图像了解肠壁增厚、淋巴结肿大、结肠旁脂肪或盆壁侵犯等外侵征象，对术前判断病期及切除的可能性有很大帮助。重建的模拟肠镜图像与纤维内镜下直视病变的形态基本相同，优于下消化道气钡双重造影对病变状态的显示。肠管内外表面重建图像所显示的病变部位、范围与下消化道气钡双重造影相一致。

CT 仿真结肠镜作为大肠癌的一种新兴检查手段，与纤维结肠镜、下消化道气钡双重造影相比较，其优势在于：①无明显禁忌证，且因检查而造成的肠腔出血、穿孔等并发症危险性较小，因此适用范围广泛，尤其适用于高龄体弱、心肺功能不全、脑血管病变后遗症行动不便的患者，以及急性肠梗阻或其他原因不能耐受传统检查的患者。②痛苦及创伤小。③准确地显示病变形态、范围及生长情况。④提供周围组织、脏器与病变的关系，使术前获得更多与手术相关的资料。⑤对低位梗阻患者术前判断梗阻原因及部位提供重要临床资料。

其缺点在于：①不能显示病变色泽和质地。②不能直接接触病变获取活组织进行细胞学检查。③病变显示特异性不强。④辨别良恶性的敏感性差。⑤诊断病变局限于黏膜、黏膜下层的早期肿瘤较困难。⑥检查费用较高。

三、实验室检查

（一）大便隐血试验

大便隐血试验检测能检测出 30%～40%的结直肠癌和 10%的腺瘤，可用于大肠癌的筛查。大便隐血试验检测有免疫法和化学法两种,免疫法的敏感性和特异性均高于化学法,而化学法的优点是快速、简便、经济,可测出1～5ml的消化道出血,但特异性差,为避免假阳性,受试者需素食3天,并禁服铁剂。免疫法采用抗人血红蛋白的单克隆抗体和多克隆抗体,特异性高,对牛、羊等多种动物血红蛋白均不起反应,试验前不必禁食肉类。

(二)肿瘤标记物

1.癌胚抗原(CEA)　最初发现于成人结肠癌组织中,作为一种广谱肿瘤标记物,其升高可见于结直肠癌、胃癌、乳腺癌、胰腺癌、肺癌等肿瘤中,但在大肠癌的病情监测、肠癌术后的疗效观察及预后判断方面有重要价值。

2.糖类抗原19-9(CA19-9)　又称胃肠癌相关抗原,大肠癌的阳性率约59%,低于胰腺癌的70%～95%,因此对大肠癌诊断的特异性不高,但在监测大肠癌的病情变化和复发转移方面有较大价值。

CEA和CA19-9均不是大肠癌的特异性抗原,不能用作早期诊断,但CA19-9和CEA联合检测的敏感性明显高于单项检测,对估计预后、评价疗效和监测术后复发转移方面价值更高。如治疗前CA19-9或CEA水平较高,治疗后下降,说明治疗有效,反之无效。文献报道,结肠癌手术后如CEA半衰期为8.6 ± 3.4天,则术后少见转移和复发。如CEA半衰期超过23.7天,则术后发生转移和复发的机会很高。手术后患者的CA19-9或CEA水平升高,预示有复发或转移的可能,应做进一步检查,明确诊断。

四、病理学诊断

(一)大体分型

大肠癌的大体分型一直以来分为早期癌和进展期癌两类。早期癌指原发癌局限于黏膜及黏膜下层,无论有无淋巴结转移。癌组织一旦累及固有肌层,即称进展期癌。但是高级别上皮内瘤变概念的引入向这种分类提出了挑战,为了便于理解,这里仍按照早期癌和进展期癌叙述。

1.早期大肠癌　癌肿限于大肠黏膜层或黏膜下层者称早期大肠癌,一般无淋巴结转移,但其中肿瘤浸润至黏膜下层者,有5%～10%病例出现局部淋巴结转移。根据肉眼观察早期大肠癌可以分为两个主要类型和五个亚型。

(1)息肉隆起型(Ⅰ型):肿瘤向腔内生长,进一步分为有蒂(Ⅰp)和无蒂(Ⅰs)两个亚型。

(2)浅表型(Ⅱ型):进一步分为三个亚型。

扁平隆起型(Ⅱa):肉眼观察病灶呈分币状,略高出周围肠黏膜,但不超过黏膜厚度的两倍。

平坦型(Ⅱb):病灶既不高出也不凹陷,与周围黏膜基本持平。

凹陷犁(Ⅱc):病灶呈浅在凹陷,此型极易穿透黏膜下层。

此外,也有扁平隆起+凹陷型的报道,此型少见,仅见于癌组织累犯黏膜下层者,病灶如小盘状,边缘隆起,中央凹陷。

2.进展期大肠癌　进展期大肠癌系指癌组织累及固有基层直至浆膜层者。肉眼观察分为三型。

(1)隆起型:肿瘤境界清楚,呈结节状、息肉样或菜花样突入肠腔,肿瘤边界比较清楚,有蒂或无蒂。有蒂者,蒂多由黏膜、黏膜下层构成,癌组织未累及。如肿瘤表面形成浅表溃疡,形如盘状,则称盘状型。

(2)溃疡型:肿瘤中央有明显而深的溃疡形成。进一步可以分为局限溃疡型和浸润溃疡型两个亚型。前者溃疡边缘有肿瘤组织呈围堤样隆起;后者肿瘤主要向深部浸润,溃疡边缘无明显隆起,且周围为非肿瘤性肠黏膜。

(3)浸润型:肿瘤弥漫浸润肠壁导致肠壁明显增厚,肠腔变窄、僵硬,但肉眼观察无明显溃疡或外突之肿块形成。可伴有纤维组织增生并导致肠腔环状缩窄。

上述大肠癌的大体类型可以重叠,宜根据主要特征分类。而且,大体类型与肿瘤发现时的进展程度相关。大肠癌大体类型与组织学有一定关系。隆起型大多为乳头状腺癌或分化好的管状腺癌,浸润型多为低分化腺癌。

黏液腺癌、印戒细胞癌外观及切面呈半透明胶冻状,有些区域有肉眼可见的黏液,也称胶样型。

(二)组织学类型

大肠癌的主要组织学类型如下:

1.乳头状腺癌　癌组织呈粗细不等的绒毛状或乳头分支状结构,乳头中心索为少量纤维血管间质,表面上皮呈立方或高柱状。深部肿瘤组织一般呈小的乳头状囊腺癌结构,乳头一般较短。

2.管状腺癌　为常见的组织学类型。有明确腺管形成,腺腔中央常含大量嗜伊红的坏死细胞碎片及黏液。有时可有明显的纤维间质反应。肿瘤中可有散在的 Paneth 细胞和其他内分泌细胞,也可有小灶性鳞状上皮化生,但不影响肿瘤的分类。有些腺癌含有大量黏液(超过 10%),如这些黏液含量不超过 50%,仍应归入管状腺癌,可称为伴黏液分化或黏液特征的腺癌。管状腺癌又可分为高、中、低分化三个亚型,具体划分标准见组织学分级。

3.黏液腺癌　腺癌组织(包括乳头状腺癌)中含有大量的细胞外黏液(超过肿瘤的 50%),即称为黏液腺癌。约占大肠癌的 10%,年轻人相对多见,且易发生腹腔种植或累及邻近器官。镜下,黏液多数在结缔组织中形成黏液湖,其周围或湖内可见残存的癌组织。瘤细胞单个或聚成条索状、小巢状漂浮于黏液湖中;或高度扩张的腺腔充满大量黏液而形成囊状结构,囊壁内衬高分化的柱状黏液分泌细胞。黏液腺癌中可以含有小簇团状瘤细胞或较多印戒细胞。如果 50% 以上的肿瘤细胞为印戒细胞,即使细胞外黏液超过50%,应称印戒细胞癌。

4.印戒细胞癌　镜下,印戒细胞胞浆内含有黏液并把细胞核挤向一侧,细胞核呈月牙状,也有一部分印戒细胞呈圆形,核居中,细胞浆内无明显黏液空泡,瘤细胞主要单个存在,也可呈小巢状弥漫浸润肠壁。当肿瘤细胞中 50% 以上由印戒细胞构成,即可称为印戒细胞癌。占大肠癌的 0.5%～1%,患者相对年轻。约 30% 的印戒细胞癌与溃疡性结肠炎有关。印戒细胞癌恶性程度高,发现时多为进展期癌,常累及肠壁全层,易发生腹腔种植和远处转移,5 年生存率不足 10%。

5.腺鳞癌　大肠癌中腺鳞癌相对少见。肿瘤中含有明确的腺癌和鳞状细胞癌成分,两种成分可以单独存在,也可以混杂在一起。在鳞状细胞癌中必须有细胞间桥和角质存在。具有小灶性鳞状细胞分化的腺癌不应归入腺鳞癌,可称之为腺癌伴鳞状细胞分化,又称腺棘癌。

6.未分化癌　未分化癌是一种高度恶性的上皮性肿瘤,不具有任何腺管结构,也无肯定分化的任何其他依据。瘤细胞可呈单一性或多形性,弥漫片状或条索状浸润。借助黏液染色和免疫组织化学染色,未分化癌可与低分化腺癌、神经内分泌癌、淋巴瘤及白血病浸润等鉴别。

7.其他　其他少见和罕见的大肠癌组织学类型还有鳞状细胞癌、髓样癌、复合性癌、小细胞、肉瘤样癌、绒毛膜上皮癌、透明细胞癌等。

(三)组织学分级

组织学分级是最重要的病理学参数之一,与大肠癌的预后密切相关。目前,大肠癌依据腺管形态学特征及腺样结构的多少,可分为高分化癌、中分化癌和低分化癌。95% 以上的肿瘤组织显示腺样结构者可以定为高分化腺癌(Ⅰ级),50%～95% 定为中分化腺癌(Ⅱ级),5%～50% 定为低分化腺癌(Ⅲ级),5% 以下的定为未分化癌(Ⅳ级)。确定低分化腺癌至少要有某些腺样结构或黏液产生。乳头状腺癌应归入高分化腺癌(Ⅰ级),黏液腺癌、印戒细胞癌归入低分化腺癌(Ⅲ级),髓样癌应该归入未分化癌(Ⅳ级)。

　　根据上述标准,临床约 10% 的大肠癌为高分化癌,70% 为中分化癌,20% 为低分化癌。如果癌组织有多种不同分化程度的组织存在时,分级应该按照分化程度最差的成分,但是其占肿瘤的组分应该在 20% 以上。应该强调的是肿瘤浸润前沿的组织学形态不能作为分级的依据,因为这些部位常有分化较差的癌细胞团或癌细胞巢。

　　组织学分级具有主观性和相对不确定性,在高、中分化腺癌,这一点尤为明显。低分化分级重复性很好,是最具有预后评估价值的组织学分级。多数研究还表明,大肠高分化癌与中分化癌在预后上并无太大差异。因此,WHO 在 2000 年版《消化系统肿瘤分类》中提出了大肠癌低级别、高级别两级分类法。高分化、中分化癌归入低级别癌,低分化和未分化癌归入高级别癌。用两级分类法定级,在不同病理医生间有很好的一致性,有利于不同研究结果之间的比较,值得提倡。

五、诊断与鉴别诊断

(一)大肠癌的诊断

　　大肠癌除早期毫无症状以外,大部分患者都有不同程度的症状出现。详细询问病史,认真体格检查,辅以实验室、内镜和 X 线检查等,诊断一般并不困难。分析大肠癌误诊原因,绝大部分由于医务人员对患者主诉缺乏警惕。如对伴有严重贫血的右半结肠癌患者,医生做一般内科检查不能明确贫血原因时,往往给予对症处理而不进一步做肠道检查,以致延误治疗。又如占大肠癌 70% 的直肠癌患者,绝大多数均有便血和大便习惯改变的病史,但医生常常不做简单易行的直肠指诊,而凭主观臆测误诊为"痔疮"或"肠道慢性炎性病变",有的患者就因此而丧失根治机会。

　　由于大肠癌的发病率不断上升,因此,如有下列情况,应警惕大肠癌的可能,并按以下步骤诊断大肠癌:近期出现持续腹部不适、隐痛、气胀;大便习惯改变,出现便秘或腹泻,或两者交替进行;便血;原因不明的贫血或者体重下降;腹部肿块。

　　临床应用大肠癌的诊断程序时,要注意使患者花最小的费用、遭受最小的痛苦,达到最好的诊察效果。

(二)诊断程序

1.常规诊断程序

　　(1)详细询问病史:右侧结肠癌以腹部肿块、腹痛及贫血最为多见。左侧结肠癌以便血、腹痛及便频最为多见。直肠癌以便血、便频及大便变形多见。根据临床出现的频率,初步可推测病变的部位。

　　(2)细致的体格检查:除进行常规腹部视、触、叩、听四诊以外,特别强调直肠指诊的必要性。该检查简单易行,诊断价值非常高。还须注意指套有无血染和大便性状、盆底有无结节等。我国大肠癌以直肠癌多见,简单的直肠指诊即可诊断 80% 以上的直肠癌患者,如采取左卧位可以扪及更高部位的癌瘤。通过直肠指诊,可了解直肠腔内有无肿瘤,肿瘤的位置、形态、大小以及占肠周的范围、基底部活动度,肠腔有无狭窄,病灶有无侵犯邻近组织脏器,推断病程长短(长满肠腔一圈约需两年时间),初步判断直肠肿瘤的良恶性、肿瘤是否能切除及采用何种术式(能否保肛,是否需要联合脏器切除)。如有盆腔结节,则提示腹腔内肿瘤已属晚期,对不能切除者先行放疗或化疗。还须注意指诊最后观察指套有无染血,指套染血者提示上段直肠以上的消化道存在病变,还需要进一步检查。

　　(3)大便检查:免疫法大便潜血试验的特异性和敏感性均高,应首先选用。

　　(4)血清学检查:由于目前尚缺乏结直肠癌相关的特异性肿瘤标记物,临床上应用较多的是联合检测血清 CEA 和 CA19-9。联合检测可以在一定程度上提高诊断率,对判断治疗效果、预后和复发有一定价值。

（5）纤维结肠镜检查：结肠镜是诊断大肠癌最有效和可靠的检查方法。它不但可以进行活组织和细胞涂片检查进行病理诊断，且能对病灶定位、浸润范围作出诊断，还可以发现大肠多原发肿瘤，是诊断大肠癌的必查项目。但要注意掌握内镜检查的绝对禁忌证和相对禁忌证，避免并发症的发生。此外，由于大肠癌的解剖特点，使得直肠乙状结肠交界处、结肠脾曲、结肠肝曲等存在所谓"盲点"，在结肠镜操作时如不仔细检查容易漏诊，医生应特别注意。

（6）X 线钡灌肠检查：对位置较好、病变较大的大肠癌，X 线钡灌肠诊断常无困难。但病变范围小或位于乙状结肠、盲肠的病变，由于钡剂充盈不佳，显影不满意，容易漏诊。单纯 X 线钡灌肠检查诊断大肠癌的漏诊率可高达 35％，但如能与纤维结肠镜联合检查，消除后者检查时存在的盲区，则漏诊的几率极小。

（7）超声检查：结肠癌的超声检查包括腹部超声和腔内超声检查。对术前了解有无肝转移、区域淋巴结转移及肿瘤侵犯范围有帮助。

（8）CT、MRI 检查：由于粪便的存在和肠腔的不扩张，CT、MRI 难于发现结肠黏膜表面的异常和小于 1cm 的病灶。但对于晚期直肠癌和复发性直肠癌的侵犯范围显示满意，方便术前评估。

（9）病理学检查：病理诊断是诊断大肠癌的金标准。在未获病理学诊断前施行治疗是不恰当的，尤其低位直肠癌的手术治疗往往难以保存肛门功能，需要慎重。

（10）手术探查：疑似大肠癌患者经上述各诊断步骤基本可获确诊。但少数患者无大肠癌的证据，临床有高度怀疑时（如肠癌术后 CEA 持续升高），可考虑手术探查（腹腔镜或开腹探查）。

2.伴有肠梗阻的大肠癌诊断方法　CT 具有无创、对肠梗阻的病因诊断准确率高等优点，是肠梗阻病因诊断的首选方法。当肠梗阻怀疑是大肠癌引起时，肠梗阻并不是纤维结肠镜检查的绝对禁忌证，但因无法很好地清洁肠腔而无法观察或送镜到达肿块部位，或因肠腔狭窄镜身无法进入，导致多原发肠癌的漏诊。此时采用经结肠镜气囊扩张术，使镜端顺利通过狭窄部位；还可以行仿真 CT 检查，不仅显示肠梗阻图像、病灶位置、肠腔狭窄程度及长度，还可以明确邻近脏器有无压迫、转移，有无淋巴结转移。但在紧急情况下，患者无法耐受更多检查，宜做必要术前准备后，尽快手术探查。

（三）远处转移的诊断

临床中我们希望早期发现、早期诊断大肠癌的远处转移，以便能够运用更积极的治疗方法和达到更好的预后。首先要重视患者的主诉和体格检查，发生远处转移的患者可能出现一些非特异性症状，如全身不适、纳差、乏力或体重下降，肝转移患者可能有右上腹胀痛，肺转移患者可能有咳嗽、喘憋等。临床医生必须耐心听取患者的主诉，细致分析症状并行全身检查。

肝脏是临床中大肠癌最常见的远处转移脏器。在大肠癌确诊时已有 20％的患者发生肝转移；在大肠癌原发灶被切除后，仍有高达 50％的患者发生异时性肝转移。其中结肠癌的肝转移更为突出，其危险性与直肠癌相比为 36％：25％。

对于大肠癌患者血清 CEA 水平呈异常升高或大肠癌术后 CEA 迅速持续升高，可视为大肠癌有肝转移的信号。通常大肠癌术前血清 CEA 阳性率并不高，如果升高，也可视为大肠癌有肝转移的信号，预后较差。术后一个月 CEA 仍未下降至正常水平或者持续逐渐升高者，常提示存在隐匿性转移灶或早期复发。因此每隔 2～3 个月，应检测 CEA 一次，常常是早期发现或转移的最有效方法。如发现 CEA 升高，而未能诊断为复发或者转移者，必须进一步检查，包括肠镜或钡灌肠、B 超、CT 或 MRI 等。相关研究表明，血清 CEA 异常升高比临床发现复发或转移灶提早 4～10 个月。

除了实验室检查以外，B 超和 CT、MRI 等影像学检查也是大肠癌肝转移诊断的重要手段。B 超检查简便易行，一般对直径超过 1cm 的病灶检出率较高，特别是彩色多普勒超声可观察到转移灶的周边血流。但对于直径 1cm 以下的病灶检出率低，假阴性高，可以作为一种初筛检查。CT、MRI 检查的应用可以发现直径小于 1cm 的转移灶,甚至直径 3～5mm 的肝转移灶也可检出,可显著提高大肠癌肝转移的诊断率。

(四)鉴别诊断

结直肠的各种疾病常具有类似大肠癌的症状,应全面了解大肠常见病变的分类和特征,结合临床表现,进行分析和鉴别诊断,减少误诊率。

大肠癌应注意与以下疾病鉴别:

1.阑尾炎　盲肠癌常有右下腹疼痛及右下腹肿块,且常发热,易误诊为阑尾炎或阑尾脓肿,误诊率达25%。结合病史和钡灌肠 X 线检查常可诊断。若不能鉴别,应以手术探查为宜。

2.消化道溃疡、胆囊炎　右半结肠癌特别是肝曲结肠、横结肠癌引起的上腹部不适或疼痛、发热、粪便隐血试验阳性、右上腹肿块等,有时易被误诊为溃疡病、胆囊炎,结合病史和 X 线检查,鉴别诊断不难。

3.结肠结核、痢疾　左半结肠或直肠癌常有黏液血便或脓血便,大便频或腹泻,常误诊为结肠炎,通过乙状结肠镜或纤维肠镜检查和细致的体检鉴别诊断并不难。

4.痔疮　内痔的症状为无痛性出血,可能是粪便带血,也可能是肛门滴血或者线状流血。直肠癌病人也有便血,但就诊时常有肛门、直肠刺激症状。两者鉴别极为容易,肛门、直肠指诊或者肠镜检查便可鉴别。

5.肛瘘　肛瘘一般先有肛周脓肿,以局部疼痛开始,脓肿破溃后成瘘,症状缓解,无直肠癌或肛管癌的排便习惯和粪便性质等方面的改变。

(刘晓武)

第六节　大肠癌的治疗

一、大肠癌的中西医综合治疗

(一)大肠癌中西医治疗现状

大肠癌是我国常见的恶性肿瘤之一,随着经济的发展,生活方式的改变,大肠癌的发病率也日趋增高。目前大肠癌公认的治疗方法是根据患者的"个体化"情况,采用手术治疗,辅以放疗、化疗、生物及中医药治疗等手段的综合治疗。

【西医治疗大肠癌的优势和现状】

1.手术　目前,手术治疗仍是大肠癌最有效的治疗手段。手术治疗的原则是:①尽可能根治。②尽量保护盆腔自主神经,保存患者的性功能、排尿功能和排便功能。③尽量保肛,提高患者生存质量。

根据大肠癌发病部位的不同,传统手术方式主要包括右半结肠切除术、横结肠切除术、左半结肠切除术、乙状结肠癌的根治切除术、Miles 手术、Dixon 手术、Hartmann 手术等。

Heald 等 1982 年首先提出了 tolal mesoreclal excision(TME)即全直肠系膜切除的概念。1992 年他们报道了按 TME 要求进行切除术的结果,在 42 例肿瘤远端切除≤1cm 者中术后无复发,而 110 例肿瘤远端切除＞1cm 者中,术后 4 例复发,占 3.6%,全组局部复发率仅 2.6%。20 世纪 90 年代,全直肠系膜切除术成为标准的手术方式。

腹腔镜在大肠癌治疗中的应用也取得了较大进展,其具有肠道功能恢复早、伤口疼痛少、住院时间短等优点。目前在腹腔镜辅助下已能进行所有大肠癌手术,包括淋巴结清扫、全结肠切除等,不足之处是此项技术尚处于早期开展阶段,标准术式尚未建立,对适应证的掌握和手术技巧的要求比较严格,而且还要另做切口取出标本。

对部分晚期没有根治可能的恶性肿瘤患者,姑息性的手术可以在一定程度上改善临床症状,减轻患者的痛苦。如恶性肿瘤肠梗阻患者,通常采取肠造口术或支架术的姑息性手术。

大肠癌的治疗仍以外科治疗为主,术后总的 5 年生存率在 50% 左右。病变限于黏膜下层,根治术后 5 年生存率可以达到 90%,如果有淋巴结转移,则在 30% 以下。所以,对大肠癌的治疗除了争取早期诊断外,改进手术方法、加用放化疗等综合治疗以提高手术切除率、减少复发和延长生存期是大肠癌治疗的主要研究方向。

2.化疗　大肠癌的辅助化疗始于 20 世纪 50 年代,但当时对大肠癌化疗的必要性及相关药物疗效尚有争议。直到 20 世纪 80 年代医学界对辅助化疗在大肠癌治疗中的作用才有了共识。5-FU/四氢叶酸钙(CF)被确立为大肠癌标准辅助化疗用药,同时大批新型化疗药物如依立替康、奥沙利铂、卡培他滨及相关化疗方案(FOLFOX、FOLFIRI、OLF 等)的诞生为大肠癌的综合治疗提供了巨大的帮助。同时,在化疗时机上也出现了观念的改变,单纯术后化疗已经不能满足需要,术中及术前化疗(新辅助化疗)的作用已经逐渐被重视。

(1)新辅助化疗:新辅助化疗是指在恶性肿瘤局部治疗前给予的化疗,又称诱导化疗。20 世纪 80 年代末新辅助化疗开始应用于大肠癌的综合治疗领域,结肠癌的新辅助化疗文献报道不多,临床较少应用,直肠癌(主要是中下段直肠癌)的新辅助放化疗是研究的热点。近年肿瘤的新辅助化疗得到了很快的发展。目前,新辅助放化疗在 Ⅱ、Ⅲ 期直肠癌的治疗价值已经得到普遍的认可,美国 NCCN 推荐 T3/T4 期或有淋巴结转移的直肠癌需行新辅助治疗。

新辅助化疗具有如下意义:①减小肿瘤负荷,降低原发肿瘤分期,增加根治性切除手术的可能。②防止或延缓转移,减少术后局部复发。目前应用于大肠癌新辅助化疗的主要方案为 FLOFOX4。③灭活肿瘤,减少术中瘤细胞脱落。医源性种植转移也是术后复发的原因之一,术前化疗使这些游离的癌细胞受到杀伤,抑制其生物学活性,使其不易转移种植。

新辅助化疗也是近年备受关注的预防大肠癌术后肝转移方法之一。有文献表明,奥沙利铂或伊立替康为主的化疗可使 15%～50% 不能手术的肝转移患者得到手术的机会,以此两种化疗药物为主的新辅助化疗可增加根治性肝转移切除者的生存率。因此开展大肠癌术前新辅助化疗,降低肿瘤负荷,控制远处转移灶,使不能手术和不易手术的患者,在化疗后肿瘤缩小,变为可以手术,增加手术成功的机会。

(2)术中化疗:大肠癌术中化疗的原理是:手术时患者免疫功能处于抑制状态,残留的或脱落的肿瘤细胞易进入快速增殖状态,这时肿瘤细胞对化疗药物敏感,是控制肿瘤转移和腹腔播散的最佳时机。术中化疗的方式有术中静脉滴注化疗药物、经肠系膜下静脉注射化疗药、腹腔及肠腔内灌注 5-FU 等,主要目的在于可以消除腹腔内存在的种植灶及预防手术操作引起腹腔种植。

(3)术后化疗:术后化疗即通常所称的辅助化疗,其对于 Ⅱ～Ⅲ 期大肠癌患者提高术后生存率、延长生存期的作用已经得到证实。长期以来,大肠癌的化疗以氟尿嘧啶为基础,近年来奥沙利铂和伊立替康等新药和新方案的出现使化疗疗效显著提高。大肠癌根治术后,根据术后病理、分期、淋巴结转移情况等,决定是否行术后辅助化疗。

另外,辅助化疗也是晚期不能手术、手术后复发转移或姑息性手术后大肠癌患者的主要治疗方法,能明显提高患者生存率,提高患者生活质量。

(4)腹腔化疗:腹腔种植转移是大肠癌转移中比较常见的一种方式。大肠癌术后复发常见于腹腔,原因是癌细胞在腹膜内的有效种植率要比在血管或淋巴管内高。防治腹腔内复发转移对改善大肠癌患者的预后极其重要。与传统的化疗相比,腹腔内给药既提高了腹腔内抗癌药的浓度,又延长了作用时间,同时由于腹腔内给药主要经门静脉系统吸收,对于门静脉转移入肝的癌栓和癌细胞亦起到更强的杀灭作用,并可减少全身化疗的毒副作用。腹腔化疗多与全身辅助化疗相结合。

3.放疗　　放疗在结肠癌的治疗中很少应用,因为结肠癌放疗时受到对放射敏感的小肠、肝、肾等器官的影响。有文献报道,采取外放疗加术中放疗提高对结肠癌病灶的总剂量并配合化疗有可能成为结肠癌综合治疗的重要方法。

放疗在直肠癌的治疗中应用较多,尤其是中低位直肠癌。放疗在直肠癌综合治疗中的目标是提高肿瘤局部控制率,增加保肛的几率和肛门功能,改善患者生活质量。

(1)术前放疗:大多数资料表明,在直肠癌术前放疗剂量较高时确可提高生存率。术前放疗的作用有以下几点:①术前放疗可缩小肿瘤体积,降低肿瘤的分期,提高手术切除率,最终提高患者的生存率。②术前放疗为低位直肠癌创造保肛手术治疗机会,对提高患者的生存质量具有重要的实际意义。③降低淋巴结转移率。④降低局部复发率。

(2)术中放疗:直肠癌术中放疗是手术中在直视下进行放射治疗,其最大优点是提高对肿瘤组织的照射剂量,使癌灶靶区接受有效的杀伤作用,同时可将正常组织推移到治疗区以外,从而减少正常组织的不必要照射。直肠癌术中放疗与常规放疗及外科手术互相配合,可提高直肠癌的局部控制率,改善患者的生存质量。术中放疗的主要适应证:①手术未能切除的肿瘤。②手术后有残存病灶。③高危险复发区域(切缘阳性,或切缘5cm内有肿瘤,或附近有微小转移灶,癌性粘连较重者)。

(3)术后放疗:直肠癌术后辅助放疗可提高局部控制率,有效降低局部复发率。对于直肠癌术后证实肿瘤穿透肠壁、周围淋巴结转移、有相邻脏器受累以及术后有残留病灶者,均应采取术后放射治疗。通常术后放疗可使C期病人的术后局部复发率从40%降至10%左右,使B期(肿瘤侵至浆膜外或直肠周围组织)复发率从30%降为5%。

(4)"三明治"式放疗:直肠癌"三明治"式放疗即术前放疗-手术-术后放疗的综合治疗方法,也称为"夹心"放疗。采取"三明治"放疗,既发挥了术前放疗和术后放疗的优点,也克服了其中的部分缺点,对提高放疗疗效具有实际意义。

(5)单纯放疗:单纯性放疗的适应证包括:①对于早期直肠癌,单纯放疗可取得与根治性切除术同样的疗效。②对于肿瘤局限,原发肿瘤虽能切除,但由于高龄、内科情况而不能手术的病人,采取放疗,可起到姑息性治疗作用。③对于局部晚期肿瘤,由于肿瘤外侵明显而不能手术的患者,经单纯放疗,可缓解症状,延缓病程。

(6)近距离放疗:直肠腔内近距离放疗适用于表浅、范围小、可活动的高分化或中分化早期低位直肠癌,可提高病灶照射剂量,减轻周围正常组织损伤。尤其对于仅侵犯黏膜或黏膜下层的高分化直肠癌,单纯应用直肠腔内近距离放疗即可达到根治的效果,并保全肛门。

近年来,热疗的放射增敏作用在直肠癌的综合治疗中显示出良好的效果。对于局部晚期直肠癌病人,采用手术前放疗辅以热疗,可以增加肿瘤的手术切除率,改善局部控制率,治疗复发性结直肠癌。

4.分子靶向治疗　　随着对肿瘤信号转导途径研究的不断深入,分子靶向治疗已成为大肠癌治疗的新方向。其中针对表皮生长因子(EGFR)和血管内皮生长因子(VEGF)的研究是目前研究的热点。分子靶向治疗是以肿瘤细胞为靶点的治疗,与化疗比较,具有非细胞毒性和靶向性。在大肠癌靶向治疗方面应用最多并取得较好成就的靶向治疗的药物是西妥昔单抗和贝伐单抗。贝伐单抗已成为结直肠癌伴转移患者的一线治疗药物。分子靶向治疗药物的出现,使得晚期大肠癌的治疗上了一个新的台阶。

【中医药治疗大肠癌的优势】

一般认为大肠癌属于中医学"锁肛痔"、"脏毒"、"肠积"、"肠覃"等范畴。中医对于大肠癌的病因病机认识有着悠久的历史,并且在大肠癌的治疗上积累了丰富的经验。中医药治疗大肠癌有一定效果和优势,在当前大肠癌综合治疗中占有重要地位。

1.中医药治疗优势　中医药在大肠癌治疗方面优势日益突出,主要体现在以下几个方面:

(1)减轻手术后副反应及并发症,促进身体机能迅速恢复:手术治疗或多或少会出现耗气伤血的现象,中药可促进患者术后恢复。有学者通过对53例大肠癌术后治疗的观察认为,术后早期,当以理气通腑为先,旨在恢复脾胃的升降功能;术后中期,脏腑虚损,当以扶正为主;术后后期,脾胃功能逐渐恢复,当扶正攻邪兼顾,以巩固疗效。

(2)配合化疗或放疗,增强放化疗敏感性,同时减轻放化疗副作用:大多数研究表明,中药配合化疗和放疗可以起到减毒增效的作用。具有扶正功效的人参、黄芪、当归等补气养血药可以调整机体的内环境;鹿茸、阿胶、党参、黄芪、枸杞子、女贞子等能促进机体造血系统功能,提高细胞免疫力,减轻放化疗引起的呕吐和血细胞下降。不少活血化瘀药有一定的抑瘤作用,能改善血液循环及血液的高凝状态,对放疗有增敏作用。

(3)发挥抗肿瘤作用,提高机体免疫力,防止或降低复发和转移:脏腑虚弱,正气亏虚,无力抗邪是肿瘤复发与转移之根本,所以顾护正气,增强机体抗病能力,是预防复发或转移的关键。很多中药能增强巨噬细胞吞噬能力,促进机体免疫功能的提高,激活免疫细胞活性,对防止癌细胞的扩散和转移起到积极作用,如黄芪、茯苓、肉苁蓉、仙灵脾等。

(4)对不宜接受手术或放化疗治疗的患者改善临床症状,提高生存质量:扶正抗癌中药,对那些失去手术及放化疗机会或经以上治疗又复发的患者,可以缓解症状,提高生活质量,稳定瘤体,带瘤生存。对于晚期肿瘤患者而言,中医药治疗无疑是一种安全有效而无痛苦的一种手段。

2.中医药治疗特色　目前中医治疗大肠癌有以下两点特色:

(1)辨病和辨证相结合:现代医家根据大肠癌的病理机制和临床表现,并结合自己的临床经验,对大肠癌进行了辨证分型。虽然各医家学术观点不尽相同,但基本的治疗原则是扶正和祛邪。临床上要明辨虚实,实者以湿热瘀毒为主,虚者要分清气血阴阳,并采取相应的原则和方药治疗。

在辨证论治的基础上,结合辨病治疗,如结合一些经药理研究证实确有抗大肠癌功效的药物,临床上可获得更好的疗效。如化瘀消癌类药物有蜣螂、莪术、肿节风等;清热解毒药有苦参、藤梨根、白花蛇舌草等;软坚散结药如皂刺、白僵蚕等。亦可加入一些对症性的药物,如便血者加仙鹤草、山栀炭等;腹痛重加乌药、炒元胡等。

(2)给药途径多样:除常规口服给药的途径外,现有的中成药注射剂有复方苦参注射液、艾迪注射液等,均可静脉给药,发挥解毒抗癌的功效。亦可选用生脉注射液、黄芪注射液、参芪扶正注射液以扶助正气,提高机体的免疫功能。在病人口服给药困难,或在口服汤剂的同时给予静脉用药,可望发挥一定的作用。

中药灌肠和肛滴法也是中医的一个特色,因直肠黏膜有很强的吸收功能,即使是在病变过程中吸收功能也很强,因而对不能手术或伴有梗阻口服给药困难的患者,通过灌肠增加局部的药物浓度,相应地提高疗效。

针灸在大肠癌术后具有很好的调节肠道功能的作用。中脘和天枢可调理肠胃,疏通胃气,疏理胃肠气机;足三里有调理气血,疏通经络,增强或调节胃肠道消化功能,改善消化不良症状的功能。临床上经常使用针灸改善大肠癌患者的相关临床症状。

中医药与西医疗法有明显协同效用,能提高肿瘤治疗的近期与远期疗效,对于大肠癌术后抗转移复发及延长生存期都有明显的作用。

（二）中医药与手术治疗

外科手术切除依然是大肠癌的主要治疗手段。随着普外医师对大肠癌手术认识的深入和重视，大肠癌根治术在传统手术的基础上得到相当大的改进。近年来由于保留盆腔自主神经、全直肠系膜切除术等新观念的融入，以及对直肠癌浸润转移规律的重新认识和吻合器的广泛使用，大肠癌的手术治疗不断地完善和发展，有效地降低了大肠癌的局部复发率，提高了病人的生存率和术后生活质量。

中医认为，大肠癌手术可致其邪去大半，也不可避免地对人体造成损害，不能改变脾肾两虚、功能失调的局面，且余毒未清。正气亏虚，脾虚气滞，痰湿内生，善于流窜的痰湿与残留之余毒互结，痰毒流注经络、脏腑，阻滞气血，络损血瘀，而致转移。

中药可针对术后脾肾两虚、气阴俱耗、余毒未清的情况，促进患者术后恢复，减少感染机会。在大肠癌围手术期应用中药，在术前改善手术条件、术后改善腹胀、预防肠内感染方面也有明显的临床效果。术后早期，当以理气通腑为先，旨在恢复脾胃的升降功能；术后中期，脏腑虚损，当以扶正为主；术后后期，脾胃功能逐渐恢复，当扶正攻邪兼顾，以巩固疗效。

【术后早期】

1.健脾祛湿，理气活血　证属脾虚气滞，湿阻血瘀。症见便下血色暗红，腹胀，腹痛，或痛有定处，精神抑郁，局部肿块坚硬如石，舌质暗，边有瘀斑，脉弦细或细涩。

方可选血府逐瘀汤合桃红四物汤加减。常用药物还有生黄芪、炒白术、生首乌、补骨脂、生地、猪苓、茯苓、白花蛇舌草、椿根皮、生薏苡仁、半枝莲、甘草、枳壳、陈皮、半夏、延胡索、郁金、香附、广木香、地榆、槐花炭等。

有学者自拟健脾消瘤方，方中党参、黄芪、白术、茯苓、薏苡仁健脾理气，仙灵脾、女贞子、黄精、山萸肉补肾，郁金、莪术活血化瘀，土茯苓、菝葜、野葡萄藤清热解毒散结，蜈蚣、天龙以毒攻毒，共奏健脾扶正、化瘀散结之功。具有良好的抗转移复发作用，且能提高生活质量，联用化疗在大肠癌术后的巩固治疗中具有较高的临床应用价值。

2.清热利湿，活血解毒　证属湿热毒邪，蕴结肠道，气机不畅，瘀血阻滞。症见里急后重，肛门灼热，黏液脓血便，气味腥臭，局部肿块坚硬，伴有低热，脘腹痞满，食少纳呆，舌质红，苔黄腻，脉濡数或弦数。

治以白头翁汤合葛根芩连汤加减。药用白头翁、黄芩、黄连、黄柏、秦皮、马齿苋、地榆、木香、枳壳、白花蛇舌草、苦参、椿根皮、莪术、丹皮等。

【术后中期】

补脾益肾，滋阴养血。

证属脾肾虚衰，气血不足，多见于大肠癌术后复发或晚期大肠癌。因素体气血不足，或年老气血亏虚，或放疗、化疗、手术之后气血耗伤所致。症见肛门坠胀剧痛，便次频繁，形体消瘦，面色无华，气短乏力，舌质红，苔薄白，脉沉细无力。

方用八珍汤合补中益气汤加减。常用药物有党参、白术、茯苓、莪术、甘草、当归、生地、川芎、白芍、陈皮、枳壳、补骨脂、椿根皮、升麻、柴胡、白花蛇舌草等。

【术后后期】

攻补兼施，扶正祛邪。

证属气阴两虚，余毒未清。多用于大肠癌术后防止复发和转移。

方以扶正祛邪为主，可选用八珍汤加解毒散结之品。常用药物有人参、炒白术、甘草、当归、川芎、三棱、莪术、水蛭、蕲蛇等。

牛春风等使用扶正祛邪汤，方中生晒参补五脏六腑之元气，与黄芪、白术、灵芝伍用，以增补气之功，且有健脾之效;薏苡仁、败酱草、山慈菇、猪苓、北豆根除湿清肠,清解余毒,通利排毒;无花果、苦荞头理气散结;丹参、三七养血活血。诸药体现扶正固本、清热解毒、理气散结、养血活血的治疗法则。治疗大肠癌术后患者有较好的疗效,可使患者体力状况好转,降低复发率,延长生存期。

【术后并发症的中医药处理】

大肠癌手术,最常见的术后并发症有肠粘连、肠梗阻以及术后消化不良。对此中医药均有较好的疗效。

1.肠粘连　肠粘连是指由于各种原因所致的肠管与肠管之间、肠管与腹膜之间、肠管与腹腔内脏器之间发生的不正常黏附,易引起粘连性肠梗阻。腹部手术的创伤是引起肠粘连的主要因素,手术创伤越大,则粘连发生的机会越多,进一步发生肠梗阻的机会也越多。粘连性肠梗阻是肠粘连或腹腔内粘连带所致的肠梗阻,较为常见,占肠梗阻发病率的20%～40%,最常见于腹部手术后。临床表现为反复的顽固性腹痛、腹胀、呕吐、排气不畅、大便困难甚至停止排气排便等症状,严重者可进一步发展为肠坏死而危及生命。

西医以预防为主,主要采取以下措施:手术时严格无菌操作;进腹前冲洗手套,减少滑石粉进入腹腔;手术操作轻柔并减少肠管长期暴露;冲洗干净腹腔内积液、脓血;早日下床活动等。发生肠粘连后治疗主要以禁食、胃肠减压、解痉、补液、抗感染等保守治疗为主,尽量避免手术。对于非手术治疗后症状加重或疑有绞窄性肠梗阻患者则需要进行手术,包括单纯松解粘连术、粘连松解及肠切除吻合术、捷径术、肠内排列术等。但西医保守治疗仅能缓解症状,原有粘连依然存在,容易复发,而开腹手术解除梗阻的同时又导致新的粘连形成,再次出现梗阻。

中医没有肠粘连的病名,根据临床表现多归属于"腹痛"、"痞满"、"积聚"等范畴。腹部手术中肠管、浆膜、血管的损伤、渗出,必有离经之血残留腹腔,则瘀血停滞,阻滞气机,津液输布失常,肠腑运化不畅,不通则痛,患者痛、吐、胀、闭诸症丛生,"闭"与"瘀"是病变本质所在。中药防治肠粘连及粘连性肠梗阻主要应用活血化瘀、行气止痛、通里攻下等方面的药物。

常选用复原活血汤、金铃子散、大承气汤等配合加减使用,以桃仁、红花、川芎、当归、地龙等活血祛瘀,川楝子、元胡疏肝行气止痛,大黄、枳实通腑泻热,在临床上疗效显著。

有学者用化瘀祛粘汤(川芎10g,赤芍10g,桃仁10g,红花10g,元胡30g,川楝子10g,枳壳10g,厚朴10g,莱菔子15g,当归10g,生地10g,川牛膝10g,桔梗10g,柴胡10g,甘草10g)治疗腹部术后肠粘连,总有效率95.6%,治愈率70.2%。

2.肠梗阻　腹部手术后由于麻醉、手术操作和腹腔炎症等因素对肠管刺激及术中腹腔污染而导致肠壁肌肉运动受到抑制,肠管动力性障碍,肠腔内容物不能向下运行,使胃肠蠕动消失,引起肠麻痹,但无器质性的肠腔狭窄。患者腹胀明显,肠功能长期不能恢复,可引起体液丧失、肠管膨胀、毒素吸收、感染,严重者甚至出现肠管坏死、腹膜炎、休克等症状。患者术后出现腹胀,肠鸣音减弱或消失。西医治疗需要禁食、静脉高营养支持、持续胃肠减压,鼓励患者床上运动,并争取尽早下地活动,目的是促进肠蠕动早日恢复,尽早排气排便,维持自身的水、电解质平衡,防止肠麻痹,避免肠粘连。

肠梗阻属于中医"腹胀"范畴。由于手术损伤了人体正气,脏腑功能失调,肠道阻塞不通,气虚血行不利,致气机痹阻,血脉瘀阻,腑气壅滞,或湿浊热毒郁结,六腑不能传化,腑气下行不畅,致胃肠功能障碍。气滞则胀,不通则痛。病机为不通则痛,虚瘀并存,气机通降失常,病位在脾、胃、大肠。肠以通为用,泻而不藏,通降下行为顺,所以治疗上应遵循六腑以通为补、以通为用的原则,宜理气化瘀止痛,使脾、胃、大肠升降传导功能恢复。

此时中医常用大承气汤灌肠,或通过胃管灌入大承气汤,同时依证加入桃仁、赤芍、莱菔子等活血祛瘀理气药物,有良好疗效。胃管注入时,给药后闭管1～2小时,每天2次,一般3～5天好转。

有学者用肠粘连松解汤(川朴 10g,木香 10g,乌药 10g,莱菔子 10g,桃仁 10g,芒硝 6g,番泻叶 10g),煎液从胃管注入,配合维生素 B₁、B₁₂与新斯的明注射液混合液 5ml,在左右足三里、上巨虚行穴位注射,治疗术后麻痹性肠梗阻患者 32 例,均在第一次治疗后即出现肠蠕动增强,有欲排气排便感觉,17 例患者当日有排气,次日排便,效果非常显著。

另有学者用祛瘀化浊中药治疗麻痹性肠梗阻亦有良效。瘀浊在肠梗阻的发病过程中起着重要作用,所以治当祛瘀通腑,理气化浊,方选加味大承气汤加减:生大黄 30g(后下),厚朴 20g,炒枳壳 20g,芒硝 20g(冲),虎杖根 30g,桃仁 12g,赤芍 12g,莱菔子 30g,大腹皮 12g,姜半夏 12g,苦杏仁 12g,决明子 30g,瓜蒌仁 30g,芦荟 3g,败酱草 30g。给药方式可以口服,也可以胃管注入或保留灌肠。

3.功能性消化不良 功能性消化不良,是指具有上腹痛、上腹胀、早饱、嗳气、食欲不振、恶心、呕吐等不适症状,经检查排除引起这些症状的器质性疾病的一组临床综合征。症状可持续或反复发作,病程一般超过 1 个月或在 12 月中累计超过 12 周。大肠癌术后患者在手术后常可见到上腹胀、早饱、嗳气、食欲不振、恶心、呕吐等症状出现,这与手术切除病变肠管,引起消化道敏感,胃肠动力紊乱有关。西医治疗多采用抑酸、促进胃动力的方法,可缓解短暂不适。

中医认为,功能性消化不良临床表现以上腹部痞满、餐后早饱为主者,属于"痞满"范畴;临床表现以上腹部疼痛为主者归属于中医"胃痛"范畴;临床以嘈杂、烧心、泛酸为主者属于中医"嘈杂"范畴。治疗以健脾消胀、益气养阴为主,方用六君子汤、参苓白术散、益胃汤等加减。

有学者对 49 例大肠癌术后消化不良的患者进行中西医结合治疗,脾虚湿阻型,治以益气健脾渗湿,方用参苓白术散加减,药用炒党参 12g,炙黄芪 20g,茯苓 20g,炒白术 20g,扁豆 6g,陈皮 6g,山药 20g,砂仁 5g,薏苡仁 20g,桔梗 6g;湿热蕴脾型,治以清热利湿,和胃降逆,药用茵陈 30g,栀子 15g,陈皮 20g,半夏 15g,竹茹 12g,枳实 15g,厚朴 15g,茯苓 12g,甘草 6g;寒湿困脾型,治以健脾和胃,温中散寒,药用黄芪 15g,芍药 20g,桂枝 10g,炙甘草 6g,生姜 10g,大枣 1 枚,饴糖 30g。每日 1 剂。结果治疗组 49 例中,显效 28 例,有效 19 例,无效 2 例,总有效率 95.92%;对照组 50 例中,显效 12 例,有效 20 例,无效 18 例,总有效率仅 64%。

(三)医药与化疗

大肠癌患者的化疗包括全身化疗和局部化疗,给药途径包括口服、静脉注射、动脉灌注和腹腔内灌注。在过去的 40 年间,5-FU 一直是治疗大肠癌的主要化疗药物,人们一直在探寻 5-FU 的最佳给药方式,5-FU 与醛氢叶酸(LV)之间的生化反应调节、持续静脉灌注给药方式的有效性等的发现,使得 5-FU 的抗肿瘤疗效进一步得到增强。近年来,随着伊立替康、奥沙利铂等新药的应用,大肠癌化疗的疗效得到进一步提高,使得大肠癌成为化疗相对敏感的肿瘤。

大肠癌常用的化疗药物有 5-FU、顺铂、奥沙利铂、卡培他滨、伊立替康等。

大肠癌标准的辅助化疗方案是 FOLFOX4 方案,在以 5-FU+LV 为主的方案中联合其他新药后,使得晚期大肠癌治疗的有效率、肿瘤无进展生存时间、总生存期均有提高。伊立替康是拓扑异构酶 I 抑制剂,在结直肠癌治疗方面有显著疗效。Saltz 等报告,CPT-11+5-FU+LV 能够使化疗有效率达到 39%,中位肿瘤无进展生存期达到 7 个月,而单用 5-FU+LV 组分别为 21%、4.3 个月。口服氟尿嘧啶类药物——卡培他滨,2001 年经美国 FDA 批准,用于晚期结直肠癌的治疗。卡培他滨是一种对肿瘤细胞有选择性的口服细胞毒药物,它本身无细胞毒性,但在体内经三步转化为具有细胞毒性的 5-FU,其结构通过肿瘤相关性血管因子胸苷磷酸化酶在肿瘤所在部位转化而成,从而最大限度地降低了 5-FU 对正常人体细胞的损害。Ⅲ期随机临床试验证实与 Mayo 方案相比,卡培他滨有更高的有效率(24.8%,15.5%),中位生存期两者相似(12.5 个月,13.3 个月)。

新辅助化疗是一种安全有效的化疗方法,随着新药不断应用于临床,新辅助化疗也必将在大肠癌综合治疗中显示出越来越重要的地位和作用。

【大肠癌常用的化疗方案】

1.氟尿嘧啶和氟尿嘧啶衍生物化疗方案

(1)MayoClinic 方案(FL 方案)

LV(CF):20mg/m^2,静脉推注,第1～5天。

5-FU:425mg/m^2,静脉推注,第1～5天。

28 天为一周期。

(2)DeGramont 方案

LV:200mg/m^2,静脉滴注,第1、2天。

5-FU:400mg/m^2,静脉推注,第1、2天。

5-FU:600mg/m^2,持续静脉(CIV)22 小时,第1、2天。

14 天为一周期。

(3)AIO 方案

LV:500mg/m^2,静脉滴注 2 小时,第1、8、15、22、29、36 天。

5-FU:2600mg/m^2,持续静脉(CIV)24 小时,第1、8、15、22、29、36 天。

7 周为一周期。

(4)国内常用方案

LV:60～200mg/m^2,静脉滴注 2 小时,第1～5天。

5-FU:300～500mg/m^2,静脉滴注 4～6 小时,第1～5天。

21 天为一周期。

(5)卡培他滨方案

CAP:每次 1250mg/m^2,每日 2 次,第1～14天。

21 天为一周期。

(6)S-1 方案

S-1:80mg/(m^2·d),分 2 次口服,第1～14天。

21 天为一周期。

或

S-1,80mg/(m^2·d),分 2 次口服,第1～28天。

42 天为一周期。

2.伊立替康化疗方案

(1)CPT-11+LV+5-FU 方案(DeGramont 方案)

CPT-11:180mg/m^2,静脉滴注 90 分钟,第 1 天。

LV:200mg/m^2,静脉滴注 2 小时,第1、2天。

5-FU:400mg/m^2,静脉推注,第1、2天。

5-FU:600mg/m^2,持续静脉(CIV)22 小时,第1、2天。

14 天为一周期。

(2)FOLFIRI 方案(DeGramont 方案)

CPr-11:180mg/m^2,静脉滴注 90 分钟,第 1 天。

LV：200mg/m²，静脉滴注 2 小时，第 1 天。

5-FU：400mg/m²，静脉推注，第 1 天。

5-FU：2400～3000mg/m²，持续静脉(CIV)46 小时。

14 天为一周期。

（3）IFL 方案（Saltz 方案）

CPT-11：125mg/m²，静脉滴注 30～90 分钟，第 1、8、15、22 天。

LV：20mg/m²，静脉推注，第 1、8、15、22 天。

5-FU：500mg/m²，静脉推注，第 1、8、15、22 天。

6 周重复。

（4）Douillard 方案（CPT-11＋AIO）

CPT-11：80mg/m²，静脉滴注 90 分钟，第 1、8、15、22、29、36 天。

LV：500mg/m²，静脉滴注 2 小时，第 1、8、15、22、29、36 天。

5-FU：2300mg/m²，持续静脉(CIV)24 小时，第 1、8、15、22、29、36 天。

7 周重复。

（5）XELIRI(CPT-11＋Xeloda)方案

CPT-11：100mg/m²，静脉滴注 90 分钟，第 1、8 天。

Xeloda：1800mg/(m²·d)，分 2 次口服，第 2～15 天。

21 天为一周期。

　或

CPT-11：225mg/m²，静脉滴注 90 分钟，第 1 天。

Xeloda：2000mg/(m²·d)，分 2 次口服，第 2～15 天。

28 天为一周期。

3.FOLFOX 方案　　FOLFOX 方案为法国学者 DeGramont 设计，共有 FOLFOX1～FOLFOX7 七个化疗方案，常用的有 FOLFOX4、FOLFOX6、FOL-FOX7 三个方案。

（1）FOLFOX4 方案

L-OHP：85mg/m²，静脉滴注 2 小时，第 1 天。

LV：200mg/m²，静脉滴注 2 小时，第 1、2 天。

5-FU：400mg/m²，静脉推注，第 1、2 天。

5-FU：600mg/m²，持续静脉(CIV)22 小时，第 1、2 天。

14 天为一周期。

（2）FOLFOX6 方案

L-OHP：100mg/m²，静脉滴注 2 小时，第 1 天。

LV：400mg/m²，静脉滴注 2 小时，第 1 天。

5-FU：400mg/m²，静脉推注，第 1 天。

5-FU：2400～3000mg/m²，持续静脉(CIV)46 小时。

14 天为一周期。

（3）FOLFOX7 方案

L-OHP：130mg/m²，静脉滴注 2 小时，第 1 天。

LV：400mg/m²，静脉滴注 2 小时，第 1 天。

5-FU：2400mg/m²，持续静脉（CIV）46 小时。

14 天为一周期。

4.时间调整法方案

（1）时间调整法 1

L-OHP 25mg/（m²·d），从 10AM 至 10PM 静脉滴注，4PM 时达峰值，第 1～5 天。

LV 300mg/（m²·d）和 5-FU 600mg/（m²·d），从 10PM 至 10AM 静脉滴注，4AM 时达峰值，第 1～5 天。

21 天为一周期。

（2）时间调整法 2

L-OHP 125mg/（m²·d），从 10AM 至 4PM，静脉滴注，第 1 天。

LV300mg/（m²·d）和 5-FU 700mg/（m²·d），从 10PM 至 10AM 静脉滴注，4AM 时达峰值，第 1～5 天。

21 天为一周期。

（3）XELOX（L-OHP＋Xeloda）方案

L-OHP：130mg/m²，静脉滴注 2 小时，第 1 天。

Xeloda：1800mg/（m²·d），分 2 次口服，第 1～14 天。

21 天为一周期。

（4）国内常用方案

L-OHP：130mg/m²，静脉滴注 2 小时，第 1 天。

LV：60～200mg/m²，静脉滴注 2 小时，第 1～5 天。

5-FU：300～500mg/m²，静脉滴注 4～6 小时，第 1～5 天。

21 天为一周期。

5.雷替曲塞的化疗方案

（1）CPT-11＋Raltitrexed

CPT-11：300mg/m²，静脉滴注 90 分钟，第 1 天。

Raltitrexed：2.6mg/m²，静脉滴注 15 分钟，第 2 天。

21 天为一周期。

（2）Raltitrexed＋L-OHP

Raltitrexed：3.0mg/m²，静脉滴注 15 分钟，第 1 天。

L-OHP：130mg/m²，静脉滴注 2 小时，第 1 天。

21 天为一周期。

或

Raltitrexed：3.0mg/m²，静脉滴注 15 分钟，第 1 天。

L-OHP：70mg/m²，静脉滴注 2 小时，第 1、8 天。

21 天为一周期。

上述各种化疗方案如用于晚期大肠癌治疗，应用至肿瘤进展或出现不能耐受的毒性方停用。如用于大肠癌的术后辅助化疗，一般应连续使用 24 周，即 28 天重复的方案用 6 周期，21 天重复的方案用 8 周期，14 天重复的方案用 12 周期。

【中医药对化疗毒副反应的认识和处理】

全身化疗在现代医学治疗大肠癌特别是晚期或术后复发转移的患者中占有重要地位，而化疗药物的毒副反应较多,严重的副反应会造成患者体质下降,对化疗产生恐惧心理,甚至因为严重副反应而影响治疗的正常进行。使用中药配合化疗可以起到减毒增效的作用。

在大肠癌的化疗中,无论哪种化疗药物或化疗方案,副反应都会发生,最主要的是消化道反应(恶心、呕吐、腹泻)、骨髓抑制、手足综合征和神经毒性。化疗的副反应主要分为两种,一种是短期副反应,包括急性和亚急性副反应,是指用药后当时和疗程内出现的过敏、恶心、呕吐、腹泻、血液学改变、肝肾功能、手指麻木、皮疹、手足综合征和脱发等;另一种是长期副反应,指在停药后甚至停药多年出现的副反应,包括神经毒性、造血功能障碍、间质性肺炎、心脏毒性、内分泌失调、畸胎等。

1.恶心呕吐 恶心、呕吐、厌食等消化道反应是化疗最常见的副反应。几乎所有的化疗药都导致不同程度的恶心呕吐反应。可发生于化疗中、化疗后数小时甚至化疗后数天,反应程度、持续时间有较大的差异。

原来使用胃复安、维生素 B_6、地塞米松等药物,疗效很差,近年来 5-羟色胺受体阻滞剂如昂丹司琼、格拉司琼、托烷司琼等中枢性止吐药的问世,明显提高了止吐效果,超过了中药止吐的力量,所以在临床上单用中药处理急性恶心呕吐反应并不多见,一般与西药止吐药联合使用。

中医理论认为,化疗药损伤脾胃,使脾失健运,胃失和降,胃气上逆而引起恶心呕吐,症见全身乏力,面色萎黄,心慌气短,恶心呕吐,食少纳呆,小便短赤,大便秘结,舌淡苔白,脉细无力等,治疗应以调理脾胃为主,临床多选用六君子汤、旋覆代赭汤、橘皮竹茹汤、丁香柿蒂汤、保和丸等为主方加减应用,常用的药物有生黄芪、茯苓、猪苓、炒白术、鸡血藤、补骨脂、天花粉、苏木、红花、半夏、黄连、枳壳、陈皮、半枝莲、白芍等。使用以健脾为主的中药可以较好地提高患者对化疗的耐受能力,减轻化疗的不良反应,改善患者的生活质量。

中药的止吐效力比不上西药止吐药,但对于化疗药导致的食欲不振、不思饮食、腹胀等症状,西药如吗丁啉、多酶片等胃动力药、助消化药的效果并不好,在化疗周期中配合降逆止呕、健脾开胃的中药可以加强止吐的作用,同时使用理气健脾、和胃降逆治法,能明显减轻恶心呕吐反应,促进食欲的恢复。

有学者用自拟的益气健脾止呕方配合时辰疗法来治疗脾胃虚弱型患者的化疗副反应,选择 10:00 时脾经"旺时"为服药时间以补其脾胃不足,发现时辰化疗联合益气健脾止呕中药择时服药,可起到优势互补的作用,相比于常规化疗,能明显减少恶心呕吐发生率。

2.腹泻 大肠癌常用的化疗药物,如 5-FU、盐酸伊立替康常常引起腹泻。现代医学治疗化疗引起的腹泻,多使用大剂量的咯哌丁胺,通过提高胃肠张力,抑制肠蠕动,制止推进性收缩,因而减缓食物的推进速度,使水分有充分的时间吸收而止泻。但此种药物服用过量时,可能出现嗜睡、便秘、肌肉紧张、瞳孔缩小、呼吸徐缓等中毒症状,且不能从根本上解决腹泻。

中医认为化疗药物为有毒性药物,其治疗肿瘤的同时,亦损伤机体正气,作用于中焦,损伤中阳,致使脾胃升降失调,清气不升,浊气不降,清浊不分,并走大肠,大肠传导失司而成泄泻。在治疗上多使用健脾止泻的方法,使用参苓白术散、葛根芩连汤等健脾、祛湿、清热,从而达到止泻的目的。若腹泻次数每日达十余次者,可酌加罂粟壳 9g,肉豆蔻 12g。针刺穴位可选足三里、上巨虚、中脘。

有部分学者认为盐酸伊立替康所造成的腹泻多属脾胃气虚,水气内停,为中虚寒热水湿错杂之痞证。因此,用辛开苦泄之品,苦借辛开,燥湿之中可使湿不得伏而溃散;寒借辛散,清热之中可使热不得结而消散,辛温与苦寒相合,不仅使苦寒之药充分发挥治疗作用,更可使中焦气机条达畅和,促邪有退路而不得壅阻。治用生姜泻心汤温中补虚,散寒涤饮。

生姜泻心汤出自《伤寒论》"伤寒,汗出解之后,胃中不和,心下痞硬,干噫食臭,胁下有水气,腹中雷鸣,下利者,生姜泻心汤主之",属辛开苦降甘调之法,重用生姜为君,开胃气,辟秽浊,散水气,其气薄,攻主宣散。干姜气厚，功兼收敛。生姜走而不守，干姜守而不走，二药相合，散中有敛，守中有走，既能宣散水饮，又能温补中州。生姜伍半夏，则降逆、化饮、胃和之功更强。生姜、半夏合用黄芩、黄连辛开苦降，以调理脾胃，复其升降，开其痞结。佐以参、枣、草扶中补虚，以运四旁，而斡旋上下，俾其痞消。全方苦寒借辛温，寒而不凝；辛温借苦寒，温通气机而不助热。辛温苦寒并用，以达痞气以散，湿热以退。诸药配伍，有通阳涤饮、消痞止利、扶正祛邪、标本同治之功。

现代研究证明，半夏泻心汤可以促进 IL-15 细胞因子的表达，防止肠微绒毛的缩短与破坏。半夏泻心汤治疗后可以增加结肠 COX-2 和 PGE_2 水平，减少水和电解质向肠腔移动，防治腹泻的发生。

3.骨髓抑制　骨髓抑制是指骨髓中的血细胞前体的活性下降。血液中的红细胞和白细胞都源于骨髓中的干细胞。血液中的血细胞寿命较短，要不断补充。为了达到及时补充的目的，作为血细胞前体的干细胞必须快速分裂。化疗、放疗以及许多其他抗肿瘤治疗方法，都是针对快速分裂的细胞，因而常常导致正常骨髓细胞受抑。

中医认为，气血生成与肝、脾、肾三脏关系最为密切。肝统血、藏血，肝脏功能失调则肝不藏血，均可引起气血不荣，出现血象下降或贫血；脾为"后天之本"，为人体的"气血生化之源"，脾胃虚弱或后天失养或受损则气血生化乏源；肾为"先天之本"，"主骨生髓"，肾虚精亏则髓海不充。故中医认为在补气养血的同时，应兼顾补益肝、脾、肾三脏。临床上多用补气养血、健脾和胃之法，使用八珍汤、当归补血汤、四君子汤等补气生血。

同样，在临床上多种中药也被证明有改善骨髓抑制的作用。

升提白细胞：太子参、人参、党参、西洋参、黄芪、熟地、白芍、全当归、鸡血藤、紫河车、阿胶、鹿角胶、枸杞子、女贞子、仙灵脾、肉苁蓉、五灵脂、灵芝等。

升提红细胞：太子参、人参、黄芪、白术、全当归、鹿茸、三七粉、紫河车、鸡血藤、阿胶、熟地、茯苓、枸杞子、补骨脂、龙眼肉、锁阳、巴戟天等。

提升血小板：黄芪、鹿角胶、花生衣、仙鹤草、旱莲草、丹皮、紫河车、沙参、黄精等。

4.手足综合征　手足综合征，是由口服化疗药卡培他滨引起的，以手足麻木、感觉迟钝、感觉异常、麻刺感、无痛感或疼痛感，皮肤肿胀或红斑、湿性溃疡、脱屑、皲裂、硬结样水泡为典型临床表现的一类综合征。卡培他滨引起手足综合征的机理不明确，可能与其代谢产物 α-氟-β-丙氨酸有关。西医主要靠预防性口服维生素 B_6 以降低其发病率。

中医学中对于手足综合征无明确的归属，从其症状上多数"麻木"、"痹证"的范畴。有学者认为，服用靶向药物后出现手足综合征，属于中医"药毒"范畴。有部分学者认为，手足综合征病机为"气虚血瘀，寒凝络阻"，其中气虚为本，瘀毒为标，血瘀络阻，不荣四末，而见四肢末端麻木、感觉障碍；更有血不荣筋，出现肢体功能障碍；甚者瘀毒阻络，而见皮肤红斑、溃破。

由于手足综合征表现皮肤损害，病在手足皮肤表面，对此发挥中医"内病外治"的特色，以中药外洗来治疗是最直接的办法。以活血化瘀、温经通络为法，选用桂枝、当归、红花、老鹳草等中药配成"通络散"，方中桂枝、当归、红花活血化瘀，畅通经气，并加速药物渗透转运，老鹳草散寒止痛通络，外用可激发经气。诸药共煎成剂，局部外洗，使其药效直达病所，既体现了局部用药特色，又兼顾其整体病机。

在此基础上，对于手足麻木重者，可加海风藤、赤芍、路路通、山慈菇、三棱、莪术等疏风通络。四末不温者可加熟附子、路路通、川芎、元胡、肿节风温阳通络。皮损明显者，可加丹皮、马齿苋、苦参、徐长卿、山慈菇、赤芍、野菊花、蒲公英、紫花地丁等养血解毒。皮肤瘙痒明显者，可加蛇床子、地肤子、马齿苋、苦参、防风、赤芍、蝉蜕等疏风清热。疼痛明显者用生地黄、丹皮、赤芍、马齿苋、土茯苓等凉血止痛。

5.周围神经毒性　化疗药物引起的周围神经毒性，是奥沙利铂的主要剂量限制性毒性，主要表现为迅速发作的对寒冷敏感的末梢神经感觉异常或感觉障碍,如指趾末端麻木或感觉减退,偶见喉咙感觉异常,表现为呼吸和吞咽困难。一般在用药数小时到数日内发生。剂量累积性毒性一般在几个疗程治疗后发生,表现为肢体麻木,一般在停药后会逐渐恢复。

中医认为周围神经毒性属"痹证"范畴。《内经》云:"其不痛不仁者,病久入深,荣卫之行涩,经络时疏,故不痛,皮肤不营,故为不仁。"其根本在于正气亏虚。化疗药物为大毒之品,伤及人体阳气,造成机体元阳亏虚,温煦不足,推动无力,而致寒凝络脉,瘀血内停。应以益气温阳活血为法。临床常用当归补血汤、黄芪桂枝五物汤、当归四逆汤等进行治疗。

有学者使用补阳还五汤治疗周围神经毒性,总发生率减少了近30%。另有学者使用黄芪桂枝五物汤治疗周围神经毒性,临床显效率81.8%,总有效率100%。还有学者使用加味当归四逆汤,有效降低了周围神经毒性的发生率。

有许多学者认为,周围神经毒性的病机为气虚血瘀,寒凝阻络,以活血化瘀、温经通络为治法,自拟通络散外洗,治疗有效率93.5%,起效时间5.7天,说明中药外洗对于周围神经毒性的治疗有很好的作用。

6.通过其他治法减轻化疗不良反应　除中药汤剂内服或外洗,中医的多种治疗方法对于化疗后的副反应也有独特的疗效。

(1)中药复方制剂:研究发现中药复方能提高Ⅲ期大肠癌术后患者对化疗的耐受能力和化疗间歇期的生活质量。有学者认为,术后患者"邪去正衰",在化疗的同时应用扶正培本、健脾益气方药能减轻大肠癌术后化疗不良反应,骨髓抑制、肝功能损害及胃肠道反应均减少。

有研究员用艾迪注射液(由人参、黄芪、刺五加、斑蝥等精制而成)配合化疗治疗大肠癌术后患者,治疗组生存质量明显改善,KPS评分提高,改善率55%,恶心呕吐、腹泻及外周神经毒性发生率等也明显降低。

有学者观察发现复方苦参注射液联合化疗组有效率较高,说明复方苦参注射液联合化疗治疗晚期大肠癌可使患者的病情进展得到延缓,生存期得以延长,减轻不良反应,提高对化疗的耐受性,提高患者生活质量。

(2)中药灌肠:中药灌肠即可增加抗肿瘤疗效,又有减少化疗后腹泻、腹胀、恶心等不良反应。有学者对86例直肠癌患者给予直肠灌注中药(白英、忍冬藤、夏枯草、淫羊藿、枸杞子、地榆、槐花、全蝎各50g,水煎浓缩成500ml,分装成7瓶,每次用1瓶),发现加用中药后可起到免疫调理及改善黏液血便、便频等症状的作用。

有学者探讨肠达顺灌肠液对湿热蕴结型大肠癌的疗效,结果表明,单用中药肠达顺灌肠液直肠给药与5-FU直肠给药疗效相当,而肠达顺与5-FU联合交替灌肠有显著增效作用。

(3)针灸:有学者运用针灸两步法(即先针二间、阳溪调寒热,再用艾灸调虚实)治疗大肠癌27例,针灸组腹痛、便秘(或腹泻)、疲乏无力等症状的缓解率均高于对照组,针灸组无白细胞下降、恶心呕吐、口腔炎等不良反应。

(4)其他:如使用脐部贴敷、足三里化脓灸、足浴、穴位封闭、食疗等治疗手段,也可改善化疗不良反应。

(四)中医药与放疗

大肠癌的放疗主要是针对直肠癌而言,临床上只要T3和淋巴结阳性都必须进行放疗。直肠癌大多数为腺癌,对放射线敏感度较低。放射治疗主要分为术前放疗、术中放疗、术后放疗、单纯放疗。

术前放疗可以使肿瘤体积缩小,降低肿瘤分期,使原来不能切除的局部晚期病灶能行根治性切除,增加低位直肠癌的保肛机会,从而提高患者生活质量。直肠癌的术前放疗效果甚至要优于术前化疗。目前多强调直肠癌的新辅助治疗应为术前同步放化疗。

术中放疗可以增加照射对肿瘤组织的疗效,而减少对正常组织的不必要照射,同样可提高直肠癌的局部控制率。

术后放疗应尽可能在术后1个月内开始,可以提高肿瘤局部控制率,有效降低局部复发率。对于直肠癌术后证实肿瘤穿透肠壁、周围淋巴结转移、有相邻脏器受累以及术后有残留病灶者,均应采取术后放射治疗。

随着放疗技术的不断进步,对于直肠癌的放疗方式有了全新的发展:对于局部晚期直肠癌患者,采用手术前放疗辅以热疗,能增加手术的切除率。肿瘤相对表浅、范围较小、可活动的高分化或中分化早期低位直肠癌可采用腔内近距离放疗,使病灶处选择性得到较高剂量照射,以达到根治并能保全肛门的疗效,对于提高患者的生活质量具有重要意义。对 Dukes B 期和 C 期患者可采用直肠癌"三明治"式放疗,即术前放疗-手术-术后放疗的综合治疗方法,明显提高患者的生存率。

放射治疗的原则是:放射野应该包括肿瘤、2~5cm 边缘、骶前淋巴结和髂内淋巴结;应选择多个放射野(一般为 3 或 4 个放射野)。

放射治疗作为大肠癌治疗中十分重要的手段,可起到控制肿瘤的效果,但局部放射线对正常腹腔和盆腔组织的损害也不可忽视。放射治疗的副反应的程度与照射部位、照射点大小及每次照射量有关。

中医认为放射线为热毒之邪,热毒攻伐人体主要造成气阴耗损。临床常常出现气阴两虚症状,如少气懒言,头晕乏力,自汗盗汗,口干喜饮,手足心发热,便秘,小便短赤,舌质红而少津,脉细数等。气与津液互根互化,气虚不能生津,津伤不能化气,最终导致气阴俱耗。气阴不足,不能上荣头面,则头晕乏力;气虚不能固摄,则自汗盗汗;脏腑津液不足,虚热内生,则口干喜饮,小便短赤。舌红少津,脉细数也为气阴两伤之征。临床上常以清热解毒、益气养阴为基本治疗方法。选用银翘散、荆防败毒散、增液汤、沙参麦冬汤等随症加减。金银花、连翘、野菊花、麦冬、生地、玄参、知母、黄精、玉竹、旱莲草、女贞子、黄芪、茯苓、鳖甲、丹皮、半枝莲、陈皮、白芍、椿根皮等药物,可以有效减轻放疗的副作用,提高患者对放疗的耐受力,有助于放疗的顺利进行。

1.局部皮肤反应　放射线对射点区皮肤的损伤,通常可见到两种皮损反应。一种为干性反应,皮肤照射数日后,皮肤发红,以后渐变呈暗棕紫色,毛发脱落,随着放射剂量的加大,皮肤干燥脱屑,待放疗结束后,皮肤可慢慢恢复正常。另一种为湿性反应,表皮脱落、破损,甚至形成溃疡,红肿热痛,较难治愈。

出现局部皮肤反应,皮损局部要保持清洁、干燥,不得受到物理及化学的刺激。干性皮炎反应可不必处理。湿性皮炎可用氢地油、鸡蛋清涂抹,一旦发生溃疡,每日用生理盐水冲洗,有严重感染者,选择敏感抗生素湿敷,对坏死纤维组织可用糜蛋白酶涂敷,促进肉芽组织的生长,控制感染。

中医学认为,皮肤经放射照射后,热毒内侵或蕴积于此,损伤肌肤,由此产生局部一系列不同程度的损害。中医多采用清热解毒之品治疗放疗所导致的局部皮肤反应。如黄芩 30g,黄连 30g,黄柏 30g,浓煎去渣,候凉后以洁净纱布蘸药液敷患处,每日湿敷 4~6 次,也可采用五黄膏或京万红烫伤膏外涂患处。

2.放射性肠炎　患者接受放疗数天后,出现里急后重、黏液血便、腹泻及便秘等症状,放疗剂量偏大时,可发生小肠上皮严重脱落,导致胃肠综合征、水电解质紊乱、蛋白质丢失,可进一步感染和出血,甚至导致死亡。

放射性肠炎一旦发生,早期影响放疗的正常进行,晚期可发生放射性肠溃疡、肠穿孔、肠瘘、直肠狭窄、肠出血等并发症,严重者需行肠造瘘,极大地影响了患者的生存质量和生存期。从病理生理学角度分析,直肠放射性损伤主要是射线引起细胞内一系列生化改变,导致细胞死亡。肠黏膜对电离辐射最敏感,受损伤的危险性最大。最近研究认为,一氧化氮(NO)可能是直肠放射性损伤重要炎性介质之一。一氧化氮合酶活性增高而导致的 NO 大量产生与许多炎性疾病有关,如溃疡性结肠炎和实验性肠损伤。NO 也是维持组织和血管完整性、免疫功能和神经传导等方面的重要分子介质。一氧化氮合酶抑制剂可减少 NO 产生,预防和减轻大鼠肠黏膜的放射性损伤。肠道放射性损伤最初反应是绒毛上皮缩短,继而形成镜下溃疡,使破损的肠黏膜不能吸收液体和营养物质,因此可产生严重的腹泻,并可产生出血。条件致病菌经溃疡侵入可使症状加重。

西医对放射性肠炎无特效的治疗办法,一旦出现,主要通过增加治疗的间隔时间或减少总剂量及每次照射剂量来减轻放疗副作用,并注意指导患者进食易于消化、无刺激、高热能的食品,尽量少食多餐,出现腹泻要注意肛周清洁。

放射性肠炎与中医学的"泄泻"、"便血"、"肠澼"、"痢疾"等病证相似,主要表现为腹泻、黏液便,可有便血、里急后重、肛门坠痛。由于肿瘤患者正气不足,气虚不固,本已出现泄泻之症,加之放疗更使热蕴于肠道,阻滞脉络,煎熬津液,湿热下注,而见腹泻、腹痛诸症。初期可见肠道热蕴,经络受损,传导失司,日久则耗气伤津,损伤脾阳,出现脾胃衰弱的证候,晚期伤及肾阳,导致脾肾两虚。

临床治疗以扶正祛邪为原则,扶正主要是健脾益肾、涩肠止泻;祛邪以清热解毒、清利湿热、活血行气为主。因此,健脾益气、清热解毒为主要治法。

早期放射性肠炎损伤,治以清热解毒、凉血利湿,以白头翁汤、芍药汤、葛根芩连汤加减运用较多。若体弱、脾气虚衰明显,可加入炒薏苡仁 30g,黄芪 30g。后期损伤及脾肾,出现食少纳差,脘腹胀满,肢体倦怠,神疲懒言,气短乏力,及久痢久泻,滑脱不禁等症状,脾虚为重者,可采用参苓白术散加减,肾虚为主者,可采用真人养脏汤、四神丸等补肾涩肠。参苓白术散加减尤其适用于正气大亏,邪毒又盛的直肠放射性损伤,其中黄芪、党参、白术、茯苓、山药健脾益气,同时可加入白花蛇、舌草、蚤休、半枝莲、薏苡仁、佩兰、藿香、黄连、白头翁等清热燥湿,其中白花蛇舌草、重楼、半枝莲还有抗癌解毒作用。此外,黄芪、薏苡仁有防止肠组织增生、纤维化的作用,还有消除水肿、生肌排脓的功效。诸药合用,标本兼顾,攻补同施,可使脾胃调和,清升浊降,泄泻得止。

放射性肠炎若出现便血等症,可使用槐花汤灌肠,也有较好疗效。方用槐花、鸦胆子各 15g,皂角刺、血竭各 10g,白花蛇舌草、生大黄、败酱草各 40g,煎汁 200ml,保留灌肠 1～2 小时,每周 1 次。

3.放射性膀胱炎 直肠癌在放疗过程中,部分患者会出现不同程度的放射性膀胱炎,主要表现为尿频、尿急、尿痛等膀胱炎症状,偶可出现排尿困难,甚至血尿。

出现放射性膀胱炎,嘱患者多饮水,多吃蔬菜,避免长期站立或坐位工作,保持会阴部清洁,可用泼尼松龙乳 1ml 做膀胱灌注,控制炎症,减轻症状,另外也可口服小苏打,使尿液呈碱性。

现代医学认为,放射性膀胱炎的病理机制为放疗引起膀胱、尿道局部充血、水肿。中医学认为,本病系因湿毒下注,蕴结膀胱,灼伤血络而发,故应治以清热利湿,凉血解毒。

临床常使用八正散、小蓟饮子等方加减。方中以车前草、黄柏、木通、泽泻、滑石清利湿热,大蓟、小蓟、旱莲草凉血止痛。现代药理研究证实,方中药物具有抗炎、止痛、止血作用,有的兼有抗癌及放疗增敏作用。将中药和西药合用,治疗放疗引起的放射性膀胱炎,亦可取到较好的效果。

4.放射性肾损伤 放疗后 6～8 周,可出现蛋白尿、高血压、贫血等急性放射性肾炎的临床表现。西医治疗方法同肾小球肾炎,中医多认为其证属气血亏虚,肾阳不足,临床表现为腰膝酸软,耳聋耳鸣,双下肢水肿,小便清长或频数,大便溏,乏力,舌质淡,脉沉细。治疗以补益肾气、滋养肝血为主,多用熟地、杜仲、茯苓、山萸肉、枸杞子、大枣、肉苁蓉等。

二、大肠癌的中医治疗

（一）辨证论治

根据大肠癌临床症状,通常将其辨证分为脾虚痰湿型、痰热蕴毒型、瘀毒蕴结型、气血两亏型、脾肾阳虚型等五型。

【脾虚痰湿】

1.表现　腹胀纳呆,肠鸣窜痛,倦怠乏力,面色少华或萎黄,或胸闷呕恶,大便溏薄,舌质淡暗,苔白厚,脉濡滑。

2.病机　脾胃居于中州,通过经脉相互络属而构成表里关系。胃主受纳,脾主运化,两者之间的关系是"脾为胃行其津液",共同完成饮食物的消化吸收及其精微的输布,为气血生化之源,从而滋养全身,故称脾胃为"后天之本"。若素体脾胃虚弱,或当肿瘤发生发展后可进一步耗伤脾胃之气,生化乏源,健运失司,痰湿内生。痰湿形成便作为新的致病因素,导致脏腑功能失调继而引起各种复杂的病理变化。

3.治法　健脾益气,燥湿化痰。

4.方药　二陈汤合参苓白术散加减。陈皮 12g,半夏 12g,党参 15g,茯苓 15g,炒白术 30g,炙甘草 6g,山药 20g,白扁豆 12g,薏苡仁 30g,桔梗 12g,砂仁 6g,莲子 10g。

5.临证备要　可根据患者临床症状不同适当加减治疗:血虚者,加当归 9g,炒白芍 12g;畏寒肢冷者,加补骨脂 12g,胡芦巴 15g;腹胀者,加乌药 9g。

【痰热蕴毒】

1.表现　腹部刺痛阵作,烦热口渴,下利赤白或泻下脓血,血色紫暗,伴有里急后重或肛门灼热,舌质红或暗或有瘀斑,苔黄腻,脉弦数。

2.病机　中医学有"百病多由痰作祟"、"怪病多痰"之说,痰、湿是大肠肿瘤的重要致病因素之一。《丹溪心法》谓:"痰之为物,随气升降,无处不到。"凡人身上下有块者皆为痰。故前人认为痰、湿与肿瘤的发生有着内在联系。痰湿是机体水液代谢障碍形成的病理产物,痰湿蕴久则生热、生毒,积聚日久,则成癥积。

3.治法　清热化痰,解毒散结。

4.方药　槐花地榆汤合白头翁汤加减。炒槐花 15g,地榆 12g,黄芩 15g,黄柏 15g,炒白术 30g,当归 15g,白头翁 15g,黄连 10g,秦皮 6g。

5.临证备要　可根据患者临床症状不同适当加减治疗:大便带血者,加血余炭、地榆炭、槐花炭各 15g,三七粉 3g;热结便秘者,加大黄 10g,枳实、厚朴各 10g;腹泻明显者,加马齿苋、白头翁各 30g;腹部胀痛加木香、陈皮各 10g,延胡索 15g,赤白芍各 15g;腹部肿块者,加夏枯草 30g,海藻、昆布各 15g,三棱、莪术各 10g。

【瘀毒蕴结】

1.表现　腹胀腹痛,腹部包块,下利脓血,色紫,里急后重,肛门下坠,烦热口渴,舌质紫暗或有瘀斑,苔黄,脉涩而细数。

2.病机　王清任《医林改错》中说:"肚腹结块,必有形之血。"《圣济总录》描述:"气血流行不失其常,则形体和平……及郁结壅塞,则乘虚投隙,瘤所以生。"说明前人认为腹内有形的包块肿物多由血瘀、毒结所致。瘀毒在大肠癌发病中有重要作用。瘀血停滞,不能正常行于脉管;血随气行,血的凝结阻滞多伴气滞,气血凝滞不散;毒滞难化,积聚不去,久而久之渐成肿核或癥瘕结块。

3.治法　清热散结,化瘀解毒。

4.方药　膈下逐瘀汤加减。当归尾 12g,红花 10g,桃仁 10g,赤芍 10g,川芎 10g,炮甲珠 15g,生地 20g,

丹参 30g,薏苡仁 30g,半枝莲 30g,藤梨根 30g,败酱草 30g。

5.临证备要　可根据患者临床症状不同适当加减治疗:腹硬痛者,加川楝子、丹参各 15g;里急后重者,加广木香 10g,藤梨根 30g;腹内结块而体实者,加三棱、莪术各 15g;大便秘结属体虚者,加火麻仁、郁李仁、柏子仁各 15g;体实便秘者加生大黄 10g,枳实 15g。

【气血两亏】

1.表现　形体瘦削,面色苍白,气短乏力,纳差食少,四肢浮肿,腹部胀满,时有便溏,或脱肛下坠,舌质淡,苔薄白,脉细弱无力。

2.病机　气血分布全身各处,供养人体新陈代谢,是人生命活动的物质基础。气血有着极其密切的关系,气能生血,血能载气,两者相互依存,互相为用,气虚往往会导致血虚,血虚也会导致气虚。肿瘤是一种全身性疾病的局部表现,它与机体的强弱、气血的盛衰有着极其密切的关系,尤其肿瘤到了中晚期或通过手术、放化疗后造成机体严重消耗,正气不足、气血虚弱更加彰显。

3.治法　益气养血。

4.方药　八珍汤加减。太子参 30g,当归 15g,白芍 10g,熟地 15g,丹参 10g,白术 10g,茯苓 10g,升麻 5g,生黄芪 30g,炙甘草 6g。

5.临证备要　可根据患者临床症状不同适当加减治疗:心悸失眠者,加炒枣仁、柏子仁、远志各 10g;脱肛下坠、大便频繁者,加柴胡、诃子各 10g;大便带血者,加艾叶、三七、白及各 10g。

【脾肾阳虚】

1.表现　面色萎黄,腰酸膝软,畏寒肢冷,腹痛绵绵,喜按喜温,五更泄泻,或便溏、便黏液,纳差,舌淡,舌体有齿痕,苔薄白,脉沉细弱。

2.病机　脾胃为气血生化之源,为"后天之本",脾胃虚弱,水湿运化失常,痰浊、瘀血内停;肾主一身之阳气,肾气亏虚,则气化不行,水湿泛滥;日久则痰湿、瘀血、热毒内停大肠,互相胶结,聚而成形。若久病,或经手术、放化疗等治疗后,正气更虚,致脾肾阳虚,正虚则不足以祛邪,晚期大肠癌多以虚实夹杂为主。

3.治法　温补脾肾,祛湿散寒。

4.方药　四君子汤合四神丸加减。党参 30g,茯苓 30g,炒白术 30g,炙甘草 6g,补骨脂 15g,吴茱萸 4g,肉豆蔻 8g,五味子 8g。

5.临证备要　可根据患者临床症状不同适当加减治疗:肾阳虚明显者,加淫羊藿、巴戟天、肉桂各 10g;便血量多者,加白及 10g,艾叶 15g;大便溏者,加诃子 15g,罂粟壳 15g;腹水尿少者,加大腹皮、茯苓皮、猪苓各 30g。

(二)常用中成药

常用药物包括:西黄丸、抗癌解毒胶囊、华蟾素片、安替可胶囊、痛块灵口服液、参苓白术散、加味保和丸、归脾丸、六味地黄丸、知柏地黄丸、云南白药胶囊、元胡止痛片、八珍颗粒、益气维血颗粒、平消胶囊、康赛迪胶囊、四神丸等。

1.西黄丸　为清代著名医家王洪绪所创,由麝香、牛黄、炙乳香、炙没药组成,原载于《外科证治全生集·卷四》。方中牛黄清心、退热、化痰、通窍、散肿结,为主药。辅以麝香芳香辛窜之性,通经络、散结滞、辟恶毒、除秽泄,为辅药。主辅配合,相得益彰,牛黄制麝香辛窜助火之弊,麝香增牛黄化痰散结之功。佐以乳香、没药活血祛瘀、消肿定痛。以黄米饭为辅料制成丸,既可调胃和中,又免诸药攻邪太过而伤脾胃。全方配合,功可清热解毒、活血祛瘀、消坚排脓。临床主要用于多种恶性肿瘤(如白血病、肝癌、肺癌、乳腺癌等)的治疗。临床观察表明,西黄丸能显著降低晚期大肠癌患者的 FIB 水平,对于降低患者身体损害的潜在风险、延长患者的生存时间、提高生活质量,有着积极意义。

在实验研究方面,有不少证据表明西黄丸具有一定的抗肿瘤作用。曾有研究报道西黄丸含药血清作用于 Bel-7402 细胞后,能显著抑制细胞生长,抑制率最高可达 75%;并使 Bel-7402 细胞的癌基因 Bel-2、c-myc 蛋白表达降低,抑癌基因 p53 蛋白表达增强。另有研究表明西黄丸浸出液对 MDA-MB-231、SMMC7721、T24、HL-60、A-549 肿瘤细胞的增殖均有明显的抑制作用,且随浓度的增加,抑制率上升,呈剂量依赖关系。此外,药理研究显示,西黄丸还具有增强免疫功能、抗菌和抗炎等活性。

2.平消胶囊　　主要成分为郁金、白矾、五灵脂、火硝、仙鹤草、马钱子等 8 味中药,是根据《金匮要略》中硝石矾石散化裁而成。具有活血化瘀、软坚散结、消炎止痛、清热解毒、扶正补虚、温经通络等功效。方中仙鹤草、五灵脂具有活血化瘀、补虚止痛的作用;火硝、白矾入气胜湿,二药相伍具有消瘀逐浊的功效;枳壳、郁金能行气解郁、散结消痞;干漆加强祛瘀消坚之力;马钱子消肿止痛、祛毒活络。

现代研究表明,平消胶囊除具有抑制有丝分裂的作用外,其活血化瘀功能可改善肿瘤组织的含氧量,使富氧细胞增加,从而达到一定的放射增敏作用。郁金、白矾、火硝三味药物经化学分析证实含有抗癌活性成分,仙鹤草、五灵脂经药理实验证明能抑制肿瘤细胞生长,提高细胞免疫和体液免疫,从而延长生存期,减少复发和远处转移。其组方中 62.5% 的药物具有抑制多种细菌和真菌的作用,故能协助机体增加抗菌能力,辅助白细胞加强吞噬微生物的能力,有效地遏制变异细胞的过度增殖,提高肿瘤组织的富氧细胞,增加局部血循环,与化疗药物合用有利于病灶内药物浓集,提高疗效,同时又减轻了化疗对机体的毒性作用。

另外,作为平消胶囊成分之一的马钱子,含有番木鳖碱、马钱子碱、可鲁勃林、番木鳖次碱,可抑制癌细胞有丝分裂。马钱子还能特异性增加乏氧细胞对放射线的敏感性,对实体瘤具有放射增敏作用;另因其具有祛痰除痞、散结消坚的作用,本身也可抑制肿瘤生长,缩小瘤体。

3.康赛迪胶囊　　既含有黄芪、人参、刺五加等药物益气生血以养脾胃后天之本,同时选用斑蝥化瘀消积以肃邪分之郁热。《神农本草经》将人参列为"上品",其有大补元气、健脾益气、生津止渴、宁神益智的功效;黄芪补气生阳、固表内托;刺五加扶正固本、补气安神;辅以斑蝥辛寒、破血逐瘀、攻毒散结。

现代药理研究表明,人参皂苷、黄芪皂苷、刺五加多糖能增强巨噬细胞、LAK 细胞、NK 细胞活性,诱导干扰素、白介素、肿瘤坏死因子产生,从而提高免疫功能,达到抑制及杀灭肿瘤细胞的作用。黄芪多糖能提高网状内皮细胞吞噬功能,增强 T 细胞、NK 细胞、IL-2 的抗癌能力,其有效成分 F3 能增强对肿瘤的杀伤能力。另外,斑蝥具有抗癌而不产生骨髓抑制的特点,可促进造血干细胞向粒-单核细胞分化,而使白细胞增加;斑蝥中所含的去甲斑蝥素能抑制肿瘤细胞 S 期 DNA 合成,呈现 S 期与 G2+M 期阻滞现象,诱导肿瘤细胞凋亡。诸效合用,使其具有双相广谱抗癌作用,既可控制肿瘤生长、抑制转移,又可改善症状、提高免疫功能,进而提高患者的生存质量。

(三)常用中药注射液

1.华蟾素注射液　　是中华大蟾蜍阴干全皮经提取而制成的一种注射用灭菌水溶性制剂,其主要成分为大量的吲哚生物碱,如 5-羟色胺、蟾蜍色胺、蟾蜍特尼定、蟾蜍硫堇等;另外还含有一定量的氨基酸、还原糖、甾体、肽类、蟾蜍毒苷元与精氨酸复合物。中医学认为其具有清热、解毒、消肿、止痛等功效。华蟾素通过抑制癌细胞 DNA 和 RNA 的合成,阻碍细胞的分裂繁殖,抑制癌细胞生长,诱导癌细胞凋亡,参与对癌细胞的直接杀伤,提高机体免疫力,提高化疗药物的抗癌作用并降低其毒性,具有良好的抗癌作用。现代研究发现:华蟾素对体外培养的人胃癌、结肠癌、肝癌细胞有杀伤作用,作用机制为直接杀伤肿瘤细胞,并由此导致细胞坏死;还可以通过降低癌基因 c-myc 蛋白表达,并在低浓度短时间促进 HEP-2 细胞生长,促进细胞凋亡。同时,又有升高白细胞、保护细胞免疫功能等作用,华蟾素与化疗药物联用能保护骨髓造血功能,明显提高晚期肿瘤患者 CD3+、CD4+、NK 细胞比例,降低 CD8+ 细胞,从而提高机体免疫功能,抑制肿瘤细胞活性,改善生活质量,延长生存期。

2.康莱特注射液　主要成分是从薏苡仁中提取的薏苡油。薏苡仁是禾本科植物的成熟种仁,性甘、淡、微寒,归脾、胃、肺经,具有渗湿利水、健脾止泻、舒筋、清热排脓之功效。现代药理研究证实,康莱特可抑制SGC-7901细胞增殖并诱导其凋亡,抑制及诱导凋亡效应呈浓度-时间依赖性,其机制可能为通过下调 Bcl-2基因表达,影响细胞周期,使处于 G1 期细胞百分比明显增多,处于 G2/M 期的细胞减少,从而诱导肿瘤细胞凋亡,产生抗癌作用。另有研究表明其可通过抑制下游 cyclinDl、cyclinE 的表达而阻止肝癌细胞 HepG2进入 S 期,进而抑制癌细胞增殖。康莱特注射液还可抑制肿瘤细胞 MMP-1 表达,从而抑制肿瘤原发灶的生长与转移灶的形成。另外,通过测定小鼠外周血中 TNF-α、IL-1、IL-6 的活性,发现康莱特注射液不仅有杀灭肿瘤细胞作用,而且对机体的免疫器官及免疫功能也具有保护作用。此外,康莱特注射液具有镇痛作用,能对疼痛相关的细胞因子产生影响。综上所述,康莱特注射液可提高癌症患者的生活质量,并在预防肿瘤的复发、转移中具有重要的意义。

3.夏枯草注射液　主要成分为夏枯草。夏枯草,味辛、苦,性寒,无毒。具有清热解毒,消瘰疬、瘿瘤的作用。用于治疗恶性肿瘤已有较长的历史。在体外癌细胞凋亡实验中提示该药能引导 SGC-7901 癌细胞的凋亡,其作用点可能在 G1 和 G2 期细胞生长间隙之间。在体内抑瘤实验报告中,还提示了夏枯草中所含熊果酸及其衍生物对 P388、L1210 和人体肺肿瘤细胞 A-549 均具有显著细胞毒性。

4.艾迪注射液　主要由人参、黄芪、刺五加、斑蝥组成,其成分、作用均与康赛迪胶囊类似,因其为注射液,故适用于无法进食或脾胃虚弱的患者,可减少其恶心呕吐、腹泻等相关副反应的发生。

5.复方苦参注射液　由苦参、白土茯苓等多种中药组成,其主要化学成分为苦参碱、氧化苦参碱、槐果碱、槐胺碱、苦参黄酮等。苦参性寒、味苦,与白土茯苓均有清热解毒作用。药理研究发现,苦参类生物碱有较强的抗癌活性,同时还有抑制肿瘤扩散,扩张血管,改善肿瘤脏器缺血、淤血的作用。苦参碱能明显抑制部分肿瘤细胞进入 S 期,从而抑制其增殖,并具有直接杀伤作用。氧化苦参碱对肿瘤细胞及血管内皮细胞增殖有抑制作用,而对正常细胞不产生破坏作用,甚至能升高白细胞计数,在增强机体免疫功能、提高患者生存质量方面有一定作用。此外,苦参可减少化疗过程中恶心、呕吐、黏膜炎的发生。另经大量动物实验及临床观察证实,复方苦参注射液具有抑制肿瘤细胞增殖,诱导肿瘤细胞分化和凋亡,影响端粒酶和 Bcl-2 原癌基因的表达,抑制肿瘤转移等多种作用,通过综合抗癌作用而止痛。

(四)单方验方

长期的中医临床实践为治疗大肠癌积累了大量资料,有许多验方对于大肠癌的治疗有一定疗效。现介绍几种单方验方如下:

【单方制剂】

1.莪术　采用莪术油区域性灌注治疗晚期大肠癌患者,在症状改善、生活质量及生存时间方面均明显优于单纯化疗组。

2.喜树碱　从中药喜树中提取的有效成分,是作用于 S 期的细胞周期特异性药物,可与 DNA 拓扑异构酶Ⅰ和 DNA 结合,阻断 DNA 在切口部位的重新结合,使 DNA 双链断裂,阻断癌细胞的合成。

3.砒霜　有效成分为三氧化二砷,能明显抑制大肠癌 SW620 细胞的增殖,其作用机制与调控 DNA 合成及细胞增殖的 PCNA 蛋白合成下降有关。

4.人参　肿瘤的生长离不开丰富的血液供应,原人参二醇皂苷的肠细菌代谢物具有抗结肠肿瘤及抗肝内转移的作用,其抗肿瘤机制与抑制肿瘤内血管生成有关。

5.薏苡仁、黄芪　肿瘤的发生、发展及复发转移与机体免疫功能低下有着互为因果的关系。黄芪、薏苡仁等可显著地增加 CD4$^+$、CD8$^+$ 及 NK 细胞在小肠淋巴样组织及肠绒毛黏膜固有层的分布。

6.娑罗子 七叶皂苷钠是其种子的提取物,对大肠癌 HCT-8 细胞具有抑制作用,但不能单独诱导该细胞的凋亡。经七叶皂苷钠处理过的 HCT-8 细胞再用 5-Fu 处理,其抑制率明显高于单用 5-Fu 处理的对照组,且凋亡出现时间明显提前,表明七叶皂苷钠可增强 5-Fu 对细胞的杀伤作用,提高 HCT-8 细胞对 5-Fu 的敏感性,增加化疗疗效。

【验方】

1.肠益煎 主要由太子参、白术、茯苓、山药、川黄连、木香、枳实、地榆、半枝莲、土茯苓、蜀羊泉等组成。主要治疗大肠癌术后诉有乏力、眩晕、食欲不振、口干、面色不华、腹胀、腹痛、大便异常(便秘或腹泻)等的患者。中医认为这是由于手术或化疗、久病等伤及人体气阴及后天之本脾胃,致脾胃气虚;而手术后肠道气机不畅,加之脾虚湿浊内生,久而郁热,见湿热内蕴大肠之象,湿热又可灼伤阴津,阻碍脾胃运化,使实愈实,虚愈虚,而成脾虚湿热蕴结大肠之虚实夹杂之证。肠益煎中太子参、白术、茯苓、山药健脾祛湿;川黄连、木香、枳实理气清热;地榆性味苦酸、微寒,凉血止血、收湿清热;半枝莲、土茯苓、蜀羊泉既清热祛湿,又有抗肿瘤作用。现代药理研究表示,半枝莲对动物实验性肿瘤如 S180、W256、肝癌实体型均有一定抑制作用;蜀羊泉对 S180、W256 有显著抑制作用;土茯苓有抗癌作用,对 JTC-26 瘤株有明显抑制作用,抑瘤率在 90% 以上。诸药合用,既健脾益气,祛湿之根本,又清化湿热、理气、抗肿瘤,使标本兼治,故服后患者乏力、眩晕、面色少华、纳呆、腹泻、腹胀、腹痛、口干等均有好转,生活质量提高。

2.扶正抑癌汤 薏苡仁 60g,生晒参、灵芝、三七各 10g,黄芪、白术、苦荞头、无花果、猪苓、山慈菇、北豆根各 15g,丹参 30g,败酱草 30g。正气不足、湿毒瘀滞凝结为大肠癌的基本病机,而手术创伤更损正气,故大肠癌术后多为正虚为主的本虚标实之证。扶正抑癌汤体现扶正固本、清热解毒、理气散结、养血活血的治疗法则。临床显示,本方治疗大肠癌术后患者有较好的疗效,与对照组比较,患者体力状况好转,免疫功能改善,毒副反应减少,提示其扶正固本作用甚强;治疗后 CEA 水平明显下降,复发率低于单纯化疗组,表明本方具有一定抑癌和抗复发作用。通过扶助正气、抗癌抑癌而达治疗目的,从而提高大肠癌患者的生存质量,延长其生存期。

3.肠积宁方 太子参 15g、黄芪 50g、沙参 15g、麦冬 15g、白术 15g、茯苓 15g、半枝莲 30g、莪术 15g、白花蛇舌草 30g、山慈菇 15g、薏苡仁 30g、浙贝母 20g、土茯苓 15g、土鳖虫 15g。一方面,补益类中药能补气健脾,对于防止抑癌基因失活、抑制癌基因诱变表达、防止正常细胞恶性转化有一定作用;另一方面,本方中的半枝莲、莪术、白花蛇舌草及薏苡仁等中药经实验研究表明具有明显的抗肿瘤作用。现代研究证实,该方对人大肠癌细胞株 HT-29 有促进凋亡作用,并随着药物浓度的增加其促进凋亡作用增强;此外,凋亡相关基因 Bcl-2 及 Bax 的蛋白表达检测结果表明:肠积宁方能抑制凋亡相关基因 Bcl-2 及 Bax 的表达;但对凋亡抑制基因 Bcl-2 的作用比对凋亡促进基因 Bax 的作用更显著。以上研究结果说明肠积宁方的抗肿瘤作用机制可能是通过促进细胞凋亡、干预凋亡相关基因表达实现的。

4.扶正消瘤汤 党参 15g,黄芪 20g,生地 15g,枸杞子 15g,麦冬 15g,川楝子 15g,鳖甲 10g,牡丹皮 15g,半边莲 15g,半枝莲 30g,水红花子 15g,白花蛇舌草 15g。中医认为,中晚期大肠癌多数表现为正虚邪实,患者脾气亏虚或气血俱虚,气机失调,血络受阻,血滞成瘀,痰瘀互结,日渐成积,耗损阴气,病情迁延,气血瘀结,恶血不去,新血不生,久则癥瘕积聚,形成肿瘤。本方重用党参、黄芪、生地、枸杞子等扶正益气,并重用川楝子、鳖甲、丹皮、半边莲、半枝莲、水红花子、白花蛇舌草等清热解毒、软坚散结,诸药配伍,标本兼顾,以达扶正祛邪之功。从而有效地改善患者临床症状,提高患者生活质量。

(五)外治法

中医外治法分为广义外治法和狭义外治法。广义外治法泛指除口服药物以外施于体表皮肤(黏膜)或从五官九窍进行治疗的方法;狭义外治法指用药物、手法或器械施于体表皮肤(黏膜)或从体外进行治疗的方法。外治法在我国具有悠久的历史,《素问·至真要大论》中明确指出:"内者内治,外者外治。"为外治法的形成和发展奠定了理论依据。

由于当时医学发展水平的限制,古代医家无法认识到各种疾病内在的客观生理病理变化,但他们通过长期的医疗实践,摸索总结出一套消肿排毒的理论与方法,如《素问·阴阳应象大论》提出:"其有邪者,渍形以为汗。其在皮者,汗而发之。"这是有关利用熏蒸发汗以祛风消肿的最早记载。明代李时珍《本草纲目》中治诸肿第一法即为"开鬼门",所载 17 味药物中,有 7 种是用于薰洗的。表明药浴熏洗是开鬼门的重要手段,从而确立了其在治疗水肿、开腠祛邪中的重要地位。

中药穴位敷贴渗透疗法亦是中医外治法中一种有效的治疗方法。清代徐灵胎曾谓:"用膏药贴之,闭塞其气,使药性从毛孔而入其腠理,通经贯络,或提而出之,或攻而散之,较之服药尤为有力,此至妙之法。"该论述明确阐述了穴位敷贴疗法药物吸收的机理。

中药保留灌肠则是在张仲景蜜煎导法基础上不断发展和完善起来的中医外治法之一,符合"清阳出上窍,浊阴出下窍"的中医理论。中药保留灌肠可透析浊邪、疏通三焦,使水毒下利、清阳上升,加速湿浊瘀毒由肠道外排。近年来,大肠癌经肛门直肠给药治疗越来越被临床所重视。中药保留灌肠通过直肠给药,药效不受消化道诸多因素的影响,可使药物通过直肠直接吸收,维持时间较长,使药物直达病所。化疗后消化道反应较重,应用灌肠疗法使药物直接作用于创面起到抑瘤、杀瘤、止痛、止血、减轻渗出等作用,同时又不增加对消化道的再刺激,更加有利于患者康复。

曾有多项研究应用中药灌肠配合化疗治疗大肠癌。可明显降低患者的周围神经毒性和消化道反应,明显改善患者的生活质量,延长生存期且实施方便。常用灌肠中药包括:白英、夏枯草、忍冬藤、地榆、槐花、全蝎、白及、黄柏、甘草、青黛、白花蛇舌草、藤梨根、乌梅、半枝莲、红藤、苦参、败酱草等。

(孔祥营)

第七节　大肠癌的护理

一、基本生活调护

(一)顺应四时调阴阳

《素问·四气调神大论》曰:"夫四时阴阳者,万物之根本也。所以圣人春夏养阳,秋冬养阴,以从其根,故与万物沉浮于生长之门,逆其根,则伐其本,坏其真矣。故阴阳四时者,万物之终始也,死生之本也。逆之则灾害生,从之则苛疾不起,是谓得道。"说明阴阳四时的变化,是万物生长变化的根本,所以善于养生的人,春夏两季能够注意保养阳气,秋冬两季能注意保养阴气,以从根本上来培养身体。因此才能和万物一样,顺应阴阳之性而生活于生长收藏的规律之中。如果违反了适应四时阴阳变化的根本规律,生命的根本就要受其伤害,真气亦随之败损。所以,阴阳四时的变化,是万物成长的终始,是死生的根本,能顺应它,就不容易发生疾病,这是健康的法则。这与现代医学认为,生命产生的条件,正是天地间物质与能量相互作用的结果的看法是一致的。

《素问·四气调神大论》里说:"逆春气则少阳不生,肝气内变;逆夏气则太阳不长,心气内洞;逆秋气则太阴不收,肺气焦满;逆冬气则少阴不藏,肾气独沉。"意思是说:若在春天不好好养生,违背了春生之气,体内的少阳之气不能生发,就要发生肝气内郁的病变;若在夏天不注意保养,违逆了夏长之气,太阳之气不能生长,就要发生心气虚的病变;到了秋天,若违逆了秋收之气,太阴之气不能收敛,就要发生肺胀满喘息的病变;到了冬天不好好养生,违逆了冬藏之气,少阴之气不能闭藏,就要发生肾气不能蓄藏的病变,甚至危及生命。

病人起居应适应四时气候变化,要遵循"春夏养阳,秋冬养阴"的原则。

1.春夏养阳　春夏之季由寒转暖,由暖转热,宇宙万物充满新生繁茂景象,是人体阳气生长之时,应该增加室外活动的时间,以调养阳气,使阳气更加充沛,凡有耗伤阳气及阻碍阴气的情况皆应避免,其护理具体贯穿到饮食、运动、起居、防病、精神等各个方面。在春夏季护理中,要保护病人阳气不过分消耗,对慢性阳虚的病人,在春季用食物或药物补阳气以外,还要防止风邪侵袭,夏季不贪凉夜露,损害阳气,在酷暑炎热之白昼,当阴居避暑热,以免出汗多伤卫阳,可适当饮用生津止渴降温饮料,此时体内阳气既无过多损耗,若有所贮备,则到秋冬就能抵御寒邪侵扰,这样不但有益于病人康复,亦可预防秋冬发生腹泻、咳喘等症。

2.秋冬养阴　秋冬之季气候由热转凉而寒,万物都趋于收藏状态,人们应防寒保暖,使阴精藏于内,阳气不致外泄,所以在秋冬时节,要保持病人机体阴津藏而不外泄,对慢性阴虚精亏病人,借此季节以食或药来填补阴精,使阴精积蓄,才能预防春夏阳亢之时,对阴精的耗散,应以平调为宜,肾精亏损、肾阳虚的病人,则应温补阳气,此时以食或药温补为宜。所以在冬季,风和日暖之际,鼓励病人常晒太阳取暖,以补体阳。在此季节应适当早卧晚起,在严寒之际不宜外出,以防"冬伤于寒,春必温病"之证出现。

(二)三因制宜

三因制宜是指因时、因地、因人制宜的原则。由于疾病的发生发展,由多方面因素决定,尤其人体禀赋不同,对疾病影响更大。因此,在后期调护中,要全面看问题,除了掌握一般护理原则外,还要根据具体情况进行具体分析,掌握每一个患者每一个疾病的特性,要知常达变,灵活运用,这就要注意三因制宜。

1.因时制宜　四时气候变化,对人体生理病理有一定影响,而反常的气候则更是诱发疾病的重要条件。根据不同季节气候特点来确定保健、养生、用药、护理的原则,称为因时制宜。如夏天人体肌腠疏泄,汗出较多,受风寒而外感时,在用药上不宜过用辛温,以防开泄太过,损伤津气,在护理上尤为重视补充津液、清降暑热;冬天则腠理致密,不易发汗,风寒外感时可适当重用辛温,以利病从汗解,在护理上尤为重视保暖防风,饮食热粥以助汗,使寒从汗解。

2.因地制宜　不同的地理环境与生活习惯,可以直接影响到人体的生理与病理变化,因此,运用地理环境与生活习惯的特点来确定临床护理的原则、保健及用药,称因地制宜。如西北地高气寒,病多风寒,温热药的用量及对风寒的护理就有侧重,而寒凉之剂就必须慎用;东南地区地处卑湿,气候潮湿温暖,病多温热、湿热,在护理上,清凉与化湿护理法就应侧重,温热与助湿之剂必须慎用。

3.因人制宜　这是根据患者的不同年龄、性别、生活习性、体质强弱、文化修养以及精神状态的特点,进行辨证护治,称为因人制宜。在药量上,成人用量大于儿童。在同一条件下,不同体质的人患同样疾病,男、女、老、少用量也不尽相同,强壮的人药量宜稍大,虚弱之体药量宜稍轻。又每个人的身体素质有阴阳虚实之别,对阴虚之体者应慎用温燥药,阳虚之体者慎用苦药,脾虚之体者慎用滋腻药。而妇女又应有经、产、胎、带的生理与病理变化,在护理中都应予以注意。

三因制宜的三个环节是密切相关而不可分割的,因时因地制宜强调了护理不但要看到人,还看到天时地利的关系。因人制宜强调了不应孤立地只看病证,而还应重视不同人体的不同特征,只有这样,才能更有效地服务于患者。

(三)康复指导

1.躯体康复　人体的患病过程,即是正邪相搏的过程,若正盛邪衰,则疾病逐渐痊愈,若邪盛正衰,则疾病继续发展。在调护过程中应注意生活起居要有规律,不可过劳,亦不可过逸,要做到起居有常,动静结合才能有利于疾病的痊愈。我国历代医学十分重视生活起居护理,积累了极其丰富的经验。

病人的作息起居,因寒暑而异,根据季节不同进行适当调整。如夏季天气炎热,昼长夜短,应适当延长午休时间。冬季天气寒冷,昼短夜长,应早睡晚起。

每日病人睡眠不宜过长,否则会使人倦怠,气血郁滞;若睡眠不足亦耗伤阴血,故有"服药千朝,不如独眠一宿"之说。特别是以昼作夜,阴阳颠倒,更耗精血,所以要督促轻症病人多下床活动,按时午睡,晚间按时就寝,以保证充足的睡眠。急性病和危重病需要适当静心休养以休养生息,培养正气,利于脏腑功能的恢复,达到早日康复的目的。《素问·宣明五气》指出"五劳所伤","久卧伤气","久坐伤肉"是说久卧则阳气不伸而伤气,久坐则血脉灌输不畅而伤肉。

劳逸适度,是指在病情允许的情况下,凡能下地活动的病人都要保持适度的休息与活动。适度的活动能促使气血流畅,筋骨坚实,提神爽志,增强体魄及加强抗御外邪能力,尤其脑力劳动者应适当地运动。《备急千金要方·道林养性》中记有:"养性之道,常欲小劳,但莫大疲及强所不能堪耳。"是说应经常参加适当的劳作及运动,不宜过于疲劳,不能勉强做自己所不能及的剧烈运动。这就是动静结合,适度锻炼身体,使气血流畅,生机活泼,形体健康,素体改善,精力充沛,生命充满活力,即使患病亦能很快治愈。

2.心理康复　　中医心理学是通过"治神"、"调神"、"护神"、"医心"等治疗与护理手段,针对不同患者的心理状态进行的心理教育及心理训练的一种方法,用以调治及护理神情病变,减轻或消除"心病则神病,神病则形病",使患者通过心理康复护理达到身、心全面的康复,即"欲治其疾,先治其心"。

(1)心理康复护理的特点:心理康复护理有两大特点,一是心理教育,二是心理康复训练。心理教育是针对特定护理对象,以改变其病态心理的教育,故能改变意志,克服恶习,变化气质,提高心智。心理康复训练,是强调"自我调节"的一种训练,是通过语言进行分析、启发开导,使患者充分领悟而达到正常的心理状态。所以《理虚元鉴》记有"五志七情之病,非药石所能治疗,亦非眷属所可解,必病者生死切心,自诊自克,自悟自解,然后医者得以尽其长,眷属得以尽其力也"。情志变化可以直接影响人体脏腑的变化。历代名医一再提倡"善医者,必先医其心,而后医其身"。因此必须加强情志的护理。这不仅有助于临床治疗,而且富有"治病必求其本"之深意。

(2)心理康复护理方法

1)说理开导:通过正面说理开导,使病人认识到喜怒不节的情志失调,是"生乃不固"的重要因素之一,而"和其喜怒"、"喜怒有度"是养生长寿的根本,从而开导和引导病人自觉地戒除恼怒,调和情志,但说理开导也要因人而异,做到有的放矢,生动活泼,耐心细致,用实事求是的方法为病人分析病情,启发病人自我分析来解除或缓解其心理压力,调整情绪,从而达到治愈情志疾患的目的。进行说理开导,护理人员必须要得到病人的信赖,态度要真诚,热情,对病人要有同情心和责任感,对病人的隐私,要注意保密,这样,才能达到通过说理开导,晓之以理,喻之以例,明之以法。从而起到改变病人精神及身体状况的目的。

2)劝说疏导:通过与病人交心谈心,首先取得病人的信任,接近病人,询查清楚病人真正致病的原因,《素问·移情变气论》指出:"凡欲诊者,必问饮食居处,数问其情,以从其意。"情志致病的原因是多方面的,其所以致病,必是与病人有切身关系,一旦病因解除,刺激消失,脏腑气机就会协调。故护理人员要与病人相处到"问者不觉烦,病者不觉厌",才可以详细了解到病的根本原因,疾病发展的演变过程,病人在患病前后的情志状态,尤其是疾病发生后,思想情绪的急剧变化。进一步了解病人的生活习惯,兴趣爱好,性格特征,知识基础,对疾病的认识,也可进一步了解病人对疾病的态度是紧张、害怕、恐惧,还是乐观,有否战胜疾病的坚强意志,并可了解病人家属的思想状况及其存在的实际困难,这样才能够有效地为病人做好思想疏导工作,消除各种消极因素,建立良好的情志状态,从而收到较好的治疗效果。

3)移情相制：移情就是将注意力转移。《素问·移情变气论》指出："古之治病，唯其移情变气，可祝由而已。""祝由"疗法，系祝说发病的原因，转移病人的精神，以达到调整病人的气机，使精神内守以治病的方法。故又称"移精变气"。也即通过语言、行动等祝由方式，调动病人的积极性，形成良好的精神内守状态，移易精气，变利气血，调动病人自身祛除病邪的能力。

有些人患病后，往往将注意力集中在疾病上面，整天围绕着疾病胡思乱想，陷入苦闷烦恼和忧愁之中。对于这类病人，可采用言语诱导的方法，转移病人的注意力，解除思想顾虑，以不治为乃治，每每会收到不药而愈的疗效。

相制即是以一种情志抑制另一种情志，达到淡化，甚至消除不良情志，以保持良好精神状态的一种情志护理方法。在临床实践中，张子和创立了许多行之有效的方法，明确主张："悲可以治怒，以怆恻苦楚之言感之；喜可以治悲，以谑浪亵狎之言娱之；恐可以治喜，以恐惧死亡之言怖之；怒可以治思，以污辱欺罔之言触之；思可以治恐，以虑彼志此之言奇之。"上述五行模式的以情相胜法，正是中医学中独特的情志治疗护理方法。运用好这些方法，将有效地提高情志护理的质量。

4)顺情从欲：顺从病人的意志、情绪，满足其心身的需要，这就是"顺情从欲"。病人在患病过程中，情绪多有反常，对此，先顺其情，从其意，有助于心身健康。所以对于病人心理上的欲望，在护理中注意分析地对待，若是合理的，条件又允许，应尽力满足其所求或所恶，或对其想法表示同情、理解和支持。对那些胡思乱想，淫欲邪念，放纵无稽等错误的、不切实际的欲望，自然不能纵为和迁就。而应当善意地、诚恳地，采用说服教育等方法处理。尤其在对所患疾病有思想顾虑时，可以为病人讲述有关的医学科学知识，帮助其消除疑虑，丢掉思想包袱。对新入院病人应热情接待，介绍环境及其有关制度。对重病人，更应耐心地向其解释，尽量解除他们心理的不安及悲观失望的情志状态。完全丧失生活能力的病人，精神压力大，忧虑重重，对此，应该在生活上全面照顾、精心护理的同时，还要帮助他们坚定生活的信心和勇气。

（四）饮食护理

重视以食代药，食药并重，以合理的饮食调养配合疾病的治疗，促进病人早日康复。

1.饮食调养与宜忌　在饮食调养方面，包括注意饮食适量，软硬冷热适宜，食物要清洁，五味不可偏嗜，对老弱、肠胃疾患康复期病人要求少食多餐。并且应注意饮食在康复期的宜忌。

2.康复食谱　康复食谱有其形神并重、养生保健和防治老弱虚残的特征，分为康复食疗与康复药膳食疗两大类食谱。是根据辨证，因人、因时、因地选择粥谱、饮谱、食谱、菜谱。

(1)粥谱：粮食经熬制成粥后便于吸收，还可根据情况加入一些药食同源的药物。主要适宜于经手术或放化疗治疗或晚期体质较为虚弱的患者。

(2)饮谱：主要适宜于残疾诸证及老年诸证。

(3)食谱：主要适宜于慢性虚弱性病证及残疾诸证。食谱中食物虽常见，却是有康复意义的食物。如糯米可作为脾胃虚弱、消渴及慢性伤残病症的调养及老年人的养生饮食。

(4)菜谱：主要适宜于虚损、消瘦、便秘等症状。是根据日常食用蔬菜的性味组成的康复饮食。

3.药膳食疗　药膳是中医用药物与食物相配合，经过烹调而形成的具有康复治疗作用的一种食疗方法。药膳食疗具有营养丰富、爽口美味，可以防治疾病、保健强身的特点，它充分发挥了药物与食物相配合的康复作用。

二、大肠癌术后与中药调治期间的护理

大肠癌手术后与中药调制期间护理的重点在于给病人良好的康复环境，避免对大肠癌患者护理不当造成其他后果,大肠癌手术后的护理对患者的康复有非常大的作用。

1.病情观察　对于大肠癌术后患者,要注意观察生命体征及病情变化,还要关注创口渗血情况。

2.肠道功能保护　大肠术后患者早期会出现肠道功能紊乱,最常见是腹泻,其次为便秘。一般手术后3~6个月后明显缓解,无须特殊处理。对腹泻次数多者,考虑遵医嘱用药等对症处理。

3.饮食调护　病人出院后宜进食易消化、营养丰富的均衡饮食,生活饮食规律,平常注意饮食卫生,不吃生、冷、坚硬、煎炸、腌制食物,禁忌烟酒,养成定时排便的良好习惯。对大肠癌患者进行饮食指导,肠蠕动恢复后方可进食。以易消化食物为主,避免粗纤维太多的食物。多食豆制品、蛋、鱼类等,使大便干燥,便于清洁处理。

4.人工肛门护理　作好人工肛门的护理。指导患者掌握人工肛门的护理,定时指扩,若发现狭窄或排便困难,及时到医院复查。

5.中药饮法　中药宜热饮。避免药物与食物之间产生相互作用发生变化而影响疗效。如:服人参或人参制剂时忌食萝卜,地黄、何首乌忌葱、蒜、萝卜,薄荷忌鳖肉,茯苓忌醋,鳖甲忌苋菜,蜜反生葱等。

6.情志调护　向患者讲明情志内伤治病的道理,引导患者解除不良情绪,像《黄帝内经》中所述:"人之情,莫不恶死而乐生,告之以其败,语之以其善,导之以其所便,开之以其所苦,虽有无道之人,恶有不听者乎。"做到"和其喜怒"、"喜怒有度",树立战胜疾病的信心。由于癌症的特殊性要引导病人正确认识疾病,不要急功近利。鼓励晚期病人带瘤生存,接受姑息治疗理念,提高生活质量。患有癌症的患者都有不同程度的焦虑,多给患者用精神安慰,消除他们对死亡的恐惧感,要鼓励和训练患者的配偶和亲属,给患者以抚爱、拥抱,轻言细语,多拉家常,表达对患者的挚爱和眷念,满足他们心理上对亲情的渴望,忘记对死亡的恐惧,从而获得精神上的欢愉。

部分术后病人直肠改道,自我形象紊乱突出,应帮助病人重新认识自我,鼓励病人及家属表达内心感受。指导家属协助病人不要过度紧张和焦虑,及时传达不适反应,严格按照医生的医嘱治疗,理解患者的需求,及时给予安慰和解释。

中医在情志调护方面还强调用五音(角徵宫商羽)入五脏(肝心脾肺肾)的方法来调节五脏的生理功能,相当于现代医学的音乐疗法。

三、大肠癌放射治疗与中药调治期间的护理

放疗是治疗大肠癌的重要方法之一,而放疗护理也是必不可少的。如果重视不足的话,很可能影响患者的生活质量,甚至会导致病情的恶化。当然,要做好肿瘤放疗护理也不能盲目,还需要掌握一定的护理原则。

(一)放疗前的护理

1.心理准备

(1)做好病人的思想工作,使患者对放疗有所了解,告知患者放疗中可能出现的不良反应及需要配合的事项,使患者心中有数,避免紧张、恐惧情绪,积极配合治疗。

(2)准备放疗知识的宣教手册,方便患者阅读参考。

2.身体准备

(1)摘除金属物质。

(2)在放疗前改善全身情况,注意营养调配,改善局部情况,避免局部感染。

(二)放疗中的护理

1.照射野皮肤的保护

(1)充分暴露照射野皮肤,避免机械刺激,建议穿宽松、吸湿性强的纯棉内衣裤。

（2）照射野皮肤可用温水软毛巾温和清洗，禁用碱性肥皂搓洗；不可涂酒精、碘酒药膏以及对皮肤有刺激性的药物；局部禁贴胶布，禁用冰袋和暖具。

（3）保持照射野皮肤的清洁干燥，特别是多汗区皮肤，如腹股沟外阴等。

2.监测血象　放疗期间每周复查血象一次，及时监测血细胞的变化，并观察有无发热等症状，及早对症治疗，保证放疗顺利进行。

3.排空小便　放疗时排空小便有利于减少膀胱反应。

4.处理全身反应　肿瘤病人放疗中常出现疼痛、出血、感染、头昏、食欲不振、机体免疫力下降引起病毒感染等症状，应及时对症处理。注意调整治疗方法及剂量，尽量保护不必照射的部位，同时给予镇静剂、维生素 B 类药物。充分摄入水分，从而达到减轻全身反应及避免局部放射损伤的目的。

（三）放疗后的护理

1.心理护理　放疗反应的出现，往往会加重患者心理负担。要加强护患的沟通，做好健康宣教。

2.定期复查　根据病情每 3 个月或 6 个月复查，病情变化及时就诊。

3.保护皮肤　放疗结束后仍应注意照射野皮肤的保护，避免感染、损伤及物理刺激，防止强风、雨淋、阳光暴晒。

4.生活规律　忌烟酒，科学合理营养，注意劳逸结合，生活有规律。

5.放疗反应的护理

（1）皮肤反应的护理：皮肤经放射线照射后，可产生不同程度的皮肤反应，如红斑、干性脱皮及湿性脱皮。红斑一般不做治疗可自然消退。干性皮炎也可不用药，严密观察或应用滑石粉、痱子粉、炉甘石洗剂以润泽收敛或止痒。对湿性皮炎应采取暴露方法，避免合并感染，可用抗生素油膏、冰片蛋清，需要时用龙胆紫外擦。

（2）放射性直肠炎的护理：可用合霉素、泼尼松、甘油等混合物保留灌肠，也可应用特色中药血余蛋黄油灌肠。

（3）放疗中常见急症处理及护理：在放疗过程中，由于放疗对肿瘤及其周围组织的损伤，有时可出现一些急性并发症，需进行紧急处理。

四、大肠癌化疗与中药调治期间的护理

目前大肠癌的术后辅助化疗多采用以草酸铂为主的 FOLFOX 方案，静脉滴注化疗药物 5 天，3 周为一个疗程，常规六个疗程。该方案药物的毒性主要作用于造血系统、消化系统和神经系统。临床患者在化疗的第一周常表现出恶心，呕吐，腹泻，乏力，纳呆等脾胃功能受损的症状，第二三周这些消化道反应会有所减轻。同时患者常常出现贫血，白细胞、血小板降低，手足麻木甚至疼痛等造血和神经系统受损情况。随着疗程的进行，化疗药物毒性的蓄积，上述各种化疗副反应的程度会逐渐加重，甚至导致患者不能耐受而中断疗程。

（一）恶心、呕吐的护理

1.评估　了解患者病史、用药情况、以前经历等预测或评估患者出现恶心、呕吐的可能性，评估病人是否存在焦虑及其他心理问题。

2.给药时间及注意事项　尽可能睡前给药，口服药物分次餐后服用或睡前服。及时准确给予止吐药物，必要时使用镇静药物辅助治疗。

3.创造良好的心理生理环境　保持房间干净、整洁、无异味、无不良刺激，指导患者聆听一些平静缓和、

节奏慢且频率低的音乐或者做渐进式的肌肉放松、冥想、引导式想象等,可以预防化疗引起的恶心、呕吐或预期性的恶心呕吐。

4.饮食原则及营养支持

(1)选择碱性食物、固体食物或酸味食物有助于控制恶心症状。

(2)少量多餐,每日 4～6 餐,避免进食易产气、含油脂或辛辣的食物。

(3)细嚼慢咽促进消化。

(4)鼓励病人进食高营养、高热量的饮食,多喝水。

(5)不能经口进食的可酌情给予肠内肠外营养支持治疗。

(二)腹泻的护理

1.指导病人记录大便的量和次数。

2.保持皮肤完整

(1)每次大便后用清水清洗肛门,用柔软毛巾擦干。

(2)瘘口病人,可涂防潮软膏(氧化锌软膏)。

(3)穿松软的棉质衣服。

3.饮食

(1)少渣饮食,不宜进食粗粮、含油量高的坚果、爆米花、含酒精或咖啡因的饮料。

(2)摄入一些能使大便固形的食物,如生香蕉、白米饭、苹果酱、馒头等。

(3)少量多餐进食,保持食物温度,忌生冷。

(4)腹泻患者可选择牛肉汤、果汁、运动饮料等。

(三)乏力的护理

1.行为放松技巧　渐进式的肌肉放松、冥想、引导式想象可使患者放松身心、减轻焦虑和抑郁,达到缓解乏力的作用。

2.音乐治疗　聆听一些平静缓和、节奏慢且频率低的音乐,可有效的缓解乏力,改善情绪。

3.有氧运动　有氧运动刺激垂体分泌内啡肽,是最好的生理镇静剂。神经系统产生微电刺激,缓解肌肉紧张和精神抑郁,使大脑皮层放松。运动增加器官的供血可达到减轻或解除乏力的作用。

4.睡眠的管理

(1)制定睡眠时间表。

(2)有困意就上床睡觉,入睡困难时不要待在床上。

(3)睡眠要保持在黑暗、通风、安静的舒适环境中。

(4)睡前避免运动、饮食过饱。

(5)睡前洗热水澡、喝杯热牛奶,有条件者可以行身体按摩。

(6)必要时给予促进睡眠的药物。

五、大肠癌单一中医药治疗期间的护理

(一)正确煎药

1.正确选用煎熬器皿　中药的煎熬用具忌用铁锅、铝锅等金属器皿,最好用砂锅(罐),有条件者也可用耐热玻璃器皿(如烧杯等)。其次白色搪瓷、不锈钢器皿也可。因为金属器皿中的重金属离子可使大多数重要的有效成分(如鞣质、生物碱、有机酸、蛋白质等)产生沉淀,从而影响药物的疗效。具涩味的中药(如地榆、虎杖、四季青、侧柏叶、仙鹤草等)含大量有收敛作用的鞣质(如五倍子中鞣质的含量可达70%),可与三价铁离子生成黑色沉淀;具苦味的中药大多含生物碱,均能与重金属产生沉淀。重金属还可使中药中的蛋白质沉淀或变性,并破坏中药中酶的生物活性。

2.严格遵循中药煎熬的操作程序和规则　当中药盛入煎器中后,应加入适量的凉开水或冷水,在室温下浸泡一段时间。一般情况下,全草、花、叶、茎、皮类药物应浸泡20分钟左右,根茎、种子、果实、矿物等质坚药材应浸泡40分钟左右。而加水后立即煎熬中药的做法是错误的,因为中药大都是干燥的植物组织或矿物等的碎片,加水后并不能很快渗入其内部,如果立即煎熬,则不利于药物有效成分的煎出。而首次煎熬时使用热开水也是不正确的,因为热开水易使药材表面组织和植物细胞壁凝固,从而影响水分的渗入,导致有效成分不易渗透出来。药物浸泡后应补加水至高出药面1~2厘米再行煎熬。包煎、后下的中药也应浸泡。首煎时,应先煎有效成分难于煎出的药物,如矿物或动物的骨、甲壳,植物块根类的天麻、沙参、天冬等,种子类的莲米、芡实等。煎沸约20分钟后,再加入气味芳香易挥发或受热易破坏其有效成分的药物,如薄荷、荆芥、砂仁、金银花、大黄、苍术等,并搅匀,煎熬5~10分钟即可。诃子、延胡索、草果、瓜蒌仁等药物,煎前应捣碎。有绒毛的、对咽喉部或消化道有不良刺激的药物(如辛夷、旋覆花等),细小种子类、浮于煎液表面而影响有效成分煎出的药物(如车前子、葶苈子、菟丝子等),易使煎液浑浊的药物(如滑石、赤石脂、海金沙等)应包煎。冲服的药物(如血竭、三七粉、川贝母粉)、烊化的药物(如阿胶、龟胶)、磨汁兑入的药物(如羚羊角)切忌放入煎器中煎熬。药物每次煎熬的时间不能以煎至药液剩余多少而定,而应从煎沸后开始计时。解表药多含挥发性成分,煎熬时间过长会使其有效成分过多的散失,影响疗效。故首煎10分钟左右即可。对补益滋腻、质坚丰厚的药物,由于其有效成分需要较长时间才能煎出,因此首煎需20分钟左右。如果是第二、三次煎熬,可加热开水约高出药面,煎沸后宜用文火。若用武火,温度过高会使某些有效成分遭到破坏,同时杂质含量也会增多。一剂中药一般煎三次,最好将每次的煎液用纱布趁热过滤,然后将三次煎熬液合并,装入密封容器内待服。

(二)正确服药

我们平时所说的中药,通常是指传统的汤剂。病人在服用中药时,大多是每天一剂,水煎后早晚分两次服用,至于怎样服药更合理、什么时候服最好,并不太讲究。其实不然,服用中药是否合理,对疗效也有一定影响,这主要从服药方法和服药时间两方面来考虑。

1.选择正确的服药时间　服中药的时间要根据病情和药物的性质来定。通常中药皆宜在饭前约1小时服,滋补药则宜空腹服,其中滋阴养血药宜入夜服用,因为夜为阴,入夜进养阴药最合适;驱虫药(如乌梅)和泻下药(如大承气汤)空腹时服用较好;补益药(如人参等)、健胃药(如补脾益肠丸等)和对胃肠刺激性较大的药物(如甘露消毒片等)宜饭后服,这样可以延长药物与胃的接触时间,发挥最大的疗效,也可以消除一些药物的副作用;治疟药物宜在发作前两小时服;发汗药宜中午服;催吐药宜清晨服;安神药宜在睡前服。不管是在饭前或饭后服药,都应有半小时至1小时的间隔,以免影响药效。

2.服药次数　一般来说,中药通常需一天口服3次。病情缓和者可每日口服2次;而病情较重、较急者,可根据医师的指示,每隔4小时左右服药一次,夜晚也不停止,以使药力持续,有利于更快地缓解症状、减轻病情。服前应摇匀药液并倒出一次量,用文火温热后于饭前服下。对胃肠道有刺激的药、健胃药、消导药应在饭后服下。而煎一次服一次是很不科学的。因为药物第一次煎出的有效成分的含量最多,以后依次呈递减趋势,三次以后有效成分的含量已经远不能发挥正常治疗作用了。

3.服药温度　传统的中药汤剂,多以温服为主,不过根据中医用药的原则"用从治法",也有例外的情况,如发散风寒药,最好用热服;有口干、舌红、便秘、尿赤等热性症状的疾病用清热解毒、泻下通便的凉性药时,宜凉服。但有时寒热错杂,相互格拒,出现服药后呕吐的现象,就要区别对待。若系真寒假热,则用热药宜凉服；若系真热假寒,则用凉药宜热服。这是为了消除寒热格拒的现象。按照病人疾病的寒热虚实来决定服药的方法,不仅可以提高治疗效果,而且可以减少不良反应。

4.服中药的忌口　服药时还要注意一定的饮食禁忌。饮食禁忌简称食忌,也就是通常说的"忌口"。古代医药学文献中就有地黄、首乌忌萝卜、葱、蒜,茯苓忌醋,薄荷忌鳖肉等记载。说明在服用某些药物时,不可吃某些食物,这里需要特别提醒的是,大便秘结、出血、咳嗽、痔疮等病人,应少食或忌食韭菜、生姜、大葱、胡椒等辛辣的食物;风疹瘙痒、慢性哮喘的病人,应忌食鹅肉、蘑菇、土豆等发物类食物;高热病人应忌油腻。

（梁桃军）

第八节　大肠癌的预后、监测和随访

一、大肠癌的预后

大肠癌在最近的 10 余年来,生存方面没有大的变化,5 年生存率保持在 60％～70％。"根治手术"后患者不能长期生存的一个很重要的原因是,那些被认为"治愈性手术"的病例已经存在微小转移灶。在所有的预后因素中,最重要的是肿瘤在肠壁的侵犯深度和淋巴结的转移状况,也就是肿瘤的分期。随着分子技术的发展,近年来出现了一些新的预后判断指标,这些指标在单因素分析中被认为是预后相关因素,但是在多因素分析中,往往存在争论,而且这些指标对于预后判断的强度而言仍然缺乏充分的研究。

(一)患者相关因素

1.年龄　以往的资料认为,年龄是一个预后相关因素,认为发病年龄小于 40 岁和超过 70 岁的患者预后不良。但是年龄与众多的病理因素相关,调整其他病理因素以后,年龄就失去预后指示意义。用延误诊断和治疗欠佳或许可以解释这些患者与预后不良之间的相关性。

2.部位　部位被认为是大肠癌的预后相关因素,结肠癌的预后明显好于直肠癌,腹膜返折以上的直肠癌预后好于返折以下者。但是不同部位的结肠癌之间是否存在差别目前尚无结论。

3.性别　以往性别曾被认为是一个预后相关因素,女性患者较男性预后好。经过大量的研究分析,目前一致认为性别并非独立的预后因素。

4.临床症状　多数文献报道,有症状的患者 5 年生存率比无症状者低,特别是存在出血、穿孔、肠梗阻时。这可以通过肿瘤的分期来解释,肿瘤小、分期早时,患者通常没有症状。当肿瘤不断长大时,患者的症状越来越明显,直至出现穿孔、梗阻等急症。

(二)肿瘤生物学因素

1.肿瘤分期　这是目前得到公认的最重要的预后判断指标。大肠癌总的 5 年生存率在 60％～70％,但是,肿瘤分期不同预后差别很大。按照传统的 Dukes 分期,不同分期的生存如表 11-8-1。就分期方法来说,相对于众多患者千差万别的具体情况,目前的分期方法显然是非常粗略的。如何更准确地判断预后一直是大家追寻的目标,有人提出,更加准确地判定肠壁浸润深度或脉管侵犯可能有益于准确判断预后;另有人提出,肿瘤与周围组织的边界是判断预后的因素,不规则侵犯者预后不及边界清楚者,前者的 5 年生存率为 20％,而后者的 5 年生存率为 70％,但是参考肿瘤分期以后,这并非一个独立的预后判断指标。有学者研究了静脉侵犯与肝转移的关系,提示脉管侵犯在判断肝转移方面有一定价值。淋巴细胞浸润也曾经作为预后指示因素,但是以上标准作为大肠癌更加准确分期的因素并没有被广泛接受。

表 11-8-1　不同 Dukes 分期大肠癌的 5 年生存率

分期(Dukes)	所占的比例(%)	5 年生存率(%)
A	15	90
B	35	70
C	50	30
D	10	5~10

　　另一个更准确的分期方法是提高对淋巴结转移状态的判断,目前常用的方法是采用抗 CK 的抗体行免疫组织化学方法染色,检查淋巴结中的微小转移灶。由此可以发现在传统方法判断淋巴结阴性的患者中25%存在微转移。多数观点认为,存在淋巴结微转移的病例预后不及无微转移者。但是有人认为免疫组织化学发现的微转移不具备预后判断价值。能否将微转移作为肿瘤分期的依据需要进一步的研究,也是肿瘤分期进一步细化的方向。

　　2.肿瘤的分化程度　　大肠癌分化程度的组织病理评价用肿瘤细胞分级来表示。肿瘤细胞的分级参考细胞核的特征和细胞的结构特征。细胞核的特征包括细胞核的形态、倍体和有丝分裂活动,结构特征提示肿瘤细胞有形成不同结构的能力,如微管、细胞极性、黏液分泌等。传统的分级方法将肿瘤细胞的分化程度划分为高、中、低三级。多数的观念认为,不论对于结肠癌还是直肠癌,分化程度低都是一个不利的预后指标。

　　3.肿瘤细胞的增殖　　对于大多数肿瘤,肿瘤细胞的增殖活性与患者的生存有关。增殖活性指标主要有S 期分数、Ki-67、Mib-1、增殖细胞核抗原(PCNA)。采用流式细胞测量 S 期分数似乎是一个简单可行的方法,但是存在两方面的限制:首先对于多个非整倍体干细胞来源的肿瘤很难确定其基本的增殖分数;其次,多数流式细胞分析采用石蜡切片来源的材料,用这种材料测量存在一定的限制。尽管如此,仍然可以在肿瘤生物行为和 S 期分数之间发现相关性。有研究发现,在 Dukesc 期病例中,S 期分数超过 15%者,预后不良。PCNA 和 Ki-67 抗原是更常用的测量增殖的方法,可以采用免疫组织化学检查。有报道认为 PCNA阳性细胞数可以作为一个独立的生存预测指标,计数高者生存时间短。即使对于肝转移者,PCNA 也是一个有价值的预后指标。因此用 PCNA 和 Ki-67 作为辅助治疗选择的依据。

　　4.肿瘤浸润与转移　　肿瘤的一个重要特点是浸润与转移。从理论上说,反映这些因素的指标与预后相关。这些指标包括肿瘤的边界、脉管侵犯、转移相关基因的表达、细胞黏附分子的表达以及肿瘤的血管生成等。

　　肿瘤的生长、转移和播散需要足够的氧和营养。新生血管的形成是肿瘤发展的一个重要步骤。因此有人研究了肿瘤微血管密度与肿瘤预后的关系。高密度者无瘤生存期和总生存期短,且肿瘤血管密度被认为是一个独立的预后因素。肿瘤血管生成的另一个指标是血管内皮生长因子,有文献认为其表达高者预后不良。

　　目前,反映肿瘤浸润相关的指标主要是基质金属蛋白酶(MMPs)、尿激酶型纤溶酶原激活剂(uPA)。有研究在 DukesB 期的大肠癌患者中发现,uPA 活性越高,提示出现肝转移的可能越大。研究发现,肿瘤组织 uPA/正常黏膜组织型纤溶酶原激活物(tPA)的比值以及肿瘤组织中纤溶酶原激活因子抑制因子-2(PAI-2)的水平是独立的预后指标。另外,对 MMPs 的研究也有相似的结论。

　　此外,nm23 基因的缺失亦被认为与大肠癌的转移有关,但是尚存在着一定的争论,还需要进一步的研究证实。

黏附分子在肿瘤的转移中发挥作用,细胞间的黏附缺失被认为是肿瘤出现转移的重要环节,与之相关的重要上皮细胞黏附分子包括 E-cadherin、CD44 以及 ICAM-1。目前的研究认为,E-cadherin 与肿瘤的分化程度高度相关,但可能并不是一个独立的预后因素;而 CD44v6 有望成为一个重要的预后判断指标。

5.肿瘤细胞遗传学　　大肠癌相关的遗传异常已被广泛研究,可通过 DNA 流式细胞来检测重要的遗传异常,如 DNA 含量。倍体数异常的检测相对简单、快捷,因而比较实用,可作为新的独立预后指标。目前,多数的研究提示,非整倍体肿瘤的生存时间比二倍体短。但是肿瘤的倍体数明显与其他因素,如肿瘤的分期、分级、增殖活性有关,所以作为一个独立的预后指标,应用价值还是有限的。

癌基因和抑癌基因被认为与肿瘤的预后明显相关,这些基因包括 K-ras、c-Myc、TP53、DCC、Smad4。

K-ras 是人类常见的癌症相关基因,可能作为信号传导分子影响细胞的分裂增殖,从而干扰细胞周期。有大量的文献资料研究了大肠癌中 K-ras 突变与预后的关系,基本一致的观点是 K-ras 突变是大肠癌的一个独立预后因素。这种相关性与肿瘤的分期无关。个别研究认为 ras 基因突变与肿瘤进展相关,但是在多因素分析中并非一个独立的预后因素,所以仍然存在一定的争论。或许 K-ras 与疾病进展相关,但在某一特定的分期则无预后意义。

多数研究资料报道,TP53 基因的改变与肿瘤的显著侵袭性生物学行为相关。对于 TP53 基因是否是一个独立的预后因素亦存在争论。

50% 的进展性腺瘤和 70% 的大肠癌可以检出 DCC 基因改变。有资料表明,DCC 基因产物的表达缺失可以作为一个预后判断指标。在手术切除的 Ⅱ、Ⅲ 期患者中,DCC 基因失活者其 5 年生存率显著下降。

胸腺嘧啶合成酶(TS)和胸腺嘧啶磷酸化酶(TP)亦可能与预后相关。5-FU 是大肠癌治疗的基本药物,它通过与 TS 形成复合物干扰肿瘤 DNA 的合成而抑制肿瘤的增殖。TS 水平高者 5-FU 疗效差,以上证据促使人们研究 TS 与大肠癌预后和化疗效果之间的关系。初步的结果表明,TS 及 TP 高水平为预后的不利因素。

(三)治疗相关因素

1.手术质量因素　　手术质量是肿瘤手术操作的基本要求。手术质量涉及无瘤技术、规范操作和尽可能减少创伤等众多方面。手术质量很显然是重要的预后影响因素,与普通外科疾病不同,避免手术操作带来的医源性播散,恰当的手术切除范围和淋巴结清扫范围在肿瘤外科是至关重要的。目前已有足够的证据证明外科医生是患者预后的一个重要影响因素。相同分期的患者,在不同的医疗单位或手术医生之间报道差别很大。大的医疗单位或专业医疗机构中患者预后明显好于小的医疗单位。结肠癌受影响小些,直肠癌则非常明显。一个很典型的例子就是直肠癌的 TME 手术。在这种手术被广泛施行前,低位直肠癌的局部复发率高达 20%~30%,而采用这种手术方式,局部复发率在 10% 以下,可以看出手术质量对预后的重要影响。直肠局限于盆腔,切除范围受到众多器官的局限,因此更需要规范,从目前的情况分析,以往局部复发率高主要原因在于手术技术。手术质量提高,切缘阳性率下降,则伴随生存的提高。因此切缘阳性率可以作为手术质量的一个指标。伴有阳性切缘者必然会出现局部复发。因此对于直肠癌可以建立一套质量控制体系,而对于结肠癌也是如此。目前已经得到公认,即结直肠癌手术切缘阳性与局部高复发率密切相关,而且必然降低生存。低位直肠癌的高复发率可以与盆腔的解剖结构有关,对于分期超过 DukesB 期的患者,其存在局部复发的高危因素,推荐进行手术前的治疗,可以采用放疗或放化疗。

2.直肠癌的手术质量要求　　提高直肠癌手术质量和降低局部复发的重要措施是 TME 手术,要求进行锐性解剖,完整切除直肠系膜。有研究发现,直肠系膜的完整性是直肠癌预后的一个重要因素,系膜不完整的局部复发率(26%)明显高于完整者(10%)。局部复发部分归因于切缘阳性,周边切缘是直肠癌手术质量控制的另一个重要方面,周边切缘阳性是直肠癌术后局部复发的最重要因素,尽管对切缘阳性的定义存在争论,多数的研究证实,切缘≤2mm者,局部复发率增加,此组患者的局部复发率为16％,而超过2mm者局部复发率仅仅为6％。而切缘≤1mm者,远处转移上升(37％vs15％),生存期缩短,两组患者的2年生存率分别为70％和90％。而有关远端切缘其包含了肠壁内和肠壁外两个方面,对于肠壁内侵犯有统一的认识,向远端侵犯超过2cm者不超过5％。对于存在淋巴结转移的病例,20％的病例存在远端直肠系膜内扩散,有6.4％的病例淋巴结转移超过肿瘤远端2cm。

3.综合治疗　恰当的综合治疗是大肠癌的重要保护因素,手术是大肠癌治疗的最主要和唯一可能治愈的方法,化疗和放疗也是大肠癌的重要治疗措施。5-FU/CF方案可以将大肠癌的5年生存率提高10％左右。近年来出现了疗效更好的药物,如奥沙利铂和伊立替康。这些药物的出现以及联合应用显著提高了化疗效果,即使对转移性大肠癌,以上方案也可以明显延长生存时间。放疗在直肠癌的治疗中有重要作用,对于DukesB、C期患者,术前放疗可以降低肿瘤分期,提高手术切除率并且可以降低手术后的局部复发率。

总之,目前对于大肠癌的预后判断方面,得到公认和最强的预后指标仍然是肿瘤的分期。近些年来,发表了大量可能与预后有关的文章,这些文章多数是从分子标志方面分析。也有人提出肿瘤的分子分期,这些指标应该作为分期的因素来参考(表11-8-2),但是目前这些因素在大肠癌预后中的确切价值还没有定论,这也是肿瘤研究的一个方向,反映了肿瘤的一些个体化问题,是肿瘤个体化治疗的基础,相信随着研究的进一步深入,我们可以用更加准确的指标来判断大肠癌患者的预后。

表 11-8-2　可能具有预后判断价值的分子标志

肿瘤抑制基因和原癌基因	K-ras、c-Myc、TP53、DCC、Smad4、nm23
细胞凋亡相关基因	Bcl-2、Bax
DNA 合成相关基因	TS、TP
生长因子和生长因子受体相关基因	TGF-α、TGF-β、HER-2/neu、EGFR
碱基错配修复基因	MSH2、MLH1
血管生成相关基因	VEGF
细胞周期调节蛋白及其激酶抑制剂	$p27^{KIPI}$、$p21^{WAFI}$、$p16^{INK4A}$
黏附分子相关基因	CD44、E-cadherin、ICAM-1
细胞浸润相关分子	MMPs、uPA
细胞增殖相关分子	Ki-67、Mib-1、PCNA

二、监测和随访

1.意义　①评价治疗相关的并发症;②及早发现复发转移病灶;③及早发现异时性多原发肿瘤;④指导功能恢复及心理疏导,改善生活质量;⑤有效的健康宣教。

2.原则　①必须及时发现问题(发现的问题应该是可处理和值得处理的);②必须将随访带来的伤害降到最低(包括重复CT扫描时的辐射暴露,随访带来的心理压力,还有假阳性结果导致的压力及风险)。

3.手段　①病史询问和体格检查;②影像学检查(B超、CT、MRI、PET-CT);③肿瘤指标检查(CEA、CA19-9等);④内镜检查。

4.推荐(根据 NCCN 指南 2013)

(1)Ⅰ期:1年时进行结肠镜检查。①若发现进展性腺瘤,需在1年内复查;②若未发现进展性腺瘤,则

3年内复查,然后每5年1次。

(2)Ⅱ期和Ⅲ期病史和体检

1)每3～6个月1次,共2年,然后每6个月1次,总共5年。

2)CEA:每3～6个月1次,共2年,然后每6个月1次,总共5年。

3)高危复发的患者,行胸/腹/盆腔CT检查,每年1次,共5年。

4)1年内进行结肠镜检查,如果术前因肿瘤梗阻无法行全结肠镜检查,术后3～6个月检查:①若发现进展性腺瘤,需在1年内复查;②若未发现进展性腺瘤,则3年内复查,然后每5年1次。

5)PET-CT扫描不作常规推荐。

(3)无肿瘤残存(NED)的Ⅳ期

1)病史和体检:每3～6个月1次,共2年,然后每6个月1次,总共5年。

2)CEA检测:每3个月1次,共2年,然后每6个月1次,连续3～5年。

3)胸/腹/盆腔CT:前2年每3～6个月1次,然后每6～12个月1次,总共5年。

4)1年内进行结肠镜检查,如果术前因肿瘤梗阻无法行全结肠镜检查,术后3～6个月检查:①若发现进展性腺瘤,需在1年内复查;②若未发现进展性腺瘤,则3年内复查,然后每5年1次。

(夏爱华)

第十二章　肛管及肛门周围恶性肿瘤

肛管癌一般为鳞癌,可能与肛管及肛周慢性炎症、慢性炎性肠病等相关。也可发生其他少见的恶性肿瘤如基底细胞癌、肛周 Paget 病、恶性黑色素瘤等。

【诊断标准】

1.临床表现

(1)症状与体征

①便血:色呈鲜红或暗红,或混有脓液和黏液,有时出现血块或坏死组织。

②肛管癌可破坏肛管,使之僵硬变形,故大便变细。癌症侵及括约肌时,引起肛门失禁、肛门渗液、漏便。

③疼痛:肛管的鳞状上皮受体神经支配,患肛管癌时,出现明显疼痛,尤其以排便时更甚,因此患者常拒绝指诊。

④晚期侵犯周围脏器,可出现尿疼尿频,骶部疼痛、肛瘘、肛门周围皮肤结节,腹股沟淋巴结大。

⑤直肠指诊:能触及肛管肿块,形状不规则、高低不平、质硬,指套可染脓血。可发现肿块位置、范围、固定程度。

(2)辅助检查

①直肠镜:直视肿瘤形态,并可取组织活检确定性质。

②盆腔 CT、直肠腔内超声检查、阴道检查、CEA 等对诊断有辅助价值。

2.诊断要点　病史中明显的疼痛,较易发现的病灶及大便性状改变等可帮助诊断,但注意较长时间不愈合的病灶应及时进行活检以免漏诊疾病。

【治疗原则】

肛管鳞癌以放化疗为首选治疗,手术治疗适用于肿瘤体积较大,放化疗后肿瘤残留或复发者。手术方式为局部切除;经腹会阴联合切除。

(薛国柱)

第十三章 便 秘

【便秘的定义】

便秘是多种疾病的一种症状,而不是一种病。对不同的患者来说,便秘有不同的含义。由于正常的排便习惯差异很大,摄食种类及习惯、生活习惯、环境因素、精神状态等都可以影响排便习惯。所以,迄今为止,还很难给便秘下一个确切的定义。目前较为公认的便秘定义为:①排便次数减少,每周少于2～3次;②排便困难(排便费力,每次排便时间可长达30分钟以上);③粪便干结且量少。如患者对便秘的描述符合以上3种排便障碍中的任何1种,即提示便秘存在。因此,有些患者尽管每天排便1次,而排便困难且排便后仍有残便感,或者是几天不大便,大便也不干结,但排便困难,均应纳入便秘的范围。

【便秘的分类】

便秘在临床上有很多种分类方式,但主要应分清是器质性便秘还是功能性便秘。常见有以下几种分类:

1.按病程或起病方式,可分为急性便秘和慢性便秘。

2.按有无器质性病变,可分为器质性便秘和功能性便秘。

3.按粪块积留的部位可分为结肠便秘和直肠便秘。

4.按结肠、直肠平滑肌功能状态可分为弛缓性便秘和痉挛性便秘。

5.按便秘的病理生理基础,可分为机械梗阻性便秘和动力性便秘。

6.结肠通过时间检查,动力性便秘又可分为出口梗阻型便秘、结肠慢传输型便秘、结肠通过正常型便秘和混合型便秘。

7.便秘也可分为原发性便秘和继发性便秘。

【便秘的原因】

引起便秘的病因较多,有肠道肿瘤和炎症、结肠直肠的神经肌肉病变、内分泌紊乱、与饮食和排便有关的因素以及精神因素等。如果人们在日常生活中,认识到便秘的本质,了解引起便秘的原因,其中相当一部分病因是能够预防,并使便秘的症状减轻以至治愈的。便秘的病因有七大类、近100种之多。

1.不良的饮食和排便习惯 ①饮食中含纤维素少;②运动量少;③人为地抑制便意;④滥用泻药;⑤环境的改变。

2.精神因素 ①精神病;②神经性厌食;③抑郁症。

3.内分泌紊乱 ①甲状腺功能低下;②甲状腺功能亢进;③低钙血症;④高钙血症;⑤糖尿病;⑥老年性营养不良;⑦催乳素升高。⑧雌激素降低;⑨铅中毒。

4.医源性因素 ①药物因素:可待因、吗啡、抗抑郁剂、止泻剂、抗胆碱剂、铁剂;②长期卧床、长期制动;③盆腔手术:直肠、肛管、子宫手术。

5.结直肠外的病变 ①中枢神经病变:各种脑部病变、脊髓损伤、肿物压迫、多发性硬化症等;②支配神经病变:Hirschsprung病、Chagas病、盆腔手术等。

6.结直肠功能性病变　直肠内脱垂、直肠前突、盆底疝、盆底痉挛综合征、耻骨直肠肌综合征、会阴下降综合征、内括约肌失弛缓症、直肠孤立性溃疡综合征以及结肠传输减慢。

7.结肠直肠器质性病变　①结肠直肠机械性梗阻：良性和恶性肿瘤、扭转、炎症、吻合口狭窄、肛管狭窄、肛裂、痔疮等；②结肠神经或肌肉病变：先天性巨结肠、后天性巨结肠、肠易激综合征等。

【老年人易发生便秘的原因】

老年人常见的疾病（如糖尿病、高血压、冠心病、心肌梗死、脑卒中、肺心病、慢性心力衰竭、直结肠肿瘤）本身常可引起老年性便秘。加上患病以后长期卧床休息，活动减少，以及在治疗这些疾病过程中服用某些药物，如钙离子拮抗剂、转换酶抑制剂等皆可诱发与加重便秘。特别是老年人肝脏酶系统活力减弱，对药物的解毒功能降低，以及由于动脉硬化、肾血流量下降、肾功能减退等，对药物的排泄能力明显下降，及各功能减退的系统器官，对药物的耐受性差等，极易发生药物过量而引起药物性便秘。另外，老年人多患有前列腺增生，前列腺增生可引起尿潴留，膀胱膨胀时压迫直肠也可能引起排便困难和便秘。

【便秘对人类健康的危害】

据统计资料，美国每年约 400 万人患便秘，有 200 万～300 万人需依赖泻药助便，由于粪便在结肠内停留时间过长，其中代谢产物，如细胞死亡裂解释放的物质、未被小肠消化吸收的脂肪、纤维素在结肠内发酵的产物、腐败的产物等（如乙酸、乳酸、琥珀酸、延胡索酸、氨、硫化氢、吲哚等有害物质），被结肠吸收经肝脏解毒，当超过肝脏解毒能力时，这些有毒物质进入循环，散布于全身各脏器，使心、脑、肺、肾等重要生命器官受累而发病。美国统计每年约有 20 万人因便秘而导致心脏疾患猝死或致使原有心脑疾病病情加重。近年来日美及加拿大学者研究证实，顽固性便秘易致记忆力减退、思维迟钝、注意力不集中等现象。日本学者统计有 30%～40% 老年性痴呆患者，在青壮年时曾有过顽固性便秘史。便秘便姿与脑出血诱发有一定关系，有人曾测量便秘患者排便时增加腹压的同时，血压可明显上升 10～20mmHg(1.33～2.66kPa)，甚至更高。不少病员由于长期依赖泻剂助便，长期服用含有蒽醌苷类物质，如番泻叶、大黄、芦荟等，刺激结肠壁，使神经节细胞、神经丛遭到损害，导致结肠黑变病，使结肠运动无力，造成排便障碍，进一步加重便秘，最终造成结肠慢传输型便秘。

另外，便秘可以影响一个人的情绪，从而降低工作效率。比如，早晨起床后不解大便，一个人整天都会心情不舒畅。

由于粪便主要是由食物残渣、大量细菌、一些有毒有害的化学物质和重金属等组成，这些废物和毒物在肠道内停留的时间过长，往往会对肠黏膜甚至整个机体造成不良的影响。便秘对人体的危害主要表现在以下几个方面。

1.引起肛周疾病　由于粪便干硬，停留于直肠的时间过久，粪便中的致病菌容易引起肛窦感染形成肛窦炎，并进一步引起肛周脓肿、肛瘘、肛门梳硬结、肛乳头肥大等。干燥的粪便在排出时易损伤肛瓣、齿状线附近组织、肛管及肛周皮肤，引起肛裂、血栓外痔。粪便干硬，排便困难而高度用力，致使血压过度增高，盆腔充血，因此易患痔疮及脱肛。

2.引起精神症状　粪便中的有毒化学物质、重金属以及由细菌产生的各种毒素长时间不断地刺激直肠黏膜的压力感受器，患者往往会产生一些头痛、头晕、失眠、心烦、疲乏无力、食欲不振、口苦口臭等全身症状，这是由神经反射引起的，也直接影响了人体的健康。

3.产生腹胀　当发生便秘时，肠的蠕动相对减弱，排气减少；另外，粪便在肠道内停留的时间长，细菌酵解产生的气体增多，加上肠对气体的重新吸收减少，以至于大量气体停滞于肠中，易产生腹胀。

4.诱发脑卒中和冠心病　由于便秘的患者排便时高度用力，心跳加快，血压升高，因此对有高血压和心脑血管疾病患者的危害更大，往往引起脑出血，使患者脑卒中或再次脑卒中。冠心病患者平素往往因冠状动脉狭窄致心肌供血不足而感觉心慌、胸闷、气短,当排便时过度用力,心脏负荷增加,心肌耗氧量增大,更加重供血不足,使心绞痛、心率加快、心律失常、心慌、胸闷气短等症状加重,严重者可导致心肌梗死。

5.引起肛管直肠癌 大便中含有一种叫"吲哚"的致癌物质,也含有类固醇和胆酸等与"多环芳香烃"结构类似的致癌物质,大便秘结必然增加这些致癌物质与肠黏膜和肛管上皮的接触时间,从而刺激肠黏膜和肛管上皮的异常增生,使肛管直肠癌的发病率增加。

【影响便秘的因素】

排便是一个复杂的生理过程,有多个系统参加,排便反射过程的任何环节受到干扰,都将引起排便障碍,导致今后便秘的发生。概括起来有以下诸影响因素:

1.消化道自身病变可以引起便秘,其他系统病变也可以通过影响消化道的结构与功能而引起便秘。

2.结肠结构与功能直接影响结肠运动,因而与便秘的关系十分密切,如影响结肠平滑肌结构的疾病可引起便秘,并可能与某些巨结肠的形成有关,这类疾病常导致平滑肌细胞数量的减少,而代之以纤维化,使结肠壁变薄,动力下降。

3.影响结肠功能的因素可引起便秘,该方面的因素颇多,包括结肠的蠕动方式、结肠内压力的改变、神经系统、激素、调节肽等。

4.近年来,肠壁神经丛的重要性受到人们的重视,被称为"肠脑"。除大家熟知的先天性巨结肠外,一些研究者陆续报道了特发性巨结肠、巨直肠,甚至一些没有巨结肠外观的便秘患者,其结肠切除标本,显示有明显的肠肌间神经丛异常。

5.结肠黏膜的吸收功能和结肠容积的大小也与便秘有密切关系。吸收功能直接影响肠内容物的性状,结肠肠腔容积也可影响粪便的运行方式。

6.另外,某些能明显影响腹压升高的疾患或状态,也能导致排便动力的减少,而影响正常排便。

【便秘的检查方法】

(一)一般检查

1.全面系统的体格检查 多数便秘患者腹部体征无特殊,偶在结肠区内扪到粪块。

2.肛门直肠检查 要仔细观看肛门部:有无痔、裂、瘘等。直肠指诊:可查出直肠前突、直肠内套叠、耻骨直肠肌痉挛性收缩或肥大。也要检查肛管敏感性及反射性。

(二)辅助检查

1.粪便检查 检查者应争取对患者一次排出的粪便作目测,粗略估计其重量,观察其物理性状;干硬、板栗状的粪块提示肠激惹综合征;另外,还应进行大便常规及隐血检查。

2.血生化检查 主要针对可导致便秘的内分泌、代谢性因素进行检查。近年来,胃肠道激素与便秘的关系引起了人们的注意,国外学者已做了一些工作,但结论尚未明确,国内这方面的工作还做得较少。

3.钡剂灌肠 是诊断结肠器质性病变的主要方法之一,可发现冗长结肠、结肠增宽。

4.内窥镜检查 主要目的是排除肿瘤性病变。当疑有先天性巨结肠时一定要作活检,无神经节细胞是其特征。

5.结肠转运功能检查 系利用不透X线的标志物,口服后定时拍摄腹部平片,追踪标志物在结肠中运行的情况,是判断结肠内容物运行速度及受阻部位的一种方法。

6.肛肠动力学检查 利用压力测定装置,检查内外括约肌、盆底、直肠功能状态及它们之间的协调情况,对判断便秘与上述结构的功能失常是否有关有重要意义。

7.盆底肌电图检查 应用电生理技术,检查盆底肌、耻骨直肠肌、外括约肌等横纹肌的功能状态,以及其支配神经的功能状态。

8.排粪造影检查　将钡剂注入直肠、结肠(有的还可口服钡剂以观察小肠)后,患者坐在易透 X 线的便器上,在患者排便的过程中,多次摄片或录像,以观察肛管、直肠的影像学改变。

9.结肠压力监测　将传感器放置到结肠内,在相对生理的情况下连续 24～48 小时监测结肠压力变化。对确定有无结肠无力,对治疗有指导意义。

10.气囊排出试验　在直肠内放置气囊,充气或充水,并令受试者将其排出。可作为有无排出障碍的筛选试验,对阳性的患者,需要作进一步检查。

【慢性便秘的诊断】

对慢性便秘患者的诊断应包括:便秘的病因(和诱因)、程度及便秘类型。如能了解和便秘有关的累及范围(结肠、肛门直肠或伴上胃肠道)、受累组织(肌病或神经病变)、有无局部结构异常及其和便秘的因果关系,则对制定治疗和预测疗效均非常有用。以下分述慢性便秘的严重程度及便秘类型。

1.慢性便秘的严重程度　将便秘分为轻、中、重 3 度。轻度是指症状较轻,不影响生活,经一般处理能好转,无须用药或少用药。重度是指便秘症状持续,患者异常痛苦,严重影响生活,不能停药或治疗无效。中度则介于两者之间。所谓的难治性便秘常常是重度便秘,可见于出口梗阻型便秘、结肠无力以及重度便秘型肠易激综合征等。

2.慢性便秘的类型　分为慢传输型便秘、出口梗阻型便秘和混合型。

【便秘的治疗原则】

便秘的治疗原则是根据便秘的轻重、病因和类型,进行综合治疗,恢复正常的排便习惯和排便生理。

1.一般治疗　加强排便的生理教育,建立合理的饮食习惯(如增加膳食纤维含量,增加饮水量)及坚持良好的排便习惯,同时应增加活动。

2.病因治疗　便秘的根本治疗在于去除病因。找出便秘的原因后,去除病因或针对病因进行治疗。

3.药物治疗　选用适当的通便药物。选择药物应以毒性低、不良反应少及药物依赖性低为原则,常选用的如膨松剂(如非比麸、欧车前等)和渗透性通便剂(如福松、杜秘克)。各种泻下药或润肠通便药,最好都在每晚临睡前一次服,早晨起床后解大便,这样比较符合正常生理排便时间,有利于纠正顽固性便秘。如果一天吃 2～3 次药,每间隔 4～6 小时大便 1 次,这样显然不利于形成定时的符合生理的排便习惯,治疗的效果也就不会理想。对于这一点以往有些医生和患者都认识不足,在一日之内将泻药分两三次服,这种分散的用药没有集中在晚上一次服好。对慢传输型便秘,还可加用促动力剂,如西沙必利或莫沙必利等。需要注意的是,对慢性便秘患者,应避免长期应用或滥用刺激性泻剂。多种中成药具有通便作用,但需注意长期应用中成药治疗慢性便秘时,应注意其内的成分及其不良反应。对粪便嵌塞的患者,清洁灌肠一次或结合短期使用刺激性泻剂以解除嵌塞。解除后,再选用膨松剂或渗透性药物,保持排便通畅。开塞露和甘油栓有软化粪便和刺激排便的作用。复方角菜酸酯能对治疗痔源性便秘有效。

4.心理疗法与生物反馈　中、重度的便秘患者常有焦虑甚至抑郁等心理因素或障碍的表现,应予以认知治疗,使患者消除紧张情绪。生物反馈疗法适用于功能性出口梗阻型便秘,原理是将不能觉察的生理过程中的信息转变成患者可懂得的信息(如声音、图像等),并进行自我调节的技术。

5.外科治疗　如经严格的非手术治疗后仍收效不大,且各种特殊检查显示有明确的病理解剖和确凿的功能性异常部位,可考虑手术治疗。

【引出便意的方法】

第一,早餐后养成上厕所的习惯。利用"直立反射"和"胃-结肠反射",引起便意,并逐渐养成每天早上上厕所排便的习惯。

第二,为了在早上引出便意,可进食能引出便意的饮食:①早上起床后喝 2～3 杯冷开水,即能消除便秘。这是因为冷水进入胃部之后引起胃-结肠反射,促进了大肠的蠕动。另外,便秘时水分会被体内吸收,致使大便变得又干又硬,喝冷开水可补充大便所不足的水分;②饮用冷牛奶,饮用冷牛奶具有与饮冷开水相同的作用,还因为牛奶中所含的乳糖可以刺激结肠,引起结肠的蠕动。

第三,可以结合按摩、点穴指压、体操等方法,使之有效地解除便秘症。

【常用泻药】

用泻药治疗便秘必须根据病因、病情以及泻药的性质、作用等进行选择。下面介绍常用的几种泻药及其应用方法:

1.容积性泻药　主要是含多糖类或纤维素类的泻药(包括多纤维素食物)。可吸收水分,膨胀成润滑性凝胶,使肠内容物易于通过;同时使肠内容物体积增大,促进肠蠕动而排便。一般服后 12～24 小时有效。这类药物主要有:

(1)琼脂:每次 15～30ml,每天 1～2 次口服。为缓泻剂。

(2)西黄氏胶:每次 10～20ml,每天 1～2 次口服。为缓泻剂。

(3)非比麸(小麦纤维素颗粒):每天口服用 2～3 次,每次 1 包(3.5g),可长期服用,特别适合于食物过于精细者、孕妇或停用刺激性泻药者。服药时鼓励患者多饮水,以免发生肠梗阻。

2.刺激性泻药　这一类泻药主要是刺激肠蠕动,推动粪便排出。适用于排便动力不足者。但习惯性便秘、便秘型肠易激综合征不宜用。

(1)番泻叶:每次 3～50g,泡水代茶,睡前服。为轻泻剂,用于慢性便秘。但因刺激结肠可出现绞痛。

(2)大黄:大黄片每次 3～50g、大黄苏打片每次 2～3 片或生大黄粉每次 1.5～30g。久用可产生耐药性。

(3)蓖麻油:每次 10～30ml。既润肠,又对肠黏膜产生刺激,引起反射性肠蠕动。

3.高渗性泻药　这类泻药具有吸水性,服药后使肠腔内渗透压增高,从而使肠腔内容量增加,体积增大,刺激肠蠕动。

(1)硫酸镁:每天 10～200g 口服。多用于急性严重便秘。

(2)镁乳(氢氧化镁):每次 1.5～300g 口服;或氧化镁,每次 1～3 口服。为缓泻剂。

(3)50%山梨醇:每次 10～20ml,每天 2～3 次口服。

(4)60%半乳糖果糖苷:每次 10～30ml,每天 3 次口服。本药在肠内经细菌作用,变为乙酸和乳酸。

肾功能不全者不宜用镁剂。服此类泻药时宜多饮水。

4.润滑性泻药　这类泻药口服或灌肠后,可包于粪团块外,使之易于通过肠道;可减少肠道水分的吸收;能促进结肠蠕动,具有温和的通便作用。适用于粪便特别干燥,或老年人体弱者,排便动力减弱者。

(1)甘油或液体石蜡:每次 10～30ml,口服。

(2)花生油或豆油或香油:每次 15～30ml,口服。

注意:久服可影响脂溶性胡萝卜素及维生素 A、D 的吸收;油可从肛门流出,易污染衣裤等,肛门括约肌松弛者更不宜服用。

(3)蜂蜜:每次 20～30ml,用温开水一杯溶化,清晨空腹时服饮。是营养丰富的缓泻剂。能润肠滋燥缓泻。

5.灌肠及栓剂　适用于粪嵌塞,或作为慢性便秘患者必要时临时治疗。

(1)灌肠液:可用温盐水 2000～3000ml;或温水 500～1000ml;或液体肥皂 75ml 加温开水至 1000ml 等。

(2)栓剂:如甘油栓、开塞露。既可软化粪块,又可刺激直肠黏膜张力感受器,反射性引起肠蠕动。

6.粪便松软药　服后可使粪便松软,易于排出。如二羟基硫琥珀酸纳,每天口服用 50～2500mg。

【常用通便偏方】

1.握药通便法　取巴豆霜、干姜、良姜、白芥子、甘遂、槟榔各等量共研细末,以米饭合丸。清晨起床后或早饭后,用花椒水洗手,双手掌心涂些香油,各握一药丸。治疗虚寒性便秘(冷秘)。据报道,一般握药 20 分钟即可泻下通便。(注:巴豆霜、白芥子、甘遂、槟榔等药有毒性,应慎重使用)。

2.食指按摩人中穴法　用食指自我按揉人中穴(位于鼻与上口唇之间正中),每次顺时针方向 36 次,逆时钟方向 36 次,每天数次。坚持按摩,可防治习惯性便秘。

3.简易导便法

(1)咸菜条插肛法:用咸菜条 1 根长 3～5cm,插入肛门。肥皂条插肛法:切取肥皂条一根,长 3～5cm,插入肛门。保留片刻,即可通便。插条时令便秘者张口呼吸,手法要轻。男女老幼便秘者,数日不大便或有粪嵌塞者均可使用。

(2)喝油法:早晨空腹时喝香油或花生油等 20～30ml。适用于顽固性便秘,粪便干结者。可滑肠通便。也可以用液体石蜡。

(3)中药贴脐法:用大戟粉 1.50g(或甘遂粉 1.50g),枣肉 10 个,共捣成膏状贴于脐,可通大便,治疗顽固性便秘。贴敷法:大葱白 200 克,白胡椒 1000g,共捣烂成糊状。用薄膜贴于左"腹结穴"(在冲门上三寸七分)处。可通大便,治疗顽固性便秘。

【使用泻药注意点】

使用泻药应注意以下几点:

1.因其他疾病正在接受医师治疗或正在服用某些药物的患者,务必与接诊医师商量。

2.剧烈腹痛、恶心呕吐的人不能擅自服用。

3.怀孕或有怀孕可能的女性都应事先与医师沟通。

4.遵守服用方法与药量,尤其严禁服用过量。

5.绝对不可将医师的处方交与他人,或由他人自行取得药物服用。

6.服用泻药药物而引起严重的腹痛、腹泻、呕吐、发疹时,应立即送医院诊治。

7.服用泻药一周后仍无药效出现者,请与医师商谈。

【避免便秘药物依赖的方法】

俗话常说:便秘药容易用上瘾,事实上正是如此。如果随意地持续服药,将会使药效降低,而且逐渐增加药量,甚至造成没有便秘药就无法排便的不正常心理反应。

有些患者只要一天不排便,就感到不舒服、心烦,于是就用尽心思设法排便,最初只在不排便时才服用便秘药,渐渐地增加药量与次数,而达到每天必须服用大量药物的可怕程度。事实上,这一类患者应力求改变生活方式与饮食习惯,并养成良好的排便习惯,尽量避免过度依赖药剂。但是,如果有强烈的精神因素,而难以控制此种症状时,则必须接受心理医师或精神科专科医师的指导。另外有一些人对于排便情况毫不关心,即使便秘也不以为然,直到数天后腹部膨胀痛苦时,才服用治便秘药,日久后也会演变为过度依赖药物。这些患者只需听从医师给与的饮食和生活方面的指导,养成排便的习惯,大多就能戒除依赖药物的习惯。

换句话说,如果把治疗便秘的方法完全依赖药物,将会养成习惯性便秘,而逐渐加大药量。反之,若将治疗便秘的重心放在生活与饮食上,再配合其他非药物治疗,视便秘药为养成排便习惯的配角,就不会造成习惯性便秘,如此则可逐渐减少药量,也无须担心产生不良反应。

【便秘的简便处理方法】

便秘在痛苦难耐时,若无医院和医师,可采用下列方法进行自救,效果颇佳。

1.食用油的使用 取麻油或花生油约100ml,用温火在铁锅中烧至冒青烟时,端起锅使之冷却至20～30℃,取其中50～80ml,一次顿服。

2.灌肠 食用盐20g,用温水化开后,从肛门灌入,总量为50～80ml(若便仍未排出,约1小时后重复1次),并于灌肠前服用食用油(如上)。

3.剜出 特别是儿童,其便秘燥结,服用食油及灌肠有时很难进行,但多数粪块已到肛门处,可直接看到有粪块阻塞于肛门口,用手指触及坚硬。此时,可用手指直接剜出。对粪块较硬,难以用指剜出者,可使用血管钳或齿镊,缓缓夹碎粪块,使粪便排出。要注意不可损伤肛门,以免发生感染。

【人工取大便的方法】

对于大便硬结滞留于直肠的便秘患者,一般泻剂不能解除患者的痛苦,必须用手将大便取出,具体方法如下:

首先让患者取蹲位或跪俯卧位,暴露臀部,操作者戴无菌手套,并在手套外层涂液体石蜡,用右手食指缓缓插入肛门,当触及大便硬结外端时,尽量将手指沿直肠腹侧壁推进,越过大便硬结,触及大便硬结另一端时,手指略曲屈,将大便挖出。若大便硬结过长,可用手指将大便分成几段,分段挖出。整个过程动作一定要和缓,特别是有肛周疾患者,应避免损伤肛周及直肠内膜。

【有效预防老年性便秘的方法】

尽管老年人容易发生便秘,但只要注意以下因素,是可以预防的。

1.合理平衡饮食 饮食结构不合理或饮食不规律,在老年人中间较常见。如食物过于精细而缺少食纤维素食物或饮食过少等都是诱发老年人便秘的危险因素,必须设法改掉,即增加蔬菜、水果、五谷杂粮、豆类制品的摄入比例,以增加食物消化吸收后的余量,刺激肠道蠕动,还能保留部分水分、促进排便。但要注意,饮食中增加膳食纤维要循序渐进,否则突然增加太多会引起腹部不适。老年人食物中宜多放一些植物油,以增加肠道的润滑性,利于排便;老年人要养成多饮水的好习惯,每天最好喝6～8杯水,以保证机体有足够水分润肠软便,如有条件应多饮鲜果汁与蜂蜜水。另外,提倡老年人吃菜粥或药膳粥,既有水分,又有食物汁;既具有滋补功效,又有润肠通便作用,如何首乌粥、核桃仁粥、黑芝麻粥、柏子仁粥、松子仁粥等。老年人尤应禁忌过食辛辣燥热的饮食,如辣椒、胡椒等,因为这些饮食成分易耗伤阴津水分,诱发便秘。

2.养成定时排便的好习惯 老年人最好养成每日一次的排便习惯,应于每日晨起后,在室内稍做运动,空腹喝一杯凉开水或温开水,然后去厕所排便(不管有没有便意),以培养和保持排便的条件反射。老年人更不应抑制便意,应该是一有便意就去排便。

3.应积极参加各种社会活动,并进行适度的体育锻炼 久坐少动,喜静善卧,是老年人的不良习惯,也是老年人体力逐渐下降、引起排便困难的重要因素之一。坚持一定量户外活动和体育锻炼,如慢跑、散步、打太极拳等,不仅能增强体质,保持体力和精力,而且可以增加食欲,使肠蠕动功能提高,使腹壁肌肉、膈肌、盆腔肌肉、提肛肌等排便肌群肌力增加,可以有效预防便秘发生。

4.保持精神愉快,心情舒畅 老年人神经系统功能减退,加之社会活动减少,多有精神心理方面障碍,情志抑郁焦虑等较多见。老年人应学会克服焦虑与抑郁等不良情绪,保持愉快、通达的心理境界,对预防老年便秘亦十分重要。

5.不滥用泻药 由于对便秘认识不正确,有些老年人经常依赖泻药帮助大便,结果造成依赖性而加剧病情,正确合理地使用泻药必须在医生指导下进行。

【有效预防小儿便秘的方法】

预防小儿便秘,应切实做好以下几点:

1.培养儿童的良好饮食习惯。饮食要多样化,少吃生冷食物,食量不能过少,食物不能过于精细。要耐心向已懂事的孩子讲解多吃蔬菜、水果的道理,教育孩子不偏食,鼓励多吃新鲜蔬菜(菠菜、芹菜、油菜、空心菜、白菜)、水果(香蕉、梨)、五谷杂粮制成的食品如普通面粉、玉米、大麦等富含纤维素的食物。多吃些菜汁、蜂蜜水、菜粥。

2.培养儿童良好的排便习惯。在儿童时期就应培养每天定时排便 1 次的习惯,让孩子知道正常排便有益健康的道理。

3.培养儿童良好的生活习惯。避免持续高度的精神紧张状态,尤其是学龄儿童,学习紧张,睡眠不足,都可引起便秘。

4.喂牛奶的婴儿,可适当多加一些糖,还可加些米汤,饮水可加给橘子汁、菜汤等,以防大便过于干硬造成便秘。

5.避免长期服用能引起便秘的药物,如葡萄糖酸钙、碳酸钙及氢氧化铝等。

6.不要滥用泻药,治疗儿童便秘主要应从饮食调理为主,以防滥用泻药造成儿童肠功能紊乱。

(贾国璞)

第十四章　肛门失禁

肛门失禁的治疗需要针对病因,选择恰当的治疗方法。神经功能障碍性失禁,可采用中药、针灸、生物反馈等非手术治疗,肌肉损伤或严重功能障碍者可采用适当的手术治疗。肛门失禁治疗流程见(图14-1)。

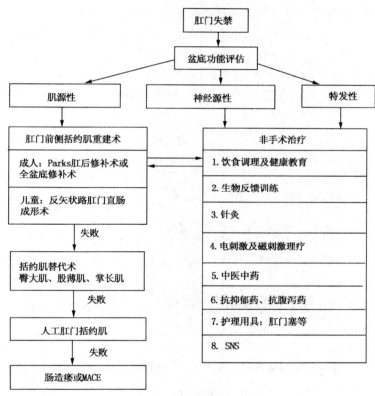

图 14-1　肛门失禁治疗流程

第一节　非手术治疗

一、一般治疗

(一)饮食调理
肛门失禁患者的饮食调理是十分重要的,要平衡,有规律,增加膳食中膳食纤维的含量约 6～8g,以增加粪便体积,加强排便规律性。避免进食刺激性食物,控制油腻及产气食物的摄入。

(二)排便训练

为了建立规律性排便习惯,可以根据患者以前的排便时间,在同一时间使用栓剂或开塞露,建立反射性排便,配合腹部按摩,持续3～4周。对于老年患者因粪便嵌塞造成的假性肛门失禁,可用软化大便的药物或灌肠,定时清除直肠内积粪。

(三)会阴训练

会阴收缩训练有利于提高肛提肌、耻骨直肠肌和肛门外括约肌的张力,提高患者对粪便的控制能力。常用的会阴训练方法有:①仰卧屈曲膝,抬头用左手摸右膝;放松,抬头用右手摸左膝。每天训练1～2次,每次训练反复15～20次;②一手握住另一手食、中指,握紧,同时缩肛,坚持数秒钟,放松,反复15～20次,每天训练1～2次;③站立,收缩臀部并向脐部提肛,放松,反复15～20次,每天训练1～2次。经过几周至数月的训练,可明显改进括约肌张力。会阴训练不需要特殊仪器和设备,随时随地均可进行,适合多数患者。

二、中医药治疗

(一)分型证治

1.中气下陷

证候:大便滑脱不禁,肛门下坠,面色萎黄,神疲气怯,舌淡,苔薄,脉濡细。适用于老年性特发性大便失禁症状的改善。

治则:健脾益气,升提固脱。

例方:补中益气汤加减。

常用药:炙黄芪30g,党参20g,当归10g,炒白术30g,炒柴胡10g,升麻6g,柴胡6g,陈皮6g,益智仁10g,山药10g,五味子10g,诃子肉10g,煅龙骨15g,煅牡蛎20g,炙甘草3g。

2.脾肾亏虚

证候:大便滑泄,污染衣裤,面色黧黑,腰膝酸软,头晕目眩,舌淡,苔薄,脉沉迟。

治则:健脾益肾,培本固元。

例方:归脾汤合六味地黄丸加减。

常用药:党参10g,炙黄芪15g,炒白术10g,当归10g,熟地黄10g,怀山药15g,山萸肉10g,茯苓10g,诃子肉10g,补骨脂10g,鹿角胶10g。

(二)针灸疗法

1.取穴　双侧八髎穴。每次每侧各选2个穴交替使用,配百会,双侧太溪,三阴交穴。接电针,频率20～40Hz,调节电流至患者耐受为度。

2.手法　于第一、第二、第三、第四双侧骶后孔中取上、次、中、下髎穴,选3寸长毫针,直刺入约1.5～2.5寸,针下有落空后针行捻转补法,患者有麻胀、温热感向肛门及会阴处放散为效佳;百会穴斜刺;三阴交及太溪穴直刺。留针30分钟,每日1次,连续治疗20次为一疗程。

3.选穴依据　八髎穴即骶后孔处,骶神经根从此穿出,对该组穴位强刺激产生的感应,可以通过骶神经后支的传递,促使腰骶低级中枢与大脑皮质高级中枢建良好的神经反馈通路,且能改善前、后二阴肌肉舒缩能力。而百会穴相当于大脑旁中央小叶投影区,针刺此穴能改善血循环,提高大脑皮质的功能。祖国医学认为八髎穴能固摄二阴,百会位于巅顶,能升提阳气;太溪为肾之原,三阴交为肝脾肾经之交会穴,针灸二穴能通调肾气,肾气通调,则二便正常。

述评:针灸适合无括约肌损伤的神经源性肛门失禁或特发性肛门失禁。其便、廉、验的特点决定其在今后的老年性大便失禁的治疗中将发挥重要作用。其针刺骶神经的原理与国外最新的 SNS 治疗可能有相似之处,有待进一步探讨。

三、生物反馈训练

生物反馈训练安全、无创。训练可分三期:第一期:在专门的生物反馈训练室进行,并有专业人员指导训练,掌握了要领后即可携带便携式生物反馈训练仪回家训练,1 个月后复查。第二期:训练患者肛门自主收缩时括约肌与直肠的协调性;第三期:以引起直肠扩张感的容量阈值开始扩张直肠,但不让患者看到监视器上的各种反馈信号,而凭直肠扩张感觉收缩肛门外括约肌。每次应持续 30～60 分钟,每周 2～3 次,6～10 周为一疗程。

述评:Heymea 等比较了肌电训练法、肌电训练加家庭训练法、肌电训练加直肠球囊感觉训练法和三种方法合用的生物反馈训练方法,该前瞻随机临床试验说明四种训练法无差异性,有效率 23%～85%。

生物反馈训练对于老年性及直肠低位吻合术后肛门失禁患者的治疗特别有价值,比单纯会阴训练有效。儿童患者如接受生物反馈训练以学龄期为佳,能弄懂并配合医生的指导,能自主收缩肛门括约肌,有一定直肠感觉者疗效较好。儿童患者还可配合肛门低频电刺激训练。

四、电刺激疗法

将肛门塞电极置入肛内后用直流电刺激肛门括约肌和盆底,电流逐渐加大至患者感到麻刺感致肛门肌肉收缩。刺激频率 80 次/s,每次治疗 20 分钟,每天 1 次。这一方法可逐步建立括约肌的张力和收缩性。

述评:该方法适合无法进行会阴训练患者的辅助治疗,可有效改善症状。如肛门手术后周围瘢痕严重、肛门括约肌缺如等均影响治疗效果。

五、肛门塞

用聚氨基甲酸酯海绵制成的肛门塞,形似郁金香,将其留置于肛门直肠交界处,遇水膨胀后可截留住粪便。64% 的患者有效,但有 2/3 患者感觉不适,不愿忍受,且不利排气而造成腹胀,还时有滑脱。国内也有人用丹碧丝内用棉条代替,减少了滑脱。

另一种形式的肛门塞由两部分组成,一个硅酮环和一个可改变长度的球囊。通过一个单向活瓣,球囊可以用 30ml 注射器充气和放气。

最近有一种装置已经美国 FDA 批准进入临床试验,这一管状装置纳入肛门后如有粪便进入直肠时连接的报警器会提示,以使患者有足够的时间去厕所,适用于痴呆、中风等患者的护理。

六、射频疗法

这是 2002 年美国 FDA 批准进入临床的非手术治疗肛门失禁的方法之一。局部麻醉下,采用 Secca 可控射频能量发射器在肛门括约肌复合体位置进入,对直肠肛管交界处的射频消融治疗,可导致局部均匀形成热损伤,纤维化后可阻止神经介导的括约肌松弛,加强肛门口的屏障功能。该方法适合成形便或稀便失禁每周超过 1 次而药物及生物反馈等治疗无效的患者。

七、骶神经刺激疗法(SNS)

(一)治疗前评估

治疗前需了解患者近 2~3 周大便失禁情况,填写肛门失禁问卷调查表及评分表,经直肠腔内超声、肛管直肠测压、盆底肌电及诱发电位等检查评估,需有完整的肛周肌肉或损伤较小,排除先天性肛门直肠畸形术后、直肠手术<1 年,直肠脱垂和慢性炎症性肠病患者。

(二)治疗方法

分试验性刺激(诊断阶段)、永久性植入电刺激器,即治疗阶段。试验性刺激(诊断阶段):患者取俯卧位,将绝缘针经皮穿入骶 3 或骶 4 骶神经孔,电刺激以试验感觉和运动神经根的应答。当获得典型的应答后,将导丝作为暂时电极,连接外部刺激器。刺激参数波宽 210 微秒,频率 2.88Hz,振幅 2.8V(1~6V),强度 0.5~2.0mA。患者可以回家,自行调节刺激强度,以舒适为度,同时记录排便日记。比较患者试验刺激前、后的排便日记,如果有大于 50% 的客观改善以及主观症状明显改善,那么可以考虑永久性治疗阶段。再次刺激测试电极,在 4 个电极中至少确保 3 个电极能获得良好的运动应答。将与电极相连的电刺激器置于前腹部或后上臀部。神经刺激器的控制与调节均由外部控制器进行,患者可以在设定的范围内自行调节电刺激的幅度至舒适的感觉刺激水平。

(三)并发症

主要为电极移位、感染等致电极移除,发生率分别为 15% 和 5.7%。目前尚没有 SNS 植入术导致永久性神经损伤或明显的神经创伤的报道。丹麦一组 45 例失禁患者,年龄 27~82 岁,有 37 例行 SNS 治疗,32 例有效,5 例电极移除(3 例无效,2 例感染)。随访 18 个月,治疗后肛门失禁评分(Wexner 评分)从 16 分下降至 6 分。英国圣马克医院等三个中心共 59 例患者,46 例永久性植入电极 SNS 治疗,1 年后随访 44 例效果好,无严重并发症。

述评:该方法既往主要用于排尿障碍的治疗。1995 年首次用于肛门失禁的治疗,最近几年的文献均显示了较好的临床效果,已逐渐受到关注。对于神经性失禁和由于盆底肌松弛引起的特发性失禁患者,该方法为治疗带来了希望,但长期效果仍需随访。

骶神经刺激使左 1/3 横结肠、降结肠和直肠肛管的神经纤维被刺激,导致直肠收缩和乙状结肠蠕动,低电压下可训练外括约肌肌力收缩,有利于改善腹压增高时的应力性尿便失禁;使盆底及括约肌肌力增强,纠正盆底的不恰当松弛。随着研究的不断深入和临床上 SNS 应用的不断扩大,会逐步确定不同年龄患者的最佳治疗方案以及刺激参数,解决更多患者的排便障碍。

(郭　林)

第二节　手术治疗

肛门失禁是指肛门不能随意控制大便和气体排出,粪便常流出肛外,污染衣裤的疾病。肛门失禁是各种原因引起的临床症状,是肛肠外科手术后最严重的并发症之一。

肛门失禁可分为：

1.完全失禁 肛门完全不能控制排粪，干便、稀便和气体都不能控制。

2.不完全失禁 肛门能控制干便，但不能控制稀便和气体。

3.感觉性失禁 是指因肛管皮肤缺损或肛管感受器损伤等引起的失禁，常不自觉地有少量稀便、黏液和气体排出污染内裤。

手术是治疗肛门失禁的最好方法。手术的目的是修补肛门括约肌，重建肛门直肠角，修补盆底，移植肛管和肛门周围皮肤恢复感觉。

一、肛门括约肌修补术

这种手术是将括约肌断端由瘢痕组织分离，再将两端缝合，使肛管缩窄和加长，从而达到治疗的目的。

（一）端对端缝合术

【适应证】

外伤或痔瘘手术等所致肛门括约肌损伤的肛门完全失禁，但括约肌收缩力尚好者。

【禁忌证】

1.损伤的肛门括约肌已萎缩或纤维化，术中难以寻找或难以修补者。

2.外伤后局部伤口未痊愈者。

【术前准备】

1.检查肛门收缩功能，探明括约肌断端位置。

2.若伤口有感染，应在感染控制后 6～12 个月内修补，以免肌肉萎缩。

3.术前 3 天进半流食，术前 1 天进流食，术晨禁食。

4.术前晚及术晨各清洁灌肠一次。

5.术前 3 日起口服抗生素卡那霉素 1g，甲硝唑 0.4g，每日 3 次。

6.肛周皮肤剃毛。

【麻醉】

简化骶管麻醉或鞍麻。

【体位】

截石位或俯卧位。

【手术技巧】

1.常规消毒后，行指诊判断肛管直肠环是否完整，括约肌断端位置，并用甲紫画一标记。

2.以括约肌附近瘢痕组织为中心，在括约肌断裂瘢痕外侧做一半圆切口。为避免术后切口感染，切口应远离肛门。

3.切开皮肤和皮下组织，将皮瓣连同瘢痕组织向肛门侧翻开。显露肛门括约肌，寻找其断端，将内、外括约肌的两断端由周围瘢痕组织分离，并切除括约肌两断端之间的瘢痕组织。保留断端上的部分结缔组织，使缝合时不易撕裂肌纤维。

4.用两把组织钳夹住内、外括约肌的断端，交叉试拉括约肌的活动度及松紧度，合适后将直径 1.5cm 处圆筒肛门镜塞入肛内。再试拉括约肌。

5.用丝线或肠线端对端褥式缝合内括约肌瘢痕组织断端，用重叠褥式缝线固定外括约肌瘢痕组织断端，使肛门可伸入示指。若损伤过大，可分期手术，此时尽量拉近两括约肌断端，固定于软组织上，3 个月以后视失禁情况决定是否再次手术。

6.用丝线间断缝合皮下及皮肤切口,切口内置引流管。外用塔形纱布压迫,丁字带固定。

【术中要点】

1.为了避免术后创口感染,切口可远离肛门。

2.分离括约肌断端时,注意勿损伤肛管壁。

3.肛门括约肌断端的瘢痕组织应予保留,断端游离后应有适当的活动度及松紧度。

4.缝合括约肌断端,缝线不宜过多和太紧,以免引起肌肉断端坏死和感染。

5.重建肛门皮肤时,缝合务必确切,以防形成肛瘘。

6.缝合皮肤时,可开放伤口下部,以利引流。

【术后处理】

1.术后流食2天,后改半流食3天,逐渐给少渣饮食。

2.给予静脉补液内加抗生素,3~5天,防止感染。

3.术后36~48小时内拔除引流条。

4.可继续给肠道抗生素。

5.控制大便。5天可以大便予润肠通便药物,协助排便。

6.排便后每日坐浴2次,换药2次,保持局部清洁。

7.7天后间断拆线,10天内拆完。

8.出院前做直肠指诊。如肌肉拉拢过紧,而有肛门狭窄者,每周用手指扩张2~3次。

(二)环切横缝术

【适应证】

1.肛管由窄小瘢痕形成一条深沟造成的失禁。

2.肛管直肠环完整的不完全失禁。

【术前准备】

1.肛门周围皮肤剃毛。

2.术前2天应用的肠道抗生素。

3.术前1天晚及术前2小时用温生理盐水500~800ml各洗肠一次,解净大小便。

4.术前2天进少量半流食,手术前晚及术晨禁食。

【麻醉】

简化骶管麻醉。

【体位】

截石位。

【手术技巧】

1.常规消毒后,铺无菌巾单。于肛缘瘢痕外侧做一">"形切口。

2.切开皮肤及皮下组织,直至瘢痕基底部,切口深度应与瘢痕窄沟等深。将">"形皮瓣向内游离至齿状线,提起被游离的三角皮瓣,使伤口与原切口方向垂直。于底部横行缝合深部组织2~3针,闭合">"形切口,以消除缺损。

3.将提起的游离皮瓣于肛管内做修剪,使肛管的切口对合,横行间断缝合皮肤切口。

4.肛内放置凡士林条,外用塔形纱布压迫,丁字带固定。

【术中要点】

1.严格无菌操作,游离">"形皮瓣时,要将瘢痕深沟处上皮一并游离,以利闭合">"形切口。

2.手术切口深度要与瘢痕深沟等深。

3.修剪皮瓣时,切口应对合整齐,缝合时不能遗留无效腔,以免感染。

4.如无明显出血,可不缝合,以消除瘢痕深沟或缺损。

【术后处理】

1.术后半流食 3 天,然后改普食。

2.抗感染,应用抗生素 5～7 天,术后当酌情选用止痛药。

3.控制大便 3～4 天,便后坐浴,常规换药,保持切口干燥。

4.橡皮膜引流,术后 7 天拆线。

5.术后 2 周开始做提肛运动。

二、直肠阴道隔修补术(会阴缝合术)

将阴道后壁与直肠前壁分离,找到括约肌断端后缝合,再缝合肛提肌、阴道黏膜和会阴部皮肤,使括约肌恢复正常功能的一种手术方法,又称会阴缝合术。

【适应证】

分娩或外伤所致的陈旧性会阴Ⅲ度撕裂造成的肛门不完全失禁。应在分娩 6 个月后做这种手术。

【术前准备】

1.肛周及阴部皮肤剃毛。

2.口服卡那霉素或甲硝唑 3 天。

3.术前晚及术晨用温生理盐水 500～800ml 各灌肠一次,解净大小便。

4.1：5000 高锰酸钾溶液冲洗阴道,每天 1 次,连续冲洗 3 天。

5.避开经前或经期。

6.无渣软食 2 天,术前 1 天为流质,术晨禁食。

【麻醉】

简化骶麻或鞍麻。

【体位】

截石位。

【手术技巧】

1.充分暴露手术野,用氯己定棉球分别塞入肠道及阴道,沿裂缘上方弧形切开阴道后壁黏膜。切口两端正在括约肌断端收缩时在皮肤显示凹陷处的外 侧。

2.切开阴道黏膜,向下潜行将阴道后壁黏膜与直肠前壁分开,并向下翻转、暴露、寻找外括约肌断端,最后显露两侧肛提肌断缘。

3.用剪刀或止血钳继续游离外括约肌及肛提肌的断端。再从裂缘切口分离直肠黏膜下层,使直肠阴道隔分离,用丝线重叠缝合 3～4 针。但不宜过紧,以免肛门狭窄。

4.示指伸入肛管,检查括约肌缝合是否足够紧,如不够紧再缝合较多肌纤维。然后在中线缝合耻骨直肠肌,加强括约肌。

5.复回黏膜片,使黏膜片由于缝合括约肌成为突出皱褶,做成会阴体,以免生成狭窄。

6.消毒阴道,修整切除多余阴道黏膜,丝线间断缝合阴道黏膜切口。取出肠腔、阴道内棉球,外用敷料包扎,丁字带固定。

【术中要点】

1.分离直肠阴道隔时,手法要轻巧,不能损伤直肠阴道壁,以减少感染机会。

2.缝合括约肌和肛提肌时,术者示指放入肛内,应以肛门能通过示指末节为度,不宜过紧,否则造成肛门狭窄。

【术后处理】

1.卧床休息,平卧位。

2.留置导尿至拆线。

3.余同括约肌修补术。

三、肛门后方盆底修补术

Parks 于 1971 年设计这种手术,折叠缝合两侧肛提肌和耻骨直肠肌,增强肛门直肠角,加长肛管。因此,又称肛门后方直肠固定术。

【适应证】

适于自发性失禁,扩张术后引起的失禁和直肠脱垂手术固定后仍有失禁。

【术前准备】

同肛门括约肌修补术。

【麻醉】

简化骶管麻醉或鞍麻。

【体位】

折刀位或截石位。

【手术技巧】

1.常规消毒后,在距肛门后缘约 6cm 处,向肛门两侧做倒 V 形皮肤切口。

2.将皮肤和皮下脂肪组织由外括约肌的后部纤维分离,并将皮肤向前翻转,显露和确认内外括约肌间沟。

3.在外括约肌和内括约肌之间分离,将内括约肌由外括约肌分离,并将外括约肌牵向后方。

4.向前牵开肛管和内括约肌,向上分离到耻骨直肠肌和肛提肌上缘,显露直肠后壁及两侧约 2/3 周的肠壁。

5.两侧肛提肌穿入缝线,牵紧缝线将两侧肌内由后向前间断缝合两层,使盆底修补。

6.折叠缝合耻骨直肠肌,使肌肉缩短,肛管直肠角前移,恢复正常角度。折叠缝合外括约肌。

7.创面用抗生素溶液洗净后,皮下置引流管,缝合皮下组织、皮肤。

【术中要点】

1.沿肛门内、外括约肌间沟分离可避免出血。

2.分离肛提肌、耻骨直肠肌不要损伤肠壁。

3.骶前筋膜不要切开,防止骶前大出血。

【术后处理】

1.术后应用缓泻剂、坐浴等方式促进排便,指导患者正常排便,应避免长时期用力排便。

2.保持创面清洁。排便后及时坐浴、换药。

3.余同肛门括约肌修补术。

四、肛门括约肌折叠术

肛门括约肌折叠术已有 100 余年历史,多在肛门前方作折叠手术,将肛门前括约肌折叠,以加强括约肌张力,缩紧肛门的一种手术方法。

(一)肛门前方括约肌折叠术

【适应证】

肛门括约肌松弛及肛门完全失禁。

【术前准备】

同肛门括约肌修补术。

【麻醉】

简化骶管麻醉。

【体位】

截石位。

【手术技巧】

1.常规消毒后,铺无菌巾单。在肛门前方距肛门缘 1~2cm 处做一半圆形切口。

2.切开皮肤和皮下组织,游离皮片并将其向后翻转覆盖肛门。向深处分离,显露外括约肌,可见其由肛门两侧向前向内行向会阴体,在两侧外括约肌和内括约肌间可见一三角形间隙。

3.用丝线间断折叠缝合内、外括约肌,闭合原三角间隙,缩紧肛管。

4.复回皮片,间断缝合皮下和皮肤,外用无菌纱布压迫,丁字带固定。

【术中要点】

1.缝合肌肉时要缝合肌膜,少缝合肌纤维,以免肌肉坏死引起肛管狭窄。

2.严格无菌原则,及时更换手套,以防污染切口。

【术后处理】

同括约肌修补术。

(二)经阴道外括约肌折叠术

【适应证】

适于肛门括约肌松弛的女性患者。

【术前准备】

同会阴缝合术。

【麻醉】

简化骶管麻醉。

【体位】

截石位。

【手术技巧】

1.在阴道黏膜下组织内注入 1:20 万肾上腺素生理盐水溶液。

2.经阴道后缘黏膜与皮肤交界处作长 4~5cm 横切口。

3.提起阴道后壁黏膜,向上锐性分离阴道后壁,显露外括约肌前部。将外括约肌向前方牵起,判断其松弛程度。

4.将肛门括约肌及直肠阴道隔提起,用丝线折叠缝合,使括约肌紧缩。缝合时进针不宜过深,避免穿透直肠阴道隔。

5.在伤口上方缝合肛提肌,最后缝合阴道后壁。

【术中要点】

1.作切口前,可于阴道黏膜下注射肾上腺素生理盐水,既便于分离,又减少渗血。

2.切口应在阴道内,在正常组织内分离和缝合括约肌,可减少感染。

3.缝合括约肌时,进针不宜过深,避免穿透直肠阴道隔。

4.折叠缝合括约肌时,亦应只缝肌膜,少缝肌纤维。

5.折叠后肛管应能通过示指末节为宜。

【术后处理】

同会阴缝合术。

五、肛门括约肌成形术

肛门括约肌成形术是将肌肉或筋膜移植于肛管周围,代替或加强括约肌功能的一种手术方法。

(一)股薄肌移植括约肌成形术

国外1952年Pickrell最先报道应用此术式治疗先天性畸形所致大便失禁。1959年有学者将此术式应用于直肠癌腹会阴直肠切除,会阴人工肛门的括约肌重建手术。1982年报道57例成年人失禁中,优等24例,良好25例,较好5例,无效3例。

【股薄肌解剖】

股薄肌是大腿内侧的浅表长肌,起于耻骨弓上缘和耻骨结节下缘,垂直向下成圆形肌腱,经股骨内侧髁后下方,向前绕过胫骨内髁成为扁腱,附着在胫骨内髁下方的胫骨内侧面。其血供来自股动脉,第2～第4腰神经支配,神经血管束由股薄肌上1/3进入肌肉,手术时切勿损伤。

【适应证】

1.括约肌完全破坏和无功能部分超过1/3～1/2的病例。

2.先天性无括约肌。

3.肛门括约肌缺损或功能严重障碍造成肛门失禁者。

4.括约肌损伤无法修补或多次修补失败者。

5.长期直肠脱垂或肛管极度松弛造成的失禁。

6.肛门完全性失禁。

7.年龄在5岁以上小儿。

【术前准备】

1.术前全面了解肛门失禁的程度,术前行钡灌肠、排粪造影、肛肠测压、肌电图检查。

2.选股薄肌较发达的一侧,于术前在内收大腿,弯曲小腿状态下用甲紫绘画出该肌走向。

3.术前其他准备同肛门括约肌修补术

【麻醉】

连续硬膜外麻醉。

【体位】

先取仰卧、双下肢外展位,后改截石位。

【手术技巧】

（以左侧大腿为例）

1.先取仰卧、双下肢外展位，分别于左侧大腿内侧上 1/4 隆起处（上切口）、膝关节内上方（中切口）、胫骨粗隆内下方（下切口），做 3 个纵向切口（切口长度 4～5cm）。经上切口，切开皮肤和皮下组织，在内收长肌内侧显露股薄肌，切开股薄肌筋膜，以手指和血管钳将肌肉游离，以纱条牵引之。

2.经中切口在缝匠肌后方找到肌薄肌，以血管钳挑动肌腱，可见上切口之股薄肌移动。用示指钝性分离上、中切口之间的股薄肌。牵开胫骨结节下方的切口，显露扁平的股薄肌腱，并游离肌束，将肌腱由骨膜切断，将已完全游离的股薄肌全部由上切口拉出，用盐水纱布包裹，以备移植，关闭中、下两切口。

3.改截石位，于右耻骨结节处，肛门前、后正中线分别距肛门 2cm 处，各做纵切口长约 3cm。并用血管钳和示指经切口在括约肌间沟以上绕肛管钝性分离一周，再从肛门前正中切口绕皮下分别与右耻骨切口和左大腿上 1/4 伤口钝性分离相交通，形成一与股薄肌粗细相当的隧道。

4.绕肛门前正中切口，将股薄肌断端拉入隧道，沿隧道环绕肛管一周，于前方交叉后，到达右耻骨结节切口引出。改仰卧位，使两下肢伸直，使股薄肌完全松弛，牵紧肌腱，确定肛管紧度，一般伸入指尖即可。将其断端固定于耻骨结节骨膜上，一般固定 2～4 针。

5.缝合所有皮肤切口，肛门后正中切口可放置橡皮引流条无菌纱布压迫，丁字带固定。

【术中要点】

1.术前、术中严格无菌操作，以防因感染使手术失败。

2.游离股薄肌时，应注意避开大隐静脉，并保持股薄肌运动和营养的神经血管束，以免影响运动功能。

3.患者矮小肥胖、肌腱较短者，可将肌腱固定于坐骨结节和肛提肌上，这时不作耻骨结节下切口，而在对侧坐骨结节处作一切口。该切口与前方切口作一隧道，将肌腱通过隧道拉出，并将肌腱末端分为两半，一半固定于坐骨结节，另一半固定于肛提肌。

【术后处理】

1.术后卧床 1 周。术后继续给无渣流质饮食数日，直至伤口愈合为止，改为普食。

2.全身应用抗生素 7 天，以预防切口感染。

3.术后 36～48 小时拔除橡皮引流，及时更换敷料，保持各伤口清洁干燥。

4.控制排便 1 周，训练定时排粪。

5.术后 2 周开始股薄肌活动训练。有排粪感时内收两侧大腿，手压下腹部，躯干弯向前方，增强排粪反射。外展小腿可使肛门紧缩，内收大腿和弯曲躯干可使肛门松弛。

6.术后 2 周肛管指诊，若有狭窄可行扩肛，但应循序渐进，以示指末节能通过即可。

7.术后 6 周或手术的同时，找出支配股薄肌神经的主干，将电板片固定在神经束上，神经刺激器置于第五肋骨下方皮下，术后用体外磁控开关有节奏地打开刺激器，使肌肉收缩，防止肌肉萎缩，以增强远期疗效——即带蒂股薄肌移植电刺激股薄肌神经术。

（二）臀大肌移植括约肌成形术

1902 年 Chotwood 首次报道用两条臀大肌片治疗肛门失禁。臀大肌是一大的、有张力的肌肉，其下缘靠近肛门，容易移植。因此，如括约肌的神经损伤，臀大肌可代替其功能。

【适应证】

术前准备、麻醉均同股薄肌移植肛门成形术。

【麻醉】

连续硬膜外麻醉。

【体位】

折刀位。

【手术技巧】

1.在尾骨与坐骨结节之间臀部两侧各做一斜切口约 5cm。

2.切开皮肤及皮下组织,显露臀大肌,将两侧臀大肌内缘游离成一条宽约 3cm 肌束,勿损伤神经。

3.围绕肛管在肛门前方和后方做皮下隧道,并由臀部切口和肛门外弯切口之间做成隧道。

4.将左右两侧下部肌肉断端通过隧道牵向会阴,并将两断端重叠缝合。上部肌肉断端牵向后方,围绕肛管重叠缝合。

5.切除伤口瘢痕后间断缝合皮肤,置橡皮条引流,乙醇消毒纱布覆盖。

【术中要点】

1.游离臀大肌时,注意勿损伤神经,以免肌肉坏死。

2.分离直肠前方时,注意勿损伤尿道。

3.为使肌瓣无张力地环绕直肠一周,预先设计好肌瓣所需长度。

4.彻底止血,防止创口感染。

【术后处理】

1.手术 2 周后训练肛门括约肌功能,不宜过早。

2.同余薄肌移植括约肌成形术。

六、S 形皮片肛管成形术

1959 年 Forguson 用这种手术治疗痔环切畸形,以后用于治疗肛门失禁。

【适应证】

适用于因肛门皮肤完全缺损和黏膜外翻所致的感觉性肛门失禁。

【术前准备】

同肛门括约肌修补术。

【麻醉】

简化骶管麻醉或局麻。

【体位】

截石位。

【手术技巧】

1.沿黏膜与皮肤连接处环形切开,将黏膜和瘢痕组织由下方括约肌分离,向上到齿状线上方,显露内括约肌,切断黏膜并将瘢痕组织切除。

2.肛门为中心做 S 形切口,在肛门两侧做成两个皮片,皮片底在肛门两侧相对,其底宽应与其深高度相等。皮片厚薄度一致并带有少量脂肪。

3.将一侧皮片顶部牵向肛管前方,一侧牵向后方,与直肠黏膜缝合。两侧皮片移植后,皮片边缘在肛管前后中线上有自然对合,缝合数针,从而使肛管完全由皮肤遮盖。

4.两侧皮片与黏膜缝合完毕后,取皮切口可以完全缝合,有时一部分开放。

【术中要点】

1.皮片缝合后应无张力,必要时可作一此小切口以减张。

2.反切除多余直肠黏膜,而皮片与其断缘缝合时应包括直肠层。

3.设计 S 形切口作两个皮片时,皮片底在肛门两侧相对,其底宽应与其高度相等。

4.术中止血要仔细,特别是皮片下应无渗血,防止血肿形成。

5.缝合形成后的肛管应通过示指末节。

【术后处理】

同肛管括约肌修补术。

【述评】

尚有很多术式,根据不同的病因和病情,选择相适应的术式,非常重要。但任何手术的成败与围术期的处理密切相关。如术前控制饮食,机械性肠道准备,术中无菌操作要严格,保护手术区不受肠道和阴道分泌物污染,严密止血,缝合张力不宜过大,彻底切除瘢痕组织,以利切口愈合。术后控制饮食,输液 5～6 天,并加抗生素。给予止泻剂、控制稀便,会阴修补术时要留置导尿管 5～6 天,伤口消毒、预防感染也是手术成功的关键。愈合牢固后,坚持肛门括约肌功能锻炼、每日练习缩肛运动数十次。术后能控制软便,稀便常不能控,可视为效果良好,不能完全恢复正常。

(薛国柱)

第十五章　先天性肛门直肠畸形

我国早在古代对该疾病即有认识,明代孙志宏的著作《简明医彀》中对肛门闭锁的手术治疗有详细记载:"罕见儿初生无谷道大便不能者,旬日后必不救,须用细刀割穿,要对孔亲切,开道之后,用绢帛卷如小指,以香油浸透插入,使不再合,傍用生肌散敷之自愈。"

先天性肛门直肠畸形的治疗方法因其类型不同而不同。可根据初生女婴和男婴肛门直肠畸形的诊治流程对照选择手术年龄和手术方法(图 15-1,图 15-2)。

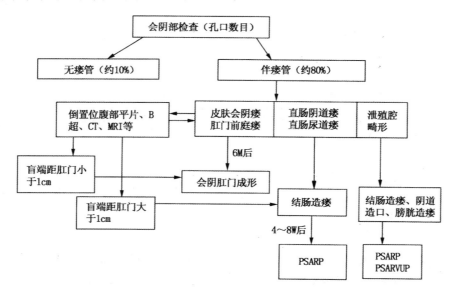

图 15-1　初生女婴肛门直肠畸形诊治流程
PSARP 表示后矢状路肛门直肠成形术;PSAPVUP 表示后矢状路尿道成形阴道成形术

肛门直肠畸形的手术治疗原则是最大限度应用耻骨直肠肌;有效地利用外括约肌;最低程度地破坏盆底,尽量维持盆底的作用;恰当地使用肛门皮肤。

第一节　非手术治疗

【分型论治】

1.气滞血瘀

证候:无胎粪或少量胎粪,啼哭不安,腹胀并有肠梗阻现象。舌淡紫或有瘀斑,苔薄白,脉涩。

治则:行气祛瘀。

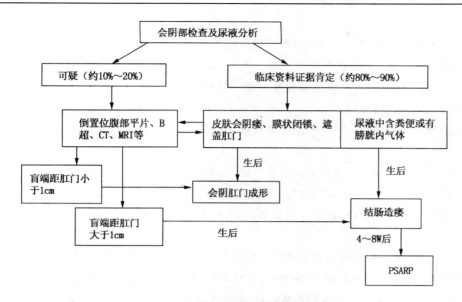

图 15-2　初生男婴肛门直肠畸形诊治流程

PSARP 表示后矢状路肛门直肠成形术

例方:桃红四物汤加减。

常用药:桃仁 10g,红花 10g,当归 10g,赤芍 10g,生地 10g,茯苓 10g,丹皮 10g,生甘草 6g。

2.湿热蕴结

证候:无胎粪或少量胎粪,腹胀并有肠梗阻现象,会阴部瘘口经常流脓,质稠,局部灼热胀痛,有时发热口干,指纹紫黑色,苔黄腻,脉滑数。

治则:清热利湿。

例方:二妙丸加减。

常用药:苍术 10g,黄柏 10g,龙胆草 10g,萆薢 10g,栀子 10g,牡丹皮 10g,泽泻 10g,生薏苡仁 10g,土茯苓 10g,车前草 10g,生甘草 6g。

（左先邦）

第二节　手术治疗

先天性肛管直肠畸形是胚胎后期肠发育障碍所致的消化道畸形,属小儿外科疾病。肛肠科偶尔可见肛门膜状闭锁,占先天性消化道畸形的首位,其发病率为 1∶1500～1∶5000。男女大致相等,据统计 1959～1981 年 520 例中,男女之比为 1∶1.7。这些畸形有 40%～50%同时合并其他先天性畸形,如先天性心脏病、食管及十二指肠闭锁、输尿管、肾脏、盆底神经、骶骨及脑脊膜膨出症等。这些多发性先天畸形,不但增加治疗上的困难,而且还影响肛门直肠畸形的治疗效果。即使是先天性肛门直肠畸形,近年来手术方式虽有较大改进,挽救了不少患儿的生命,但术后并发症仍然很多,尤其是排便失控,仍是难题,是治疗中首要解决的问题。这些畸形本属小儿外科的急症,肛肠科极为少见。偶见肛门半闭锁、肛门会阴瘘、直肠前庭瘘、直肠阴道瘘和肛门直肠狭窄,因为排便不畅或漏便当作肛瘘而来肛肠科就诊。但是肛肠科医师也必须了解这些知识以免误诊误治。

【分类】

先天性肛管直肠畸形的分类方法繁多,各有优缺点。

1.四型分类法(1934 年 Ladd 分类法)

Ⅰ型:肛门已形成,但肛门或直肠下端狭窄而无闭锁(肛门或直肠狭窄)。称为肛门盲肠先天性狭窄。此型较少见,约占肛门直肠畸形的 6%。

Ⅱ型:肛门闭锁,肛膜未破裂,只有一层薄膜覆盖于肛门,称为肛门膜状闭锁,此类患者较少见,约占总数的 3%。

Ⅲ型:肛门闭锁、直肠闭锁,直肠盲端未完全下降,直肠盲端距肛门部皮肤有一定距离,称为肛门闭锁。此型最常见。约占总数的 88%,且 50% 的病例合并直肠膀胱瘘、直肠尿道瘘、直肠阴道瘘、直肠会阴瘘等。

Ⅳ型:肛门及肛管均正常存在,直肠下端盲闭,但直肠盲端未完全下降,直肠盲端与肛管的距离不等,称为直肠闭锁。

2.国际分类法　1970 年在澳大利亚召开的国际小儿外科会议,一致同意 santulli 等人提出的国际分类法:即分为高位,中间位和低位三类和 27 种亚型,比较合理,但因分型太复杂,不易为临床医师所记住。

1984 年世界小儿外科医师会议制定了 Wingspread 新分类法(表 15-2-1),在高、中间、低位分类中减少分型,便于记忆,是目前我国绝大多数小儿外科医师采用分类法。依据直肠盲端与肛提肌的相互关系来分类:高位畸形:直肠盲端在肛提肌以上。中位畸形:直肠盲端位于肛提肌中间或其稍下方者。低位畸形:直肠盲端位于肛提肌以下。按性别分男、女两组。男孩肛管直肠畸形 50% 为高位畸形,女孩高位畸形占 20%,低位畸形男女均为 40%。

表 15-2-1　肛管直肠畸形 Wingspread 分类法(1984)

女性	男性
(一)高位	(一)高位
1.肛管直肠发育不全	1.肛管直肠发育不全
(1)合并直肠阴道瘘	(1)合并直肠尿道前列腺瘘
(2)无瘘	(2)无瘘
2.直肠闭锁	2.直肠闭锁
(二)中间位	(二)中间位
1.直肠前庭瘘	1.直肠尿道球部瘘
2.直肠阴道瘘	2.无瘘的肛管直肠发育不全
3.无瘘的肛管直肠发育不全	(三)低位
(三)低位	1.肛管皮肤瘘
1.肛管前庭瘘	2.肛管狭窄
2.肛管皮肤瘘	(四)少见畸形
3.肛管狭窄	
(四)一穴肛畸形	
(五)少见畸形	

【治疗原则】

先天性肛管直肠畸形手术目的是解除肠梗阻,重建肛门直肠功能和切除瘘管。首先抢救生命使粪便排出,解除梗阻。低位畸形一般采用会阴部手术;中位较高的低位和较低的高位畸形做骶会阴手术;高位畸形先做肠造口术,待一周岁后足以支持大手术时,再做腹会阴联合肛管成形术或骶腹会阴直肠拉出术。

一、肛门膜状闭锁切开术

【概述】

肛门膜状闭锁简称肛膜闭锁,因肛膜未破,肛门与直肠被一层薄膜完全隔离,故不能排便。或因肛缘生有纤维带,有时尚未完全闭锁,留有空隙,可小量排便,但很困难,占 10％～15％。肛门膜状闭锁切开术是将肛膜做十字形切开,并环形切除肛膜,使闭锁的肛门通畅,是新生儿的一种急症手术。

【适应证】

肛门闭锁完全覆盖肛门。

【术前准备】

不需要特殊准备。

【麻醉】

局部浸润麻醉。

【体位】

截石位。

【手术技巧】

1.常规消毒后,在肛门隔膜上做十字形切口,切口各端不可超过括约肌边缘。

2.清除胎粪,消毒肠腔,小指探查扩张肛门,如仍有狭窄,再扩大十字形切口。

3.较薄的虹膜可环形切除,修剪虹膜边缘。

4.较厚的虹膜开一较深的十字形切口,将虹膜的四角与肛管伤口对合,以 4 号丝线缝合。

5.肛管内放置包以凡士林纱布的胶管压迫止血 24 小时。无菌纱布覆盖,丁字带固定。

【术中要点】

1.十字形切口的大小,以肛内能顺利通过小指为宜。

2.切口各端不可超过括约肌边缘,以免损伤括约肌。

3.尽量彻底清除胎粪,以免术后排便过早,沿留置胶管排出。

【术后处理】

1.常规换药,保持肛门清洁干燥,勤换尿布。

2.术后 3 天开始扩张肛门,每周 2～3 次,直至肛门无狭窄时为止。

二、会阴肛门成形术

【概述】

会阴肛门成形术是在正常肛门位置作十字形或 X 形切口,切开皮肤及皮下组织,从外括约肌中心处向上分离寻找到直肠盲端,并紧贴肠壁做分离,注意保护好尿道。充分游离直肠,缝合时注意皮肤切口四个皮瓣尖端插入到盲端十字形切口的间隙中,缝合直肠黏膜与皮肤边缘,直肠黏膜与皮肤缝合应无张力。

【适应证】

先天性低位肛门闭锁,新生婴儿倒立位拍片直肠盲端位于耻尾线以下或直肠盲端距会阴皮肤不超过 2cm。

【禁忌证】

高位肛门闭锁或直肠盲端距会阴皮肤超过 2cm。

【术前准备】

1.应用抗生素,术时备血。

2.术前禁食,置鼻胃管抽出胃内容物,防止呕吐物误吸而致窒息。

3.出生后超过24小时者,术前补液,纠正脱水及电解质失衡。

4.注意保暖,预防发生硬肿症、肺炎等。

5.有瘘管者,术前可作瘘管造影及清洁洗肠。

【麻醉】

静脉全麻或腰硬阻滞麻醉。

【体位】

膀胱截石位或折刀位。

【手术技巧】

1.放留置导尿管,先用电刺激(针麻仪)寻找外括约肌收缩之中心点,作十字形切开皮肤。

2.将皮瓣与皮下组织一同游离,向四周牵开。

3.电刺激找到外括约肌肌力最强处,在其中心分开,继而用血管钳向深部分离,即可找到直肠盲端,为半球形凸出,其内呈现深蓝色。

4.沿直肠盲端用血管钳或手指逐渐向上游离,其周围小血管及纤维组织均可结扎切断,以求得到足够的长度,便于其无张力地与肛门皮肤吻合。切忌强行拖出直肠壁缝合,否则术后肠壁撕脱肠管回缩,造成肛门瘢痕挛缩狭窄。直肠前壁分离时,应不时探查已放导尿管的尿道位置,切不可损伤。

5.直肠盲端四周与括约肌固定数针,然后与皮下组织间断缝合,以防术后回缩。

6.在直肠盲端作X形切口,吸尽肠内容物。肠壁向四周翻开,依次插入皮瓣缺口处,然后对合整齐缝合。

7.新形成的肛门呈花瓣形,旨在避免环形吻合时导致吻合口收缩狭窄,而且有利于肛管感觉平面的上移。手术结束时用碘仿凡士林纱条塞入直肠,压迫止血。

【术中要点】

1.选择好皮肤切开部位,仔细分离辨认外括约肌,以防损伤。

2.找到直肠盲端。

3.缝合皮肤肠壁全层时要对合整齐,尽量无张力,防止术后肛门狭窄。

【术后处理】

1.6小时后,如排便通畅可进流食或母乳。

2.显露会阴部,及时清理污粪,保持干燥。

3.术后2周开始扩肛。初始每日1次,两周后改为每周2次。从0.8cm肛门扩张器开始直到1.2～1.5cm扩张器能顺利置入为止,或持续半年。

【手术并发症】

1.黏膜脱垂　肛门成形术后常发生黏膜脱垂,发生率约占50％。其原因主要是保留肠管过长以致黏膜外翻脱垂、摩擦出血。手术时直肠应高出皮缘0.5cm,术后肠管稍回缩,皮肤内陷,以达到功能和外形良好的目的。黏膜脱垂观察3～6月仍无改善者,宜行手术切除整形。

2.肛门狭窄　直肠回缩后肛管瘢痕形成或术后未行扩肛可致肛门狭窄,因此术后必须常规进行扩肛,术后2周开始扩肛。初始每日1次,两周后改为每周2次。从0.8cm肛门扩张器开始直到1.2～1.5cm扩张器能顺利置入为止,或持续半年。如果狭窄已形成,扩张仍不见效者,可行Z形或其他整形术。

3.尿道损伤　高位无肛盲目地经会阴部成形术,时有尿道损伤发生,造成术后尿瘘。其预防方法主要是改变手术途径,经骶会阴或腹会阴手术。另外术中要经常探查尿道的位置,避免损伤。如不慎切破,应立即用肠线修补,放留置导尿管2周,拔出导尿管后仍需扩张尿道数次。

【述评】

该术式相对简单,术后肛门功能大多较满意,术后较多并发症是肛门狭窄和黏膜脱垂,注意预防。

三、低位瘘管肛门成形术

【概述】

低位瘘管肛门成形术是沿瘘管走向切开皮肤皮下组织,剔除瘘管。然后在肛区十字切开,与肛管相通,稍游离肛管皮肤,与肛缘4个皮瓣交叉对合缝合,闭合瘘管切口。若瘘管粗大的低位无肛,经扩张后多可维持排便,待3～6个月后再行手术治疗。

【适应证】

先天性肛门直肠畸形合并低位瘘管。

【禁忌证】

先天性肛门直肠畸形合并高位瘘管。

【术前准备】

同会阴肛门成形术。

【麻醉】

同会阴肛门成形术。

【体位】

同会阴肛门成形术。

【手术技巧】

1.放置导尿管:由瘘口放入一弯血管钳,钳尖向肛门部顶起来,用左手触摸瘘管走向,并了解直肠盲端距肛门皮肤的距离。血管钳向上进入肛管,然后张开以了解直肠肛管的直径。这一检查方法非常简单实用,常可纠正X线检查的误差。在电刺激下确定肛门中心点,作十字形切口。

2.沿瘘口周围切开,向后分离瘘管。

3.皮肤切开后,将皮下组织与皮瓣一并游离,找到外括约肌,采用电刺激在其中心点分开。

4.当瘘管完全分离后,钳夹瘘管由外括约肌中心部拉出。

5.直肠与肌肉固定数针,再与皮下组织缝合一周。

6.直肠作X形切开,与皮瓣作交叉缝合。

【术中要点】

1.探查瘘管,判断直肠盲端距皮肤距离,确定是低位瘘。

2.分离瘘管尽量完整。

3.选择好皮肤切开部位,找到肛门中心点,判断肛门括约肌功能。

4.防术后肛门狭窄或黏膜脱垂。

【术后处理】

同会阴部肛门成形术。

【手术并发症】

同会阴部肛门成形术。

【述评】

本术式的优点是创伤小、手术时间短、安全性高、可应用于新生儿,不损伤括约肌的完整性,不损伤直肠侧、后方的重要神经、血管,膀胱逼尿功能及控便功能好,完全切除了瘘管,术后无瘘管复发,瘘管后移可形成肛直角,有研究表明在肛门直肠畸形的瘘管处具有内括约肌功能,有利于对大便的控制。

四、后矢状切口直肠肛门成形术

【概述】

1980 年 De Vires 和 Pena 提出由骶尾部正中作后矢状切口,将横纹肌复合体(包括耻骨直肠肌和肛门外括约肌)肌纤维从正中分开,然后将直肠置于横纹肌复合体之中形成肛门,这样不但能利用耻骨直肠肌,而且也充分利用了外括约肌。适宜于中、低位肛门直肠畸形。此手术为经后矢状切口,在电刺激引导下逐层切开肌肉,由正中线将后矢状肌、肛提肌分开,直肠盲端游离下拖后,直视下把直肠置于括约肌群之间逐层缝合,并形成肛门。如有尿道(阴道)瘘,于直肠盲端缝支持线,切开肠腔,直肠前壁中央凹陷处即为瘘口。在直视下距瘘口 3mm 处切开肠壁一圈,用无损伤针线缝合闭锁瘘口,并自下而上游离直肠前壁,直到直肠在无张力的情况下达到肛门处为止。如果直肠达不到肛门处或有张力,可将直肠周围纤维膜牵拉到紧张处,作多个不同水平的小横切口使之松解,可延长直肠 3～5cm,或开腹游离直肠。如直肠盲端极度扩张,难以通过肌肉复合体时,应将直肠后壁作倒 V 形剪裁,使其直径为 1.2～1.5cm 直肠置于左右两部分横纹肌复合体之间,将肌肉复合体与肠壁缝合固定数针,缝合修复肌肉复合体及外括约肌。直肠与肛周皮肤缝合形成肛门。

【适应证】

适用于中、低位肛门直肠畸形及并发有瘘者。如肛门闭锁、直肠尿道瘘、阴道下 1/3 瘘等,高位闭锁者需加用腹部切口,游离结肠后,方可拉下作肛门成形术。

【禁忌证】

新生儿及发育不良有严重其他疾病的婴幼儿。

【术前准备】

1.通常在出生后先行结肠造口,6 个月后再行此手术。

2.造口远端结肠碘油造影检查,了解有无瘘管存在及其位置。

3.清洁肠道。

4.术前放导尿管或阴道放肛管作术中分离时标志。

【麻醉】

气管内麻醉。

【体位】

折刀位或俯卧位,骨盆垫高。

【手术技巧】

1.骶尾部正中纵向切口,上自尾骨尖上 2cm,下至肛门隐窝前 1cm,必要时可纵向劈开尾骨以利于暴露术野。

2.依次切开皮肤、皮下组织及深部肌肉,随时用电针刺激切口两侧肌肉,以了解切口是否偏离中线。

3.在深部暴露直肠盲端及下方的外括约肌、尿道。

4.如瘘管不易暴露,可作直肠切开,由肠腔内找到瘘管内口,肠壁先缝两根牵引线,作纵向切口。

5.于直肠前壁可见一瘘管开口处,先作荷包口缝合然后切断结扎。

6.提起直肠,游离前壁及近端,将周围的纤维韧带、血管结扎切断,使直肠能充分松解,得到足够的长度以拖至肛门。

7.瘘管用丝线作内翻间断缝合。

8.继续向近端分离、松解直肠,以求获得充分的长度,使直肠在无张力下拖至肛门吻合。如直肠盲端位置特别高,游离段不能达到肛门皮肤,应立刻改用经腹游离结肠。

9.直肠盲端肥厚增粗,可行楔形切除修剪,以缩小直肠直径。

10.肠壁用肠线及丝线缝合两层,直肠缩小至直径 1.2cm 左右。

11.将直肠拖出放于尿道后方,然后缝合两侧的肌肉复合体和纵行肌,使肌肉包绕直肠。

12.当缝合两侧肌肉时,应与肠壁作适当固定。

13.直肠与肛门皮肤、外括约肌缝合固定,形成新的肛门,缝合骶部切口。

【术中要点】

1.该术式最好在有结肠造口术后进行。

2.术中尽量减少肛周肌肉组织损伤,厘清直肠盲端、尿道或阴道、瘘管间关系,减少副损伤。

3.直肠游离要充分,保证能拉下且没张力。

4.缝合尽量恢复直肠与其周围组织的正常解剖关系。

【术后处理】

1.术后给予抗生素,静脉输液。

2.俯卧或侧卧位,保持肛门清洁。

3.术后 2 周开始扩肛。初始每日 1 次,2 周后改为每周 2 次。从 0.8cm 肛门扩张器开始直到 1.2～1.5cm扩张器能顺利置入为止,或持续半年。

4.约 3 个月后关闭结肠造口。

【手术并发症】

1.伤口感染　通常应做结肠造口,粪便转流,伤口即使感染,引流后亦较容易愈合,处理不当可伤口全层裂开严重影响手术效果。

2.直肠回缩肛门狭窄　直肠盲端应充分游离、松解,如确实长度不够,应改作腹骶、会阴手术,术后应坚持扩肛。

3.直肠骶尾部瘘　部分伤口感染患者转变成慢性病变形成直肠骶尾部瘘,肠造口患者有自愈可能。

【述评】

本手术的优点是所有操作都在直视下进行,术野清晰,避免了盲目地切开、分离,将手术损伤减到最小程度。尽量保留直肠及肛周组织,恢复直肠与其周围组织的正常解剖关系,以便术后获得较好的肛门控制功能。

五、骶会阴(耻骨直肠肌环内拖出)肛门成形术

【概述】

20 世纪 60 年代,Stephens 强调耻骨直肠肌在维持肛门直肠畸形术后排便功能上的重要性,提出对高位畸形行骶会阴或腹骶会阴肛门成形术,即从骶部切口游离已向前上方移位的耻骨直肠肌,使直肠盲端经耻骨直肠肌环拖出,以获得良好的术后排便控制,是 Pena 改良式。患儿处俯卧位,自骶后入路,切除或

劈开尾骨,切开骶后各肌层,找到直肠盲端,分离直肠周围,结扎并切断瘘管,充分游离直肠,并自耻骨直肠肌环中心拖出,固定直肠四壁,将直肠盲端与肛穴部皮肤作两层缝合,然后将切断的肌层重新按解剖关系组合(可用电针刺激以了解各肌块的走向及相互关系),缝合皮肤,术后清洁肛门,2周后开始扩肛,并定时训练排便功能,为时3个月至半年,如发现重新出现排便困难时,仍需继续扩肛。

【适应证】
中间位肛门闭锁,最好在半岁以后手术。

【禁忌证】
高位肛门闭锁或伴有其他严重疾病者。

【术前准备】
1.通常在出生后先行结肠造口,6个月后再行此手术。

2.造口远端结肠碘油造影检查,了解有无瘘管存在及其位置。

3.清洁肠道。

4.术前放导尿管或阴道放肛管作术中分离时标志。

【麻醉】
气管内麻醉。

【体位】
折刀位或俯卧位,骨盆垫高。

【手术技巧】
1.骶部纵向切口,肛门十字形切口,两者距离1～1.5cm。

2.电针刺激找出外括约肌中心点,作十字形皮肤切口,在其中心分开外括约肌。

3.横形切断尾骨,将附着于尾骨之肛提肌向下推开,向深部分离即可找到直肠盲端及瘘管,沿瘘管寻找环绕于尿道(阴道)后方的耻骨直肠肌纤维。

4.仔细将耻骨直肌与尿道分离,切勿损伤尿道。用直角钳钩住耻骨直肠肌,向下通过外括约肌中心,将烟卷形橡皮管由此通道拖入,并经骶部切口拉出。如直肠盲端过高,经游离后仍难以拖至肛门吻合,则须更换体位经腹部游离直肠、乙状结肠,仍然经原来已建立的通道内拖至肛门吻合。

5.切断瘘管,直肠向近端分离、松解,结扎分离其周围的纤维带及血管,以求获得足够的长度,无张力地拖至肛门吻合。经卷烟形橡皮管内放入子宫颈扩张器,徐徐增加号码,逐渐扩大至可容纳直肠为止。

6.卷烟形橡皮管内放入一血管钳,夹住直肠末端缝线,由原已形成的通道拖出肛门。

7.直肠肛门皮肤花瓣形缝合形成肛门外形。

8.直肠盲端过高,难以从骶部完成手术时,则经腹切口,切断直肠,将黏膜内远端剥离至瘘管处,在距离尿道0.5cm处结扎切断瘘管,残端用碘酊烧灼。

9.然后在直肠盲端底部戳一孔。

10.钳夹结肠之缝线,将结肠通过直肠肌鞘、耻骨直肠肌环及外括约肌中心拖出,行结肠肛门皮肤吻合。

【术中要点】
1.该术式最好在有肠转流后进行。

2.术中尽量减少肛周肌肉组织损伤,厘清直肠盲端、尿道或阴道、瘘管间关系,减少副损伤。

3.直肠游离要充分,保证能拉下且没张力。

4.直肠拖出时经耻骨直肠肌环,注意肌肉松紧度。

5.缝合尽量恢复直肠与其周围组织的正常解剖关系。

【术后处理】

同后矢状切口直肠肛门成形术(Pena)。

【手术并发症】

同后矢状切口直肠肛门成形术(Pena)。

【述评】

该术式能够充分显露瘘管和保护肛门外括约肌系统,重建的直肠肛门更接近于生理,大大减少肛门失禁等并发症,复发率低,近期疗效好。

六、腹会阴前(经耻骨直肠肌)肛门成形术

【概述】

1984 年 Mollard 报道了用前会阴弧形切口及会阴蝶翼状皮瓣,在电刺激仪指示下完整对合各组肌肉,并通过腹部切口,将远端肠段盲袋拖出治疗高中位肛门闭锁。出生后如发现直肠盲端距肛穴皮肤在 2cm 以上,则为高位闭锁,应先行结肠造腹壁造瘘,半年后行腹会阴(Mollard 及其改良术式)或腹骶会阴肛门成形术。Mollard 术式主要方法是自左下腹剖腹,切开腹膜反折,游离直肠远端达盲端,伴瘘患儿则切断结扎瘘管,再自会阴部肛穴处行纵行,十字形或星形切口,从括约肌中心开始扩张,再将直肠盲端自骶前隧道拖出,固定直肠四壁后,切开盲端,分两层与肛穴部皮肤作间断缝合,关闭盆腔腹膜,逐层关腹,术后清洁肛门,每日 2～3 次,便后随时清洁,2 周后开始扩肛,并进行排便训练,历时 3～6 个月。

【适应证】

1.高位型或合并直肠尿道瘘、直肠阴道瘘者。

2.中、低位畸形或合并直肠尿道瘘,直肠阴道瘘,直肠前庭瘘等。

【禁忌证】

出生不到 6 个月或伴其他严重疾病的患儿。

【术前准备】

放置导尿管。

1.通常在结肠造口 6 个月后行此手术。

2.造口远端结肠造影检查了解瘘管及直肠盲端位置。

3.盆腔会阴 MRI 了解盆底肌和肛门括约肌发育情况。

4.清洁肠道。

5.放导尿管或阴道放肛管作术中分离标志。

【麻醉】

气管插管全麻。

【体位】

截石位。

【手术技巧】

1.用电针刺激找到外括约肌中心点作改良十字形切口。

2.牵开皮瓣,以电刺激测定外括约肌,用手指探查已放导尿管的尿道位置,沿尿道后方寻找耻骨直肠肌。电刺激时,见该肌向前上方收缩。

3.细心将尿道与耻骨直肠肌分开,徐徐扩大肌环,切勿使用暴力,如损伤撕断该纤维,将导致术后控制

排便功能不良。

4.扩张至可容纳结肠通过为度。

5.下腹正中或左下腹切口,游离直肠、乙状结肠。直肠浆肌层切开,在黏膜与肌层间向远端分离至瘘管。

6.缝合结扎、切断瘘管。

7.切开直肠肌鞘底部,使与外括约肌、耻骨直肠肌环的通道贯通,由此通道放一长弯血管钳至肌鞘内。

8.将卷烟形橡皮管经上述通道拖出肛门外。

9.经卷烟管内放入血管钳至肌鞘内,夹住结肠远端缝线,徐徐拖出至肛门外,做花瓣形吻合。

【术中要点】

1.保护输尿管　切开后腹膜前应先观察,切开后应先分离出输尿管,并用套带保护。

2.保护输尿管开口　直肠膀胱瘘缝扎瘘管时应离开膀胱壁稍远处缝扎,以免将输尿管开口部缝扎而狭窄。

3.防止瘘管复发　分离要仔细、耐心,可在瘘管内置导尿管作为标志。成功的关键是:①将瘘管翻入直肠内缝扎;②使瘘口直肠端与膀胱端交错开。

4.防止狭窄　分离直肠要充分,拖出吻合要无张力,不回缩。

5.预防大便失禁　分离要轻巧,尽量少损伤发育不全的神经装置。仔细辨认括约肌组织勿使损伤。直肠要从括约肌中央拖出。

【术后处理】

1.本手术损伤大,容易发生休克。故术后应输血、输液、给氧,防治休克。

2.应用抗生素,防治感染。

3.保持肛门部清洁干燥。

4.术后 48～72 小时拔除引流。

5.术后 2 周开始扩肛,方法同前。

6.术后 6 个月行肛门排便功能评估。

排便功能评定:术后排便功能评定的方法很多,但大多是凭主观判断,近年来随着科学的进步,各种测试方法不断出现,但由于排便功能很复杂,至今尚无非常完整、合理的评定方法。

1.1969 年 Kelly 以临床表现及钡灌肠造影,观察其排空、充盈及溢钡情况来作评价,但由于排便控制十分复杂,单一的客观指标难以完全反映排便的功能。

2.1984 年 Wing Specl 国际会议把排便功能简单地定为 4 级,即正常、黏液污染、污粪及排便失控。

3.1986 年 Gry Boski 以肛管直肠测压法来评分,认为畸形的程度与肛管直肠的压力成正比,一般以静止压及收缩压的高低作为指标。

4.以便意、便失控的有无及程度作为临床评分标准,并以 6 分法评定(表 15-2-2)。

表 15-2-2　分法临床评分标准

项目	临床表现	评分
便意	有	2
	偶有	1
	无	0

续表

项目	临床表现	评分
排便失控	偶污粪,每1~2周1次	3
	经常,每周1次以上	2
	经常,加稀便时失控	1
	完全失控	0

评分标准:5~6分为优,3~4分为良,0~2分为差

此外结合肛门括约肌肌电图的测定及直肠测压法、钡灌肠检查以了解耻骨直肠肌的位置及功能,作为综合评分法。

5.有学者评定标准:①优:排便功能与正常人基本相同;②良:能完全控制成形便,不能很好控制稀便;③较好:有稀便污染衣裤,需经常带垫;④无效:无排便感觉,完全失禁。

6.钡灌肠对排便功能的评价:钡灌肠可反映耻骨直肠肌的位置与功能状态,以弥补测压,肌电图反映的不足,其评分与临床符合率可达60.4%。与直肠测压及肌电图显示相一致。

(1)直肠肛管角的确立:直视下反映耻骨直肠肌功能与位置,以直肠轴线中心线上距耻骨联合中心的最近、最远点作2条连线,肯定了正常患儿为锐角(X>79.0±11.6°),无肛患儿此角开大,若大于95°即有排便失控,大于115°则排便完全失控,说明无肛术后其角开大,并向下偏移。

(2)肛管长度在无肛术后一般缩短,约为1.7cm或2.2cm。

(3)肛管显影与溢钡,正常情况下肛管不显影,亦不溢钡。

(4)直肠肛管交点方位,代表直肠肛管角的位置,若有移位,则反映肛提肌群与直肠肛管间的关系失常。

7.肌电图对肛门直肠畸形合并瘘外括约肌功能的检测与评价:肛门直肠畸形合并瘘患儿常有外括约肌偏移,近年来以肌电原理,显示肛门外括约肌电位波幅频率均上升,说明骶3、骶4及盆腔神经对括约肌支配的反射通路正常,故认为肌电图可反映外括约肌的发育程度、位置、范围以及术中辨认时的应用。一般采用皮肤表面电极,其结果与针电极相似,特别是提出三环系统及单祥自制的新概念以后,把外括约肌控制排便价值提高到新的阶段。正常的外括约肌在静止压时可显示连续肌电活动。自主收缩时,无论是频率,还是波幅均明显上升。异常则低于正常肌电表现。静止时波幅可低于30μV。自主收缩时波幅低于150μV,这就可说明括约肌功能不佳,但不能肯定其程度。

若以肌电图评分与临床评分比较,两者是符合的,其符合率约占60%,故可以相辅相成。

8.肛门直肠测压的指标

(1)肛管直肠静止压及肛管高压区长度:即肛门内括约肌处于收缩状态时,外括约肌的收缩,使肛管维持一定压力,谓静止压(静息压),正常儿为3.02kPa,肛管高压区长度为2.6cm。若小于3.02kPa或小于2.6cm,则说明术后不能维持高压状态,肛管缩短,排便失控。可作为评分标准之一。

(2)直肠松弛反射:当直肠受扩张刺激时出现的反射,反映内括约肌功能的协调性,由于术后肛周瘢痕、黏膜脱出等原因,松弛反射与排便失控具有相关性。

(3)直肠贮存能力:以直肠适应性反应、顺应性和意识性直肠感觉阈表示。①当直肠内容物移动的收缩波传入直肠时,直肠可产生持续收缩减弱或舒张。失控患儿的适应性频率可明显低于正常患儿,说明贮存能力不佳。②直肠顺应性是表示直肠肠腔内容物增加的容积,与相应增加的腔内压力相互间的关系,是直肠壁弹性的反映,正常时少量粪便可不产生便意而贮存,而患儿的顺应性偏低,说明贮存能力不佳而失

控。③意识性直肠感觉团，正常儿为 30～50ml，而患儿偏低，如为 10～20ml 即产生不适或痛感，说明此时乙状结肠强力收缩，加上括约肌功能不全，即可产生排便失控。④肠蠕动，当患儿乙状结肠、直肠受刺激时，可出现不规则的高大蠕动或推进蠕动，且伴有排便，而正常儿却无此表现，这说明新建直肠功能不成熟。

所以直肠测压可对各种排便控制因素进行检测，有助于评定失控的程度，指导临床拟订治疗方案，并可结合肌电图反映及临床表现等进行分析。

结论：①肛门直肠测压检查可客观地反映闭肛术后排便失控，治疗前肛门括约肌的功能；②肛管高压区过短，肛门直肠压力差过小，直肠肛门松弛反射或收缩反射缺如，或不健全，是闭肛术后排便失控在测压中的重要表现；③可作为随诊过程中动态观察的各种客观指标。

附：1977 年福冈讨论会拟订参照标准：

(1)安静状态下与直肠波形不相同的肛管特有波形。

(2)直肠内加压 2～3 秒后，肛管压可慢慢下降，恢复到静止压。

(3)用不同的刺激，显示同样的肛管压力下降。

(4)肛管压力下降至少要测试 3 次以上。

(5)评定内括约肌功能，即收缩率标准，正常儿为 12～16 次/分，新生儿 6～9 次/分。

【手术并发症】

1.腹盆腔出血、感染、肠粘连。

2.肛门狭窄：结肠坏死、回缩、肛门切口感染均可引起肛门狭窄。

3.肛门失禁。

(1)病因：病因较多，不一定是手术并发症，具体如下。

1)高位肛门直肠畸形合并瘘常伴有括约肌及骶尾椎的发育障碍，常存有运动及反射缺陷，约 70%～80% 的患儿术后有不同程度的排便失控。

2)肛门直肠畸形合并瘘伴有隐性脊柱裂，潜毛窦或盆神经发育不全患儿，有神经性排便失控，当粪便充盈直肠时，由于无排便反射，粪便随时随肠蠕动排出，但排泄不净，直肠内仍可充满粪便。

3)肛门狭窄时，排便不畅，粪便刺激直肠而总有便意，因此小量多次溢粪，但直肠仍不能空虚，此即充盈性排便失控。

4)盆神经损伤，可引起功能性失控。

5)肛门切口过大，或术中损伤肛门括约肌，则直肠黏膜外翻，肛门失去自控功能。

6)术后切口感染或吻合口裂开，直肠回缩，局部瘢痕形成，则与肛门狭窄相同，有充盈性排便失控。

7)高位畸形在成形手术中，直肠盲端拖出偏离耻骨直肠肌环，未曾从其中心通过，或损伤了耻骨直肠肌环。

8)盆腔解剖结构异常，如耻骨直肠肌短缩向上移位，内、外括约肌或肛提肌发育不良等。

(2)治疗方法：经常出现排便失控，会导致小儿心理状态的变异，因此家长急需求治，但应掌握原则，按失控程度分级治疗。

1)轻度失控：平日无污粪，但稀便时失控。

2)污粪：即能正常排便，但平日亦有小量污粪。

3)部分失控：平日即有小量污粪，而稀便时失控。

4)完全失控：即随时排便。

1)和 2)种情况不需要手术矫治，只要坚持排便训练，随患儿年龄增长可渐自愈。3)和 4)种情况应再次手术矫治。

（3）矫治术式

1）肛门狭窄，如肛门外括约肌功能完好，则行 Z 形或皮瓣插入整形术。

2）外括约肌重建术

①括约肌瘢痕为全长的 1/3 时，可以找到括约肌，切除瘢痕部分，再折叠缝合修补。

②臀大肌重建外括约肌术：平时臀大肌亦在排便中起一定作用，故可将两侧臀大肌内侧缘游离成宽 2cm、厚 1cm 的肌瓣，切勿损伤臀下动脉和支配神经，其长度宜绕肛门半周而无紧迫感即可。然后在肛门周围做好皮下隧道，将肌瓣各自置入隧道，且于肛门前重叠缝合，2 周后训练肌肉功能，利用大腿外展时肛门收缩，内收时肛门松弛的机制，令双侧大腿内旋，协助移植肌肉的收缩运动，若应用一侧臀大肌，则其所取长度应环绕肛门 1 周。

③带蒂臀大肌瓣皮下括约肌成形术：从骶平面弧形切口，达大腿后侧中部，取臀大肌内侧至髂胫束（5 岁儿童长 13～15cm，10～11 岁为 18～20cm）。保留一支动脉，肌瓣需带肌膜，以利血供。距直肠黏膜 1cm 肛周作 4 个放射状切口，各长 1.5cm，并形成隧道。单侧移植时，隧道通过 14～16 号扩肛器，双侧时则要通过 18～20 号，以免肌肉受压坏死，顺利地将肌瓣带入肛周。然后将肌瓣左右围绕肛门，用不吸收线将肌瓣末段的肌膜缝在近段肌膜上约 4～5 针，新建肛门应通过 6～7 号扩肛器。术后禁食 4～5 天，为避免感染，最好先行结肠造瘘。这种术式适用于 5 岁以上儿童，同时双侧肌瓣的作用要比单侧强。

④臀大肌修补肛提肌术：利用修复肌肉将直肠前压，使与肛提肌协同控制排便。并与直肠末端括约肌固定，恢复前倾角的机制，何况臀大肌血供丰富，可作为带蒂肌瓣的好材料。手术时取侧卧或俯卧，置肛管以利直肠的辨认。从臀尖下弧形切口，暴露肛提肌及直肠后壁，可发现肛提肌发育薄弱，不能自左右向中间靠拢以加强直肠后方。相继可分离两侧暴露臀大肌内侧，根据直肠后壁病变程度将其弧形切开，游离厚 1cm、宽 5cm 的臀大肌肌瓣，其蒂位于内侧，反转覆盖于直肠后壁。指肛检查时以有向前压迫感为度。末端固定在括约肌上。术后控制排便 3 天，在 2 周内应禁止肛检。

⑤股薄肌移植术：本术式常用于 5 岁以上儿童。因为年龄太小时股薄肌发育不全，不能完成环绕肛门 1 周。手术取膀胱截石位，右膝关节上方、小腿胫骨内髁及大腿部相当于股薄肌上 1/3 处分别纵切口游离股薄肌，保留起点血管神经，于膝关节内侧处切断肌腱止点。在前后正中线距肛缘 1.5cm 处各作一纵向切口分离皮下层，通过前后正中切口围绕肛门游离皮下隧道，隧道大小以股薄肌通过时能自由滑动为适。通过大腿上方皮下隧道将股薄肌按顺时针方向环绕肛门一周，其远端肌腱固定于左侧坐骨结节骨膜上或左侧耻骨联合骨膜上。固定肌腱末端时两肢放直拉紧肌腱，肛门口插入一示指即可，缝合各切口。术后 5 天后进流食，保持会阴伤口干燥，30 天后进行缩肛运动内收腿运动，训练肛门功能。此外，亦可用双侧股薄肌移植，以加强其收缩功能。

⑥去神经带血管股薄肌移植术：利用神经再生论，采用去神经带血管蒂肌肉移植，肌力恢复快，比游离肌肉移植效果好。适用于肛门局部条件差，需要较强的肌力才能控制排便的 5 岁以上儿童。但该肌肉可受原神经的支配，有时可发生不协调的收缩，以致造成排便困难，或溢粪。

⑦掌长肌移植术：本手术分两期进行，第一期是掌长肌去神经术，即找到掌长肌后，在肘前找到支配神经，切除神经长约 1cm。因为去神经后的肌纤维肌肉内组织酶发生改变，肌纤维中的需氧酶和厌氧酵解酶减少，肌肉代谢降低，增加缺氧的耐受力。2 周后二期手术。即取掌长肌去肌膜，置于肛管、直肠交界处的皮下隧道，呈 U 形环绕肛门 1 周，将肌腰固定于耻骨骨膜上，并与肛提肌缝合数针（如两端肌腰长短不等时，可剪下长端一段，缝接在短腰端）。拉紧固定后，移植肌肉可以再生支配的神经与血管。

由于在单侧掌长肌移植治疗后随访发现存有缺陷，加上近年来对肛门括约肌的肌肉组成和排便生理进一步认识,如 Devries 认为,正常时,肛门外括约肌皮下和深部纤维及肛提肌的前部,在解剖上不易分开,统称为"横纹肌复合体",而且与肛提肌在控制排便中起重要作用。Shafik 提出肛门外括约肌与耻骨直肠肌应该为不分离的统一体,称三环系统。当顶环收缩,直肠后壁向前上移,固定肛管,保证肛门关闭。中环向前牵引直肠后移。故若双侧掌长肌移植可以补充三环中的二环,顶环可取耻骨直肠肌及外括约肌的深部纤维,增加直肠角,另一条代替外括约肌中部纤维,反向牵拉直肠前壁,两肌收缩时交锁,使肛门关闭。

此外,耻骨直肠肌悬吊直肠使与肛管轴线向前成角,称"直肠肛管前角",立位时此角开大,下蹲位时近成一直线,同时肛管与皮肤形成肛管皮肤角称"直肠会阴曲"。由于内括约肌的作用,直肠下端成一高压区,肛管闭合。一旦排便失控,直肠肛管前角变小,肛管处开放状态,故采用横纹肌移植,使其起机械性关闭作用,待神经再生后,起到类似耻骨直肠肌三环作用,使手术后会阴曲趋于正常状态,且使肛管延长,直肠下端形成新的高压区,促使壶腹膨胀,感受器发生冲动,建立新的排便反射,出现便意而获控制。

3)内括约肌重建术:内括约肌是由肠管肌层纤维增生而成,当内括约肌功能不全时,可将肠管平滑肌向外翻卷,重建内括约肌,即游离直肠,使其拖出肛门外 3～5cm,剥脱直肠黏膜,再将直肠壁的浆肌层向外翻卷,一般为 180～360°的肌袖,并将其与肛管纤维固定,再将直肠黏膜与肛穴皮肤切口缝合。但注意游离的直肠不宜过长,以免影响血运而坏死,导致手术失败。或尾路 T 形切口,分离肌层,直视下游离直肠,将拖出的直肠去黏膜,再行浆肌层翻转,通过耻骨直肠肌环拖出固定。这是利用内脏平滑肌有括约收缩功能的机制,某部位的动作电位可传至整个平滑肌组织,即使损伤了神经,也不会出现营养不良性萎缩,都能增加神经体液递质的敏感性,具有内脏平滑肌的特点,能抑制括约肌松弛,出现自主抑制活动。一般翻转 180°,过多可能造成翻转的直肠浆肌层萎缩,失去功能。

4)内外括约肌重建术:其方法如上述,只是两种方法同时采用。

总之,重建肛门括约肌的方法很多,临床应用时应根据患儿具体情况而选择。

(4)预防:排便功能机制复杂,因此手术时必须清楚肛门周围肌群的解剖及相互关系。掌握肌群的分组及其功能。如内括约肌为一自主性平滑肌,可以利用直肠壁浆肌层重建。而外括约肌及耻骨直肠肌却是随意肌,是有收缩功能的横纹肌,总称横纹肌复合体,可分为尖顶祥,收缩时能使直肠后壁向前上移位。其次是中间祥,收缩时使直肠前壁向后移位。最后是基底祥,收缩时能够牵引肛管后壁。三个祥各自由不同的神经支配,所以收缩时方向各异,如果三环收缩,则形成交锁,可迅速关闭肛门。一旦三环系统损伤,必然导致排便失控。故手术时必须注意避免损伤,即使保持一样完整,亦不会造成排便完全失控。但是,肛门直肠畸形者,肌纤维发育不良,常伴走向变异,很难保持其完整性,特别是盲目分离时,更易损伤。因此 Pena 主张后矢状经骶入路,不分层次,一刀切开各层肌肉,以保证术后肌群的完整。修复时应小心分离,确切组合,同时要保持直肠角的角度。此术的优点如下:①暴露良好,组织损伤少;②尽可能地使畸形器官恢复正常生理解剖;③克服盲目分离。拖出直肠准确通过各组括约肌中心,充分显示出对中、高位畸形的矫治优越性;④适用于术后并发排便失控,或残遗瘘的患儿;⑤术野清晰,可以充分游离直肠。

1)排便功能的诱发:排便功能复杂,但有诱发器官,可以接受诱发刺激,一般直肠黏膜及肌层均具有之,特别是肛窦部,最为敏感,能辨别气体、固体或液体,另外肛门部皮肤亦可接受刺激。故手术时应尽量保留肛窦部黏膜,或插入肛周皮肤,以起到补救作用。

2)排便训练:排便训练对患儿今后排便功能的恢复起重要作用。必须坚持而且要训练有方。北京儿童医院推荐"三段排便法":

第一段:每晚定时排便 10～15 分钟,随即用肥皂水灌肠,再排便 10 分钟,站立休息后再排便 5 分钟。

第二段:再注入肥皂水灌肠,亦可配合扩肛,再次排便 10 分钟。

第三段:扩肛,再以肥皂条诱发排便,如仍有粪便,则需再次灌肠,使其排空。一般经过以上训练,随患儿年龄增长,排便失控均能逐步改善。

国际上亦有应用生物反馈原理训练非神经性排便失控有良效。置气囊于直肠内,然后加压,进行收缩训练,还可以连接测压仪器及光声发生器,配合信号进行训练。

【述评】

本术式的损伤性较大,手术死亡率也较高,必须严格掌握手术适应证。部分患儿术后肛门功能较差,术后于学前可行肛门括约肌重建术。有条件单位术前最好行盆腔和会阴部 MRI 或超声波检查,以便对肛门括约肌发育情况进行评估,及时掌握学前肛门发育情况,对选择术式、减少术后并发症有较大帮助。

（左先邦）

第十六章　肛门直肠损伤

第一节　非手术治疗

一旦确诊直肠肛管损伤,应及早治疗。外科处理时应考虑以下因素:致伤因素、伤者的一般情况、受伤至手术的间隔时间、肠壁及肠系膜损伤的严重程度、肛门直肠损伤的部位、腹腔感染的严重程度、有无合并其他脏器的损伤、有无休克、就诊医院的技术条件和术者的技术水平等。中医药治疗适合损伤程度较轻者边治疗边密切观察。

一、中医药治疗

1.血瘀热结

证候:伤后肛门周围刺痛肿胀,可见皮肤青紫,固定不移,甚至痛引少腹,拒按,低热不恶寒,舌质淡红,苔薄黄,脉弦涩。

治则:活血化瘀,解毒止痛。

例方:复元活血汤加减。

常用药:当归 10g,柴胡 10g,穿山甲 12g,红花 6g,桃仁 6g,制大黄 12g,香附 10g,泽兰 10g,苏木 10g,天花粉 10g,甘草 6g。

2.热毒蕴结

证候:伤后腹痛腹胀,高热,甚则神昏恍惚,局部红肿热痛,舌质红绛,苔黄,脉洪数。

治则:清热解毒。

例方:五味消毒饮加味。

常用药:金银花 12g,野菊花 12g,紫花地丁 12g,蒲公英 20g,青天葵子 10g,败酱草 10g,栀子 10g,黄连 3g,天花粉 12g,生大黄 6g(后下)、牡丹皮 10g,黄柏 5g。

3.气随血脱

症状:伤口深,出血量多,四肢厥冷,大汗淋漓,甚至不省人事,舌质淡,苔薄白,脉微弱。

治则:益气、回阳、固脱。

例方:独参汤或参附汤急煎频服。

二、手术原则

（一）一期手术指征

1.伤后至手术时间在 4～6 小时以内。

2.青壮年或年龄在 60 岁以下，血浆白蛋白＞35g/L。

3.无严重的基础疾病如糖尿病或肝硬化等，没有合并其他器官的严重损伤。

4.无严重休克或休克得到纠正者或失血量不超过正常血容量的 20%。

5.肠内粪便少，腹腔没有严重的污染。

6.无肠系膜血管的严重损伤，肠管局部血供良好。

7.经过肠道准备的医源性损伤。

8.低速非爆炸性损伤或刀伤所致的小穿孔。

（二）二期手术指征

1.年龄＞60 岁，营养状况较差或合并有严重的基础疾病；

2.受伤到手术时间 6 小时以上；

3.腹腔污染严重；

4.合并有腹腔内二个以上器官的严重损伤；

5.合并有盆腔内二个以上器官的严重损伤；

6.先天性巨结肠灌肠所致的直肠穿孔；

7.合并休克。

三、支持和对症治疗

1.抗休克　对于发生多发伤的患者，如果存在休克，首先应该抗休克治疗，待患者生命体征平稳后行手术治疗。

2.支持疗法　直肠损伤多需禁食，故应注意营养及水、电解质紊乱，必要时输血，予胃肠外营养。肛管直肠损伤未行肠造口的患者，或虽作了肠造口，但伴有其他脏器严重损伤者，一般胃肠外营养维持一周以上，如过早让患者进食，仍有可能增加直肠修补处漏的危险。

（卞瑞祺）

第二节　手术治疗

经腹部和经肛门都可能引起结、直肠和肛门的损伤。在腹部外伤中，直肠损伤的发生率较低，但处理较为困难，其并发症的发生率以及病死率较高。直肠肛门由于解剖结构特殊，一旦发生损伤，伤情往往较为复杂。因此，直肠肛门损伤的早期诊断、正确处理十分重要。直肠、肛门因损伤部位不同，其临床表现及处理方法各异。Robertson 提出按解剖把直肠肛门损伤分为三类：①腹膜反折以上的直肠损伤；②腹膜反折以下，肛提肌以上的直肠损伤；③肛提肌以下的肛门括约肌及周围皮肤损伤。由于情况复杂，处理方法迥异，故分别讨论。

一、腹膜反折以上直肠损伤

【概述】

由于直肠位置较隐蔽,腹膜反折以上直肠损伤在腹部损伤中相对少见,临床表现无特异性,辅助检查阳性率低。因为常合并有腹内其他脏器和部位损伤,易被其他脏器损伤的症状和体征所掩盖,故直肠损伤延误诊断率较高。加之直肠内容物为粪便,细菌含量多,损伤后污染严重,危害极大,处理不当会直接危及生命。而经会阴部损伤时病史明确,不易漏诊。

早期确诊缺乏有效的手段,尤其是闭合性损伤,因其致伤原因多样、复杂,容易延迟诊断,尤其是老年患者。因此,采集病史至关重要。

本病的早期诊断主要依据有明确外伤史,伤后肛门直肠疼痛。并有下列情况之一者应考虑直肠损伤的可能:①肛门出血;②直肠指诊指套染血或触到破裂口;③尿内有血或粪便、肛门溢尿常提示合并尿路损伤;④下腹痛、腹膜炎体征,X线检查有膈下游离气体,应考虑腹膜反折以上直肠损伤;⑤盆腔CT检查腹膜外直肠周围有积气。⑥合并骨盆骨折。对合并严重多发伤的患者,如果疑有直肠肛门损伤者应常规做直肠指诊;如指诊阴性,在病情允许下可行电子肠镜检查,或者是低压气钡造影,常能明确损伤部位及程度,但必须在做好术前准备的前提下,最好外科医师随行检查。疑有腹膜反折以上的直肠损伤,还可行腹腔穿刺及灌洗术,抽出粪性或血性液体时有助诊断。根据腹腔污染情况,进行相应的腹腔冲洗,修补直肠裂口。同时,术中可通过肠镜或其他管道灌洗远端直肠,清除其中的粪便、积血和异物。对于腹腔污染较轻者,特别是损伤较小,损伤时间在4小时以内者,可行经肛门直肠腔内一期修补加肠造口术,在修补部位放置引流。如果腹腔污染严重,受伤时间长,伴有全身多发性损伤者,可行经腹直肠损伤修补加肠造口术,在盆腔内放置引流。对于损伤直肠严重,裂口太大无法修补者,可行直肠损伤肠段切除、远端直肠关闭、乙状结肠造口术。

以下是不同损伤情况的不同处理方法。

（一）直肠损伤破损距离肛缘≤9cm

【适应证】

1.腹膜反折以上直肠损伤(破损距离肛缘≤9cm,损伤面积≤肠周1/4)。

2.损伤时间≤4小时。

【禁忌证】

1.腹膜反折以下直肠损伤。

2.超过以上标准操作有困难时。

【术前准备】

1.常规备皮。

2.维持营养及水电解质平衡,尽早手术。

3.设备:肛门自动牵开器(简称牵开器)、大号喇叭口肛门镜(简称肛门镜)、大号喇叭口直肠镜(简称直肠镜)、PPH组件中的全套扩肛器。

【麻醉】

连续硬膜外或全麻。

【体位】

截石位。

【手术技巧】

腹部手术组:取上腹正中横切口,行横结肠造口。转流粪便,利于修补后直肠伤口的愈合。以便还纳,同时转流手术属于小切口。

肛门部手术组:

没有肛门周围外伤时:先用碘附棉球消毒肛周皮肤及直肠内,然后用7号丝线缝合4点固定PPH肛管扩肛器。将PPH缝扎器插入直肠显露直肠破损创面,并认真检查直肠破裂口数目、位置、大小、深浅,对肠壁破口周围缺乏生机的创缘予以清创切除。经肛门用4号丝线间断缝合直肠破口创面,缝合应包括直肠黏膜及黏膜下层。大量生理盐水反复冲洗直肠腔后,用穿刺针引导牵引线带入胶管方法,自损伤侧肛门旁开2～3cm放置硅胶管1枚,插入到损伤直肠创面以下骶前间隙,并在皮肤固定。碘附擦拭创面,肛门放入排气管后取出扩肛器。

合并肛门周围外伤时:可以借助原伤道放入引流管。不宜借用时,冲洗清创后,放入引流橡胶片并固定。

【术中要点】

1.大量生理盐水冲洗直肠腔,以降低术后缝合口及全身感染的机会。

2.肠壁破口周围缺乏生机的创缘必须清除干净,早期清创缝合。

3.缝合裂口深度应包括黏膜以及黏膜下层。

4.横结肠造口操作及还纳均较为方便,对患者影响小,以取正中切口较为容易。

5.提出横结肠后在近肠壁处避开血管穿孔并放入支撑管。

6.缝合裂口时,视裂口情况而定,避免造成肠腔狭窄。

7.术中应扩肛3～4指,使术后肛门括约肌保持松弛状态,便于直肠内气体和粪便随时排出,保持肠腔空虚,以利缝合处愈合。

8.直肠周围间隙充分引流,引流一定要到位,同时放置引流管动作轻柔,防止造成副损伤。

【术后处理】

1.术后禁食3天。全身应用抗生素3～4天。

2.加强全身支持疗法,注意水与电解质的平衡。

3.术后3天后完全开放横结肠造口,5天后取下造口支撑管。

4.术后3～4天拔出引流管。

5.术后3个月还纳造口。

【手术并发症】

1.直肠狭窄。

2.肠瘘。

3.切口感染。

4.肠造口相关并发症。

【述评】

直肠损伤的临床表现与损伤性质和程度及伤后患者全身、局部反应有关。开放性损伤诊断不难,但对闭合性损伤且肛门外无伤口者,因常被其他脏器损伤的表现掩盖,易延误诊断,有报道延误诊断率为50%。患者入院后,迅速进行全身检查,观察神志及有无贫血貌,测量血压等,争取早期发现休克并判断其程度。同时询问受伤经过,如有下腹部、会阴部外伤史、肛门流血或溢尿、阴道溢便、腹膜刺激征、肠鸣音减弱或消失、直肠指诊指套带血或可打到可疑破口时,应考虑有直肠肛管损伤。要进行B超探查腹腔有无游离积液,肠管是否扩张,后腹膜有无血肿;病情许可行直肠镜检查,明确有无损伤及损伤部位;X线检查膈下有无游离气体或直肠异物,进一步明确诊断及确诊受伤部位。直肠损伤常合并其他脏器损伤,诊断时应注意合并伤的发现及处理。合并休克时,应注意有无腹腔实质性脏器损伤、腹膜后血肿、大血管的损伤或严重的骨盆骨折等伤情。早期发现和就诊的患者,经肛门行肠腔破损修补是可能的,为安全起见,加用横结肠造口可以保证疗效,但是肛门旁的可靠引流是保证破损已有污染消除和破损愈合的必要条件。

(二)直肠损伤破损距离肛缘≥10cm

【适应证】

1.腹膜反折以上直肠损伤(破损距离肛缘≥10cm,损伤面积≤肠周 1/4)。

2.损伤时间≤4 小时。

【禁忌证】

超过以上标准操作有困难时。

【术前准备】

常规备皮,维持营养及水电解质平衡,尽早手术。

【麻醉】

连续硬膜外或全麻。

【体位】

截石位。

【手术技巧】

1.探查:取左下腹旁正中切口,切开皮肤起自耻骨联合,止于脐上 2cm。电刀切开皮下、腹直肌前鞘。切开腹膜,用大纱布垫将小肠向上推开,膀胱向下推开,充分显露盆腔内直肠,探查腹腔。

2.如腹腔清洁,肠腔清洁度高,破损较小时,可行经腹直肠损伤一期修补术,加局部引流。碘附消毒后,适量修剪直肠破损创面,3-0 可吸收线或 1 号丝线全层缝合肠壁,1 号丝线浆肌层内翻缝合。

3.如果腹腔污染较重或者术者没有把握时,应辅助横结肠造口术。

4.大量温盐水冲洗腹腔,使用肛门自动拉钩帮助显露和引导放置引流管。经肛门左、右侧外 3cm 分别放入硅胶管到损伤直肠创面以下骶前间隙,并在皮肤固定,以利充分引流。

【术中要点】

1.横结肠造口处理和还纳均比较容易,应作为首选。

2.大量生理盐水冲洗腹腔和肠腔,防止术后感染。

3.术中对造口的远侧肠管,应用含甲硝唑的生理盐水冲洗,以消除存留于肠管内的粪便,彻底冲洗,直至肠管空虚、清洁为止。

4.术中应尽量将盆底腹膜提高,将损伤直肠置于腹膜外,一旦修补处发生肠瘘时,不致引起严重腹腔内感染。

5.盆底腹膜切口应予关闭,防止发生肠疝。

6.硅胶管放入骶前间隙最低点,充分、有效引流。

【术后处理】

同直肠损伤破损距离肛缘≤9cm 的处理。

【手术并发症】

同直肠损伤破损距离肛缘≤9cm。

【述评】

本法适用于腹腔粪便污染严重,有全身多发性损伤,全身营养状态差合并有心、脑血管疾病的老年人。

此种情况是以创面可直接修补为着眼点,为安全起见,辅助结肠造口术,以转流粪便,利于修补处愈合。横结肠造口处理和还纳均比较容易,应作为首选。

(三)腹膜反折以上直肠损伤(其他复杂情况)

【适应证】

1.腹膜反折以上直肠损伤(损伤面积大)。

2.损伤时间长。

3.直肠损伤严重,无法修补者。

【禁忌证】

无特殊禁忌。

【术前准备】

常规备皮,维持营养及水电解质平衡,尽快手术。

【麻醉】

连续硬膜外或全麻。

【体位】

截石位。

【手术技巧】

1.探查:取左下腹旁正中切口切开皮肤起自耻骨联合,止于脐上 2cm 或脐下 3cm(乙状结肠造口时)。电刀切开皮下、腹直肌前鞘。切开腹膜,用大纱布垫将小肠向上推开,膀胱向下推开,充分显露盆腔内直肠,探查腹腔。

2.如果直肠损伤范围不大,腹腔污染不严重,腹腔及肠腔尚清洁者,可行直肠破损清创修补。如果修补操作不便时,可以使用吻合器行断端吻合。术中先将直肠上动脉结扎,游离直肠,于损伤部位以下切除远近断端破损肠管,用 7 号丝线完成近端荷包缝合,肠管近端放入吻合器头端,收紧荷包。充分扩肛后,经肛门放入吻合器,分别将吻合器正确对合,旋紧吻合器后击发,旋松并取出吻合器。必须增加横结肠造口,粪便转流。最后,腹腔彻底冲洗,加骶间隙充分引流。

3.如果腹腔污染严重,直肠损伤亦严重,无法修补者,可行直肠损伤肠段切除、远端直肠关闭、乙状结肠造口术。术中先将直肠上动脉结扎,游离直肠,于损伤部位以下切断肠管,将远端直肠封闭并固定于侧盆壁,以便再次手术时易于寻找。切除损伤肠管后,于腹部切口的左下方另做切口,行近侧乙状结肠造口术。

4.如果患者全身情况不好,不适宜耐受手术时,可以仅行乙状结肠造口。尽量利用直肠破损口作为造口使用,如果位置不合适,可以将破损口缝合后在乙状结肠合适位置提出造口,缝合及固定方法同横结肠造口。

5.缝合后经肛门左、右侧外 3cm 分别放入硅胶管到损伤直肠创面处,并在皮肤固定,以利充分引流。

【术中要点】

1.大量生理盐水反复冲洗腹腔及污染部位,彻底清除溢到直肠周围间隙及造口远端肠腔的粪便。

2.可采用乙状结肠或横结肠造口转流粪便。

3.结扎直肠上动脉时,先用丝线单扎再缝扎,确保结扎可靠。

4.游离直肠时,尽量将受损伤部位以下的直肠充分游离、切除,使吻合口无张力。

5.吻合器击发完成后压迫 30 秒钟再取出,防止吻合口出血。

6.骶前间隙充分引流,防止发生肠瘘或感染。

【术后处理】

同直肠损伤破损距离肛缘≤9cm 的处理。

【手术并发症】

1.吻合口瘘。

2.吻合口狭窄。

3.吻合口感染。

4.肠瘘。

5.肠造口相关并发症。

【述评】

直肠损伤的诊断及治疗是一个比较复杂的问题,因常伴有其他脏器损伤处理,而且并发症多,故根据病情合理选择治疗方案是重要的。它不但可以减少并发症,而且还可避免不必要的肠造口给患者带来的痛苦。横结肠造口处理和还纳均比较容易,有把握时可以不做造口,但是如果因为腹腔或者肠腔污染严重,造口是必要的。破损口的处理主要依据术者的经验、条件以及操作的方便程度,只要破损口处理得当、造口适当,预后是好的。要强调的是尽早手术,以免感染中毒性休克的发生。其次,应做充气试验,以免遗漏多处破损。

二、腹膜反折以下肛提肌以上直肠损伤

长期以来直肠损伤的手术方式一直存在争议,其经历了从一战时期的一期手术到二战时期的二期手术,再到近年又主张一期手术的过程。一方面是由于直肠的解剖结构有其特殊之处,另一方面是因病因、病情的复杂性和多样性,造成了手术方式很难有一个统一的标准。手术方式的选择一般会受患者的致伤因素、伤者的一般情况、受伤至手术的间隔时间、肠壁及肠系膜损伤的严重程度、肠损伤的部位、腹腔感染的严重程度、有无合并其他脏器的损伤、有无合并休克、就诊医院的技术条件和术者的技术水平等诸多因素的影响。随着外科技术的进步,术中结肠灌洗和抗生素的应用,在急诊情况下采用一期缝合修补及一期切除吻合的方法已日益增多,一期手术有操作简单、住院时间短、费用低、心理创伤小、术后护理方便和并发症少等优点,可作为直肠损伤治疗中的主要术式。腹膜反折以下直肠损伤早期手术是关键,损伤严重者多合并其他脏器及盆腔内出血,需经腹会阴联合手术,早期清创、修补直肠破损、粪便转流及充分骶前引流。低位轻度损伤者,可经肛门直肠腔内或会阴切口修补破裂口,局部引流。高位轻度损伤,可行粪便转流性结肠造瘘,并充分引流直肠周围间隙,破损多可自行愈合。直肠损伤易引起感染,术中应严格彻底清创、冲洗,术后保持引流通畅。

(一)损伤面积大,损伤时间长

【适应证】

1.腹膜反折以下直肠损伤,损伤面积大。

2.损伤时间长。

【禁忌证】

无特殊禁忌。

【术前准备】

常规备皮,维持营养及水电解质平衡,尽快手术。

【麻醉】

连续硬膜外或全麻。

【体位】

截石位。

【手术技巧】

1.如病情轻者,可经肛门修补直肠破损裂口,局部引流。同直肠损伤破损距离肛缘≤9cm的肛门部手术组一致。

2.如损伤或污染严重,需做结肠造口。可采用乙状结肠或横结肠造口,以转流粪便。

3.修补直肠裂口后,清除粪便污染的周边组织,彻底冲洗骶前间隙,放入引流管。

4.若合并有膀胱、尿道、阴道损伤者,应同时修补膀胱造瘘,防止直肠膀胱、尿道、阴道瘘的发生。

5.若伴有严重出血,清创后应充分止血,如纱布垫填塞压迫出血。

【术中要点】

1.骶前间隙引流一定要到位,同时防止造成副损伤。

2.清除粪便污染的周边组织,彻底冲洗、清创。

3.在行损伤修补清创及肠造口时,必须上下合作,彻底清除溢到直肠旁间隙及造口远端肠腔的粪便。

4.术中认真检查有无其他脏器合并伤,如膀胱、尿道、阴道损伤等,若损伤应同时进行修补。

【术后处理】

1.术后禁食3天。全身应用抗生素。

2.加强全身支持疗法,注意水与电解质的平衡。

3.术后3天后完全开放横结肠造口,5天后取下造口支撑管。

4.术后3～4天拔出引流管。

5.术后3个月还纳造口。

6.定期扩肛,加强肛门功能锻炼。

【手术并发症】

1.肛周脓肿 因污染物清除不彻底,冲洗不干净或引流不畅,发生肛周脓肿。

2.肛瘘 由于肛周脓肿感染后破溃而致。

3.大便失禁 腹膜反折以下的直肠肛管及肛门括约肌损伤,如损伤严重或处理不当可致大便失禁、直肠狭窄。

4.肠造口并发症。

【述评】

利用自然通道修补损伤是最简单的方法,由于成套扩肛器械的出现,使这一问题极易解决。但是损伤超过8cm以后,显露操作会增加困难。

(二)损伤面积小,损伤时间短

【适应证】

1.损伤面积直径<3cm。

2.损伤时间<8小时。

【禁忌证】

无特殊禁忌。

【术前准备】

常规备皮,维持营养及水电解质平衡,尽快手术。

【麻醉】

连续硬膜外麻醉或者腰麻。

【体位】

截石位或侧卧位。

【手术技巧】

1.对于直肠破损伤口,可经肛门修补直肠破损裂口,缝合黏膜层和肠壁其他各层结构,括约肌损伤也可对端缝合,以利于二期重建,局部放置引流。同直肠损伤破损距离肛缘≤9cm 的肛门部手术组一致。不必做结肠造口。

2.会阴部伤口,需彻底清创,最大限度清除坏死组织和异物。

3.修补直肠裂口后,清除粪便污染的周边组织,彻底冲洗骶前间隙,放入引流管。

【术后处理】

1.术后禁食 3 天。全身应用抗生素。

2.加强全身支持疗法,注意水与电解质的平衡。

3.术后 4 天左右拔出引流管。

4.定期扩肛,加强肛门功能锻炼。

【手术并发症】

肛周脓肿、肛瘘、大便失禁、直肠狭窄等。

【述评】

肛管直肠周围间隙丰富,一旦受伤,易受到污染而发生感染,引起肛周脓肿,后期还可能引起肛门狭窄及肛瘘等并发症。受伤原因主要是经肛门、肛周刺伤,表现的主要症状是:会阴部疼痛、肛门流血、血便、大便困难等。注意充分清创和彻底引流,预后一般较好。一旦发生感染,按肛瘘处理。

三、肛提肌以下的肛门括约肌及周围皮肤损伤

【适应证】

1.损伤面积直径<3cm。

2.损伤时间<8 小时。

【禁忌证】

无特殊禁忌。

【术前准备】

常规备皮,维持营养及水电解质平衡,尽快手术。

【麻醉】

连续硬膜外麻醉。

【体位】

截石位。

【手术技巧】

单纯肠壁修补加直肠周围间隙引流;肛提肌以下损伤行肛门会阴部清创缝合加局部充分引流。

对于轻度肛管损伤,伤口小、污染轻者,可行单纯清创缝合。如损伤较重、伤口深,同时伴有肛门括约肌损伤,用可吸收线一期彻底清创缝合,放置引流,括约肌断端修补多可成功。但如损伤污染严重,则只做清创,并注意保留肛门括约肌,并行乙状结肠造口,因严重肛管损伤行括约肌修补多不易成功,二期行括约肌修补术。

【术后处理】

1.术后禁食 3 天。全身应用抗生素。

2.加强全身支持疗法,注意水与电解质的平衡。

3.术后 3 天后完全开放横结肠造口,5 天后取下造口支撑管。

4.术后 4 天左右拔出引流管。

5.定期扩肛,加强肛门功能锻炼。

【手术并发症】

肛周脓肿、肛瘘、大便失禁、直肠狭窄等。

【形成肛瘘时的处理】

可以按高位肛瘘处理:自一侧瘘口插入探针至 5 点或 7 点处(根据瘘口起始左、右位置),用刀尖在此位置切开皮肤深达探针处并顺行扩大切口长度至 2cm。手指探查感觉明确触及探针后保持手指位置,拿出探针,用血管钳按探针通道探及手指,自切口处再插入探针探及血管钳后继续沿瘘管向可疑内口处探查。位置明确后用刀切开 5 或 7 点切口至肛缘间的皮肤、皮下、肌肉等组织,使瘘管清晰显示。手指伸入肛门齿状线附近,探针沿瘘管向上插入与手指会合,在瘘管内口处或窦道顶端薄弱处穿出。如残留瘘管组织厚度直径小于 3cm 时,直接切开。如大于 3cm 时则挂线。如窦道上端探针穿刺点位置较高不便暴露时,可以使用穿刺针带 10 号丝线刺入并用牵开器扩张暴露穿刺针顶端丝线,血管钳将线引出按结扎坏死打结。如为全蹄铁形肛瘘,则自 6 点向对侧切开 1 个时点,如对侧瘘管范围大于 4 个时点时,用探针延瘘管穿入,在 3 或 9 点处切开皮肤至探针处,切开皮肤触及探针并向前延伸切开约 1cm。刮匙搔刮未切开残留瘘管,过氧化氢溶液、盐水、碘附各 10ml 分别冲洗未切开残留瘘管区。

【述评】

肛瘘处理需要经验和适当的方法,简单肛瘘十分容易,复杂肛瘘时应该遵循 32 字的方针,即:探切交替、以直解曲、切挂结合、短程挂线、针式牵引、缝合蛙跳、七八间隔、二三为度的原则。

(卞瑞祺)

第十七章 肠造口

肠造口是结直肠手术的一种重要术式。随着低位吻合技术的进步,低位直肠癌保肛率明显提高,但仍有20％～30％低位直肠癌需要行腹-会阴联合切除、永久性乙状结肠造口,即人工肛门,其他一些疾病如溃疡性结肠炎、家族性腺瘤性息肉病等术后也常需要行肠造口。

造口的康复治疗是提高造口患者生活质量的重要环节。国内已认识到造口康复治疗的重要性,广州、北京已成立了国际承认的造口治疗师学校,已有数十名拥有国际执照的肠造口治疗师(ET)毕业并且活跃在临床第一线。

一、造口手术和造口护理的原则

(一)常见肠造口选择

常见的肠造口主要有盲肠造口、回肠造口、横结肠襻式造口、乙状结肠襻式造口、乙状结肠端式造口(图17-1),其适应证和优缺点见表17-1。

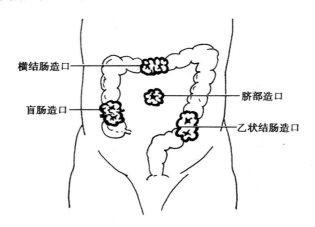

图 17-1　结肠造口部位

表 17-1　常见肠造口类型

造口类型	适应证	优点	缺点
盲肠造口	急性结肠梗阻、横结肠吻合术后吻合口欠满意及盲肠扩张超过15cm者 永久性	操作简单	减压差
回肠造口	溃疡性结肠炎、家族性腺瘤性息肉病、多发性结直肠肿瘤全大肠切除术后	操作简单 护理容易	可发生水电解质失衡

造口类型	适应证	优点	缺点
横结肠襻式造口	暂时性 远端结-直肠吻合和修补后预防措施 永久性 不能切除的左半结肠癌狭窄伴梗阻	减压好	不易护理
乙状结肠襻式造口	暂时性 左半结肠切除术后可能发生吻合口漏、复杂性肛瘘、直肠膀胱瘘、直肠阴道瘘、左侧结肠或直肠损伤行修补术后粪便转流 暂时性造口 肛管直肠外伤、梗阻、狭窄、瘘修补术后	操作简单 减压好	不易护理
乙状结肠端式造口	腹-会阴联合切除术后、放射性直肠炎及直肠瘘管需永久性转流、结直肠病变切除后无法一期切除吻合者		

（二）造口术前定位

一个良好的造口应选择合适的位置,应根据患者体型、原发疾病、造口的目的而定,否则会增加护理困难和造口并发症的发生。造口位置选择必须符合以下几个原则:①皮肤平整、健康,无凹陷、瘢痕、皱褶,忌选择脐部、肋下及骨性标志处;②患者在半卧位、坐位、站立位、蹲位等不同体位均能随时看清楚造口位置,便于自我护理;③造口应从腹直肌穿出,这是减少术后造口旁疝和造口脱垂的关键;④造口位置应不影响患者穿衣,特别应注意造口不要选择在患者系腰带的位置,否则可能由于衣服和腰带的摩擦,造成造口出血、造口周围皮炎。

根据以上原则,造口最佳位置应在脐与髂前上棘连线的中上 1/3 处。造口位置最好在术前由医生、患者和肠造口治疗师共同确定,在手术时忌随意更改术前定位,因为只有在患者配合的情况下才能根据不同的个体选择合适的造口位置。

（三）造口手术操作

尽管造口手术并不困难,但是要完成一个制作完美、术后并发症少的造口并非易事。一个永久性造口的好坏直接关系到患者术后的生活质量,再好的肠造口治疗师不可能弥补一个制作不良的造口所带来的不便。

造口手术必须注意以下几个方面:①选择肠段必须血供正常:注意在剪裁乙状结肠血管和修剪造口周围组织时,保护造口肠段血供,特别是直肠癌手术时,由于强调在肠系膜下动脉根部结扎肠系膜下动静脉,注意保护乙状结肠的血管弓。如果血供不佳必然会发生造口坏死、狭窄、回缩等并发症。②应选择腹膜外结肠造口:传统的结肠造口是将结肠直接从腹膜内戳孔引出体外,对于生存 3 年以上的患者,造口旁疝的发生率几乎为 100%,而将结肠从腹膜外作一隧道引出,患者术后造口并发症、特别是造口旁疝的发生率明显下降;③造口皮肤切口不宜过小或过大:一般以能通过 2 个手指为宜,过小可能发生造口缺血坏死、造口狭窄;过大则造口旁疝、造口脱垂的发生率高。④造口应高出皮肤 2cm 为佳:造口过平术后护理困难,造口周围容易渗漏,造口周围皮炎发生率高,而且高出皮肤的造口可避免部分患者术后体重增加使造口过分内陷,造口护理困难。另外,造口在手术后即可一期开放,造口的存在并不影响切口的愈合。

（四）造口器材选择

造口患者最大的顾虑在于造口以后粪便不易控制,影响正常的社交、生活和工作。目前的造口器材密封性好,不易渗漏,无任何气味,而且与皮肤相容性较好,长期使用,造口周围炎的发生明显减少。

对于一期开放造口手术,宜选用两件式造口袋,在术后可以解开造口袋观察造口变化而不必每日更换造口袋。待造口完全愈合,可选用一件式造口袋(价格便宜),如果使用得当,一只造口袋可使用 5～10 天左右,一般患者均能承受。如果造口凹陷,周围皮肤高出造口平面,可以采用垫高式造口袋,该造口袋具有凸出的底座,粘贴后可在周围形成保护层减少周围皮肤刺激。对于皮肤不平者,可选用造口防漏膏填平造口周围皮肤再粘贴造口袋。

二、结肠造口灌洗

结肠造口灌洗的基本原理是将 37℃～39℃生理盐水注入造口内,刺激结肠运动,以便在短期内排空结肠内容物,达到清洁肠道的作用。灌洗方法示意见。灌洗后,患者常在 24～48 小时内无大便排出,因此无需用造口袋,只要在造口处放一块纱布或棉球即可。长期使用结肠造口灌洗并不破坏肠道微环境、损伤结肠黏膜,安全、简单易学、经济,适合于大多数造口患者。

结肠造口灌洗需注意:①结肠憩室、结肠炎和放射治疗后的患者不适合造口灌洗,因为灌洗过程中可能并发结肠穿孔。②有严重心肺疾患的患者应慎重,因为灌洗过程可能诱发心力衰竭。③灌入水温度在37℃～39℃为宜,水温太低可能诱发肠痉挛、腹痛,水温太高可能烫伤肠黏膜。④灌入水总量在 1000ml 左右,首次灌入应适当减少,让患者适应后逐渐增多。一般当患者造口有气体排出或患者感到不适即应停止灌水。⑤造口灌洗最好有专业人员系统指导,待患者完全掌握后再独立进行,而且应经常随访以减少并发症的发生。

述评:结肠造口灌洗可以提高患者生活质量,但需要专人训练且完成一次灌洗约需 40 分钟,耗时太长而未在国内广泛推广。相信随着医患对造口后生活质量的重视和造口治疗师的努力,这项技术应能造福于造口患者。

三、造口并发症预防和治疗

尽管造口是一个较为安全的手术,但是造口并发症并不少见。Duchesne 对 164 例造口患者经过 3 年随访发现,25%的患者发生造口并发症。常见造口并发症有:

(一)造口旁疝

造口旁疝指造口旁的腹壁切口疝,文献报道发生率为 0～100%。有人认为只要患者长期生存,迟早会发生造口旁疝。造口旁疝发生与肥胖、营养不良、腹内压增高、腹壁肌肉薄弱、造口位置选择、造口技术和术后早期造口并发症有一定关系。

造口旁疝一般没有临床症状,当造口旁疝非常大时可影响穿衣、造口袋的粘贴,导致造口周围皮肤并发症。造口旁疝诊断并不困难,必要时可行腹部 CT。

对于较小的造口旁疝,可用特制的腹带或弹性腹带压迫。当发生以下情况时需行手术治疗:①凡有嵌顿、绞窄、梗阻、瘘管、穿孔者为绝对手术适应证;②原造口位置不满意,行造口移位时同时修补疝;③原造口处合并肠脱垂而致绞窄或功能不满意;④疝颈过小使复位困难,有发生绞窄危险的;⑤疝存在妨碍造口袋佩带或灌洗;⑥造口旁疝巨大严重影响外观。

造口旁疝修补手术有原位修补、造口移位和假体材料修补。由于造口旁疝原位修补和假体材料修补术后易发生感染而导致手术失败,多数学者推荐应用造口移位方法较为稳妥。

（二）造口脱垂

造口脱垂是肠造口常见并发症。端式结肠造口并发脱垂率为 2%～3%，长期随访累计发生率达 12%；回肠造口脱垂发生率为 0%～3%，长期随访累计发生率达 11%；横结肠长期随访襻式造口脱垂发生率在 7%～25%，一般襻式造口的脱垂发生率明显高于端式造口。

当脱垂逐渐加重时，脱垂肠段将明显影响造口袋的佩戴，使护理困难。一旦发生只能通过手术治疗。造口脱垂的手术适应证为：①永久性肠造口并发脱垂，造口护理困难，严重影响患者的个人卫生；②造口脱垂不能还纳发生嵌顿；③脱垂肠段形成溃疡、出血。造口脱垂手术常用局部修补和造口移位。

（三）造口坏死

由于各种原因导致造口缺血使造口坏死，这是造口早期的严重并发症，发生率在 2%～17%。根据坏死范围分为轻、中、重三种。

1.轻度　造口部位坏死区在皮肤上或接近皮肤，表浅，局限，一般在肠段的对系膜缘，坏死常自行脱落，创面愈合后，造口功能无甚影响。

2.中度　造口部位肠段坏死在腹壁筋膜上，需严密观察坏死趋势，给予肠外营养、应用抗生素，造口皮肤保护剂，局部引流。如坏死区不再加重，可予保守治疗，如果以后出现造口狭窄，可在局麻下作整形手术。

3.重度　造口坏死在筋膜以下，肠内容物可渗入腹腔内，引起腹膜炎，需立即行手术治疗，切除坏死肠段，重建肠造口。

（四）造口回缩

造口回缩好发于回肠造口，在肠造口的早期和晚期均可发生。常见造口回缩的原因有：造口坏死、肥胖、肠系膜过短、襻式造口支撑杆拔除过早等。造口回缩治疗取决于回缩的程度，如果轻度回缩，肠端开口处于筋膜外，只需严密观察创面回缩程度，行保守治疗；如果回缩已至腹腔内需立即行手术治疗。

（五）造口狭窄

造口狭窄是较常见的并发症，可见于早期和晚期，主要症状为慢性肠梗阻，可继发于造口坏死、造口回缩、造口黏膜皮肤分离。

轻度造口狭窄者可予造口扩张、泻剂等治疗，如果狭窄严重可予原位重新造口或肠造口成形术。

（六）造口周围皮炎

造口周围皮肤刺激是一种比较常见的并发症，主要与患者造口袋选择、佩带不当有关，部分与造口回缩、造口脱垂等并发症有关。造口周围炎的患者只要经过正规处理，一般能痊愈。

（赵建勋）

第十八章　肛隐窝炎（肛窦炎）

　　肛隐窝炎是肛窦、肛门瓣发生急慢性的炎症性疾病，又称肛窦炎。常并发肛乳头炎、肛乳头肥大。其特点是肛门部坠胀疼痛不适和肛门潮湿有分泌物。肛隐窝炎是肛周脓肿的重要原因。因此，及早治疗肛隐窝炎对预防肛周脓肿有重要意义。

【病因病机】

　　多因饮食不节，过食醇酒厚味，辛辣炙煿；或熬夜劳累，虫积骚扰，湿热内生，下注肛门；或因肠燥便秘，破损染毒而成。

【临床表现】

　　自觉肛门部坠胀不适，便意感，排便时因粪便压迫肛窦，可感觉肛门疼痛，一般不甚剧烈，数分钟内消失。若致括约肌挛缩则疼痛加剧，常可出现不排便时的短时间阵发性刺痛，并可波及臀部和股后侧。粪便常有少许黏液，此种黏液常在粪便前流出，有时混有血丝。若并发乳头肥大，并从肛门脱出，可使肛门潮湿瘙痒。

【诊断】

　　1.症状：肛门部坠胀，排便时肛门轻微胀痛，肛门部潮湿瘙痒或有少许黏液流出。

　　2.肛门指检有肛管紧缩感，肛窦发炎处有压痛。

　　3.肛门镜检查：可见肛窦和肛乳头红肿，或有少量脓性分泌物溢出。

　　4.用探针探查肛窦时，肛窦变深，触痛，或有少许脓性分泌物溢出。

【鉴别诊断】

　　1.肛裂　疼痛的时间较长，有特殊的疼痛周期和疼痛间歇期，多有便秘和便血，检查可见肛管有纵行裂口。

　　2.直肠息肉　若并发肛乳头肥大时，需和直肠息肉鉴别。病变在齿线以上的直肠黏膜，色红，质地软，易出血。

【治疗】

　　积极治疗本病，对预防肛周脓肿、肛瘘的发生有重要意义，可先采用保守治疗，无效或有合并症时，即采用手术治疗。

　　（一）内治法

　　一般按湿热下注证治疗。

　　证候：常见肛门坠胀不适，或可出现灼热刺痛，便时加剧，粪夹黏液，肛门湿痒；伴口干便秘。苔黄腻，脉滑数。

　　治法：清热利湿。

　　主方：止痛如神汤（《医宗金鉴》）或凉血地黄汤（《外科大成》）加减。

　　成药：龙胆泻肝丸，每服 6g，每日 3 次。

（二）外治法

1.熏洗坐浴法　用苦参汤煎水先熏洗后坐浴,每天2次。

2.塞药法　痔疮宁栓,每天坐浴后塞入肛内,每天2次,或用红油膏、九华膏搽入肛内。

（三）其他疗法

肛窦内已成脓者,或伴有乳头肥大、隐性瘘管者,宜手术治疗。

1.切开引流法

适应证:单纯肛隐窝炎或成脓者;或有隐性瘘管者。

操作方法:肛门部消毒,在局麻或腰俞穴位麻醉下,取截石位或侧卧位,在双叶肛门镜下暴露病灶,沿肛窦做纵行切口,使引流通畅,创口用红油膏纱条或黄连膏纱条压迫止血并引流。术后,每天便后坐浴、换药。

2.切除法

适应证:本病伴有肛乳头肥大者。

操作方法:准备同上,在双叶肛门镜下,暴露病灶,将肛窦、肛门瓣做纵行切口,并剥离至肛乳头根部(如相应方位内痔较大,可分离至内痔核基底部),用止血钳夹住基底部,贯穿结扎后切除,创口用药及术后处理同上。

【预防与护理】

1.保持排便通畅及肛门清洁,及时治疗慢性肠道炎症、便秘及腹泻等。

2.不喝酒,不熬夜,少食辛辣、刺激、炙煿之品。

（卞瑞祺）

第十九章　肛乳头肥大

【肛乳头肥大的定义及产生原因】

　　肛乳头是肛管与直肠互相连结处隆起的小圆锥形组织,沿齿状线排列,乳头数大多为 4 个左右,但形态及多少、大小因人而异,有些人没有肛乳头。肛乳头肥大是指肛乳头因某种因素引起肛乳头异常增生肥大,有的可带蒂脱出肛外,产生症状。

　　肛乳头肥大主要为各种炎症、损伤引起,当肛管或直肠下部有炎症、损伤及长期慢性刺激,肛乳头可慢慢增生肥大,如肛隐窝炎、肛管炎症、肛裂等都可引起肛乳头增生肥大。

【肛乳头肥大的症状及诊断】

　　肛乳头肥大主要表现为平时感到肛门内有异物感,随着乳头增生肥大,排便时肛乳头可脱出肛门外。小的乳头便后可自行回到肛门内,大的需用手推回肛门内。如不及时复位,可引起肛门水肿、胀痛。肿大乳头被刺激或破溃后,可使肛腺分泌增加,引起肛门部潮湿发痒。

　　可根据排便时肛管不适感,有肿物脱出,一般无便血等主诉,检查时发现齿状线附近有乳头样肿物脱出可作出诊断,必要时行肛门镜检查。

【肛乳头肥大易与哪些疾病混淆】

　　肛乳头肥大需与直肠息肉相鉴别。肛乳头肥大生于齿状线部,系肛管上皮组织增生,乳白色,质硬,不易出血;后者系直肠黏膜被覆,鲜红色,质软,易出血。

　　其次,过于肥大的肛乳头,可以脱出肛门外,与脱垂的混合痔常易混淆。两者都有呈团块状物脱出肛门,都可产生异物感等。区别在于肥大的肛乳头表面颜色淡白或灰色,头部呈乳头状或有分叶,常带有蒂,质地较硬,一般不出血,感觉较敏锐,发生的基底部在齿状线上。

【治疗肛乳头肥大的方法】

　　肛乳头肥大初期因症状和感觉不明显,患者均不会求治。一旦到肛门感觉有异物、坠胀或有团块状物脱出肛门,且产生其他一系列症状时才会就诊,一般均以手术治疗为主。

　　肛乳头肥大手术切除步骤是:患者取折刀俯卧位,肛门内外消毒,局部麻醉,稍后用两食指扩张肛门,清楚暴露肛乳头肥大的根蒂部,用 5 号丝线可靠结扎,然后在结扎线远端蒂部剪去肥大的肛乳头。也可用激光刀或高频电刀烧切,效果更好。如伴有肛窦炎或肛裂的需同时处理,以防复发。在结扎的根蒂部注射适量长效止痛剂,以防疼痛。术后处理:单纯肛乳头肥大手术的术后处理比较简单,主要要保持大便通畅和肛门部清洁,同时在便后和临睡前肛门内可纳入太宁栓。

(薛国柱)

第二十章　肛门部皮肤病

第一节　肛周瘙痒

【引起肛周瘙痒的原因】

肛门瘙痒症的发病原因比较复杂,主要归纳为以下方面:

1.肛门、直肠、肛管、结肠和小肠疾病如肛瘘、肛裂、内痔脱出、肛乳头炎、直肠脱垂、肛门失禁、湿疣等,可使肛门部过度潮湿,分泌物增加,刺激肛门,是导致肛门瘙痒的常见因素。

2.肛周皮肤病:如真菌感染、细菌感染性皮肤病、过敏性皮病、某些皮肤肿瘤均可引起肛门瘙痒。

3.过敏反应:食用刺激性食物,如辣椒、芥末、香料、酒或特异性蛋白质食物,也有服用某些药物,如磺胺类抗生素等均可因过敏而导致肛门瘙痒。

4.寄生虫病:如饶虫、蛔虫、阴道滴虫、阴虱、疥疮等,均可引起肛门瘙痒。

5.妇科疾病,如真菌性阴道炎、滴虫性阴道炎、慢性外阴营养不良等。其他原因引起的阴道分泌物过多,致使分泌物流向肛门部,刺激皮肤,引起肛门瘙痒。

6.气候寒冷干燥,内衣过紧,摩擦皮肤,忽视局部的清洁护理等均可导致肛门瘙痒。

7.肛门局部过度使用类固醇治疗或口服抗生素过久导致菌群失调,也可引起肛门瘙痒。

8.细菌感染:如大肠杆菌、葡萄球菌等感染,也可致肛门瘙痒。

9.人粪便中的化学物质、细菌、外毒素以及粪臭素、吲哚等均可刺激肛门皮肤。

10.妇女绝经期及男性更年期缺乏性激素。

11.精神因素:如紧张、忧郁、恐惧、精神性神经痛和精神患者的局部刺激行为。

12.全身疾病:如甲状腺功能亢进、肝胆疾病、尿毒症、糖尿病、血液病、痛风和风湿等。

【肛周瘙痒的临床表现】

肛门瘙痒仅仅是一个症状,常继发于各种皮肤病或其他疾病,有明显的特异性皮肤损害,部分也可查见相关的原发病变。常见临床表现为肛管及肛周皮肤有剧烈痒感,初起只限于肛周皮肤,瘙痒程度轻重不一,如长期不愈,可蔓延到阴囊或阴唇,尤其是会阴部前后缝间瘙痒更剧烈,夜间比白天显著,有虫爬、蚁走、火烤感,影响入睡休息。局部皮肤因搔抓出现抓痕、血痂、色素沉着、苔藓样硬化或湿疹样变,还可继发感染。

【肛周瘙痒的预防手段】

1.养成良好卫生习惯,如厕前洗手,勤洗澡,勤换洗消毒贴身衣裤,内裤应宽大质地柔软、舒适;不要用带化工染料以及带油墨字迹的纸张、植物叶等擦肛门。

2.保持肛门局部清洁,便后或临睡前宜用温开水浴洗肛门,扑撒痱子粉等,保持肛门皮肤清爽干燥,避免搔抓,局部忌用强烈刺激性洗剂。

3.及时医治可能引起肛门瘙痒的全身性和局部性原发病灶,如痔瘘、湿疹、接触性皮炎等。

4.避免接触对自己易产生致敏的化学药品、生漆和食用鱼虾、辛辣的食物等,药物过敏者应立即停止。

5.避免焦虑情绪和过度紧张。

【肛周瘙痒的治疗】

肛门瘙痒的治疗首先应找到致病原因,以解除和避免致病原因为主要措施。不能单靠止痒药。有明确导致肛门瘙痒的原因如肛瘘、肛裂、脱肛、湿疹等,治好了原发病,瘙痒也会相应减轻或痊愈。但对于那些不明原因的肛周瘙痒,病程常常迁延,反复发作,目前临床上尚可采取如下方法以缓解症状:

1.药物疗法

(1)口服药法:根据不同原因,合理用药。如因精神紧张,神经衰弱引起,晚间可服用镇静催眠药,如苯巴比妥(鲁米那)、地西泮(安定)等;如因过敏引起,可选用氯苯那敏(扑尔敏)、氯雷他定、西替利嗪等;中医学认为肛门瘙痒多与湿热有关,应用龙胆泻肝汤加味,达到清热消风、通使泻火的目的;渗出液较多、疼痛、肛门下坠、夜卧不安者,可采用消风散加减,有清热利湿、祛风止痛之功效。

(2)外敷法:采用一些中草药水煎后外敷或浸泡肛周部位,西药有肤轻松软膏、泼尼松、氢化考的松软膏外涂,都有止痒作用,但不一定能根治。

2.物理疗法   局部理疗如微波、氦氖激光等均可相应改善瘙痒症状。

3.注射疗法   将药物注射到皮内或皮下,破坏感觉神经,使局部失去知觉,也就感觉不到发痒了,约有半数患者可用此法治愈。

4.手术疗法   对顽固性瘙痒症,通过手术将肛周皮肤下感觉神经末梢切断,达到止痒的目的,手术方式有很多。

(卞瑞祺)

第二节　肛周湿疹

【发生肛周湿疹的原因】

肛周湿疹的病因复杂多变,往往由多种因素相互影响而发病,包括物理的、化学的、生物的外界因素和机体内在的精神神经失衡,代谢功能障碍,器官功能失调,表现于临床是一种非特异性变态反应,难以确认某一单纯因素引发湿疹,也难以用排除某一因素而使症状缓解而痊愈。病因分原发性和继发性两种,前者原因不明,后者多由肛瘘、肛裂等炎症或分泌物刺激所致。常见因素有下列几种:

1.变态反应   这是发病的主要原因,有内在和外在方面,如病灶感染、致敏的食物、药物或接触某些致敏物品。

2.疾病因素   在某些疾病如内分泌失调、营养不良、消化功能紊乱、肠道寄生虫病等的患病过程中,患者对某些过敏性物质感受性增强容易诱发。

3.局部病变   如痔、肛瘘、肛裂、肛门失禁等疾病的慢性炎症刺激,也可诱发。

4.刺激性因素   肛门直接受到碘酒、酒精、强酸强碱等刺激而诱发湿疹。

5.神经功能障碍及内分泌失调   因过度疲劳、精神紧张、忧郁、失眠等也可诱发本病。

【肛周湿疹的临床表现和治疗方法】

肛周湿疹是一种常见的非传染性皮肤病,病变多局限于肛门周围皮肤,亦偶有蔓延至臀部、会阴及阴蒂。局部可出现红疹、红斑、糜烂、渗出、结痂、脱屑。如病程较长者,肛门周围皮肤常增厚,颜色灰白或暗红、粗糙,以致发生皲裂、渗出。本病以瘙痒明显、反复发作为主要特点,任何年龄均可发病。肛周湿疹可分为急性和慢性,而两者的治疗原则是不同的,一定要加以区分:

1.肛周急性湿疹的治疗

(1)局部止痒为首要措施,以切断瘙痒-搔抓-瘙痒这一恶性循环,因急性期常有较多的渗出,有效而快捷的方法为:用3%硼酸或0.1%依沙吖啶(雷佛奴尔)2～3L 水溶液冷湿敷或温湿敷,止痒收敛效果较快,白天每日 3～4 小时 1 次,每次保留 0.5～1.0 小时,并保持水温在 10～45℃为宜,夏天可在溶液加冰块以降低水温。夜间可使用类固醇软膏混合粉剂调和成糊剂外敷达到进一步收敛止痒的效果。

(2)经上述治疗瘙痒明显减轻,浆液渗出抑止后,可外用干燥混合震荡洗剂,如白色洗剂、炉甘石洗剂等,必要时可在洗剂中加入适量皮质类固醇药粉或溶液,但浓度不可过高。

(3)根据患者全身情况定期定量应用一些抗过敏药物、抗生素、复合维生素 B、多塞平等。必要时可服用小剂量的皮质类固醇激素。

2.肛周慢性湿疹的治疗与预防复发

(1)对肥厚之皮肤损害以较高浓度之皮质类固醇激素搽剂包封治疗,或采用肤疾宁等硬膏剂外贴,既有治疗作用,又能防治搔抓。

(2)对较轻之皮损外用各种含皮质类固醇激素软膏或霜剂或洗剂。

(余寿明)

第三节　尖锐湿疣

尖锐湿疣是由人乳头瘤病毒引起的皮肤黏膜赘生物为主要表现的性病,又称生殖器疣、性病疣。临床以生殖器、会阴、肛门等部位出现表皮瘤样增生,表面轻度角化,有颗粒感为特征。主要通过性接触传染,也可通过接触污秽物、非性行为的密切接触等途径传染。中医文献称为"臊瘊"、"臊疣"、"骚瘊"。

【病因病机】

主要由房事不洁,或间接接触污秽物品,秽浊湿毒之邪侵入机体,湿热毒邪搏结外阴或密切接触之皮肤黏膜,外发而成赘疣。正气不足,秽毒蕴结不散,赘瘤日益增大,生湿化热,湿热下注,则生糜烂,缠绵难愈。

现代医学认为本病因感染人乳头瘤病毒(HPV)所致。HPV 在人体的温热湿润条件中最易生长增殖,故外生殖器及肛门部位最易感染。其中 HPV 16、18 亚型在生殖器部位有高度致癌性。其传染途径有:①直接性接触传染;②间接(或非性)接触传染:接触内衣、裤、浴盆、毛巾;家庭非性行为密切接触;③母婴传播:产妇感染 HPV,胎儿娩出时在产道被感染。

【临床表现】

病起于染毒后一至数月(平均 3 个月),在男女生殖器部位(如冠状沟、包皮内外、尿道口、大小阴唇、阴道宫颈口)或其他接触部位出现淡红色,灰白色疣状丘疹,表面凹凸不平,有颗粒感,逐渐增大、增多,互相融合形成乳头样,菜花样或鸡冠状增生物。表面粗糙呈白色、红色或污灰色,并有污秽的分泌物,触之易出血;有时表面潮湿糜烂,如继发感染,则在裂缝中有脓液溢出,散发出奇臭。

初起赘瘤较小时一般无自觉症状,日久赘瘤增多、增大互相融合,出现糜烂,则自觉瘙痒,或有压迫感;如继发感染时或发生在肛门和直肠发生皲裂者可出现疼痛。

【诊断】

1.有性乱史或配偶感染史。

2.生殖器、肛门等接触部位见有表面颗粒状、粗糙不平赘生物。

3.醋酸白试验阳性(用 3‰～5‰醋酸外搽或湿敷患处,2～3 分钟以后,病灶稍隆起,局部变白者为阳性,要求变白部位境界清楚,均匀一致。阳性部位即为 HPV 感染部位。本试验既可用于可疑病例鉴别诊断,还可用于治疗时确定手术范围)。

【鉴别诊断】

1.扁平湿疣　为浸润、光滑的扁平片状隆起,暗视野显微镜检查可于皮损处找到梅毒螺旋体,梅毒血清反应阳性。

2.绒毛状小阴唇　损害局限于小阴唇,为粟粒大小,黏膜色或淡红色小丘疹,平布如鱼籽状,个别发生绒毛状改变。

3.珍珠样阴茎丘疹　男性阴茎沿冠状沟排列的、粟粒大小皮色或粉红色丘疹,1～3 排,大小均匀一致。

【治疗】

(一)内治法

1.湿毒聚结证

证候:外生殖器或肛门等处出现疣状或菜花状赘生物,色褐或淡红,质软,表面秽浊潮湿,触之易出血,常伴恶臭;大便结,小便黄。舌质红,苔黄腻,脉滑或弦数。

治法:燥湿清热,解毒散结。

主方:龙胆泻肝汤(《医方集解》)加减。

成药:龙胆泻肝丸,每服 6g,每日 2 次。或大败毒胶囊,每服 5 粒,每日 4 次。

2.脾虚毒蕴证

证候:外生殖器或肛门处反复出现疣状赘生物;屡治不愈,体弱肢倦,食少纳差,声低懒言,大便溏,小便清长。舌质淡胖,苔白,脉细弱。

治法:益气健脾,化湿解毒。

主方:参苓白术散(《太平惠民和剂局方》)合黄连解毒汤(《外台秘要》)加减。

成药:参苓白术丸,每服 6g,每日 2 次;四妙丸,每服 6g,每日 2 次。

(二)外治法

1.熏洗法　板蓝根、山豆根、木贼草、香附各 30g,或二矾汤煎水先熏后洗,每日 1～2 次。

2.点涂法　疣体小而少者,可用五妙水仙膏或鸦胆子油点涂疣体,然后包扎患处,3～5 天换药 1 次。使用时应注意保护周围正常皮肤。

(三)其他疗法

1.二氧化碳激光手术　利用二氧化碳激光的热效应,可使组织细胞酶失去活性,蛋白质变性进而发生凝固、坏死、炭化和气化。一般先进行局部麻醉,然后用二氧化碳激光点射烧灼,治疗过程中不断用蘸有 3‰过氧化氢的棉签擦去焦痂,以观察治疗深度是否合适,治疗结束后涂擦甲紫或 2‰碘酊。

2.冷冻　采用液氮冷冻,适用于疣体不太大或不太广泛的患者。

3.多功能高频治疗仪手术　利用治疗仪热效应使病变组织碳化、气化,从而消除病灶。具体操作方法是在局麻下直接接触病损进行烧灼,最后涂擦甲紫。一般 2 周后创面痂皮脱落痊愈。

4.手术切除　对较大的疣状团块须进行手术切除。

【预防与护理】

1.性伴侣一方患病时,另一方也应接受检查和治疗。

2.在治疗期间应禁房事;保持局部清洁和衣物的消毒处理。

3.加强个人修养,避免不洁性交。

(卞瑞祺)

第二十一章　肛周褥疮

【肛周褥疮的常见原因】

肛周褥疮(又称肛周压疮)是指肛门周围皮肤及皮下组织长期受压,发生持续缺血、缺氧、营养不良而致溃烂坏死。褥疮是康复治疗、护理中的常见问题。据有关文献报道每年约有6万人死于褥疮并发症。

引发褥疮的常见原因有:

1.压力因素　①垂直压力:引起褥疮最主要的原因是局部组织遭受持续性垂直压力,特别在身体骨头粗隆凸出处。如长期卧床或坐轮椅,局部长时间承受超过正常毛细血管张力的压迫,均可形成褥疮(一般而言皮肤层下的血管可承受的压力约为32mmHg左右,假若超过以上的压力局部血管便可能扭曲、变形而影响到血流的通过而有缺血的现象);②摩擦力:摩擦力作用于皮肤表层,易损害皮肤的角质层。当患者在床上活动或坐轮椅时,皮肤可受到床单和轮椅垫表面的逆行阻力摩擦,如皮肤被擦伤后受到汗、尿、大便等的浸渍时,易发生褥疮;③剪力:所谓剪力是一个作用力施于物体上后导致产生一平行反方向的平面滑动,是由摩擦力与垂直压力相加而成。它与体位关系密切,如平卧抬高床头时身体下滑,皮肤与床铺出现平行的摩擦力,加上皮肤垂直方向的重力,从而导致剪力的产生,引起局部皮肤血液循环障碍而发生褥疮。

2.营养状况　营养障碍,营养摄入不足,出现蛋白质合成减少、负氮平衡、皮下脂肪减少、肌肉萎缩,一旦受压,骨隆突处皮肤要承受外界压力和骨隆突处对皮肤的挤压力,受压处缺乏肌肉和脂肪组织的保护,引起血液循环障碍而出现压疮。

3.年龄　人皮肤松弛干燥,缺乏弹性,皮下脂肪萎缩、变薄,皮肤易损性增加。

4.其他　如皮肤经常潮湿(大小便失禁)、石膏绷带和夹板使用不当、床单皱褶不平等致使皮肤抵抗力降低。

【褥疮的分期及诊断】

我国国内褥疮的分期为:Ⅰ期:淤血红润期;Ⅱ期:炎性浸润期;Ⅲ期:浅表溃疡期;Ⅳ期:坏死溃疡期。

Ⅰ期的特征:即使解除压迫状态,局部组织仍持续性地发红或发展为红斑;

Ⅱ期的特征:真皮组织受损,出现水疱、组织糜烂及浅表性溃疡;

Ⅲ期的特征:受损组织深达真皮层以下,累及皮下脂肪层;

Ⅳ期的特征:全层皮肤缺失,广泛性损伤,伴有组织坏死或肌肉、肌腱、关节囊及骨的损伤。

伤口的评估应通过观察伤口创面表现和创面细菌培养结果而定,分为:

干性坏死期:创面表现为黄白相间的坏死组织或黑痂;

炎性反应期:创面有大量炎性渗出液;

肉芽生长期:创面呈鲜红色;

上皮形成期:创面呈粉红色,伤口变浅。

依据上述临床特征并有相应的好发因素者则可做出褥疮的诊断。

【褥疮的护理手段】

1.避免局部组织长期受压　经常更换体位,使骨骼突出部位交替地减轻压迫。应鼓励和协助长期卧床的患者常翻身,每2～3小时翻身1次,最长时间不超过4小时,必要时每小时翻身一次,建立床头翻身记录卡。对长期卧床的危重、昏迷及截瘫患者不宜翻身时,可抬高床角30°～40°,1～2h,用约10cm的软垫垫于尾骶部,使软组织交替受压,对使用石膏、夹板、牵引固定的患者,应随时观察局部皮肤、指(趾)甲的颜色、温度变化。

2.妥善安置患者体位　使用喷气式气垫床可防止剪力,减轻对局部表面的压迫,防止血循环障碍,保持皮肤干燥。流动的空气还可阻止化脓菌的繁殖,起到防止和治疗褥疮的作用。可运用各种规格的凉液垫,垫于枕部、肩部、臀部等骨突处,利用垫内液体的波动,减轻局部的压力,并定时更换。使用便器时,应选择无破损便器,抬起患者腰骶部,不要强塞硬拉。必要时在便器边缘垫上纸或布垫,以防擦伤皮肤。保持床单位的清洁、干燥、平整,以减少摩擦。

3.促进血液循环　经常进行温水擦浴,局部按摩,定时用50％酒精或红花油按摩全背或受压处,达到通经活络,促进血液循环,改善局部营养状况,增强皮肤抵抗力的作用。

4.改善全身营养状况　营养不足可延迟创面的愈合,降低免疫力。对长期卧床、恶液质、病重者,应注意加强营养,纠正负氮平衡,根据病情给予高蛋白、高维生素膳食。不能进食者给予鼻饲,必要时需加支持疗法,如补液、输血、静脉滴注高营养物质等,以增强抵抗力及组织修复能力。

5.其他　利用茶叶的蓬松、透气散热性好,可降低皮温,预防褥疮的发生。

【褥疮的常用药物】

1.西药　目前局部治疗褥疮的西药较多,主要治疗原则是抗菌消炎。有条件的在使用抗生素之前,先做分泌物的细菌培养及药物敏感试验。现今临床局部使用较多的有百克瑞纱布、德湿银和藻酸钙敷料、凡士林纱布等。

2.中药　中药治疗褥疮的方法主要是清热解毒、活血化瘀、去腐生肌。如用红花水敷、双料喉风散喷敷、云南白药喷敷、三七鲜叶外敷、麝香浸泡液湿敷等。

【褥疮的物理治疗手段】

1.人工护理　每1～2小时定时对患者进行翻身,按摩受压皮肤,工作量大,需要护理人员有高度责任心;定期为患者清洁皮肤,在实际护理中,由于患者行动不便,很难保证皮肤清洁。

2.氧疗　利用纯氧抑制创面厌氧菌的生长,提高创面组织中氧的供应量,改善局部组织代谢。氧气流吹干创面后,形成薄痂,利于愈合。方法:用塑料袋罩住创面,固定牢靠,通过一小孔向袋内吹氧,氧流量为5～6L/分钟,每次15分钟,每日2次。治疗完毕,创面盖以无菌纱布或暴露均可。对分泌物较多的创面,可在湿化瓶内放75％酒精,使氧气通过湿化瓶时带出一部分酒精,起到抑制细菌生长,减少分泌物,加速创面愈合的作用。

3.光疗　主要目的是使创面保持干燥,如红外线照射法、烤灯、紫外线、微波、阳光、氦-氖激光、WP宽谱治疗仪等。

4.气垫床疗法　旧式气垫床因其透气性差,易导致患者皮肤汗液潮湿粘连,长期耗电、有噪声,令患者烦躁,影响休息,故绝大部分旧式气垫床对褥疮无任何治疗功效。新式气垫床较好地解决了舒适及易于护理两方面问题,故应用面有所增加,但价格昂贵。

【褥疮的手术处理方式及效果】

手术治疗褥疮具有时间快、效果好、治愈后不易复发的特点。但手术治疗有一定风险,尤其是年老体弱者,手术本身会造成新的创伤,手术存失败的可能,此外麻醉亦存在一定危险性等,这些是非手术治疗不要担心的问题。

Ⅰ、Ⅱ期褥疮适于非手术方法治疗;Ⅲ、Ⅳ期褥疮若发展快、创面大、死腔深或久治不愈,可选用手术方法治疗。手术处理方式有：①清除坏死组织，充分引流创面；②直接缝合：可用于组织缺损少、创面干净无明显感染、拉拢后没有张力或张力很小的褥疮；③植皮术：则用于那些年老体弱不适宜大手术，褥疮面积大、肉芽生长良好者；④肌皮瓣移植与感觉重建术：肌皮瓣移植在治疗褥疮中起着极为重要的作用，它不仅携有足够的组织填充褥疮腔隙，而且具有丰富的血供增加局部组织抵抗力，降低褥疮的复发率。但是，肌皮瓣仅仅是治疗褥疮的第一步，并不能防止褥疮的复发，需要更进一步的治疗，恢复受压区域的感觉。

【褥疮治疗中常用的中药方剂】

中药方剂以外用为主，常用的有：

1.十一方酒

（1）药物组成：田七、血竭、琥珀、生大黄、桃仁、红花等。

（2）功能主治：活血化瘀、消肿止痛、收敛防腐生肌。

（3）用法：药酒纱布填塞伤口，每日滴药酒1次，也可内服。

2.复方红花酒

（1）药物组成：红花、黄芪、白芨、75％乙醇（酒精）。

（2）功能主治：褥疮，扭伤血肿，皮肤灼伤等。

（3）用法：用纱布或脱脂棉蘸红花酒，局部涂擦患部，每日2～3次，每次5分钟。

3.芎参花酒

（1）药物组成：川芎10g、丹参10g、红花10g。

（2）功能主治：祛瘀活血、行气通络。

（3）用法用量：预防褥疮组：在骨骼隆起受压处，每2～4小时翻身涂擦药液1次，3～5分钟后用滑石粉外敷。治疗褥疮组：早期（即淤血红润期）每日涂擦药液4～6次。对水疱或者局部皮肤已溃烂（即褥疮期），在其周围每日涂擦药液6～8次，保持疮面清洁，同时用棉圈保护疮面，防止局部再次受压。

4.红当酒

（1）药物组成：红花30g、当归尾30g。

（2）功能主治：活血祛瘀，通络止痛，消散瘀肿。

（3）用法用量：用红花酒少许涂于受压部位，用大小鱼际在受压部位由轻至重环形按摩3～5分钟，再用滑石粉或爽身粉，每日4～6次。

5.白杨叶水　白杨叶一把，洗净加水（水没叶子两指）熬开10分钟即可。待温热时，反复用布沾药水敷于患处，至水将凉，用温热的叶子贴在患处，十几分钟后拿下。每天4次。

（刘　永）

第二十二章　小肠疾病

第一节　解剖生理

一、小肠的解剖

小肠分十二指肠、空肠和回肠三部分,在正常成年人小肠全长 3～5m,其中十二指肠长 25～30cm,空肠与回肠间并无明确的解剖标志,近侧 2/5 为空肠,远侧 3/5 为回肠。十二指肠起自胃幽门,在回肠末端通过回盲瓣连接盲肠。十二指肠和空肠交界处为十二指肠悬肌(又称 Treitz 韧带)所固定。空肠和回肠全部在腹腔内,仅通过小肠系膜从左上向右下附着于腹后壁,活动性甚大。

小肠壁由内到外分为黏膜层、黏膜下层、肌层及浆膜层。空肠黏膜有高而密的环状皱襞,愈向下则皱襞愈低而稀,至回肠远端常消失,故肠壁由上而下逐渐变薄。另外,肠管也逐渐变细。

空肠和回肠血液供应来自肠系膜上动脉,小肠的静脉分布与动脉相似,最后集合成肠系膜上静脉,而与脾静脉汇合成为门静脉干。

空肠黏膜下有散在性孤立淋巴小结,至回肠则有许多淋巴集结(Peyer 集结)。小肠淋巴管起始于黏膜绒毛中央的乳糜管,淋巴液汇集于肠系膜根部的淋巴结,再经肠系膜上动脉周围淋巴结,腹主动脉前的腹腔淋巴结而至乳糜池。

小肠接受交感神经和副交感神经支配。来自腹腔神经丛和肠系膜上神经丛的交感神经节后纤维和迷走神经的节前纤维,沿肠系膜血管分布至肠壁。交感神经兴奋使小肠蠕动减弱,血管收缩;迷走神经兴奋使肠蠕动和肠腺分泌增加。小肠的痛觉由内脏神经的传入纤维传导。

二、小肠的生理

小肠是食物消化和吸收的主要部位。小肠的运动分为紧张性收缩、蠕动和分节运动,通过小肠的运动使食糜混合、搅拌并沿着肠道下行。食糜在小肠内通过时大部分被消化吸收,而胆汁酸、维生素 B_{12} 主要在回肠末端被吸收。流入小肠内的液体量(包括消化液)每天达 8000mL 左右,90％ 在小肠吸收。

小肠还分泌多种胃肠激素如肠促胰液素、肠高血糖素、生长抑素、肠抑胃素、促胃动素、缩胆囊素、血管活性肠肽、促胃液素、脑啡肽、神经降压素等。

肠具有丰富的肠淋巴组织,有重要免疫功能,包括抗体介导和细胞介导的免疫防御反应。肠固有层的浆细胞分泌 IgA,IgM,IgE 和 IgG 等多种免疫球蛋白。

(夏爱华)

第二节　肠炎性疾病

一、急性出血性肠炎

本病为一种原因尚不明确的急性肠管炎症性病变,血便是临床主要症状之一。多见于儿童和青少年,也可以发生于任何年龄,男女患病比例为(2～3):1。由于在手术或尸检中可以观察到不同阶段的病变,发现有充血、水肿、出血、坏死等不同的病理改变,故又可称为"节段性出血坏死性肠炎"。

【诊断标准】

1.临床表现

(1)急性腹痛:阵发性绞痛或持续性疼痛伴阵发性加重,多在脐周或遍及全腹。

(2)多伴腹泻,80%的患者有血便,呈血水样或果酱样,有时为紫黑色血便,有部分患者腹痛不重而以血便症状为主。

(3)寒战发热,恶心呕吐。

(4)感染中毒性休克表现。

(5)不同程度的腹胀、腹肌紧张和压痛,出现肠管坏死或穿孔时有腹膜刺激征,肠鸣音减弱或消失。

2.诊断要点

(1)发病急骤,开始以腹痛为主,多在脐周或遍及全腹,为阵发性绞痛或持续性疼痛伴阵发性加重。

(2)腹泻和血便,呈血水样或果酱样,有时为紫黑色血便。

(3)往往伴有寒战发热和恶心呕吐。

(4)进展迅速,部分患者很快出现感染中毒性休克。

(5)查体有不同程度的腹胀,腹肌紧张及压痛,肠鸣音一般减弱。有时可触及压痛之包块。

(6)化验检查:白细胞计数中度升高,大便潜血往往为阳性。部分患者大便培养有大肠埃希菌生长,厌氧培养可见到产气荚膜杆菌。

(7)X线腹部平片检查可见小肠扩张充气并有液平,肠间隙增宽显示腹腔内有积液。

(8)腹腔穿刺可抽出血性液体。

【治疗原则】

1.本病应以非手术治疗为主

(1)禁食、胃肠减压,输液输血及适当的静脉营养。

(2)应用广谱抗生素及甲硝唑以抑制肠道细菌特别是厌氧菌的生长。

2.手术疗法

(1)手术指征:经非手术治疗,全身中毒症状不见好转且有休克倾向,局部体征加重者;有明显腹膜刺激征考虑肠坏死穿孔者;有肠梗阻表现经非手术治疗不见好转者;反复肠道大出血非手术治疗无法控制者。

(2)手术方式:①如肠管表现为充血和浆膜下出血,无坏死穿孔,亦无大量消化道出血,仅给予普鲁卡因肠系膜封闭即可。②有肠穿孔或有不可控制的消化道出血。病变部分可行一期切除吻合术。③病变广泛,远端肠管无坏死,可切除坏死肠段,行双腔造瘘,待恢复后再行二期吻合。也可行一期吻合后远端做导管造瘘,待肠功能恢复后再将导管拔除。

二、假膜性肠炎

假膜性肠炎多发生在应用大量广谱抗生素的患者，主要表现为严重腹泻伴有明显的全身症状。轻症者停用抗生素可自愈，严重者可死亡。目前认为，假膜性肠炎主要致病菌是艰难梭状芽孢杆菌，该菌产生的毒素可以直接损伤肠壁细胞，使肠壁出血坏死。肠炎的病理变化主要在黏膜及黏膜下层，轻者只有黏膜充血水肿，严重者黏膜有广泛的糜烂和灶状坏死，其上有一层由坏死组织、纤维蛋白、炎性细胞、红细胞、黏液和细菌构成的假膜所覆盖，假膜呈片状分布，黄绿色或棕色，质软易脱落，因此称之为假膜性肠炎。

【诊断标准】

1.临床表现

（1）水样便或黄色蛋花样或浅绿色水样便，可见脱落的假膜。

（2）查体可见脱水及重病容。腹部膨胀，全腹肌抵抗和轻压痛，肠鸣音减弱。

（3）重型患者可出现高热、腹胀和明显的中毒症状，如精神迷乱、呼吸深促、手足发凉及出现休克。

2.诊断要点

（1）有大型手术应激、广谱抗生素应用或化疗的病史。

（2）突然出现高热、腹泻、排出大量黄绿色海水样或蛋花样水便，含有脱落的假膜。

（3）大便涂片做革兰染色发现阳性球菌相对增多而阴性杆菌减少。

（4）内镜检查见黏膜有急性炎症，上有斑块或已融合成假膜，活检见假膜内含有坏死上皮、纤维蛋白及炎性细胞。

（5）双酶梭状芽孢杆菌抗毒素中和法测定大便中有难辨梭状芽孢杆菌毒素的存在。

【治疗原则】

1.立即停用正在使用的抗生素，使用万古霉素或甲硝唑。

2.口服消胆胺，以利梭状牙孢杆菌毒素的排出。

3.用正常人大便与等盐水混悬液保留灌肠。

4.补充液体及电解质。

5.如有中毒性休克，血容量恢复后不能维持血压时，可适当给予升压药物，同时给予肾上腺皮质激素以减少毒性反应。

三、溃疡性结肠炎

溃疡性结肠炎多发生于中青年，20～50岁最多，男女比例0.8∶1。病变所累及的范围以乙状结肠和直肠多见，直肠几乎总是受累，也可累及升结肠和其他部位，严重时可累及整个结肠，少数病变可波及末端回肠。溃疡性结肠炎的病理变化主要在黏膜及黏膜下层，肌层基本不受累，表现为黏膜充血、水肿、糜烂和表浅小溃疡。肠隐窝内可见大量的中性粒细胞浸润，混有黏液和细菌，形成陷窝脓肿和黏膜下小脓肿。

【诊断标准】

1.临床表现

（1）慢性反复发作型表现为慢性反复发作性腹泻，排黏液血便伴左下腹痛。

（2）暴发型溃疡性结肠炎约占全部患者的10%，发病急骤，腹泻次数可达20次以上，水样便，可伴血、黏液及脓，下坠及里急后重感明显。

（3）重症患者表现脱水、低血钾、低蛋白血症、贫血，以及发热等中毒症状。

（4）肠外表现：口腔溃疡、皮肤结节性红斑、关节痛、眼结膜炎、虹膜睫状体炎等。

2.诊断要点

（1）慢性反复发作型表现为慢性反复发作性腹泻，排黏液血便伴左下腹痛。

（2）暴发型溃疡性结肠炎发病急骤，腹泻次数可达 20 次以上，水样便，可伴血、黏液及脓，下坠及里急后重感明显。

（3）大便中有血、脓及黏液，但常不能发现致病菌。

（4）乙状结肠镜、纤维结肠镜检查可发现全结肠、直肠黏膜弥散性充血、水肿、粗糙呈颗粒状、脆易出血，散在大小深浅不一溃疡及假息肉样变。

（5）钡剂灌肠：可见肠壁边缘模糊，黏膜皱襞呈粗大纤行的条状形，结肠袋可消失。

【治疗原则】

1.内科治疗

（1）充分休息：避免体力和劳累过度。

（2）严格控制饮食应给予易消化、无渣、少刺激性富含营养食品，暂停服用牛奶及乳制品。

（3）药物治疗

1）抗炎治疗：水杨酸偶氮磺胺吡啶，开始 0.5g 每日 3 次，以后增至 3～6g/d。

3）激素治疗：5 日大剂量疗法，即氢化可的松 300～500mg/d，连续 5 日后改为口服泼尼松。

3）止泻药。

4）免疫抑制剂。

5）胃肠外营养。

2.外科治疗

（1）手术指征：①出现急性梗阻、大量出血、穿孔、中毒性巨结肠等并发症者需急症手术。②暴发型重症病例，经内科治疗 1 周无效；③慢性病变，反复发作，严重影响工作及生活者；④结肠已经成为纤维狭窄管状物，失去其正常功能者；⑤已有癌变或黏膜已有间变者；⑥肠外并发症，特别是关节炎，不断加重。

（2）手术方式：①肠造瘘术：包括横结肠造瘘术及回肠造瘘术，适合于病情严重，不能耐受一期肠切除吻合术者；②肠切除术：包括结肠大部切除术及全大肠切除，回肠造瘘术/回肠储袋-肛管吻合术。

四、节段性肠炎

节段性肠炎又称"克罗恩病"，近年来在我国发病率有所升高，其特征是累及肠壁全层的呈跳跃性分布的非特异性肉芽肿性炎症。病变位于末端回肠和回盲部的较多，也可在消化道的其他部位发生。本病病因不明，目前认为最可能的致病因素是感染和自身免疫机制。

【诊断标准】

1.临床表现

（1）该病可发生于全消化道，以末端回肠最常见。

（2）多数患者表现为腹痛不适，呈间歇性发作，大便次数增多，常为不成形稀便，很少排黏液血便，其他症状有低热乏力、食欲减退及消瘦等。

（3）约 10％的患者发病较急表现为中腹或右下腹痛伴有低热、恶心、呕吐、食欲减退、白细胞计数升高，偶有腹泻，右下腹可有压痛。

（4）可并发有肛裂、肛瘘、肛门周围脓肿等肛门疾病。

（5）肠外表现有口腔溃疡、皮肤结节性红斑、坏疽性脓皮病、游走性关节炎、眼结膜炎、虹膜睫状体炎、硬化性胆管炎等。

2.诊断要点

（1）反复发作的腹痛、腹泻，常伴有低热乏力、食欲减退和消瘦。

（2）急性起病者见于10％的患者，症状体征与急性阑尾炎不易鉴别，探查时如发现阑尾正常而末端回肠充血水肿，系膜增厚，应考虑此诊断。

（3）30％的患者可有肠外表现，消化道症状伴有肠外表现，应考虑此诊断。

（4）化验检查可发现贫血、γ-球蛋白增高、红细胞沉降率增快及低蛋白血症。

（5）肠系造影和钡灌肠是诊断本病的重要方法，可见黏膜皱襞增宽变平，走行紊乱，纵行或横行的线形溃疡呈现出刺状或线条状影像及"鹅卵石"征，Kantor"线状"征等典型表现。

（6）内镜病变肠管黏膜肉芽肿增生，充血水肿或鹅卵石样黏膜，尤其是病变间出现正常黏膜。活组织检查显示为非干酪性增生性肉芽肿。

【治疗原则】

1.内科治疗

（1）充分休息。

（2）饮食疗法，辅以大量维生素及抗贫血制剂；家庭肠内营养治疗对于内科治疗效果不佳、又由于其他疾病原因不能行手术治疗的患者，因营养不良而出现生长迟缓的儿童，以及多次手术后出现短肠综合征的患者是较好的辅助治疗手段。

（3）药物治疗：①抗炎治疗水杨酸偶氮磺胺吡啶，开始0.5g每日3次，以后增至3～6g/d；②肾上腺皮质激素治疗对控制急性期症状有明显作用，5日大剂量疗法，即氢化可的松300～500mg/d，连续5日后改为口服泼尼松治疗；③肠道抗菌药物；④免疫抑制剂在急性期配合肠道抗菌药物和肾上腺皮质激素可能获得较好疗效；⑤胃肠外营养急性期应用可使肠道休息，有利于病变的静止。

2.外科治疗

（1）适应证：①积极内科治疗无效；②反复发作症状较严重，影响生活及生长发育；③有内瘘或外瘘；④有完全性或不完全性肠梗阻；⑤有持续出血经一般治疗无效者；⑥腹内或腹膜外脓肿；⑦急性肠穿孔或慢性肠穿孔；⑧肛门部病变。

（2）外科手术方式：①肠切除吻合术；②单纯短路手术很少应用，目前只限用于克罗恩病病变广泛，如其引起的十二指肠梗阻；③肠造瘘术用于一般状况极差的中毒性巨结肠、急性广泛性肠道疾患，以及累及直肠肛门部严重病变不宜做切除者。

（夏爱华）

第三节　肠梗阻

肠内容物不能正常运行、顺利通过肠道，称为肠梗阻。

按肠梗阻发生的基本原因可以分为机械性肠梗阻和动力性肠梗阻。机械性肠梗阻根据肠壁有无血运障碍，又分为单纯性肠梗阻和绞窄性肠梗阻。

一、机械性肠梗阻

机械性肠梗阻最常见,是各种原因引起肠腔变狭小,使肠内容物通过发生障碍。

(一)病理生理

1.局部变化 发生机械性肠梗阻后,梗阻以上肠蠕动增加,肠腔内因气体和液体的积贮而膨胀。由于肠管的膨胀,使静脉回流受阻,肠壁的通透性增加,水、电解质等渗入肠腔内或腹腔内。在绞窄性肠梗阻,由于肠壁血运障碍,迅速发展为肠管缺血、坏死。

2.全身变化

(1)水、电解质代谢和酸碱失衡:肠梗阻时,吸收功能障碍,胃肠道分泌的消化液不能吸收,积存在肠腔内。由于不能进食及频繁呕吐,使水及电解质大量丢失,导致酸碱失衡。高位肠梗阻时丢失大量的胃酸和氯离子而产生碱中毒。一般小肠梗阻丧失的体液多为碱性或中性,钠离子、钾离子的丢失较氯离子为多,同时在低血容量和缺氧情况下酸性代谢物剧增,加之缺水和少尿,可引起严重的代谢性酸中毒。

(2)血容量下降:由于肠管过度膨胀,影响肠壁静脉回流,使肠壁水肿,血浆向肠壁、肠腔和腹腔渗出,造成严重的缺水,并导致血容量减少和血液浓缩。

(3)休克:严重的缺水、血液浓缩、血容量减少、电解质代谢紊乱、酸碱平衡失调、细菌感染、中毒等,可引起严重休克。当肠坏死、穿孔,发生腹膜炎时,全身中毒尤为严重。最后可引起严重的低血容量性休克和感染性休克。

(4)呼吸功能和心功能障碍:肠腔膨胀使腹压增高,影响腹式呼吸;横膈上升,影响肺内气体交换;同时妨碍下腔静脉血液回流,而致呼吸、循环功能障碍。

(二)常见肠梗阻原因

1.单纯性肠梗阻 是指肠壁没有血运障碍的机械性肠梗阻。

(1)肠粘连:单纯性肠梗阻中手术后所致的粘连性肠梗阻在临床上最多见。常见的类型:肠襻间紧密粘连成团或固定于腹壁;肠管因粘连牵扯、扭折成锐角;粘连带压迫肠管;肠襻套入粘连带构成的环孔;或因肠襻以粘连处为支点发生扭转等。上述原因导致肠壁血运障碍可引起为绞窄性肠梗阻。

(2)肠管的器质病变:肠壁的器质病变所引起的肠梗阻中结肠恶性肿瘤较为常见,尤其是既往没有腹部手术病史、出现慢性肠梗阻症状的老年患者。肠管的良性肿瘤、结肠巨大息肉、小肠恶性肿瘤等也可以引起肠梗阻,但比较少见。缺血性肠炎、炎性肠病等治愈过程中肠壁的纤维化也可引起肠管狭窄,导致肠梗阻。

(3)肠管外的原因:癌的腹腔内广泛种植转移、小肠转移、子宫癌或卵巢癌直接侵润肠管等均可引起肠梗阻。

(4)肠管内异物:胃石、胆石、误咽的异物均可引起肠梗阻。

2.绞窄性肠梗阻 是指肠壁有血运障碍的机械性肠梗阻。

(1)粘连带:由于炎症等所致的粘连带可引起的肠管或肠系膜的血运障碍。也可发生粘连性肠内疝导致肠壁的坏死等。

(2)肠扭转:肠扭转是一段肠襻沿其系膜长轴旋转而造成肠腔的狭窄,同时肠系膜血管受压,导致绞窄性肠梗阻。急性小肠扭转多见于青壮年,常有饱食后剧烈活动等诱发因素,发生于儿童者则常与先天性肠旋转不良等有关。乙状结肠扭转多见于男性老年人,常有便秘习惯,或以往有多次腹痛发作经排便、排气后缓解的病史。

(3)嵌顿疝:见于腹股沟疝和股疝,尤其是股疝嵌顿较易发生绞窄性肠梗阻。

(4)肠套叠:一段肠管套入其相连的肠管腔内称为肠套叠。小儿肠套叠的产生可与肠功能失调、蠕动异常等有关,而成年人肠套叠常与病理因素(如肠息肉、肿瘤)引起的蠕动节律失调有关。按照发生的部位可分为回盲部肠套叠、小肠套叠与结肠套叠。

小儿肠套叠早期可用空气灌肠复位,疗效可达 90% 以上。如果套叠不能复位,应行手术治疗。成年人肠套叠多有引起套叠的病理因素,一般主张手术为宜。

(三)临床表现

1.症状　尽管由于肠梗阻的原因、部位、病变程度、发病急慢的不同可有不同的临床表现,但肠内容物不能顺利通过肠腔则是一致具有的,其共同表现是腹痛、呕吐、腹胀及停止自肛门排气、排便。

(1)腹痛:发生机械性肠梗阻时,开始表现为阵发性腹痛,逐渐腹痛的间歇期缩短并腹痛加重。发生绞窄性肠梗阻时表现为剧烈的持续性腹痛。

(2)呕吐:在肠梗阻早期,呕吐呈反射性,吐出物为食物或胃液。一般情况下梗阻部位愈高,呕吐出现愈早、愈频繁。低位肠梗阻时,呕吐出现迟而少,吐出物可呈粪样。麻痹性肠梗阻时,呕吐多呈溢出性。

(3)腹胀:肠内容物潴留引起肠管的扩张导致腹胀。高位肠梗阻时呕吐后可减轻腹胀感。低位肠梗阻时腹胀感逐渐出现。

(4)排气、排便停止:在肠梗阻肠内容物不能正常运行、顺利通过肠道,一般情况下不再排气、排便;但不完全性肠梗阻可有排气、排便。

2.体征　单纯性肠梗阻早期,患者全身情况多无明显改变。梗阻晚期或绞窄性肠梗阻患者,可表现唇干舌燥、眼窝内陷、皮肤弹性消失、脉搏细弱等,严重时可因血压下降、面色苍白、四肢发凉等中毒和休克征象。

腹部视诊:机械性肠梗阻常可见肠型和蠕动波。肠扭转时腹胀多不对称。麻痹性肠梗阻则腹胀均匀。

触诊:单纯性肠梗阻因肠管膨胀,可有轻度压痛,但无腹膜刺激征。绞窄性肠梗阻时可有固定压痛和腹膜刺激征。叩诊:腹腔有渗液时移动性浊音可呈阳性。听诊:机械性肠梗阻时可有肠鸣音亢进,有气过水声或金属音。麻痹性肠梗阻时,则肠鸣音减弱或消失。

3.辅助检查

(1)化验检查:血红蛋白值及血细胞比容可因缺水、血液浓缩而升高,尿比重也增高。绞窄性肠梗阻时白细胞计数和中性粒细胞明显增加。查血气分析和血清 Na^+，K^+，Cl^-、尿素氮、肌酐的变化,可了解酸碱失衡、电解质紊乱和肾功能的状况。

(2)X 线检查:一般在肠梗阻发生 4～6h,X 线检查即显示出肠腔内气体;立位或侧卧位透视或拍片可见多数液平面及气胀肠襻。但无上述征象,也不能排除肠梗阻的可能。由于肠梗阻的部位不同,X 线表现也各有其特点:如空肠黏膜环状皱襞可显示"鱼肋骨刺"状;回肠黏膜则无此表现;结肠胀气位于腹部周边,显示结肠袋形。乙状结肠扭转时腹部 X 线平片显示马蹄形巨大的双腔充气肠襻,圆顶向上,两肢向下;立位可见两个液平面。钡剂灌肠 X 线检查见扭转部位钡剂受阻,钡影尖端呈"鸟嘴"形。

(3)CT 检查:不仅能观察肠管扩张及积液,同时能观察肠壁有无血运障碍。对结肠肿瘤、肠套叠等引起的肠梗阻可以病因诊断。

(四)诊断与鉴别诊断

1.诊断　根据腹痛、呕吐、腹胀、停止自肛门排气排便四大症状和腹部可见肠型或蠕动波,肠鸣音亢进等,一般可作出诊断。X 线检查对确定是否存在肠梗阻帮助较大。但需注意,有时可不完全具备这些典型表现,特别是某些绞窄性肠梗阻的早期。CT 检查对肠梗阻病因及鉴别有无绞窄性肠梗阻非常重要。

2.鉴别诊断

(1)单纯性与绞窄性梗阻的鉴别诊断:有下列表现者,应考虑绞窄性肠梗阻的可能:①腹痛发作急骤,起始即为持续性剧烈疼痛,或在阵发性加重之间仍有持续性疼痛。肠鸣音可不亢进。有时出现腰背部痛,呕吐出现早、剧烈而频繁。②病情发展迅速,早期出现休克,抗休克治疗后改善不显著。③有明显腹膜刺激征,体温上升、脉率增快、白细胞计数增高。④腹胀不对称,腹部有局部隆起或触及有压痛的肿块(胀大的肠襻)。⑤呕吐物、胃肠减压抽出液、肛门排出物为血性,或腹腔穿刺抽出血性液体。⑥经积极非手术治疗而症状体征无明显改善。⑦腹部 X 线检查见孤立、突出胀大的肠襻、不因时间而改变位置,或有假肿瘤状阴影;肠间隙增宽提示有腹腔积液。

(2)机械性与动力性梗阻的鉴别诊断:机械性肠梗阻具有上述典型临床表现,早期腹胀可不显著。麻痹性肠梗阻无阵发性绞痛等肠蠕动亢进的表现,相反为肠蠕动减弱或消失,腹胀显著。X 线检查可显示大、小肠全部充气扩张;而机械性肠梗阻胀气限于梗阻以上的部分肠管,即使晚期并发肠绞窄和麻痹,结肠也不会全部胀气。

(五)治疗

1.单纯性肠梗阻

(1)胃肠减压:通过胃肠减压,吸出胃肠道内的气体和液体,可以减轻腹胀,降低肠腔内压力。

(2)纠正水、电解质代谢紊乱和酸碱失衡:通过输液可不仅可以纠正水、电解质代谢紊乱和酸碱失衡,而且可以补充营养物质。输液所需容量和种类须根据脱水程度、尿排出量和相对密度,并结合血清钾、钠、氯和血气分析监测结果而定。

(3)防治感染:由于肠壁的血管通透性增强,可引起细菌向血管内移位。因此,应使用抗生素防治感染。

(4)手术治疗:经过一定时间的非手术治疗后仍不缓解者可通过手术治疗解除梗阻。手术的原则是最短手术时间内,以最简单的方法解除梗阻的原因或恢复肠道的通畅。根据梗阻的病因可选择粘连松解术、肠切开取除异物、肠套叠或肠扭转复位术、肠切除、短路手术等。但是,手术(特别是粘连松解术)可引起新的粘连,应谨慎选择手术适应证。

2.绞窄性肠梗阻

明确诊断为绞窄性肠梗阻者必须及早进行手术治疗。往往合并严重脱水或休克,应加强术中、术后的管理。已发生肠管坏死者需要肠切除,但是广泛的肠坏死术后可引起短肠综合征。

二、动力性肠梗阻

动力性肠梗阻是由于肠动力障碍,导致肠内容物不能正常运行,但无器质性的肠腔狭窄。可分为①麻痹性肠梗阻:常见于腹膜炎、开腹手术后、肠系膜血管栓塞或血栓形成等。麻痹性肠梗阻临床上亦表现为腹胀,呕吐,停止自肛门排气、排便等症状,X 线检查可表现为胀气肠襻及液平面。治疗上最主要是针对腹膜炎等病因的治疗。②痉挛性肠梗阻:非常少见,可见于慢性铅中毒。

(夏爱华)

第二十三章　带状疱疹

带状疱疹是由水痘-带状疱疹病毒感染引起的一种以沿周围神经分布的群集疱疹和以神经痛为特征的病毒性皮肤病。属于中医"蛇串疮"、"缠腰火丹"、"蛇丹"等范畴。

【病因病理】

（一）中医

本病多因情志内伤,肝经郁热,外溢肌肤而发;或饮食不节,脾失健运,湿热内蕴,外溢肌肤而生;或感染毒邪,湿热火毒蕴结于肌肤而成;年老体虚者,常因血虚肝旺,湿热毒盛,气血凝滞,不通则痛,病程迁延。

（二）西医

本病病原体为水痘-带状疱疹病毒,有亲神经和皮肤特性。初次感染,病毒经呼吸道黏膜进入血液,发生水痘或呈隐性感染,以后病毒潜伏于脊髓后根神经节或颅神经的感觉神经节内;当机体受到某种刺激导致机体抵抗力下降时,潜伏病毒被激活,沿神经移动到皮肤在皮肤内复制,产生水疱,同时受累神经发生炎症、坏死,产生神经痛。病愈后可获得较持久的免疫,故一般不会再发。

【临床表现】

（一）症状

本病好发于成人,春秋季节多见。少数患者可有轻度乏力、低热、纳差等全身症状。神经痛为本病特征之一,可在发病前或伴随皮损出现,老年患者常较为剧烈。

（二）体征

患部初起红斑,继而出现成簇的粟粒至绿豆大小的丘疱疹,迅速变为水疱,排列成带状,簇间可见正常皮肤,分布一般不超过正中线,疱液透明,数日后转为浑浊,或部分破溃、糜烂和渗液,最后干燥结痂脱落而愈。皮损好发于腰肋、胸部、头面、颈部,亦可见于四肢、阴部及眼、鼻、口等处。

（三）实验室检查

【诊断】

根据红斑上簇集性水疱、带状排列、单侧分布及伴有明显的神经痛等特点,不难诊断。

【鉴别诊断】

（一）单纯疱疹

好发于皮肤黏膜交界处,分布无一定规律,水疱较小,壁薄易破,疼痛较轻,反复发病。

（二）急性阑尾炎

右下腹痛及反跳痛,腰大肌征阳性,发热,白细胞增高,无带状疱疹的前后半侧带状神经疼痛。

【治疗】

（一）中医

1.内治

（1）肝经郁热证

证候:皮损鲜红,疱壁紧张,灼热刺痛,口苦咽干,烦躁易怒,大便干或小便黄,舌质红,苔薄黄或黄厚,脉弦滑数。

治法:清泄肝火,解毒止痛。

方药:龙胆泻肝汤加减。

(2)脾虚湿蕴证

证候:皮损颜色较淡,疱壁松弛,疼痛略轻,食少腹胀,口不渴,大便时溏薄,舌质淡,苔白或白腻,脉沉缓或滑。

治法:健脾利湿,解毒止痛。

方药:除湿胃苓汤加减。

(3)气滞血瘀证

证候:发病后期,水疱已干涸结痂或皮损已消退,但局部疼痛不减或不止,口干心烦,舌黯红有瘀点,苔白,脉弦细。

治法:理气活血止痛。

方药:桃红四物汤加减。

2.外治 初起用青黛散调茶水外擦,或外搽双柏散、外涂三黄洗剂,或鲜马齿苋捣烂外敷。水疱破后,用四黄膏或青黛膏外涂。若水疱不破,可用三棱针或消毒针头挑破,使疱液流出,以减轻疼痛。

3.针灸疗法 针刺对带状疱疹的疼痛症状有较好的治疗作用,尤其适用于带状疱疹后遗神经痛或带状疱疹后期的患者。也可在皮损范围内及疼痛处作广泛的温和灸,每日1次。

(二)西医

1.内用药物

(1)抗病毒药物:阿昔洛韦、阿糖腺苷、干扰素、聚肌胞等。

(2)止痛:可酌情选用去痛片、消炎痛等。同时可应用营养神经的药物,如口服或肌注维生素 B_1、维生素 B_{12}。

(3)糖皮质激素:及早合理应用糖皮质激素可抑制炎症过程,减轻背根神经节的炎症后纤维化。

(4)其他药物:干扰素、转移因子、胸腺肽、丙种球蛋白等免疫调节药物可根据病情选用。

2.外用药物 可外用炉甘石洗剂、阿昔洛韦乳膏或喷昔洛韦乳膏;3%硼酸溶液或1:5000呋喃西林溶液湿敷,或外用0.5%新霉素软膏或莫匹罗星软膏。合并眼部损害可外用阿昔洛韦滴眼液、干扰素滴眼液、妥布霉素滴眼液。

3.物理疗法 如紫外线、频谱治疗仪、红外线等局部照射,可缓解疼痛,促进皮损干涸和结痂。

【预防与护理】

1.皮损局部保持干燥、清洁。

2.注意休息,忌食肥甘厚味和鱼腥之物,饮食宜清淡。

(刘晓武)

第二十四章　围绝经期综合征

第一节　概述

绝经是每位女性必然的正常生理过程,意味着卵巢功能逐步衰退,生殖功能丧失。卵巢功能的衰退是一个渐进的过程,长期以来被称为"更年期"。1976 年在法国巴黎举办的首届绝经大会将更年期定义为妇女从有生殖功能到无生殖功能的过渡期,包括绝经前的月经不规则期、绝经和绝经后一段时间,但分期的具体标志不清。1994 年,世界卫生组织提出了与绝经有关的定义,沿用至今。

自然绝经:指由于卵巢功能丧失而导致月经永久停止,连续闭经 12 个月而无其他明显的病理性和生理性原因,则可认为末次月经是自然绝经。绝经只能在停经≥1 年时回顾性地确定。

围绝经期:指妇女绝经前后的一段时期,包括从临床特征、内分泌及生物学方面开始出现卵巢功能衰退的征兆,至末次月经后 1 年。为避免混淆,建议在研究中停用"更年期"这一名词。

绝经过渡期:指绝经前的一段时期,即从生育期走向绝经的过渡时期,包括从临床特征、内分泌及生物学方面开始出现卵巢功能衰退的征兆,至末次月经。这段时期的特点是月经周期的可变性增加。

绝经前期:通常模糊地指绝经前的 1～2 年,或绝经前的整个生殖期。WHO 建议采用后者的提法。

绝经后期:为末次月经后直至生命终止的整个时期,不论人工绝经还是自然绝经。

人工绝经:指手术切除双侧卵巢(切除或保留子宫),或因医源性原因(如化学治疗、放射治疗等)丧失卵巢功能。

绝经综合征(MPS):指妇女绝经前后出现因性激素波动或减少所致的一系列躯体及心理症状,又称为"围绝经综合征"或"更年期综合征"。人工绝经者更易发生绝经综合征。

绝经综合征临床表现近期可引起月经紊乱、血管舒缩功能障碍、自主神经功能失调、情绪障碍、睡眠障碍等症状;远期增加绝经后泌尿生殖道症状、骨质疏松症、代谢综合征、阿尔茨海默病以及心血管病变等疾病的风险。主要由于绝经前后卵巢功能衰退,随后下丘脑-垂体功能退化引起的。

我国妇女平均绝经年龄:城市妇女 49.5 岁,农村妇女 47.5 岁。绝经综合征是妇科常见病,其发生率为 50％～93.99％。约 70％患者有潮热汗出等血管舒缩症状。约 70％～80％的女性首先出现月经改变,并随后出现如潮热、盗汗等自主神经系统功能紊乱的相关症状,但往往症状轻微,一般不会影响日常生活和工作。但有约 10％～20％患者可出现严重相关症状,生活质量明显降低,极大的影响正常的工作和生活,迫切需要治疗。大部分患者症状持续时间较短,可以自行调节,但有部分患者相关症状则可反复长达 5～10年甚至更长。

一中医学并无此病名,一般属于"经断前后诸证"的范畴,又称"绝经前后诸证"。既往历代医籍未见本病的相关论述,但有关本病的病因病机、临床表现及治疗论述较多,散见于"老年血崩"、"百合病"、"脏躁"、"郁证"、"老年经断复来"等病证中。

(刘晓武)

第二节　中西医研究最新进展

一、诊断与鉴别诊断

(一)诊断要点

1.病史　40～60岁的妇女,出现月经紊乱或停闭,或有手术切除双侧卵巢及其他因素损伤双侧卵巢功能病史。

2.症状

(1)月经的改变:月经紊乱,如月经先期,量多或少,经期延长,崩漏,或月经后期,闭经。

(2)血管舒缩症状:潮热汗出,眩晕,心悸等。

(3)精神神经症状:烦躁易怒,情绪抑郁,失眠多梦,健忘多疑等。

(4)泌尿生殖系统症状:绝经后期可出现尿频尿急或尿失禁,阴道干涩,灼热,阴痒,性交疼痛,易反复发作膀胱炎。

(5)皮肤症状:皮肤干燥,瘙痒,感觉异常,或有蚁行感。

(6)骨、关节肌肉症状:绝经后期可出现肌肉、关节疼痛,腰背、足跟酸痛,易骨折等。

3.体征　妇科检查:绝经后期可见外阴及阴道萎缩,阴道分泌物减少,阴道皱襞消失,宫颈萎缩。

4.辅助检查

(1)阴道细胞学涂片:阴道脱落细胞以底、中层细胞为主。

(2)生殖内分泌激素测定:大多患者血清 E_2 水平<20pg/ml(或<150pmol/L), E_2 水平周期性变化消失,FSH、LH 升高,FSH>10U/L。

(二)鉴别诊断

绝经相关症状一般是非特异性的,在临床诊疗中应注意与相关器质性疾病的鉴别,或鉴别是否合并有器质性疾病。

1.甲状腺功能亢进症　此症可发生于任何年龄段,而中老年女性发病时,症状往往不典型,并无如甲状腺肿大、食欲亢进、心率加快、兴奋等相关状态;而一般表现为情绪抑郁、淡漠、多疑、焦虑等。鉴别:测定甲状腺功能相关指标,若 TSH 降低、T_4 升高、T_3 正常时,则应诊断甲状腺功能亢进症。

2.冠状动脉粥样硬化性心脏病(CHD)　当中老年女性患者就诊以心悸、胸闷等症状为主诉时,应首先考虑 CHD。鉴别方法是仔细地体格检查及相关心脏检查(如心电图检查),鉴别困难时,可用雌激素试验治疗或邀心内科会诊。

3.高血压或嗜铬细胞瘤　当女性患者出现头痛、血压波动或持续高血压时应考虑。鉴别方法是反复测量血压并进行有关嗜铬细胞瘤的检查,如腹部有无包块,挤压包块时血压是否升高,有无头痛、心慌、出汗等症状,并进行血儿茶酚胺测定。一般情况下,与绝经有关的血压变化常常是轻度的。

4.精神病　以精神神经症状为主要表现时,须进行鉴别诊断。

5.其他　以阴道炎症为主要表现就诊时,需排除真菌、滴虫,或阴道细菌感染。进行病原菌检查即可确诊。以尿频、尿急及尿痛为主要表现时,需排除泌尿系感染。

二、治疗

（一）中医治疗进展

1.病因病机研究进展

（1）绝经综合征的病因病机研究

1）肾虚为致病之本：肾为先天之本，藏元阴而寓元阳，为"五脏六腑之本、十二经脉之根"。《景岳全书》指出："五脏之阴气非此不能滋，五脏之阳气非此不能发。"说明肾气对人体的脏腑、经络组织的濡养和温煦作用极其重要。女性在绝经前后，肾气渐衰，天癸将竭，冲任二脉逐渐亏虚，精血趋于不足，肾之阴阳失于平衡，从而导致脏腑功能紊乱。一般情况下，多数女性可通过身体脏腑之间的自行调节能顺利过渡此阶段。而少部分妇女由于先天禀赋较弱，并历经产育、疾患、手术创伤及社会环境、精神因素等方面的差异，不能及时地进行调节，过早导致肾气衰退，过快、过甚的出现一系列因脏腑功能紊乱、阴阳平衡失调引起的证候。如肾阴不足，阴虚火旺，则出现潮热面红、潮热汗出、五心烦热、失眠多梦等证候；肾阴虚精亏则出现头晕耳鸣、腰膝酸软、脚跟作痛；阴虚血燥则肌肤失润，阴部干涩失荣，血燥生风则皮肤感觉异常，或麻木、或瘙痒、或如虫爬；肾气不足，冲任失固则月经紊乱，或提前量多，或崩中漏下。亦可由肾阴损及肾阳，出现阴阳俱虚之证，症见畏风怕冷，时而潮热汗出，腰酸膝软，头晕耳鸣，健忘，夜尿频数等。综上所述，本病的病因病机主要责之于肾，肾虚为致病之本。

2）肾虚导致心、肝受累：肾是其他脏阴阳之本，肾脏的阴阳失调必然累及心、肝多脏，从而使本病出现本虚标实、虚实夹杂的复杂证候。

①心肾不交：《素问·阴阳应象大论》曰："年四十而阴气自半也。"女子年届七七绝经之年，冲任脉虚，肾气渐衰，天癸逐渐衰少乃至竭绝。加之妇女素性抑郁，历经经、孕、产、乳而数脱于血；工作、生活压力较大等诸多因素，易致精血暗耗而处于"阴常不足，阳常有余"状态，故此期妇女易见阴不济阳，阳失潜藏，阴虚阳亢之阴阳失衡。肝肾同居下焦，为母子关系，乙癸同源，精血互生而见生理上相互协调、病理上则相互影响。若肾阴不足，阴虚不能涵养肝木，肝阳失于潜藏，阳主动居上，则表现为肝阳偏旺，木摇风生之"水不涵木"见症。心肾水火相济，肾水不足，不能上济心阴，则表现为心火偏亢，心肾不交之失眠多梦等。

②肾虚肝郁：肝肾同源，肾阴虚日久，不能涵养肝木，肝阴不足，肝体失养，若加平素生存压力较大，七情变化超越了脏腑的调节限度，机体内在的平衡状态被打破，使肝脏疏泄失调，气机郁滞，条达不畅则发为肝气上逆，若加之情志刺激，则致肝气更加郁结不舒，可出现如烦躁易怒，心烦不安，睡眠障碍等一系列症状。诚如宋代许叔微《普济本事方》曰："平人肝不受邪，故卧则魂归于肝，神静而得寐。今肝有邪，魂不得归，是以卧则魂扬若离体也。"

③瘀血、痰湿等兼夹为患：脏腑功能衰退，运化失司，病理产物遂生。血行不畅而聚为瘀血，津液失于输布结为痰浊。血瘀、痰凝可加速围绝经期妇女睡眠障碍的发生及发展。《医林改错》有语云："元气既虚，必不能达于血管，血管无气，必停留而瘀。"中老年女性，肾气渐衰，蒸腾气化失调，津液化生不利，凝为痰浊。另外加之瘀血阻滞气机，气不行津，津停为痰。痰蒙清窍，导致失眠。同样，五脏虚衰，也会引起津液输布障碍发生痰浊。《素问·逆调论》说："肾者水脏，主津液。"胃的"游溢精气"，脾的"散精"，肺的"通调水道"以及小肠的"泌别清浊"，均依赖肾的蒸腾气化，通过升清降浊，正常输布和排泄津液。同时，肾为先天，肾虚可进一步导致脾肾阳虚，致脾失运化，气血津液不能输布，湿聚为痰，痰浊中阻，滞于心脑，脑窍失于清润，发为抑郁不安而致不寐。

绝经综合征主要病因病机以肾虚为本，阴虚为主，可阴损及阳而致阴阳俱虚；或是肝、心受累，或痰瘀为患,虚实夹杂,本虚标实。但因妇女一生经、孕、产、乳,数脱于血,往往是"有余于气,不足于血",所以临床上以肾阴虚证居多,而其标在心肝。

(2)绝经综合征的中医证候研究:绝经综合征是一种具有特定病机、证候类型变化多端的疾病。一般以肾虚为主,或偏阴虚,或偏阳虚,或阴阳两虚,常累及心、肝、脾等脏。目前,中医学对本病的辨证分型尚未统一,不同版本的高校教材、研究专著、期刊论文、科学研究等所分证型均不尽相同。

有学者对近20年关于更年期综合征证候论述和研究的文献进行分析,以期探索本病的辨证规律。对近10年各类文献进行分析,出现频率大于25.00%的有以下6个证型:肾阴虚、肾阳虚、肾阴阳两虚、心肾不交、肝肾阴虚、脾肾阳虚。有学者纳入2006年10月~2007年6月就诊于全国7家三级甲等医院且符合疾病诊断和纳入标准的1582例更年期综合征门诊患者,对其进行临床流行病学调查,在专家经验辨证证候名称规范化的基础上提取病位和病性类证候要素,发现最常见证候是肾阴虚、肝肾阴虚、肝气郁结和肾阴阳两虚证,在此基础上提取病位类证候要素6个,病性类证候要素17个。其中出现较多的病位类证候要素有肾、肝、脾、心;出现较多的病性类证候要素有阴虚、气滞、气虚、血虚、阳虚,其中虚是广义上的虚,没有具体的气血阴阳虚的界定,主要是肾、脾、心三脏的虚,以肾虚最多见。有学者收集符合标准的更年期综合征患者279例,在对专家经验辨证结果规范化的基础上,提取病位和病性类证候要素并进行统计学分析。专家经验辨证结果经初步规范后共涉及证候名称37个,其中百分比>5%为肝肾阴虚证、肾阴阳两虚证、肾阴虚证、肝气郁结证等11个。为了统一绝经综合征的中医诊治规范,2012年由中华医学会妇科分会组织专家制定了《中医妇科常见病诊疗指南》,其中将绝经综合征分为肝肾阴虚证、肾虚肝郁证、心肾不交证、肾阴阳两虚证四型。

2.辨证治疗进展

(1)内治法

1)经方治疗

①二仙汤加减:温肾阳,补肾精,泻肝火,调冲任。有学者运用二仙汤加减治疗更年期综合征60例,治愈率为48.33%,显效率为46.67%,有效率为95%。二仙汤处方:仙茅6g,仙灵脾6g,当归、巴戟天、知母、黄柏各10g。随症加减:心胸烦闷者加淡豆豉15g,栀子10g;失眠者加夜交藤、生龙骨、牡蛎各30g;头晕重者加石决明15g;汗出频频加麻黄根15g,煅龙骨、牡蛎各15g(先煎),五味子12g;便溏明显者合参苓白术散;浮肿明显者加猪苓、泽泻各10g;经量过多者加阿胶15g,海螵蛸25g;烦躁欲哭者加甘草6g、大枣10g、小麦30g。每日1剂,水煎分3次服。

②六味地黄汤合甘麦大枣汤:滋阴补肾,调和阴阳。有学者为探讨更年期综合征应用六味地黄汤合甘麦大枣汤加减治疗的临床治疗疗效,随机将68例患者分为对照组和试验组,对治疗组实行六味地黄汤合甘麦大枣汤加减治疗,对照组则给予己烯雌酚治疗,发现治疗组治疗总有效率(97.1%)明显高于对照组(88.2%),治疗组的不良反应发生率明显低于对照组。处方:熟地黄15g、泽泻12g、茯苓12g、山药15g、牡丹皮12g、枸杞12g、淮小麦50g、甘草6g、山茱萸10g、大枣15g、白芍10g、当归10g、酸枣仁15g、黄芪10g、郁金10g、柴胡10g,根据患者的临床表现症状对使用剂量进行加减,用水煎服,2次/天,20天一个疗程。

③当归六黄汤:滋阴泻火,固表止汗。主治阴虚火旺,发热盗汗。有学者采用当归六黄汤与替勃龙进行随机对照试验。发现当归六黄汤治疗更年期综合征疗效与替勃龙相当,但安全性较替勃龙更高。处方:熟地黄20g,生地黄20g,当归5g,黄芪30g,黄芩15g,黄连10g,黄柏15g,酸枣仁20g,首乌藤60g,每日1剂,水煎3次,药液共300~400ml,分3次温服。

④知柏地黄汤合温胆汤:补肾滋阴,平肝潜阳,理气化痰,镇心安神。有学者采用知柏地黄汤合温胆汤治疗100例绝经综合征患者,治疗结果显效68例,有效30例,无效2例。基本药物如下:黄柏10g,知母

10g，生地黄 12g，熟地黄 12g，泽泻，山萸肉、山药各 10g，茯苓 15g，牡丹皮 12g，陈皮 10g，制半夏 10g，竹茹 10g，枳壳 6g，生姜 10g，大枣 12g，甘草 6g。随症加减。每日 1 剂，水煎分午后和睡前温服，1 个月为 1 个疗程。

2）民间单方验方治疗

①更年汤：肝肾阴虚证型。有学者采用自拟更年汤及西药对 240 例绝经综合征患者进行随机对照试验。结果中药组总有效率 93.33％，西药组总有效率 90.00％；中药组在改善临床症状方面优于西药组。处方：女贞子 15g，墨旱莲 15g，熟地 15g，柴胡 12g，郁金 12g，茯苓 10g，白芍 12g，山茱萸 10g，山药 10g，浮小麦 30g，牡丹皮 10g，莲子心 9g，每日 1 剂，水煎取 200ml，分早、晚两次温服，每次 100ml，服用 3 个月。

②更年康 1 号：益肾滋阴养血。有学者采用更年康 1 号及西药组对 86 例绝经综合征患者进行随机对照试验。结果治疗组治愈 17 例，有效 22 例，无效 4 例，总有效率 91.00％；对照组治愈 13 例，有效 17 例，无效 12 例，总有效率 70.00％。治疗组疗效优于对照组，症状体征改善优于对照组。处方：旱莲草、女贞子、知母、炙龟甲、桑寄生、枸杞子、菟丝子、制黄精、首乌藤、牡丹皮、山茱萸各 15g，川黄柏、杭白芍、大熟地、桑椹子各 10g。潮热汗出甚加碧桃干、糯稻根各 15g，五倍子 10g；痰热头昏头晕加九节菖蒲、制胆星、淡竹茹、莲子心各 10g；寐难梦扰、彻夜不寐加灵磁石 30g，酸枣仁 10g，朱灯心 2 扎；精神忧郁、悲伤喜哭加淮小麦 30g，大红枣 7 枚，炙甘草、广郁金各 10g。1 剂/天，水煎 200ml，2 次/天。连续治疗 10 天为 1 个疗程。

3）中成药

①坤泰胶囊：滋阴清热，安神除烦。有学者通过随机、双盲、双模拟平行对照研究发现，坤泰胶囊显著改善绝经过渡期患者的感觉异常、忧郁、头晕、疲乏、肌肉关节痛、头痛等症状；并能克服雌二醇疗法的不良反应，改善绝经过渡期卵巢功能，缓解女性围绝经期相关症状。

②更美宁胶囊：滋肾平肝、清心安神。有学者评价更美宁胶囊治疗更年期综合征（肝肾阴虚、心肝火旺证）临床疗效和安全性。采用区组随机、双盲、阳性药平行对照、多中心临床研究方法，共观察病例 231 例，其中试验组 116 例，服用更美宁胶囊，对照组 115 例，服用更年宁心胶囊。结果：对更年期综合征的治疗，试验组总有效率为 99.1％，愈显率为 65.5％；对照组总有效率为 94.8％，愈显率为 44.3％。对肝肾阴虚、心肝火旺的中医证候疗效，试验组总有效率为 99.1％，愈显率为 69.8％；对照组总有效率为 94.8％，愈显率为 45.2％。更美宁胶囊基本药物组成：女贞子、白芍、石斛、何首乌、珍珠、黑芝麻、钩藤、合欢花、桑叶。规格：每粒 0.45g，由香港林淦生医药研究院有限公司提供，批号：031001。口服，1 次 4 粒，1 日 3 次。两组疗程均为 4 周。

③滋肾益气合剂：滋补肝肾，益气养阴。有学者采用滋肾益气合剂与更年安片对 200 例患者进行随机对照试验。结果治疗组疗效和对照组疗效总有效率分别为 94％和 70％。滋肾益气合剂药物组成：知母 12g，黄柏 10g，生地 15g，熟地 12g，山药 15g，山萸肉 12g，茯苓 12g，牡丹皮 10g，泽泻 6g，太子参 30g，麦冬 12g，五味子 6g，炙甘草 6g。

4）膏方：中医膏方有补虚作用强、便于久服、服用适口、生物利用度较高等优点，将中药制备成膏方治疗女性更年期综合征获得良好效果。有学者运用膏方治疗更年期出现子宫内膜过厚 1 例，经数年膏方治疗，子宫萎缩，且诸恙均明显好转，为膏方治病防病功效的有力证据。

5）中药单药治疗：除了中医药和激素以外，在相当长的时间里，研究者们致力于发现治疗绝经综合征的相关植物类药物，如：黑升麻、牛蒡子、黄荆、当归、月见草、亚麻籽、天竺葵、银杏、啤酒花、甘草汁、胡椒、野葛根、蜜蜂花、玛卡、松树皮、益母草、红三叶草、大黄、鼠尾草、大豆、贯叶连翘、野山芋和缬草属植物等。

其中，对于黑升麻的研究最为广泛和深入，而尤以德国的研究居首。德国卫生署证实连续服用黑升麻 6 个月（40mg/d）能缓解女性患者绝经期相关症状，也证实服用黑升麻 40～200mg/d 可有效治疗绝经期症状。最近有研究推荐,每天服用黑升麻 40～80mg/d,连续使用 4～12 周,可有效改善围绝经期相关症状。美国妇产科学院发布的一项关于缓解围绝经期症状相关植物药品的使用指南中指出,连续使用含有黑升麻成分的药品 6 个月,可有效治疗睡眠障碍、情绪障碍和血管舒缩症状。目前应用最广泛的当属由德国生产的黑升麻根茎提取物药品——莉芙敏,每片含有 1mg 三萜皂苷(黑升麻活性成分)。一般用量为 2 片/次,bid,一般连续服用 4～8 周可有效缓解绝经期妇女的相关症状,如血管舒缩症状、睡眠障碍、情绪障碍、性功能障碍等。在一项与替勃龙的随机对照研究显示:两组分别服用替勃龙及莉芙敏 12 周后,两组的 KI指数变化无差异。且莉芙敏组不良事件发生率明显低于替勃龙组。莉芙敏组治疗前后子宫内膜厚度无变化,而替勃龙组子宫内膜厚度却明显增厚。

目前研究发现,黑升麻的最常见的副作用是胃部不适,大剂量使用可能引起头痛、呕吐、头晕,但是随着服用时间的延长会逐渐减退。因目前缺乏对胎儿和新生儿使用的安全性数据,故对孕妇和哺乳期妇女均禁止使用。目前有关于妇女服用黑升麻引起肝脏衰竭的报道,但仍未见黑升麻与药物相互作用的报道,美国国立卫生研究院(NIH)通过对黑升麻临床试验的研究显示,目前仍不确定黑升麻具有肝毒性的生物学可能,但建议在其临床研究中监控肝功。最近有学者通过研究发现,服用黑升麻能增加小鼠乳腺癌的发病率,并导致肿瘤转移,但是目前仍无关于其作用机制的研究,有学者对乳腺癌细胞的体内外研究也并未显示黑升麻有刺激雌激素依赖的乳腺肿瘤发生的作用。

6)名中医临证经验:有学者认为脾肾不足、气血亏虚、天癸亏耗为本病主要病理机制。肾乃先天之本元气之根,藏精主胞胎。肝藏血而主疏泄,肝肾同居下焦,相火寄于肝肾,肝肾乃冲任之本,肾阴亏虚,癸水不足,肾水不能上济于心,心肾不交。心肝火旺,肾虚肝旺,故而出现潮热出汗、烦躁易怒、腰膝酸软、胸闷心悸、失眠多梦等更年期症状。提出"治肝必及肾,益肾须疏肝",肝肾为纲,肝肾同治的观点。创制了"更年怡情汤"。同时考虑本病对更年期妇女精神情绪的影响较大,药物治疗同时还要注重进行心理疏导,这样才能真正让妇女怡然自得、神情愉悦地摆脱更年期烦恼。更年怡情汤药物组成:女贞子、旱莲草、桑葚子、巴戟天、肉苁蓉各 12g,紫草 30g,玄参 12g,首乌藤 15g,合欢皮 12g,淮小麦 30g,炙甘草 6g。经前乳胀加夏枯草 12g,生牡蛎 30g;汗出加瘪桃干、稻根各 15g,麻黄根 10g;高血压、头晕目眩加潼白蒺藜、钩藤各12g,天麻 9g。

有学者认为绝经综合征的发生是由于妇女更年期心-肾-子宫生理生殖轴功能的紊乱,本质上是更年期肾阴亏虚,癸水不足,肾水不能上济于心,发生心(肝)火偏旺,心神不宁,出现潮热汗出、心烦失眠等更年期综合征症状。该病日久可导致郁火、血瘀、痰浊等病变,形成更年期复杂和顽固的状态。治疗上提出三大措施:一是应用滋肾清心法,二是心理疏导和调节,三是应用 HRT(激素替代疗法)。滋肾清心主要着重于滋肾养阴,清火宁心,交通心肾的治疗大法,病情较剧时,以宁心为主,清心为要,证候稳定后以滋肾为主,养阴为要。方用滋肾清心汤(钩藤、莲子心、黄连、紫贝齿、枸杞、山茱萸、浮小麦)加减。

有学者则主张从湿论治绝经综合征,认为湿邪可损伤脾胃,且二者相互影响,互为因果。湿邪既是病因,又可成为病理产物,湿邪阻滞,气血运行和津液输布失调,人体正气不断损耗;脾胃困损,生化乏源,气化功能低下,津液、精血输布障碍,引起各种临床见症,因此,强调治疗本病要着重于补肾调阴阳,且同时注重健脾,气血生化有源,诸症缓解。一般提出:芳香醒脾、燥湿行气——常用药有白术、苍术、茯苓、砂仁、厚朴、陈皮、藿香、紫苏梗、泽泻等;补益脾肾、温阳化湿——常用药有熟附子、干姜、肉桂、白术、黄芪、薏苡仁、白扁豆、茯苓、木香、陈皮等;疏肝理气、燥湿运脾——常用药有柴胡、青皮、素馨花、香附、郁金、白芍、山药、白术、佛手、砂仁、茯苓、甘草等。

有学者认为绝经综合征的辨证在肾虚阴阳失调的基础上,同时多伴有气机郁结,气失宣降,气血失调等症状。治疗宜在调肾基础上予以疏肝宣肺以调畅气机。她通过整体辨治,下病上取,用调肾、宣肺、疏肝及心身同治的方法治疗绝经综合征收到满意的临床疗效。她善用女贞子、熟地黄、山萸肉、白芍、枸杞子、菟丝子、肉苁蓉、川断、杜仲等中药滋养肝肾；巧用前胡、桑白皮、桔梗、苦杏仁，提壶揭盖以宣降肺气；有学者在肝气郁结用药中，在疏肝解郁药物基础上，喜用"三白"，即白芍、白术、白前。因肝为刚脏，体阴而用阳，以阴血为本，故疏肝同时必兼以柔肝，用白芍以柔肝养血，如脉弦明显，白芍可用30g；白术健脾益气，考虑肝脾的关系，治疗宗仲景之意，先安未受邪之脏腑，且在气机运行中，肝木左升，肺金右降，但脾胃居中，为升降之枢纽，故安脾胃不得不重视；白前宣肺理气，协助调理宣畅气机，简单三药，兼顾肝、脾、肺，四两拨千斤，调理气机而不伤正，也体现了有学者用药之轻灵精巧。另外，有学者治疗绝经综合征情志障碍巧妙地运用"以情胜情疗法"，以"悲胜怒"诱导患者宣泄不良情志，使"邪随泪泄，一哭得舒"，情志过极产生的不利因素得以外泄，然后以"喜胜悲忧"，引导患者开怀大笑，宣畅肺气，发挥七情正性效应。有学者从丰富的临床经验中已经总结新的病机理论，认为绝经综合征的肾气衰竭，肾阴阳不调是生理性的改变，然"百病皆生于气"，肾虚合并气机不畅是该病的主要病机之一，临证时医者应牢牢把握调肾，疏理气机的原则，通过调理脏腑来达到气机通畅的目的，理气疏肝且勿忘宣畅肺气，才能起到更好疗效。

（2）外治法

1）针灸：针灸疗法以其操作简便、安全无毒副反应、疗效可靠的特点在防治绝经综合征中发挥着积极作用，在临床上已经取得了可喜的成效。针灸治疗本病的方法包括针刺、灸法、电针、穴位注射疗法等单一疗法，也有针药结合、针刺配耳穴贴压等综合疗法。

①体针针刺：有学者采用前瞻性、随机对照研究，将120例绝经综合征患者分为2组，对照组单纯应用中药复方制剂，治疗组在对照组的基础上，根据患者临床表现辨证选穴，加用体针治疗。主穴：百会、神门、内关、合谷、曲池、足三里、血海、三阴交、太冲。配穴：肾阴虚加肾俞、关元、照海等，肾阳虚加中脘、气海、命门等。结果治疗组潮热汗出、烦躁易怒、胸闷心悸、腰膝酸软、肢面水肿、郁闷易怒、失眠健忘等临床症状改善情况及总有效率显著高于对照组，优势显著，疗效确切。有学者总结近10年针灸治疗绝经综合征临床研究文献中的取穴规律。研究文献共90篇，涉及96个穴位、705频次，平均每个穴位使用7.34次；选用穴位累积频率50次以上且相对频率由大到小依次为三阴交、肾俞、关元、足三里、百会、太冲、神门、肝俞、脾俞；选用经络应用频次最多的为膀胱经（23.97%），其次为任脉（14.33%）、脾经（12.62%）、督脉（10.50%）。

②腹针：腹针针刺作为最常用的针灸疗法，具有无副反应，疗程短的特点。有学者将60例绝经期抑郁症患者随机分为腹针组和西药组，每组30例。腹针组给予腹针治疗，针刺取穴中脘、下脘、气海、关元等，西药组给予抗抑郁药新治疗。两组均治疗4周，随访4周。采用汉密顿抑郁量表（17项）（HAMD）每2周对两组患者进行抑郁症状评分。结果：与治疗前相比，两组治疗2周、4周、随访2周和随访4周的HAMD总分均明显下降（均P＜0.01）。腹针组随访2周和随访4周的HAMD总分均比西药组低，差异均有统计学意义（均P＜0.05）。两组治疗4周临床疗效比较无明显差异，但随访4周腹针组的临床疗效优于西药组，差异具有统计学意义（P＜0.05）。两组治疗前和治疗4周后安全性指标均未见异常，但腹针组不良反应发生率明显低于西药组（P＜0.05）。腹针治疗绝经综合征抑郁症是有效的、安全的，且疗效持续时间较长，症状反弹较少。

③电针：有学者观察电针对绝经综合征患者体内雌激素水平的影响，将90例绝经综合征患者随机分为A组、B组和C组，每组30例，3组均采用电针治疗，A组取三阴交，B组取关元、气海，C组取足三里，比较3组治疗前后晚黄体期血清雌二醇、促卵泡激素及促黄体生成素水平。结果A组治疗后血清各项指标与同组治疗前比较，差异均具有统计学意义（P＜0.05）。A组治疗后血清各项指标与B组和C组比较，差异均具有统计学意义（P＜0.05）。从而得出了电针能够调节绝经综合征患者体内激素水平，尤以针刺三阴交穴较明显的结论。

④温针灸:有学者采用温针灸治疗方案对 91 例脾肾阳虚型绝经综合征伴发肥胖患者进行治疗,观察治疗前后绝经综合征、肥胖改善状况。发现温针灸可明显改善该类患者激素水平及临床症状。其可能的机制为调节机体能量代谢,减少脂肪形成,恢复下丘脑-垂体的正常功能,消除激素的异常分泌症状或增加绝经综合征患者雌激素水平,对持续亢进的肾上腺皮质功能具有较好的抑制作用。

⑤穴位埋线:有学者以肾俞、三阴交为主穴埋线,肾阴虚加太溪、太冲,肾阳虚加关元、命门,潮热盗汗加合谷、复溜,心烦失眠加神门,浮肿便溏加阴陵泉、足三里,同时配合心理护理和健康指导对 64 例绝经综合征患者进行治疗,总有效率为 96.88％。有学者发现穴位埋线可明显改善患者卵巢功能,有效调节性腺轴,延缓卵巢衰老,对治疗围绝经期综合征具有良好的效果。穴位埋线的优点在于能提高患者治疗的顺应性,既节约时间、减轻经济负担,又无痛苦,而且避免了服药所造成的脾胃损害及副作用。

⑥耳穴贴压:耳穴贴压可通过调节机体 HPO 轴及内啡肽、肾上腺皮质激素,进而达到调节内分泌功能,达到阴平阳秘,增强机体正气的作用。有学者采用耳穴贴压法治疗 58 例绝经综合征失眠患者,取百会、关元、安眠等穴,并辨证施穴,结果显示观察组疗效显著优于对照组($P<0.01$),观察组在改善患者睡眠质量、入睡时间、睡眠时间、睡眠效率和 PSQI 总分方面显著优于对照组($P<0.01$)。说明耳穴贴压法为主治疗心肾不交型围绝经期失眠具有较好的疗效,且越来越受到临床医生的青睐。

2)中医情志治疗:在辨证服用中药及中成药的基础上配合中医情志治疗,情志治疗操作规范如下(情志相胜三部曲):

第一步:设心灵交流室,诱导尽吐其情,了解症结所在。就诊第 1 周医生与患者"一对一"进行交流 15～20 分钟,通过心灵交流,找出症结所在。

第二步:悲胜怒,以从其意,引导宣泄。对病人"数问其情"后,引导患者通过述说或哭的方式宣泄不良情绪(必要时可组织观看悲剧片 15～20 分钟)。在就诊的第一周完成"悲胜怒"治疗。治疗过程中医生或护士注意适当控制患者的情绪变化。

第三步:喜胜悲忧,以情胜情,发挥七情正性效应。在"悲胜怒"治疗的第 2 周开始,通过组织患者观看喜剧片,诱导病人开怀而笑,喜胜悲忧,平衡不良情绪。每次 15～20 分钟,每 2 周 1 次,连续治疗 2 次。治疗过程中医生或护士也要注意适当控制患者的情绪变化。

3)中医五音体感治疗:中医音乐疗法源于阴阳五行学说,中医"五音疗疾"中的五音——角、徵、宫、商、羽,对应五行——木、火、土、金、水,内应人体五脏——肝、心、脾、肺、肾,体现人的五志——怒、喜、思、忧、恐。五音与五脏的联系密切,按照中医五行辨证理论,针对"怒伤肝"则选角音,"喜伤心"首选徵音,"思伤脾"首选宫音,"忧伤肺"首选商音,"恐伤肾"首选羽音。同时,亦可根据五行"生克乘侮"规律而辨证施乐,如"怒伤肝,悲胜怒"则首选商调,"喜伤心,恐胜喜"则首选羽调,"思伤脾,怒胜思"则首选角调,"忧伤肺,喜胜忧"则首选徵调,"恐伤肾,思胜恐"则首选宫调。五音与五脏的关系进行配乐,通过"相生、相克",借助相类属的音调使机体通过情感的宣泄和调节达到平衡。

体感音波疗法是一种充分借鉴我国传统医学经典理论和西方现代音乐治疗理论相结合的疗法,利用特定的专属设备,将音乐中 16～150Hz 的低频信号,经增幅放大和物理换能后,声波通过骨骼和神经传导,产生肢体感受最为深刻和舒畅的生物学共振频率,使音乐的"外源性振动"与肢体的"内源性振动"产生同频共振,通过情感和肢体的双重刺激,激活人体大脑中枢,从而对人体产生快速深层的放松和理疗作用。通过不同的音乐处方及频率共振搭配,能有效改善失眠、焦虑、抑郁等睡眠、情绪障碍及各种躯体化症状。

五音体感音波疗法操作步骤:①场所:音乐治疗室。②设备:体感音波治疗系统。③操作:受试患者采取仰卧位,以最放松的姿势平躺于体感音乐按摩床,头部枕在配备的枕式音响中央,并确认患者背部及四肢与体感音乐床垫直接接触。使用治疗系统配备的播放器播放五行音乐,调整患者感觉最舒服的振动量及音量,治疗时间为 30min,每周 2～3 次。④五音辨证施乐:来自《中国传统五行音乐 CD(正调式)角徵宫商羽》,由中华医学电子音像出版社出版。

(二)西医治疗进展

1.激素补充治疗(HRT)　随着对绝经综合征深入认识和治疗经验的积累,国际绝经组织不断完善绝经综合征的治疗指南。北美绝经协会(NAMS)从 2000 年开始颁布了 20 余个关于绝经症状和绝经相关疾病治疗的指南,2012 年颁布了最新的治疗指南。2013 年,美国生殖医学会(ASRM)基于美国生殖医学会、亚太绝经组织(APMF)、内分泌学会、欧洲男女更年期协会、国际绝经协会、北美绝经协会、国际骨质疏松症联盟等的共同认识发表了关于绝经期激素治疗的全球共识。国际绝经协会也颁布了一系列相关的指南,2013 年发表了关于绝经后激素治疗的最新推荐及 HT 对中年女性健康的预防策略。

我国中华医学会妇产科学分会绝经分组在参考了北美绝经协会、国际绝经协会颁布的激素治疗指南的基础上,结合我国的具体情况,分别于 2003 年、2006 年制定了《绝经过渡期和绝经后激素治疗临床应用指南》,又在 2006 年指南的基础上形成了 2009 年的新版激素治疗指南。2013 年又发布了《2013 绝经相关激素补充治疗的规范诊疗流程》。

从各种指南来看,目前西医治疗绝经综合征仍以激素治疗(HRT)为主,辅以对症治疗。对绝经妇女生活方式的调整也可以明显改善绝经期症状,降低血脂,防止骨质疏松症及心血管疾病。

以下是中华医学会妇产科学分会绝经分组《2013 绝经相关激素补充治疗的规范诊疗流程》(节选):

(1)启动 HRT 的时机:"窗口期"是启动 HRT 的最佳时期,这已为业内公认,如何识别绝经过渡期,在掌握适应证、排除禁忌证的前提下,尽早启用 HRT,显得尤为重要。参考"绝经过渡期生育年龄工作组计划"的分期系统,国内绝经学组专家经讨论达成共识,绝经过渡期的起始标志为:40 岁以上的女性,10 个月内若出现大于 2 次的连续的月经周期与原有周期相比,时间相差 7 天以上,即可认为是绝经过渡期的开始,也就是围绝经期的起点。在窗口期开始 HRT,效益最高,各种雌孕激素治疗相关风险极低。"窗口期"的概念起源是因 HRT 对心血管的作用而提出的。同样从骨健康角度考虑,结果依然如此,越早开始治疗,获益越多,骨丢失程度越低。从预防老年性痴呆的角度观察,目前有限的证据表明,从绝经过渡期开始并长期应用 HRT 达 10 年以上,可有效降低老年性痴呆的发生率。总之,对于有适应证、无禁忌证的女性,如果从围绝经期就开始 HRT,潜在益处很多,而风险相对很低。年龄低于 60 岁的患者,若符合激素治疗的适应证、无相关禁忌证,可根据症状侧重、辅助检查结果和患者意愿来选择不同的 HRT 方案;若年龄超过 60 岁,则原则上不推荐使用 HRT。

(2)适应证、禁忌证及慎用情况

1)适应证和禁忌证判断:根据国际绝经学会(IMS)指南(2011)和中国指南进行判断。适应证均为循证医学的 A 级推荐。

2)慎用情况及注意事项:HRT 的慎用情况并非绝对禁忌,是指绝经期女性有 HRT 治疗的适应证,但同时又合并某些易受性激素影响的疾病,故对于是否可以启用 HRT,应根据患者具体病情来判定。慎用情况并不是禁忌证,目前尚无充足的循证医学证据证实可用或禁用,在进一步观察和研究后或可获得充足证据,可能转化为 HRT 的非禁忌证或禁忌证。慎用情况包括:

①子宫肌瘤:围绝经期女性子宫肌瘤发病率高于女性平均发病率,符合手术指征者应进行手术治疗。HRT 对子宫肌瘤体积的影响尚无定论,一般认为 3cm 以下小肌瘤影响不大,5cm 以上肌瘤可能会增大,3～5cm 肌瘤的影响不好判断。如果增大,一般发生在开始用药后的最初阶段,主要在第一年内。口服给药可能比经皮给药更安全;替勃龙的安全性可能优于雌激素加孕激素疗法。

②子宫内膜异位症:HRT 原则上建议采用雌孕激素连续联合疗法或联合替勃龙;雌激素建议采用最

低剂量;孕激素的则应采用连续联合疗法,一般不建议采用周期疗法。对于因内异症切除子宫的患者,建议在HRT用药早期(2年左右)应采用连续联合方案(添加孕激素)。

③子宫内膜增生:未治疗的子宫内膜增生应先治疗至内膜完全逆转;对于保留子宫的患者,选择雌孕激素联合方案安全性更好;若有子宫内膜不典型增生患者,建议行子宫全切除术;对于患者术后HRT治疗是否需联合孕激素尚无明确证据。对于子宫内膜增生病史,均需谨慎评价使用HRT的指征,且应密切随访,必要时行诊刮术及内膜病理检查。

④糖尿病:绝经后应用HRT有利于控制血糖,但仍应与内分泌科密切合作积极治疗糖尿病。在药物方面宜选用对代谢影响小的孕激素制剂。

⑤高血压:有长期、严重高血压病史的患者应先治疗心血管病变。HRT宜选用水钠潴留副作用较小的孕激素,如具抗盐皮质激素活性的屈螺酮。中度以上高血压患者须与内科医生密切合作,进行正规降压治疗。

⑥胆囊疾病:服用雌激素可增加患者胆囊疾病的发病率,并增加手术风险,在使用前须向患者充分解释,此类患者采用经皮途径补充雌激素可能更安全。

⑦系统性红斑狼疮(SLE):若合并SLE,患者出现卵巢早衰、血管舒缩症状和骨质疏松的情况较普通女性更严重,在启用HRT前需评价既有的心血管病变,并密切监测高危因素,且充分让患者知情同意。狼疮疾病活动期或有血栓栓塞病史的系统性红斑狼疮患者不宜使用HRT。

⑧血栓形成倾向:使用经皮雌激素HRT与口服途径相比血栓栓塞性疾病风险较低。

⑨癫痫:绝经本身就可能影响癫痫的发作,在使用HRT时需密切观察,必要时调整抗癫痫药的用量;启用HRT前需充分知情同意,选择最低有效剂量的HRT。

⑩哮喘:围绝经期可能是哮喘发作的一个相对危险期,使用连续联合方案或经皮激素补充的安全性更高,并且密切随访用药期间哮喘发作情况,必要时与专科配合共同处理。

(3)治疗方案的选择:根据HRT适应证、禁忌证及慎用情况的判断,对于围绝经期女性的具体处理主要包括健康指导,以及HRT治疗。

围绝经期女性的HRT相对绝经1年以上女性更加复杂。应仔细询问其伴随症状,并根据其月经改变情况及绝经相关症状是否影响生命质量,给予相应的单纯孕激素或是雌孕激素周期序贯治疗的HRT方案。

1)孕激素:月经紊乱女性伴随的绝经相关症状尚未影响生命质量时,可用单纯孕激素周期治疗,以恢复规律月经。建议每月服用孕激素10~14天,推荐应用天然孕激素如微粒化黄体酮200~300mg/d或接近天然的孕激素——地屈孕酮10~20mg/d,也可短期应用安宫黄体酮4~6mg/d。

2)雌孕激素序贯疗法:当患者月经紊乱的同时伴随绝经相关症状并影响生命质量时(客观上可根据Kupperman量表进行评分,其中任何1项症状超过2分,即可定义为绝经期症状影响生命质量;临床实践中,可根据患者主诉和意愿酌情分析),推荐使用激素序贯疗法,既能恢复规律月经,又能有效缓解绝经相关症状。目前可供选择的雌孕激素序贯治疗复方制剂有:戊酸雌二醇/环丙孕酮片复合包装(其他名称:克龄蒙),11片2mg戊酸雌二醇,10片2mg戊酸雌二醇及1mg醋酸环丙孕酮;雌二醇片/地屈孕酮片复合包装(其他名称:芬吗通),14片1mg雌二醇,14片1mg雌二醇及10mg地屈孕酮。也可选择雌孕激素单药配伍周期应用:戊酸雌二醇片1~2mg/d或经皮吸收雌激素,每月应用21~28天;在月经后半期加用孕激素10~14天,剂量同单纯孕激素治疗方案。当患者在雌孕激素序贯治疗应用一段时间后无周期出血时,应建议患者改服雌孕激素连续联合或替勃龙治疗,并告知患者已进入绝经后期。

3)雌孕激素连续疗法:绝经1年以上的女性,当绝经相关症状影响生命质量时,子宫完整不希望月经来潮者,给予雌孕激素连续联合或替勃龙(7-甲基异炔诺酮),利维爱(进口),紫竹爱维(国产)治疗。雌孕激素的选择应以天然制剂为主。可给予雌激素如戊酸雌二醇片1mg/d,同时口服孕激素,如地屈孕酮5mg/d或安宫黄体酮2mg/d。也可以参考患者意愿,并且具体分析个体的疾病风险,选择服用方便的雌孕激素复方制剂,如雌二醇屈螺酮片(其他名称:安今益):每片含1mg雌二醇加2mg屈螺酮。替勃龙是组织选择性雌激素活性调节剂,口服后能够在体内转化为三种活性代谢产物,对不同的组织有特异性作用,也可用于绝经后不希望有月经样出血者。

4)雌激素:对于已切除子宫的患者,若符合适应证,排除禁忌证后给予单纯雌激素疗法。若女性仅为改善泌尿生殖道萎缩症状就诊时,推荐阴道局部用药。

(4)随诊流程:对于初始HRT患者,第1年的绝经门诊(或妇科内分泌门诊)定期随诊非常重要。在初始HRT的1个月、3个月两次随诊时,主要观察HRT的疗效,用药后出现的不良反应,并根据患者具体情况调整用药及剂量。HRT相关副反应主要出现在开始HRT的3个月内。

规范化HRT并不增加子宫内膜病变的发生率,但HRT启用后有时会出现非预期的阴道出血。有些老年妇女因子宫萎缩、宫腔分泌物排出困难,造成出血淋漓不净。出现阴道出血应当先进行子宫内膜监测,推荐先进行阴道B超检查。内膜厚度以5mm为警戒值,子宫内膜厚度>5mm时,可观察1~3个月后复查,如仍>5mm,建议进行子宫内膜活检,必要时采取宫腔镜检查。处理非预期阴道出血时,如有点滴出血可继续观察;若出血接近月经量,可先停用药物,待出血结束后行超声波检查子宫内膜,如检查结果正常,内膜厚度<5mm,可继续使用HRT;少量频发出血持续4~6个月以上时,换用其他治疗方案。

在最初使用HRT的前3个月内易出现乳房胀痛,若疼痛不可忍,应向患者解释其症状随着HRT的治疗时限而逐步减弱。如体检提示乳腺增生,应向患者解释其非病理性改变;若检查提示乳腺结节,建议其乳腺外科积极就诊,行专科治疗。同时有必要联络乳腺专科医师,向其介绍HRT对乳腺影响的正确知识。乳腺结节的患者排除恶性疾病后,建议定期随诊,加强监测,乳腺超声检查可缩短至4~6个月1次;如乳腺增生或结节存在手术治疗指征,建议暂停HRT治疗,术后参考病理结果决定是否行下一步治疗。

另有部分患者在应用HRT后,可出现轻微的消化道症状,医师可向患者解释其症状能在短期内缓解,如症状持续时间较长,可考虑更换HRT方案。

HRT启用6个月时,是否来医院随诊,可据患者状态,如没有不适,依从性高等可坚持HRT,无需随访。如症状缓解后仍有继续使用HRT有疑虑,或有明显不适可继续随诊,一般随诊1~3个月,同时做到医患充分沟通,鼓励患者坚持HRT。用药1年及之后的每年至少随诊1次,均需进行启动HRT治疗前所有的检查。若启用HRT前骨密度为正常,则可每2~3年复检1次。复查后根据辅助检查结果,重新评估该患者HRT的禁忌证和适应证,评估其个人在HRT中的风险与获益。而后根据患者的具体情况,酌情调整用药,确定次年的HRT用药方案,同时鼓励患者长期坚持HRT,获得长远生命获益。

2.帕罗西汀　帕罗西汀为一种选择性5-羟色胺重摄取抑制剂,一般常用于治疗重度情绪障碍如抑郁症、强迫性神经失调、惊恐性障碍、焦虑症、创伤后应激障碍等精神类疾病。2013年美国食品药品监督管理局批准甲磺酸帕罗西汀胶囊(含帕罗西汀7.5mg)1粒,qd,可用于治疗中重度的女性更年期血管舒缩综合征,这也是目前批准的唯一一个治疗该症的非激素药物,不过目前该药治疗血管舒缩的药理机制尚不明确。两项标本为1174例的临床研究发现,帕罗西汀治疗12周后,相比于安慰剂,治疗组潮热的发作频率可降低0.9~1.7次。临床治疗中发现,其最常见的不良反应包括头痛、疲惫、恶心或呕吐。但若与他莫昔芬同服,其有效性可能会降低,并增加5-羟色胺综合征发生的几率和出血风险。

3.依普拉封　依普拉封(7-异丙氧基异黄酮),属于植物性雌激素类药物,可抑制骨吸收,但可加速使骨牙细胞生成胶原基质,进而减少了骨丢失。依普拉封在抑制骨吸收的同时,通过增强雌激素刺激甲状腺而释放降钙素,故兼有雌激素和降钙素的治疗作用。异黄酮类化合物因与雌二醇的结构相似,故具有雌激素样的抗骨质疏松特性,但无促进子宫内膜增殖或乳腺增生的危险。研究说明,依普拉封可促进成骨细胞的分化、发育和成熟,利于新骨形成。且研究发现,依普拉封及其代谢产物能有效抑制骨吸收、防止骨丢失及促进骨形成。

4.改良森田疗法　森田疗法又称森田心理疗法,是一种改变认知、调节作为的整合性心理疗法,分为4期:绝对卧床期、轻作业期、重作业期、社会实践期。改良森田疗法从绝对卧床期、轻作业期、重作业期直接跳过,进入社会实践期。研究表明:改良森田疗法能够显著改善患者精神症状,显著提高患者的生活质量,促进社会康复。改良森田疗法注重向患者灌输对人格改变有影响的理念,如"顺其自然","行动转变性格",强调社会实践的重要性,在一定程度上增强了患者战胜疾病的信心。采用改良森田疗法能够显著改善患者的更年期综合征症状和焦虑表现,值得临床进一步推广使用。

三、中西医结合研究最新进展

(一)基础研究

目前多数的研究多集中在对中药方剂或单味中药对于绝经综合征的治疗机制的研究,主要的研究结论有以下几种:

1.作用于雌激素受体　植物雌激素是指某些能结合并激活哺乳类动物及人类的雌激素受体,从而具有雌激素样和(或)抗雌激素活性的植物成分。现已知道的这些化学分子包括:黄酮、异黄酮、二氢黄酮、黄酮醇、香豆素、木脂素等。植物雌激素的结构和甾体类激素相似,在人体内可结合于两种雌激素受体 ERA 和 ERB,一些中药所含植物雌激素可能是中药用于防治疾病的物质基础之一。而有学者观察补肾活血汤(BHD)对去卵巢大鼠 E_2 和血管舒缩功能的影响,发现 BHD 各剂量组可显著升高模型大鼠血清 E_2 的水平,显著降低 LH 和 FSH 的水平,从而认为 BHD 使腹主动脉对缩血管物质去甲肾上腺素的反应减轻,血管顺应性增强,血管舒缩功能得到改善,血管结构的破坏程度减轻的机制可能与增加 E_2 含量有关。不少中药中的植物雌激素类成分可有效增加卵泡数量,并促进卵泡生长,延缓卵巢衰退,改善激素水平。目前研究表明,一般含有植物类雌激素的中药主要集中在补肾(淫羊藿、补骨脂、菟丝子、肉苁蓉、枸杞子、女贞子),补气(人参、甘草),活血化瘀(丹参、川牛膝、红花)3 大类中药中,而尤以补肾中药为多,补肾可能成为中药植物雌激素的研究方向。然而目前对中药中所含植物雌激素的成分及机理尚缺乏深入的认识,故应用现代科学技术来全面、深入、系统研究中药中植物雌激素的含量、化学结构、理化性质、生物活性等,将有助于进一步阐明中药的作用机制,并进一步加速中药基础研究和开发应用。

2.影响内源性雌激素合成及代谢　研究发现,某些中药可通过影响内源性雌激素的合成及代谢途径而起作用,如益母草中其益母草碱、水苏碱与雌激素结构完全不同,但其药理作用特别是针对生殖系统和心血管系统的药理作用与雌激素替代疗法(HRT)极为相似。又如甘草用于治疗经前期紧张综合征已经由来已久,其可能是通过增加孕激素水平、降调雌激素水平来发挥作用。另外,由于中药含量及成分极复杂,其类方组的不同成分在体内有可能发生相关反应,生成新的具有雌激素样活性物质,如研究发现益母草与丹参配伍,其雌激素样活性更明显,但其有效成分益母草碱与丹参酮或丹参酚酸是否可反应生成新的化合物,有待进一步的研究证实。

3.作用于下丘脑垂体性腺轴发挥作用　中医中的女性生殖功能轴(肾-天癸-冲任-胞宫轴)与西医学中女性内分泌轴(下丘脑-垂体-卵巢性腺轴)有密切的联系,临床研究也表明,神经-内分泌-免疫系统在调整神经递质、激素、细胞因子失衡后,其对临床症状的缓解起重要作用。某些中药可能对 HPO 轴功能产生影响,从而促进下丘脑促性腺激素(GnRH)的释放,促进雌激素的分泌,增强雌激素受体的表达。有学者通过研究发现,坤更欣胶囊(菟丝子、女贞子、枸杞等)可能通过升调雌激素去甲肾上腺素(NE)及抑制 5-羟色胺(5-HT)合成、过氧化脂质(DA)代谢等,从而缓解围绝经期的神经内分泌紊乱;有学者研究滋养肝肾方对更年期模型大鼠的治疗作用,发现其能显著降低大鼠血清 FSH、LH 水平,并能提高 E₂ 水平,有效改善更年期相关综合征,说明中药复方可通过调节 HPO 轴而改善性激素水平,从而达到治疗效果。

4.调节免疫系统　更年期女性的另一大变化即免疫功能下降。免疫系统衰老时主要体现在 T 胞数量减少及进行性功能减低,主要表现在胸腺增龄退化、T 细胞表型和功能的增龄改变以及 T 细胞的过度凋亡。有研究表明人体衰老时体内胸腺中不成熟的 T 细胞数量逐渐增多,成熟的 CD3⁺ T 细胞发生明显改变,T 细胞的 CD28⁺ 表达减少,细胞因子分泌失调。大量的研究也表明女性进入更年期后,T 淋巴细胞 CD 亚群和 IL-2 活性水平明显降低,脾脏淋巴细胞凋亡也增加,衰老大鼠胸腺体重指数及 IL-2、IL-4 明显下降。有研究发现中药灌服能有效提高去卵巢或老年大鼠血 IL-2 水平,提高机体免疫力;有学者也发现中药能明显提高更年期大鼠体内 IL-2 水平,而补佳乐则无此作用。中药不仅能提高细胞因子的含量,而且能调整器官的免疫功能。有学者通过研究发现益妇宁软胶囊富含提高机体免疫力与抗氧化有关的成分,能提高绝经期小鼠卵巢、子宫脏器指数,并通过发挥抗氧化及促增殖的作用来延缓其衰老,提高免疫功能。

5.调节神经递质　随着机体的老化,体内中枢的神经递质含量也发生增龄性改变,神经细胞、组织均会相应发生衰老。潮热是更年期常见的血管舒缩症状,大量研究提示绝经期潮热可能和 5-羟色胺递质有关,特别是 5-羟色胺 2A 受体亚型发生起关键作用。有学者通过研究发现使用中药复方可通过调节老年大鼠异常的一氧化氮(NO)、血浆内皮素(ET),改善其神经递质的紊乱状态,使体内神经类递质趋向平衡。有学者认为益妇宁能有效降低去势大鼠的 5-HT 和 5-羟吲哚(5-HIAA)水平,纠正其下丘脑单胺类神经递质紊乱。另有研究认为中药复方能使去势大鼠的下丘脑 5-HT、5-HIAA 含量明显下降,能提高其下丘脑、垂体和血浆中 B-EP 水平。四君子汤亦能降低老年家兔下丘脑中的 B-内啡肽(B-EP)、P 物质(SP)、NE、DA、5-HT 异常水平,改善其下丘脑调控机能。

6.调控卵巢局部微环境　有学者临床通过彩色 B 超对卵泡发育障碍患者的卵巢、子宫血流、阻抗等指标测定,发现卵泡发育障碍患者的卵巢、子宫的血供不足,服用养阴疏肝胶囊治疗后,可使卵巢、子宫的血供得到了改善,从而促进卵泡发育。说明卵巢的血流供应与卵泡发育、生殖内分泌水平可相互协调和相互影响。

7.调节其他相关因子　自由基可促进卵细胞凋亡,加速卵巢衰老。近年来研究发现,中药能显著增加 SOD 酶的活性、清除自由基。有学者采用去势大鼠为模型,发现造模后 3 个月大鼠血清中 SOD 含量明显低于正常对照组,差异有统计学意义,而使用坤更欣胶囊后血清中 SOD 的含量则明显升高。有学者应用黄精多糖对更年期大鼠进行治疗,发现其血清 SOD 活性明显增高,说明黄精多糖可使更年期大鼠血 SOD 活性明显增加,并清除氧自由基,抗脂质过氧化物反应,保护更年期大鼠心血管系统。凋亡因子属 Bcl-2 家族,其表达水平是决定细胞存活的重要因素。有学者研究认为去势大鼠海马和皮层神经细胞(Bax)表达升高、Bcl-2 表达减少,而阿胶能缓解卵巢颗粒细胞的凋亡,上调 Bcl-2 蛋白的表达,下调 Bax 蛋白的表达,使Bcl-2/Bax 比例增高,促进卵泡向发育成熟方面发展,从而起到调控卵巢细胞凋亡的作用。

综上所述,中药治疗绝经综合征的研究机制目前已进行过相关研究,但无系统深入有说服力的现代实验证据。这方面还需要大量的研究工作及实验数据,故在作用机理方面,进一步研究中药类植物雌激素或雌激素样物作用机制,使中药的有效成分得到更为广泛有效的利用。目前国外有关植物雌激素的研究和应用比较热潮,但在国内尚处萌芽阶段,由于中草药多为天然植物,近年来对其化学成分的分析及药理作用的研究为其广泛使用奠定了基础。我国的中药资源丰富,中草药多达几千余种,绝大部分为天然植物,并且中医学有着几千年的应用基础,在中医理论的指导下,采用分子生物学等先进手段将为中药的研发开辟一条新的途径。

(二)临床研究

近年来,中西医结合治疗疾病的优势日渐凸显,越来越受到国内外学者的关注与认可,但仍然缺乏高级别的循证医学证据,中西医结合临床研究普遍存在设计单一、样本量小等缺陷。目前对于绝经综合征的中西医结合临床研究多数是采用综合诊治方式,如采用中药或中成药与西药结合或针灸等综合疗法与西药结合治疗绝经综合征等。

1.中药汤剂配合心理疗法及激素治疗绝经综合征　有学者用酸枣仁汤为主方加减,结合西药对症治疗,再辅以心理干预治疗绝经综合征患者 124 例,3～6 个疗程后观察临床疗效,结果治愈 87 例,显效 19 例,有效 17 例,无效 1 例;治愈率达 70.2%,总有效率达 99.19%。有学者将绝经综合征患者 60 例随机分为治疗组 30 例和对照组 30 例。治疗组口服克龄蒙片及中药(生地 20g、北沙参 15g、麦冬 15g、枸杞子 15g、当归 12g、川楝子 12g、丹参 15g、夜交藤 15g、煅龙骨 30g、煅牡蛎 30g、菊花 15g、桑叶 15g。眩晕耳鸣,腰酸者加杜仲 15g,菟丝子 15g;汗出多者加浮小麦 15g;脾胃寒者去生地。每日 1 剂,水煎服,早晚各 1 次),对照组单用克龄蒙片。结果发现治疗组在改善症状方面明显优于对照组,从而认为中药对激素替代疗法的功效有促进作用。

2.中成药配合激素疗法治疗绝经综合征　有学者通过 Meta 分析比较坤泰胶囊与激素替代疗法治疗更年期综合征的有效性和安全性。通过检索 PubMed、EMbase、The Cochrane Ltorary、中国生物医学文献数据库(CBM)、中国期刊全文数据库(CNKI)、中国博士学位论文全文数据库、中国优秀硕士学位论文全文数据库、维普数据库、万方数据库;手工检索相关资料共纳入 8 个随机对照试验,包括 675 例患者,结果显示,坤泰胶囊组与雌激素治疗组比较,Kupperman 症状评分变化值与有效率相近;E_2 水平变化值与 FSH 水平变化值方面低于雌激素治疗组;坤泰胶囊组与雌激素治疗组比较,在总不良反应发生率、乳房胀痛发生率以及阴道出血发生率方面,均明显低于雌激素治疗组。现有证据表明,与雌激素治疗组比较,坤泰胶囊也能一定程度地改善绝经期妇女的临床症状,在改善体内激素水平方面不及雌激素治疗组,但对减少总不良反应以及乳房胀痛、阴道出血发生率上存有一定优势。有学者将 160 例绝经综合征患者随机分为观察组和对照组,每组 80 例,观察组给予地屈孕酮和坤泰胶囊,对照组给予常规药物戊酸雌二醇片,治疗 3 个月。观察两组患者治疗前后的改良 Kupperman 评分并检测其治疗前后血清雌激素水平、阴道细胞成熟值、子宫内膜厚度及血脂等,记录消化道及阴道的出血情况和乳房胀痛症状。结果对照组和观察组潮热评分有效率分别为 88.75% 和 91.25%,Kupperman 评分有效率分别为 90.00% 和 87.50%;治疗 3 个月后两组的 E_2 水平和阴道细胞成熟值显著增加;经药物治疗后两组都没有严重的并发症。认为地屈孕酮联合坤泰胶囊治疗女性绝经综合征的临床疗效及安全性均较好。

中西医结合疗法治疗绝经综合征有相得益彰之效,既能迅速缓解症状,又降低了复发率和西药的副作用。今后应按照循证医学的要求设计出科学的研究方案,得出更科学的研究结果,使中西医结合治疗绝经综合征能更好地应用于临床。

(刘晓武)

第三节　中西医结合难点分析

一、绝经综合征的个体化治疗

绝经是每位女性生命进程中必经的生理过程,而每位女性都是独一无二的,因此,对于绝经综合征需要个体化管理。

在窗口期启动 HRT 是目前公认的解决绝经相关问题的最佳方案。在 HRT 应用前应对患者进行初评,判断其有无适应证、禁忌证或慎用情况。具体应包括了解患者的年龄和月经状况,是否绝经,有无绝经后出血。目前主要的症状,这些症状出现的时间以及其与绝经的关系,症状发作的频率、严重程度,已经采取的检查和治疗措施等。对于非典型的症状须排除相关脏器器质性病变方可按更年期治疗,以免贻误病情。此外还应了解患者有无妇科疾病史,如子宫肌瘤、子宫内膜异位症、子宫内膜不典型增生和妇科恶性肿瘤史;既往健康状况,有无糖尿病、高血压、心脏病等,有无乳腺癌病史、血栓病史、骨折史等以及有无乳腺癌或子宫内膜癌等恶性肿瘤的家族史。通过询问病史,可以初步判断患者有无使用 HRT 的适应证、禁忌证和慎用情况。再进行相应体检及辅助检查,综合评估风险与获益,根据 HRT 的目的,为患者选择恰当的治疗方案。HRT 的总体应用原则:个体化用药,采用最低有效剂量,不限制 HRT 期限,有子宫的女性必须添加孕激素。若以解决血管舒缩等症状或预防绝经后骨质疏松为目的,建议采用全身用药;若仅为解决阴道局部的萎缩症状为目的,则建议采用阴道局部用药。结合患者个体特征和药物特性选择最佳方案,如对于有肝胆问题、血栓形成高危人群、血脂异常特别是甘油三酯高、有糖尿病和高血压的患者而言,经皮应用雌激素则更安全;对于临界高血压的患者而言,选用屈螺酮为主的 HRT 方案优势也很明显;对于甘油三酯高、乳腺疼痛、性功能障碍和情绪异常突出的患者,替勃龙则具有一定的优势。需明确的是,同一种药物因采用途径或者剂量等不同,导致其受益和危险也会不同。绝经后妇女的个体情况不仅影响其内源性雌激素水平,并且还会影响外源性雌激素的转换水平。肥胖的绝经妇女其内源性雌激素水平高于消瘦者;且吸烟会使绝经妇女循环雌激素水平降低,但饮酒会使其循环雌激素水平升高;给不同女性补充同样剂量的雌激素,由于个体差异,其最佳使用剂量也不同,但在另一些人中可能已经超过了最佳剂量。因此,针对不同妇女,应个体化用药,通过不断尝试,选择出适宜该个体的最低有效剂量,并对患者进行随访管理。

此外,可以配合中医疗法巩固疗效,对于不愿接受 HRT 治疗或者有 HRT 禁忌证的患者,中医药对缓解临床症状、防治骨质疏松等方面确有疗效。中西医结合医学是我国的医学特色与财富,中医辨证论治更是对疾病个体化诊治的优势和特色。绝经综合征病机复杂,临床表现往往涉及多个脏腑,证型繁多,总的病机以肾虚为本,治疗在辨证的基础上采用调理、温养、滋补、清解等方法,可根据患者个体情况在古方或成方的基础上随症加减。除了中药,针刺也能较好地调节紊乱的内分泌及自主神经系统功能,提高患者激素内环境的稳定能力;另有采用中药穴位贴敷、穴位埋线、耳穴压豆、温针灸等手段治疗绝经综合征也取得了很好的效果;运用推、揉、压、拔、擦等按摩手法也具有平衡阴阳、滋阴补肾、健脾和胃、调理气血等功效;对于情绪障碍的患者还可选用中医情志治疗和五音体感音乐治疗缓解抑郁、焦虑、恐惧等心理障碍。

总之,绝经综合征的管理是为了获得健康,并提高生活质量,因此需根据每位妇女自身所处的特定时期、特殊的健康疾病谱以及自身的需求选择恰当的方案,使获益得到最大化。

二、绝经合并情绪障碍的治疗

女性在绝经过渡期,面临生理、心理和社会角色的巨大变化,一般在适应过程中往往会出现明显的焦虑、抑郁情绪,给患者带来极大的痛苦,甚至影响其工作、生活,加重家庭和社会的负担。由于绝大多数精神障碍病因不明,其诊断主要依赖患者的自觉症状和医生的观察,体征和辅助检查方面极少有阳性发现,因此治疗时往往被忽略。

激素治疗是目前国际公认的治疗绝经综合征的主流方法,已经历了数十年历程,对其风险及受益的认识和评估也经历了漫长的过程。HRT可改善更年期女性由于血管舒缩症状所引起的轻度情绪问题,但对中、重度情绪障碍的绝经期妇女,单用HRT是不够的。若情绪问题与血管舒缩症状无关,或HRT治疗后情绪问题仍然没有改善,或情绪障碍加重,则需要专科的抗抑郁治疗。在2001年颁布的关于女性抑郁症治疗的指南中指出,抗抑郁治疗是严重抑郁症的一线疗法,但需同时采取其他辅助治疗措施。有研究发现,对于围绝经期抑郁症轻、中度患者,抗抑郁药物或性激素治疗均可明显减轻抑郁症状。但对于重度患者,抗抑郁药物起效快,抑郁症状评分下降迅速,效果优于性激素治疗,或抗抑郁药与性激素联合使用,两者协同作用可取得较好的临床效果。

心理治疗当在患者抑郁症状不明显,也无精神病性症状且患者愿意接受的情况下使用。包括中医特色疗法。由于绝经综合征是一个心身同病的疾病,心身失调是绝经综合征的突出特点之一。药物治疗可改善躯体症状,并不能完全解决患者的心理失调,中医情志治疗和五音体感音乐治疗可有效缓解患者抑郁、焦虑、恐惧等心理障碍,建立良好的心理状态,从而达到减轻或缓解绝经综合征诸多精神神经症状的目的。

(刘晓武)

第四节　中西医结合优化选择

绝经相关问题的处理是一个集激素补充治疗、健康生活方式、心理调节、饮食控制、祖国传统医学和非雌激素类药物、各种矿物质和维生素补充,以及在各种退行性变发生后的治疗的综合工程。

目前已有大量证据表明,由雌激素缺乏所带来的各种器官功能退化最主要发生在绝经后早期。因此在绝经后早期,即所谓的窗口期开始启动激素补充治疗(HRT)是解决绝经相关问题的最佳方案。按国际绝经学会的观点,在窗口期使用HRT是非常安全的,几乎不需要考虑风险。当然,HRT是一项医疗措施,应在使用前评估适应证、禁忌证和慎用情况,并在使用过程中定期随访。且HRT方案应个体化,根据患者实际情况选择适宜的给药途径和雌孕激素种类,使用能达到治疗目标的最低有效剂量。总之,对于有适应证,无禁忌证的妇女而言,在绝经早期使用HRT可以最大程度上获得益处,并避免副作用。

关于HRT的使用需关注的几个问题:①对于小于60岁无心血管疾病的围绝经期女性(被称为"时间窗"),早期开始HRT不会引起相关危害,且能够降低心血管疾病的发生率和死亡率;但60岁以上的妇女是否继续使用HRT则需根据总体的风险-获益分析来决定;但对于已罹患冠状动脉疾病或相关心血管病变的老年女性,在开始HRT治疗的第一年中,冠状动脉事件增多(被称为"早期危害"),因此激素治疗不可用于心血管疾病的二级预防,即不推荐仅为预防心血管疾病而使用HRT;单用雌激素可能对冠状动脉有更多益处,但会增加子宫内膜癌风险,需加用孕激素;但必须排除对心血管系统的副作用,如天然孕酮、地屈孕酮或屈螺酮等。②有静脉血栓栓塞史的妇女当避免肝脏的首过效应,有潜在或已证实有静脉血栓栓塞和卒中危险因素的妇女,应予 HRT 个体化治疗,对于这些妇女,应选择经皮途径给药,而不是口服用药。③对于健康妇女,HRT 与乳腺癌风险并不确定。从时间上看,HRT 在 5 年内不增加乳腺癌发生危险;5 年以上者,乳腺癌的发生危险也是不确定的,小于每年 0.1%,这种危险性属于"罕见"类型;乳腺癌风险与孕激素可能更相关,建议采用天然或接近于天然的孕激素;对于已经有乳腺癌的患者,HRT 仍是禁忌,对于乳腺癌家族史的患者而言,HRT 并不是禁忌,只是慎用情况。④卵巢早衰妇女 HRT 更为重要,且 HRT 的剂量不宜过度强调小剂量;建议至少一直用到平均的绝经年龄,即 50 岁左右,在此之后是否应用 HRT,视患者个人情况而定,参照正常绝经者对待。⑤仅为改善泌尿生殖道萎缩症状时,推荐阴道局部用药。

对于经反复宣教仍不能接受 HRT 治疗或存在 HRT 禁忌证,不能使用 HRT 或错过了时间窗,使用 HRT 潜在风险大于获益的妇女,可以选择其他非激素制剂或采用中医药疗法缓解绝经相关症状。目前有许多制剂用于绝经相关症状的治疗,如黑升麻异丙醇萃取物(莉芙敏)、升麻乙醇萃取物(希明亭)、选择性 5-羟色胺再摄取抑制剂(SSRIs)等。但目前尚缺乏这些治疗的安全性和疗效的长期资料。同时需强调这些药物虽可以在一定程度上缓解潮热出汗等症状,但是从长期看,不具备对骨骼和心脏方面的保护作用。中医药的治疗作用可能不及西药迅速有效,但因其无激素的副作用,且对缓解临床症状、防治骨质疏松等方面确有疗效,并具有调整神经、内分泌、免疫系统的综合作用,易为患者所接受,在我国有很大的群众基础。

现在更多的临床研究者在关注中西医结合的方法治疗绝经综合征,并在临床上得到了广泛的应用。根据相关文献的报道,中西医结合的方法治疗绝经综合征的临床疗效与单纯西医治疗或者单纯中医治疗相比有着肯定的优越性,双管齐下,不仅疗效更确切,性激素使用的时间及副作用也有明显地下降。临床上,我们应灵活根据患者的情况来选择。总之,中医治疗方法及西医治疗方法都有各自的优势,中医治疗注重滋肾阴、补肾阳、调节阴阳平衡,结合情志疗法能够使更年期女性得到身心上的调理,但是在起效时间上不如西药迅速。西药治疗绝经综合征,能够快速地缓解症状,以安慰、解释为主,但是激素替代的疗法有潜在的风险,需合理评估。

(刘晓武)

第五节　中西医临证思路与展望

绝经是女性衰老的体现,卵巢是人体各个器官中第一个由于完全衰老而导致功能完全丧失的器官。在卵巢丧失功能后,妇女还要存活大约 30 年,在这漫长的时间里,由于雌激素的缺乏,将发生一系列严重危害患者健康的事件。HRT 治疗是目前能够全面解决这一问题的唯一方案,在严格掌握治疗适应证的前提下,在"窗口期"启动,并按照规范合理使用 HRT,将能使患者受益,极大改善患者的健康。

经过多年的应用,HRT 已形成了一定的理论基础,治疗方案也日趋成熟,治疗药物不断完善。在国内,主要的难点在于民众对绝经的重视程度较低,对 HRT 的认知不足。大部分妇女对激素补充治疗的了解相当负面甚至带有恐惧心理。针对这一现状,我们应当积极组织展开各种形式的宣传活动,从医生教育入手,宣传 HRT 正确合理的应用。开设更年期门诊,方便患者就医。同时利用媒体、讲座以及现场咨询、科普等多种中老年妇女易于接受的形式,在人群中进行广泛宣传教育,提高妇女对 HRT 的认知水平和对绝经问题的重视,以解决现代妇女对其绝经后健康和生活质量的需求。

中医治疗绝经综合征,重点在于整体调节,以补肾为主,兼调他脏,标本兼治,以达"阴平阳秘,精神乃治"。从目前的研究来看,中医疗法优势在于效果巩固,无激素的副作用,且对缓解临床症状、防治骨质疏松等方面确有一定疗效,并具有调整神经内分泌免疫系统的综合作用,因此容易被广大患者所接受。但是由于中医辨证存在一定的主观性,使其疗效缺乏科学、系统的评价,影响了中医疗法的进一步推广。尤其是针灸、推拿、穴敷等方法的疗效尚无充分的证据,因此今后应按照循证医学的要求设计出科学的研究方案,得出更科学的研究结果,使中医治疗绝经综合征能更好地应用于临床。

正确的临床决策基于强有力的循证证据,日后对绝经综合征的研究当着重于以下几点:①绝经早期(过渡期)开始 HRT 的长期研究:为了验证"治疗窗口期"理论,有必要进行从绝经过渡期开始大样本的临床试验;②低剂量的研究:探讨对各系统均有保护作用的包括雌激素和孕激素的最佳剂量,减少剂量后是否依然能达到最佳效果并减少相关副反应;③不同给药途径的研究:静脉血栓高危人群可能更适合经皮途径给药,从而避免肝脏首过效应,且不增加乳腺癌的发生率;④非激素类药物:开发非激素药品以解决绝经相关问题及适应雌、孕激素禁忌或不愿使用者的需求;⑤客观评价中医中药对绝经综合征的作用。

（刘晓武）

第二十五章　肝脏疾病

第一节　肝囊肿

肝囊肿是一种比较常见的良性肝疾病。根据发病原因不同,可将其分为非寄生虫性肝囊肿和寄生虫性肝囊肿两种,后者主要为肝包虫病。

一、非寄生虫性肝囊肿

非寄生虫性肝囊肿又可分为先天性、创伤性、炎症性和肿瘤性囊肿。临床多见的是先天性肝囊肿,又称真性囊肿、单纯性肝囊肿,它可分为单发性肝囊肿和多发性肝囊肿两种,囊壁薄、光滑,囊液澄清透明,多不含胆汁,有时可以囊内出血呈褐色。

先天性肝囊肿生长缓慢,多无症状,常因 B 超、CT 等影像学检查发现。囊肿增大到一定程度,则因压迫邻近脏器可出现食后饱胀、恶心、呕吐、右上腹隐痛、胃部不适等症状。多发性肝囊肿患者还应检查肾、肺、胰及其他脏器有无囊肿或先天性畸形。

小的肝囊肿,无须处理;直径>8cm 而又伴有症状者,可采用 B 超引导下囊肿穿刺抽液术,如为单纯清凉囊液,可给予注射硬化剂治疗,硬化疗法的禁忌证是囊腔内含有胆汁或新鲜血性液体;或行腹腔镜囊肿开窗术去顶术;亦可在剖腹术下吸净囊内液,用氢气刀或乙醇灭活囊肿壁并向腹腔开放;囊肿切除术则适用于肝边缘部位、带蒂突向腹腔的囊肿。对合并感染、囊内出血或囊液伴有胆汁者,可在开窗术后放置引流或穿刺置管引流。与胆管相通的后壁囊肿,若反复发生胆管炎难以非手术治疗控制者,可行囊肿空肠Roux-en-Y 形吻合内引流术。

对多发性肝囊肿中伴有明显症状的大型多发囊肿,可按照单发肝囊肿方式处理。对病变广泛的多发肝囊肿的晚期患者,肝组织破坏严重,肝功能受损,出现腹水、黄疸和引起门静脉高压症等严重并发症者可考虑实施肝移植手术治疗。

二、肝包虫病

肝包虫病又称肝棘球蚴病,常见于畜牧业地区,是人畜共患性寄生虫病。肝棘球蚴在肝内浸润性生长,可直接侵犯邻近组织,亦可向肺、脑转移,故亦有寄生虫性肝癌或"虫癌"之称。

（一）临床表现
肝包虫囊肿的主要危害是其并发症,其主要并发症如下。

1.压迫　肝包膜膨胀及肝周受压,致右季肋部胀痛不适;肝顶部巨大包块抬高膈肌,影响呼吸;肝门部包虫可压迫胆道引起梗阻性黄疸;肝左叶包虫压迫胃形成饱胀感;长期挤压邻近肝组织,导致肝内胆管萎缩、变薄,逐渐形成囊周局灶性肝硬化。

2.破裂

(1)包虫囊肿破裂入腹腔:最为常见,多数患者会因此产生过敏反应,甚至可有严重的过敏性休克表现。囊肿破入腹腔后腹膜炎可能有三种情况:①胆汁性腹膜炎;②化脓性腹膜炎;③单纯囊液性腹膜炎。

(2)包虫囊肿破裂入胆道:有 5%～10% 的肝包虫囊肿合并胆管内穿破,引起胆管梗阻、胆道感染,往往需采用手术治疗去除病因。

(3)包虫囊肿破裂入胸腔:肝顶部的包虫囊肿多是在继发感染后向胸内穿破。根据包虫囊肿穿破的方式不同可以分为:①肝-膈-胸膜腔瘘;②肝-膈-支气管瘘及肺脓肿;③胸腔继发播散种植。

(4)包虫囊肿破裂入血管:少见,一般以穿破至下腔静脉的可能性大,可导致包虫囊腔内出血或内容物进入循环系统,造成肺动脉栓塞,患者表现出呼吸及循环系统功能障碍。

除上述部位,肝包虫囊肿还可以向心包、肠道、肾盂、输尿管内穿破,甚至可以穿破皮肤溃出体表。

3.感染　包虫继发感染发病率占 20% 左右,部分患者的症状及体征酷似肝脓肿,但全身中毒症状明显轻。

4.过敏　包虫囊液中的蛋白质具有抗原性,包虫过敏是由属于 IgE 介导的 Ⅰ 型超敏反应。过敏反应较轻的患者只表现出皮肤对称性红斑、瘙痒、荨麻疹、恶心、胸闷等现象。严重的发生过敏性休克。

5.继发性门静脉高压症　肝包虫致门静脉高压症主要是囊肿压迫第一肝门部门静脉所致,为肝前性门静脉高压,患者可出现腹壁静脉曲张、脾大、脾功能亢进、腹水、食管下段静脉曲张等一系列症状,但患者肝功能尚可正常,这是与肝硬化门静脉高压症的主要鉴别点;肝包虫囊肿如位于第二肝门,则压迫下腔静脉造成 Budd-Chiari 综合征,形成肝后性门静脉高压;如囊肿压迫肠道可造成不全肠梗阻的临床表现。

(二)治疗

手术切除包虫是主要的治疗方法,药物治疗是手术前后重要的辅助治疗手段。

常用的手术方法:①肝包虫囊肿内囊切除术。②肝包虫囊肿外囊完整剥除术。③肝部分切除术。手术中常规使用抗过敏药物(如氢化可的松或地塞米松)和抢救过敏性休克的准备。

常用的抗包虫病药物有苯丙硫咪唑类(阿苯达唑和甲苯达唑)及吡喹酮片剂等。

(康文钦)

第二节　肝脓肿

临床常见的肝脓肿有细菌性肝脓肿和阿米巴性肝脓肿。在临床上都有发热、肝区疼痛和肝大症状,但二者在病因、病程、临床表现及治疗上均各有其特点。

一、细菌性肝脓肿

(一)病理生理

细菌性肝脓肿是由化脓性细菌引起,最常见的致病菌是大肠杆菌和金黄色葡萄球菌,其次为链球菌、类杆菌属等。感染途径除了经肝动脉播散导致肝脓肿外,还由于肝通过胆道系统与肠道相通,肝门静脉收集肠道回流血液,形成了较为独特的胆源性和门静脉源性感染途径。这两种途径以大肠杆菌为最常见,其次为厌氧性链球菌。肝动脉播散或"隐源性"者,以葡萄球菌,尤其是金黄色葡萄球菌为常见。

此外,肝毗邻感染病灶的细菌可循淋巴系统侵入。在开放性肝损伤时,细菌可随致伤异物、破裂的小胆管或创口直接侵入肝脏而引发脓肿。有些原因不明,亦称之为隐源性肝脓肿,可能与肝内已存在隐匿病变有关。在机体抵抗力减低时,病原菌在肝内繁殖而成为肝脓肿,常见于糖尿病。

(二)临床表现

肝脓肿一般起病较急,主要表现为:①寒战、高热。体温可高达39～40℃,热型为弛张热,伴有大量出汗、脉率增快等严重感染表现。②肝区疼痛呈持续性钝痛或胀痛,亦可出现右肩放射痛或胸痛等。③恶心、呕吐、乏力、食欲减退等全身症状及短期内出现重病消耗面容。

根据病史,临床上的寒战、高热、肝区疼痛、肝大,以及B超或影像学检查,即可诊断本病。必要时可超声探测引导下施行诊断性穿刺予以确诊。

(三)治疗

1.非手术治疗　对肝初发急性炎症尚未形成脓肿或肝多发性小脓肿者,应非手术治疗。包括:①治疗原发病灶。②抗感染治疗。根据病因选择革兰阴性或阳性抗生素;如病因不明,在未明确致病菌前选用广谱抗生素,然后应根据细菌培养和药敏试验及时调整用药。③加强全身对症支持治疗,给予充分营养和能量,纠正水、电解质代谢紊乱。④较大的脓肿可在B超引导下经皮肝穿刺抽吸、置管引流并反复冲洗。多数肝脓肿可经非手术疗法治愈。

2.手术治疗　①脓肿切开引流:适用于较大脓肿引流不畅者;脓肿破溃引起腹膜炎、脓胸者;或胆源性肝脓肿需同时处理胆道疾病;或慢性肝脓肿非手术治疗难以奏效者。经腹腔途径脓肿切开引流适用于多数患者,部分肝右叶后侧脓肿可以经腹膜外途径行脓肿切开引流。②肝叶、段切除术:适用于慢性厚壁肝脓肿、肝窦道长期不愈、脓腔合并胆瘘或合并胆管结石等其他肝疾病需要切除累及的肝叶或段。

二、阿米巴性肝脓肿

阿米巴性肝脓肿是肠道阿米巴感染的并发症,绝大多数单发,治疗上首先考虑非手术治疗,以抗阿米巴药物和反复穿刺抽脓,以及全身支持疗法。

(康文钦)

第三节　肝海绵状血管瘤

一、病理生理

临床上发现的肝良性肿瘤病变种类很多,如肝海绵状血管瘤、肝腺瘤、局灶性结节性增生、血管平滑肌脂肪瘤、神经纤维瘤和黏液瘤等,其中以肝海绵状血管瘤最多见。

二、临床表现

本病发展缓慢,病程可达数十年之久。临床上可将其归纳为四种类型:①无症状型:肿瘤<4cm,B超、

CT 等影像学检查或剖腹手术发现。②腹块型：肿瘤外生性增长至一定大小，虽无症状，但患者无意中扪及肿块。③肿瘤压迫型：肿瘤生长至相当程度，压迫邻近脏器及组织，出现腹饱胀感、恶心、乏力等。④内出血型：肿瘤发生破裂，腹腔内出血，心悸、出汗、头晕、低血压、休克等症状，同时伴有剧烈腹痛、腹肌紧张，此型死亡率相当高。偶有肿瘤带蒂者，当发生扭转时也可出现急腹症症状。

三、治疗

肝海绵状血管瘤的治疗取决于肿瘤的大小、部位、生长速度、有无临床症状，并排除肝癌诊断。小的无症状的肝血管瘤不需治疗，但应每隔 6～12 个月做 B 超检查，动态观察肿瘤变化。一般认为，手术治疗的指征为：①血管瘤直径＞10cm；②肿瘤直径为 5～10cm，但位于肝边缘，有发生外伤性破裂大出血的可能；③肿瘤直径为 3～5cm，肿瘤虽小，但有明显症状，或不能排除肝癌。

肝切除是治疗肝海绵状血管瘤最彻底的方法，目前临床更多开展的是超选择性肝动脉插管栓塞术治疗肝血管瘤，创伤小，疗效在 90％以上。此外，治疗选择还包括腹腔镜下肝血管瘤切除术、冷冻治疗、射频微波或放射治疗等。

（康文钦）

第四节　肝包虫病

肝包虫病是牧区较常见的寄生虫，也称肝棘球蚴病。在中国主要流行于畜牧业发达的新疆、青海、宁夏、甘肃、内蒙和西藏等省区。犬绦虫寄生在狗的小肠内，随粪便排出的虫卵常黏附在狗、羊的毛上，人吞食被虫卵污染的食物后，即被感染。虫卵经肠内消化液作用，蚴脱壳而出，穿过肠黏膜，进入门静脉系统，大部分被阻留于肝脏内。蚴在体内经 3 周便发育为包虫囊。包虫囊肿在肝内逐渐长大，依所在部位引起邻近脏器的压迫症状，并可发生感染、破裂播散及空腔脏器阻塞等并发症。

【诊断标准】

1.临床表现

（1）潜伏期长达 5～30 年。患者常具有多年病史、病程呈渐进性发展。就诊年龄以 20～40 岁为最多。

（2）初期症状不明显，可于偶然中发现上腹包块开始引起注意。发展至一定阶段时，可出现上腹部胀满感，轻微疼痛或压迫邻近器官所引起的相应症状。

（3）肿块压迫胃肠道时，可有上腹不适、食欲减退、恶心、呕吐和腹胀等。位于肝顶部的囊肿可使膈肌向上抬高，压迫肺而影响呼吸；位于肝下部的囊肿可压迫胆道，引起阻塞性黄疸，压迫门静脉可产生腹水。

（4）更常见的情况是患者因各种并发症而就诊。如因过敏反应而有皮肤瘙痒、荨麻疹、呼吸困难、咳嗽、紫绀、呕吐、腹痛。

（5）囊肿的继发性感染是很常见的症状。

（6）查体肝区多能扪及圆形、光滑、弹性强的囊性肿物。当囊腔大于 10cm，因子囊互相撞击或碰撞囊壁，常有震颤感，称包囊性震颤。若囊腔钙化，则可触及质地坚硬的实质性肿块。

2.诊断要点

（1）有牧区工作或居住史，或与犬密切接触史。

（2）病程较长，发展缓慢；可有上腹饱胀不适和隐痛，或有邻近器官压迫症状；常有过敏症状。

（3）体检可扪及右上腹圆形肿块，光滑、有弹性，肝浊音界可扩大。

（4）包虫皮内试验多为阳性；若棘球蚴已死或囊肿破裂，补体结合试验为阳性。血嗜酸性粒细胞计数增高。

（5）B超检查可见肝内液性暗区，外囊壁肥厚，钙化时呈弧形回声伴声影，有时暗区内可见漂浮光点反射。CT检查亦示肝内囊性肿物。

（6）X线检查示右侧膈肌抬高，肝内密度均匀、边界整齐的肿块影，周围有絮状钙化影。

【治疗原则】

1.以手术治疗为主，原则为彻底清除内囊，防止囊液外溢，消灭外囊残腔和预防感染。

2.手术方式

（1）无并发症者可行单纯内囊摘除术，术中应以10％福尔马林液杀灭头节。

（2）有化脓性感染者在此基础上还须行闭式引流或袋状缝合术。

（3）肝切除术适用于局限于肝叶的多发囊肿、孤立巨大的厚壁囊肿伴患侧肝组织萎缩者，囊肿合并感染形成厚壁的慢性脓肿者，经引流后囊腔经久不愈、遗留瘘管者，或患局限的肝泡状棘球蚴病者。

3.手术不彻底、不能手术或术后复发的肝包虫病，应选用药物治疗，常用的药物有甲苯咪唑、丙硫咪唑和吡喹酮。

（康文钦）

第五节　原发性肝癌

原发性肝癌是常见的恶性肿瘤。由于起病隐匿，早期没有症状或症状不明显，进展迅速，确诊时大多数患者已经达到局部晚期或发生远处转移，治疗困难，预后很差，如果仅采取支持对症治疗，自然生存时间很短。原发性肝癌主要包括肝细胞癌、肝内胆管细胞癌和肝细胞癌-肝内胆管细胞癌混合型等不同病理类型，在其发病机制、生物学行为、组织学形态、临床表现、治疗方法及预后等方面均有明显的不同；由于其中肝细胞癌占到90％以上，故本文所指的"肝癌"主要是指肝细胞癌。

【诊断标准】

1.临床表现　在肝癌早期，多数患者没有明显的症状和体征，随着疾病进展可出现轻度肝肿大、黄疸和皮肤瘙痒等非特异性表现。中晚期肝癌，常见肝区疼痛、黄疸、肝脏肿大（质地硬，表面不平，伴有或不伴结节，血管杂音）和腹腔积液等。如果原有肝炎、肝硬化的背景，可以发现肝掌、蜘蛛痣、红痣、腹壁静脉曲张及脾脏肿大等。

（1）在肝癌的亚临床前期，即指从病变开始至诊断亚临床肝癌之前，患者没有临床症状与体征，临床上难以发现，通常大约10个月时间。

（2）在肝癌亚临床期（早期），瘤体约3～5cm，大多数患者仍无典型症状，诊断仍较困难，多为血清AFP普查发现，平均8个月左右，期间少数患者可以有上腹闷胀、腹痛、乏力和食欲不振等慢性基础肝病的相关症状。因此，对于具备高危因素，发生上述情况者，应该警惕肝癌的可能性。

（3）在肝癌的临床期，即出现典型症状后，往往已达中、晚期肝癌，此时病情发展迅速，共约3～6个月，其主要表现如下。

①肝区疼痛：右上腹疼痛最常见，为本病的重要症状。常为间歇性或持续性隐痛、钝痛或胀痛，随着病情发展加剧。

②食欲减退：饭后上腹饱胀，消化不良，恶心、呕吐和腹泻等症状，因缺乏特异性，容易被忽视。

③消瘦、乏力：全身衰弱，少数晚期患者可呈现恶液质状况。

④发热：比较常见，多为持续性低热，37.5℃～38℃左右，也可呈不规则或间歇性、持续性或者弛张型高热。

⑤肝外转移灶症状：如肺部转移可以引起咳嗽、咯血；胸膜转移可以引起胸痛和血性胸腔积液；骨转移可以引起骨痛或病理性骨折等。

⑥晚期患者常出现黄疸、出血倾向（牙龈、鼻出血及皮下淤斑等）、上消化道出血、肝性脑病，以及肝、肾功能衰竭等。

⑦伴癌综合征：即肝癌组织本身代谢异常或癌组织对机体产生的多种影响引起的内分泌或代谢紊乱的症候群。临床表现多样且缺乏特异性，常见的有自发性低血糖症，红细胞增多症；其他有高脂血症、高钙血症、性早熟、促性腺激素分泌综合征、皮肤卟啉症、异常纤维蛋白原血症和类癌综合征等，但比较少见。

2.诊断依据

（1）病理学诊断标准：肝脏占位病灶或者肝外转移灶活检或手术切除组织标本，经病理组织学和（或）细胞学检查诊断为 HCC，此为金标准。

（2）临床诊断标准：主要取决于三大因素，即慢性肝病背景、影像学检查结果及血清 AFP 水平。结合我国的国情、既往的国内标准和临床实际，"中国原发性肝癌诊疗规范（2011 版）"要求在同时满足以下条件中的①＋②A 两项或者①＋②B＋③三项时，可以确立 HCC 的临床诊断。

①具有肝硬化以及 HBV 和（或）HCV 感染［HBV 和（或）HCV 抗原阳性］的证据。

②典型的 HCC 影像学特征：同期多排 CT 扫描和（或）动态对比增强 MRI 检查显示肝脏占位在动脉期快速不均质血管强化，而静脉期或延迟期快速洗脱。

A.如果肝脏占位直径≥2cm，CT 和 MRI 两项影像学检查中有一项显示肝脏占位具有上述肝癌的特征，即可诊断 HCC。

B.如果肝脏占位直径为 1～2cm，则需要 CT 和 MRI 两项影像学检查都显示肝脏占位具有上述肝癌的特征，方可诊断 HCC，以加强诊断的特异性。

③血清 AFP≥400μg/L 持续 1 个月或≥200μg/L 持续 2 个月，并能排除其他原因引起的 AFP 升高，包括妊娠、生殖系胚胎源性肿瘤、活动性肝病及继发性肝癌等。

【治疗原则】

对肝癌特别是小肝癌进行"早期治疗"是改善肝癌预后的最主要因素，对不能切除的大肝癌进行多模式的"综合治疗"和二期切除、对复发癌进行再手术等"积极治疗"可提高肝癌的生存率。

1.手术切除　手术治疗仍为能实际延长肝癌生存期的首选治疗方法。

（1）适应证

①全身情况良好，无明显黄疸、腹水、下肢水肿或远处转移者。

②肝功能正常或处于代偿期。

③不伴有严重的心、肺、肾功能障碍，能耐受肝脏手术。

④病变局限于半肝以内，未侵及肝门和下腔静脉。

（2）手术方式：包括局部切除、肝段切除、肝、叶切除、半肝切除、左三叶和右三叶切除术等，采取何种术式应根据肿瘤大小、生长部位、肝硬化程度及患者的全身状况决定。

（3）不能切除的肝癌：经综合治疗如 HAL＋HAI、经皮选择性肝动脉插管灌注化疗及栓塞治疗（TACE）、放疗、导向治疗等使肿瘤缩小后，可行二期手术、切除肿瘤。

（4）肝癌手术后经复查 AFP 以及行 B 超、CT、MRI 等影像学检查发现肿瘤复发，估计病变局限有可能切除，且患者能够耐受手术，可再次行手术治疗。

2.肝移植　与肝部分切除术治疗肝癌相比，肝移植不仅切除了肝癌，也切除了肝癌多中心发生的肝硬变，具有理论上的优越性。目前的经验表明，肝移植对符合米兰标准的早期肝癌的疗效较好，对晚期肝癌亦有一定疗效。

3.热消融治疗　热消融治疗以射频消融和微波消融最为常见。热消融治疗肝癌的适应证为合并严重肝硬变，不能耐受切除手术者；主癌切除后，余肝或切缘有残癌者；复发性肝癌。

4.非外科治疗

（1）经皮选择性肝动脉插管灌注化疗及栓塞治疗：行 TACE 可大大提高肿瘤内的药物浓度，切断肿瘤的营养来源，促使肿瘤缺血坏死。凡不能手术切除的肝癌均可用 TACE 治疗，但门静脉主干有癌栓、肝硬变严重肝功能严重失代偿、有黄疸、腹水、肾功能不全者不宜应用。肝段 TACE，即将微导管超选至供养肿瘤的肝动脉段级分支行化疗后，再以过量碘油行肝段性栓塞，可同时栓塞肝肿瘤的供血动脉、微血管和瘤周小静脉分支，不但可达到肝动脉、门静脉联合栓塞，产生类似外科肝段切除的效果，而且副作用小，肝功能不受损害或很轻。

（2）B 超导引下经皮肝穿刺瘤内注射无水乙醇（PEIT）：肿瘤直径小于 3cm 或复发性肝癌及肝硬化严重、不能耐受手术切除的小肝癌，可行 B 超导引下经皮肝穿刺瘤内注射无水乙醇治疗。

（3）分子靶向治疗：经年来以索拉菲尼为代表的分子靶向药物应用于肝癌的治疗并取得了一定的效果。但是此类药物价格昂贵、副作用大，应根据患者具体情况谨慎选择。

（4）除上述治疗方法外，还可选用全身化疗、免疫治疗、放射治疗、中医药治疗和对症治疗等。

（5）肝癌破裂内出血时需行紧急抢救处理，包括输血、应用止血药物、抗休克等。急诊 CT 证实为局限性病灶时，可考虑行急诊剖腹探查并行肝癌切除，病灶不能切除的可试用肝动脉结扎、栓塞或填塞止血等急救措施。

（康文钦）

第六节　转移性肝癌

转移性肝癌系由全身各脏器的癌肿转移至肝脏形成。由于肝脏接受肝动脉和门静脉双重血供，血流量异常丰富，全身各脏器的恶性肿瘤大都可转移至肝脏，但以肺、乳腺、结肠、胰腺和胃部肿瘤最为常见。在原发性肝癌发病率低的区域，如北美和西北欧等地，继发性肝癌的发病率相对较高，为原发性肝癌的 13～64 倍，中国二者较为接近。继发性肝癌有时与原发性肝癌不易区别，当原发癌灶比较隐匿时亚临床期继发性肝癌的早期诊断较为困难。

【诊断标准】

1.临床表现

（1）继发性肝癌的临床表现与原发性肝癌相似，但因无肝硬化，常较后者发展缓慢，症状也较轻。

（2）早期主要为原发灶的症状，肝脏本身的症状并不明显，大多在原发癌术前检查、术后随访或剖腹探查时发现。

（3）随着病情发展，肿瘤增大，肝脏的症状才逐渐表现出来，如肝区痛、闷胀不适、乏力、消瘦、发热、食欲不振及上腹肿块等。

（4）晚期则出现黄疸、腹水、恶病质。

（5）少数患者（主要是来源于胃肠、胰腺等）肝转移癌症状明显，而原发病灶隐匿不明显。

2.诊断要点

（1）常有原发癌病史，常见者为结直肠癌、胰腺癌、胃癌等。

（2）临床上以原发癌的表现为主，少数可仅有转移性肝癌的征象，如肝肿大、肝结节、肝区疼痛、黄疸等。

（3）常无肝病背景，HBV 和 HCV 常阴性。

（4）触诊时肿瘤结节较硬而肝脏质地较软。

（5）癌胚抗原（CEA）常升高。

（6）CT 等影像学检查示肝脏散在多发病灶，超声显像示"牛眼征"，动脉造影示血管较少，^{99m}Tc-吡哆醛-5-甲基色氨酸（^{99m}Tc-PMT）扫描为阴性。

（7）除个别来源于胃、胰腺的转移性肝癌外，血清 AFP 多为阴性。

【治疗原则】

1.转移性肝癌仅累及一叶肝脏或病灶局限者，若其原发病灶可以或已经被切除，可将受累部分肝脏切除。

2.当肝脏病灶不能被切除时，可行肝动脉结扎、肝动脉插管化疗、肝动脉栓塞加化疗、全身化疗、体内放射性微球放疗、体外放疗、免疫治疗、区域性射频消融治疗或中药治疗。

3.若肝转移癌较广泛，原发癌亦属晚期，不宜切除，可用中西医结合疗法行姑息性治疗。

（康文钦）

第七节　肝腺瘤

肝腺瘤亦称肝细胞腺瘤是较少见的肝脏良性肿瘤。据报道长期服用避孕药者该病的发病率为（3～4）/1万，而在不服用避孕药及服用避孕药史短于 2 年的妇女该病的发病率仅为 1/100 万。在肝脏良性肿瘤中，肝腺瘤的发病率仅次于肝血管瘤。

【诊断标准】

1.临床表现　临床表现随肿瘤大小、部位及有无并发症而不同。

（1）5%～10%无任何症状，系查体或手术时偶然发现。

（2）肿瘤长大到一定程度时，才会出现下列临床征象。

①腹块型：此型较多见，患者除发现上腹包块外，常无任何症状。体检时可扪及肿瘤。当肿块逐渐增大而压迫邻近脏器时，可出现上腹部饱胀不适恶心、上腹隐痛等症状，超声或肝 CT 检查，可发现肝脏占位性病变，边界较清楚多有包膜。

②急腹症型：腺瘤由单独动脉供血动脉一般没有结缔组织支持，经常出现瘤内出血，有时会导致包膜破裂。瘤内出血患者可有突发性右上腹痛，伴有恶心呕吐、发热等，体检时可有右上腹肌紧张压痛及反跳痛；肿瘤破裂引起腹腔内出血时，可出现右上腹剧痛、腹部有压痛和反跳痛等腹膜刺激症状，严重者可因出血过多造成休克。

2.诊断要点

（1）以妇女多见，常有口服避孕药史。

（2）早期常无症状,肿瘤较大、压迫邻近器官者,可出现上腹胀满或隐痛。

（3）瘤内出血者可出现发作性右上腹痛,伴发热,右上腹有压痛并伴肌紧张;肿瘤破裂出血时,表现为急腹症并伴有失血性休克。急性出血发作与月经关系密切。

（4）有症状者常可扪及肝脏肿块,表面光滑,质地较硬,多无压痛,若为囊腺瘤则触之有囊性感。

（5）常无肝病背景,HBV 和 HCV 常为阴性,肝功能和 AFP 检查通常正常。

（6）^{99m}Tc-PMT 扫描常为强阳性,这有助于与肝癌鉴别。

（7）腹部 B 超、CT、选择性肝动脉造影及 MRI 检查结果有助于判断肿瘤的部位、大小及内容物,但无助于与肝癌鉴别。

（8）确诊依赖于病理检查。

【治疗原则】

1.凡经检查发现肝内有占位性病变拟诊为肝腺瘤者,不论其有无症状,均应争取尽早手术治疗。

2.肿瘤破裂时必须急诊手术,无法手术者可行肝动脉栓塞止血。

3.若肿瘤因位于肝门或邻近较大血管及胆管而不能切除时,应结扎或栓塞肝固有动脉或一侧肝动脉。

4.本病对放疗和化疗均不敏感,放疗和化疗无治疗价值。

（康文钦）

第二十六章 门静脉高压症

一、解剖概要

门静脉主干是由肠系膜上、下静脉和脾静脉汇合而成，其中约20％的血液来自脾。门静脉的左、右两干分别进入左、右半肝后逐渐分支，其小分支和肝动脉小分支的血流汇合于肝小叶内的肝窦（肝的毛细血管网），然后汇入肝小叶的中央静脉，再汇入小叶下静脉、肝静脉，最后汇入下腔静脉。所以，门静脉系位于两个毛细血管网之间，一端是胃、肠、脾、胰的毛细血管网，另一端是肝小叶内的肝窦。

门静脉无瓣膜，与腔静脉系之间存在有四个交通支。

1.胃底、食管下段交通支　门静脉血流经胃冠状静脉、胃短静脉，通过食管胃底静脉与奇静脉、半奇静脉的分支吻合，流入上腔静脉。

2.直肠下端、肛管交通支　门静脉血流经肠系膜下静脉、直肠上静脉与直肠下静脉、肛管静脉吻合，流入下腔静脉。

3.前腹壁交通支　门静脉（左支）的血流经脐旁静脉与腹上深静脉、腹下深静脉吻合，分别流入上、下腔静脉。

4.腹膜后交通支　在腹膜后，有许多肠系膜上、下静脉分支与下腔静脉分支相互吻合。

在这四个交通支中，最主要的是胃底、食管下段交通支。这些交通支在正常情况下都很细小，血流量都很少。

二、病理生理

门静脉无瓣膜，其压力通过流入的血量和流出阻力形成并维持。门静脉血流阻力增加，常是门静脉高压症的始动因素。按阻力增加的部位，可将门静脉高压症分为肝前、肝内和肝后三型。肝内型门静脉高压症又可分为窦前、窦后和窦型。在我国，肝炎后肝硬化是引起肝窦和窦后阻塞性门静脉高压症的常见病因。常见的肝内窦前阻塞病因是血吸虫病。

肝前型门静脉高压症的常见病因是肝外门静脉血栓形成（脐炎、腹腔内感染如急性阑尾炎和胰腺炎、创伤等）、先天性畸形（闭锁、狭窄或海绵样变等）和外在压迫（转移癌、胰腺炎等）。这种肝外门静脉阻塞的患者，肝功能多正常或轻度损害，预后较肝内型好。肝后型门静脉高压症的常见病因包括巴德-吉亚利综合征、缩窄性心包炎、严重右心衰竭等。

门静脉高压症形成后，可以发生下列病理变化：

1.脾大、脾功能亢进　门静脉血流受阻后，首先出现充血性脾大。临床上除有脾大外，还有外周血细胞减少，最常见的是白细胞和血小板减少，称为脾功能亢进。

2.交通支扩张   由于正常的肝内门静脉通路受阻,门静脉又无静脉瓣,上述的四个交通支大量开放,并扩张、扭曲形成静脉曲张。在扩张的交通支中最有临床意义的是在食管下段、胃底形成的曲张静脉。它离门静脉主干和腔静脉最近,压力差最大,因而经受门静脉高压的影响也最早、最显著。肝硬化患者常有胃酸反流,腐蚀食管下段黏膜引起反流性食管炎,或因坚硬粗糙食物的机械性损伤,以及咳嗽、呕吐、用力排便等使腹腔内压突然升高,可引起曲张静脉的破裂,导致致命性的大出血。其他交通支也可以发生扩张,如直肠上、下静脉丛扩张可以引起继发性痔;脐旁静脉与腹上、下深静脉交通支扩张,可以引起前腹壁静脉曲张;腹膜后的小静脉也明显扩张、充血。

3.腹水   门静脉压力升高,使门静脉系统毛细血管床的滤过压增加,同时肝硬化引起的低蛋白血症,血浆胶体渗透压下降及淋巴液生成增加,促使液体从肝表面、血浆膜面漏入腹腔而形成腹水。门静脉高压症时虽然静脉内血流量增加,但中心血流量却是降低的,继发刺激醛固酮分泌过多,导致水、钠潴留而加剧腹水形成。

三、临床表现

主要是脾大、脾功能亢进、呕血或黑便、腹水或非特异性全身症状(如疲乏、嗜睡、厌食)。曲张的食管、胃底静脉一旦破裂,立刻发生急性大出血,呕吐鲜红色血液。由于肝功能损害引起凝血功能障碍,又因脾功能亢进引起血小板减少,因此出血不易自止。由于大出血引起肝组织严重缺氧,容易导致肝性脑病。

体检时如能触及脾,就可能提示有门静脉高压。如有黄疸、腹水和前腹壁静脉曲张等体征,表示门静脉高压严重。如果能触到质地较硬、边缘较钝且不规整的肝,肝硬化的诊断即能成立,但有时肝硬化时间较长,肝缩小可难以触到。还可有慢性肝病的其他征象如蜘蛛痣、肝掌、男性乳房发育、睾丸萎缩等。

四、辅助检查

1.血常规   脾功能亢进时,血细胞计数减少,以白细胞计数降至$3×10^9/L$以下和血小板计数减少至$(70～80)×10^9/L$以下最为明显。

2.肝功能检查   常反映在血浆白蛋白降低而球蛋白增高,白、球蛋白比例倒置。由于许多凝血因子在肝合成,加上慢性肝病患者有原发性纤维蛋白溶解,所以凝血酶原时间可以延长。还应做乙型肝炎病原免疫学和甲胎蛋白检查。

3.腹部超声检查   可以显示腹水、肝密度及质地异常、门静脉扩张;多普勒超声可以显示血管开放情况,测定血流量,但对于肠系膜上静脉和脾静脉的诊断精确性稍差。门静脉高压症时门静脉内径≥1.3cm。

4.食管吞钡X线检查   在食管为钡剂充盈时,曲张的静脉使食管的轮廓呈虫蚀状改变;排空时,曲张的静脉表现为蚯蚓样或串珠状负影。

5.腹腔动脉造影的静脉相或直接肝静脉造影   可以使门静脉系统和肝静脉显影,确定静脉受阻部位及侧支回流情况,为手术方式提供参考。

五、诊断及治疗

主要根据肝炎和血吸虫病等肝病病史和脾大、脾功能亢进、呕血或黑便、腹水等临床表现,一般诊断并不困难。当急性大出血时,应与其他原因的出血鉴别。

外科治疗门静脉高压症主要是预防和控制食管胃底曲张静脉破裂出血。

（一）食管胃底曲张静脉破裂出血

为了提高治疗效果,应根据患者的具体情况,采用药物、内镜、介入放射学和外科手术的综合性治疗措施。其中手术治疗应强调有效性、合理性和安全性,并应正确掌握手术适应证和手术时机。在抢救治疗中又必须分别对待下列两类不同的大出血患者:

1.有黄疸、大量腹水、肝功能严重受损的患者(Child-Pugh C 级)　发生大出血,如果进行外科手术,死亡率可高达 60％～70％。对这类患者应尽量采用非手术疗法,重点是输血、注射垂体加压素以及应用三腔管压迫止血。

非手术治疗主要措施如下:

(1)建立有效的静脉通道,扩充血容量,输血,监测患者生命体征。但应避免过量扩容,防止门静脉压力反跳性增加而引起再出血。

(2)药物止血:①注射血管加压素:血管加压素促使内脏小动脉收缩、血流量减少,从而减少了门静脉血的回流量,短暂地降低门静脉的压力,使曲张静脉破裂处形成血栓,达到止血目的。对高血压和心脏冠脉供血不足的患者不适用。②生长抑素(奥曲肽):能选择性地减少内脏血流量,尤其是门静脉系的血流量,从而降低门静脉压力,有效地控制食管胃底静脉曲张破裂大出血。首次剂量 $250\mu g$ 静注,以后每小时 $250\mu g/h$,静脉持续点滴,可连续用药 3～5 天。生长抑素的止血率(80％～90％)远高于血管加压素(40％～50％),副作用较小,是目前治疗食管胃底静脉曲张破裂出血的首选药物。

(3)内镜治疗:经内镜将硬化剂(国内多选用鱼肝油酸钠)直接注射到曲张静脉腔内(EVS),使曲张静脉闭塞,其黏膜下组织硬化,以治疗食管静脉曲张出血和预防再出血。对于急性出血的疗效与药物相似,长期疗效优于血管加压素和生长抑素。主要并发症是食管溃疡、狭窄或穿孔。比硬化剂注射疗法(EVS)操作相对简单和安全的是经内镜食管曲张静脉套扎术(EVL)。方法是经内镜将要结扎的曲张静脉吸入到结扎器中,用橡皮圈套扎在曲张静脉基底部。如果硬化剂注射疗法和套扎对胃底曲张静脉破裂出血无效,可考虑多次进行。

(4)三腔管压迫止血:原理是利用充气的气囊分别压迫胃底和食管下段的曲张静脉,以达止血目的。通常用于对血管加压素或内镜治疗食管胃底静脉曲张出血无效的患者。

(5)经颈静脉肝内门体分流术(TIPS):是采用介入放射方法,经颈静脉途径在肝内肝静脉与门静脉主要分支间建立通道,置入支架以实现门体分流。TIPS 可明显降低门静脉压力,一般可降低至原来压力的一半,能治疗急性出血和预防复发出血。其主要问题是支撑管可进行性狭窄和并发肝功能衰竭(5％～10％),肝性脑病(20％～40％)。目前 TIPS 的主要适应证是药物和内镜治疗无效、肝功能差的曲张静脉破裂出血患者和用于等待行肝移植的患者。

2.没有黄疸、没有明显腹水的患者(Child A,B 级)　发生大出血,应争取即时或经短时间准备后即行手术。积极采取手术止血,不但可以防止再出血,而且是预防发生肝性脑病的有效措施。手术治疗主要分为两类:一类是通过各种不同的分流手术,来降低门静脉压力;另一类是阻断门奇静脉间的反常血流,既能达到止血的目的,又能增加进入门静脉的血液,有利于保护肝功能。

急诊手术的适应证:①患者以往有大出血的病史,或本次出血来势凶猛,出血量大,或经短期积极止血治疗,仍有反复出血者,应考虑急诊手术止血。②经过严格的内科治疗 48h 仍不能有效控制出血,或短暂止血又复发出血,应积极行急诊手术止血。但因病情严重、多合并休克,所以急诊手术病死率高,应尽量避免。Child C 级患者不宜行急诊手术。急诊手术术式应以贲门周围血管离断术为首选,该术式对患者打击较小,既能达到即刻止血,又能维持入肝血流,对肝功能影响较小,手术病死率及并发症发生率低,术后生存质量高,而且操作较简单,易于在基层医院推广。

(1)门体分流术可分为非选择性分流、选择性分流两类。

1)非选择性门体分流术:是将入肝的门静脉血完全转流入体循环,代表术式是门静脉与下腔静脉端侧分流术、门静脉与下腔静脉侧侧分流术。非选择性门体分流术治疗食管胃底曲张静脉破裂出血效果好,但肝性脑病发生率高达30%～50%,易引起肝衰竭。由于破坏了第一肝门的结构,为日后肝移植造成了困难。术后血栓形成发生率较高。

2)选择性门体分流术:旨在保存门静脉的入肝血流,同时降低食管胃底曲张静脉的压力。代表术式是远端脾-肾静脉分流术。

(2)断流手术:即脾切除,同时手术阻断门奇静脉间的反常血流,以达到止血的目的。断流手术的方式也很多,以脾切除加贲门周围血管离断术最为有效,不仅离断了食管胃底的静脉侧支,还保证了门静脉入肝血流。

(二)严重脾大

合并明显的脾功能亢进最多见于晚期血吸虫病,也见于脾静脉栓塞引起的左侧门静脉高压症。对于这类患者单纯行脾切除术效果良好。

(三)肝硬化引起的顽固性腹水

有效的治疗方法是肝移植。其他疗法包括 TIPS 和腹腔-上腔静脉转流术。

肝移植是治疗终末期肝病并发门静脉高压食管胃底曲张静脉出血患者的理想方法,既替换了病肝,又使门静脉系统血流动力学恢复到正常。但有供肝短缺、终身服用免疫抑制剂所带来的副作用的风险、手术风险,以及费用昂贵等,限制了肝移植的临床推广。

(康文钦)

第二十七章　胆系疾病

第一节　胆囊息肉样病变

胆囊息肉样病变(俗称"胆囊息肉")是一组向胆囊腔内突出的局限性息肉样隆起病变的总称,在人群中的发生率接近10%,可分为肿瘤性和非肿瘤性两大类,肿瘤性又分为良性和恶性,良性远多于恶性。腺瘤、腺癌、脂肪瘤属于肿瘤类,常见的炎性息肉、胆固醇性息肉和腺肌症等属于非肿瘤类。胆囊息肉样病变大多数在1cm以下,一般无明显的症状和体征,主要是体检时靠超声及其他影像学检查发现。有资料显示,直径大于1cm的息肉中,腺瘤的发生率增高,且可以恶性变。病变小于1cm的原则上可以观察,如不继续增大,可以不考虑手术;病变大于1cm的,原则上手术治疗。虽病变尚未超过1cm,但在观察中继续增大,也可以手术治疗。手术术式首选腹腔镜胆囊切除术。

腹腔镜胆囊切除术(LC)是利用腹腔镜技术实施的腹部微创手术,适用于胆囊结石、慢性胆囊炎、急性胆囊炎、胆囊息肉等胆囊隆起性病变等适合单纯胆囊切除的良性疾病。手术需要由气腹机、吸引冲洗系统和摄像系统组成的一套腹腔镜设备,以及手术器械。手术器械有单孔腹腔镜器械、2孔腹腔镜器械和多孔腹腔镜器械。悬吊式免气腹腹腔镜设备不需要气腹机,但要有腹壁悬吊设备。腹腔镜胆囊切除术与传统开腹手术比较有创伤小、视野大、分辨率高、手术时间短、术后疼痛轻、下床早、社会复归快的优点,已经广泛应用于临床,成为胆囊切除术的首选术式。

(康文钦)

第二节　胆囊癌

胆囊癌在人群中的发病率较低,但在胆道系统恶性肿瘤中是最常见的肿瘤,发病原因不清楚,但与胆囊的长期慢性炎症有关,胆囊腺瘤样息肉和腺肌症可以恶变。胆囊癌的早期缺乏特征性临床表现,诊断困难。反复出现的右上腹隐痛、上腹肿块、黄疸是胆囊癌的主要临床表现。B超检查可见胆囊壁不规则增厚,胆囊腔内肿块,甚至可以分辨出2mm的病变。CT不仅对胆囊癌的诊断优于B超,对周围肿大淋巴结情况也具有优势。MRCP对胆囊癌的诊断以及判断是否侵袭胆管有帮助。临床上常用Nevin分期进行胆囊癌分型,Ⅰ期:原位癌(早期);Ⅱ期:癌灶限于肌层以内;Ⅲ期:侵袭浆膜层;Ⅳ期:胆囊周围有肿大淋巴结;Ⅴ期:有周围脏器侵袭或转移(包括肝)。治疗应以手术为主,根据临床分期,使用不同的术式,Ⅳ期和Ⅴ期属于晚期,一般以姑息手术为主。

(康文钦)

第三节　胆管癌

从病理学上定义胆管癌应当是指发生于胆管细胞的癌。因此,广义的胆管癌包括发生于肝内胆管细胞癌、肝门部胆管癌和胆总管癌。肝内胆管细胞癌属于原发性肝癌(不包括左、右肝管癌),肝门部胆管癌包括发生于左、右肝管和肝总管的癌,胆总管癌包括了发生在胆总管全程的癌,与肝门部胆管癌相对应,又称其为远端胆管癌。狭义的胆管癌是指肝门部胆管癌和远端胆管癌或胆总管癌。临床上所说的胆管癌主要是指狭义的胆管癌。胆管癌的发病率远低于胆囊癌,肝门部胆管癌明显多于胆总管癌。胆管的良性肿瘤更为少见。绝大多数胆管癌都是分化程度好的腺癌,未分化癌、乳头状癌少见。胆管癌患者一般是在引起胆道梗阻、临床上表现出黄疸后就诊。肝门部胆管癌侵袭肝门部主要血管时,手术的切除率大大降低。相对而言,胆总管癌的切除率较高。手术是胆管癌的首选治疗方法,根据胆管癌的部位、分期实施不同的手术。胆管癌对放疗和化疗都不敏感。

(康文钦)

第四节　急性胆囊炎

急性胆囊炎是胆囊发生的急性化学性和(或)细菌性炎症。约95％的患者合并胆囊结石,称为结石性胆囊炎,另外的5％不合并胆囊结石,称为非结石性胆囊炎。前者常导致病情反复发作,最终成为慢性胆囊炎;后者病情严重,常见于长期禁食、妊娠时,穿孔发生率高。

【诊断标准】

1.临床表现

(1)症状:胆绞痛症状持续6小时以上,典型表现为右上腹绞痛发作,放射至右肩背部,伴恶心呕吐。疼痛间歇期不明显或呈阵发加剧。患者可出现寒战、发热和黄疸。

(2)体征:右上腹可有不同程度、不同范围的压痛、反跳痛和肌紧张,Murphy征阳性,有些患者可扪及肿大的胆囊。肝区叩击痛阳性。部分患者可见皮肤巩膜黄染。

(3)实验室检查:白细胞计数及中性粒细胞升高,一般在$(10\sim15)\times10^9/L$,在急性化脓性胆囊炎和胆囊坏疽时,可达$20\times10^9/L$以上。血清胆红素超过$85\mu mol/L$,提示胆总管结石或胆管炎合并肝功能损害可能。血清转氨酶和碱性磷酸酶亦可升高。血清淀粉酶常呈不同程度的升高。

(4)辅助检查

①B超检查:诊断急性胆囊炎最常用的检查方法。可见胆囊肿大,壁厚呈双边征,结石光团和声影,胆汁淤积。

②X线腹平片:有时可显示胆囊区结石影,在急性气肿性胆囊炎时,可见胆囊壁及胆囊周围积气。合并胆囊十二指肠瘘时,胆囊内有可能见气体。

③^{99m}Tc-EHIDA检查:胆囊不显影。

④CT:对合并胆管继发结石,怀疑合并胆囊肿瘤时诊断价值优于B超。

⑤MRI和MRCP:对胆囊结石和胆管结石诊断特异性、敏感性均佳,合并黄疸、怀疑并存胆管继发结石时,诊断意义大。

2.诊断及鉴别要点　根据典型的症状和查体表现,结合实验室检查和影像学检查结果,诊断一般并不困难。应注意与消化性溃疡穿孔、急性胰腺炎、肝脓肿、高位阑尾炎,以及右侧肺炎、胸膜炎等疾病相鉴别。

【治疗原则】

1.非手术治疗包括全身支持,纠正水电解质和酸碱平衡紊乱,禁食和胃肠减压,解痉止痛,使用抗生素。治疗伴发疾病。急性结石性胆囊炎经非手术治疗,60%～80%的患者可获缓解。

2.经非手术治疗,病情稳定并缓解者,在度过急性期后宜择期手术。此项适用于大多数患者。

3.急诊手术指征

(1)寒战,高热,体温升达 39℃ 以上,白细胞计数 20×10⁹/L 以上。

(1)寒战,高热,体温升达 39℃ 以上,白细胞计数 $20 \times 10^9/L$ 以上。

(2)黄疸持续加重。

(3)胆囊肿大,张力高,出现局部腹膜刺激征并有扩大趋势。

(4)60 岁以上老人及合并糖尿病患者宜早期手术治疗。

(5)急性非结石性胆囊炎,应尽早手术。

4.手术方式选择:不但要考虑手术的彻底性,更为重要的是要保证患者手术的安全性。根据患者的全身情况和局部病变情况,并考虑到医院和手术医生的条件,可以选择开腹胆囊切除、腹腔镜胆囊切除或胆囊造瘘术。

5.近来有观点认为,急性胆囊炎合并胆囊结石可首选急诊腹腔镜胆囊切除术。唯其中转开腹手术率较高。

(康文钦)

第五节　慢性胆囊炎胆囊结石

慢性胆囊炎多由急性胆囊炎反复发作所致,亦有一部分患者没有急性发作病史。约 70%～95% 的慢性胆囊炎患者合并胆囊结石。

【诊断标准】

1.临床表现

(1)症状:慢性胆囊炎的症状常表现为上腹部或右季肋部隐痛、胀痛或右腰背部不适,程度不一,类似上消化道症状,常误诊为胃病。进食油腻食物时上述症状明显或可诱发。可有或无胆绞痛史。胆绞痛典型表现为右上腹绞痛发作,放射至右肩背部,伴恶心呕吐,持续数分钟至数小时。临床上具有反复发作的特点。部分患者可无任何症状,仅在 B 超检查时发现。

(2)体征:可无任何体征,部分患者有上腹部或右上腹部压痛。有时可扪及肿大的胆囊。

(3)实验室检查:若非慢性胆囊炎急性发作,白细胞计数、中性粒细胞分类及肝功能通常无明显变化。当胆红素、谷氨酰转肽酶(GGT)或碱性磷酸酶(ALP)升高时,应警惕胆管结石或 Mmzzi 综合征的可能。

(4)影像学检查

①B 超检查:检查正确率达 95%,为首选检查。

②CT 检查:用于明确本病诊断并不比 B 超检查优越,怀疑胆囊合并其他病变时选用。

③MRI 检查:临床怀疑继发胆总管结石时选用。

2.诊断及鉴别要点　胆囊结石伴慢性胆囊炎需与消化性溃疡、胃炎等相鉴别,纤维胃镜或上消化道造影检查有助于鉴别诊断。对于中老年患者,应警惕不典型心绞痛可能。

【治疗原则】

1.无症状的胆囊结石,或并存严重器质性疾病确实不能耐受手术者,可以暂不手术治疗,定期随访即可。忌食油腻食物,可服消炎利胆药物和熊去氧胆酸。

2.有症状的慢性胆囊炎胆囊结石应手术治疗。或虽无症状但合并糖尿病,严重心肺疾病,或其他严重系统性疾病,应在合并的系统性疾病病情平稳可控,手术耐受力最佳时手术切除胆囊。胆囊无功能,胆囊钙化者,胆囊壁明显增厚不能除外恶变时应采取手术治疗。

3.治疗方法

(1)腹腔镜胆囊切除术与经典开腹胆囊切除手术同样有效,而且痛苦小,恢复快,住院时间短,适用于大部分患者。已经成为无严重局部合并症胆囊切除的首选术式。合并急性胆囊炎时中转开腹手术的几率升高。合并胆囊穿孔,胆囊内瘘及怀疑胆囊癌时不宜采用。

(2)开腹胆囊切除术也是治疗本病的常用方法。预计腹腔镜胆囊切除不能完成手术,或术前判断不宜采用腹腔镜进行手术,或腹腔镜胆囊切除术中遭遇不可克服的困难时需采用开腹胆囊切除。

(3)经皮胆镜胆囊切开取石术顾忌术后可能的结石复发,一度不为主流外科界接受。长期前瞻性的研究正在进行中。术后长期服用利胆药物和改变饮食习惯可能对延缓结石复发有帮助。

(康文钦)

第六节　肝外胆管结石

肝外胆管结石是指发生在左、右肝管汇合部以下的胆管结石。原发于胆管系统的结石称为原发性肝外胆管结石,胆囊结石排出至胆总管内称为继发性肝外胆管结石。结石嵌顿于壶腹部可致胆道梗阻,并发感染导致急性梗阻性化脓性胆管炎及上行性肝脓肿,尚可以诱发胆源性胰腺炎。

【诊断标准】

1.临床表现

(1)症状:如结石不阻塞胆管可无症状。结石阻塞胆管,先出现上腹部阵发绞痛,伴恶心呕吐,随即出现寒战,高热(39℃以上)和黄疸,即典型的 Charcot 三联征。症状可反复出现。

(2)体征:上腹和剑突下有深压痛,症状严重时有肌紧张,肝脏肿大,肝区叩痛,胆囊可扪及。有些患者有皮肤和巩膜黄染。

(3)实验室检查:并发胆管炎时白细胞计数及中性粒细胞数升高。血清胆红素、转氨酶和碱性磷酸酶可有升高,尿中胆红素升高。

(4)辅助检查

①B超检查:可发现十二指肠以上段胆管内结石及胆管扩张。

②CT:对胆总管下段结石的诊断较 B 超为好。

③MRCP:对胆管结石的诊断特异性、敏感性均佳,可以明确诊断,并有利于手术方式的选择。

④PTC:可明确结石的诊断,了解其部位。严重胆道感染时可留置导管引流胆道。

⑤ERCP:诊断胆管结石准确率高,有诱发急性胰腺炎之虞。也可经十二指肠乳头置管引流胆道,并可行 EST 和经内窥镜套取胆道内结石。

2.诊断及鉴别要点　有典型的 Charcot 三联征时强烈提示该诊断。如症状不典型,则还需结合实验室检查和影像学检查如 B 超、CT 和 MRI 以明确诊断。应注意与肾绞痛、肠绞痛、壶腹周围癌和胰头癌等疾病相鉴别。

【治疗原则】

主要采用手术治疗。

1.嵌顿于壶腹部的结石如数量不多,结石直径不太大,可试行内窥镜下 Oddi 括约肌切开取石(EST),如不成功则应手术处理。

2.手术方法多采用胆总管探查,切开取石,T 型管引流术。术中纤维胆道镜检查和套取结石对于降低结石残留率意义重大。如伴有胆囊结石和胆囊炎症病变,可同时切除胆囊。

3.胆管下段如果合并有梗阻性病变,应予以解除,如无法以手术方法解除,而胆管上段通畅,常用胆管空肠 Roux-en-Y 吻合术。胆总管十二指肠吻合术亦可选用。

4.结石嵌顿于壶腹部或是胆管下段良性狭窄时,可选用 Oddi 括约肌切开成形术。

5.胆管下端通畅,上段有梗阻因素存在时,应按肝内胆管结石处理。

6.条件许可时,胆囊结石继发肝外胆管结石可以先施行内窥镜下 Oddi 括约肌切开取石,待胆管结石取净后,再行腹腔镜胆囊切除。

(康文钦)

第七节　肝内胆管结石

肝内胆管结石又称肝胆管结石,病因复杂,主要与胆道感染、胆道寄生虫、胆管解剖变异、营养不良等有关。肝内胆管结石常呈肝段、肝叶分布,但也有多肝段、肝叶结石,多见于左外叶和右后叶。肝内胆管结石形成后进入胆总管,可并发肝外胆管结石。

【诊断标准】

1.临床表现

(1)症状:间歇期可有肝区和胸背部不适和胀痛,急性发作时则有肝区胀痛和发热。双侧胆管被结石阻塞时出现黄疸。并发胆管化脓性感染时尚有寒战、高热、休克和精神症状等急性梗阻性化脓性胆管炎的表现。并发肝脓肿时出现相应症状和体征,可向膈下、胸腔,甚至肺脏穿破,形成胆管支气管瘘。结石或胆道内炎症刺激,导致血管壁破裂可出现胆道出血。晚期出现胆汁性肝硬化,导致门静脉高压症,出现相应的临床表现;也可诱发胆管癌。

(2)体征:体格检查可见肝肿大,肝区压痛和叩击痛,皮肤巩膜可见黄染。有其他并发症时则出现相应的体征。

(3)实验室检查:并发感染时白细胞计数及中性粒细胞数升高,血胆红素升高呈波动性,肝功能有一定程度的损害。血气分析对合并代谢平衡紊乱具有诊断价值。

(4)辅助检查

①B 超检查:可以定性地对肝内胆管结石作出诊断,一定程度上了解结石的分布情况和胆管病变。

②CT:优于 B 超的诊断价值,除定性诊断外,可以较全面地了解肝内胆管结石的分布情况,肝脏组织有无继发改变,指导手术方案的制定。

③MRI 和 MRCP:MRI 诊断肝内胆管结石具有明显优势,行 MRCP 能全面了解结石的分布情况。与 CT 联合应用对手术方式的选择有帮助。

④PTC:比较直观地显示肝内胆管结石的分布情况和肝内胆管的狭窄或扩张情况,对诊断和治疗具有

指导意义。结合 B 超和 CT 检查结果,更有价值。必要时可以行 PTCD 引流减压胆道。

⑤ERCP:肝外胆管无阻塞时可显示肝内结石的情况。有诱发胆道感染之虞。

2.诊断及鉴别要点　有反复腹痛、发热、黄疸的患者应进行影像学检查,结果有助于做出肝内胆管结石的诊断。CT 或 MRI 检查对明确诊断、手术方式的选择具有临床指导意义。对合并肝硬化和癌变者有重要的诊断价值。

【治疗原则】

肝内胆管结石的治疗方法是根据结石存在的范围和病情严重程度选择合理的手术和非手术相结合的治疗方法。

1.外科手术通常疗效较好。根据病变情况,可采用高位胆管切开取石,加内引流术。如肝管、肝总管或胆总管与空肠 Roux-en-Y 吻合,间置空肠胆管十二指肠吻合术。肝内胆管结石反复感染形成局限性病灶,同时肝组织萎缩者,可行病变肝叶切除,例如最常施行的左外叶切除和右后叶切除,也可利用扩张的肝左叶胆管与空肠做 Roux-en-Y 吻合。

2.溶石治疗对于术中无法取尽的肝内胆管结石,可以根据结石性质,通过术中留置的 T 管,于术后灌注溶石药物,疗效并不肯定,且有一定的副作用,临床应用日趋减少。

3.机械排石胆道手术后发现胆道残留结石,可通过 T 管瘘道置入纤维胆道镜,在直视下取石。

4.中西医结合治疗在外科手术或其他综合治疗的同时,配以中药和针灸,有利于结石的排出和胆管炎症的消退。

5.晚期并发胆汁性肝硬化时,可以考虑肝脏移植。

尽管有多种治疗方法,但结石仍较难除净,结石残存率约为 30%～50%。

(康文钦)

第八节　急性梗阻性化脓性胆管炎

急性梗阻性化脓性胆管炎是急性胆管炎的严重阶段。本病的发病基础是胆道梗阻和胆道细菌感染,严重时可以危及患者生命。

【诊断标准】

1.临床表现

(1)症状

①病史中常有反复发作的胆绞痛、胆道感染病史或胆道手术史。

②腹痛:突发剑突下或右上腹胀痛或绞痛,伴恶心呕吐。

③寒战、高热:体温升达 39℃ 以上,呈多峰弛张热型。

④黄疸:患者多有不同程度的黄疸。

⑤休克:病程晚期出现脉搏细数,血压下降,紫绀。进展迅速者,甚至在黄疸之前即出现少尿。

⑥精神症状:于休克出现前后出现烦躁不安、嗜睡、谵妄、神志恍惚,甚至昏迷等中枢神经系统症状。

⑦出血征象。

腹痛、寒战高热、黄疸、休克和精神症状称为 Reynold 五联征。

(2)体征:腹部检查可见右上腹及剑突下明显压痛和肌紧张,肝肿大,压痛,肝区叩击痛,有时可触及肿大的胆囊。皮肤巩膜可见明显黄疸,严重时皮肤可见散在出血点。休克时出现循环系统不稳定的临床表现,神志可淡漠、谵妄、恍惚或昏迷。

(3)实验室检查:白细胞计数可高于 $20×10^9/L$,升高程度与胆道感染的严重程度呈正比。中性粒细胞比值明显升高。肝功能常异常,血清胆红素不同程度升高。代谢性酸中毒和低血钾较常见。尿中可有蛋白和颗粒管型。

(4)辅助检查

①B超检查:可见胆管明显增粗,管壁增厚,有时可见胆囊肿大及胆道内结石。

②CT 和 MRI:对诊断有价值,同时可以了解梗阻部位和原因。

③PTC:可以明确梗阻部位,对了解胆道内部情况十分重要。病情严重时可同时行 PTCD 引流胆道,缓解症状。

④ERCP:对了解胆道病变有帮助,并可同时进行经内窥镜胆道置管引流。

2.诊断及鉴别要点　有典型的 Charcot 三联征或 Reynold 五联征时诊断不难。如症状不典型,需结合实验室检查和影像学检查以尽快明确诊断。

【治疗原则】

迅速解除胆道梗阻,是救治患者生命,促使病情向好的方面转化的根本措施。

1.全身支持治疗

(1)抗休克:扩充血容量,纠正酸中毒。必要时可以给予肾上腺皮质激素和升压药物。

(2)抗感染:大剂量联合应用广谱抗生素。

(3)解痉镇痛,补充维生素 K 和维生素 C。

2.手术治疗　解除胆道梗阻,引流胆道。常用的方法是切开胆总管探查并放置 T 管引流。单纯引流胆囊效果常不佳。术中重要的一点是胆道引流必须置于梗阻位置的近端。

3.其他疗法

(1)PTCD:胆总管下端梗阻、重度梗阻性黄疸,或病变由肿瘤、结石引起者,可以选择此法。不能耐受手术时,也可成为应急措施。

(2)内镜胆管引流术(ERBD)和内窥镜 Oddi 括约肌切开(EST):对胆总管下端开口处结石嵌顿引起的急性梗阻性化脓性胆管炎适用。

(康文钦)

第九节　胆道蛔虫症

胆道蛔虫症以儿童及青少年多见,农村比城市多见。目前,随着卫生条件的逐渐改善,本病的发病率逐渐下降。驱蛔不当常为诱因。

【诊断标准】

1.临床表现

(1)症状:骤然发生的上腹部钻顶样剧痛,放射到背部,痛时辗转反侧,缓解期宛如常人或仅有右上腹轻微胀痛。伴有恶心呕吐,有时可吐出蛔虫。合并胆道感染、肝脓肿、胆道结石时出现相应的症状。

(2)体征:查体见体征轻微,腹部柔软,合并胆道感染者可有剑突下轻微压痛及轻度梗阻性黄疸。

(3)实验室检查:通常无异常。合并胆道感染时可见白细胞计数升高、血胆红素轻度升高。

（4）辅助检查

①B超检查：可以发现胆总管内典型的平行双边条形影，对临床诊断帮助较大。

②CT和MRI：对诊断明确有帮助，B超不能明确诊断时可选用。

③纤维十二指肠镜检查：起病早期诊断不明时选用，有时可发现蛔虫部分虫体仍在十二指肠内。

④ERCP对诊断有帮助。

2.诊断及鉴别要点　根据症状、体征和检查，诊断一般并不困难。应注意与胆石症相鉴别。

【治疗原则】

1.诊断一经明确，即需镇痛、解痉、驱蛔和抗感染治疗。

2.内镜治疗：胆道蛔虫急性发作时，行纤维十二指肠镜检查，若发现蛔虫尚未完全进入胆道时，可将其钳夹取出。蛔虫完全进入胆道时，可切开Oddi括约肌，以异物钳伸入胆总管取出蛔虫。并发胆道感染时，可顺行ERBD。

3.手术治疗：非手术治疗症状不缓解，或治疗失败，以及出现并发症时，应及时中转手术治疗。手术指征如下。

（1）早期十二指肠镜取虫失败者。

（2）非手术治疗3天以上症状仍未缓解者。

（3）并发急性胆囊炎或急性梗阻性化脓性胆管炎，腹膜刺激征明显者。

（4）合并肝脓肿或急性胰腺炎，疑有胰管蛔虫者。

（5）合并胆管结石及明显梗阻性黄疸或胆道出血者。

（康文钦）

第二十八章　胰腺疾病

第一节　急性胰腺炎

急性胰腺炎是普通外科最常见的急腹症之一,由多种原因引起,以胰酶自身消化导致的临床表现为特点,被称为"化学烧伤"的严重疾病。急性胰腺炎在病理学上分为水肿型、出血坏死型胰腺炎,临床上主要使用临床分型,分为轻症急性胰腺炎和重症急性胰腺炎。

一、病因

急性胰腺炎是多种原因导致胰酶在胰腺内被激活后引起胰腺组织自身消化、水肿、出血甚至坏死的炎症反应。常见的诱因主要有以下几种。

1.十二指肠液反流　由于各种原因引起 Water 壶腹部、十二指肠乳头梗阻,都可能导致胆汁逆流至胰管,造成胰腺腺泡破裂,胰酶进入胰腺间质而发生胰腺炎。

2.酒精因素　长期饮酒者,在某次大量饮酒和暴食的情况下,促使胰酶大量分泌,导致胰管内压力骤然升高,胰腺腺泡破裂,胰酶进入胰腺间质,诱发急性胰腺炎。

3.血管因素　各种因素引发的胰腺小动脉和静脉急性阻塞,使胰腺发生急性血液循环障碍而导致急性胰腺炎发生,甚至出现胰腺缺血坏死。

4.其他因素　胰腺外伤、药物过敏、化疗药物的使用、高钙血症和高脂血症等疾病可以引发急性胰腺炎。

二、病理

临床病理常把急性胰腺炎分为水肿型和出血坏死型两种,水肿型急性胰腺炎在病理上的主要表现为胰腺肿大、渗出,临床会表现出明显胰腺投影部位的疼痛。镜下主要是细胞的间质水肿和炎症反应。出血坏死型急性胰腺炎则是在胰腺明显肿胀的基础上,出现出血和组织变黑,甚至大面积坏死。镜下表现为组织间出血,以及组织细胞坏死。

三、临床表现

1.一般症状

(1)腹痛:是最早出现的症状,往往在暴饮暴食后突然发生,疼痛位于上腹正中或偏左,似刀割样,进行性加重,疼痛向背部、胁部放射。重症急性胰腺炎发病后很短时间内即扩展至全腹痛、腹膜炎,急剧腹胀,甚至出现休克表现。

(2)恶心、呕吐:发病早期呕吐频繁,随着病情进展,很快出现肠麻痹。

(3)黄疸:多为梗阻性黄疸,胆源性胰腺炎多见。

(4)体温升高:在急性胰腺炎早期出现细胞因子相关的应激反应的炎性渗出,2～3天后胰腺周围合并细菌感染等原因,都可出现不同程度的体温升高。轻症急性胰腺炎,一般体温在39℃以内,3～5天即可下降。而重症急性胰腺炎体温则常在39～40℃,往往是由于合并感染所致,常出现谵妄,持续数周不退,并出现毒血症的表现。

2.体征

(1)脱水:急性胰腺炎的脱水主要因肠麻痹、呕吐所致,以及腹腔炎症的大量渗出会在较短时间内出现严重的脱水及电解质紊乱,甚至出现少尿或无尿。

(2)腹胀、腹部压痛:轻症急性胰腺炎一般仅有腹痛,可伴有轻度腹胀,多在上腹正中偏左有压痛,无腹膜炎表现。重症急性胰腺炎会出现局限性或全腹的腹膜刺激征,压痛、反跳痛、全腹肌紧张,肠胀气明显,肠鸣音减弱,并可有大量炎性腹水,移动性浊音阳性,少数患者会因胆道结石或肿大的胰头压迫胆总管出现黄疸。

(3)皮肤青紫色斑:胰液以至坏死溶解的组织沿组织间隙到达皮下,并溶解皮下脂肪,而使毛细血管破裂出血,局部皮肤呈青紫色,常在腰部、前下腹壁(Grey-Turner征)或脐周(Cullen征)出现。

(4)休克:轻症急性胰腺炎一般无休克表现,重症急性胰腺炎会表现出心动过速、血压下降,进入休克状态。

(5)多脏器功能衰竭:由于急性胰腺炎在左上腹表现严重,重症急性胰腺炎使腹腔炎症渗出液积聚,双侧或仅左侧胸腔反应性积液,甚至引起同侧的肺不张,表现出一般性呼吸困难。当患者呼吸困难、血氧分压持续下降,要警惕急性呼吸衰竭的出现。另外,急性肾衰竭、心力衰竭、消化道出血、胰性脑病、败血症及真菌感染、高血糖等并发症并不鲜见。

(6)神志改变:重症急性胰腺炎可并发胰性脑病,表现为反应迟钝、谵妄,甚至昏迷。

(7)消化道出血:重症急性胰腺炎可并发呕血或便血。上消化道出血多由于急性胃黏膜病变或胃黏膜下多发性脓肿所致,下消化道出血多为胰腺坏死穿透横结肠所致。

(8)腹部包块:大量的坏死组织积聚于小网膜囊内,在上腹可以看到一界限不清的隆起性包块,有压痛。

(9)胰腺脓肿:常于起病2～3周后出现。此时患者高热伴中毒症状,腹痛加重,可扪及上腹部包块,白细胞计数明显升高。穿刺液为脓性,培养有细菌生长。

(10)胰腺假性囊肿:多在起病3～4周后形成。体检常可扪及上腹部包块,大的囊肿可压迫邻近组织产生相应的压迫症状。

四、实验室检查

1.血常规　多有白细胞计数增多及中性粒细胞核左移。

2.血清及尿淀粉酶测定　是诊断急性胰腺炎的主要实验室检查。血淀粉酶在发病2h后开始升高,24h达到高峰,持续4～5天后开始下降。尿淀粉酶一般在急性胰腺炎发作24h后开始上升,持续1～2周,缓慢下降。血、尿淀粉酶超过正常值3倍为确诊依据。

3.血清脂肪酶测定 血清脂肪酶常在起病后 24～72h 开始升高,持续 7～10 天,对病后就诊较晚的急性胰腺炎患者有诊断价值,且特异性较高。

4.淀粉酶内生肌酐清除率比值 急性胰腺炎时可能由于血管活性物质增加,使肾小球的通透性增加,对淀粉酶清除增加而对肌酐清除未变。

5.血清正铁白蛋白 当腹腔内出血时红细胞破坏释放血红素,经脂肪酸和弹力蛋白酶作用能变为正铁血红素,后者与白蛋白结合成正铁白蛋白,重症急性胰腺炎起病时常为阳性。

6.血生化检查

(1)血糖:早期会出现反应性升高,多为暂时性。持久的空腹血糖高于 11.0mmol/L 反映胰腺坏死,提示预后不好。

(2)血钙:血钙的降低一般在发病第 2～3 天以后,与脂肪坏死和脂肪皂化有关,低于 2.0mmol/L 提示病情严重。

(3)动脉血气分析:对重症急性胰腺炎是极为重要的指标,且需动态观察。当 PaO_2 下降至 60mmHg 以下时,提示患者处于急性呼吸窘迫综合征(ARDS)状态。

五、影像学诊断

1.腹部 B 超 应作为常规初筛检查,轻症急性胰腺炎时可见胰腺肿大,边缘模糊,胰内回声均匀;对胆囊和胆道结石的了解更为重要,但因腹胀的干扰而影响准确性;后期对脓肿及假性囊肿有诊断意义。

2.CT 是诊断重症急性胰腺炎的重要手段,准确率可达 70%～80%,无论是对急性胰腺炎的诊断、严重程度和附近器官受累情况的判断,都是最有效的检查。轻症急性胰腺炎表现为胰腺弥漫性肿大、密度不均、边界模糊,伴有胰腺周围渗出。重症急性胰腺炎时在肿大的胰腺内有低密度区,常伴有胰腺外坏死。

3.MRI 对鉴别胰腺坏死液化、胰腺周围脓肿和假性囊肿更有意义。MRCP 还可以观察胆管和胰管的情况。

六、临床诊断

轻症急性胰腺炎主要是急性胰腺炎的一般症状、体征和生化改变。重症急性胰腺炎要有脏器功能障碍,或出现胰腺坏死、假性囊肿、胰腺脓肿等局部并发症,APACHEⅡ评分≥8 分。

七、鉴别诊断

常常需要与以下疾病鉴别:消化性溃疡急性穿孔、急性胆囊炎、急性肠梗阻、急性心肌梗死、肠系膜血管栓塞。

八、治疗

1.非手术治疗 既针对轻症急性胰腺炎,又是重症急性胰腺炎的基础治疗。轻症急性胰腺炎的治疗原则是:胰腺休息,减少胰液分泌,防止感染。

(1)禁食水、胃肠减压:补充水、电解质,纠正酸碱平衡失调。

（2）抑制胰液分泌和抗胰酶治疗：生长抑素可以减少胰液的分泌，加贝酯是人工合成胰酶抑制剂，对多种胰酶有抑制作用。

（3）镇痛和解痉：要慎用哌替啶类药物，因其可使 Oddi 括约肌痉挛，可单独或与哌替啶类联合使用阿托品和山莨菪碱类药物解痉和镇痛。

（4）支持治疗：按生理需要给予液体和离子的输入，必要的营养支持治疗。

（5）预防感染：选用透过血胰屏障的药物，如头孢他定、头孢噻肟、喹诺酮类的环丙沙星、氧氟沙星以及甲硝唑等。

轻症急性胰腺炎经上述治疗，一般可以治愈，重症急性胰腺炎则要根据脏器功能障碍、感染、局部并发症的情况，采取以下措施。

（1）急性反应期：预防并纠正休克、肺水肿、ARDS、急性肾功能不全等多脏器功能障碍。

（2）全身感染期：针对局部和全身感染选择适当的抗生素，且要考虑到真菌感染的预防和治疗。必要时手术清除坏死病灶，或局部腹腔灌洗引流。

（3）腹膜后残余感染期：确定残余感染灶的部位、大小，以及对全身状态的影响，通过多种穿刺置管技术或扩创术对残余脓腔进行引流。

（4）营养支持：主要是解决重症急性胰腺炎患者处于高代谢状态，蛋白质和热量的需要明显增多、炎性渗出、长期禁食、高热等，患者处于负氮平衡及低蛋白血症，导致严重代谢功能障碍。早期主要是肠外营养，逐渐过渡至肠内营养。进入肠内营养阶段，给予途径多选择鼻腔肠管或经皮空肠造口。

2.手术治疗　急性胆源性胰腺炎的治疗如下。

（1）不伴有胆道梗阻或急性胆管炎时，仍以非手术治疗为主，待患者基本恢复后再选择适当方式，切除胆囊、取出胆管结石。

（2）伴有胆道梗阻或急性胆管炎时，应尽早解除胆道梗阻，取出结石，方法包括传统手术、经 ERCP 方式切开 Oddi 括约肌取石、引流。

（3）局部并发症的治疗：急性期尽量不处理急性积液；胰周坏死合并感染需要手术清除；假性囊肿经过 3～6 个月仍不消失，需做囊肿内引流手术；经 CT 证实有胰腺脓肿，需要立即手术引流。

（康文钦）

第二节　慢性胰腺炎

慢性胰腺炎是多种原因引起的以胰腺纤维化、腺泡萎缩、胰管变形、纤维化及钙化为病理特点，临床以腹痛、消瘦、腹泻及营养不良、糖尿病等胰腺外分泌功能不全的症候为主要表现，严重时伴有内分泌功能障碍的不可逆性疾病。典型慢性胰腺炎在我国较为少见，早期诊断困难，但近些年有增多的趋势。

一、病因

胆道疾病和慢性酒精中毒是其主要原因，少数患者可能和既往患过重症急性胰腺炎有关。其他还有胰腺创伤、遗传因素与慢性胰腺炎的发生有一定关系。由多种原因引起胰腺组织内节段性、渐进性炎症或弥漫性不可逆的纤维化性病变，常伴有胰管狭窄或扩张，胰管结石或钙化。伴有外分泌或内分泌功能减退。

二、病理

大量纤维组织增生取代了正常胰腺组织,早期损害外分泌系统腺泡、腺管,后期逐渐累及胰岛,损害内分泌系统。镜下可见小叶结构破坏和纤维组织增生,管壁上皮细胞坏死、增生、狭窄及扩张并存。

三、临床表现

1.症状

(1)腹痛:主要是上腹正中或偏左有持续性隐痛或钝痛,发作时疼痛剧烈,随着病情的进展,成为顽固性疼痛,以夜间痛为著。慢性胰腺炎的疼痛主要有两方面原因,一是慢性炎症引起胰管梗阻的疼痛,多为胀痛;二是慢性炎症对胰周腹腔神经丛的终末神经的侵袭所致,后者是顽固性疼痛的原因。

(2)腹泻、腹胀:慢性胰腺炎的腹泻早期为散便,后成脂肪泻,因不能彻底消化脂肪而导致。消化不良与胰酶的不足和腹腔神经丛受侵袭有关。

(3)消瘦:消化不良致营养吸收障碍,顽固性疼痛致寝食难安都是导致消瘦的原因。

(4)糖尿病:慢性胰腺炎进入后期,胰岛细胞受损,胰岛素合成、分泌下降所导致。

(5)黄疸:部分慢性胰腺炎可形成胰腺肿块,有时很难与胰腺癌区别,特别是胰头部肿块性慢性胰腺炎,可以压迫胆总管,导致胆管梗阻,甚至出现黄疸。

2.体征

(1)上腹压痛:上中腹部或偏左,或偏右有深压痛。

(2)肿块:有时因肿块性胰腺炎局限性增大,可于上腹部触及包块。

(3)黄疸:巩膜、皮肤黄染伴瘙痒,查体可见皮肤有抓痕,尿色加深。

(4)营养不良:严重的慢性胰腺炎患者会有明显消瘦,皮下脂肪消失,甚至贫血、低蛋白血症。

四、实验室检查

1.血、尿淀粉酶检查 早期急性发作时,可以有血和尿淀粉酶升高,后期发作时淀粉酶升高已经不明显。

2.粪便脂肪球检查 显微镜下检查粪便可以发现脂肪球。

3.胰腺功能测定 有胰泌素试验、促胰酶素-胰泌素联合试验、BT-PABA试验等多种胰腺外分泌功能检测试验,但临床开展较少。最常用的胰腺内分泌功能检测是糖耐量试验。

五、影像学诊断

1.腹部平片 X线腹部平片可以在胰腺位置看到钙化影或沿胰腺管走行的胰石影。

2.B超 胰腺回声粗糙,胰管扩张或不均匀扩张,钙化或胰石影,局限性胰腺肿块。

3.CT和MRI 能够显示胰腺内胰管的扩张、胰石、钙化等,增强CT对肿块性胰腺炎与胰腺癌的鉴别有帮助。MRI对胰腺内的囊肿以及胰管的显示更加清晰。

4.ERCP 是诊断胰腺疾病最常用的方法,会把慢性胰腺炎胰管的整体情况显示出来,可以看到胰管的全程扩张,串珠样改变,胰石,分支胰管变细、减少。

六、诊断

上腹痛和腹泻的症状,辅助检查有胰腺慢性炎症改变,特别是 B 超、CT 有胰管扩张、胰石或钙化,是确诊慢性胰腺炎的依据。糖尿病和梗阻性黄疸不是所有患者都有,胰腺外分泌功能的检测也不是诊断所必需。

七、鉴别诊断

在非急性发作期主要与消化性溃疡、慢性胃炎、慢性胆道疾病、慢性结肠炎等慢性疾病相鉴别,急性发作期要与常见的急性胆囊炎、急性阑尾炎等鉴别。肿块性慢性胰腺炎术前有时很难与胰腺癌鉴别,术中探查也不能明确,甚至术中的穿刺、活检仍难以鉴别。

八、治疗

慢性胰腺炎的治疗主要是减轻疼痛,改善消化功能,促进胰液引流通畅,防止胰腺内、外分泌功能进一步减退。

1.非手术治疗

(1)戒酒:有饮酒习惯的患者必须戒酒。

(2)饮食控制:避免暴饮暴食,保持低脂肪饮食,要保证充足的蛋白摄入。如有糖尿病,碳水化合物也要限制。

(3)补充胰酶:给予多种胰酶可以缓解消化不良,改善营养状态。

(4)营养支持:对有严重营养不良的患者,可以根据患者情况,适当给予肠外营养。

2.手术治疗　外科手术的目的不是为了治疗慢性胰腺炎本身,主要是缓解由慢性胰腺炎带来的疼痛。

(1)手术适应证

1)胰管梗阻,导致梗阻近端胰管扩张。

2)胆管末端梗阻,引发梗阻性黄疸。

3)Oddi 括约肌狭窄,胰管、胆管均梗阻,胰管和胆管呈全程扩张,扩张的胰管内可有胰石。

4)胰管呈串珠样改变,有扩张,有狭窄,扩张部分胰管内可有胰石。

5)并发了与胰管相通、直径大于 5cm 的囊肿。

6)因胰头部肿块性胰腺炎导致十二指肠梗阻。

7)胰腺肿块难以与胰腺癌相鉴别。

8)非手术治疗无法缓解,且难以忍受的顽固性疼痛。

(2)外科治疗原则

1)治疗原发疾病,如并存的胆道疾病。

2)解除胰管梗阻。

3)解除或缓解疼痛,可以行胰管与消化管的内引流术,还可以行神经切断手术。

(3)手术方式

1)解除胆道梗阻的各种术式,根据患者的具体情况选用。

2) 胰管空肠吻合、胰腺空肠吻合等术式。

3) 胰腺切除术,根据患者的不同情况,可以切除局部肿块性胰腺炎、胰体尾切除、全胰腺切除等。

4) 内脏神经破坏性手术。

(康文钦)

第三节 胰腺囊肿

胰腺囊肿可为先天性,多为儿童,常伴有肝、肾等多发囊肿,很少见。也可为后天性,包括因胰管梗阻形成的潴留性囊肿和囊性腺瘤、寄生虫性囊肿,囊肿多数体积较小。

【诊断标准】

1.临床表现

(1) 症状和体征:常无明显症状,无阳性体征。

(2) 实验室检查:常无异常结果。

(3) 影像学检查

① B 超检查:先天性囊肿,一般较小,常伴有肝、肾等多发囊肿;储留性囊肿,多为沿主胰管或其分支处出现单房性无回声区;退行性囊肿多见于老年人。

② CT 和 MRI 检查:显示肿物为囊性及其与周围器官关系,了解胰腺的情况。

2.诊断及鉴别要点 根据典型的影像学检查结果,诊断一般无困难。注意与其他胰腺囊性肿瘤相鉴别。

必要时在 B 超或 CT 引导下行细针穿刺活检,进行脱落细胞学检查。

【治疗原则】

如无特殊临床表现可以密切观察经过,诊断有疑问或怀疑为胰腺其他囊性占位性病变,尤其不能除外恶变时,需行手术探查,术中明确病理诊断,根据其性质行囊肿切除或根治性切除。

(康文钦)

第四节 假性胰腺囊肿

假性胰腺囊肿是胰腺炎的并发症,也可由胰腺外伤引起。其形成是由于胰管破裂,胰液流出积聚在小网膜囊内,刺激周围组织及器官的浆膜形成纤维包膜,囊内壁无上皮细胞,故称为假性胰腺囊肿。胰腺假性囊肿可能不产生任何并发症而消退,因此并不必对所有病例均强制进行干预,除非病变引起的局部症状明显,持续增大,出现囊内出血、囊肿破裂等并发症征象。

【诊断标准】

1.临床表现

(1) 症状和体征

① 有程度不同的腹胀和腹部钝痛,常牵扯至左肩部。

② 胃肠道症状:上腹饱胀不适,食后加重;食欲不振,时有恶心、呕吐。

③ 可在上腹部扪及肿块,圆形或椭圆形,边界不清,不随呼吸移动,巨大囊肿可引出囊性感。

④压迫胆道和十二指肠可出现黄疸和不全肠梗阻。

⑤囊肿并发感染时可伴有发热、寒战。

⑥囊肿内形成假性动脉瘤,破裂后发生急性出血,表现为囊肿迅速增大和休克等出血征象。

⑦囊肿破裂可引起腹膜炎和休克。

(2)实验室检查:在早期囊肿未成熟时,约 1/3 患者可有血尿淀粉酶升高。

(3)影像学检查

①X 线腹平片:可见胃和结肠移位,胃肠钡餐造影则可见到胃、十二指肠、横结肠移位及压迹。

②B 超:可以明确显示肿物为囊性,并可确定其大小、部位、有无钙化及囊内有无分隔,以及囊肿与周围组织器官的关系。可用于随诊观察,也可作为采用非手术疗法和手术治疗的指导。

③CT 和 MRI:除有上述 B 超之特点外,其假性囊肿影像可更清晰明确,并可了解胰腺破坏的情况以及假性囊肿和周围脏器的关系。

④其他:必要时行逆行胰胆管造影,观察囊肿与胰管是否相通,也可同时置管引流。

2.诊断及鉴别要点　根据病史、典型的临床表现及影像学检查结果,诊断一般无困难。注意与其他胰腺肿瘤相鉴别。

【治疗原则】

1.非手术疗法　适用于囊肿形成的早期,如伴有感染可用抗生素治疗。较大或有胃肠道压迫等时可在 B 超指引下行囊肿穿刺引流,但可能发生胰瘘和出血等并发症,故应严格选择病例。如病情稳定,包块大小变化不大,无明显不适症状,则只需暂时观察,待囊肿彻底形成坚实之囊壁再考虑行手术治疗。

2.手术疗法　手术疗法是治疗胰腺假性囊肿的主要方法,对非手术疗法无效的病例,应进行手术治疗,择期手术一般在发病后 6 周以上为宜;等待过程中出现紧急情况则转急诊手术。

(1)手术分类

①急症手术:适用于出现危及生命的并发症,如囊肿破裂、出血、继发重症感染等。

②早期手术:适用于有胆道梗阻,十二指肠小肠梗阻者。

③择期手术:适用于病情稳定,囊壁已成熟者,经过充分准备,进行内引流术。

(2)手术方式

①外引流术:作为急症手术用以治疗囊肿破裂、出血及感染。术后可能形成胰瘘或囊肿复发,而需再行内引流术,部分患者可自愈。

②内引流术:内引流的主要术式有囊肿胃吻合、囊肿十二指肠吻合和囊肿空肠 Roux-en-Y 吻合术。可经由经典开腹手术和腹腔镜手术完成。如果患者一般状况佳,技术条件许可,有些操作也可在内窥镜下进行。

③除位于胰腺尾部的假性囊肿可以连同脾脏一并切除外,一般不做囊肿切除术。

(3)手术注意事项

①先行囊肿穿刺,抽取部分囊液送淀粉酶测定。

②对囊腔应做全面探查,发现赘生物应冰冻切片检查,同时切取部分囊壁做冰冻切片,确定是否囊腺瘤和有无恶变,并除外腹膜后肿瘤或恶性肿瘤坏死后囊性变。

③如发现囊内有分隔,应将其分开,变成单囊后再做引流术。

④囊肿空肠 Y 型吻合时,吻合口的位置应处于囊肿的最低位,吻合口应足够大,旷置的空肠长度以 50～60cm 为宜。

(康文钦)

第五节　胰腺囊性肿瘤

胰腺囊性肿瘤较少见,但近年有增多趋势,其治疗原则与其他胰腺囊肿性疾病不同。通常分为:浆液性囊腺瘤、黏液性囊腺瘤、黏液性囊腺癌。

【诊断标准】

1.临床表现

(1)症状和体征

①腹痛常为最早出现和最主要的临床表现,可在餐后加重或伴有腹胀,上腹不适等。

②上腹部可有压痛,程度不一,多不伴有肌紧张。

③上腹部可扪及无压痛的肿块,稍活动,可出现腹水和脾肿大。

④肿瘤压迫胆管、十二指肠,可以出现相应器官的梗阻表现。

(2)实验室检查:常无异常结果。

(3)辅助检查

①B超:肿块多呈圆形,可见包膜高回声,内部回声可呈多房性,也可为局限性蜂窝状。

②CT和MRI:可了解肿瘤的大小、部位、内部情况和比邻关系。胰腺浆液性囊腺瘤典型表现为半球状肿物,内含水样密度物质,中央可见钙化斑;胰腺黏液性囊腺瘤表现为体积较大的多房性囊性占位。

2.诊断及鉴别要点　根据典型的影像学检查结果,诊断一般无困难,但有时囊腺瘤和囊腺癌的鉴别较难,也应注意与其他胰腺肿瘤相鉴别。建议术前在B超或CT引导下行细针诊断性穿刺进行细胞学检查,术后病理可明确诊断。

【治疗原则】

手术切除是胰腺囊腺瘤(癌)的唯一治疗方法。肿瘤一般与周围组织粘连较少,切除不难。因囊腺瘤(癌)的囊腔较大及多房性,故切不可做外引流术和内引流术,而引发感染或遭遇恶性病变而贻误治疗时机。

1.手术方式位于胰体尾者,可做胰体尾切除,一般同时行脾切除术;术中冰冻切片为良性者,且技术力量许可,可以考虑行保留脾脏的胰体尾切除术;位于胰头者,可行胰十二指肠切除术或单纯肿瘤摘除术(限术中冰冻切片良性者)。

2.手术注意术中探查并病理检查,如疑胰腺囊腺瘤恶变应多处取材病检,注意局部恶变之可能。

(康文钦)

第六节　胰腺癌

胰腺癌是一种较为常见的恶性肿瘤,发病率有逐渐升高的趋势。40岁以上好发,男性比女性多见。胰腺癌的恶性程度很高,5年生存率仅10%～15%。

【诊断标准】

1.临床表现

(1)症状和体征

①黄疸:胰头部癌常首先出现梗阻性黄疸,黄疸呈进行性加重。

②腹痛：胰头部癌常有腹部隐痛不适，可在进食后或平卧时加重，可牵涉腰背部痛，一旦出现腹部及腰背部痛多表明肿瘤已侵犯腹膜后。

③消瘦：消瘦和体重下降可为最早期的症状，也可有食欲不振等消化道症状。

④查体：半数以上患者可摸到肿大的胆囊，晚期个别患者在上腹部可触及肿物。有腹水者可出现移动性浊音。

（2）实验室检查

①肝功能检查多有异常，血 ALP 可明显升高。黄疸者直接胆红素升高。

②部分患者可有血糖升高。

③CA19-9 常可升高。

④血尿淀粉酶可有升高。

（3）影像学检查

①X 线钡餐造影：50％胰头癌患者有十二指肠曲增宽，仅 3％～5％的患者在十二指肠降部可出现"倒3征"。

②B 超：可了解肿物部位、大小，以及胆道、胰腺情况，了解有无转移。

③CT：对明确临床诊断，了解肿瘤和周围组织器官的关系、有无转移，对手术有指导价值。

④MRI 和 MRCP：价值与 CT 相似，并可同时显示胆道和胰管梗阻受累情况，了解有无转移。

⑤ERCP：可显示胰管狭窄变形、阻塞、造影剂漏出管外等，对鉴别诊断有一定的价值。必要时可同时置入支架引流胆道。

⑥PTC：可显示胆总管下端梗阻及其近侧扩张情况，但易引起胆道感染故应慎重选择病例。必要时可行 PTCD 或置入支架引流胆道。

⑦胰腺针吸细胞学检查：在 B 超引导下进行，可在不同部位，不同方向和深度穿刺，有助于确诊。

⑧^{75}Se 标记蛋氨酸或^{67}Ga 胰腺扫描有占位性病变。

2.诊断及鉴别要点　根据症状、体征和典型的影像学检查，做出临床诊断一般并不困难。胰头癌需与下段胆管癌、壶腹癌、十二指肠乳头癌及不典型的胰腺炎相鉴别。术后或穿刺活检病理诊断是最终诊断。

【治疗原则】

手术治疗虽然切除率及远期生存率均不高，但仍然是争取延长患者生命的唯一途径。术后可酌情进行化疗，目前常用以吉西他滨为基础的化疗方案。放疗用于不能切除的胰腺癌顽固性疼痛的治疗。条件许可，对于不能手术切除的胰腺癌可以植入放射性同位素粒子行组织间放疗。术前减黄措施依据黄疸程度，可以经皮经肝穿刺或 ERCP 下置入支架。

1.手术选择

（1）胰十二指肠切除术：适用于胰头癌，切除范围为胰腺头部、胃远端、十二指肠全部、空肠上端 10cm 和胆总管远侧 1/2，胆囊一般不予保留。然后行胰肠吻合、胆肠吻合和胃肠吻合。

（2）全胰十二指肠切除术：适用于胰头及胰腺体尾多发癌。

（3）胰腺体尾切除术：适用于胰腺体尾癌。一般连同脾脏一并切除，胰腺残端缝合。

（4）内引流术：适用于无法切除而患者已有严重黄疸者或十二指肠梗阻者，或病情危重不能耐受大型手术。根据情况可行胆总管空肠吻合、胆囊十二指肠吻合或胆囊空肠吻合、胃空肠吻合等。

（5）对不能切除的病变，可在行各类引流手术的同时，进行放射性同位素粒子植入。

2.手术注意事项　术中探查明确病灶大小、范围、确切部位、与周围组织器官尤其是肠系膜上血管之粘连是否严重、是否可能切除肿瘤，并力争活检病理证实胰腺癌的存在。

3.术后处理　除一般性处理外,手术近期应注意维持生命体征的稳态,维持心血管、肺功能、肾功能、凝血机制等的正常状态,以防止多系统功能衰竭。术后应用制酸剂、生长抑素等以抑制胃酸、其他消化液及胰腺外分泌液的产生,从而减少应激性溃疡及胰瘘、胆瘘的发生。同时注意水电解质平衡及营养的补充。

4.术后辅助性放化疗　术后患者可单独应用5-FU或吉西他滨化疗或化疗与放疗联合应用。

5.不能切除又伴有顽固性疼痛者　需给予对症治疗。药物阶梯镇痛、体外放疗或神经节毁损。

（康文钦）

第二十九章 心脏疾病

第一节 心病的中医诊断证型

心居胸中,心包络卫护其外。其经脉下络小肠,与小肠互为表里。心主血脉,其华在面,又主神明,开窍于舌。心病以心主血脉功能紊乱与心主神志的功能异常为主要病理变化,所以心病常见症状为心悸、怔忡、失眠多梦、心烦、心痛、狂乱、神昏谵语、脉结代等。心病有虚实之分。虚证分气、血、阴、阳亏虚,实证有火邪、痰浊、寒凝、气滞以及血瘀。心病常见证候有心气虚证、心阳虚证、心阳暴脱证、心血虚证、心阴虚证、心火亢盛证、心脉痹阻证、痰蒙心神证、痰火扰神证等。

一、心气虚证

指由于心气不足,鼓动乏力所表现的证候。

临床表现:心悸怔忡,气短乏力,胸闷气短,精神疲惫。活动后诸症加重,面色淡白,或自汗,舌质淡,苔薄白,脉虚弱无力。

证候浅析:本证多由于久病体虚,或先天不足,或久病失养,或年老气虚脏器衰弱所致。心气不足,鼓动无力,故见心悸、怔忡、胸闷;心神失养,故气短、神疲乏力,动则气耗,活动劳累后诸症加剧;气虚卫外不固,故自汗;气虚运血无力,气血不足,血失充养,故面色淡白、舌淡、脉弱。

辨证要点:以心悸及气虚证为辨证要点。

二、心血虚证

指由于心血不足,不能濡养心及心神所表现的证候。

临床表现:心悸怔忡,头晕眼花,失眠,健忘,面色淡白或萎黄,唇、舌色淡,脉细弱。

证候浅析:本证多由于久病劳神过度耗伤阴血,或失血过多,或久病伤及营血等引起;也可由于脾失健运或肾精亏损,导致生化之源不足而得;也可由于情志不遂,气郁化火耗伤阴血所致。血液不足,心失所养,心动不安,故见心悸怔忡;血虚心神失养,神不守舍,则见失眠、健忘;血虚不能上荣于头、面,故见头晕眼花、面色淡白或萎黄,唇、甲、舌色淡;血虚脉道失于充盈,故脉象细弱无力。

辨证要点:以心悸、失眠兼血虚证为辨证要点。

三、心阴虚证

指由于心阴亏虚,虚热内扰所表现的证候。

临床表现:心悸心烦,失眠多梦,手足心热,潮热盗汗,两颧潮红,咽干口燥,舌红少苔少津,脉细数。

证候浅析:本证多由于思虑劳神太过,暗耗心阴,或因热邪、火邪,耗伤阴液;或由于肝肾阴虚,累及于心所致。心阴液亏少,心失濡养,心动失常,故见心悸怔忡;心神失养、虚火扰神,而心神不安、神不守舍,则见心烦不宁、失眠多梦;阴虚不能制阳,虚热内生,故口燥咽干,形体消瘦;五心烦热,午后潮热,盗汗,颧红,舌红少苔少津,脉细数等,均为阴虚内热之象。

辨证要点:以心悸、心烦不宁、失眠多梦及阴虚内热为辨证要点。

心阴虚证与心血虚证均有心失濡养的病理改变,二者在临床表现上均有心悸、失眠、多梦等症,但前者是因心阴亏损,而后者是由于心血不足,故临床见症多伴随阴虚证和血虚证的特点。

四、心阳虚证

指由于心阳虚衰,温运鼓动无力,虚寒内生所表现的证候。

临床表现:心悸怔忡,心胸憋闷或疼痛,气短,自汗,形寒肢冷,面色㿠白,或面唇青紫,舌质淡胖,苔薄白,脉沉细或迟弱或结代,甚则脉微欲绝。

证候浅析:本证常由心气虚进一步发展,心阳虚衰则推动无力,阳失温煦则虚寒内生。心阳虚衰,鼓动、温运无力,心动失常,故可见心悸怔忡;心阳虚弱,胸阳不振,故心胸憋闷,气短;温运血行无力,故可见心脉痹阻不通,则见心胸疼痛;阳虚而阴寒内生,温煦失职,故见畏寒肢冷;心阳虚弱,气血不能荣于上,故见面色㿠白或面唇青紫。舌质淡胖,苔白滑,为阳虚寒盛之象。阳虚寒凝,血行不畅,脉气不能相接,故脉沉细或迟弱或结代,甚则脉微欲绝。

辨证要点:以心悸怔忡、胸闷或胸痛以及阳虚证为辨证要点。

五、心阳虚脱证

指心阳衰极,阳气暴脱所表现的亡阳证候。

临床表现:在心阳虚证的基础上突然出现冷汗淋漓,四肢厥冷,呼吸微弱,面色苍白,或心痛剧烈,口唇青紫,脉微欲绝,甚或神志模糊,昏迷不醒。舌淡或淡紫,脉微细欲绝。

证候浅析:本证常是在心阳虚证的基础之上进一步发展的结果;亦可由寒邪暴伤心阳,或因失血亡津,气无所依,心阳随之外脱而成。心阳衰亡,不能摄津,则冷汗淋漓;不能温煦四肢,故四肢逆冷;宗气大泄,不能助肺司呼吸,故呼吸微弱;阳气外脱,无力温运血行,故面色苍白无华,舌淡或紫;阳衰寒凝,血运不利,心脉痹阻不通,则见心胸剧痛,口唇青紫;阳气外脱,心神涣散,则见神志模糊,甚则昏迷;脉微欲绝,为阳气外亡之征。

辨证要点:以心阳虚、心胸憋闷疼痛及亡阳证为辨证要点。

心气虚、心阳虚、心阳虚脱三证密切相关,而为 3 个不同病理阶段,是心功能由轻到重逐渐衰微发展的。以心气虚证为基础,进而心阳虚,心阳衰微则可导致心阳虚脱。临床辨证,以心悸及气虚证为主,为心气虚;再兼虚寒之象者为心阳虚;更兼亡阳证者为心阳虚脱,不得混淆。

六、心火亢盛证

指内于心火内炽,热扰心神所表现的实热证候。

临床表现:心烦失眠,面赤口渴,身热,便秘尿黄,甚或狂躁,神昏谵语,舌尖红,苔黄,脉数有力。

证候浅析:本证多由于火热之邪内侵,或由情志抑郁化火,或过食辛辣刺激、温补之品,久蕴化火,内炽于心所致。心火炽盛,内扰于心神,神不守舍,则为发热,心烦失眠;甚者热扰心神或热闭心神,表现为狂躁谵语,神志不清;火邪伤津,故口渴,便秘,尿黄;火热炎上,则面赤,舌尖红绛;气血运行加速,则脉数有力。

辨证要点:以神志狂躁症状及里实热证为辨证要点。

七、心脉痹阻证

指由于瘀血、痰浊、寒凝、气滞等因素阻痹心脉,而出现以心悸怔忡、胸闷心痛为主症的一类证候。

临床表现:心胸闷痛,膻中或心前区憋闷作痛,甚者痛引肩背,时作时止。或痛如针刺,舌黯或有青紫斑点,脉细涩或结代。常伴有心悸、气短、自汗;或伴体胖痰多,身重困倦,舌苔白腻,脉沉滑或沉涩;或遇寒痛增,得温痛减,形寒肢冷,舌淡苔白,脉沉迟或沉紧。

证候浅析:本证多因正气亏虚,而致气滞、血瘀、痰浊、阴寒等邪气内侵,进而使胸阳不振,血脉失于温煦,心脉痹阻。心阳不振,失于温运,或瘀血内阻,心脏搏动失常,故见心悸怔忡。阳气不宣,血行无力,心脉阻滞不通,故心胸憋闷疼痛。血瘀所致的心脉的疼痛,多以刺痛为特点,痛处固定不移,伴见舌黯,或有瘀斑;痰阻心脉的疼痛,以闷痛为特点,多伴体胖痰多,身重困倦,苔腻,脉弦滑或弦数等痰浊内盛的症状;寒凝心脏的疼痛,以病势剧烈,突然发作,遇寒加剧,得温痛减为特点,伴见形寒肢冷,舌淡苔白,脉沉迟或沉紧等寒邪内盛的症状;气滞心脉的疼痛,以胀痛为特点,闷重而痛轻,其发作往往与精神因素有关,常伴见胁胀,善太息,脉弦等气机郁滞的症状。

辨证要点:心胸闷痛,心悸怔忡为主症,伴血瘀、痰浊、寒凝、气滞的兼症为辨证要点。

八、痰蒙心神证

指由于痰浊蒙蔽心神,表现以神志异常为主症的证候。

临床表现:神志痴呆,意识模糊不清,甚至昏不识人,或精神抑郁,表情淡漠,喃喃独语,举止失常,或突然昏仆,不省人事,口吐涎沫,喉中痰声辘辘。并见面色晦滞,胸闷呕恶,舌苔白腻,脉滑。

证候浅析:本证多因湿浊酿痰,阻遏气机,或因情志不遂,气郁生痰,痰气互结蒙蔽心神,或痰浊内盛,夹肝风内扰,致痰浊蒙蔽心神所致。痰浊上蒙心神,神明失司,故见神情痴呆,意识模糊,甚则昏不知人,情志不遂,肝失疏泄,肝气郁结,气郁痰凝,痰气搏结,蒙蔽心神,则见精神抑郁,淡漠痴呆,喃喃独语,举止失常;若痰浊内盛,引动肝风,肝风夹痰,上窜蒙蔽心神,则可表现为突然昏仆,不省人事,口吐涎沫,喉中痰鸣。痰浊内阻,清阳不升,浊气上泛,故面色晦暗;痰阻胸阳,胃失和降,则胸闷,恶心呕吐。舌苔白腻,脉滑,均为痰浊内盛之征。

辨证要点:以神志异常和痰浊壅盛症为辨证要点。

九、痰火扰神证

指由于痰火内盛，侵扰心神，表现以神志异常为主的证候。

临床表现：发热烦躁，气粗，面赤目赤，谵语狂躁，便秘尿黄，或喉间痰鸣，胸闷，心烦失眠，甚则狂躁妄动，打人毁物，胡言乱语，哭笑无常，或神昏谵语，舌质红，苔黄腻，脉滑数。

证候浅析：本证多因精神刺激而成，七情郁结，气郁化火，炼液为痰，痰火内盛；或外感温热毒邪，热邪煎熬，灼津为痰，痰火内扰所致。本证不但可以见于外感热病，亦可见于内伤杂病。在外感热病中，由于邪热内炽，里热蒸腾，则见发热，面红目赤，呼吸气粗；热盛伤津，故便秘尿黄；痰火扰乱心神，可见烦躁不宁，谵语狂躁，痰阻气道可见胸闷，痰黄。内伤杂病中，由于精神刺激，痰火内盛，扰乱心神，轻则心烦失眠，重则神志狂乱而见胡言乱语，哭笑无常，狂躁妄动，打人毁物，不避亲疏；舌红，苔黄腻，脉滑数，均为痰火内盛之象。

辨证要点：以神志异常和痰火内盛之症为辨证要点。

（张永乐）

第二节　真心痛的中医特色疗法

真心痛是胸痹进一步发展的严重病证，其特点为剧烈而持久的胸骨后疼痛，伴心悸、水肿、肢冷、喘促、汗出、面色苍白等症状，甚至危及生命。西医学中心绞痛、急性心肌梗死等病可参照此辨证论治。

《灵枢·厥病》指出"真心痛，手足青至节，心痛甚，且发夕死，夕发旦死"。说明"真心痛"非一般胸痹、心痛，病情严重，预后较差，其次用"真"字区别邻近心窝部位的胃、肝、胆等证候引起的疼痛。《难经·六十难》指出"其痛甚，但在心，手足青者，即名真心痛，且发夕死，夕发旦死"。汉代张仲景《金匮要略》有"心痛彻背，背痛彻心"，并指出："胸痹不得卧，心痛彻背者，瓜蒌薤白半夏汤主之。"明清时期对真心痛的认识较为全面，把真心痛与胃脘痛区分鉴别，如《证治准绳》指出"或问丹溪言，心痛即胃痛，然乎？曰：心与胃各一脏，其病形不同，因胃脘处在心下，故有当心痛之名，岂胃脘痛即心痛者哉，历代方论，将二者混同一门，误自此始"。《医宗必读·心腹诸痛》说："胃脘在心之下，胸痛在心之上也……"《临证指南医案·心痛》徐灵胎也指出："心痛、胃脘痛确是二病，然心痛绝少，而胃痛极多……"王肯堂《暴症知要》进一步指出："心藏神为人身之主，其正经为风邪所乘，名真心痛，六时痛六时死，心的包络脉是心之别脉，为风冷所乘，亦令心痛，其痛引喉……外有脾心痛则心下急痛，胃心痛则腹痛而心痛，肾心痛则重而苦泄寒中，及九种心痛，各有方脉，宜浮滑，忌短涩。"故古代医学对"真心痛"的病名、鉴别诊断、临床特点及预后有了深刻的认识。

【病机】

汉代张仲景《金匮要略》中指出："夫脉当取太过不及，阳微阴弦，即胸痹而痛，所以然者，责其极虚也。今阳虚知在上焦，所以胸痹心痛者，以其阴弦故也。"从脉象论胸痹心痛的病机，阳微指寸口脉微，或浮取微为不及，主胸阳不足，阴弦指尺脉弦，或沉取弦，为太过，主阴邪盛。上焦胸阳不足，下焦阴寒过剩，阴邪上乘阳位，阳微与阴弦相互搏结，使心脉闭塞，阳气不通，发为真心痛，胸阳虚与阴邪盛仅有其一，都不致发病。总之，本病其位在心，其本在肾，总的病机为本虚标实。

【证治分类】

1.气虚血瘀型

证候:心胸刺痛,胸部闷窒,动则加重,伴短气乏力,汗出心悸,舌体胖大、边有齿痕,舌质黯淡或有斑,舌苔薄白,脉弦细无力。

治法:益气活血,通脉止痛。

方药:保元汤合血府逐瘀汤。常用药:人参15g,黄芪3g,蒲黄15g,五灵脂15g,桃仁15g,川芎15g,赤芍15g,当归10g,炙甘草10g,元胡粉5g,三七粉5g,吞服。

2.寒凝心脉型

证候:胸痛彻背,胸闷气短,心悸不宁,神疲乏力,形寒肢冷,舌质淡黯,舌苔白腻,脉沉无力,迟缓或结代。

治法:温补心阳,散寒通脉。

方药:当归四逆汤。常用药:当归15g,白芍20g,桂枝15g,附子10g,细辛5g,人参15g,炙甘草10g,通草15g,丹参20g,三七粉5g,元胡粉5g。

3.正虚阳脱型

证候:心胸绞痛,胸中憋闷或有窒息感,喘促不宁,心慌,面色苍白,大汗淋漓,烦躁不安或表情淡漠,重则神志昏迷,四肢厥冷,口开目合,手撒尿遗,脉疾数无力或脉微欲绝。

治法:回阳救逆,益气固脱。

方药:四逆加人参汤。常用药:红参30g,附子15g,肉桂10g,山萸肉15g,龙骨30g,牡蛎30g,炙甘草15g,玉竹15g。

(张永乐)

第三节　肛肠与心、小肠

心主血脉,又主神明,心火亢盛可致血不循经之便血或结肠溃疡加重出血。反之,也常见肛肠病久而不愈,导致心神不定者。小肠主受盛化物,分泌清浊,即把饮食物进一步消化,吸收营养部分,传注糟粕于大肠。故直接与大肠肛门有关,临床常见小肠移热于大肠引起肛肠病者。

养心安神药:柏子仁、酸枣仁、地黄、龙眼肉、丹参、麦冬、当归、白芍、龟板、浮小麦、阿胶、紫河车、百合、首乌藤、合欢花、朱砂、琥珀、珍珠。

泻心火药:犀角、牛黄、黄连、木通、黄芩、栀子、生地、大黄、丹皮、天竺黄、连翘、竹叶、莲子心、朱砂、郁金、麦冬、灯心草。

清小肠热药:木通、泽泻、栀子、黄芩、灯心草、瞿麦、滑石、苦参、小蓟、蒲黄、车前子、茅根、赤茯苓、猪苓。

(张永乐)

第四节 心绞痛患者内痔治疗经验

一、心绞痛患者内痔出血用药治验

（一）肛门局部检查

取截石位，肛门 11、3、9 点位混合痔，黏膜脱出不能自行还纳，肛门镜下见 3 点位痔核渗鲜血。指诊直肠黏膜光滑，未触及其他硬性肿物。诊断为内痔便血（燥热迫血型）。

（二）治疗过程

保守治疗：脉证合参，患者若为大肠燥热，气血瘀滞，损伤血络之证。予便血方加味。

地榆炭 10g，槐花炭 10g，黄芩 10g，仙鹤草 30g，椿根皮 12g，连翘 10g，金银花 15g，全瓜蒌 30g，三七面 3g（冲）。

上方共服 7 剂，便调血止。

（三）按语

痔瘘疾病的疗法需要根据病情、照顾患者全身情况和考虑患者本人及家属的意愿来选择。医生交代病情须如实，临床常有夸大病情以邀功而影响信誉者，实属医者短见；不顾患者整体状况而只顾肛门局部疾病，这医生就离大祸不远了；不考虑患者及家属意见而武断决定治疗措施，则不易取得患者合作，甚至可能造成患者疑惑，引发肛门直肠神经官能症。

治疗肛门病切记宜从简单疗法到复杂疗法循序渐进的顺序，中病即止，不宜贪功心切。要知"一次性根治""保证不复发"等说法是靠不住的。

二、心绞痛患者内痔大出血注射治验

（一）肛门局部检查

取截石位，12、3、6 点位各见内痔脱出，黏膜充血，以棉球揩之有活动出血点。

（二）治疗过程

1.整体治疗 予地榆槐角丸口服，每次 2 丸，每日 2 次。

2.手术治疗 行内痔黏膜下注射术。术前排空大便，取截石位，于肛门镜直视下，以 1：1 消痔灵于 3 点位和 6 点位内痔黏膜下分别注入 6ml，于 12 点位内痔黏膜下注入 8ml。按摩注射点，查注射点无出血，肛内填痔疮宁栓 1 枚及引流油纱条，退出肛门镜，以纱布包扎肛门。卧床观察 40min，查肛门无出血，嘱当日不要排大便，并嘱隔日来门诊复查。

大便已行，未再下血。肛门镜下见前注射各点均萎缩，无坏死及出血。

3.局部换药 患者从注射消痔灵后第 2 天起，每于排便后自行纳入肛内 1 枚痔疮宁栓；预约隔日来门诊复查 5 次，每次亦填痔疮宁栓 1 枚。

（三）按语

当患者内痔失血多，脱出难回纳不得不治疗，而体质弱多病者，用内痔黏膜下注射法是较为理想的疗法，优点在于痛苦小，见效快。

内痔消痔灵注射术后肛门局部可能出血，一般发生在注射后当天至 10 天左右。当天出血者多系针眼出血；两三天后出血者多系痔核坏死出血；四五天后出血者多系便秘或腹泻损伤痔黏膜所致。因此，注射后需要留观 40min，复查一段时间，以防不测。

（张永乐）

参 考 文 献

1.李春雨,汪建平.肛肠外科手术学.北京:人民卫生出版社,2015.

2.芮洪顺,芮冬,勾振堂.常见肛肠病诊疗手册.北京:中国医药科技出版社,2011.

3.贾山.肛肠外科手术操作技巧.北京:人民军医出版社,2012.

4.金黑鹰,章蓓.实用肛肠病学.上海:上海科学技术出版社,2014.

5.金定国,金纯.肛肠病中西医治疗学.上海:上海科学技术出版社,2014.

6.徐伟祥,曹永清.实用中医肛肠病学.上海:上海科学技术出版社,2014.

7.任建国.中医肛肠病学.北京:科学出版社,2016.

8.韩宝,张燕生.中国肛肠病诊疗学.北京:人民军医出版社,2011.

9.凌光烈.中医肛肠科学.北京:清华大学出版社,2011.

10.张书信.肛肠疾病安全用药手册.北京:科学出版社,2015.

11.席作武.肛肠病临床诊疗实训大全.西安:西安交通大学出版社,2015.

12.张书信,赵宝明,张燕生.肛肠外科并发症防范与处理.北京:人民军医出版社,2012.

13.毕恩旭,范军伟,王京涛.急症肛肠诊疗学.天津:天津科学技术出版社,2011.

14.杨永峰.新编临床肛肠病学.长春:吉林科学技术出版社,2013.

15.田振国,韩宝.中医肛肠理论与实践.北京:中医古籍出版社,2013.

16.陈福军,于海涛,赵斌.肛肠病临床诊断与治疗.长春:吉林科学技术出版社,2012.

17.陈宏,赵树森.现代中西医结合肛肠病学.哈尔滨:黑龙江科学技术出版社,2011.

18.陆金银.实用中医肛肠病学(精).上海:上海科学技术出版社.2014.

19.张春红.穴位按摩对肛肠病患者手术后疼痛的影响.上海护理,2014,14(06):56-58.

20.毛红玉.肛肠病患者术后出血的原因分析与护理.临床医药文献电子杂志,2015,2(15):2933+2935.

21.王水朋,王胜利.复方痔疮膏治疗肛肠病1000例的临床体会.中国医药指南,2010,8(36):273-274.

22.杨恩自.中医挂线疗法在肛肠病中的应用探析.亚太传统医药,2014,10(05):86-87.

23.王丰平,郭春艳.中药熏洗坐浴治疗肛肠病患者术后创面水肿临床研究.辽宁中医杂志,2014,41(05):960-961.

24.曾凡贞,刘金玉,张慧玲.肛肠病术后并发症的预防.中国中西医结合外科杂志,2013,19(05):594-595.

25.董蓓蓓,史仁杰.中医药治疗肛肠病术后尿潴留研究近况.中国中医急症,2011,20(03):438-439.

26.王胜文.肛肠病致脱出与便秘的术式选择及疗效评价.中医临床研究,2016,8(23):129-130.

27.黄玉晓,唐凤元.印堂穴按摩用于缓解肛肠病人术前焦虑的临床研究.护理研究,2009,23(14):1254-1255.

28.陈叶,刘金涛,朱源,孙晨冰,赵海磊.大肠癌中医辨证及治疗概况.中国肿瘤,2015,24(04):319-324.

29.陈文婷,任建琳,石齐,靖琳,侯凤刚.中西医结合治疗大肠癌的回顾性研究及对生存预后影响因素的分析.广州中医药大学学报,2015,32(02):234-238+242.

30.王国娟,余文燕.大肠癌中医证型规律研究.中华中医药杂志,2016,31(03):837-840.

31.赵丽中,王宏磊.大肠癌早期诊断研究进展.中国肿瘤,2014,23(02):103-108.

32.曲鹏飞,王红,刘鸿泽,刘斌,韩俊泉,邓鹤鸣,崔乃强.急性胰腺炎的诊治共识解读.中国中西医结合外科杂志,2015,21(02):207-211.

33.吴璟奕,费健,毛恩强.急性胰腺炎流行病学的研究进展.外科理论与实践,2015,20(03):270-273.

34.马堃,陈燕霞.中西医治疗围绝经期综合征策略的探讨.中国中药杂志,2015,40(20):3899-3906.

35.于舒雁,刘会丽,苗明三.更年期综合征的分子机制及中医药治疗更年期综合征的特点.中医学报,2012,27(03):338-340.